HEYNE

Ingeborg Münzing-Ruef

Kursbuch *gesunde* Ernährung

Die Küche als Apotheke der Natur

Aktualisierte und vollständig überarbeitete Ausgabe

WILHELM HEYNE VERLAG
MÜNCHEN

Umwelthinweis:
Dieses Buch wurde auf chlor-
und säurefreiem Papier gedruckt.

14. Auflage

Copyright © 1991 by Wilhelm Heyne Verlag GmbH & Co. KG, München
und 1995 by Zabert Sandmann GmbH, München
Copyright dieser Ausgabe © 2000 by
Wilhelm Heyne Verlag, München,
in der Verlagsgruppe Random House GmbH
http://www.heyne.de
Printed in Germany 2010
Lektorat: Johann Lankes
Umschlaggestaltung: Eisele Grafik-Design, München
Umschlagabbildung: Jahreszeiten Syndication / Bender
Reproduktion: RMO & Welte, München
Satz: Schaber Satz- und Datentechnik, Wels
Druck und Bindung: GGP Media GmbH, Pößneck

ISBN: 978-3-453-12256-7

Inhalt

Vorwort 9
Einführung 12

**Ernährung + Verdauung + Stoffwechsel =
Energie + Gesundheit oder Krankheit** 26

Wunderwerk Verdauungsapparat 26

**Das Wunderwerk Mensch läuft erst mit 50 Makro- und
Mikronährstoffen** 40
Unsere wichtigsten Energiequellen 41
Kohlenhydrate 46
Eiweiß 51
Fett – geballte Kraft und konzentrierte Energiequelle 58
Ohne Vitamine geht nichts! 71
   Die fettlöslichen Vitamine 79
   Die wasserlöslichen Vitamine 87
Tatort Küche 110
Mineralien und Spurenelemente 112
   Die Steckbriefe der Mineralien und Spurenelemente 119

Gemüse und Früchte – die Kinder des Paradieses 134

Gesundheit kann man essen 136
Die Bio-Aktivstoffe – Kämpfer für unsere Gesundheit 140
Lobgesang auf die Gemüse 148
Die Kreuzblütler 151
   Die große Kohlfamilie, Rettich, Radieschen und Rübchen 151
Die Doldengewächse 172
   Fenchel, Karotte, Pastinake, Sellerie 172
Die Liliengewächse 180
   Zwiebel, Knoblauch, Lauch und Spargel 180
Die Korbblütler 191
   Artischocke, Blattsalate, Schwarzwurzel, Topinambur 191

Die Kürbisgewächse 203
  Gurke, Kürbis, Melone, Zucchini 203
Die Nachtschattengewächse 210
  Aubergine, Kartoffel, Paprika, Tomate 210
Die Gänsefußgewächse 221
  Spinat, Mangold und rote Rübe 221
Weitere Gemüse 226
  Gemüsebohne, Gartenerbse, Zuckerschote, Okra,
  Olive, Pilze 226
Früchte sind nicht alles – aber ohne sie ist alles nichts 234
Das Kernobst 240
  Apfel, Birne, Quitte 240
Das Beerenobst 247
  Erdbeere, Heidelbeere, Preiselbeere, Johannisbeere,
  Himbeere, Brombeere, Stachelbeere, Weintraube, Rosinen 247
Die Wildfrüchte 258
  Berberitzen, Vogelbeeren, Hagebutten, Holunder,
  Schlehen 258
Das Steinobst 261
  Pfirsich, Nektarine, Aprikose, Kirsche, Pflaume 261
  Eigentlich kein Obst: Der Rhabarber 269
Die Südfrüchte 271
  Zitrusfrüchte, Ananas, Banane, Dattel, Feige,
  Kaki-Frucht, Karambole, Kiwi, Lychee, Mango, Papaya,
  Avocado 271
Kleiner Knigge für den Umgang mit Obst 284

Vollkorn – das Rückgrat unserer Ernährung 287

Die guten dreizehn 312
  Buchweizen, Dinkel oder Spelz, Grünkern, Gerste,
  Hafer, Hirse, Mais, Reis, Wilder Reis, Roggen,
  Weizen, Amaranth und Quinoa 312

Die Hülsenfrüchte 377
Mini-Schatzkammern voller Maxi-Nährstoffe, lange verachtet,
vergessen, jetzt glänzend rehabilitiert 377

Ganz einfach zu kochen und sogar für eine Diät geeignet 385
  Bockshornklee, Weiße Bohne, Erbse, Kichererbse,
  Linse, Sojabohne 385

Inhalt 7

Keime, Sprossen und Weizengras 409
Überlebensnahrung für das dritte Jahrtausend 409

Lauter winzige Wunder 419
*Alfalfa oder Luzerne, Bockshornklee, Buchweizen, Erbse,
Getreide, Kichererbse, Kresse, Kürbis, Leinsamen, Linse,
Mungbohne, Perserklee, Rettich, Senf, Sonnenblume* 419
Cremes, Dips und Soßen aus Keimen und Sprossen 434
Weizengras-Saft – der grüne Gesundmacher –
Lebensenergie, die aus der Sonne kommt! 438

Nüsse und Samen – kleine Kraftpakete 440
Energiespender für Körper und Geist 440
*Cashewnuß, Edelkastanie, Erdnuß, Haselnuß, Kokosnuß,
Kürbiskerne, Leinsamen, Mandel, Paranuß oder
Brasilnuß, Pekannuß, Pistazie, Sesam, Walnuß, Macadamia,
Pinienkerne* 444

Küchenkräuter und Gewürze 476
Die Würze unseres Lebens für jeden guten Tag! 476

Die Kraft der grünen Kräuter 480
*Basilikum, Bohnenkraut, Borretsch, Brennessel,
Brunnenkresse, Dill, Estragon, Gartenkresse, Kerbel, Majoran
und Oregano, Melisse, Petersilie, Pimpinelle oder Bibernelle,
Portulak, Rosmarin, Salbei, Schnittlauch, Thymian, Ysop* 480
Gewürze – der gesunde Genuß 500
*Zimt, Anis, Safran, Vanille, Cayennepfeffer, Curry, Essig,
Ingwer, Kapern, Kardamom, Knoblauch, Lorbeer,
Meerrettich, Muskatnuß, Nelken, Senf, Süßholz* 500

Gesundmacher in aller Munde 518
Was immer in Ihrer Küche stehen sollte 518

Augen auf beim Lebensmittelkauf! 526

Die Küche als Apotheke 534

Die rechte Nahrung für jeden Tagesanfang 534
Guten Schlaf können Sie essen 537
Auch Ihr Gehirn muß gut gefüttert werden! 540

Gesundheit beginnt schon vor der Geburt 544
Aus gesunden Kindern werden gesunde Erwachsene 546
Mit Vollwertkost dem Alter ein Schnippchen schlagen 548

**Gesunde Kost kann vor Krankheit schützen –
So beugen Sie vor – Tag für Tag** 553
Auch Osteoporose fängt in der Kindheit an! 553
Gesunde Kost, die Krebsgefahren mindern kann 557
Alles, was das Herz begehrt 561
Die Säure-Basen-Balance 563
Gicht – die Schlaraffenland-Krankheit 564
Pilze naschen gern – hungern Sie sie aus! 567
Arzneimittel zerstören wertvolle Nahrungsmittel 568
Nahrungsmittel-Allergien machen auch vor
»Natur« nicht halt 572
Aids, Alzheimer und multiple Sklerose –
auch hier kann Ernährung Leiden lindern 575

Auf einen Blick – kleines Glossar 580

Wörter der Ernährungsmedizin 580
(Schlag-)Wörter aus der Ernährungsindustrie
und -wirtschaft 581
Kennzeichnung von Lebensmitteln 584
Was Sie noch wissen sollten 587

Schlußbemerkungen – die Küche als Kraftplatz 589

Ein großer Dank an Informanten, Berater
und Geburtshelfer 591

Literaturhinweise und weiterführende Bücher 593

Bildnachweis 594

Register 595

Vorwort

Maiglöckchen im Asphalt
Am Anfang war eine Handvoll Maiglöckchenkeime, die wir der Mutter brachten, zum Todestag eines sehr geliebten Menschen. Sie pflanzte sie unter einer kräftigen Lärche ein. Im ersten Frühjahr brachten die winzigen Keime genau sieben Blütenstengel hervor; sie bekamen einen Ehrenplatz in der Stube. Im Jahr darauf erschienen schon zwei Dutzend Maiblumen, und im dritten Jahr hatten sie sich bereits explosionsartig ausgebreitet.
Sie überzogen den Platz bei der Lärche mit ihren schönen hellgrünen Blättern und blühten um die Wette. Dann krochen sie im Lauf jenes Sommers offenbar unter der Erdoberfläche durch den halben Garten, denn wieder im Mai darauf tauchten sie bis zu acht Meter entfernt auf – unter den Forsythien am Zaun, zu Füßen der Schattenmorelle bei der Werkstatt und neben der Einfahrt.
Dazwischen lagen, im Hof, viele Quadratmeter Asphalt. Wir wollten es kaum glauben – diese unendlich zarten Dinger! Mit eiserner Energie eroberten sie Jahr für Jahr weiteres Terrain. Und dann, wieder im Mai, wölbte sich plötzlich vor dem Garagentor der harte Asphalt – ebenso wie vor der Klematis und den Fingerhutbeeten. Überall brachen sie durch, und schließlich begannen sie, in Reih und Glied, ihren Marsch zum Hoftor hinaus. Der Asphalt leistete keinen Widerstand mehr – er krümelte weg wie Schokoladenkuvertüre, und die Maiglöckchen wanderten einfach weiter.
Passanten, die vorbeikamen, rieben sich die Augen, Männer vom Straßenbau, die in der Nähe etwas zu reparieren hatten, murrten, weil sie ihre schweißtreibende Arbeit sabotiert sahen. Den Maiglöckchen war das alles einerlei. Unerschütterlich streckten sie ihre Ausläufer unter dem Asphalt weiter und weiter, rissen ihn auf, drängten ihre zarten Blätter zwischen den Spalten hinaus und blühten Jahr um Jahr immer prachtvoller, üppiger, stärker duftend, wie uns schien.
Es gibt heute eine Liste von lieben alten Damen, die eine Option auf ihren alljährlichen Maiglöckchenstrauß haben. Erst bekamen nur

die 80jährigen einen; heute können wir schon 70- bis 75jährige mit Sträußchen erfreuen. Aber auch uns haben die Maiglöckchen rund ums Haus glücklicher gemacht – und ein wenig gescheiter. Denn wir lernten von ihnen, was sich mühelos und logisch auf uns Menschen übertragen läßt:
Die Natur ist – wenn man sie nicht stört oder gar *zer*stört, wie dies heute so oft geschieht – die Keimzelle aller wirklichen Wunder, der großen wie der kleinen. Doch solche Wunder geschehen in der Regel nicht von selbst, sondern durch den Einsatz angesammelter, konzentrierter Kraft.
Die aber kennt schließlich keine Widerstände. Sie bringt auch Steine zum Bersten. (Von der Violetten Luzerne las ich, daß ihre Wurzeln zwölf Meter tief in die Erde dringen und sogar Beton durchbohren können.)
Pflanzen sind, frei nach Prentice Mulford, »ein lebendiger Gedanke Gottes«. Sie stehen im festen Bund mit den Kräften und Rhythmen der Natur, mit dem Himmel, mit der Sonne und den Regenwolken wie mit der Erde mit all ihren Mineralien und Wasserquellen. Sie werden von ihnen unermüdlich gespeist und gestärkt und werden dadurch zu den besten Alchimisten – zu unseren Gunsten.
Ich glaube fest daran: Wenn wir überleben wollen, müssen wir diese Kräfte und Energien bewußt und dankbar nutzen. Alle Lebewesen, so auch wir, hängen letztlich von den Pflanzen ab. Alle atmen wir die von ihnen gereinigte Luft, und selbst die größten, kraftvollsten Tiere ernähren sich von Pflanzen.
Man muß schon recht borniert sein, um nicht zu begreifen, daß die verborgenen Kräfte der Pflanzen und die geheimnisvollen Beziehungen zwischen Mensch und Pflanze im Labor nicht völlig erforscht und bewiesen werden können. Und man muß auch kein hauptberuflicher Esoteriker sein, um zu glauben, daß es spirituelle Beziehungen zwischen Pflanzen und Menschen gibt. Alle Naturvölker halten Pflanzen für beseelte Lebewesen, mit denen man sprechen und Kontakt pflegen kann. Und sie haben Respekt und Ehrfurcht vor den Pflanzen. Sie danken jenen, die sie essen, für die Kräfte, die sie von ihnen übernehmen dürfen. Es lohnt sich, darüber nachzudenken, was sich da alles verändern könnte, in Zeiten der Plastikbeete ohne Erde, des Kunstregens und der Sonne aus der Steckdose, vor allem aber der genetischen Manipulationen vieler Pflanzen, die da auf uns zukommen sollen ...

Dieses Buch ist dankbar – und ohne daß eine (maßvolle) tierische Kost verdammt wird – vor allem den Nahrungspflanzen gewidmet, die uns Mutter Erde in verschwenderischer Fülle schenkt.
Sie sind unsere wichtigste Überlebensnahrung!

Ihre
Ingeborg Münzing-Ruef

Einführung

Jeden Monat essen wir unser eigenes Körpergewicht
Wir Menschen essen während unseres Lebens gute 100 000mal. Wir Erwachsenen essen und trinken jeden Monat unser eigenes Körpergewicht. Sterben wir, dann haben wir uns zwischen 60 und 70 Tonnen an Nahrung einverleibt – Jahr für Jahr fast eine Tonne! Aber: Seit Anno 1800 haben sich unsere Eßgewohnheiten völlig verändert: Unser Getreideverzehr ging um 70 Prozent zurück, unser Verbrauch an Vollkornprodukten um 90 Prozent, an Kohlenhydraten um 50 Prozent, an Ballaststoffen sogar um 70 Prozent. (Darum leiden auch so viele Menschen an Verstopfung – zum Beispiel hierzulande 5 Millionen Frauen.)

Zugleich stieg unser Fettverzehr um zehn Prozent auf 40 Prozent, der Anteil an tierischem Eiweiß um 20 Prozent und der Verbrauch von Zucker sogar um satte 100 Prozent. Auch ballaststofffreie Nahrungsmittel haben sich versechsfacht. Und im statistischen Durchschnitt ißt heute jeder Bundesbürger immer noch 60 Kilo Fleisch im Jahr – und das ist der Weltrekord.

Die Opfer der Fehlernährung, der Zucker-, Fett- und Eiweiß-Mast
Parallel dazu nahmen die »ernährungsbedingten Gesundheitsstörungen und Krankheiten« gewaltig zu:
- unter Karies leiden heute rund 90 Prozent aller Deutschen;
- an Übergewicht mehr als 51 Prozent, übrigens viel mehr Männer als Frauen (und 95 Prozent aller Diätkuren helfen nichts!);
- an Rheuma rund 30 Prozent, an Verstopfung 30 Prozent und mehr;
- an Bluthochdruck 10 bis 20 Prozent, Schlaganfälle haben in 20 Jahren um 100 000 pro Jahr zugenommen;
- am Kropf etwa 13 Prozent;
- an Gallensteinen rund 10 Prozent,

Einführung

- an erhöhter Harnsäure (Gicht) 5 bis 9 Prozent;
- an Diabetes 3 bis 5 Prozent. Allein in Deutschland gibt es fast 4 Millionen Menschen mit Altersdiabetes, 28 000 von ihnen müssen sich alljährlich einer Fuß- oder Beinamputation unterziehen.
- Und Alkohol liefert heute beim deutschen Mann bis zu 11 Prozent der gesamten Nahrungsenergie! (Nach Professor Dr. Claus Leitzmann, Gießen.) Als Folge hat die Leberzirrhose schon bei jungen Menschen epidemieartig zugenommen, ebenso Tumoren in der Mundhöhle und an den Lippen.
- Experten rechnen auch damit, daß etwa bis zum Jahr 2005 jeder zweite Mann unfruchtbar ist, ein Millionenheer kinderlos bleibt, ungewollt, die Spermien immer weniger werden. Das Risiko für Hodenkrebs hat sich seit den 60er Jahren vervierfacht.

Mehrere Millionen im besten Menschenalter gehen als »Frühinvalide« in Rente. Über mehr als 64 Prozent aller Todesfälle, so die Experten, sind auf ernährungsbedingte Krankheiten zurückzuführen, auf Fehl- oder Überernährung, auf Alkohol usw. Alle sechs Minuten stirbt hierzulande ein Mensch am Herzinfarkt. Jeder zweite aus unseren Reihen fällt vorzeitig Herz-Kreislauf-Erkrankungen zum Opfer, einschließlich Schlaganfall. An ernährungsbedingtem Krebs erkranken jährlich Hunderttausende, viele von ihnen unrettbar. Und es werden immer noch mehr – trotz großer Anstrengungen der Medizin. Mit geschätzten 144,65 Milliarden Mark sind die Gesamtkosten des Gesundheitswesens heute zu einem Drittel ernährungsbedingt.

Pauschal hat man uns Deutsche dafür auf die Anklagebank gesetzt. Immer wieder ertönt das alte Lied »Ihr alle eßt zuviel, zu fett, zu süß, zu salzig!« Und immer wieder die zynische Feststellung: »Als es uns schlechtging – in der Kriegs- und Nachkriegszeit –, ging es uns gesundheitlich viel besser.« Wir können diesen stereotypen Vorwurf nicht mehr hören. Und wir halten ihn auch für eine bewußte Ablenkung von anderen Problemen, die hinter unserer »modernen« Nahrung bzw. Ernährung stecken.

20 Jahre dauert das Zerstörungswerk

Längst ist bewiesen, daß viele krankheitserregende Substanzen und Wirkstoffe (zu denen natürlich auch Umweltgifte aller Art gehören) *schleichend wirken,* 20 Jahre und mehr brauchen, bis sie im Körper des

Menschen ihr zerstörerisches Werk vollendet haben, und daß mancher Krebs 30 Jahre benötigt, bis er ausbricht. Auch die Grundsteine zu den vielen ernährungsbedingten Leiden (die ja meist erst im Lauf der zweiten Lebenshälfte auftreten) werden schon in der Kindheit gelegt. Umgekehrt braucht »heilende« Nahrung Jahre, um einen vorgeschädigten Körper wieder zu reinigen und zu regenerieren. *Aber – es funktioniert!*

Verwirrende Informationen

Umfragen ergaben, daß die Deutschen, übrigens auch viele Ärzte, die meisten Ernährungs-Informationen, die heute verbreitet werden, für unverständlich, verwirrend, widersprüchlich halten. Daß die Menschen Angst vorm Essen haben, daß es ihnen vor nichts so sehr graust wie vor den unsichtbaren, dunklen Gefahren, die – vielleicht – in Nahrungsmitteln lauern. Wie ist es zum Beispiel sonst bloß möglich, daß die Mehrzahl der Krankenhaus- und Altersheimküchen hierzulande immer noch so hundsmiserabel kocht, obwohl längst bekannt ist, daß frische, vitaminreiche Kost Heilprozesse beschleunigen und Altersprozesse aufhalten kann?

Wir halten es auch für einen Skandal, was erfahrene Geriatriker als schockierende Tatsache enthüllt haben: daß nämlich viele Alte, die man als »dement«, sprich altersschwachsinnig, abgestempelt und irgendwohin abgeschoben, »verwahrt« hat, schlicht mangelhaft bzw. einseitig ernährt sind. Eine konsequente Ernährungstherapie hat hier in vielen Fällen schon wahre Wunder bewirkt!

Jemand hat ausgerechnet, daß wir Deutschen allein im Jahr 80 000 000 000 000 (in Worten: 80 Billionen Kalorien) schlucken, die in weit mehr als 20 000 Nahrungsmitteln stecken, von denen eine boomende Industrie täglich immer noch neue herstellt, bald sollen es jedes Jahr 10 000 mehr sein. Mit Milliardenbeträgen wird für diese Fabriknahrung mit oft obskuren Inhaltsstoffen geworben, während die Etats unserer unabhängigen Verbraucherverbände vom Staat immer mehr beschnitten werden, pro Kopf der Bevölkerung nur ein paar Pfennig ausmachen. Die ernährungsbedingten Krankheiten aber kosten jetzt schon, wie gesagt, die »Solidargemeinschaft« weit über 1500 Mark pro Jahr und Kopf, insgesamt jährlich weit über 144 Milliarden Mark. Das heißt im Klartext: Jede dritte Mark unseres angespannten Gesundheitsbudgets mit allen Drum und Dran könnte eigentlich gespart werden – wenn die Leute »vernünftiger äßen«!

Einführung

Das große Wortgeklingel

Jene, die immer wieder mutig versuchen, Initiativen in Richtung auf naturbelassene Ernährung zu ergreifen (zu der auch die Reduzierung von Pflanzengiften, der Abschied von der Bodenausbeutung sowie von der exzessiven Massentierhaltung gehört), fühlen sich meist ziemlich alleingelassen, oft nicht mal ernstgenommen. Denn die Umsatzmacher sind ja immer die Mächtigeren.

Es lohnt sich übrigens, genau hinzusehen, wem alle die Nahrungsmittelkonzerne gehören und was sie sonst noch produzieren – und was sie jährlich allein für die Werbung ausgeben, die uns für dumm verkauft. Der gute alte Dr. Bruker mahnte einmal ganz richtig: »Kaufen Sie nichts zu essen, wofür Werbung gemacht wird ...«

Zwar sind seit 1993 Begriffe wie »Öko«, »Bio«, »naturnah«, »alternativ« gesetzlich geschützt, aber in der Praxis greifen die Kontrollmechanismen nicht.

All dieses Wortgeklingel, mit »Vital«, »Premium«, »Ur-Produkten«. Und all die neue (aufgeschäumte und wasserverdünnte) »Light«-Kost, der ersehnten Schlankheit zuliebe! Wußten Sie, daß heute eine Kalorie im Durchschnitt aller Lebensmittel nur 0,3 Pfennig kostet? Daß aber eine Kalorie eines Light-Getränks 15mal teurer ist als eine Kalorie Butter?

Krankenkost für gesunde Leute

Unter dem Werbemäntelchen, diese Dinge seien besonders gesund, wird unsere schöne neue Welt jetzt mit »Diät« überschwemmt. Das heißt, man verkauft eigentlich gesunden Leuten, die bloß in ein anständiges Butterbrot oder einen Apfel zu beißen und dazu ein Glas Milch zu trinken bräuchten, *Krankenkost!* Mit Diät-Wurst, Diät-Brot, Diät-Schnitten, Diät-Marmelade, Diät-Käse, mit Fettersatz und Süßstoff usw. Aber aromatisiert, gefärbt, geschönt. Diese Dinge sollten die absolute Ausnahme sein!

Umsatz ist alles

Ernährung zu verkaufen – in einem satten Land –, das heißt heute mitnichten Gesundheit zu verkaufen, sondern Kasse zu machen. In der Food-Industrie geht es ganz und gar nicht darum: »Wer bietet dem Verbraucher die gesündeste, natürlichste, frischeste Nahrung an?«, sondern schlicht darum: »Wer bringt die meisten Produkte ins Regal? Und wer macht den höchsten Umsatz?«

Ernährung wird ja Tag für Tag neu gebraucht und gekauft und ist deshalb, wenn man's als Hersteller richtig anfängt, ein unermüdlicher, unerschöpflicher Goldesel. Die Werbung verspricht Herrliches. Sie arbeitet für ihre Auftraggeber, und die haben nur ein großes Ziel: *»Masse und Kasse«* – statt Klasse.

Umsatz-Rekorde – das bedeutet aber auch: Die Nahrung muß in ihrer Herstellung so billig (nicht zu verwechseln mit preiswert!) wie möglich sein, damit sie breite Käuferschichten lockt. Dann braucht man nur noch mit Hilfe der großen Bluffer aus der Werbebranche mit Schlagwörtern wie »Novel Food«, »Design Food«, »Convenience Food«, »Energy Food«, »Wellness Food« usw. ein positives Image zu schaffen, und das Kunstprodukt läuft und läuft. Obendrein wird den Verbrauchern eingeredet, daß es gesund ist, stark macht, jung erhält ...

Die *Sensoric-Experten* verführen mit Farb-, Geschmacks- und Aroma-Nuancen, welche ganz gezielt Auge, Zunge und Gaumen betrügen und »nach mehr schmecken«.

Die *Food-Designer* führen uns an der Nase herum. »Food Engineering« nennt man das. Verfahrenstechniker, Ingenieure, Chemiker (statt Bäcker, Metzger, Bauern, Gemüse-Gärtner) arbeiten klammheimlich, im verborgenen, »stylen« unser Essen.

Die *Flavoristen*, ein ganz neuer Beruf, sind Spezialisten für Gerüche, Geschmäcker und ein »verbessertes Mundgefühl«. Sie kombinieren die tollsten Aromen. Kaum eine Fertignahrung, vom Joghurt über die Soße und Suppe und den Brotaufstrich, die heute nicht künstlich aromatisiert wäre!

An die 6000 Aromastoffe gibt es schon. Düfte, Aromen, wirken indirekt über das Gehirn, verlocken, verführen. Aber: Kaffeeduft entsteht aus Stockfisch, Maggikraut und Zwiebeln, die »Kirschen« in manchem Kirschjoghurt sind aus Sauerkrautstückchen, die gefärbt und aromatisiert wurden, und auf den Bechern gibt's die schönen bunten Bildchen von Kirschen, Himbeeren, Erdbeeren ...

In Wahrheit also steckt hinter dem faulen Zauber mancher Novel-Food-»Delikatessen« buchstäblich *der letzte Dreck!*

Einführung

Das große Grausen – Kunstnahrung bald in aller Munde?

Nicht nur im Deutschen Patentamt häufen sich die Patentanmeldungen für fleischähnliche Nahrungserzeugnisse und für Getränke, deren Ausgangssubstanzen getrocknetes Blut, Schlachthofabfälle, Tierkadaver, Harnstoffe, Mutterkuchengewebe usw. sind. Die Schauermär, die längst keine mehr ist:

- Ein US-Konzern ist auf den technischen Dreh gekommen: Er kauft jede erreichbare Hühnerfeder bei Züchtern und Schlachtereien auf. Denn die Federn enthalten *Eiweiß*. Dieses wird in großen Bottichen bei hohen Temperaturen zusammen mit scharfen Chemikalien erhitzt. Das Eiweiß löst sich dabei aus den Federn. Als trockenes Pulver, feuchte Paste oder Flocken kommt es am Ende dann in den Handel und kann als »Nährstoff-Zusatz, ähnlich wie Quark und Rahm« später Backwaren, Mehl, Kuchenfertigmischungen, Konfekt, Nudeln, Getreide- oder Teigwaren etc. beigemischt werden.
- Ob man's glauben mag oder nicht, es ist eine ekelerregende Tatsache: Sogar Wollreste, Tierhaare und Hühnerkot (!) werden statt auf den Misthaufen in die Bottiche der Food-Industrie geworfen und zu »neuer Nahrung« verarbeitet – zu dem, was der Bonner Professor Konrad Pfeilsticher treffend »Human-Futtermittel« nennt.

Die Europäische Union macht's möglich

Die Zukunft der Kunstnahrung hat also längst begonnen. Auch die »Novel-Food«-Verordnung der Europäischen Union ist zum Teil eine Entmündigung der Verbraucher, eine Lobby für einzelne, besonders Starke: Weil die EU, in der so viel und so schön von »Harmonisierung« der Märkte die Rede ist, es möglich macht, daß aus Abfall, wenn er nur richtig technologisch verarbeitet wird, fast unbegrenzt neue »Rohstoffe« gewonnen werden dürfen, sprich »stärke- und proteinreiche Materialien«. Sie können dann in Spezialfabriken möglichst rationell »in wahlweise Kartoffel-Chips, Kosmetika oder Klebstoffe umgewandelt werden« (»medizin heute«). Und das alles angesichts des Wahnsinns, daß die Landwirtschaft mit Milliarden subventioniert wird, damit sie *weniger Naturprodukte* erzeugt!

Brauchen wir all die Zusatzstoffe?

Auch die Liste der Zusatzstoffe, die in der EU jetzt wieder neu zugelassen werden, enthält zum Entsetzen der Verbraucherschützer nicht nur etliche neue, noch relativ wenig geprüfte Stoffe – fast 80 an der Zahl –, sondern sogar solche, die bisher bei uns längst *verboten bzw. eingeschränkt* waren: zum Beispiel die Propionsäure für Brot, die sich im Tierversuch als krebserregend erwiesen hat, mehrere Farbstoffe wie das Tartrazin (in Süßigkeiten und Limonaden), das bekannt ist als aggressives Allergen, und »Antioxidationsmittel« wie E 321 (auch in Süßigkeiten für Kinder verwendet), das ebenfalls im Verdacht steht, die Krebsentstehung zu begünstigen.

Merke: Viele Farbstoffe sind besonders allergen, und sie werden den Nahrungsmitteln meist nur als Make-up zugesetzt, damit diese attraktiver erscheinen. Qualitätsmängel und fader Geschmack können mit ihnen – und mit Aromastoffen – »verdeckt« werden.

Übrigens: Auch viele *Nährstoffzusätze,* Vitamine, Mineralien, Spurenelemente, die heute der Nahrung zugesetzt werden, angefangen von Sportlergetränken über Milchprodukte, Kindernahrung bis zu Keksen und Getreideflocken und Getränkepulvern – halten moderne Ernährungswissenschaftler für völlig überflüssig. Sie dienen vor allem, weil mit der *Anreicherung* heftig geworben wird, zur Verlockung der Kunden und zur Verkaufssteigerung.

Da tickt eine Zeitbombe!

Nach wissenschaftlichen Berechnungen sind es etwa 80 000 Generationen, in denen sich die Menschen mit ihrer Ernährung den Erfahrungen für Leib, Leben und Wohlbefinden angepaßt haben und die besonderen Wirkungen einzelner Lebensmittel erprobt und beobachtet haben.

So entstanden hochwirksame Regelmechanismen, was Essen, Verdauen, Stoffwechsel, Nährstoffauswertung, die Wirkung von Vitaminen, Mineralien, Enzymen etc. angeht. Sie alle wurden aus natürlichen Nahrungspflanzen und aus dem Tierreich geliefert. Dazu kamen Erbanlagen, Familienstatus, spezifische Belastungen – die ganze sogenannte biochemische Individualität.

Und jetzt plötzlich funkt die Industrie dazwischen, zum Beispiel mit einzelnen Eiweiß-Bausteinen, mit Fetten, die keine sind, mit Zuckerersatz usw. Wir sind genetisch seit Jahrtausenden auf 22 Aminosäuren,

Einführung

davon neun essentielle eingestellt, die müssen wir uns regelmäßig mit der Nahrung zuführen. Und das soll plötzlich funktionieren – der in zigtausend Generationen eingespielte Mechanismus soll mitmachen – nach nur drei bis vier Generationen, in denen sich die Nahrungsmittel-Industrie mit all ihren Absurditäten aufgebaut hat? All diese Novel-Food-Produkte sind ja so neu, daß kein Mensch weiß, wie unser Körper auf die Dauer darauf reagieren wird. Schon jetzt nehmen zum Beispiel die Allergien explosionsartig zu, Darm-, Leber-, Bauchspeicheldrüsen-Erkrankungen, bis zum Krebs, auch. Was wird noch kommen? Da tickt eine Zeitbombe!

Sehen wir einer »strahlenden« Zukunft entgegen?

Die *Bestrahlung* von Lebensmitteln ist zwar in Deutschland (noch) verboten, aber unsere Nachbarn bestrahlen schon fleißig. Mit radioaktiven Röntgen-, Gamma- und Elektronenstrahlen werden schon in vielen Ländern (auch der EU) seit Jahren Obst, Gemüse, Fleisch, Fisch, Getreide, Gewürze usw. haltbar gemacht. Damit kann zwar Keimen und Krankheitserregern (wie Salmonellen) der Garaus gemacht werden, aber die anderen Folgen für unsere Gesundheit sind überhaupt noch nicht abzusehen.

Soviel weiß man aber: Nicht nur Geruchs- und Geschmacksstoffe werden nachweisbar verändert, sondern auch etliche Vitamine, voran die Schutzvitamine A, C, E und auch B, halten den Strahlen nicht stand, gehen bis zu 70 Prozent verloren. Eiweißbausteine im Inneren des Nahrungsmittels, besonders die essentiellen (lebenswichtigen) Aminosäuren, können zerstört werden. Fett kann schneller ranzig werden. Es entstehen die berüchtigten freien Radikale, die zu Zellveränderungen führen können. Außerdem bilden sich unter ungünstigen Verhältnissen sogenannte Radiotoxine – auch das sind Giftstoffe. Der Streit unter den Fachleuten um Pro und Contra der Lebensmittelbestrahlung reicht von »total harmlos« bis zu »erbgutverändernd«. Schon lange stellen die Verbraucherschützer fest, daß es genügend Alternativen zur Konservierung von Lebensmitteln gäbe. Außerdem: Weil Radioaktivität Keime abtötet, bestehe die Gefahr, daß in Zukunft mit der Hygiene noch sorgloser umgegangen werde.

Weil trotz offiziellem Verbot nachweislich schon heute zahlreiche bestrahlte Lebensmittel auf den deutschen Markt gelangen (unter anderem Zwiebeln und Paprika, Gewürze, Getreide, Kartoffeln, Fleisch- und Fischprodukte), gilt auch hier wieder der Rat: Keine Ware kaufen, bei der Verdacht auf Bestrahlung besteht! Lebensmittel soviel wie möglich aus einheimischem, ökologischem Anbau *frisch* besorgen und aus Bio-Bäckereien, Naturkostläden, Reformhäusern.

Im übrigen wird bei der Pflanzenzüchtung heute zum Beispiel vielfach die *Mutations-Züchtung* mit Hilfe von *radioaktiv bestrahltem* Saatgut »gepflegt«. Die internationale Atomenergie verweist stolz schon auf rund 20 000 Projekte, bei denen Lebensmittel mit Hilfe von Gamma-Strahlen behandelt wurden – voran so gut wie alle Getreidearten, auch Reis und Hirse, Sonnenblumen, Soja, Kartoffeln, Zuckerrüben Tomaten, Gurken, Kürbisse, Karotten, Radicchio, Chicorée, Zitronen, Äpfel, Bananen, Pfirsiche, Erdbeeren, Trauben.

Angeblich werden 70 Prozent der Hartweizen-Nudeln Italiens schon aus Mutanten hergestellt und fast die ganze europäische Gerste, einschließlich der Braugerste ...

Gentechnologie ist schon überall!

Auch keine Zukunftsvision mehr, sondern in vielen Ländern schon längst Realität: die *Gentechnologie.* Tomaten werden kaum mehr weich, Erdbeeren sind unempfindlich gegen Frost, Getreide, Soja, Mais gegen Schädlinge. Masttiere setzen schneller Fleisch an, Fische werden viel schwerer, »Turbo-Kühe« geben viel mehr Milch, »maßgeschneiderte« Schweine haben vier Rippen mehr und größere Schinken. Die Gentechnik macht die Produktion von Lebensmitteln schneller und kostengünstiger möglich.

Einen Nutzen für die Endverbraucher sehen manche Experten mitnichten. Aber: Freilandversuche mit gentechnisch veränderten Pflanzen, die Herstellung von gentechnisch veränderten Lebend-Kulturen, zum Beispiel im Joghurt und anderes mehr, werden von einigen Wissenschaftlern als sehr gefährlich angesehen.

Sie fordern *ein eindeutiges Gen-Recht,* das exakt festlegt, um welche Pflanzen, Lebensmittel oder Zutaten es geht. Außerdem müßten auch die betreffenden Importwaren als »hergestellt durch Gentechnologie« *klar gekennzeichnet* werden!

Der Preis des Fortschritts

Wer allerdings die den Laien zugängliche Fachliteratur studiert, der muß feststellen: Gentechnik-freies Essen zu fordern ist unrealistisch, denn wir sind bereits mittendrin – *Gen-Tech ist überall!* Das ist offenbar der »Preis des Fortschritts«. Der Verbraucher weiß längst nicht mehr genau, was er kauft und ißt. Schon die Hälfte aller *Enzyme,* die in der Lebensmittel-Produktion eine Rolle spielen, entstammt zum Beispiel gentechnisch veränderten Mikroorganismen. Diese Enzyme kurbeln den Herstellungsprozeß in Brot und Backwaren und Fertiggerichten an, in der Bier- und Weinherstellung, bei Fruchtsäften, Käse und anderen Milchprodukten. Weil die vielen Enzym-Produkte »keine Erbinformation mehr enthalten«, unterliegen sie aber nicht der Kennzeichnungspflicht für gentechnisch veränderte Lebensmittel nach der Novel-Food-Verordnung. Viele Organisationen, die uns Verbraucher schützen wollen, fordern, daß diese *Kennzeichnung* so rasch wie möglich *Gesetz wird.* Immerhin gibt es insgesamt rund 10.000 verschiedene Enzyme!

Gentechnik – kein anderes Thema wird zum Teil so kontrovers diskutiert. Die Befürworter werden immer mehr. Die Zeit ist wohl auch schon zu weit fortgeschritten, es gibt keine Umkehr mehr. Angst aber macht das Tempo und die offensichtliche *Geheimhaltung* der Entwicklung, die eigentlich jeden von uns angeht. – So bleibt, wir wiederholen es, nur eins: die kategorische Forderung nach klarer Kennzeichnungspflicht! Und die *Abstimmung mit dem Einkaufskorb* durch alle, die Gen-Tech nicht wollen. Ihnen könnte ein Vermerk zur Orientierung dienen: KEIN GEN-TECH-ERZEUGNIS!

Ernährung 2000 – wohin gehen die Trends?

Die *Zapp-Mentalität,* vom Fernsehen übernommen, regiert heute auch oft unseren Alltag, beim Einkaufen, beim Essen. Immer öfter muß es was anderes sein, immer schneller aus der Küche raus, immer »cooler«, immer »heißer« soll's schmecken. Dabeisein beim Neuen, mitmachen, dem Trend auf den Fersen bleiben – nicht nur die Jungen denken so – leider oft auch die Mütter. Denn viele von ihnen sind ziemlich ahnungslos, verunsichert, unkritisch, illusioniert von den blumigen, verlockenden Namen all der fantastischen Dinge, die ihnen die Werbung aufschwatzt – und dann riecht das auch noch so gut! Und so füllen sie die Einkaufswagen mit Essens-Plunder. Und die Enttäuschung, die Reue folgt oft auf dem Fuß ...

Wohin gehen aber nun wirklich die ernsthaften Trends im dritten Jahrtausend? Umfragen und Prognosen gibt es schon viele. Sie sind aber zum Teil recht widersprüchlich, zumal bei der jüngeren Generation: Die will nämlich einerseits »gesund«, »alternativ«, »bio« essen – andererseits darf es aber nicht viel Arbeit machen oder Zeit kosten – also sollen die Mahlzeiten vor-verarbeitet, konserviert, fertig für die Mikrowelle u. ä. und schnellschnell, sozusagen »aus der Hand« zu essen sein.

Die Männer wiederum, zumal die jüngeren, wollen, daß das Essen die Sinne anspricht, »*gut schmeckt*«, etwas anderes zählt bei ihnen oft überhaupt nicht, auch ökologisch-ethische Gesichtspunkte nicht, während die Frauen vor allem daran interessiert sind, daß die Lebensmittel zwar *gesund* sind, aber auf keinen Fall *dick machen* – Kalorien- und Fettgehalt spielen bei ihnen eine wichtige Rolle.

Novel-Food-Umfrage (forsa 1997)

	bringt eher Vorteile %	bringt eher Nachteile %	würde man kaufen %
Gentechnisch veränderte pflanzliche oder tierische Lebensmittel	18	66	16
Lebensmittel, die mit Hilfe gentechnisch hergestellter Mikroorganismen produziert werden	11	66	13
Lebensmittel aus Rohstoffen, die hierzulande nicht traditionell genutzt werden	21	41	20
Produkte aus fremden Kulturkreisen, die es bisher hierzulande nicht zu kaufen gibt	51	26	53
Lebensmittel, die Zusatzstoffe mit neuartigen Strukturen enthalten	23	55	19

Übrigens wünscht sich immerhin jede(r) vierte mehr Informationen, zumal bei den Themen »Kennzeichnung«, »gesunde Ernährung« und »Gentechnik«.

Einführung

Die Verbraucher der Zukunft

Lebensmittelskandale, Rinderwahnsinn, Schweinepest usw. usw. haben erheblichen Einfluß auf »Verbraucher-Absichten«. Zum Beispiel:
- 5 Prozent der Bevölkerung wollen künftig rotes Fleisch und Produkte daraus meiden,
- 10 Prozent der jungen Frauen wollen auf Fleisch und Wurst vom Schwein oder Rind ganz verzichten,
- 5 Prozent sind »diätorientiert«,
- 16 Prozent preisbewußte Genießer,
- 21 Prozent gesundheits- und umweltbewußt,
- 21 Prozent »kritisch«.

Diese Angaben stammen übrigens aus einer Umfrage bei Handel und Industrie.

Ob weniger oder mehr Fast Food, Fertiggerichte, Konserven, oder aber Obst und Gemüse, Bioprodukte, Geflügel und vegetarische Mahlzeiten eingeplant sind, immer betrifft das nur ganz bestimmte Bevölkerungsgruppen. In bezug aufs Ernährungsverhalten dürften sich die Geister in Zukunft noch weit mehr scheiden als bisher!

Folgende wichtige Trends hat die renommierte »forsa«-Gesellschaft für Sozialforschung ermittelt:
- Es wird eine stetig steigende Zahl von »*Einzelessern*« geben, das *gemeinsame Familienessen* (schon heute nur noch bei 5 Prozent üblich) wird mehr und mehr der Vergangenheit angehören.
- Viele Deutsche wollen deshalb auch mehr Produkte, die sich zeitsparend zubereiten lassen bzw. schon verzehrsfertig sind.
- Viele wollen den traditionellen Mahlzeiten-Rhythmus »Frühstück, Mittagessen, Abendessen« nicht mehr, lieber häufigere kleinere Snacks. In diese Richtung geht auch das »*Grazing*«, der neue *Top-Trend* in Amerika: Grazing heißt »grasen«, wie die Rehe am Waldrand, achtmal oder noch öfter am Tag, mit Mini-Portionen. Vor allem Menschen am Computer soll das nicht zum Kochen fortlocken, sie geistig fit halten, dem Gehirn sozusagen den ganzen Tag am Fließband neue Energie zuführen. Im übrigen wird hier tatsächlich sehr viel »Grünfutter« propagiert...
- In die gleiche Richtung geht auch der Trend zu »leichter«, frischer und vitalstoffreicher Kost bei entsprechend wenig Fleischkonsum.
- Besondere Rücksicht nehmen wollen Industrie und Handel künftig auf all diese Trends durch den Ausbau entsprechender Produkt-

Linien. Das nennt sich dann »Convenience-Food« (ultrabequem) »Ready-to-eat-Food« (fingerfertig) oder »Functional Food« (Fertigkost, mit »gesunden« Zusätzen). Sympathisch erscheint uns hier die – längst fällige – geplante Besinnung auf *Single-Portionen,* sprich kleinere Verpackungseinheiten für die Millionen Ein-Personen-Haushalte!

Jene Leute, die vor allem auf Geschmack und Aussehen fliegen (man nennt sie »hedonistische« Kunden), es sind überwiegend jüngere Männer, sehen übrigens auch überdurchschnittlich oft Vorteile bei gentechnisch veränderten Lebensmitteln (33 Prozent) und bei Produkten aus fremden Kulturkreisen (65 Prozent). Letzteres vermutlich, weil sie auch viel mehr reisen als andere.

Womit wir bei weiteren interessanten Trends in Richtung auf das »Dritte Jahrtausend« sind:

Es lebe die China-Küche!

Sie ist leicht, würzig, appetitlich, die Restaurants sind meist preiswert, und immer umgibt sie der berühmte »Duft der weiten Welt« – und sei er aus Knoblauch und Ingwer entstanden. Obendrein ist sie nach streng wissenschaftlichen Erkenntnissen ultra-gesund! Hunderttausende von Chinesen, die sich noch »traditionell« ernähren, nämlich mit Reis, Soja in jeder Form, sehr wenig Fleisch und Fett, aber entsprechend viel Gemüsen und Gewürzen und fermentierten Soßen, wurden von (westlichen) Ärzten jahrelang untersucht. Und siehe da – die China-Küche (chinesische Ärzte nennen sie »Diethotherapy«) wirkt wie Medizin gegen die »zwei großen Killer«, nämlich Herzinfarkt und Krebs, sie stärkt das Immunsystem und kann den Alterungsprozeß hinauszögern. (Wir werden in diesem Buch auch immer wieder auf besondere Schutz- und Heilwirkungen chinesischer Nahrungspflanzen hinweisen.)

Die »Kreta-Diät« rettet Leben

Mit dieser Schlagzeile berichtete das Ärzteblatt »Medical Tribune« geradezu euphorisch, daß die Bewohner der Mittelmeerinsel Kreta, die bekannt sind für ihre außerordentliche Gesundheit und Langlebigkeit, um 70 Prozent weniger Herzinfarkt-Tote gegenüber anderen Ländern

Einführung

beklagen. Sehr viel Gemüse und Obst, Joghurt, Käse, Olivenöl, Getreide, Hülsenfrüchte, Nüsse, Kräuter, wenig Fleisch, aber viel Fisch und etwas (!) Rotwein heißt das Rezept, das gar keines ist. Denn die Mittelmeerbewohner leben seit 4000 Jahren so. »Mediterrane Diät« nennen es vornehm moderne Ärzte. Fast ein Witz!

Antonis Kafatos, Professor der Präventivmedizin und Ernährungswissenschaft an der Universität Kreta, hat seit 1960 insgesamt 700 Männer auf dem Land immer wieder untersucht. Er schrieb genau auf, was diese Menschen essen und trinken. Bis heute beobachtete er sie. Nach 35 Jahren gab es in seiner »Untersuchungsgruppe« auf Kreta noch 50 Prozent Überlebende, in Finnland bei einer parallel laufenden Untersuchung zur gleichen Zeit keinen einzigen Überlebenden. – Die Kreter beziehen übrigens ein Drittel ihrer täglichen Energie – aus Olivenöl.

Beunruhigend ist für den Professor nur eines: Durch den wachsenden Tourismus und andere »zivilisatorische Einflüsse« haben sich bei der jüngeren Generation auf Kreta die Essensgewohnheiten geändert – und prompt gibt es viel mehr frühzeitige Todesfälle durch Herzinfarkte, und die Krebserkrankungen haben »epidemische Ausmaße« angenommen. – Interessant auch dies: 1960 legten die kretischen Bauern noch im Schnitt täglich 13 Kilometer zu Fuß zurück, die »zivilisierten« Kreter aber laufen nur noch zwei Kilometer am Tag...

Wäre noch nachzutragen – siehe »China-Küche« –, daß die Kinder der »zivilisierten«, sprich reicheren Bewohner von Hongkong, die natürlich heute fleißig Fast Food, Pommes mit Ketchup, Cola und viel Süßes schlabbern, mittlerweile den *zweithöchsten Cholesterin-Spiegel* von allen Kindern der Welt haben!

Die Ernährung hierzulande ist heute, mit 200 Milliarden Mark Jahresumsatz, ein »Big business«. Den Umsatz aber machen wir, die Verbraucher. Und so liegt es in jedem Fall auch an uns allen, wohin die Trends der »Ernährung 2000« gehen. Wir alle müssen uns bewußt werden, daß man Gesundheit auch essen kann. Machen wir die Küche zur Apotheke, und denken wir immer daran: *Essen kann eine der größten Freuden des Lebens sein.* Es ist der Sinn dieses Buches, Mut zu machen, einzuladen, zu dieser Freude.

Ernährung + Verdauung + Stoffwechsel = Energie + Gesundheit oder Krankheit

Wunderwerk Verdauungsapparat

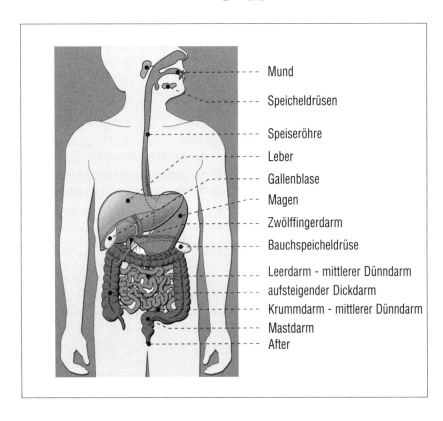

Wunderwerk Verdauungsapparat

Alles, aber auch alles, was wir essen und trinken, und mag es noch so »lebendige« vollwertige Nahrung sein, stellt für unseren Organismus einen Fremdkörper dar. Auch das allerbeste Stückchen Fleisch oder der feinste Fisch, die köstlichste Frucht oder der knackigste Salat, sie sind wie die Tiere und Pflanzen, von denen sie kommen, chemisch komplex aus körper*fremden* Substanzen aufgebaut und müssen in körper*eigene* umgewandelt werden.

Das heißt, das Nährstoff-Puzzle, aus dem sie zusammengesetzt sind, muß von unserem Organismus in kleinste Einzelteile zerlegt und mit vielerlei spezifischen Verdauungssäften und Enzymen durchmengt und für uns verwertbar gemacht werden. Denn erst diese Teilchen (Moleküle in einfachen chemischen Formeln) können die Wände unseres Verdauungstrakts durchdringen und vom Blutstrom in alle jene Zellen, Gewebe und Organe befördert werden, in denen sie gerade gebraucht werden. Diese von der Schöpfung so wunderbar durchdachten Vorgänge nennt man Verdauung, Resorption und Stoffwechsel.

Die ganze Verdauung, von der Mundhöhle bis zu den Körperausgängen, vollzieht sich in einem einzigen, endlos langen, vielfach gewundenen und höchst dehnbaren Rohr, dem Verdauungskanal. Immer wieder helfen andere Verdauungssäfte, deren aktive Flüssigkeiten man Enzyme nennt, unsere Nahrung chemisch weiter zu zerlegen. In der Regel hat jedes Verdauungsenzym nur eine ganz bestimmte Aufgabe zu erfüllen. So kann zum Beispiel ein Enzym, das für Fett zuständig ist, keine Kohlenhydrate zerlegen. Und deshalb haben wir allein Hunderte von Enzymen als Verdauungshelfer – über sie gleich noch mehr.

Damit die Verdauungs- und Stoffwechselvorgänge »wie geschmiert« ablaufen, brauchen wir natürlich auch *Energie*. Weshalb wir sogar etliche Kalorien verbrennen, wenn wir schlafen. – Auch feinste Sinnesnerven sind beteiligt an der Verdauung. Sie bewirken, daß für uns eine Speise gut (oder weniger gut) riecht, schmeckt, »auf der Zunge zergeht« usw.

Die Verdauung beginnt, ganz klar, im Mund: Essensduft steigt uns in die Nase, und schon haben wir »Pfützchen auf der Zunge«, schon beginnt der Speichel herbeizuströmen. Die Zähne haben nun die Aufgabe, jeden Bissen angemessen lange und gründlich zu kauen. Dies ist ein bewußter Vorgang, bei dem wir tüchtig mithelfen können und müssen, während die Speicheldrüsen reflektorisch in Aktion treten.

Das Hauptenzym der Speicheldrüsen, die Amylase, spaltet die stärkehaltigen Kohlenhydrate, die wir essen (aus Brot, Kartoffeln, Reis, Nudeln etc.), zum Teil schon in einfache Zuckermoleküle. Deshalb schmeckt Brot, auf dem wir eine Weile herumkauen, plötzlich süß. Die im Speichel auch enthaltenen Schleimstoffe, die Mucine, machen dazu den gekauten Bissen schön schlüpfrig und gut zu schlucken. Dann schlucken wir, und von diesem Augenblick an hat unser Wille keinen Einfluß mehr auf die Verdauung. Ganz ohne unser Zutun wird der Nahrungsbrei geknetet, mit Säften vermischt und später mit der Muskelbewegung des Darmschlauchs, der *Peristaltik,* wellenförmigrhythmisch weitergeschoben.

Prinzipiell ist die gesamte Verdauung sehr effizient. Unter günstigen Umständen können 95 Prozent von allem, was wir essen, dem Körper später in Form von Kraftstoffen und Energie jeder Art zur Verfügung stehen. Kauen wir jedoch nicht anständig, essen wir hastig, rauchen wir beim Essen oder trinken zuviel Alkohol dazu, sind wir gestreßt, nervös, schlingen wir aufgeregt die Speisen hinunter, oder sind Verdauungsorgane bereits gestört, dann »bleibt uns die Spucke weg«, und auch der weitere Fluß der Säfte stockt, und viel Nahrung verläßt den Körper, ohne daß die wertvollen Wirkstoffe – zu unserem Nutzen – herausgelöst worden wären. Was wieder zeigt, wie wichtig es ist, daß wir unsere Mahlzeiten *entspannt,* in einer ruhigen, harmonischen Atmosphäre einnehmen. Und deshalb sollte »Fast Food« keine Dauerkost sein!

Die »chemische« Verdauung

Jetzt haben wir also glücklich den letzten Bissen geschluckt, und er ist im Magen gelandet. Hier beginnt die eigentliche aktive »chemische Verdauung«, und der Mageninhalt wird sauer: Während unser robuster Magen den Speisebrei kurz und klein mahlt und knetet, werden reichlich Salzsäure, Schleim und Wasser hinzugemischt. Dazu kommen neue Enzyme, von denen die Pepsine die wichtigste Aufgabe erfüllen: Sie kümmern sich darum, daß verschiedene Nahrungsproteine, zum Beispiel von Fisch und Geflügel, schon »angedaut« werden. Pepsine bringen auch die Milch zum Gerinnen.

Bei all dem sorgt ein feinstabgestimmter Mechanismus dafür, daß weder zuviel noch zuwenig Magensäure fließt. (Sie kann immerhin Kupferpfennige auflösen und tötet eine Menge unerwünschter Bakterien, die wir ungewollt und unbewußt mit dem Essen schlucken.) Der Magen darf sich mit seinen aggressiven Säften aber auch nicht selbst »verdauen«.

Gerät hier etwas außer Kontrolle, wird zum Beispiel der natürliche Schutzwall aus Schleim an den Magenwänden beschädigt oder gar zerstört, dann kann sich leicht ein Magengeschwür bilden oder eine Entzündung (Gastritis) entstehen. Dies steht meist in engem Zusammenhang mit Alkohol oder Nikotin sowie mit unserer seelischen Verfassung, aber auch mit schlechten Eßgewohnheiten, wie hastigem Schlingen etc. Dazu der – wie immer – kluge Volksmund: »Es hat sich mir auf den Magen geschlagen« oder »Ich bin stocksauer«.

Wer einen empfindlichen Magen und die Chance hat, sich nach dem Essen hinzulegen, der sollte sich merken: Liegen auf der *rechten* Seite beschleunigt, auf der *linken* Seite verlangsamt die Entleerung des Magens!

Der Zwölffingerdarm als Verkehrsregler

Vom Magen, in dem die Speisen je nach Zusammensetzung zwischen 30 Minuten und sechs Stunden verweilen (man spricht in der Tat von der »Verweildauer«), wird der Nahrungsbrei schubweise durch den Pförtner (Pylorus) in den *Dünndarm* weiterbefördert. Auf unglaublich raffinierte Weise, minuziös aufeinander abgestimmt, spielen nun der oberste Teil des Dünndarms (Zwölffingerdarm), die Leber mit ihrer Gallenblase und die Bauchspeicheldrüse zusammen, wobei der *Zwölffingerdarm* eine Art »Verkehrsregler« ist. Er weist jedem seine ganz spezifischen Aufgaben zu. Wenn wir gesund sind, eine gut funktionierende Verdauung haben, läuft das alles wie am Schnürchen ab. Die Reihenfolge dieser biochemischen Arbeit ist streng geregelt, das wissen alle Enzyme und Hormone: Immer werden zuerst die Kohlenhydrate aufgespalten, dann die Proteine und zum Schluß die Fette, deren Verdauung die längste Zeit und Mühe in Anspruch nimmt.

Je nachdem, wie fett das Essen ist, tritt die *Gallenblase* schwächer oder stärker in Aktion und liefert die von der Leber hergestellte Gallenflüssigkeit zum Nahrungsbrei. Das Gallenenzym kann zusammen mit Cholesterin, das die Fettsäuren durch die Darmwände schleust, Fett in lauter kleine Tröpfchen trennen. Sie werden dann als feine Emulsion von den zuständigen Enzymen der Bauchspeicheldrüse (den

Lipasen und Trypsin vor allem) weiter aufgespalten, damit sie so ins Blut übergehen können.

Die *Bauchspeicheldrüse* (Pankreas) sorgt auch mit dem Zwölffingerdarm dafür, daß der vormals saure Mageninhalt wieder neutralisiert und schwach alkalisch gemacht wird, und ihre Enzyme setzen die Eiweiß- und Kohlenhydrataufspaltung weiter fort. Eine unglaubliche Leistung unseres Körpers. Übrigens: Rauchen ist nachweislich Risikofaktor Nr. 1 für Bauchspeicheldrüsenkrebs!

Weil »schweres«, fettes Essen lange im Magen liegen bleibt, während stärkehaltige Kohlenhydratmahlzeiten am leichtesten und schnellsten ins Blut gehen und von da aus zum Beispiel in Muskeln und Gehirn, leuchtet jedem sofort ein, warum Sportler vor dem Wettkampf besser in Form kommen, wenn sie statt einer schweren Fleischmahlzeit fett*arm* und sehr kohlenhydrat*reich* essen.

Die Dünndarm-Schleimhaut – so groß wie ein Fußballfeld

Allein der Dünndarm, dieser über fünf Meter lange Wunderwurm, der in vielfachen Windungen in unserer Bauchhöhle liegt, hat so viele Aufgaben zu erfüllen, daß Experten ihn gern mit einem Chemie-Großwerk vergleichen. Sein Inneres ist mit einer Schleimhaut ausgekleidet, die vieltausendfach gefältelt ist. Und auf all diesen Falten befinden sich millimeterhohe Zotten und winzige Mikrozotten, »Villi« und »Mikrovilli« genannt. Diese fantastischen kleinen Dinger (auf einem Zentimeter Darmwand sitzen über 3000 Zotten und rund 1,5 Millionen Mikrozotten!) vervielfachen die Oberfläche der Dünndarmschleimhaut auf die Größe eines Fußballfeldes.

All diese Villi – Zotten und Zöttchen – sind durchzogen von feinsten Gefäßen, winzigen Lymphkanälchen und Kapillaren (Haargefäßen), die jeweils verschiedene, für sie »mundgerecht« zerlegte Nahrungsbestandteile aufnehmen und einsaugen (resorbieren), um sie dann wie die Postboten am Zielort in unserem Körper wieder auszutragen in die schon wartenden Zellen jener Organe und Gewebe, die gerade Bedarf haben – und vor allem in die Leber.

Der Darm – ein Organ unseres Immunsystems

Der Darm, die größte Kontaktfläche des Menschen mit seiner Umwelt, hat in seinen Schleimhäuten eine Art antiseptischen Anstrich, eine Immunbarriere, die als Schutzwand den gesunden Menschen vor dem Eindringen von krankmachenden Erregern schützt. Viele Abwehrzellen des Immunsystems werden auch in dieser Schleimhaut, vor allem in der des unteren Dünndarms, gebildet.

Lebenswichtig ist deshalb, daß die Darmschleimhaut von uns *mit Hilfe der Ernährung* so pfleglich wie möglich behandelt und keinesfalls unnötig angegriffen oder gar beschädigt wird, wie dies zum Beispiel bedrohlich geschieht durch aggressive Abführmittel und Appetitzügler, durch Antibiotika, durch zahlreiche Schmerzmedikamente und auch wieder durch Alkohol.

Essen Sie bei schlechter Verdauung Rohkost mit vielen Vital- und Ballaststoffen, bei Durchfall Hefepräparate, dazu Bitterstofftees, die entzündungshemmend, schleimhautschützend und immunologisch stimulierend wirken – das sollten immer die Mittel der ersten Wahl sein. Und die »scharfen«, sprich chemischen Geschosse sollten bei Darmbeschwerden nur in Notfällen zum Einsatz kommen, und dann kurzfristig und unter ärztlicher Kontrolle.

Die Leber – unser Zentrallabor

Zurück zur *Leber:* Ein Großteil der von den Villi aufgeschlürften Nahrung wird zur Leber transportiert. Denn die ist das Zentrallabor unseres Körpers (eine im Idealfall lebenslang gewissenhaft und unermüdlich arbeitende biochemische Fabrik). Die Leber hat »erste Hand« dabei, Nährstoffe auszuwählen. Sie baut gezielt die verschiedenen Nahrungsbestandteile so um, daß sie später ihren ganz bestimmten Aufgaben und ganz bestimmten Zellen gerecht werden. Manche Stoffe braucht die Leber selbst, andere, um sie bei akutem Bedarf wohldosiert freizugeben. So lagert sie zum Beispiel Zucker ein (als Glykogen) und gibt ihn bei Bedarf dorthin ab, wo er gerade nötig gebraucht wird.

Sie spielt eine Schlüsselrolle in der Kontrolle der gesamten Nahrungsaufnahme und der Verwertung der Nährstoffe und hat eine Auslesefunktion im Zusammenhang mit dem Fluß der Energie- und Nährstoffgrundlagen.

Überschüsse an *Zucker* aus der Nahrung speichert die Leber in Form von *Fett* – dies sei den Leuten mit dem »süßen Zahn« ins Stammbuch geschrieben. Und selbst überschüssige *Aminosäuren,* die nicht zur Deckung des Eiweißbedarfs gebraucht werden, verwandelt die Leber in Glukose – oder Fett. *Und so wird am Ende alles, was* »*Überfluß*« *ist, in Fett umgeformt und deponiert!*

Die Leber legt auch noch andere Vorräte an, zum Beispiel an Vitaminen und Spurenelementen, um sie später gezielt in den Körper zu schicken. Sie steuert die Blutgerinnung, und vor allem versucht sie *zu entgiften*, wo es nur möglich ist. Leider ist das jedoch heute vielfach eine Hauptarbeit der Leber geworden, alle Stoffe, die uns schaden können, herauszufiltern: Bakteriengifte, Fäulnisprodukte, aber auch all jene Gifte aus Fremdstoffen aller Art, die sich viele Menschen in immer größeren Mengen (bewußt oder unbewußt) einverleiben: Arzneimittel, Drogen, Alkohol, Nahrungsmittelzusatzstoffe, chemische Rückstände aus unserer Pflanzen- und Tierkost.

Zwei Kilo chemischer Stoffe nimmt jeder von uns pro Jahr zu sich – von Autoabgasen und Umweltgiften bis zu vielen chemischen Zusätzen in der Nahrung und auch radioaktiver Belastung.

Die Leber tut wirklich, was sie kann, meist jahrzehntelang, mühevoll, aber klaglos. Mehr als 500 Funktionen erfüllt sie. Und wenn sie eines Tages erschöpft und verbraucht ist, nicht mehr richtig entgiftet, wenn ihre Zauberzellen langsam, aber sicher absterben, zum Beispiel bei einer Zirrhose, dann gibt es kaum noch Hoffnung. Auf jeden Fall kommt die Reue des Leberkranken, der lange Zeit zu ihr rücksichtslos war, meist zu spät. Es stimmt schon sehr nachdenklich, daß die Zahl schwerer Leberleiden in den letzten Jahren explosionsartig anstieg!

Abfallprodukte, wie etwa Harnstoff und Harnsäure, die aus der Eiweißumwandlung entstehen, schickt die Leber als Stickstoff-»Schlacken« auf dem Weg über das Blut zu den Nieren, von wo sie meist mit dem Harn ausgeschieden werden.

Die gute Darmflora

Sonstige übriggebliebene, unverdaute Nahrungsreste aus dem Dünndarm werden in den Dickdarm weiterbefördert. Dort werden sie nochmals genau auf Verwertbarkeit »durchgesehen«. Und die gute Darmflora, ein weiterer unentbehrlicher Verdauungshelfer, der sich aus Myriaden von nützlichen Bakterien zusammensetzt, ist hochbegabt darin, aus den letzten Nahrungsresten noch verschiedene Vitamine, voran Vitamin K für die Blutgerinnung und mehrere lebenswichtige B-Vitamine, wie Biotin, B_{12} und Pantothensäure, herzustellen.

Die größten *Feinde unserer Darmflora* sind ballaststoffarme Ernährung und die unnötige Einnahme von Antibiotika. Wenn Antibiotika – bei schweren Entzündungen oder Infektionen beispielsweise – unumgänglich sind, dann muß diese Darmflora so rasch wie möglich wieder systematisch aufgebaut werden. Sonst kann es zu chronischen Verdauungsstörungen mit Durchfällen oder schwerer Verstopfung kommen und in der Folge zu diversen Mangelerscheinungen im Körper.

Über die *Stuhlpassage,* das heißt die Zeit, in der unsere Nahrung ihren Weg »vom Kochtopf zum Nachttopf« zurücklegt, ist schon viel gestritten worden. Bei gesunden Menschen, die sich vollwertig ernähren, dauert sie teilweise nur 16 Stunden. Aber sie *kann* auch 70 Stunden in Anspruch nehmen. Die körperliche Bewegung ebenso wie die Art der Nahrung sind hier vor allem ausschlaggebend. Einmal am Tag ist ideal, jeder zweite Tag gut tolerierbar, allerhöchstens jeder dritte Tag aber sollte es sein, weil sich sonst zu viele giftige Abbauprodukte ansammeln.

Und wenn das Stuhlvolumen umfangreich genug ist, das heißt, wenn mit den Mahlzeiten auch fleißig natürliche Faser- und Ballaststoffe gegessen werden (mit Obst, Gemüsen, Salaten, Vollkorn usw.) und reichlich Joghurt, Dickmilch, Mineralwasser als Flüssigkeit hinzukommen, dann wird auch die Verdauung »fleißig« sein. Die *Ballaststoffe* regulieren im Dickdarm übrigens auch den Wasserentzug und sorgen dafür, daß der Stuhl weich und »fortlaufend« bleibt.

Schließlich ist auch der letzte Akt der Verdauung wieder eine Frage der *seelischen* Verfassung. Im Alltagsgehetze gibt es viele Verdauungsbehinderte. Sobald sie sich aber entspannen, zur inneren Ruhe kommen, klappt es meist wieder mühelos. Das beweisen tausendfache diesbezügliche Erfolgserlebnisse im streßfreien Urlaub.

Zurückhaltung mit Abführmitteln!

Üben Sie äußerste Zurückhaltung mit allen Abführmitteln! Viel besser sind Entspannungsübungen, morgendliche Bauchdeckenmassage (im Uhrzeigersinn) plus reichlich faserreiche Kost plus reichlich Mineralwasser.

Ebenfalls der Verdauung förderlich ist morgens früh nüchtern ein Glas heißes Wasser, wie es die Chinesen trinken; evtl. auch eine kleine Tasse lauwarme Buttermilch mit einem Eßlöffel *frisch*geschrotetem Leinsamen direkt nach dem Aufstehen – und so oft wie möglich körperliche Bewegung!

Tee zur Belebung der Verdauung

Walnußblätter	20,0 g
Wacholderholz	20,0 g
Bohnenschale	10,0 g
Rhabarberwurzel	15,0 g
Stiefmütterchen	15,0 g
Bärlauch	10,0 g
Koriander	10,0 g
	100,0 g

Von dieser Mischung drei Finger voll in eine große Tasse tun, mit $1/4$ Liter kochendem Wasser übergießen, 15 Minuten (zugedeckt) ziehen lassen, abseihen, am Abend warm trinken.

Stoffwechsel, die große Zauberei

Die ins Blut aufgenommene Nahrung – sie besteht jetzt aus Stoffen, welche in den Zellen akzeptiert und benötigt werden – ist »verstoffwechselt«. Das heißt, die Nähr-, Wirk- und Schutzstoffe werden für uns nutzbar gemacht, und zwar auf folgende Weise:

- Erstens durch *Anabolismus:* Das sind chemische Reaktionen verschiedenster Art, denen die Nährstoffe ausgesetzt werden, um zum Baumaterial für all unsere Körperstoffe und -gewebe umgewandelt zu werden, damit sie für deren Erhaltung und ständige Erneuerung, für »Aufbau, Neubau, Umbau, Abbau«, zum Beispiel von Blut, Enzymen, Hormonen und Glykogen, rasch verfügbar sind.
- Zweitens durch *Katabolismus:* Das ist unter anderem die Erzeugung von Energie für vielerlei biochemische Reaktionen, als da sind die Stärkung und Nährung unserer Muskeln, um körperliche Arbeit (auch Sport) leisten zu können, die Versorgung unseres Gehirns und Nervensystems (die sehr »gefräßig« sind) und auch die Erhaltung unserer stets gleichbleibenden Körpertemperatur.
- Drittens durch *Entgiftung:* Selbstverständlich steht – vorausgesetzt, daß wir gesund sind – jedem *An*transport von Nahrungsstoffen auch der minuziös geregelte *Ab*transport der Stoffwechselabfallprodukte durch unsere Körperausscheidungen gegenüber.

Damit der Ofen nie ausgeht

Bis an unser Lebensende sorgt der Stoffwechsel dafür, daß der »Ofen« Mensch nie ausgeht, daß das Feuer in seinem Inneren stets gleichmäßig wie ein Kachelofen mit sanft wärmender Flamme brennt. Dazu muß es immer mit sauberem und genau bemessenem Brennmaterial, sprich Nahrung, versorgt werden. Die Impulse dazu geben – in enger Zusammenarbeit mit Hormonen und Vitaminen – wieder die *Enzyme*. Sie dirigieren sämtliche Verbrennungsvorgänge in unserem Körper (der zu fast drei Vierteln aus Wasser besteht!), und – das darf nie vergessen werden – sie brauchen dazu neben Wasser auch Unmengen von *Sauerstoff*.

Jeder weiß, daß ein Feuer erstickt, wenn die Sauerstoffzufuhr nachläßt oder gar ausbleibt. Die Sauerstoffversorgung im Körper ist vielleicht die allerwichtigste Aufgabe der Enzyme. Sie regeln den Sauerstofftransport aus dem Blut in die Zellen, und sie veranlassen die »Entsorgung« in Form von Kohlendioxid über die Lungen und die anderer Abfallprodukte über Schweiß, Stuhl und Urin.

Je mehr Sauerstoff wir aufnehmen, zum Beispiel durch reichlich körperliche Bewegung, frische Luft und Atemübungen, desto reibungsloser funktioniert unser Stoffwechsel!

Die bei der Verbrennung freiwerdende Energie, sprich Wärmemenge, Energiebedarf und Verbrauch, wird in *Kalorien* berechnet.

- Wenn wir nun dem Körper ständig mehr Brennstoff, sprich Kalorien, zuführen, als wir verbrennen bzw. verbrauchen können, dann wird das Zuviel in Depots eingelagert und (siehe Abschnitt Leber) schließlich in Fett umgebaut. Und wenn das über längere Zeit geschieht, werden wir fett, und die Depots setzen sich in Form von »Speckpolstern« an. Sie tun das bevorzugt an Brust, Taille, Hüften, Oberschenkeln ...
- Essen wir außerdem statt »*Lebens*«-Mitteln, also lebendiger Frischkost, die relativ sauber im Körper verbrennt, uns kontinuierlich die optimale körperliche *und* geistige Energie gibt und deren Ballaststoffe den Darm reinigen, zu viele »Nur-Nahrungsmittel« oder »Müllmampf«, dann hat der Körper größte Mühe, sich von den »Schlacken« (Volksmund) wieder zu befreien.
- Lernen Sie also, Ihren Verdauungstrakt zu sensibilisieren, sprich zu versorgen mit dem, was er *braucht!* Es ist schlimm, daß dieses elementare Befriedigen von Hunger und Appetit *im rechten Maß* bei vielen Menschen in der sogenannten Zivilisation verlorengeht. Kein kleines Kind käme auf die Idee, sich etwas anderes zu essen zu suchen, als es braucht. Erst die Großen bringen ihm das bei. Millionen Menschen greifen heute nach unsinniger, für sie eigentlich un-ge-

brauchter wie un-brauchbarer Nahrung, weil sie Sklaven geworden sind der Diktatur von geheimen Verführern, wie Werbung, Sozialprestige, Moden und Marotten.

Diese Abfallprodukte, voran »schlechtes« Cholesterin (LDL), setzen sich dann, wenn das regelmäßige gründliche Ausräumen, sprich die innere Reinigung, nicht mehr klappt, über kurz oder lang als »Schaumzellen« in den Blutgefäßen, aber auch in Geweben, Muskeln, Gelenken, Organen fest. Und auf diese Weise entstehen langsam, aber sicher schwere Krankheiten wie Arteriosklerose und Herzinfarkt, Diabetes, Rheuma, Gicht – und auch Krebs.

Die Enzyme, unsere guten Geister

Unser Organismus ist eine große, fantastische Organisation. Jede Zelle, jedes System darin ist ständig um Gleichgewicht bemüht, damit das »Produkt Gesundheit« erstklassig wird. Das alles wird gesteuert durch *Enzyme*. Alle lebenden Gewebe enthalten Enzyme. Sie sind Kontakt-Wirkstoffe, chemische Katalysatoren für Abertausende von biologischen Prozessen, die lebensnotwendig sind für Verdauung und Stoffwechsel, für Zeugung und Schwangerschaft, für Gehirn und Nerven, für Verbrennung und Herstellung von Energie.

Jedes Enzym hat *eine* ganz bestimmte Aufgabe unter schier zahllosen Aktivitäten in unserem Körper. Die Fähigkeit von Zellen, Enzyme aufzubauen und sie nach ihren Bedürfnissen zu nutzen, nennt Roger Williams, der geniale Ernährungsforscher und Entdecker der Pantothensäure und anderer B-Vitamine, »eines der großen Wunder«.

Noch weiß niemand so recht, wann, warum und wie Enzyme eigentlich wirken. Menschenaugen haben viele Enzyme auch noch nie gesehen. Aber die Forscher wissen, daß sie allgegenwärtig sind – nach Schätzungen von Williams wahrscheinlich mehr als 50 000 verschiedene im Körper jedes einzelnen von uns. Man nimmt an, daß an der Oberfläche dieser Moleküle eine Art »heißer« oder »aktiver« Fleck sitzt, der im entscheidenden Moment reagiert. Die schier zahllosen Aktivitäten lebender Zellen erfordern ebenso zahllose Enzyme. Alle Enzyme bestehen aus zwei Teilen: dem sehr großen Proteinmolekül (»Apo-Enzym«), das seinerseits wieder Zehntausende von Atomen enthält, und dem Koenzym. Und dieses Koenzym ist meist ein *Vitamin* oder ein *Mineral*.

Stellen Sie sich einfach unseren Körper als Glühbirne vor: Ohne Strom ist diese eine leere, kalte Hülse aus Glas und Metall. Erst der Strom bringt sie zum Leuchten. So – äußerst vereinfacht – funktioniert unser Organismus mit Hilfe von Enzymen und Koenzymen. Ohne sie bliebe er kalt, dunkel, leblos.

Und damit jedes Enzym seine ganz spezifische Aufgabe erfüllen kann, braucht es noch seine ganz bestimmte Menge Sauerstoff und Wasser, und es braucht seine ganz gewisse richtige Temperatur sowie sein besonderes saures oder basisches Milieu. Nur wenn das alles stimmt, kann das Enzym optimal reagieren und agieren – sonst funktioniert alles schon nicht mehr richtig, wie im »großen Plan« vorgesehen.

Auch Enzyme können übrigens mal außer Rand und Band geraten und sich dann *gegen* den Körper wenden. Das geschieht beispielsweise häufig unter Einfluß von Alkohol oder bestimmten starken Medikamenten.

Empfindlich gegen Kälte und Hitze

Weil Enzyme etwas Lebendiges sind, reagieren sie auch äußerst empfindlich auf Kälte und Hitze. Enzyme, die wir mit der Nahrung aufnehmen, können meist über 45 Grad nicht existieren – das heißt, sie werden beim Kochen zerstört. Und ihre komplizierten Verdauungsaufgaben erfüllen Enzyme am besten, wenn die Nahrung, die sie bearbeiten, so frisch und naturbelassen und vor allem *chemiefrei* wie möglich ist. Deshalb ist *Rohkost* aller Art (auch Sprossen und Keime etc.) so ungeheuer wertvoll als *Heilkost* bei bestimmten chronischen Leiden.

Auch jede extreme Belastung – durch Umwelt- und Innenweltgifte, Ozon, Radioaktivität, Streß, Infektionen usw. – zerstört Enzyme. Aktivitäten werden stark eingeschränkt, der Reparaturmechanismus funktioniert immer weniger und versagt schließlich.

Auf Vitamine angewiesen

Erst eine sehr junge Forschung hat nachgewiesen, daß die meisten Enzyme neben Protein auch verschiedene Vitamine, zum Beispiel etliche vom B-Komplex, aber oft auch Vitamin C, enthalten und daß andere Enzyme nichts leisten können ohne die Hilfe von Elementen wie Kalzium, Magnesium, Zink, Eisen, Kupfer, Molybdän. Es ist auch noch gar nicht lange wissenschaftlich anerkannt, daß unsere Nahrung diese Bestandteile der essentiellen Koenzyme liefern *muß*, wenn wir gesund bleiben wollen.

So ist Pantothensäure beispielsweise Partner des Koenzyms A, und nur mit bestimmten Enzymproteinen ist sie in der Lage, im Gehirn Cholin in Acetylcholin zu verwandeln. Dieses wiederum ist einer der wichtigsten Botenstoffe, die vielfältige Hirnaktivitäten beeinflussen. Wahrlich, ein unglaubliches Zusammenwirken!

Die Vitamine B_3 und B_6 sind unentbehrliche Koenzyme für einige *hundert* Enzymsysteme. Schon vor vielen Jahren äußerte der weltbekannte Ernährungsforscher Linus Pauling die Überzeugung, daß die Menge der Enzyme vermehrt werden kann durch Zufuhr jener Vitamine, die als bestimmte Koenzyme wirken.

Was nun mit unserem Enzymsystem geschieht, wenn wir uns mangelhaft oder einseitig oder unnatürlich ernähren, darüber gibt es viele kompetente Aussagen. So weiß man, daß ein maßgeblicher Anteil der Enzyme des Verdauungstraktes in der Bauchspeicheldrüse (Pankreas) geboren wird, und es gibt auch hier wiederum Hinweise, daß langjährige vitamin- und mineralreiche (Rohkost und) Frischkost den Pankreas vor Überanstrengung bewahrt. Damit können wahrscheinlich auch sehr ernste Stoffwechselstörungen, einschließlich bestimmter Diabetes-Formen, verhindert werden.

Daß manche Leute plötzlich ungewöhnlich an Gewicht zulegen, wird neuerdings ebenfalls auf einen Mangel an bestimmten Enzymen zurückgeführt.

Enzyme können das Leben verlängern

Neue Theorien sagen auch, daß Männer wie Frauen länger und gesünder leben können, wenn sie ihre Enzymversorgung im Körper immer sorgfältig erhalten, was wiederum durch vollwertige, natürliche Nahrung erreicht wird.

Dr. Harold Rosenberg, ein US-Spezialist für Vitamin- und Enzymforschung, hat sehr präzise erklärt, was geschieht, wenn wir falsch essen: »Eine Zelle, die mangelhaft ernährt wird (vitaminarm), wird vermutlich zunächst viele Enzyme ohne das eigentlich dazugehörige Vitamin-Koenzym haben. Vielleicht werden noch für lange Zeit genug funktionierende Enzyme die Zelle aktiv erhalten. Aber diese Zelle wird ihre Aufgaben in immer langsameren Schritten erfüllen, so lange, bis sie ihre nötige Kraftnahrung wieder bekommt – oder bis sie schließlich stirbt.

Das erklärt, warum sich kein Vitaminmangel über Nacht oder in wenigen Tagen auswirkt – im Gegensatz etwa zu Vergiftungen oder Infektionen. Nach einigen Wochen oder gar Monaten chronischer Unterversorgung zeigen sich langsam die Zeichen des Vitaminmangels. Die Zellen funktionieren zwar noch, aber mit geringerem Effekt – auf einem niedrigeren Enzymlevel. Und eines Tages verfallen sie – oder sterben –, und bestimmte Gewebe und Organe werden langsam, aber sicher schwer krank.«

Der betroffene Mensch welkt auch sichtbar dahin: Die Haut wird faltig, das Haar dünn und grau; Nerven, Muskeln, Drüsen, der ganze Körper wird schwach und schwächer. Denn gerade die Enzyme sind es ja auch, die immer wieder »aus alt neu machen«.

Weil dieser Verfall bei Vitaminmangel langsam und schleichend fortschreitet, geht es nach allen Erfahrungen auch sehr langsam mit der *Reparatur* solcher Mangelerscheinungen. Eine Vitamintherapie kann deshalb wochen- oder monatelang dauern. Oft ist die Umstellung der Ernährung auch hier die beste Medizin. Denn plötzliche Vitaminbombardements in Pillenform werden oft gar nicht richtig verwertet, mit dem Urin ausgeschieden oder in Speicher gepackt.

Ohne Vitamine als Koenzyme geht nichts in Gehirn und Nerven

Es gibt *keine* Funktion von Gehirn und Nerven ohne die Mitwirkung von Vitaminen, egal ob wasser- oder fettlösliche. Ein raffinierter Mechanismus sorgt dafür, daß die Vitamine jeweils nur in genau abgemessener Menge und Ration an ihr Ziel gelangen.

- Sind sie erst im Zellgewebe des Nervensystems eingetroffen, dann werden sie wieder über ein ausgeklügeltes System in ihren aktiven Faktor, die *Koenzyme,* umgewandelt, mit deren Hilfe dann alle möglichen lebenswichtigen biochemischen Reaktionen ausgelöst werden. Auch dieses wunderbare Zusammenspiel des Vitaminstoffwechsels wird empfindlich gestört durch Alkohol und andere giftige Substanzen, wie Rauschdrogen, Antibiotika etc.
- Funktioniert das geheimnisvolle Transportsystem, das die Vitamine aus der Nahrung über das Blut, über die Blut-Hirn-Schranke und zum Teil auch über das Rückenmark ans Ziel befördert, nicht perfekt, wie von der Natur vorgesehen, so kommt es zu mehr oder weniger schweren neuropsychiatrischen Störungen des Menschen.

Das Wunderwerk Mensch läuft erst mit 50 Makro- und Mikro-Nährstoffen

Tag und Nacht brauchen wir sie – neben dem absolut unentbehrlichen Sauerstoff –, die vier Makro-Nährstoffe Kohlenhydrate, Eiweiß, Fett und Wasser. Wir brauchen sie in relativ großen Mengen (deshalb der Name »Makro«), denn sie werden als unsere Energie- und Wärmespender »verheizt« – siehe oben. Dazu brauchen wir aber auch noch zwischen 40 und 50 andere Substanzen, die Mikro-Nähr- und -Wirkstoffe, lebensnotwendig. Roger Williams nennt sie »Wachstums- und Instandhaltungs-Chemikalien«. Das sind die Mineralien und Spurenelemente, die essentiellen Fettsäuren und essentiellen Aminosäuren.

Essentiell bedeutet: Der Körper kann sie nicht selbst herstellen – wir müssen mit der Nahrung immer für Nachschub sorgen. Alle diese Nährstoffe zusammen machen erst gesundes Wachstum, geistige und körperliche Entwicklung bei Kindern, Zell- und Gewebeerneuerungen, Abwehr und Reparaturen, die den Alterungsprozeß aufhalten, möglich. Sie gleichen Verluste aus, sorgen für einen ausbalancierten Stoffwechsel, füllen leer gewordene Speicher wieder auf und stellen sicher, daß das »Wunderwerk Mensch« stets reibungslos läuft ...

Fast pausenlos entdecken Forscher zur Zeit immer noch neue Stoffe, Aminosäuren, vitaminähnliche Substanzen, Enzyme etc. Vor allem aber weiß man heute, daß in unserer täglichen Nahrung zahllose weitere sehr geheimnisvolle Stoffe stecken, die zum Teil noch gar nicht genau identifiziert sind. Da ist noch Abenteuerliches zu erwarten, vor allem in jenen (vermutlich mehr als 10 000) »sekundären Pflanzenstoffen« (siehe ab Seite 148), bioaktiven Stoffen mit vielerlei Schutz- und Heilwirkung. Fast täglich werden neue entdeckt, mit wunderbaren Wirkungen auf unsere Gesundheit, und selbst jene konservativen »Ernährungsexperten«, die diesen Biostoffen lange Zeit höchst skeptisch gegenüberstanden, sind jetzt – unter der Beweislast internationaler Forschungsergebnisse – ins Lager ihrer Befürworter umgeschwenkt.

Jeder Mensch ist einzigartig

Fest steht auf alle Fälle jetzt schon eines: daß jeder Mensch, weil er einzigartig ist, eigentlich auch seine ganz und gar *individuellen Ernährungsbedürfnisse* hat, zumal in bezug auf die *essentiellen* Stoffe. Die Gründe:

- *Erbanlagen* (genetische Abhängigkeiten) können es nötig machen, daß der eine zum Beispiel sehr hohe Dosen bestimmter Stoffe braucht, damit Körper und Geist voll funktionieren, der andere niedrigere.
- Eine unterschiedliche *Verwertung der Nahrung* ist auch unbestritten. Es scheint Menschen zu geben, deren Organismus die Nährstoffe nicht vollständig auswertet und deshalb in Defizite kommen kann, während andere sie voll ausnützen.
- Die Nahrungsmengen, die ein Mensch braucht, sind natürlich auch stark abhängig von Alter, Geschlecht, Körpergröße, von körperlicher und geistiger Aktivität und von der Umwelt. Und vor allem von der Art, *wie* er sich ernährt – ob vielseitig und wertvoll oder einseitig und wertlos.
- Schließlich steht heute fest, daß *negativer Streß* und die Reaktion des einzelnen auf ihn nicht nur schwere Auswirkungen auf das Immunsystem haben, sondern erhebliche Konsequenzen auch darauf, wie ein Mensch seine Nahrung ausnützt!

Unsere wichtigsten Energiequellen

Unsere Energie beziehen wir aus diesen drei Nährstoffen:
- *Kohlenhydrate,* das sind Obst und Gemüse, Salate, Getreide und Kartoffeln und Hülsenfrüchte, aber auch sogenannte »leere« Kohlenhydrate aus allen Süßigkeiten, zum Beispiel Säften, Sirup und Honig, Zuckerzeug, Kuchen, Keksen, Pralinen etc. Kohlenhydrate sollten 60 Prozent unserer Nahrung ausmachen, davon sollten höchstens zehn Prozent »leere« Kohlenhydrate sein.

- *Eiweiß (Protein)* steckt vor allem in Eiern, Fleisch, Fisch, Milch und deren Produkten sowie auch wieder in Getreide, Soja, Hülsenfrüchten. Wünschenswert ist ein zehnprozentiger, nach neuesten Theorien bis zu 15prozentiger Nahrungsanteil.
- *Fett* findet sich vor allem in Ölen, Rahm, Butter, Margarine, Schmalz, Speck, Mayonnaise, Nüssen, Nuß- und Samenbutter, aber auch in Oliven und Avocados. Höchstens 30 Prozent Fett sollten es sein. Noch besser wären nur 20–25 Prozent!

Nun enthält natürlich Milch zum Beispiel auch Kohlenhydrate, und Nüsse enthalten reichlich Eiweiß, ebenso wie Kartoffeln. Aus allen drei großen Energiequellen gibt es auch viele Gemische. Sehr wichtig ist aber zu wissen, daß grundsätzlich 100 g Fett über 900 Kalorien liefern, während 100 g Kohlenhydrate mit rund 415 Kalorien und 100 g Eiweiß mit rund 430 Kalorien, nicht mal der Hälfte also, zu Buche schlagen, und daß auch 100 g Alkohol satte 700 Kalorien haben. Wobei noch daran zu erinnern ist, daß die deutschen Männer ca. elf Prozent ihrer gesamten Nahrungsenergie aus Alkohol beziehen, sich also theoretisch an einem von acht Tagen nur von Alkohol »ernähren«!

Wichtig auch zu wissen: Kohlenhydratreiche Nahrung enthält sehr viel Wasser, Brot ca. 50 Prozent, Kartoffeln ca. 70 Prozent und Gemüse bis zu 90 Prozent und mehr. Reine Fette (Speck, Butter, Margarine, Öl) sind dagegen so gut wie wasserfrei. Praktisch bedeutet das, daß wir uns mit *kleinen Fettportionen* im Essen schon weit mehr Energie zuführen als mit *sehr großen Kohlenhydratportionen!*

Der Energiebedarf hat in den letzten 100 Jahren um fast 1000 Kalorien abgenommen. Für Erwachsene, die nicht körperlich schwer arbeiten, liegt er heute bei 2200 bis 2500 Kalorien, während der effektive tägliche Kalorienverzehr im Schnitt immer noch 3400 Kalorien überschreitet. Nur Jugendliche im Wachstumsschub und Schwangere brauchen ein erhebliches Kalorienplus. Und bedauerlicherweise ernähren sich – aus Eitelkeit – heute viele 15- bis 18jährige Mädchen stark »unterkalorisch«, erleiden damit oft einen schweren Mangel an Vitaminen und Mineralien und werden magersüchtig. Siehe Tabelle »Auf einen Blick – Kalorien- und Fettbedarf« (Seite 61).

Unsere wichtigsten Energiequellen 43

Auf einen Blick

Die Pyramide, aus der wir leben

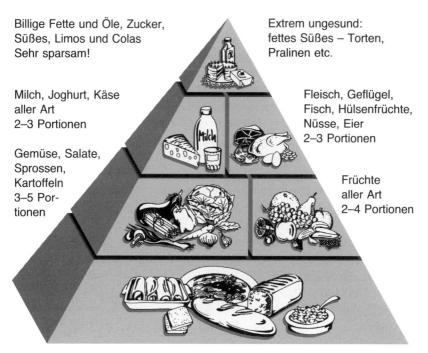

Billige Fette und Öle, Zucker, Süßes, Limos und Colas
Sehr sparsam!

Extrem ungesund: fettes Süßes – Torten, Pralinen etc.

Milch, Joghurt, Käse aller Art
2–3 Portionen

Fleisch, Geflügel, Fisch, Hülsenfrüchte, Nüsse, Eier
2–3 Portionen

Gemüse, Salate, Sprossen, Kartoffeln
3–5 Portionen

Früchte aller Art
2–4 Portionen

Brot, Getreide, Reis, Nudeln   6–11 Portionen

Die Amerikaner haben sie erfunden, die »Food-Pyramid« oder Lebensmittel-Pyramide, deren Flächen je nach Größe veranschaulichen, wieviel wir *täglich* von jeder Nahrungsgruppe verzehren können, sollen, dürfen. Wer sich das Vergnügen gönnt, aus jeder Gruppe Gutes maßvoll und genußvoll auf den Tisch zu bringen, der *ißt gesund!*

Im einzelnen sieht das so aus: Die erste genannte Anzahl von »Portionen« gilt für Menschen mit vorwiegend sitzender Tätigkeit (vor allem Frauen), denen nur 1600 bis 1700 Kalorien am Tag zugestanden werden, die zweite Zahl steht für Personen, die körperlich arbeiten und sportlich sehr aktiv sind und die rund 2800 Kalorien »essen« dürfen – vorrangig junge Männer ...

Gruppe 1: Das Fundament, die breite Basis, auf der unser Gesundheitsessen steht, ist die Gruppe Getreide, Brot, Reis, Nudeln, Pastas, Kartoffeln – hier können es täglich 6 bis 11 Portionen sein. *Eine* Portion ist zum Beispiel 1 Scheibe Brot oder $^1/_2$ Tasse gekochter Reis, Hirse, Haferflocken usw. oder $^1/_2$ Tasse gekochte Nudeln oder 1 Tasse Frühstücksflocken.

Gruppe 2: Es folgt die »Gemüsegruppe« mit 3 bis 5 Portionen. Das heißt, als eine Portion gilt 1 Tasse rohe grüne Gemüse, zerkleinert, oder Salate, $^1/_2$ Tasse roh geraspelte oder gedünstete Gemüse oder eine $^3/_4$ Tasse Gemüsesaft. Insgesamt sollten es täglich mindestens 75 g Salat und 200 g Gemüse sein. Das Schwergewicht sollte dabei auf allen Kohlsorten, Zwiebelgewächsen und den Gemüsen mit viel Orange und Rot liegen. Sie müssen da keinen Tag kleinlich sein: 1 Portion – das sind 3 bis 5 Brokkoliröschen oder 7 bis 8 Babykarotten beziehungsweise Karottensticks, 6 Spargelspitzen, 1 mittlere Tomate, 1 mittlere, in Folie gebackene Kartoffel, 4 große grüne Salatblätter.

Gruppe 3: Die »Früchtegruppe« gönnt uns pro Tag 2 bis 4 Portionen – wobei als *eine Portion* zum Beispiel 1 mittelgroßer Apfel oder 1 mittlere Banane beziehungsweise Orange gilt, 1 Kiwi, 12 Weintrauben oder $^1/_2$ Tasse geschnippeltes beziehungsweise geraspeltes Obst, zum Beispiel für Obstsalat oder Müesli oder $^1/_2$ Tasse Kompott oder eine $^3/_4$ Tasse Fruchtsaft.

Zu dem »Mittelbau« der Pyramide haben amerikanische Ernährungsmediziner den Slogan ausgegeben: »Take five to stay alive«, das heißt, ganz locker übersetzt: »Obst und Gemüse fünfmal ist für Leib und Seele ideal.« – In jedem Fall ist hier aber mitentscheidend, daß Früchte und Gemüse *vollreif* sind und soviel wie möglich *roh* verzehrt werden. Siehe auch ab Seite 134.

Gruppe 4 und Gruppe 5: Die »Milch-Fleisch-Bohnen-Gruppen« schenken uns auch lebenswichtige Nährstoffe, dazu viele Vitamine und Mineralien – aber auch reichliche Kalorien, zumal Fett. Von *jeder* dieser beiden Gruppen sind uns täglich 2 bis 3 Portionen zugestanden. Wer aufpassen muß, der hält sich an die Faustregel:

1 Portion, das ist 1 Tasse Milch oder Joghurt oder Dickmilch (Magerstufe) – ältere Menschen sollen aber bis zu 3 Tassen Milch am Tag trinken – oder 100 g Magerquark oder 60 g Schnittkäse oder 100 g mageres Fleisch, Hühnchen ohne Haut oder Fisch, oder $^1/_2$ Tasse gekochte Hülsenfrüchte. Ein Ei oder 2 Eßlöffel Erdnußbutter oder $^1/_3$ Tasse Nüsse zählen soviel wie $^1/_2$ Portion Fleisch.

Die Deutsche Gesellschaft für Ernährung empfiehlt hier zum Beispiel »täglich ¼ Liter fettarme Milch und 3 Scheiben Käse à 30 g, wöchentlich 2 Portionen Seefisch (à 150 g), höchstens 2- bis 3mal pro Woche 1 Portion Fleisch (maximal 150 g) und 2- bis 3mal Wurst (maximal 50 g) sowie wöchentlich bis zu 3 Eier«.

Manche Lebensmittel passen übrigens in mehrere Gruppen, zum Beispiel dicke Bohnen, Erbsen, Linsen können entweder zur »Fleischgruppe« oder zu den Gemüsen gezählt werden. Aber immer *nur* zu *einer!*

Gruppe 6 und 7: Wir sind an der Spitze der Pyramide angelangt, und hier wird's schwindelerregend und gefährlich: Diese Lebensmittel müssen mit großer Sorgfalt in den täglichen Essensplan eingerechnet werden. Denn hier geschehen die meisten großen Sünden! Viel zu fettes und zu süßes Essen macht krank, wenn es nicht nur »Ausrutscher« sind, zum Beispiel an Feiertagen, oder wenn nicht ein erheblicher Ausgleich stattfindet durch körperliche Bewegung – und/oder auch durch Nahrungsausgleich an »normalen« Tagen aus der Vollkorn-, Obst- und Gemüsegruppe.

Die deutschen Ernährungsexperten gestehen uns täglich – wie ihre US-Kollegen – höchstens 40 g Streich- und Kochfett zu, das sind 2 Eßlöffel Butter oder Margarine und 1 Eßlöffel hochwertiges Pflanzenöl. Doch ein Vielfaches ist heute in der *Fertignahrung* versteckt, in Würsten, Brotaufstrichen, Fertigsuppen, in abgepackter Tüten-, Schachtel-, Dosen- und Flaschenkost, die uns »das Leben erleichtern« soll. Siehe auch in diesem Buch die Abschnitte über Fett und Kohlenhydrate (vor allem Zucker).

Schauen Sie mal genau unsere *Tabellen* an. Und machen Sie sich klar, daß 1 Tasse Vollmilch einen knappen Eßlöffel Fett enthält und ein Hühnerschenkel, selbst ohne Haut, ebensoviel.

Noch mal: Niemand will Ihnen genußvolles Essen vermiesen. Wir möchten aber mit diesem Buch schon erreichen, daß Sie künftig *etwas gesundheitsbewußter* essen. Also gucken Sie bitte ruhig öfter auf diese Pyramide und die Erklärungen dazu. Das alles dürfen Sie *täglich essen*. Da werden Sie ganz bestimmt *satt*. Und Sie kriegen obendrein eine Menge an jenen Fitmachern mit, jenen wunderbaren Wirk- und Heilstoffen, die Ihr Immunsystem stärken, die Sie vor vielen Krankheiten wie Krebs und Herzinfarkt schützen können, die Ihnen helfen, gesund und vital zu bleiben bis ins hohe Alter – und mit einer gelegentlichen Krankheit auch besser fertig zu werden!

Kohlenhydrate

Sie sollten unsere Hauptnahrung sein

Sie sind die Hauptenergiequelle für unsere Körperaktivitäten, liefern uns den Treibstoff für die Muskel- und die Gehirnarbeit, und ohne sie geht nichts in Sachen Nahrungsaufnahme bzw. Verdauung. So regulieren sie auch verantwortlich den Eiweiß- und Fettstoffwechsel. Deshalb sehen moderne Ernährungsforscher auch die sogenannte »Trennkost« als recht fragwürdig an. Ohne Kohlenhydrate kann die Leber Fette überhaupt nicht aufspalten, und nur mit ihrer Hilfe ist zum Beispiel der Transport von Magnesium, Kalium und Zink im Blut möglich. In Tierversuchen hat Kohlenhydratmangel Arteriosklerose und herzinfarktähnliche Zustände provoziert. Allesamt werden die Kohlenhydrate in den Pflanzen gebildet, unter Einwirkung unserer größten Energiequelle überhaupt, der Sonne!

Die wichtigsten Kohlenhydrate sind die Stärke- und Zuckerarten und Zellulose. Lange Zeit wurden »die Kohlenhydrate« pauschal verteufelt als schädliche Dickmacher, ohne daß ein Unterschied gemacht wurde zwischen den *komplexen* Kohlenhydraten in naturbelassenen Lebensmitteln und den *isolierten* bzw. konzentrierten Kohlenhydraten, wie zum Beispiel in Fabrikzucker, in Süßigkeiten und chemisch bearbeiteten Nahrungsmitteln.

Kohlenhydrate wurden auch – weil preiswert – oft als Arme-Leute-Essen verächtlich gemacht. Dabei deckt die überwältigende Mehrheit der Menschheit ihren Energiebedarf weitestgehend mit ihnen – Milliarden Menschen, zum Beispiel in China, Japan, Korea, Thailand, Südamerika, sind dabei gesünder als unzählige »Wohlstandsbürger« und große Eiweißesser der westlichen Welt.

Die *komplexen* Kohlenhydrate, die sich aus Vielfachzuckern zusammensetzen, sind die Lieblinge der Ernährungsexperten, weil sie zusammengebaut sind mit vielen wertvollen Begleitstoffen, wie Vitaminen, Mineralien, Schutz- und Wirksubstanzen, Biostoffen und natürlich auch Ballaststoffen. Klar, daß hier die Rede ist von Getreide, Vollkornprodukten, frischem Obst und Gemüse, Kartoffeln, Hülsenfrüchten etc.

Kohlenhydrate

Viele Zuckerarten gehen direkt ins Blut

- *Einfache Zucker* (Monosaccharide), vor allem in Früchten und Honig, als Traubenzucker und Fruchtzucker, gehen fast direkt ins Blut, werden sehr rasch vom Körper aufgenommen.
- *Zweifachzucker* (Disaccharide), zu denen auch unser Haushaltszucker gehört, erfordern zwar schon eine kleine Verdauungsanstrengung, aber die ist nicht zu vergleichen mit der für die
- *Vielfachzucker* (Polysaccharide) benötigten, also die oben erwähnten »komplexen« Kohlenhydrate. Nehmen wir zum Beispiel das volle Korn: Da setzt sich die ganze Stoffwechselmaschinerie in Betrieb mit vielen Enzymen und Verdauungssäften – wie schon ausführlich beschrieben. Die Getreidestärke ist ein Polysaccharid und unser wichtigster Vielfachzucker (im vollen Korn macht sie 70 Prozent aus). Im Verdauungsprozeß wird diese Stärke von bestimmten Enzymen herausgelöst und in Glukosemoleküle gespalten. Jetzt ist sie zum Super-Kraftstoff für Gehirn und Muskulatur geworden!

Übrigens wird der »Traubenzucker«, den man uns anbietet, aus Maisstärke oder gar Holz, und nicht aus Trauben gewonnen, und Fruchtzucker wird auch nicht aus Früchten hergestellt.

Hochinteressant ist nun, was Linus Pauling berichtet: Im Körper werden, wie Sie schon wissen, alle Zucker und Stärken, auch aus komplexen Kohlenhydraten, die wir essen, in einfache Zucker wie Glukose oder Fruktose aufgespalten, weil der Blutstrom nur diese über die Darmzotten aufnehmen kann. Und »menschliche Wesen und deren Vorfahren« sind laut Pauling seit Jahrmillionen daran gewöhnt, täglich etwa 300 g *Glukose* (meist *aus stärkehaltiger* Nahrung) zu essen.

Fruktose aber haben sie einst nur in relativ geringen Mengen zu sich genommen – mit den süßen Früchten und dem kostbaren Honig, den sie fanden. Bis vor rund 200 Jahren noch betrug dieser Fruktoseanteil an der Nahrung nur etwa 8 g täglich, denn Zucker war bis dato ein Gewürz, genau wie Salz. Nachdem man aber begann, den Zucker massenhaft aus Zuckerrohr und -rüben zu gewinnen, und er zum erschwinglichen (Volks-)Nahrungsmittel wurde, stieg der Tagesverbrauch von Fruktose um das Zehnfache auf rund 75 g am Tag an.

In den USA werden heute pro Person jährlich rund 100 Pfund Zucker gegessen, das sind fast 125 g Zucker oder 66 g Fruktose am Tag, mit Früchten und Honig sogar 74 g Fruktose. In der Bundesrepublik werden rund 100 g Zucker täglich konsumiert, also knapp 60 g Fruktose.

Unser Organismus aber ist – so der Nobelpreisträger Pauling – seit Jahrmillionen genetisch darauf programmiert, nur etwa 8 g Fruktose am Tag zu verarbeiten.

Die zuckersüße Überfracht speichert der Körper als Fett

Kein Wunder also, daß die zuckersüße Überfracht, mit der sich viele heute beladen, Probleme verursacht. Nicht zuletzt, weil ja exzessive Zuckerüberschüsse, wenn die Lagerräume in Leber und Muskeln voll sind, in Form von *Fett* gespeichert werden!

Viele »Snacks« – Knuspereien und Schleckereien aller Art aus Zucker und Stärke – lassen den Blutzuckerspiegel rasch ansteigen und in der Regel auch rasch wieder abfallen. Das führt zu einem Heißhunger nach »mehr Zucker« und kann, wenn er nicht gestillt wird, Müdigkeit, Nervosität und Kopfschmerzen verursachen. Sehr wichtig zu wissen für Konzentrationsarbeiter und Autofahrer.

Überfüllen wir unseren Körper nun dauernd wieder mit Süßigkeiten und »raffinierten« Kohlenhydraten, dann verdrängen wir auch oft die anderen Lebensmittel, die essentielle Stoffe enthalten. Denn »raffinierte« Kohlenhydrate (Brot und Teigwaren aus Auszugsmehl, polierter Reis, allzu viele Puddings und Kuchen und sehr viele süße Säfte) enthalten zum Beispiel nur sehr wenige B-Vitamine, und was von ihnen bleibt, wird zusätzlich zum Abbau des Zuckers gebraucht. Fehlen diese B-Vitamine, so kann das zu vielfältigen Verdauungsstörungen, zu Blähungen, Sodbrennen und unerklärlichem »Bauchweh« führen, vor allem aber zu einer Beeinträchtigung des Eiweiß-Stoffwechsels und der Nervenernährung. (Darum heißt es manchmal etwas irreführend, daß Zucker ein gefährlicher »Vitaminräuber« sei.)

Die Forschung untersucht zur Zeit sogar, ob es nicht auch Zusammenhänge gibt zwischen exzessivem Verbrauch an raffinierten Kohlenhydraten und hohem Blutdruck, verschiedenen Herzkrankheiten, Anämie, Nierenstörungen und Krebs. Einen Hinweis gibt es schon: Im Fruktose-Stoffwechsel wird – im Gegensatz zum Glukose-Stoffwechsel, wo die Zuckerstoffe direkt zu den Zellen transportiert werden – auch *Azetat* produziert, das als Ausgangsstoff zur Herstellung von Cholesterin dient. Und Untersuchungen beweisen: *Übermäßiger Fruktoseverzehr läßt den Cholesterinspiegel ansteigen!*

Kohlenhydrate

Wieviel Zucker steckt dahinter?
(In Prozent, Circa-Werte)

Zucker-Raffinade	100,0
Bonbons, Hartkaramellen	97,0
Kandierte Früchte	86,9
Honig	76,0
Pralinen	68,9
Konfitüre	55–66,0
Nougat	66,0
Baiser	62,0
Pastillen	61,9
Schokolade	44–58,5
Dessertsoße, Frucht	50,0
Marzipan	49,0
Frühstücks-Frosties	40,0
Liköre, 30 % Alkohol	30,0
Eiscreme	15–24,0
Softeis	19,0
Pudding	13–20,0
Fruchtsaftgetränke, Limos	12,0
Cola	10,0

Merke:
- 1 Liter normale Cola enthält im Schnitt 100 g Zucker und über 500 Kalorien und entspricht 37 Zuckerwürfeln.
- In zwei Eßlöffeln Ketchup steckt ein Teelöffel Zucker.
- Auf vielen Fertigprodukten in Schachteln, Dosen und Flaschen wird Haushaltszucker auf dem Etikett als »Saccharose« deklariert. Aber auch hinter den Begriffen wie Glucose, Dextrose, Fructose, Lactose, Maltose, Dextrine und Maltodextrose versteckt sich Zucker. (Siehe auch »Augen auf beim Lebensmittelkauf«, Seite 526 ff.)
- Zucker-Austauschstoffe, wie Sorbit, Mannit, Xylit, Lactit, liefern uns genausoviel Energie wie Zucker. Und in größeren Mengen wirken sie meist abführend.
- Kindertee-Granulat besteht zu 95 Prozent aus Zucker!

Damit jetzt aber keine Mißverständnisse entstehen: Hier sollten *nicht* die gelegentlichen knusprigen Semmeln und Baguettes, der Kuchen in gemütlicher Runde und die kleinen harmlosen gelegentlichen »süßen Sünden aus Lust und gegen Frust« geschmäht werden, die uns im Alltag erfreuen und trösten. Und auch das sei nochmals betont:

Kein gesunder Mensch auf der Welt ist bis heute von *mäßigem* Zuckerverzehr »zuckerkrank« geworden!

Doch man kann es gar nicht oft genug sagen: Von dem 55- bis 60prozentigem Anteil an Kohlenhydraten in unserer Nahrung, welchen die Experten wünschen, sollten *höchstens zehn Prozent der Tagesenergiemenge* aus »raffinierten« Kohlenhydraten und Schleckereien (Weißmehl, Zucker, Keksen, Schokolade, Honig, Marmeladen, Limonaden, Cola etc.) bestehen, und alles andere aus den komplexen, hochwertigen Kohlenhydratträgern, die uns gleichzeitig meist auch noch Eiweiß und Fett und viele Wirkstoffe spendieren.

Tatsächlich ist es jedoch oft gerade umgekehrt – will heißen: Auf 40 Prozent und mehr raffinierte Kohlenhydrate in der Gesamtnahrung kommen höchstens zehn Prozent der wertvollen ...

Eiweiß

Ohne Proteine gibt es kein gesundes Leben

Von der Wiege bis zur Bahre ist unser Organismus einem ständigen Prozeß von »Stirb und Werde« unterworfen. Ununterbrochen, von der Geburtsstunde an, entstehen Abnützungs- und Verbrauchserscheinungen, muß der Körper für Erneuerung, Wachstum, Erhaltung und Reparatur in Zellen und Geweben sorgen. Der unentbehrliche Reparatur- und Baustoff dazu ist, solange wir leben, das Eiweiß oder Protein.

Nehmen wir die roten Blutkörperchen: Nur etwa einen Monat lang tun sie ihre Arbeit perfekt, dann werden sie wieder in Aminosäuren, die Bausteine der Eiweißstoffe, zerlegt. Ein Teil von ihnen wird als Müll abtransportiert, ein anderer im Recyclingverfahren mit weiteren Aminosäuren (Nachschub aus der Nahrung) dazu verwendet, wieder neue rote Blutkörperchen herzustellen. Genauso ist es mit Hormonen, Enzymen und unseren tüchtigen Abwehrhelfern, den Antikörpern des Immunsystems.

Zehntausende von unterschiedlichen Proteinen, die Zehntausende von unterschiedlichen Pflichten zu erfüllen haben – welche Riesenaufgabe hat die Natur da dem menschlichen Organismus gestellt, und wie reibungslos und unmerklich klappt das alles, wenn wir gesund sind!

Eiweiß ist der wichtigste Stoff zur Erhaltung unserer Gesundheit und Vitalität, zur Wiederherstellung von gebrauchtem oder geschwächtem Zellmaterial. Ohne das Protein Keratin wächst kein Haar und kein Fingernagel, Eiweißverbindungen (Kollagene) sind die Baustoffe für unsere Haut, Myosin und Actin für die Muskeln, weitere Proteine zuständig für Blut und Herz und Hirn und alle anderen Organe – ja sogar die Knochen und Zähne wären nicht stabil ohne die Hilfe dieses »interzellulären Zementes«.

»Transport-Proteine« befördern den Sauerstoff aus den Lungen überallhin, wo er im Körper gebraucht wird, andere transportieren Nahrungsmoleküle in die Zellen oder von einem Organ zum anderen, auch die Vitamine und Mineralien. Eiweißkörper verhindern, daß Gewebe und Blut zu sauer oder zu alkalisch werden, sie halten die Flüssigkeitsbalance des Körpers aufrecht. Sie sind auch mitverantwortlich dafür, daß unsere Blutgerinnung stimmt, und, und, und.

Natürlich ist Eiweiß auch als *Energiequelle* sehr wichtig. Es liefert etwas mehr als vier Kalorien pro Gramm und springt vor allem dann ein, wenn nicht genug Fett oder Kohlenhydrate »reinkommen«. Weil aber die Leber einen Überschuß an Eiweiß auch wieder in Fett verwandeln und im Körper lagern kann, sind zum Beispiel sogenannte Schlankheitsdiäten unsinnig, die vorwiegend auf Eiweiß aufgebaut sind. Außerdem kann ein erhebliches Überangebot an Protein die Nieren und die Leber überstrapazieren und den Kalziumhaushalt im Körper durcheinanderbringen.

Das *Nahrungseiweiß* – es besteht aus Riesenmolekülen – wird während der Verdauung in viele kleine Untereinheiten, die *Aminosäuren*, zerlegt. Nur sie können durch die Darmwand ins Blut aufgenommen werden. Der menschliche Körper baut sich dann aus den nach einer Mahlzeit allmählich hereinströmenden Aminosäuren im Baukastensystem wieder sein körperliches Eiweiß, je nach Bedarf, zusammen. Er braucht dazu ständig 22 verschiedene Aminosäuren.

Viele kann er selbst herstellen, aber neun von ihnen müssen wir unbedingt regelmäßig mit dem Essen dem Körper wieder neu zuführen. Sie sind für uns lebenswichtig – *essentiell*. Denn nur, wenn alle essentiellen Aminosäuren *gleichzeitig* und in der benötigten Menge zur Verfügung stehen, kann ein Kind sich richtig entwickeln, bleiben wir gleichmäßig leistungsfähig, können Menschen perfekt denken, sich fortpflanzen, Krankheiten abwehren, und nur dann verläuft der Alterungsprozeß ganz langsam. Fehlt nur eine einzige essentielle Aminosäure, so gerät die gesamte Eiweißsynthese ins Stocken. Der Mensch ist geschwächt, seine körperliche und geistige Leistungskraft läßt nach, Kinder wachsen nicht richtig, ältere Menschen »altern vor«.

Bei Nahrung, die sämtliche essentielle Aminosäuren enthält, spricht man von »biologisch hochwertigem Eiweiß«. Lange Zeit wurde *nur* eine Ernährung, die auch reichlich *tierisches* Eiweiß, vor allem Fleisch enthält, als biologisch hochwertig angesehen. Inzwischen wurde aber erkannt, daß Vegetarier, die sich auch mit Eiern und Milch ernähren und viel eiweißhaltige Gemüse, Hülsenfrüchte, Kartoffeln, Getreide etc. bewußt kombinieren, kerngesunde Menschen sind. Noch mal zum Fleisch: *Gutes Fleisch ohne Chemie* ist ein edles und wertvolles Nahrungsmittel und eine sehr reiche Quelle für B-Vitamine und Eisen. Aber es sollte immer nur *die Beilage* zum großen Gemüse- oder Salatteller liefern – und nicht umgekehrt!

Kinder und alte Menschen brauchen mehr Eiweiß

In Entwicklungsländern ist die Eiweißversorgung ein Problem mit oft tragischen Folgen: Dem Eiweißmangel fallen dort unzählige Menschen, vor allem Kinder, zum Opfer, oder sie entwickeln sich nicht, wie es sein soll, oder ihre Abwehr wird derartig geschwächt, daß sie schon im Säuglingsalter sterben.

Man weiß heute auch, daß Kinder und alte Menschen wesentlich mehr Eiweiß brauchen als Menschen in mittleren Jahren: die Kleinsten zur Unterstützung ihres schnellen Zellwachstums und die Alten, damit vielerlei Reparatur- und Erhaltungsmechanismen noch richtig funktionieren.

In unseren reichen Industrieländern ist freilich der Eiweißkonsum meist erheblich höher, als Experten zum richtigen Maß machen. Wenn zehn bis 15 Prozent der Gesamtnahrung aus Proteinen bestehen, genügt das, wobei ein Kind und ein Teenager pro Kilo Körpergewicht 2 g Eiweiß brauchen, ein erwachsener Mensch im Schnitt angeblich nur 0,8 g pro Kilo Gewicht; nach neuesten Theorien aber 1 bis 1,5 g. Schwangere benötigen täglich 20 g mehr, Stillende sogar 40 g mehr Eiweiß.

Das alles bekommen wir heute mit unserer guten Mischkost, mit viel Gemüse, gelegentlich Fleisch und Fisch, dazu reichlich Milch, Milchprodukte und Eier, völlig problemlos.

Der (die) über 60jährige aber sollte unbedingt dafür sorgen, daß der Eiweißbedarf (im Alter mindestens 1,2 g pro Kilo, das heißt rund 70 g Gesamteiweiß) noch gedeckt ist! Gerade bei sozial schwachen, sehr alten und alleinstehenden Menschen besteht da häufig ein Defizit. Am einfachsten ist der Eiweißbedarf zu decken, wenn ältere Menschen pro Tag zum übrigen normalen Essen drei Tassen Milch trinken – das wirkt auch gleich der Osteoporose entgegen (siehe auch Seite 553 ff.) wegen des hohen Kalziumgehaltes der Milch.

Bedenken Sie aber, daß jene 55–65 g Eiweiß am Tag, die man uns zugesteht, schon mit einer einzigen *großen* Portion Fisch oder Fleisch gedeckt sind. Theoretisch sollten wir an solchen Braten- und Fischtagen dann kaum mehr etwas anderes essen, was eiweißhaltig ist.

Auch Menschen mit Nierenproblemen oder Neigung zu Gicht müssen sorgfältig darauf achten, daß sie nicht zuviel tierisches Eiweiß essen und daß ihre Aminosäurenbalance stimmt.

Besonders wertvolle Eiweißquellen sind natürlich Eier, aber auch Hülsenfrüchte, Milchprodukte wie Quark, Dickmilch, Käse liefern viel Eiweiß, schließlich auch Vollkorn, Samen und Sprossen und Nüsse und viele Gemüse. Sie müssen nur entsprechend kombiniert werden!

Es geht auch (fast) ohne tierisches Eiweiß

Die *essentiellen Aminosäuren* stecken auch sehr reichlich in pflanzlicher Kost. Wie man diese ideal ergänzt, finden Sie am Ende dieses Abschnitts (siehe Seite 58). Schauen Sie sich die folgende Zusammenfassung einmal genau an:

Was Aminosäuren für unsere Gesundheit tun

- ARGININ und HISTIDIN gelten heute als *halbessentiell,* das heißt, der Körper kann sie teilweise selbst aufbauen. Säuglinge und Kleinstkinder können sie jedoch nicht ausreichend »erzeugen«, brauchen aber gerade diese zwei Aminosäuren für Wachstum und gesunde Entwicklung lebensnotwendig. Das ist eines der Probleme kleiner Kinder in Hungerländern der dritten Welt.
- ARGININ ist unter anderem zuständig für die Harnstoffsynthese, für Muskeln und Knorpel. Dieser Eiweißbaustein unterstützt nach neuen Erkenntnissen die »Immunantwort« auf Bakterien, Viren und Tumorzellen, fördert die Wundheilung und die Regeneration der Leber, arbeitet zusammen mit Wachstumshormonen. Arginin kommt vor in Haselnüssen, Erdnüssen, in Alfalfa, allen grünen Gemüsen, roten und gelben Rüben, in Sellerie, Salaten, Lauch, Rettich und Kartoffeln, ganz besonders aber in Gelatine.

- HISTIDIN hilft der Leber, Glykogen zu bilden, ist Bestandteil der roten Blutkörperchen und des Spermas, kontrolliert Enzyme. Therapeutisch wird es eingesetzt bei rheumatoider Arthritis, Allergien, Geschwüren und Anämie. Histidin-Mangel kann zu Schwerhörigkeit führen. Da Histidin sich an Zink bindet, muß dies bei der Therapie berücksichtigt werden. Aus der Nahrung erhalten wir Histidin durch alle Rüben und Rettiche, durch Milch- und Weizenprodukte, durch Sellerie, Gurken, Löwenzahn und Salat, Spinat, Zwiebeln und Knoblauch, Äpfel, Ananas und Papayas.
- CYSTEIN (von manchen Forschern heute auch als halb-essentiell angesehen) gilt neuerdings als starkes Antioxidans, das heißt, es schützt vor Zellzerstörung durch radikalen Sauerstoff. Damit kann es den Körper gegen radioaktive Strahlen und negative Umwelteinflüsse abschirmen, Gifte neutralisieren, den Alterungsprozeß verlangsamen. Da es zu zehn bis 14 Prozent in Haaren, Haut, Nägeln und Sehnen enthalten ist, ist es unentbehrlich für die Bildung zum Beispiel der Haut und wird bei Verbrennungen und chirurgischen Eingriffen benutzt. Aus der Nahrung nehmen wir es nur in geringen Mengen auf (Haut, Sehnen etc.), als Back-Hilfsmittel ist es umstritten.
- ISOLEUCIN und LEUCIN (essentiell) regulieren unter anderem den Thymus und den Stoffwechsel, sind unentbehrlich zur Stärkung der Abwehr und gegen Streß. Ein Mangel führt zu allgemeiner Schwäche und Anfälligkeit gegen Krankheiten. Im Stoffwechsel fördern sie die Gewinnung von Körper-Energie, zum Beispiel bei Sportlern, stimulieren aber auch Teile des Gehirns und sind »Muntermacher«. Sie nehmen diese Eiweißbausteine zu sich in Oliven, Avocados, Parayas, Kokos- und den meisten anderen Nüssen (nicht Erdnüssen und Kastanien) und in allen tierischen Proteinen.
- LYSIN (essentiell) hilft bei der Produktion von Antikörpern, Hormonen und Enzymen, sichert die Absorption von Kalzium, sorgt mit für einen reibungslosen Fettstoffwechsel mit Hilfe von Leber und Galle, ist auch mit zuständig für die Geschlechtsorgane. Neue Forschungen ergeben, daß Lysin das Wachstum von Viren reduziert; unter anderem wird es bei der Behandlung von Herpes eingesetzt. Ein Mangel wirkt sich in Müdigkeit, Konzentrationsschwäche, Wachstumsstörungen, Haarausfall aus. Lysin ist in allen tierischen Proteinen und in Hefe enthalten, außerdem kommt es in Sprossen von Alfalfa und Soja vor, in allen grünen Gemüsen und Petersilie,

in vielen Rüben und Sellerie sowie in orangefarbenen Früchten, vor allem Aprikosen, auch in Birnen und Trauben. Es wird durch Hitze (auch beim Kochen und Braten!) zerstört.
- METHIONIN (essentiell) ist die wichtigste Schwefelquelle für den Stoffwechsel, dadurch bewahrt diese Aminosäure vor Störungen bei der Bildung von Haaren, Haut und Nägeln, sorgt für gute Wundheilung, ist Bestandteil des Hämoglobins und vieler Körpergewebe. Sie schützt Leber und Bauchspeicheldrüse und hilft dabei, den Cholesterinspiegel zu senken, neutralisiert Schwermetalle und Nierengifte. Methionin steckt in fast allen Kohlarten, in Meerrettich, Knoblauch, Zwiebeln, Äpfeln und Haselnüssen.
- PHENYLALANIN (essentiell) wird vom Gehirn als Ausgangsstoff für Neurotransmitter benutzt, für Adrenalin, Noradrenalin und Dopamin – das sind chemische Überträgerstoffe, die Signale zwischen Nervenzellen und dem Gehirn übermitteln und zum Beispiel anregend, antidepressiv, stimulierend wirken. Sie halten uns wach, angeregt, stärken das Gedächtnis, mindern Hunger- und Schmerzgefühle. Phenylalanin, das uns besonders Fische liefern, »entsorgt« Körperabfälle über die Niere und hilft der Galle bei der Arbeit. In der Pflanzenmedizin finden Sie es auch in Karotten, roten Rüben, Tomaten, Spinat, Petersilie, Äpfeln und Ananas.
- THREONIN (essentiell) ist ein wesentlicher Bestandteil unseres elastischen Bindegewebes, reguliert das Zusammenspiel vieler Aminosäuren, ist unentbehrlich fürs Knochenwachstum. Es trägt dazu bei, daß unser ganzer Verdauungstrakt »weicher« funktioniert, unterstützt den gesamten Stoffwechsel und beugt der Leberverfettung vor. Vegetarier finden Threonin in Alfalfa, grünen Blattgemüsen, Karotten und Papayas.
- TRYPTOPHAN (essentiell) ist ein natürliches Beruhigungs- und Entspannungsmittel. Es fördert den gesunden Schlaf, regeneriert Zellen und Gewebe, auch in Gehirn und Nerven, regt Verdauungssäfte an und ist auch für die Sehkraft mit zuständig. Tryptophan hilft gegen Migräne, stärkt das Immunsystem, stimuliert die Ausschüttung von Wachstumshormonen. Zusammen mit Lysin senkt es Cholesterin. Es kommt vor in allem, was in der Erde wächst, wie Rüben, Rettichen etc., außerdem in Fenchel, Endivien, Löwenzahn, Spinat und Bohnen.
Falls Sie irritiert sein sollten, weil vor einiger Zeit die lange hochgepriesene Aminosäure Tryptophan in Verruf geriet (die vorher auch

bei uns als Wundermittel gegen Schlafstörungen und Depressionen empfohlen wurde und die man in den USA in jedem Drugstore kaufen konnte), so kann ich Sie beruhigen: Tryptophan in der *Nahrung* – in den obengenannten Salaten und Gemüsen wie auch reichlich in Milch, Joghurt, Fisch, Huhn und Truthahn vorhanden – ist nach wie vor ein wertvoller und heilsamer Nährstoff auch für Gehirn und Nervenzellen und für die Bildung von Serotonin und Melatonin. *Mit dem Essen* zugeführt (*nicht mit Tabletten,* bei denen es eine gentechnologische Panne gab), ist Tryptophan absolut unschädlich!
- VALIN (essentiell) fördert die geistige Energie, die Muskel-Koordination und ausgeglichene Emotionen. Von kleinen Mädchen wird Valin zur Entwicklung der Eierstöcke und Brustdrüsen gebraucht. Sie bekommen es mit roten, gelben und weißen Rüben, mit Salaten, Zucchini, Okra und Tomaten.

Von den *nichtessentiellen Aminosäuren,* jenen also, die der Körper selbst aus der Nahrung herstellen kann, sind folgende »Tugenden« zu berichten:
- ALANIN ist eine Energiequelle für das Muskelgewebe, das Gehirn und das zentrale Nervensystem, stärkt das Immunsystem, indem es Antikörper herstellt, hilft mit beim Eiweiß- und Zuckerstoffwechsel.
- ASPARAGINSÄURE hat eine wichtige Funktion im Harnstoffzyklus, bei der Ausscheidung von (giftigem) Ammoniak, fördert das Muskelwachstum. Neue Forschungen sagen, daß Asparaginsäure Müdigkeit und Erschöpfung mindert und die Erholungsdauer nach großen körperlichen Leistungen verkürzt. Wir bekommen sie aus der Nahrung mit allen Keimlingen, mit Soja, Weizen, Hafer, Erdnüssen, Kartoffeln, Spargeln sowie aus vielen Früchten und Fruchtsäften.
- GLUTAMIN ist eine der wichtigsten Nährstoffquellen für die Schleimhaut-Zellen des Darms. Glutaminsäure ist die häufigste Aminosäure in fast allen Proteinen. Die Forschung lobt sie hoch als »Brain food«, als Gehirnnahrung, weil sie die geistigen Kapazitäten Denken, Lernen, Merken bessert, gegen Müdigkeit hilft, bei Alkoholismus, Schizophrenie und Zucker-Gier therapeutisch eingesetzt werden kann sowie bei der Heilung von Geschwulsten. Glutaminsäure ist bei Laien in Verruf geraten, weil sie – *bei Vitamin-B-*

Mangel – nach einem chinesischen Essen (»China-Restaurant-Syndrom«) zu heftigen Kopfschmerzen führen kann. Glutamin(-Säure) ist in Weizen, Milch, Mais, Soja, Kartoffeln und Tomaten reichlich vorhanden – wird leider aber auch schon gentechnisch hergestellt!
- GLYZIN fördert die Bildung von Kollagen sowie das Muskel- und Knochenwachstum. Es ist wichtig bei der Herstellung von Hormonen, die verantwortlich sind für ein starkes Immunsystem. Bei »gesunder« Ernährung kann es der Körper ausreichend produzieren.
- PROLIN ist unentbehrlich für das reibungslose Funktionieren von Muskeln, Gelenken und Sehnen, es stärkt auch unseren Herzmuskel. In freier Form kommt es reichlich im Orangensaft vor (1 g pro Liter), außerdem vor allem in Käse, Weizen und Gelatine.
- SERIN ist eine gute Energiequelle im Muskel, kann in der Niere aus Threonin gebildet werden. Stärkt die Leber und das Immunsystem, sorgt dafür, daß die Nerven in Fett gebettet sind. Eier und Haselnüsse sind die besten Nahrungsquellen.

- KARNITIN macht neuerdings viel von sich reden, weil es angeblich hilft, überflüssige Fettpolster abzubauen. Karnitin, ein vitaminähnlicher Wirkstoff, wird aus den Aminosäuren Lysin und Methionin gebildet. (In der Nahrung finden wir es auch im Lamm- und im Hammelfleisch.) Prominente Eiweißforscher sagen, als Supplement, als Nahrungsergänzung aus der Apotheke, sei es praktisch unwirksam, eine Überdosis könne jedoch zu Streßsymptomen, Herzjagen und Angstgefühlen führen.

Nun ist, während dieses Buch entstand, gerade wieder eine heftige Diskussion entbrannt: Das Deutsche Institut für Ernährungsforschung in Potsdam-Rehbrücke hat gemeinsam mit US-Wissenschaftlern des Clinical Research Center in Massachusetts festgestellt, daß der Bedarf *gesunder* Menschen an essentiellen Aminosäuren wahrscheinlich zwei- bis dreimal so hoch ist wie die bisher von der Weltgesundheitsorganisation empfohlene Menge und daß Frühgeborene, Kleinstkinder, Schwangere und alte Leute eine wesentlich höhere Eiweiß-Versorgung brauchen, als ihnen heute »zugestanden« wird.

Dies freilich steht heute schon fest: *Streß* ist nach neuen Erkenntnissen ein Eiweißräuber! Und in Zeiten besonderer körperlicher oder seelischer Anstrengung, auch nach Operationen, Unfällen oder schweren Krankheiten, müssen wir Extra-Eiweiß essen, um abzusichern, daß verschlissene Gewebe sofort wieder repariert werden. Da sind auch mageres Fleisch und Fisch besonders am Platze. Und was die Eier angeht: Bei hohem Cholesterinspiegel *lassen Sie einfach öfter die Dotter weg* – drei Eiweiß und ein Eigelb geben auch ein köstliches Omelett!

So ergänzen Sie richtig

Besonders *guten* Ergänzungswert haben die folgenden Kombinationen, die uns damit eine vollwertige Eiweißnahrung liefern:
- Fleisch, Fisch oder Milch – mit Brot oder Mehl (Nudeln, Pfannkuchen, Getreide etc.)
- Milch, Quark oder Käse – mit Kartoffeln
- Ei, Weizen oder Roggen – mit Gemüsen und Salaten aller Art oder Hülsenfrüchten (ideal: Linsen mit Spätzle!)

Einen *schlechten* Ergänzungswert haben dagegen:
- Mehl oder Brot – mit Kartoffeln
- Soja, Gemüse oder Kartoffeln – mit Hülsenfrüchten
- Hülsenfrüchte – mit Fleisch oder Fisch

Bei diesen Kombinationen fehlen einige essentielle Aminosäuren!

Fett – geballte Kraft und konzentrierte Energiequelle

In unserem Körper stecken 15 Prozent Fett – wobei Frauen a priori fünf Prozent mehr Körperfett enthalten als Männer! Fett ist neben Eiweiß (20 Prozent) der allerwichtigste Baustoff, aus dem das Gebäude Mensch errichtet ist und mit dem es lebenslang vor dem »Einsturz« bewahrt wird. Völlig fettfrei ernährte Tiere müssen sterben.

Die Fette – auch *Lipide* genannt – sind geballte Kraft, unsere konzentrierteste Energiequelle. Sie haben schon gelesen, daß Fett 9,3 Ka-

Fett – geballte Kraft und konzentrierte Energiequelle

lorien pro Gramm liefert – mehr als doppelt soviel wie Kohlenhydrate und Eiweiß. Wegen seines hohen Brennwertes ist Fett besonders wichtig, wenn Wärmeenergie gebraucht wird. Deshalb essen die Menschen seit jeher in kalten Regionen mehr Fett als in warmen Ländern und im Winter mehr als im Sommer.

Nun hat sich da aber vieles in unserer Zivilisation verändert: Wir sitzen fast bewegungslos in geheizten Büros und Wohnungen und verbrauchen im Winter kaum mehr Wärmeenergie als in den Sommermonaten. Essen wir aber zur Winterszeit weiter genauso fettreich, mit viel Fleisch, Wurst, Speck, deftigen Suppen und Soßen, wie unsere Vorfahren (die keine Zentralheizung, keine Warmwasserversorgung, keine Thermoanzüge besaßen und obendrein körperlich schwer arbeiten mußten), dann entsteht ein ständiger (Fett-)Kalorienüberschuß. *Und wir werden fett!*

Doch zunächst zu den *positiven* Eigenschaften des Fettes:

Längst weiß man, daß die *Art* des Fettes, das wir zu uns nehmen, Einfluß hat auf die Zusammensetzung jeder Zelle unseres Körpers. Und das beeinflußt maßgeblich solche lebenswichtigen Prozesse wie den Blutdruck und die Blutgerinnung. Wenn wir zum Beispiel öfter Seefisch essen und damit auch seine ganz besonders guten Fettstoffe, dann können wir erreichen, daß der Blutdruck niedrig ist und das Blut weniger zur Gerinnung neigt – also das Infarktrisiko abnimmt.

- Fett transportiert die fettlöslichen Vitamine A, D, E und K und die unentbehrlichen (essentiellen) Fettsäuren durch die Darmwand in den Blutstrom. Erst durch Fette wird das Vitamin D im Körper verfügbar und obendrein das Kalzium, das unsere Knochen stabil erhält. Fette machen unter anderem aus Carotin das Augen- und Anti-Krebsvitamin A.
- Fett dient als »weiches Bett« für alle Organe in unserem Körper. Es umgibt sie, hält sie fest an ihrem Platz und schützt sie – von den Augäpfeln und dem Herzen, den Nieren und der Leber bis zu den Geschlechtsorganen.
- Fast die Hälfte unseres Körperfettes liegt unter der Haut und hilft, daß wir starken Temperaturschwankungen gut standhalten.
- Dem Fett verdanken wir natürlich auch unsere »wohlgefälligen« Körperrundungen.
- Bei der Verdauung bleibt Fett von allen Nährstoffen, wie schon erwähnt, am längsten im Magen liegen, es verlangsamt die Salzsäureproduktion und hat dadurch einen hohen Sättigungswert.

- Mit *etwas* Fett schmeckt das Essen erst richtig gut. Fett »lockt« nicht nur zum Beispiel Vitamin A und E heraus, sondern auch die Aromastoffe aus vielerlei Nahrung, es macht den Braten knusprig, den Salat würzig, den Kuchen saftig. Eine strenge Diät ganz ohne Fett schmeckt schrecklich fade.

Delikatessen mit »versteckten« Fetten

Gerade weil aber die Nahrungsmittel mit Fett besser schmecken, nutzt die Industrie das bedenkenlos aus und versteckt Fett (das es auf dem Weltmarkt oft im Überfluß gibt) in großen Mengen in unzähligen Fertiggerichten und Zubereitungen. Und damit wird's gefährlich mit dem Fett. Wer schaut schon genau auf die Zutatenlisten auf den Schachteln und Tüten von vielerlei »Delikatessen«?

Abgepackte Nahrungsmittel *müssen* laut einer EU-Richtlinie eine Zutatenliste aufgedruckt haben, und es ist immer empfehlenswert, diese sorgfältig zu lesen (siehe Seite 528 f. und 584 ff.).

Merke: Je weiter oben auf der Liste Fett steht, desto größere Mengen sind drin. Und »gehärtete Fette« sollten Sie möglichst meiden!

Auch hier gilt wieder: Möglichst nur *Frisches* kaufen und selbst zubereiten, dann haben Sie die Kontrolle über das, was Sie essen, und es gibt keine versteckten Fette!

Sie sollen am Tag *allerhöchstens 70 bis 80 g Fett* konsumieren. Das wäre ca. 1 g Fett pro Kilo Körpergewicht. Nach neuesten Forschungen hängt das aber auch vom Alter und Kalorienbedarf ab. Siehe unser Kasten »Kalorienbedarf und Fettbedarf« auf der Seite gegenüber. Die Fettstatistik aber liegt im Schnitt bei über 140 g am Tag. Am besten kontrollieren Sie eine Zeitlang den Fettverzehr, indem Sie Butter oder Margarine in Hotel-Portiönchen verwenden. Da haben Sie aber schon mit einem Päckchen à 20 g und einem Eßlöffel Öl in der Küche Ihr Tagessoll erfüllt; denn das andere bekommen Sie mit all dem, was in Milch, Rahm, Käse, Nüssen, Fischen, Fleisch, Wurst, Eiern steckt, von »fetten Süßigkeiten« wie Schokolade, Pralinen, Kuchen, Keksen etc. ganz zu schweigen. Da brauchen Sie nicht einmal zu den (besonders fettgefährlichen) Fabriksoßen, -suppen, Mayonnaisen, Fertiggerichten zu greifen.

Fett – geballte Kraft und konzentrierte Energiequelle

Auf einen Blick

Kalorienbedarf und Fettbedarf			
Altersgruppe	*Jahre*	*Kalorien*	*Fett in Gramm*
Kinder	1– 3	1300	45
Kinder	4– 6	1800	60
Kinder	7–10	2000	65
Kinder	11–13	m. 2250 w. 2150	70 70
Kinder	14–15	m. 2500 w. 2300	80 80
Jugendliche	16–19	m. 3000 w. 2400	90 75
Erwachsene	20–25	m. 2600 w. 2200	80 70
Erwachsene	26–50	m. 2400 w. 2000	75 65
Erwachsene	51–65	m. 2200 w. 1800	70 60
Erwachsene	über 65	m. 1900 w. 1700	65 60
Schwangere		+ 300	
Stillende		+ 650	

Die Werte für Erwachsene gelten für Männer und Frauen mit überwiegend sitzender Tätigkeit (Sitzberufler, die in der Freizeit viel Sport treiben, können getrost 300–400 Kalorien und 10 g Fett pro Tag dazuzählen).

Der alte Streit um gutes und böses Fett

Der Mann, der 1820 die chemischen Formeln der Fette entschlüsselte, der Franzose Michel Eugene Chevreul, starb 1889 im Alter von 103 Jahren (vermutlich hatte er stets mäßig Fett gegessen). Chevreul entdeckte, daß *alle* Fette als chemische Verbindungen aus Kohlenstoff, Wasserstoff und Sauerstoff aufgebaut sind, sich aber aus ihnen durch Wasserabspaltung (Veresterung) Glycerin und Fettsäuren bilden. Der Glycerin-Anteil ist immer gleich, die Fettsäuren können jedoch »gesättigt« oder »einfach ungesättigt« oder »mehrfach ungesättigt« sein.

Um es chemisch nicht zu kompliziert zu machen: In den meisten Nahrungsfetten kommen die Fettsäuren gemischt vor. Überwiegt aber der Anteil der *gesättigten* Fettsäuren, dann ist das Fett bei Raumtemperatur meistens hart und kommt (mit Ausnahme von Kokos- und Palmkernfett) von Tieren.

Ungesättigte Fettsäuren sind in der Regel weich oder flüssig und stammen vorrangig von Pflanzen, zum Beispiel von Gemüsen, Nüssen, Samen und Oliven. Eine der Ausnahmen ist das herz- und gefäßfreundliche Fischöl. Weil wir Menschen ungesättigte (essentielle) Fettsäuren im Stoffwechsel nicht selbst herstellen können, müssen wir sie mit der Nahrung aufnehmen. Denn die ungesättigten Fettsäuren gehören nach Roger Williams zu den wichtigsten Wachstums- und Instandsetzungs-Chemikalien. Sie sind unentbehrlich für unsere körperliche Entwicklung, bilden Gewebehormone, halten die Zellwände elastisch, »ölen« unsere Haut, verhindern, daß sie austrocknet, und halten sie glatt und straff. Essentielle Fettsäuren sind auch maßgeblich beteiligt an der Spannung unserer Gefäße und der störungsfreien Funktion von Nerven und Gehirn. Das Fehlen dieser essentiellen Fettsäuren kann bei Jugendlichen zu Wachstumsstillstand führen. Schließlich sind sie mit zuständig für den Transport von Cholesterin.

Der Buhmann Cholesterin

Lange Zeit durften »Fettforscher« ungestraft behaupten, daß ungesättigte Fettsäuren (zum Beispiel in bestimmten Margarinen und Speiseölen) automatisch den Cholesterinspiegel im Blut *senken* und damit Arteriosklerose und Herzinfarkt verhindern können. Das ist jetzt gesetzlich verboten. Da jedoch die ungesättigten Fettsäuren zum größten Teil aus Samen und Nüssen gewonnen werden, aus denen auch viele Margarinen gemacht werden, und die gesättigten Fette vor allem in Milchfett, fettem Fleisch aller Art, Speck und Schinken etc. vorkommen, entbrannte zwischen der einen und der anderen Lobby der sogenannte »Margarine-Butter-Krieg«, der bis heute noch schwelt. Cholesterin ist und bleibt im Zusammenhang damit der Buhmann Nummer eins.

Dabei ist Cholesterin mitnichten der »Todfeind unseres Herzens«, wie so oft behauptet wird, sondern in erster Linie eine Substanz, die absolut lebensnotwendige Voraussetzung ist: als Bestandteil der meisten Zellen und Gewebe, besonders jener in Gehirn und Nervensy-

Fett – geballte Kraft und konzentrierte Energiequelle

stem, in Leber, Blut und Geschlechtsorganen. Es wird gebraucht zur Herstellung von Sexualhormonen wie von Streßhormonen. Ohne Cholesterin kein Vitamin D und keine Gallenflüssigkeit (die wiederum zuständig für die Fettverdauung ist)! Erst wenn Cholesterin sich in Herz und Gefäßen anlagert, wird es gefährlich.

Mit der Nahrung nehmen wir rund 450 bis 600 mg Cholesterin auf. Bis zur zehnfachen Menge stellt sich der Körper selbst her, wenn er es braucht. Sollten wir also gar kein Cholesterin essen, dann steigt die körpereigene Fabrikation entsprechend an. Und wenn wir alles aus der Ernährung ausmerzen würden, was cholesterinhaltig ist, dann würden wir mit auf die besten, wertvollsten Nahrungsmittel verzichten, die wir haben.

Natürlich ist die Pharmaindustrie und deren Lobby daran interessiert, ihre sündteuren »Lipid-Senker« zu verkaufen, die starke Nebenwirkungen haben. Also hat ein Bombardement von Informationen aus den Interessengruppen zu einer wahren Cholesterin-Hysterie geführt. Dazu sei hier festgestellt:

- Es lohnt sich für jeden Menschen über 35 oder 40 Jahren, auch wenn er sich gesund fühlt, einmal den Cholesterinspiegel bestimmen zu lassen und *alle* Blutfettwerte – aber genau! Denn manche Menschen haben eine Erbanlage zu hohem Cholesterinspiegel, ohne es zu wissen.
- Entscheidend ist dabei weniger das Gesamt-Cholesterin (das bei über 250 mg behandelt werden sollte, und zwar bis 300 zunächst *immer mit Diät* statt mit Medikamenten), sondern das Verhältnis des sogenannten »guten« Cholesterins, sprich HDL, zum sogenannten »bösen« Cholesterin, sprich LDL. HDL sollte nicht unter 50–55 sein, LDL über 170 muß behandelt werden. Auch die Höhe des »Triglyzeridspiegels« ist wichtig: möglichst unter 150, nicht über 200.
- Bei älteren Menschen über 55 bis 60 Jahren, zumal Frauen, gilt noch die alte Regel fürs Gesamt-Cholesterin: »Alter plus 200 ist tolerierbar«, vorausgesetzt, das HDL ist hoch, und sonst bestehen keine Risikofaktoren wie Bluthochdruck, Übergewicht, Diabetes etc.
- Prinzipiell, so sagen Fettforscher, ist keine Therapie erforderlich, wenn es keine weiteren Risikofaktoren gibt und das Verhältnis von LDL zu HDL unter 3 : 1 ist.
- Auch dies wissen die Experten neuerdings: Wer das Fett in seiner Nahrung allzu drastisch reduziert, bei dem sinkt das »gute« HDL – und damit auch dessen schützende Wirkung!

Tee-Kur bei zuviel Cholesterin

Artischockenblätter	25 g
Queckenwurzel	25 g
Löwenzahnwurzel	25 g
Wegwartewurzel	25 g
	100 g

3 Finger voll dieser Mischung mit $^1/_4$ Liter siedendem Wasser übergießen, 3 bis 4 Minuten kochen, dann 5 Minuten ziehen lassen, abseihen. Den Tee heiß trinken, evtl. mit Honig gesüßt. Eine Tasse morgens nüchtern, eine Tasse vor dem Schlafengehen.

Lassen Sie sich bitte nicht verrückt machen mit dem Cholesterin-Gerede. Starren Sie nicht auf eine magische Zahl. Wenn Sie für regelmäßige Bewegung sorgen, nicht rauchen, wenig Alkohol trinken, wenn Sie Ihren Fettverzehr auf rund 70 g am Tag beschränken, wobei
- *höchstens* ein Drittel gesättigt – überwiegend von tierischen Produkten – sein soll,
- ein Drittel mehrfach ungesättigt – zum Beispiel von Sonnenblumen-, Distel-, Maiskeimöl etc. – und
- ein Drittel einfach ungesättigt – wir bekommen es vor allem vom Olivenöl und Rapsöl.

Wenn Sie außerdem viel frisches Gemüse, Früchte, Ballaststoffe essen, Rohkost- und Obsttage einschalten, dann sollten Sie das Wort Cholesterin aus Ihrem Gedächtnis streichen.

Es ist heute ratsam, weniger nach dem Cholesteringehalt der Fette zu schielen und statt dessen – angesichts all der Manipulationen, denen unsere Nahrungsfette unterworfen werden – sehr genau hinzuschauen, welche Fette *naturbelassen sind*.

Sie haben die Wahl!

Sie haben jetzt bestimmt verstanden: höchstens ca. 70 g Gesamtfett am Tag sollten Sie essen. Davon sind gute 65 Prozent »versteckt« in vielerlei Lebensmitteln, die besonders gut schmecken – in Soßen und Suppen, in Kuchen und Schokoladen, in Pasten und Pasteten, in Käse und Würsten usw. Den Rest müssen Sie also sehr sorgfältig auswählen – als Streichfett aufs Brot, als Öl über den Salat.

Weil Sie aber Ihrer Gesundheit zuliebe die $^1/_3$-Regel einhalten sollen, sprich $^1/_3$ mehrfach ungesättigte Fettsäuren, $^1/_3$ einfach ungesättigte und $^1/_3$ gesättigte, hier folgende Tabelle:

Die Fettsäuregehalte wichtiger Lebensmittel in Prozenten

Pflanzliche Fette	gesättigte Fettsäuren	einfach ungesättigte Fettsäuren	mehrfach ungesättigte Fettsäuren
Normale Margarine	64–65	25–30	6–11
Diät- bzw. Reform-Margarine	20	25	55
Kokosfett	90,5	7	2
Sonnenblumenöl	6–10	28–34	54,5–60,5
Maiskeimöl	8–16	26–36	51,6–58,6
Olivenöl	3–15	72–89	8–12
Weizenkeimöl	11	46	43
Rapsöl	4–8	50–65	25–35
Tierische Fette			
Butter	56–57	38–39	4–6
Schweineschmalz	30–42	38–55	14–32

Naturbelassene Fette sind vorrangig:

- kaltgeschlagene Öle der ersten Pressung (»jungfräulich«, italienisch »vergine«, »natives Olivenöl extra« [höchste Qualitätsstufe])wie zum Beispiel auf den Etiketten der besten Olivenöle zu lesen ist, die Sie zu Salaten nehmen sollten.
- Butter,
- einige Reform-Margarinen.
- In geringen Mengen sind – bei bewußter Ernährung – auch Schweineschmalz und Schinkenspeck erlaubt.

Fabrikfette dagegen werden so vielen chemischen Prozessen unterworfen, daß man das Gruseln lernen kann. Die verschiedensten Rohöle und tierischen Fette, je nachdem, welche auf dem Weltmarkt gerade am billigsten sind, werden: entschleimt; entsäuert; raffiniert durch Laugen; gebleicht; desodoriert; gefiltert; geschönt; mit Geschmacksstoffen verschiedener Art wieder aromatisiert; gehärtet; emulgiert; evtl. mit Antispritzmitteln versetzt.

Um noch ein Beispiel zu nennen: Erhebliche Sorgen bereiten den Ernährungswissenschaftlern jene *Transfettsäuren,* die bei der industriellen Be- und Verarbeitung entstehen, wenn flüssiges Fett zu festem, streichfähigem Fett gemacht werden soll (damit man »Öl in Würfel packen kann«, zum Beispiel bei Margarine). Das geht überhaupt nicht, ohne daß gehärtet wird. Und bei diesem technischen Prozeß der Härtung werden unter hohem Druck und bei Temperaturen zwischen 140 und 200 °C die ungesättigten Fettsäuren in gesättigte umgewandelt, wobei auch die in Naturfetten enthaltenen fettlöslichen Vitamine A, D, E und K weitgehend verlorengehen (sie werden dann oft künstlich wieder zugesetzt).

Als Katalysator dient bei diesem Prozeß übrigens Nickel, der anschließend weitgehend wieder entfernt wird. Damit sind also die ungesättigten Fettsäuren – in ihrer *Cis-Form* – in die sogenannte *Trans-Form* umgewandelt. Angesichts dieser Hexenküchentricks der Fetterzeuger warnen viele Kritiker: Meiden Sie möglichst Nahrungsmittel, die auf der Zutaten-Liste die Bezeichnung »*zum Teil gehärtete Fette*« tragen! Man kann's gar nicht oft genug sagen: Schauen Sie aufs Etikett!

Auch vor den *Fett-Ersatzstoffen, die* neuerdings aus den Retorten der Industrie kriechen, warnen Verbraucherschützer eindringlich. Sie haben in der Gesundheitsküche nichts verloren. Man findet sie vor allem in Light-Produkten. Ihre Aufgabe ist unter anderem, »das Mundgefühl und die Cremigkeit fett- und geschmacksarmer Produkte zu verbessern«.

Solchen Fettersatz brauchen wir nicht!

Vom Fettersatz »Olestra«, mit dem ein US-Großkonzern seine Kunden beglückt, bekamen die Leute, die das Zeug aßen, schauerliche Durchfälle und Bauchkrämpfe. Zudem erlitten viele einen erheblichen Verlust an fettlöslichen Vitaminen. Da diese Substanz vom lebenden Organismus überhaupt nicht aufgespalten und verstoffwechselt werden kann, hatte das Ärzteblatt »Medical Tribune« die Horrorvision vom möglichen »Sondermüll«, der bei eifrigem Konsum von »Olestra« evtl. zu einer ständigen Umweltbelastung werden könne.

Kein Mensch, der sich vernünftig und »fettbewußt« ernährt, braucht so etwas!

Fett, das muß man wissen, kann auch nur »verbrannt« werden, wenn genügend Energie verbraucht wird. Um aber diese Energie zu erzeugen, werden verschiedene *Vitamine* benötigt. So ist Vitamin B_6 ein unentbehrlicher Faktor bei der Energieumwandlung von Fett im Körper und auch mitbestimmend beim Cholesterinstoffwechsel. Es kommt unter anderem vor in Lachs, Leber, Huhn, grünen Gemüsen, Kartoffeln. Auch ohne Pantothensäure geht kaum etwas mit der Fettverbrennung. Und wenn ausreichend Vitamin E zur Verfügung steht, verdoppelt sich die Fettausnutzung. Wird extrem *linolsäurereich* gegessen, dann wird aber auch extrem viel Vitamin E gebraucht, um das Ranzigwerden zu vermeiden.

Lob der Butter ...

Nicht nur besondere Feinschmecker wissen es: Butter schmeckt köstlich. Butter ist ein Stück Natur. Butter, vor dem Anrichten flöckchenweise zum Essen gegeben, macht viele Speisen aromatischer. Ein erstklassiges Butter-Öl-Gemisch zum raschen, kurzen Schmoren von Gemüsegerichten etc. hat sich auch in der Sterne-Küche eingebürgert. Butter ist leicht verdaulich und gut verträglich, selbst für Magen-, Darm-, Leber- und Gallenkranke. Auch Butter enthält eine beträchtliche Menge an einfach und mehrfach ungesättigten Fettsäuren und ist außerdem eine der besten Quellen für fettlösliche Vitamine.

Entscheidend ist wohl dies:
- Erstens: Daß wir – von bisher ca. 140 g Fett am Tag – langsam, aber sicher zum echten Bedarf von 70 bis 80 g zurückkehren und daß damit Fett höchstens einen Anteil von 25 bis 30 Prozent von unserer Nahrungsenergie hat, statt wie bisher 40 Prozent. Siehe die Zusammenfassung.

... und zweimal wöchentlich Fisch

- Zweitens: Frischen Fisch, wenn irgend möglich, zweimal wöchentlich auf den Tisch! Als *cholesterinsenkend* gelten Makrele, Hering, Lachs, Thunfisch und Sprotten. Sie enthalten jene »wunderbare« Omega-3-Fettsäure, die nachweislich Schutzwirkung auf Herz und Gefäße hat. Nach neuesten Erkenntnissen ist aber *Fisch als Nahrung* immer besser als *Fischöl in Kapseln* als Medikament! Eine unkontrollierte Einnahme dieser Präparate kann das Immunsystem angreifen.

- Drittens: Daß zwei Prozent unserer Nahrungskalorien oder 10 g oder *zwei kleine Teelöffel* Fett – aus der »herzfreundlichen« doppelt ungesättigten essentiellen *Linolsäure* bestehen. Die ist konzentriert in naturbelassenem Sonnenblumen-, Maiskeim-, Distel-, Sesam- und Sojaöl enthalten. Natürlich bekommen Sie auch Linolsäure mit Vollwert-Kost. Sie steckt im vollen Korn ebenso wie in Nüssen und in viel guter Frischkost. Aber: *Überhöhte Dosen* von Linolsäure vermindern nach neuen Untersuchungen unter Umständen nicht nur das »gute« HDL-Cholesterin, sie haben im Tierversuch auch zu Tumorbildungen geführt.

Zusammengefaßt:
Insgesamt sollten die Fette nur ca. 25–30 Prozent der gesamten Nahrung ausmachen. (Heute sind es oft 40 Prozent.) Optimal wäre es, ohne Leidensdruck oder Kasteiung jeden Tag daran zu denken, daß man Fett eigentlich ganz leicht sparen kann – vorausgesetzt natürlich, der Blutfettspiegel ist zu hoch oder Sie haben erhebliches Übergewicht.

So können Sie Fett sparen

- Oberstes Gebot – Selbermachen! Keine Fertiggerichte kaufen, in denen ist aus Geschmacksgründen meist sehr viel Fett und noch dazu »ungesundes«, gehärtetes, versteckt.
- Kaufen Sie nur mageres Fleisch. Das Stück sollte pro Person nicht größer sein als eine Spielkarte. Schneiden Sie alles sichtbare Fett ab. Essen Sie höchstens ein- bis zweimal in der Woche Fleisch.
- Verzichten Sie aufs Panieren von Fleisch oder Fisch. Besser ist Grillen, mit Kräutern dünsten oder in der Folie zubereiten. Ein Seelachsfilet gedünstet liefert nur fünf Prozent Fett, paniert oder gebraten aber fast 40 Prozent.
- Ziehen Sie dem Hühner- oder Entenbein grundsätzlich die Haut ab, lassen Sie Bratensaft oder Fleischbrühe kalt werden, und nehmen Sie dann das nach oben gestiegene Fett ab.
- Trinken Sie statt Vollmilch fettarme Milch, essen Sie Magerquark; magere Käsesorten, Geflügelwurst.
- Machen Sie Salate mit Joghurt und Kräutern an statt mit Fertigmarinade.
- Streichen Sie Pommes und Mayo aus Ihrem Gedächtnis. Denken

Sie daran: Ein Burger von McDingsda ist kein »Snack«, sondern eine volle, fette Mahlzeit mit ca. 1000 Kalorien!
- Bestellen Sie im Restaurant den Salat ohne Dressing, und lassen Sie sich – wie in Italien – Essig und Öl bringen zum Selbstanmachen. Auch die Gemüseplatte können Sie »ohne Soße oder Fett« bestellen und lieber ein bißchen Parmesan dazu. Und zum Nachtisch gönnen Sie sich einen Obstsalat statt der fetten Mousse au chocolat. Auch so macht das Essen Spaß!

Fettarme, schnelle Mayonnaise

*3 bis 4 Eßlöffel Magerquark,
2 Eigelb, 1 1/2 Teelöffel milder Senf,
1 Teelöffel Zitronensaft,
3 bis 4 Eßlöffel kaltgepreßtes Olivenöl,
Salz und Pfeffer nach Geschmack.*

Eigelb und Senf mit dem elektrischen Rührgerät schaumigquirlen, nach und nach langsam das Öl dazugeben.
Alle Zutaten schön glattrühren, mit Salz und Pfeffer abschmecken, mit frischgehackten Kräutern bestreuen.
Sehr gut zu allen Rohkostplatten.

Denken Sie bitte im Haushalt auch immer daran, daß die kostbaren kaltgepreßten Öle möglichst in braungetönten Flaschen aufbewahrt werden sollen, kühl und dunkel, weil sie sonst leicht ranzig werden. Und vergessen Sie nie, daß bei *Erhitzung* auch die wertvollsten Fette und die fettlöslichen Vitamine A, D, E und K in ihrer Wirkung beeinträchtigt bzw. häufig zerstört werden.

Neue Forschungen haben übrigens ergeben, daß sich LDL-Cholesterin »entschärfen«, reduzieren läßt mit Nahrung, die reichlich *Flavone* enthält, zum Beispiel mit grünem und schwarzem Tee, Rotwein (!) sowie verschiedenen Früchten, vor allem der Innenhaut von Orangen. Auch Zwiebelgewächse, zumal Knoblauch, mit ihren schwefelhaltigen Substanzen, und Kohlgemüse senken Blutfettwerte – ebenso wie die Saponine aus allen Hülsenfrüchten. Im Weizenkeimöl wurde ebenfalls ein Stoff gefunden, der Cholesterin senkt.

So verstecken sich die Fette

70, höchstens 80 g Fett sind als Tagesmenge empfohlen. Nun schauen Sie sich einmal an, welche Fettbömbchen in je 100 g eßbarem Anteil verschiedener Nahrungsmittel stecken:

Speck, durchwachsen	82 g
Mayonnaise	bis 80 g
Knabbernüsse, drei Handvoll	60 g
Mettwurst	52 g
Salami	50 g
Wammerl, Schweinebauch, zwei Handvoll Kartoffelchips	42 g
Leberwurst	40 g
Vollmilchschokolade	33 g
Bratwurst	32 g
Schlagrahm	30 g
Schnitzel/Blätterteig/Aal	30 g
Camembert, 60 Prozent i. Tr.	30 g
Thunfisch in Öl	bis 25 g
Brathering, Matjes	23 g
Schinken, gekocht, Torte	20 g
Pralinen, Kuchen	ca. 16 g
zwei kleine Eier	12 g
Dagegen:	
Deutsches Corned beef	6 g
Hähnchenschenkel	3 g
Magerer Fisch	1 g
Magerquark	1 g

Merke: Ob Butter oder Margarine, vom Fettgehalt her ist das gehupft wie gesprungen: Beide haben je 100 g zwischen 80,5 und 83 g Fettgehalt. Ein gestrichener Teelöffel Fett, ob flüssig oder fest, entspricht 5 g = 45 Kalorien, ein gestrichener Eßlöffel entspricht 15 g = 135 Kalorien.

Ohne Vitamine geht nichts!

Das große Abc der Nahrung

Jeder von uns braucht Vitamine, und das jeden Tag. Und jeder von uns ist darauf angewiesen, die Vitamine zu »essen«, damit alle lebenswichtigen Stoffwechselreaktionen, Aufbau- und Reparatursysteme reibungslos ablaufen können. Unser Körper *muß* die Vitamine mit der Nahrung aufnehmen, denn er kann sie mit wenigen Ausnahmen (wie zum Beispiel Vitamin D, das er mit Hilfe der Sonnenbestrahlung »fabriziert«) nicht selbst herstellen.

Dabei sind die benötigten Mengen außerordentlich gering – der tägliche Bedarf an Vitaminen wird in hundertstel, tausendstel, ja sogar millionstel Gramm gemessen. Und dennoch ist jede dieser Substanzen in diesen winzigen Mengen für Wachstum, Stärkung und Erhaltung der Gesundheit absolut unentbehrlich, »essentiell«. Und mit einer vollwertigen Kost erhalten wir sie auch reichlich!

Noch einmal: Wir müssen die Vitamine fast ausnahmslos mit der *Nahrung* zu uns nehmen. Mit dem Essen aufzuhören und statt dessen Vitamine schachtelweise zu schlucken und zu erwarten, daß unserer Gesundheit damit Genüge getan ist – das würde nicht funktionieren.

Natürlich wäre es ebenso ignorant wie sträflich, wenn wir heute in Fällen von bestimmten Krankheiten, chronischen Leiden oder Mangelerscheinungen *nicht* die einzigartige Chance einer gezielten Vitamin-Therapie ergreifen würden. Aber die *Hauptquelle* für all diese wunderbaren Substanzen, die man Vitamine nennt, ist und bleibt *unsere tägliche Nahrung!*

Die natürlichen Vitamine sind organische Substanzen – wir bekommen sie nur von *Lebewesen* geschenkt, von den Pflanzen und den Tieren. Das unterscheidet sie von den Mineralien und Spurenelementen, die aber genauso essentielle Schutz- und Wirkstoffe sind. Wir haben es früher schon einmal festgestellt: Die Vitamine sind nicht nur untereinander untrennbar verbunden und voneinander abhängig, sie können vom Körper auch gar nicht verwertet werden ohne die harmonische Zusammenarbeit mit Kohlenhydraten, Fetten, Eiweiß, Mineralien etc. Das alles gleicht einem großen Symphonieorchester, in dem jeder Musiker ein Virtuose ist.

Die meisten Nährstoffe sollen im Idealfall auch zur gleichen Zeit zur Verfügung stehen. Es geht nicht – um bei unserem Beispiel zu bleiben –, daß einige Musiker zwischendurch einfach rausgehen. Sie müssen alle auf ihren Einsatz warten.

Bei den Vitaminen erfolgt dieser Einsatz durch hochwirksame Regelmechanismen, die sich im Lauf der Evolution herausbilden mußten. Denn der Körper hat den Vitaminen gegenüber (im Gegensatz zur Nahrung im allgemeinen) keinen Mechanismus von Hunger und Sättigung, keine alarmierenden Sinne, die eine Aufnahme beschränken oder auch beschleunigen.

Sind wir ganz gesund, dann sorgt dieser »Computer Körper« ganz automatisch, ohne unser Zutun, dafür, daß keine Vitaminüberschwemmung stattfindet. Wenn das Angebot sehr reichlich ist, werden die körpereigenen Speicher aufgefüllt. Übrigens: Außer A und D gehören Vitamine zu den am wenigsten toxischen (giftigen) Nährstoffen, die wir kennen. So rasch passiert da bei *gelegentlicher* Überfütterung nichts. Aber: Die Speicherzeiten für Vitamine sind höchst unterschiedlich. Während zum Beispiel bei Thiamin (B_1) zwei Wochen genügen, daß der Organismus ohne Nachschub verarmt, reicht der Vorrat bei Vitamin B_{12} rund fünf Jahre, ehe Mangelerscheinungen auftreten. Übrigens: Vitaminüberdosierungen durch Nahrung gibt es praktisch nicht – höchstens mal mit Medikamenten in Mega-Dosen.

Auch die Aktivität der zahllosen vitaminabhängigen Enzyme und der Hormone ist ja von gutgefüllten Speichern abhängig.

Speichermöglichkeit für Vitamine

B_{12}	– bis zu fünf Jahre
A	– bis zu zwei Jahre
E	– sechs bis zwölf Monate
D und Folsäure	– zwei bis vier Monate
C, B_2 und K	– nur zwei bis sechs Wochen
B_1	– höchstens zwei Wochen

(nach Prof. Dr. Werner Kübler, Gießen)

Eine Heerschar von Helfern und Heilern

Die Forschung unterteilt immer noch in »13 Vitamine«, von denen jedes eigentlich wieder eine Gruppe, eine Großfamilie von verwandten Stoffen mit ähnlichen Wirkungen umfaßt. So gibt es schon eine kleine Heerschar von Helfern und Heilern, viele hundert Substanzen, die als Vitamine im Organismus ganz bestimmte Aufgaben erfüllen –

und auch etliche »Pseudovitamine«, die zum Teil von Geschäftemachern fleißig mißbraucht werden. Wir kommen noch drauf.

Gerade in den letzten Jahren hat nun die Vitaminforschung einen gewaltigen Sprung nach vorn gemacht. Fast täglich werden uns Vitamin-Neuigkeiten ins Haus geliefert, manchmal von geradezu sensationeller Bedeutung. Und das Wissen nimmt – zu unserem Nutzen – von Tag zu Tag zu.

In den Entdeckerjahren und Pionierzeiten der Vitaminforschung kannten die Biochemiker aber noch nicht die – höchst unterschiedlichen – chemischen Strukturen der Vitamine. So gaben sie ihren Entdeckungen statt Namen zur Unterscheidung einen Buchstaben des Alphabets. Doch später fanden die Forscher immer mehr »Familienmitglieder« der einzelnen Gruppen, und so entstanden – neben dem großen Abc – noch die Zusatzreihen (B_1, B_2 etc.). Heute neigen die Experten mehr dazu, den Vitaminen wieder chemische Namen zu geben. Schließlich kennt man mittlerweile weit über 20 Vitamine der B-Gruppe, gibt es erhebliche Wirkungsunterschiede bei vier D-Vitaminen und sogar einige hundert von sehr unterschiedlichen Beta-Carotinoiden, die früher nur als »Vorstufe des Vitamin A« galten.

Außerdem existiert noch eine ganze Reihe anderer *vitaminähnlicher* Stoffe, die heute aber nicht mehr als Vitamine im eigentlichen Sinn anerkannt sind, obwohl auch sie wichtige Funktionen erfüllen. Zu ihnen gehören zum Beispiel
- die Orotsäure (früher B_{13}), die in Milch enthalten ist und in allen Zellen gebildet werden kann. In der Pharmakologie spielt sie heute eine wichtige Rolle, weil sie das Herz schützt und der Arteriosklerose entgegenwirkt. Sie wird deshalb zum Beispiel als Magnesium-Orotat nach Bypassoperationen gegeben;
- das Rutin (früher Vitamin P), ein wichtiges Bioflavonoid, das die Blutgefäße stärkt und antioxidativ wirksam ist; es kommt unter anderem in roten Rüben, Kirschen, Himbeeren, Weinblättern, Buchweizengrün und Orangen – zumal im weißen Fleisch unter der Schale – vor;
- das synthetische Procain (auch Vitamin H_3 genannt), das in bestimmten »Verjüngungsmitteln« enthalten ist;
- die Pangamsäure (früher Vitamin B_{15}). Sie wirkt unter anderem blutdrucksenkend und wird vor allem in den USA zur Sauerstoffanreicherung in den Geweben empfohlen. (Vorkommen in Erbsen, Aprikosenkernen, Bierhefe, Mais, Reis, Hafer, Rinderblut und Pferdeleber.) Die oberste amerikanische Kontrollbehörde FDA hat

schon 1978 kundgetan, daß weder eine therapeutische Wirksamkeit noch eine ausreichende Sicherheit belegt seien;
- der »Anti-Ulkus-Faktor Vitamin U«, ein Aminosäuren-Derivat, das man im Sauerkraut entdeckte und das auch im frischen Kohlsaft und in anderen grünen Gemüsen steckt. Diese Substanz wird auch gegen hohe Blutfette und Lebererkrankungen empfohlen. Die Volksmedizin behandelt mit Kohlsaft Magengeschwüre;
- Ubichinon/Coenzym Q – mit großem Werberummel an jeden Mann und jede Frau vermarktet, braucht ein *gesunder* Mensch nicht, weil es in der Nahrung fast überall vorkommt. Therapeutisch wird es aber in der Kardiologie bei verschiedenen Herzerkrankungen eingesetzt.
- Laetril (»Vitamin B$_{17}$«) wird besonders in den USA als Krebsheilmittel angepriesen. Die Muttersubstanz ist das blausäurehaltige und giftige Amygdalin. Es gab bei Laetril-»Behandlungen« auch zahlreiche Vergiftungen und mehr als ein Dutzend Todesfälle. Laetril kommt manchmal illegal auch zu uns, als »letzte Hoffnung« für Krebskranke. Experten warnen eindringlich vor Laetril. Ein »Vitamin« ist es schon gar nicht.
- Auch »Vitamin F« – heute noch oft zu lesen – ist kein Vitamin, sondern ein Sammelbegriff für ungesättigte Fettsäuren, voran die Linolsäure, aus der die anderen essentiellen Fettsäuren im Körper hergestellt werden können. Linolsäure steckt in fast allen kaltgepreßten Samen- und Pflanzenölen, in Nüssen, Gemüsen, guter Margarine etc. und gilt als »Feind von Cholesterin und Arteriosklerose« (siehe Seite 62 f.).

Ein bißchen Fett muß immer sein!

Jedes Vitamin hat seine ganz individuellen Aufgaben im menschlichen Organismus und auch seine ganz speziellen Eigenschaften und Wirkungen. Gemeinsam haben sie aber die Unterteilung in zwei große Gruppen:
- Die fettlöslichen, aber wasserunlöslichen – das sind die Vitamine A, D, E und K.
- Die wasserlöslichen – also sämtliche B-Vitamine und das Vitamin C.

Fettlösliche Vitamine finden sich in der Natur ausschließlich in Fetten gelöst. Das heißt: Eine *fettfreie* oder extrem *fettarme* Ernährung könnte zu schweren Vitaminmangelkrankheiten führen.

Weil der Körper sich bei vernünftiger Ernährung eine recht gute Reserve an fettlöslichen Vitaminen anlegt, müssen wir uns diese nicht unbedingt täglich reichlich mit der Nahrung zuführen.

Die *wasserlöslichen* Vitamine jedoch (B-Gruppe und C) sollten *jeden Tag* in dem, was wir essen, enthalten sein. Bei viel vollem Korn und reichlich Obst und Gemüse, Milchprodukten und etwas Fleisch ist das gar kein Problem.

Bei überreichlichem Genuß von praktisch vitaminfreier »Fabriknahrung« wie Zucker, Weißbrot, poliertem Reis, raffinierten Fetten und auch alkoholischen Getränken kann das jedoch sehr rasch zum Problem werden. Es genügt schon, wenn jemand 50 Prozent seiner Nahrung in Gestalt von Fertigkost zu sich nimmt – da wird er langsam, aber sicher in Mangelzustände geraten. Es sei denn, er sucht sich die restlichen 50 Prozent mit allergrößter Sorgfalt aus!

Mangel im Überfluß

Gedankenlosigkeit und Leichtsinn sowie »modische«, trendbedingte Fehlernährung, aber natürlich oft auch soziale Probleme sind schuld daran, daß sogenannte »versteckte Vitaminmangelzustände« heute weit verbreitet sind. Fast jeder zweite in unserer Bevölkerung ist mit dem einen oder anderen Vitamin *unterversorgt*.

Die Folgen sind schlimm: Das reicht in harmlosen Fällen von chronischer Müdigkeit und Schwäche, Schlafstörungen und hoher Schmerzempfindlichkeit bis zu schlechter Infektabwehr und Wundheilung, ferner zu Hautkrankheiten, Depressionen und Wachstumsmängeln.

Die Risikogruppen

Zu den Risikogruppen gehören vor allem:
- viele Kinder und Jugendliche, die einen erhöhten Bedarf an Vitaminen B_6, C, D und E haben. Kinderärzte wissen das meist genau und geben Müttern Ernährungsanleitungen. Außerordentlich gefährdet sind aber jene, die der Kinderarzt meist nicht mehr sieht: *junge Mädchen,* die noch wachsen, aus Eitelkeit hungern und sich dann noch bei dem wenigen, das sie essen, einseitig ernähren. Laut der Deutschen Gesellschaft für Ernährung leidet ein Viertel aller 13- bis 14jährigen in unserem Land unter Vitamin-B_1-Mangel, und bei 40 Prozent wird ein B_6-Mangel diagnostiziert!

So entsteht Vitaminmangel

»Unsichere Bedarfsdeckung«

- Bei Schwangeren und Stillenden fehlt es oft an Vitamin A, an Folsäure und anderen B-Vitaminen.
- Bei Rauchern zerstört Tabak die Vitamine A und C. Sie brauchen 150 Prozent des normalen Vitamin-C-Bedarfs.
- Bei übermäßigem und chronischem Alkoholkonsum fehlen B_1, B_6, B_{12}.
- Bei jungen Frauen, die der schlanken Taille zuliebe insgesamt zuwenig essen und dabei nicht auf ihre benötigten Vitamine kommen.
- Bei Menschen, die bewußt am Essen sparen müssen – leider zählen dazu nach neuen Untersuchungen auch viele Studenten, Arbeitslose und alleinstehende ältere Männer.
- Bei Frauen und Mädchen, die jahrelang ununterbrochen die östrogenhaltige »Pille« nehmen – sie leiden oft an einem erheblichen Mangel an den Vitaminen B_2, B_6, B_{12}, C und Folsäure. Das macht sie depressiv und nervös. Die Hormone der »Pille« stören auch den Stoffwechsel der Aminosäure Tryptophan (siehe Seite 55 f.), und die wiederum wird gebraucht zur Herstellung des Neurotransmitters Serotonin, der Antistreßwirkung hat.
- Bei Krankheiten, die allgemein mit Vitaminmangelzuständen einhergehen, wie chronische Erkrankungen des Verdauungssystems und Krebs. Der Körper nimmt in diesen Fällen die Vitamine nicht mehr richtig auf.
- Nicht jeder Mensch hat den gleichen Bedarf an Vitaminen. Menschen, die geistig-psychisch besonders aktiv sind, sind extrem hohe Vitamin-C- und -B-Verbraucher. Zu ihnen kann man ruhig auch Nachtarbeiter an Computer und Schreibmaschine zählen, ferner die Hochsensiblen, die extrem Wetterfühligen, die sehr Temperamentvollen (also all jene, die besonders viel Nebennierenrindenhormone ausschütten).
- Diabetiker sind unter anderem besonders gefährdet durch eine mangelhafte Aufnahme von Vitamin C im Körper und durch eine schlechte Mobilisierung von Vitamin A aus der Leber – aber auch durch eine erhöhte Bildung der gefährlichen *»freien Radikale«. Das* kann bis zu Gefäßverengungen oder Katarakt oder auch gestörter Wundheilung führen.
- Auch sogenannte »Antivitamine« können den Körper in einen Risikobereich bringen. Die Rede ist von Substanzen, welche den Stoffwechsel stören und damit die notwendige Aufnahme von Vitaminen: *rohes Eiweiß von Eiern,* aber auch von vielen *rohen Fischen* zersetzt Vitamin B_1 (Thiamin) durch ein Enzym, die Thiaminase. Deshalb: Möglichst Eiweiß immer nur erhitzt genießen!

Auch eine ganze Reihe von Medikamenten wirkt als »Vitamin-Antagonist«, sprich Gegenspieler (siehe Seite 568 f.).

Ohne Vitamine geht nichts!

- Und die Alten: Ihre Gewebe altern, und der Stoffwechsel erlahmt und verlangsamt sich. Die Zähne werden auch schlechter. Ältere Menschen essen deshalb auch weniger vitaminhaltige Rohkost, Salate, Gemüse, Früchte, sind auch oft appetitlos und haben obendrein weniger Gelegenheit, vitaminreiche frische Lebensmittel zu bekommen (Gehbehinderungen, Altersheim mit schlechter Küche etc.). Auch die Resorption der Vitamine funktioniert nicht mehr so gut wie in jungen Jahren. Wird der Ernährungszustand älterer Menschen unter ärztlicher Aufsicht gezielt verbessert, zum Beispiel mit den Vitaminen A, Folsäure, Vitamin B_{12}, C und D, dann erleben Ärzte oft, daß Gewebe wieder fester und geschmeidiger, Sinne (Sehen, Hören, Riechen) wieder schärfer, Herz und Kreislauf wieder stabiler werden!

Schutztruppe im Kampf gegen »freie Radikale«

Die Aufgaben der Vitamine im Körper sind unglaublich vielfältig und noch längst nicht alle enträtselt. Vitamine sind, wie schon erwähnt, unentbehrlich beim Aufbau der Enzyme, die im Körper überall und rund um die Uhr arbeiten, damit sämtliche Stoffwechselvorgänge, die Blutbildung, die Ernährung von Nerven und Gehirn, die Herstellung von Hormonen etc., reibungslos ablaufen und jede einzelne Zelle bekommt, was sie gerade braucht.

Nach neuen Forschungen haben Vitamine aber noch eine – oft lebensrettende – Bedeutung: als Schutztruppe im Kampf gegen sogenannte *»freie Radikale«*. Das sind, vereinfacht gesagt, chemisch aggressive Zellgifte, sauerstoffhaltige Moleküle, die Zellen bzw. deren Membranen angreifen und zerstören können. Es gibt Hinweise dafür, daß jede Zelle unseres Körpers täglich rund 10 000 Attacken dieser aggressiven »Radikale« zu widerstehen hat.

Begünstigt wird deren Vernichtungswerk zum Beispiel durch radioaktive Strahlung, intensive Sonnenbäder (UV-Licht), durch Smog, Medikamente, Asbest, Umwelt- und Genußgifte, vor allem Alkohol und Zigarettenrauch, aber nachweislich auch durch negativen Streß.

Die »freien Radikale« können in den Stoffwechsel, ins Immunsystem und in die Erbinformation eingreifen. Der »radikale Sauerstoff« (nicht zu verwechseln mit dem unentbehrlichen Sauerstoff unserer Atemluft) läßt Fettsubstanzen in Zellen buchstäblich »ranzig« werden, sie oxidieren.

Zu unserem Glück können die aggressiven, zerstörerischen Sauerstoff-Radikale von den »antioxidativen«, sprich Schutz-Vitaminen E und Beta-Carotin gefangengenommen und unschädlich gemacht werden (man spricht von »Radikalefängern«) – oder die Vitamine schützen die Zellen erfolgreich, indem sie den Angriff der Radikale abblocken. Zusätzlich benutzen unsere Abwehrzellen des Immunsystems den dritten »Verteidiger«, das Vitamin C, als Antioxidans. Die antioxidativen Vitamine wirken auch entzündungshemmend. Und sie bremsen die Alterung der Zellen.

Geschieht das alles aber nicht, weil nicht genügend Vitamine zur Verfügung stehen (zum Beispiel durch schlechte Ernährung), dann läßt die gesamte Körperabwehr nach, bricht schließlich zusammen, weil auch Reparatur-Mechanismen versagen. Und die Zellgifte können ihr Zerstörungswerk ungehindert vollenden.

Zerstörerische Sauerstoff-Reaktionen werden heute mit mindestens 50 Krankheiten in Verbindung gebracht, zu denen neben Arteriosklerose, Herzinfarkt, Schlaganfall und Krebs unter anderem auch Arthritis, Parkinson, grauer Star, Leukämie, Asthma und Autoimmunkrankheiten gezählt werden.

Kein Wunder, daß die Forschung in den letzten Jahren den »freien Radikalen« besondere Aufmerksamkeit widmet. Weltweit laufen zur Zeit viele Studien, die beweisen sollen, daß die genannten Vitamine (und Hand in Hand mit ihnen auch das Spurenelement Selen) wirklich »antioxidativ« wirken, das heißt, vor den Sauerstoff-Radikalen schützen. Dann könnten sie künftig auch vorbeugend als *Radikalefänger* eingesetzt werden.

Und natürlich wundert es da auch niemand, daß Leute, die ein Geschäft mit der Angst zu machen verstehen, ihre Umsätze an synthetischen »Radikalefängern« und »Antioxidantien« raketenhaft gesteigert haben. »Mit Radikalefängern auf Kundenfang«, schrieb ein wissenschaftlicher Informationsdienst. Und berichtete, daß die größte Ernährungsstudie, die es je gab – mit hunderttausend Chinesen –, keine Zusammenhänge zwischen der Einnahme von Antioxidantien in Pillenform (nicht aus der Nahrung) und Krebs ergab.

»Unsere Nahrung enthält«, so stellt der kritische Lebensmittelchemiker Udo Pollmer fest, »von der Natur dosiert, zahlreiche Antioxidantien, vorwiegend solche, die nicht in den Regalen von Apotheken und Supermärkten stehen ...«

Aber dazu müssen wir uns auch wirklich genügend Vitamine einverleiben! Nach einer neuen Statistik sind jedoch in der EG schon 65 Prozent der Lebensmittel industriell bearbeitet (und damit *arm an natürlichen Vitaminen*). In den USA sollen sogar schon über 90 Prozent der Menschen Industriekost essen.

Angesichts der Tatsache, daß unser Vitaminbedarf (und Mineralienbedarf) schon deshalb zu Reparaturzwecken erheblich höher geworden ist, weil uns Umweltbelastungen aller Art, Gifte in der Nahrung, in der Luft, im Wasser, Abgase, Schwefeldioxid, Ozon, Nitrat, aggressive Lösungsmittel, Suchtgifte usw., immer mehr zusetzen, könnte sich da eine Katastrophe zusammenbrauen.

Nur wer sehr vollwertig und ausgewogen ißt, kann hier entstehende Mängel ausgleichen. Sobald jedoch eine Lebenskrise hereinbricht, von der Infektion, dem Unfall und der Operation bis zum Verlust des Arbeitsplatzes oder eines geliebten Menschen (und dem damit verbundenen Superstreß), reicht die normale Schutzstoffversorgung nicht mehr aus.

Die fettlöslichen Vitamine

Vitamin A (Retinol)

Empfohlene Tagesmenge: 0,8 bis 1,8 mg und Beta-Carotine – empfohlene Tagesmenge bis 25 mg.
Wirkungsweise: Hilfreich bei Aufbau, Erhaltung und Schutz der »umhüllenden« Zellen und der Membranen unseres Körpers – sorgt für eine gesunde, geschmeidige Haut und vor allem für widerstandsfähige Schleimhäute in Mund, Lungen, Verdauungstrakt, Nieren, Blase und Geschlechtsorganen. Wenn es in idealem Maß vorhanden ist, arbeitet der mit Schleimhäuten völlig ausgekleidete Verdauungsapparat um so besser, und auch die Körperhaut ist im Bestzustand. Vitamin A schützt vor Infektionen (auch Pilzbefall!) und vor Umweltschäden.

Unentbehrlich ist es für Kinder beim Aufbau von kräftigen Zähnen, Knochen und Geweben, wichtig auch für die Blutbildung und die Fruchtbarkeit und die Schilddrüsentätigkeit. Als Bestandteil des »Sehpurpurs« in der Netzhaut unserer Augen essentiell für Bildschirm-Arbeiter, Leute mit hohem Fernsehkonsum und Berufskraftfahrer. In enger Wechselbeziehung mit Zink ist das Vitamin beteiligt an der Stärkung der Abwehr.

Mangelsymptome: Wachstumsstörungen bei Kindern (sehr häufig in der dritten Welt zu beobachten), schlechte Wundheilung, trockene, rissige Haut, Akne, Schleimhautdefekte. Ein Mangel an Sehpigment kann zu Nachtblindheit führen, zu Störungen in der Fettresorption und Vitamin-C-Bildung, Erkrankungen der Bauchspeicheldrüse, Altersschwerhörigkeit, Geruchsverlust, Depressionen, Konzentrationsschwäche.

Gesundheitsnutzen: Wahrscheinlich Schutzvitamin gegen bestimmte Krebsarten (Brust-, Lungen-, Colon- und Prostatakrebs) sowie Herzinfarkt und Schlaganfall. Als »Hautschutz-Vitamin« wirksam bei vielen Hautschäden – (Akne!), Schuppen, Haarausfall, Anfälligkeiten von Schleimhäuten, vor allem der Luftwege (Bronchitis, Asthma, Allergien, Erkältungen), aber auch bei Darmkrankheiten. Hilfreich bei Müdigkeit, Brennen und Trockenheit der Augen und Nachlassen der Sehschärfe, auch bei Migräne und Kopfschmerzen. Ist beteiligt an unzähligen Reparaturen in unserem Körper. Verkürzt die Folgen von Infektionskrankheiten, fördert die Spermaproduktion sowie die Fruchtbarkeit von Frauen, weil es für die Hormonbildung mit zuständig ist.

Achtung! Eine Überdosierung durch (selbstverordnete) Einnahme von Vitamin A als Medikament kann vergiften! Exzeß kann zu Erbrechen, Hautschäden, Anorexie (Magersucht), Kopfschmerzen und evtl. zur Mißbildung eines Embryos führen. Und sogenannte »Hautbräunungspillen«, die Carotine – also Provitamin A – enthalten, können bei längerem Gebrauch zu kristallinen Ablagerungen in der Netzhaut führen. Mehr Info über Carotine bei den »sekundären Pflanzenstoffen« ab Seite 140.

Natürliche Quellen: Vitamin A kommt in seiner aktiven Form nur in tierischer Nahrung vor – in Lebertran, Fischen, in Leber, Milch, Butter, manchen Margarinen, Rahm, Käse, Eidotter. Aber seine wertvollen Provitamine, wie *Beta-Carotin, Alpha-Carotin, Cryptoxanthin*, sind weit verbreitet in allen grünen, gelben und orangefarbenen Früchten und Gemüsen, voran Karotten, Orangen, Mangos, Pfirsichen, Aprikosen, Holunderbeeren, in Melone, Kürbis, Paprika, Tomaten, Brokkoli, Grünkohl, Spinat, in Petersilie, Feldsalat, Hülsenfrüchten und Getreidekeimen. Lutein, ein anderes Carotin, kommt vor allem in Brokkoli, Rosenkohl und Weißkohl vor.

Achtung! Man kennt heute 600 Carotinoide, von denen rund 50 an dem Umwandlungsprozeß beteiligt sind. (Siehe auch unter den »sekundären Pflanzenstoffen«, Seite 140 ff.) Die Umwandlung von Beta-Carotinoiden in Vitamin A klappt nicht hundertprozentig, so muß in der Nahrung zur Bedarfsdeckung sechsmal mehr Carotin enthalten sein als Vitamin A – das geht vor allem die Vegetarier an! Andererseits ergeben neue Forschungen: Der Körper sorgt dafür, daß das wertvolle Beta-Carotin nicht überdosiert werden kann, während das Endprodukt Vitamin A in Überdosis zu Leberschäden und ähnlichen gefährlichen Effekten führen kann.

Küchentips: Die Aufnahme durch den Körper funktioniert um so besser, je mehr die Gemüse oder Früchte zerkleinert werden (Karotten zum Beispiel sehr fein raspeln oder pürieren). Zur besseren Verfügbarkeit des Carotins sollten Karotten *immer mit etwas Fett zubereitet werden*. Wichtig: Die vielgepriesenen doppelt ungesättigten Fettsäuren zerstören das Carotin. Deshalb besser einen Stich Butter oder einen Eßlöffel Rahm bzw. Olivenöl statt Distelöl oder Sonnenblumenöl an das Gemüse geben!

Der Tagesbedarf von Vitamin A wird schon durch ein Glas Karottensaft oder einen Liter Milch oder 125 g Grünkohl oder drei mittlere Tomaten oder 50 g Brokkoli, eine Portion grünen Salat oder 150 g Spinat gedeckt oder durch 300 g Aprikosen oder eine halbe kleine Cantaloup-Melone. Vitamin A ist licht- und sauerstoffempfindlich, aber hitzestabil. Geraspeltes nicht länger stehenlassen! Die Küchenverluste schwanken zwischen zehn bis 20 Prozent.

Vitamin D (Calciferol)

Empfohlene Tagesmenge schwankt von 5 bis 10 Mikrogramm.
Wirkungsweise: Es wird das »Sonnenschein-Vitamin« genannt, weil es unter der Einwirkung von UV-Strahlen des Sonnenlichts unter der Haut aus einer Form von Cholesterin gebildet wird. Es ist aber auch als »Anti-Rachitis-Vitamin« bekannt, weil es die Resorption von Kalzium und Phosphor aus der Nahrung und den wohlbalancierten Einbau dieser Mineralien in die Knochen fördert. Vitamin D existiert in verschiedenen Formen. Es ist lebenswichtig für Wachstum und Entwicklung und Erhaltung von kräftigen Zähnen, Knochen, Sehnen und Bändern. Deshalb ist es unentbehrlich für Babys, Kleinkinder, Schwangere, Stillende und ältere Menschen.
Mangelsymptome: Rachitis, Wachstumsstörungen, krumme Beine, Trichterbrust, Knochenerweichung, Neigung zu Knochenbrüchen,

Skoliose, in zunehmendem Alter Osteoporose, schlechte Zähne, dicke Knie und Knöchel, aber auch Bluthochdruck, Muskelschwund, Neigungen zu Entzündungen, Akne, Ekzemen, Nervosität. Eine gestörte Balance des Kalzium-Phosphor-Haushalts stört auch das Nervensystem und eine normale Blut- und Kreislauffunktion.

Überdosierung hat gefährliche Folgen: Durchfall, Gewichtsverluste, Nierenschäden, Übelkeit und Kalkablagerungen in weichen Geweben, zum Beispiel den Gefäßen und Nieren (Arteriosklerose!).

Gesundheitsnutzen: Vitamin D hilft vorbeugend gegen Rachitis und Knochenerweichung bei älteren Menschen. Es sorgt für die Bildung und Erhaltung gesunder, kräftiger Zähne. Das Vitamin – das eigentlich ein Hormon ist – erfüllt seine Aufgaben optimal in Zusammenarbeit mit Vitamin A. Nach neuen Forschungen haben die beiden gemeinsam Schutzfunktionen gegen Hauterkrankungen wie Akne und Schuppenflechte (Psoriasis) und fördern die Zellatmung zugunsten einer Abwehrstärkung – auch gegenüber häufigen schweren Erkältungen. Vitamin D hilft auch bei der Blei-Entgiftung, und als Psychovitamin stärkt es Konzentrations- und Lernfähigkeit.

Natürliche Quellen: In tierischer Nahrung liegt das natürliche Vitamin D_3 vor allem in Fleisch, Leber und Fischölen, sprich Lebertran, vor (hier sind D und A gemeinsam enthalten), ferner in Kalbfleisch, in Heringen, Lachs, Thunfisch, Sardinen, Aal, Makrelen, aber auch in Eigelb, Butter, Käse, Milch, Rahm, guter Margarine. In pflanzlicher Nahrung ist es als Provitamin Ergosterin zu finden in Weizenkeimöl, Spinat, Kohl, Pilzen, Hefe, Nüssen, Getreidesprossen und Sonnenblumenkernen.

Bei abwechslungsreicher Vollwert-Ernährung ist der Bedarf an Vitamin D leicht gedeckt, zum Beispiel mit 50 g Hering oder einem Ei oder 300 g Kalbfleisch oder einem Teelöffel Lebertran. Als Medikament ist es toxisch und gehört in die Hand des Arztes!

Alten Menschen wird geraten, sich im Winter möglichst viel am Fenster *ins Licht* zu setzen. Für gesunde kleine und große Leute ist der Schneespaziergang die allerbeste Knochenmedizin. Stubenhocker können Defizite erleiden!

Küchentips: Beim Grillen und Braten von Fisch können bis zu 95 Prozent des Vitamins D *verlorengehen*. Also besser im eigenen Saft dünsten oder in der Folie zubereiten.

Durch lange Einnahme der Antibabypille entsteht häufig ein Defizit, das bewußt mit der Küchenmedizin ausgeglichen werden sollte.

Auch zu Beginn einer Erkältung kann es sehr hilfreich sein, auf einen Speisezettel zu achten, der reichlich Vitamin D, Vitamin A und Vitamin C enthält.

Wer zu einer Übersäuerung des Magens neigt, die im schlimmsten Fall ein Geschwür verursachen kann, sollte überprüfen, ob er genug Vitamin D mit der Nahrung bekommt – das vermag die Säure abzumildern.

Vitamin E (Tocopherol)

Empfohlene Tagesmenge: 8 bis 15 mg. Der Bedarf steigt bei Schwangerschaft, Leistungssport, Schwerarbeit, bei fortgeschrittener Arteriosklerose und im Alter stark an – auf bis zu 100 mg.

Wirkungsweise: Dieses »Antioxidations-Vitamin« schützt die wertvollen mehrfach ungesättigten Fettsäuren (wie Linolsäure), indem es deren Abbau durch Sauerstoffeinwirkung – Oxidation – verhindert. Es wirkt als Schutzstoff bei unzähligen biochemischen Vorgängen in Zellen und Zellwänden, bewahrt sie vor Zerstörung. Es ist zur Zuckerspeicherung notwendig, unterstützt die ungestörte Bildung von Vitamin A, Proteinen, Enzymen und Hormonen.

Vitamin E gilt nicht nur als *Fänger von freien Radikalen* (siehe Seite 77 f.), sondern es unterstützt auch in Zusammenarbeit mit Selen die Bildung von Antikörpern und Freßzellen der Abwehr, zum Beispiel bei Infektionen, vor allem Viruserkrankungen.

Es fördert den Energiestoffwechsel, sorgt für richtiges Gewebewachstum und die Gesundheit der roten Blutkörperchen, vor allem bei Babys. Deshalb wird Vitamin E heute therapeutisch eingesetzt bei Neugeborenen, deren rote Blutkörperchen nicht richtig ausgereift sind und deren Mütter nicht stillen können (die Muttermilch enthält bis zu viermal soviel Vitamin E wie Kuhmilch).

Auch der Vitamin-B-Komplex und Vitamin C sind vor Oxidation geschützt, wenn Vitamin E im Verdauungstrakt reichlich vorhanden ist. Weil das Vitamin E ein Überangebot an Fett forciert in Energie umwandeln kann, gilt unter Kennern zum Beispiel das Vollkornbrot mit Butter als Idealnahrung für Sportler und Schwerarbeiter. Denn: Vitamin E im vollen Getreide hilft, das Butterfett beschleunigt in Energie (Kraft) umzusetzen!

Mangelsymptome sind zwar selten, können aber beispielsweise auftreten, wenn zu große Mengen der (so heftig gegen Arteriosklerose propagierten) mehrfach ungesättigten Fettsäuren, zum Beispiel Linolsäure, gegessen werden – wie sie auch in bestimmten »Gesundheits«-Magarinen enthalten sind. Je mehr ungesättigte Fettsäuren, desto höher nämlich der Vitamin-E-Bedarf. Eine starke Erhöhung des Linolsäurekonsums, wie sie etwa zur Senkung des Cholesterinspiegels empfohlen wird, ist also nur zuträglich, wenn die Vitamin-E-Zufuhr ebenfalls entsprechend erhöht wird. Mangel an Vitamin E kann bei Kindern, Jugendlichen und Alten, die sich nicht vollwertig ernähren, zu Wachstums- und Entwicklungshemmungen führen, zum Zerfall von roten Blutkörperchen. Bei Erwachsenen können Stoffwechselstörungen die Folge sein, die eine richtige Ausnützung verschiedener Aminosäuren sowie die Fettverdauung behindern.

In sehr seltenen Fällen kommt es zu Gallenblasen- und Pankreas-Entzündung, zu Sterilität bei Männern oder Neigung zu Fehlgeburten bei Frauen. Ein größeres Defizit an Vitamin E vermindert auch die Bildung von Antikörpern und Freßzellen im Immunsystem.

Gesundheitsnutzen: Weil der Rohstoff – Pflanzenöle – relativ preiswert ist, witterten die Hersteller von Vitamin E zu »therapeutischen Zwecken« mit Recht ein immenses Geschäft.

Dem braven Vitamin werden so viele märchenhafte Eigenschaften angedichtet, daß es schwierig ist, Dichtung und Wahrheit um diese »Wunderdroge« noch auseinanderzuhalten. Auf jeden Fall wurde es spätestens nach Tschernobyl zum Bomben-, sprich Milliardengeschäft. Denn Untersuchungen ergaben, daß Tocopherol nicht nur die schädlichen Wirkungen von oxidierten (ranzigen) Nahrungsfetten verhüten kann, sondern auch die Bildung von »Fettperoxiden«, die in den Zellen selbst entstehen können, zum Beispiel nach Röntgenbestrahlungen, aber auch nach radioaktiver Belastung aus der Umwelt. Außer einem gewissen Strahlenschutz – der auch auf die Auswirkungen des »Ozonloches« zutreffen soll – kann Vitamin E offenbar den Alterungsprozeß bei körperlich stark geschwächten Menschen aufhalten. Diese Wirkung bezieht auch die »Ernährung« der Keimdrüsen mit ein, so daß Vitamin E von der Werbung auch als »Liebes- und Sexualvitamin« hochgejubelt wird. Älteren Menschen verhilft es offenbar zu mehr sexueller Vitalität. (Rennpferde verdoppelten ihre Siege unter Vitamin-E-Gaben.)

Vor allem aber ist Vitamin E ein »Freund der Frauen«: mit seiner Hormonwirkung lindert es Monatsbeschwerden, Schwangerschaftsprobleme, ist hilfreich bei scheinbarer Unfruchtbarkeit, bei Brustentzündungen und bei Altersflecken auf der Haut.

Wenn man nur das Wichtigste aus Tausenden von Veröffentlichungen herauszieht, dann kann Tocopherol als Anti-Thrombose-Mittel wirken, vor allem unter der »Pillen«-Einnahme, weil es den Blutfluß beschleunigt. Es kann Herz und Gefäße stärken und sie durch seine antioxidative Wirkung vor extremer Verkalkung schützen und damit das Risiko eines Herzinfarktes mindern. Es senkt den Bedarf an Schmerzmitteln, bewährt sich gut bei Muskelkater und Hexenschuß und »restless legs« (Krämpfen in den Beinen, zum Beispiel nach Langstreckenflügen) und, in hohen Dosen, von der Kasse leider nicht bezahlt, in der Rheuma-Therapie. Es unterstützt eine schnelle Wundheilung und wird mit Erfolg bei der Behandlung von Handkontrakturen eingesetzt. Nach neuen Erfahrungen kann Vitamin E den Verlauf des Altersstars verzögern und ein gewisser Infektionsschutz sein – offenbar auch gegen Viren.

Aber Achtung! Menschen mit hohem Blutdruck sollten Vitamin E keinesfalls in hohen Dosen (aus der Apotheke) eigenmächtig einnehmen, sondern nur mit der Nahrung zuführen. Denn das Vitamin kann den Blutdruck noch stärker erhöhen!

Natürliche Quellen: Kein gesunder Mensch, der sich vollwertig und abwechslungsreich ernährt, muß Vitamin E aus der Apotheke holen. Es kommt in Spuren fast in jedem Lebensmittel vor, allerdings nur in relativ niedrigen Dosen in tierischem Fett, sprich in Fleisch, Fisch, Leber, Eidotter und Butter. Dagegen schenken uns viele Pflanzen diesen wertvollen Schutzstoff geradezu üppig: allen voran die kaltgepreßten Pflanzenöle. Biologisch am wirksamsten soll das Vitamin E aus Olivenöl sein. Weizenkeime, dann Vollgetreide, Hafer, Nüsse, Soja, grünes Gemüse, Hülsenfrüchte, besonders Linsen, Bohnen, Erbsen, Avocados, Sellerie, Lauch, Grünkohl, Brokkoli, Spinat, Spargel, sie alle liefern uns unser Vitamin E.

Zur Deckung des täglichen Bedarfs reichen bereits 20 g Hafer in Müesli oder zwei Tagesportionen frisches Gemüse oder eine Handvoll Nüsse oder Mandeln oder nur ein kleiner Eßlöffel Weizenkeim- oder Maiskeimöl oder 100 g Mungbohnen-Sprossen.

Beim Keimen von Weizen oder Mungbohnen verdreifacht sich der Vitamin-E-Gehalt während des Sprießens.

Küchentips: Vitamin E ist empfindlich gegen Licht und Luftsauerstoff. Da es relativ instabil ist, geht es beim Raffinieren von Speiseölen verloren. Also: Ausschau halten nach »Virgin«-Ölen. Beim Tiefgefrieren wird Vitamin E zu einem hohen Prozentsatz zerstört: Innerhalb von zwei Monaten gehen bis zu 77 Prozent verloren! Nach der Organuhr ist für die Aufnahme von Vitamin E die beste Zeit der Abend. Deshalb: Zum Abendessen in Salate oder Gemüse einen Löffel kaltpreßtes Weizenkeimöl geben. Beim Fernsehen einige Nüsse knabbern.

Vitamin K (Phyllochinon)

Empfohlene Tagesmenge: 60–100 Mikrogramm – Mehrbedarf bei Schwangeren.
Wirkungsweise: Das »Blutgerinnungsvitamin« kommt in der Natur in zwei Formen vor: Vitamin K_1 und K_2. Es ist noch nicht völlig erforscht. Beim gesunden Erwachsenen wird es entweder mit der Nahrung aufgenommen oder vom Körper selbst durch Dickdarmbakterien gebildet und dann ins Blut aufgenommen. Säuglinge haben noch keine Darmbakterien, weshalb Vitamin K in der Muttermilch reichlich vorhanden ist.

Der Bedarf an diesem Vitamin ist zwar sehr gering – aber auch die Speicherfähigkeit im Körper. Schon wenige Tage nach einer Vitamin-K-freien Ernährung ist die Blutgerinnungszeit deutlich verlängert. Vitamin K ist durch die Bildung von »Prothrombin«, der Vorstufe des Gerinnungsenzyms »Thrombin«, unentbehrlich für die normale Blutgerinnung, stoppt Blutungen, schließt rasch kleine Wunden, löst spontane Heilkräfte bei Verletzungen aus. Das Vitamin ist am Einbau von Kalzium und Vitamin D in den Knochen beteiligt, also mitverantwortlich für deren Festigkeit, gilt nach neuen Forschungen als Osteoporose-Schutz, wirkt mit am Kohlenhydrat- bzw. Glukosestoffwechsel, und es ist von großer Bedeutung für eine normale Leberfunktion, aber auch für die gesamte Altersvitalität.
Mangelsymptome: Wenn die Darmbakterien geschädigt sind, zum Beispiel unter dem Einfluß von Antibiotika, Sulfonamiden oder langfristigem Mißbrauch von Abführmitteln, muß diese Darmflora möglichst rasch wieder aufgebaut und evtl. Vitamin K sorgsam zugeführt werden. Auch bei Gallen- und Lebererkrankungen (Gelbsucht), wenn kein Gallensaft fließt, ist die Vitamin-K-Versorgung gefährdet, denn das fettlösliche Vitamin ist ja von der Fettverdauung (durch den Gallensaft) abhängig. Auch hoher Alkoholkonsum und zu viele Süßigkeiten können den Darm bei der Produktion von Vitamin K behindern!

Bei einer Verlängerung der Blutgerinnungszeit (Gerinnungstest vor Operationen, Leberblindpunktionen, schweren Geburten, Schwangerschaftsunterbrechungen etc.) muß mit Vitamin K behandelt werden.

Menschen, die nach einem Herzinfarkt Antikoagulanzien bekommen, die das Blut verdünnen, müssen auch auf ihren Vitamin-K-Spiegel achten.

Gesundheitsnutzen: In der ärztlichen Therapie wird Vitamin K zum Beispiel eingesetzt bei schweren Menstruationsstörungen, bei Blutungsneigung im Auge, bei Anfälligkeit zu Schlaganfällen. Neuerdings wird Vitamin K manche (wissenschaftlich noch unbewiesene) Wunderwirkung angedichtet.

Achtung! Vitamin K als Arznei ist in hohen Dosen giftig. Keine Selbstmedikation! Wer sich gut ernährt und außerdem für eine gepflegte Darmflora sorgt – mit Hilfe von Joghurt, Kefir, Dickmilch, Sauerkraut, kurz allem, was Milchsäure enthält, und wer seine Galle nicht durch übermäßig viel Fett strapaziert, der wird auch einen guten Vitamin-K-Spiegel haben.

Natürliche Quellen: Reichlich in allen Kohlarten und grünen Blattgemüsen (Spinat, Mangold, Feldsalat, Lauch, grüne Salate, Brennesselspinat [!], Alfalfa), in Kelp-Algen, in Mais-, Oliven- und Sojaöl, auch in Kohlarten, Tomaten, Hülsenfrüchten. Dagegen sehr gering nur in Wurzelgemüsen, Früchten und Getreiden, mit Ausnahme von Hafer. Weil die Kühe Grünes fressen, findet sich Vitamin K auch in fetthaltigen Milchprodukten, wie Vollmilch, Butter, Käse, Rahm, Quark, Joghurt, ferner kommt es in Fisch, Fleisch, Leber und Eigelb vor.

Küchentips: Gegen Hitze (bis ca. 120 °C) ist das Vitamin relativ unempfindlich, helles Tageslicht aber zerstört es. Deshalb die Gemüse und Salate immer abgedeckt im Dunkeln liegen lassen. Auch Alkalien (Natron) und starke Säuren (zuviel Essig) zerstören Vitamin K.

Die wasserlöslichen Vitamine

Der Vitamin-B-Komplex

Der Name sagt es schon: Sie sind eine große Gruppe, ein Clan, der zusammenhält und immer zusammengehört. Sie unterscheiden sich von anderen Vitaminen unter anderem dadurch,
- daß jede Zelle sie braucht;
- daß alle Mitglieder im Team verwandte Funktionen haben – nämlich als Bestandteile von Koenzymen lebenswichtige Stoffwechselvorgänge mitzusteuern;

- daß sie meist gemeinsam in den gleichen Nahrungsmitteln vorkommen. Die reichsten Vitamin-B-Quellen sind Vollkornprodukte und Bierhefe, Leber und mageres Fleisch.

Die B-Komplex-Vitamine sind hochaktiv damit beschäftigt, den Körper mit Energie zu versorgen. Sie verwandeln die Kohlenhydrate in Glukose und sind lebenswichtig am Fett- und Eiweißstoffwechsel beteiligt. Boris Becker zum Beispiel sieht in Vitamin B_{12}, wie andere Spitzensportler auch, eine sehr gute Alternative anstelle der verbotenen Anabolika.

Alle B-Vitamine sind unersetzlich für Gehirn und Nerven. Sie helfen Schmerzen lindern, ohne sie gibt es keine geregelte Verdauung, und nur mit ihnen sind Haut und Haare, Augen, Mund, Leber und rote Blutkörperchen richtig gesund.

Auch dies ist allen gemeinsam: daß in Streßsituationen und bei Alkoholmißbrauch mehr B-Vitamine gebraucht werden und daß sie kaum gespeichert werden können. Sie müssen ständig, am besten täglich, mit der Nahrung »nachgeschoben« werden – und zwar *alle zusammen* (was nicht schwierig ist). Es ist nur in Ausnahmefällen sinnvoll, einzelne B-Vitamine therapeutisch, etwa B_6 oder B_{12}, zu nehmen. Fehlt ein B-Vitamin, dann wirken die Zellensysteme schon nicht mehr perfekt, und das kann bereits die Abwehr schwächen. Grundsätzlich sollte einer gesunden Darmflora zuliebe, die vielfach am Aufbau der B-Vitamine mitbeteiligt ist, für eine enzymreiche, regenerierende Vollwerternährung mit viel Rohkost, Sprossen, Keimen und Milchsäure (aus Joghurt oder Sauerkraut etc.) gesorgt werden.

Wer sehr gut mit B-Komplex-Vitaminen versorgt ist, ist psychisch ausgeglichen, strahlt Optimismus aus, stellt sich auch Lebenskrisen mit mehr Mut und läßt sich nicht so leicht unterkriegen. Der hat Appetit, schläft gut, freut sich des Lebens, hat eine straffe Haut und bekommt nicht so früh graue Haare. Senil wird er auch nicht so schnell. Diese Erkenntnis nützen auch Geriatriker bei der Vitamin-B-Behandlung von Senioren gern aus.

Vitamin B_1 (Thiamin)

Empfohlene Tagesmenge: 1 bis 1,6 mg.
Wirkungsweise: Das »Anti-Beriberi-Vitamin« (siehe auch Seite 349 f.) wird auch »Gute-Laune-Vitamin« genannt, weil es die Seele

aufhellt. Es ist unentbehrlich für die gut funktionierende Wechselwirkung zwischen Gehirn, Nerven und Muskeln, also für körperliche und geistige Leistungsfähigkeit. Es hilft Kindern, besser zu lernen, und älteren Menschen, einen Lebensabend in geistiger Frische und frei von Depressionen zu verbringen.

Aber Vitamin B_1 wird als Koenzym auch für den vollständigen Zuckerabbau in den Zellen gebraucht, das heißt für die Umwandlung von Kohlenhydraten-Glukose in Energie. Und es spielt eine Rolle bei der Synthese von Fettsäuren und beim Cholesteringleichgewicht. Ohne Thiamin würde weder der Herzmuskel kräftig arbeiten, noch gäbe es genug rote Blutkörperchen, noch würde die Verdauung richtig klappen.

Mangelsymptome: Da ist eine ganze Liste sogenannter »Zivilisationskrankheiten«: Müdigkeit, Nervosität, Migräne, Depressionen, Konzentrationsschwierigkeiten, Appetitlosigkeit oder Heißhunger auf Süßigkeiten, Neigung zu Infektionen, Haarausfall, Akne. Bei schwerem Mangel: stark verlangsamter Puls und Herzschlag, Herzschwäche, Bauchkrämpfe, Übelkeit, mangelnde Koordination von Beinen und Armen, geistige Verwirrung, Gedächtnisschwäche. Auch hohe Cholesterinwerte werden mit B_1-Mangel in Verbindung gebracht!

Die Symptome verschärfen sich vor allem, wenn sehr *einseitig* sogenannte *raffinierte* Nahrungsmittel gegessen werden. Das heißt, viel Zucker, Weißmehlprodukte, Kuchen, polierter Reis und wenig Vollwertkost. Auch das Fehlen von hochwertigem Eiweiß stört die Vitamin-B-Versorgung. Steil steigt der Thiamin*bedarf* außer bei hohem Verzehr von Zucker und Süßigkeiten auch bei Alkoholmißbrauch an. Vitamin B_1 wird dann vom Körper nicht mehr aufgenommen. Übermäßiger Kaffeegenuß ist auch B_1-schädlich.

Es ist nicht verwunderlich, aber doch erschreckend, daß laut der Deutschen Gesellschaft für Ernährung ein beträchtlicher Teil unserer Bevölkerung, zumal Kinder, Jugendliche und alte Menschen, regelrecht mit Thiamin unterversorgt sind! Dabei wäre der Mangel durch vernünftige Ernährung und die Reduzierung des Alkoholkonsums leicht zu beheben. Forscher berichten oft von kleinen Wundern, die sich bei Menschen vollziehen, wenn die geleerten Speicher von Thiamin (zum Beispiel durch Alkohol, Magersucht oder Hungerkuren, aber auch nach schwerem Durchfall oder Fehlernährung) wieder aufgefüllt werden.

Gesundheitsnutzen: Ein guter Thiaminspiegel sorgt für eine ausgeglichene Psyche. In den USA wird das Vitamin in Nervenkliniken viel zur Therapie angewendet, ebenso bei zurückgebliebenen Kindern mit Lernschwierigkeiten. In der Alkoholentwöhnung wird Thiamin unterstützend eingesetzt; in Fachveröffentlichungen heißt es, Thiamin habe schon manchem früheren Alkoholiker das Leben gerettet.

Weitere Einsätze von Thiamin: als Aufbauvitamin für Spitzensportler, zur Schmerzdämpfung und schnelleren Wundheilung bei Zahnbehandlungen, Lumbago und Neuralgien, bei mangelhafter Magensaftbildung und zur Behandlung von Herpes. Im Tropenurlaub haben sich zur Abschreckung von Moskitos täglich 300 mg Thiamin bewährt. Bei längerer Einnahme sollte es mit Vitamin C kombiniert werden.

Natürliche Quellen: Schweinefleisch, Leber, Geflügel, Milch, Eigelb, Vollkorn (Haferflocken!) und Naturreis, Pistazien, Cashewnüsse, Buchweizen, Kartoffeln und vor allem Weizenkeime und Bierhefe. Der Tagesbedarf an Thiamin wird schon gedeckt durch 20 g – einen gehäuften Eßlöffel – Bierhefe oder eine gute Portion mageren Schinken oder kalte Hühnerbrust (siehe Küchentips) mit Vollkornbrot oder 45 g Sonnenblumenkernen oder 50 g Mungbohnensprossen oder 90 g ungeschältem Sesam. Ein Eßlöffel Bierhefe, täglich zum Anreichern vor dem Servieren übers Essen gegeben (aber nicht kochen!), das reicht meist aus, um kleinere Mängel an B_1 auszugleichen, zum Beispiel bei schnell wachsenden Kindern, Schwangeren, Stillenden, Leistungssportlern.

Küchentips: Weil Thiamin wasserlöslich ist, geht es verloren, wenn die B_1-haltigen Nahrungsmittel gewässert oder blanchiert werden oder das Kochwasser weggeschüttet wird. Auch durch Sauerstoff oder Hitze gehen bis zu 70 Prozent kaputt. Also immer alles schnell und schonend zubereiten und sofort auf den Tisch bringen. *Nie Natron verwenden!* – Enzyme in Austern oder rohem Fisch zerstören Thiamin.

Vitamin B_2 (Riboflavin)

Empfohlene Tagesmenge: 1,2 bis 3 mg. Sie erhöht sich bei sehr fettreicher Nahrung!

Wirkungsweise: Das Energie- und auch Hautvitamin ist Bestandteil von rund 60 Enzymen. Es hat große Bedeutung für den gesamten Stoffwechsel, für die Umwandlung von Kohlenhydraten, Fetten und Proteinen in Nährstoffe, die dem Körper Energie und jeder Zelle Nahrung und Sauerstoff zuliefern. Deshalb nennt man es auch gern das »Sportler- und Wettkampf-Vitamin«. Es ist zuständig für die Zellatmung und maßgeblich beteiligt am Wasserhaushalt des Körpers. Die Flavin-Enzyme sind unentbehrlich für den roten Blutfarbstoff, das Hämoglobin, und damit für die Eisenverwertung. Zusammen mit Vitamin A »pflegt« Bioflavin Haut, Haare, Augen (hohe Konzentration in der Netzhaut) und schützt vor Star. Vor allem Kinder brauchen es lebensnotwendig mit der Nahrung!

Mangelsymptome: Erste Anzeichen sind kleine Wunden um Augen, Lider und Nase, Lichtempfindlichkeit, Hautausschläge, Schlaflosigkeit, eingerissene Mundwinkel, geschwollene Lippen. Das kann sich steigern bis zum Anschwellen der hochroten, brennenden Zunge und Schluckbeschwerden, dazu kommen brüchige Fingernägel, Haarausfall, bei Frauen besonders Entzündungen und Schmerzen, Juckreiz, Atropie in den Schleimhäuten der Vagina. Auch Wachstumsstörungen bei Kindern können mit Vitamin-B_2-Mangel zusammenhängen. Tierversuche weisen darauf hin, daß schwerer Vitamin-B_2-Mangel Mitverursacher bei einigen Formen von Krebs ist.

Gesundheitsnutzen: Kinder, die unter Ekzemen litten, wurden erfolgreich mit Riboflavin behandelt. In vielen Fällen von Sehstörungen und Augenentzündungen durch Fehl- oder Mangelernährung leistet es beste Dienste, natürlich auch Schwangeren. Nach Verletzungen, Unfällen, Operationen, bei Schilddrüsenüberfunktion und allen Arten von negativem Streß besteht ein stark erhöhter Bedarf. Vitamin B_2 vermag auch den Blutzucker bei Diabetikern günstig zu beeinflussen.

Achtung! Vermutlich zerstört ein Bestandteil des Tabakrauchs das Riboflavin, darum müssen starke Raucher für einen guten Vitaminausgleich mit B_2 sorgen – ebenso wie Menschen, die regelmäßig Alkohol trinken. – Am meisten von Defiziten betroffen sind aber Mädchen in der Pubertät mit Schlankheitsfimmel, die zuwenig Milch trinken und womöglich noch naschen, vor allem aber Frauen, die längere Zeit die »Pille« nehmen, weil die Hormone verhindern, daß Riboflavin ins Blut aufgenommen wird.

Natürliche Quellen: Zum Glück ist Vitamin B_2 in vielen vollwertigen Nahrungsmitteln vorhanden: neben Rind- und Geflügelfleisch, rohem Schinken und Leber vor allem in Eigelb, Vollmilch, Käse, Joghurt, Quark, auch in Bückling und Makrele, erfreulicherweise auch in Bierhefe und Hefebier in relativ hohen Dosen. Außerdem in Erbsen, Bohnen, Kartoffeln, Karotten, Pilzen, Erdnüssen, Brokkoli, Pflaumen, Blaubeeren, Äpfeln, Zitrusfrüchten.

Der *Tagesbedarf* ist schon gedeckt mit 100 g gedünsteter Kalbsleber (von einheimischen Tieren!) oder einem halben Liter Milch plus zwei kräftigen Vollkornbroten mit Butter und Käse oder einer Portion Hering mit Pellkartoffeln oder einem Gemüseteller mit Ei – oder einem einzigen Eßlöffel Bierhefe.

Küchentips: Riboflavin ist relativ hitzebeständig, aber äußerst lichtempfindlich. Beim Kochen in offenen Töpfen wird es fast restlos zerstört – also nur mit sehr wenig Wasser garen und Deckel drauf. Milchflaschen in den dunklen Kühlschrank stellen, Gemüse auch dort lagern. Nie Natron zum Kochen verwenden, auch für Hülsenfrüchte nicht!

100 g Weizenkörner haben 13 mg B_2 – aber 100 g Weizenkeimlinge (-sprossen) haben 54 mg. 100 g Sojabohnen liefern nur 0,12 mg B_2, aber 100 g *Sojasprossen* 1,0 mg, also fast das Zehnfache.

Außerdem: Die *äußeren* Blätter von Salat- und Kohlköpfen enthalten fünfmal soviel B_2 wie die inneren. Je mehr zellulosehaltige Nahrung gegessen wird (Gemüse, Salat, Rohkost, Vollkorn), desto mehr B_2-Vitamin wird von den Bakterien des Darms gebildet.

Vitamin B_3 (heute Niacin oder Nicotinsäureamid genannt)

Empfohlene Tagesmenge: 9 bis 25 mg.

Wirkungsweise: Vitamin B_3 ist das dritte »Energievitamin«. Es ist ein Bestandteil lebenswichtiger Koenzyme, die »Zündkerze«, ohne die es keinen ordentlichen Stoffwechsel und keine Resorption von Eiweiß, Fetten und Kohlenhydraten gibt. Insgesamt ist Niacin an über 200 enzymatischen Vorgängen beteiligt, deren Aufgaben von der Kontrolle des Cholesterinspiegels im Blut über die Zellatmung bis zum gut funktionierenden Verdauungsapparat und zentralen Nervensystem reichen. Es erhält uns die geistige Gesundheit, die gesunde Haut, die Geschmackssensibilität der Zunge und die Elastizität von Schleimhäuten und Geweben. Niacin wird auch gebraucht bei der Synthese von Sexualhormonen.

Im Körper wird das Vitamin aus der Aminosäure Tryptophan (siehe Seite 55 f.) hergestellt. Deshalb sind alle Lebensmittel besonders günstig, die sowohl Tryptophan als auch Niacin enthalten (siehe unten, »Natürliche Quellen«). Bekommt der Körper zuwenig Tryptophan, dann bildet er auch zuwenig Niacin. Die Folge können schwere neurologische und psychologische Störungen, auch chronische Schlaflosigkeit sein. Aus 60 mg Tryptophan wird 1,0 mg Niacin gebildet.

Mangelsymptome: Im Anfangsstadium Muskelschwäche, große Müdigkeit, Appetitlosigkeit, Hautirritationen und -schwellungen unter Sonnenbestrahlung. Bei erheblichem Mangel: schlechte Magensäurebildung, starker Mundgeruch, Gaumenentzündungen, Übelkeit, häufige Kopfschmerzen, zitternde Hände, starke Nervosität, Schädigungen der Darmschleimhaut, Herz- und Nervenschwäche, blutige Durchfälle. Die klassische Niacin-Mangelkrankheit war Pellagra (»rauhe Haut«, siehe Abschnitt »Getreide«). In Industrieländern ist sie kein Problem mehr.

Doch manche Verdauungsschwäche, die mit Entzündungen der Mund- und Darmschleimhaut einhergeht, kann vom Niacinmangel kommen. Ein Exzeß im Zucker- und Süßwarenverzehr leert den Niacinspeicher, auch Antibiotika zehren das Vitamin auf.

Gesundheitsnutzen: Ein Pionier der Vitamintherapie bei Rheuma, Arthritis, Gelenkentzündungen, Dr. William Kaufmann, setzte Niacin schon in den 30er Jahren erfolgreich bei Tausenden von Patienten ein – übrigens auch gegen Alterssteifigkeit und Gelenkschmerzen. Wer zu Gicht neigt, sollte aber mit tierischer niacinhaltiger Nahrung zurückhaltend sein!

Als Begleittherapie bei der Behandlung von Psychosen und Delirien war in vielen Forschungsreihen Niacin ebenso nützlich wie während der Alkohol- und Nikotinentwöhnung. Das Vitamin hat sich bewährt bei der Mitbehandlung von Bluthochdruck und hohem Cholesterin, gegen Schmerzen und Krämpfe in den Beinen und gegen verfrühte Alterstaubheit. Auch in der Akne-Behandlung leistet es zusammen mit Vitamin A gute Dienste.

US-Ärzte raten ihren Migränepatienten, bei den ersten Anzeichen einer Attacke Niacin zu nehmen. Auch bei Abmagerungskuren verordnen sie gern das Vitamin – allerdings *nie isoliert,* sondern, wie auch andere B-Vitamine, stets zusammen mit dem B-Komplex.

Natürliche Quellen: Wie schon gesagt, ist eine tryptophanreiche Kost, also hochwertige Eiweißnahrung, erforderlich zur Niacinversorgung. Das heißt: alles magere Fleisch (Geflügel), Hühnerleber, Fische (Thunfisch), Wild, wie Hase, Kaninchen, auch Lamm, Milch und deren Produkte und Eier. Daneben sind Bierhefe und Weizenkleie reich an Niacin, aber auch Vollkorn, Naturreis, Buchweizen, Erdnüsse, Mandeln, Hülsenfrüchte, Sojabohnen, Champignons, Kartoffeln, Spinat und Tomaten sowie Aprikosen enthalten kleine Mengen an Niacin.

Der *Tagesbedarf* ist gedeckt durch ein Hühnerbein oder 100 g Vollkorn-Müesli mit Aprikosen, 120 g geschnetzelte Kalbsleber (die, wegen der Schadstoffe, allerdings vom Bio-Metzger stammen sollte), eine Portion Champignons mit Naturreis oder einen kleinen Löffel Bierhefe.

Küchentips: Niacin ist verhältnismäßig beständig gegenüber Licht, Hitze, Luftsauerstoff. Weil es aber wasserlöslich ist, sollten Gemüse nur sehr kurz gewaschen, nur in wenig Wasser gedünstet oder »chinesisch« geschmort werden. Kochwasser immer mitverwenden!

Pantothensäure (früher Vitamin B_5)

Empfohlene Tagesmenge: 6 bis 10 mg. Der Bedarf ist stark erhöht bei Schwangeren, im Streß, bei Infektionen oder Verletzungen.

Wirkungsweise: Das »Antistreß-Vitamin« aus der B-Gruppe, quasi ein »Allrounder«, ist noch lange nicht in seiner ganzen Bedeutung erkannt, bzw. wird meist als bloßes »Haut- und Haarvitamin« verkannt. Es wird im Körper von den Bakterien der Darmflora synthetisiert.

Pantothensäure steht in enger Beziehung zur Nebenniere, sorgt in Streßsituationen für die angemessene Produktion von Cortison, scheint auch unentbehrlich zu sein für viele Hirnfunktionen, denn fast nirgends kommt das Vitamin in so hoher Konzentration vor wie im Gehirn.

Weil die Pantothensäure ein Baustein des Koenzyms A ist, hat sie eine zentrale Bedeutung für einen ungestörten Ablauf aller Stoffwechselvorgänge. Sie ist beteiligt an der Umwandlung von Kohlenhydraten, Fetten und Proteinen in Energie und am Aufbau anderer Vitamine, wie des wichtigen Riboflavins. Pantothensäure ist essentiell für die balancierte Bildung von Cholesterin, Steroiden und Fettsäuren – die alle wieder eine Schutzwirkung gegen Arteriosklerose haben. Sie sorgt für geregelte Abläufe in der Verdauung, hat vor allem Leberschutzfunktion, spielt eine Rolle für gesundes Wachstum und die Entwicklung unzähliger Zellen, von roten Blutkörperchen, Nervenzellen und Abwehrzellen (sehr reiches Vorkommen in der Lymphe).

Professor Roger Williams, ein Pionier der Vitaminforschung, der die Pantothensäure entdeckte, kam in jahrzehntelanger Forschung zu der Erkenntnis, daß (zumindest in Tierversuchen) das Vitamin unser Leben um bis zu 18 Prozent verlängern kann. Auf jeden Fall weiß man, daß die Pantothensäure gegen vorzeitiges Altern von Haut und

Ohne Vitamine geht nichts!

Haaren hilft (gegen Falten und Ergrauen) und daß sie die Haut und die Schleimhäute bei starker Röntgenbestrahlung schützt.

Mangelsymptome: Pantothensäure ist in Pflanzen und Tieren, die wir essen, weit verbreitet (panto = griechisch: »alles«); deshalb sind schwere Mängel selten. Weil aber allein beim »raffinierten« Mehl *über 50 Prozent der Pantothensäure verlorengehen* und viele Menschen, zumal ältere, sich mit zuviel Fertigkost aus Dosen und Tüten ernähren, sind manche Symptome vermutlich heute noch gar nicht erkannt. Zu den gravierenden Mangelerscheinungen zählen: Depressionen, hohe Streßempfindlichkeit, Müdigkeit, Kopfschmerzen, »brennende« Füße, Neigung zu Rheuma, Arthritis, schlechte Abwehr, chronische Entzündungen der Luftwege und des Verdauungskanals, frühzeitiges Ausfallen oder Ergrauen der Haare, Hautentzündungen, vor allem aber Schwächen in der Gehirnleistung.

Gesundheitsnutzen: Pantothensäure beschleunigt die Antikörper-Bildung bei Infektionen, die Wundheilung von Geschwüren, Brand- oder Schürfwunden (mit Salben). In den USA wird das Vitamin nach Darmoperationen eingesetzt, um Verdauung und Stoffwechsel wieder in Schwung zu bringen. Wadenkrämpfe werden damit ebenso erfolgreich behandelt wie Schlafstörungen.

US-Ärzte geben bei Schüben von Rheuma und Arthritis Pantothensäure-Injektionen, nachdem festgestellt wurde, daß Rheumatiker extrem niedrige Spiegel des Vitamins im Blut haben. Wer Streßsituationen besser bewältigen möchte, sollte die pantothensäurehaltigen Hauptnahrungsmittel reichlich auf den Tisch bringen. Ein Zuviel scheidet der Körper aus.

Natürliche Quellen: Innereien, vor allem Leber und Herz vom Kalb, sowie Geflügel (Pute!), mageres Rind- oder Schweinefleisch, Forelle, Makrele, Lachs, Eidotter, Milch und deren Produkte, Champignons, Kartoffeln, grüne Erbsen und Bohnen, Brokkoli, Spinat, Wassermelonen, Buchweizen, Bierhefe, Weizenkeime, vor allem aber alles Vollkorn!

Haferflocken als sehr gute Pantothensäure-Lieferanten werden nach der Organuhr optimal ausgewertet, wenn sie nachmittags nach vier Uhr gegessen werden. Nicht kochen, nur mit Milch anwärmen!

Der *Tagesbedarf* wird voll gedeckt durch Vollkornbrote mit einigen Scheiben Putenbrustaufschnitt oder ein Glas Milch oder ein Omelett mit Champignons oder eine Scheibe Leber mit Kartoffelbrei und Spinat bzw. Brokkoli.

Küchentips: Mindestens ein Drittel der Pantothensäure im Fleisch geht beim Kochen verloren – also möglichst nur kurz braten. Vollkornprodukte haben von diesem Vitamin über die Hälfte mehr als Weißmehlgebäck, beim Backen gehen aber wie beim Kochen etwa 33 Prozent verloren. Gemüse nie im Wasser liegenlassen. Pantothensäure ist empfindlich sowohl gegen Säure (Essig) als auch gegen Alkali (Backpulver).

Vitamin B_6 (Pyridoxin)

Empfohlene Tagesmenge: 2 bis 3,5 mg.

Dieses »Verdauungsvitamin« ist als Koenzym ein Hauptdarsteller im gesamten Stoffwechsel. Es hilft bei der Versorgung der Leber und Muskeln mit Glykogen und bei der Verwandlung von Tryptophan in Niacin (siehe Seite 92). Es wirkt mit beim Auf- und Abbau der Aminosäuren und bei der Verwertung der ungesättigten Fettsäuren im Organismus. Es hilft entscheidend mit bei der Aufnahme von Eisen aus der Nahrung und der Bildung der roten Blutkörperchen. Es sorgt für die Aufrechterhaltung vieler normaler Funktionen im zentralen Nervensystem und besonders für den Thymus, in dem die Abwehrzellen »zur Schule gehen«.

Fehlt B_6 im Gehirn, dann kommt es leicht zu depressiven Zuständen. Das Vitamin wird gebraucht für gesunde psychische Reaktionen bei Streß, ist beteiligt an der Regulierung des Streßhormons Serotonin. Es sorgt auch mit für ruhigen Schlaf.

Als Team-Worker arbeitet B_6 eng zusammen mit Vitamin B_{12}, Folsäure und Pantothensäure und sorgt für die Verwertung von Magnesium und Zink.

Mangelsymptome: Sie sind so vielfältig wie die Aufgaben des Vitamins und ähnlich wie bei Vitamin-B_2-Mangel. Das beginnt mit Entzündungen der Mundschleimhäute, dicker Zunge, eingerissenen Mundwinkeln und Hautausschlägen. Bei Kindern zeigen sich öfter Mängel, wenn sie sehr einseitig, mit wenig Frischkost und viel erhitzter *Fertignahrung,* abgefüttert werden. Das kann in den schlimmsten Fällen zu Wachstumsstörungen, Erbrechen, Muskelschwund, schwerer Zappeligkeit, Blutarmut, Lernschwäche und Schlafstörungen führen. Schwangere können an Krämpfen in den Armen und Beinen leiden sowie an Wasseransammlungen. Weitere Mangelsymptome können Depressionen, periphere Nervenentzündungen und starke Nervosität sein und bei kleinen Kindern zum Beispiel Schallempfindlichkeit und Schreckhaftigkeit.

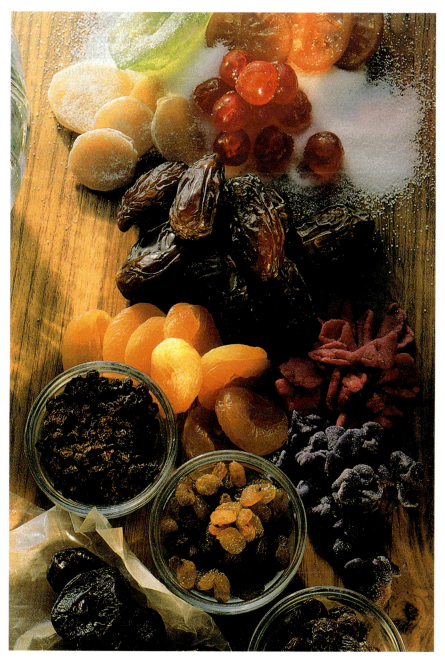

Trockenfrüchte sind wertvoll für Biobäckerinnen, Bergsteiger und Ballaststoff-Fans - aber ungeschwefelt sollten Sie sein.

Ohne Vitamine geht nichts!

Über 20 Prozent aller Frauen, welche die Antibabypille nehmen, haben ein Vitamin-B_6-Defizit. Antibiotika, Röntgenbestrahlungen, Alkohol und Nikotin stören die Vitaminverwertung im Körper schwer, auch übermäßiger Kaffeegenuß! Bei Streß erhöht sich der Bedarf erheblich. Und wichtig ist auch dies zu wissen: *Im Alter* wird B_6 generell schlechter aufgenommen.

Gesundheitsnutzen: Weil offenbar eine Beziehung besteht zwischen B_6 und dem Cholesterinstoffwechsel, könnte nach neuen Forschungen das Vitamin auch bei der Bekämpfung von Arteriosklerose wirksam sein. Es wird medizinisch eingesetzt bei der Behandlung von psychischen Auffälligkeiten sowie bei (Schwangerschafts-)Erbrechen. Es wird oft erfolgreich verordnet als Therapie beim »PMS«, dem prämenstruellen Syndrom, also Befindensstörungen vor der Menstruation, mit depressiver Verstimmung, Reizbarkeit, Migräne, Ödemen etc. Auch das Bronchialasthma, das »Karpaltunnel-Syndrom« der Hand und das sogenannte »Chinarestaurant-Syndrom« mit einer Überempfindlichkeit gegen Glutamat werden zum Teil erfolgreich mit Vitamin B_6 behandelt. Gute Erfolge wurden auch mit Vitamin B_6 bei Tinnitus und Hörsturz erzielt.

Als »natürliches Diuretikum« wird das Vitamin zur Entwässerung bei Ödemen eingesetzt. Solange B_6 nicht genau erforscht ist, warnen einige Wissenschaftler allerdings dringend vor (medikamentösen) Megadosen, weil diese keineswegs ganz harmlos sind.

Natürliche Quellen: Deutschland gilt als »Mangelgebiet« von Pyridoxin. Am schlechtesten versorgt sind starke Fleischesser. Aber: Vitamin B_6 ist weit verbreitet in *vollwertiger* Nahrung, besonders reich in allen grünen Pflanzen (Gemüsen, Salaten). In Leber, Geflügel, Lamm, Rind und magerem Schwein, in Seefischen (zumal Heilbutt, Hering, Lachs!), Makrelen, Sardinen, in Milch(-produkten), Eigelb findet es sich reichlich – bei schonender Behandlung in der Küche. Besonders aber in allem Vollkorn, auch Zuckermais, in Soja, Hülsenfrüchten, Kartoffeln, Karotten, Walnüssen, Erdnüssen, Weizenkeimen, Bierhefe. Aber auch in Bananen, Trauben, Rosinen, Feigen, Johannisbeeren und Honig sowie in Avocados.

Der *tägliche Bedarf* ist gedeckt durch eine köstliche Scheibe Lachs mit Kartoffeln und Salat oder durch ein viertel Brathuhn mit Beilagen. Vegetarier müssen da mehr aufpassen. Gut sind zum Beispiel Vollkornbrote mit Quark und Kräutern und einem großen Obstsalat oder einer bunten Gemüse- oder Salatplatte sowie Weizenkeime und Nüsse als Quelle.

Küchentips: B$_6$ ist wasserlöslich – also Gemüse und Salate vorsichtig waschen. Es ist sehr empfindlich gegen UV-Licht; wenn Sonne auf die Milchflasche scheint, zerstört sie in zwei Stunden die Hälfte des Vitamin-B$_6$-Gehaltes. Auch *Sterilisieren* (nicht *Pasteurisieren*) von Milch schadet dem Vitamin sehr. Beim Kochen, Braten, Pökeln können über 50 Prozent des Vitamins verlorengehen. Vitamin B$_6$ ist ein Rohkost-Star!

Biotin

Empfohlene Tagesmenge zwischen 0,16 und 0,4 mg.

Wirkungsweise: Seine Entdecker nannten es Vitamin H = wie Haut oder Haar. Denn mit dieser Substanz war es möglich, schweren Haarausfall und Hautentzündungen zu beheben, deren Ursache – wie man feststellte – der Verzehr von größeren Mengen an rohem Eiklar war. Das im Ei-Eiweiß enthaltene Avidin verbindet sich mit dem durch die Darmbakterien hergestellten Biotin zu einem Komplex, den der Körper nicht aufschließen kann. (Die Untersuchungen wurden übrigens an Ratten, Mäusen, Hunden, Katzen, Nerzen, Füchsen, Schweinen und menschlichen Versuchskaninchen vorgenommen.)

Heute weiß man in der Forschung, daß Biotin als Koenzym eine Schlüsselrolle im gesamten Stoffwechsel spielt, mit viel Power die verschiedensten Zellen stimuliert. In Spuren kommt es fast in allen Geweben von Mensch und Tier vor. Es ist notwendig für Haut und Haare und Schleimhäute, für gesundes Wachstum und eine perfekt arbeitende Leber.

Biotin hilft bei der Herstellung von Fettsäuren, beim Aufbau von Fetten aus Glukose, bei der Energiegewinnung und einer angemessenen Ernährung des Gehirns. In Zusammenarbeit mit Hormonen hat es Streßschutzwirkung. Die Forschungen sind noch lange nicht abgeschlossen. Ein Mensch mit gesunder Darmflora hat mit Biotin keine Probleme – Darmbakterien stellen es aus *guter* Nahrung her. Deshalb ist Biotin nicht essentiell.

Mangelsymptome: Mängel können aber entstehen bei langer Behandlung mit Antibiotika oder Sulfonamiden, schwerem Mißbrauch von Abführmitteln, langen Fastenkuren oder Infusionen mit Lösungen, denen das Vitamin fehlt. Sie zeigten sich früher gelegentlich bei Patienten, die mit hohen Dosen von rohen Eiern ernährt wurden, etwa nach Verbrennungen.

Die ersten Anzeichen für erheblichen Biotinmangel sind Muskelschwäche und -schmerzen, Haarausfall, Hautentzündungen, eine graue

Hautfarbe, Säuglingsseborrhö (Milchschorf), Schlafstörungen, Übelkeit, Depressionen, ein niedriger Hämoglobin- und ein höherer Cholesterinspiegel. Schwangere, Leistungssportler, vor allem aber schlecht ernährte alte Menschen können in Biotinmangel geraten.
Gesundheitsnutzen: Biotingaben haben sich bei Dermatitis und bei starkem Haarverlust (Glatze) bewährt.
Natürliche Quellen: Bierhefe (!), Innereien, vor allem Leber, Fisch, *gekochte* Eier, Milch und Käse, Schokolade, Gelée royale der Bienenkönigin, viele Kohlsorten, voran Blumenkohl und Brokkoli, grüne Blattgemüse, Walnüsse, Pilze, Vollreis, Haferflocken, Vollkornbrot, Sojamehl, Mandeln, Erdnüsse, grüne Erbsen, Hülsenfrüchte, grüne Kräuter, Spinat. Obst und die übrigen Gemüse sind meist sehr arm an Biotin. Sehr wichtig ist die Darmpflege mit Milchsäurebakterien (Joghurt, Sauerkraut etc.). Alkohol richtet hier viel Schaden an!

Der *Tagesbedarf* ist mit einer vernünftigen Ernährung eigentlich immer gedeckt – da genügt schon eine große Salatplatte mit hartem bzw. eine Gemüseplatte mit verlorenem Ei o. ä., auch zum Beispiel Leber (vom Bio-Metzger) mit Vollreis und Spinat.
Küchentips: Biotin ist recht hitzestabil, aber – wie alle B-Vitamine – wasserlöslich. Deshalb möglichst oft Rohkost auf den Tisch! Gemüse schonend im eigenen Saft oder mit sehr wenig Wasser dünsten oder schmoren. *Eier möglichst nicht roh – in welch leckerer Form auch immer – servieren.*

Folsäure

Empfohlene Tagesmenge: 300 bis 600 Mikrogramm.
Wirkungsweise: In den 30er Jahren wurde Folsäure als neuer Wirkstoff gegen Anämie aus Leber, Hefe und Spinat isoliert. Später erkannten die Forscher, daß Folsäure als »Antianämie-Vitamin« immer eng mit Vitamin B_{12} zusammenspielt: Beim Stoffwechsel (Eiweißverdauung, Ausnützung von Aminosäuren) und bei der Entwicklung und Reifung der roten Blutkörperchen. Folsäure sorgt mit für den Sauerstofftransport durch das Hämoglobin.

Heute gilt die Folsäure – eigentlich eine Reihe von Verbindungen – als neuer Star am Vitamin-Himmel, als große Hoffnung der Ärzte, zumal der Frauenärzte, Altersforscher und Kardiologen. Sie sagen, die Folsäure sei eines unserer wichtigsten Vitamine überhaupt. Denn sie ist unentbehrlich bei Zellteilung und Zellneubildung und ist der große

»Macher« beim Aufbau von Zellkerneiweiß. Das heißt, sie ist essentiell für die Synthese von DNS und RNS, die Grundlagen der Vererbung sind und genetische Informationen in jede Zelle tragen. Auch beim Aufbau der Darmschleimhaut und der Organisation der Verdauung ist Folsäure eng verbandelt mit Vitamin B_{12}.

Mangelsymptome: In allen Lebensphasen mit beschleunigtem Zellwachstum wie Schwangerschaft, Stillzeit, Kindheit, Jugend, aber auch im Alter, wo Regeneration gefragt ist, wird vermehrt Folsäure gebraucht. Der Körper deckt zwar seinen *normalen* Bedarf mit Hilfe seiner Bakterienflora im Darm; wird aber viel mehr Folsäure als vorgesehen benötigt und nicht mit der vollwertigen Nahrung zugeführt, so kommt es relativ rasch zu Mangelerscheinungen: Blutarmut, Erkrankungen des Magen-Darm-Traktes mit Durchfällen, roter Zunge, Schleimhautschäden, vor allem im Mund und im Darm. Und was sehr bedenklich ist: Reifungsstörungen sowohl der weißen wie der roten Blutkörperchen. Die Abwehr ist geschwächt, die Regenerationskräfte lassen nach, es kommt zu Konzentrations- und Denkschwäche, zu Müdigkeit, Unruhe, Schlafstörungen und zu rheumatischen Beschwerden. Auch die Entwicklung bestimmter Hormone wird mit dem Folsäurespiegel in Verbindung gebracht.

Kaum zu fassen: Zahlreiche Untersuchungen haben ergeben, daß ein Folsäuremangel in der Bundesrepublik in großen Bevölkerungsgruppen das *Hauptsernährungsproblem* darstellt. 99 Prozent der Frauen und 97 Prozent der Männer zwischen 19 und 25 Jahren bleiben unter ihrem täglichen Bedarf von 400 Mikrogramm. Dabei ist nichts einfacher als eine gute Folsäureversorgung mit dem, was auf den Teller kommt, weil die Natur sie uns in hundert guten Sachen schenkt (siehe unten).

Wie die WHO berichtet, ist ein Drittel bis zur Hälfte aller schwangeren Frauen in den letzten drei Monaten vor der Entbindung mit Folsäure unterversorgt! Und viele von ihnen bekommen »Mangel«-Kinder. Bei Schwangeren sollte also immer die Folsäure kontrolliert werden, denn ein Defizit kann unter anderem zur Fehlgeburt oder gar zu der gefürchteten »Spina bifida« führen, dem Neuralrohrdefekt, im Volksmund »offener Rücken« genannt. Viele der betroffenen Babys kommen mit schweren Gehirnschäden oder Rückenmarksdefekten auf die Welt oder sterben. In Deutschland beträgt das Risiko für einen Neuralrohrdefekt etwa 1 : 1000. Deshalb sollten Schwangere auf alle Fälle zusätzlich 400 Mikrogramm Folsäure pro Tag als Medikament einnehmen. (Keinesfalls darf sie aber hoch überdosiert werden!)

Chronischer Eisenmangel und die Antibabypille stören auch die

Folsäure*verwertung* erheblich. Antibiotika und Sulfonamide sowie starke Schlafmittel (Barbiturate) machen die Bildung des Vitamins im Darm unmöglich.

Gesundheitsnutzen: Nach schweren Durchfallerkrankungen, wie Salmonelleninfektion, Ruhr etc., sollte unbedingt mit Folsäure nachgeholfen werden. Gute Erfolge haben US-Ärzte mit der Folsäure-Substitution bei Magen- und Beingeschwüren, bei Gefäß- und Menstruationsproblemen.

Bei Neigung zu Frühgeburten wird Folsäure therapeutisch schon vor Beginn der Schwangerschaft gegeben. Krebsgefährdete Frauen mit Schleimhautveränderungen an Muttermund und Gebärmutter werden erfolgreich mit hohen Dosen des Vitamins behandelt. – Mütter, deren Kinder blutarm sind und schlecht wachsen, nur mühsam lernen, sich nicht konzentrieren etc., sollten sorgfältig darauf achten, daß die Kleinen a) genügend Eiweiß und b) sehr reichlich Vollkornprodukte und viel frisches Grünes bekommen.

Folsäuremangel erhöht das Infarkt-Risiko!

Im Mittelpunkt der neuen Folsäure-Forschung steht jetzt *Homocystein* – eine schwefelhaltige Aminosäure: Dieser Eiweißbaustein wird – im Gegensatz zum Cholesterin – nicht über die Nahrung aufgenommen, sondern tückischerweise vom Körper selbst gebildet. Homocystein, das im Zellstoffwechsel aus der essentiellen Aminosäure Methionin hergestellt wird, ist hochgiftig. Es muß deshalb umgehend abgebaut werden, und zwar mit Hilfe der Vitamine B_6, B_{12} und der Folsäure. Sind aber diese Vitamine nicht ausreichend vorhanden – sie müssen ja mit der Nahrung zugeführt werden (bis auf B_{12}) –, dann steigt der Homocysteinspiegel im Blut, und es werden Gefäßwände geschädigt. So entsteht *Arteriosklerose*. Nach neuen Untersuchungen steigt bei hoher Homocystein-Konzentration im Blut die Gefahr der Venenthrombosen um das Zwei- bis Dreifache, und es erhöht sich sowohl das Infarkt- wie das Schlaganfall-Risiko um mehr als das Dreifache.

In den USA führt man heute sogar bis zu 40 Prozent aller Herzinfarkte auf Homocystein als Auslöser zurück. Bei Frauen nach der Menopause steigen die Homocysteinwerte und damit auch das Infarktrisiko rapide. Mit Nahrung allein ist dieser Schaden dann oft nicht mehr zu beheben!

Natürliche Quellen: Folsäure ist reichlich enthalten in Weizenkeimen und Bierhefe, in Leber, magerem Fleisch, Milch, Käse, in allen dunkelgrünen Blattgemüsen und Salaten wie Spinat, Mangold, Feldsalat, Petersilie, auch in so gut wie allen Kohlsorten, voran Grünkohl, Brokkoli, Kohlrabi, Wirsing, Rosenkohl, in Kartoffeln, Hülsenfrüchten (Linsen!), Mandeln, Wal-, Para-, Hasel- und Erdnüssen, in Zitrusfrüchten, Kiwis und Bananen und ganz besonders reichlich im vollen Korn von Weizen und Roggen, sowie in Weizensprossen und Sojakeimen.

100 g Kopfsalat oder Romana, mit den grünen Außenblättern soweit möglich, und mit Zitrone angemacht, liefern 1,9 mg – also fast das Zehnfache des erforderlichen *Tagesbedarfs* – an Folsäure. 10 g Bierhefe (ein kleiner Eßlöffel) reichen aus, um den Tagesbedarf zu decken, zwei Vollkornbrote mit Käse, dazu eine Portion Feldsalat mit Nüssen oder Chicorée mit Orangen – das sind ideale Folsäurespender.

Küchentips: Folsäure ist das »Sensibelchen« unter den Vitaminen, wasserlöslich und extrem licht- und hitzeempfindlich. Bei Wässerung von Salaten und Gemüsen gehen bis zu 90 Prozent (!) verloren, durch Hitze 50 Prozent. Im Kochtopf wandert die Folsäure fast völlig ins Kochwasser. Also: Nur sehr schonend garen, Kochwasser mitverwenden. Am besten: *Viel Rohkost* aus den genannten Salaten und Gemüsen bereiten, direkt vor dem Essen herrichten und die knackigen Salate etc. immer im dunklen Kühlschrank aufheben, möglichst aber noch am Einkaufstag frisch verbrauchen!

Cholin und Inosit

Sie sind zwei nahe Verwandte des Vitamin-B-Clans und werden von den US-Forschern gern die »Fettkiller« genannt. Sie sorgen dafür, daß Fette im Organismus flüssig bleiben und sich nicht in lebenswichtigen Organen oder Blutgefäßen anstauen und ablagern, sondern die letzten Zellen mit den für sie unentbehrlichen Fettsäuren versorgen. Cholin und Inosit arbeiten stets eng zusammen, kontrollieren den Cholesterin-Spiegel und finden sich beide in hoher Konzentration als Bausteine in *Lezithin*. Cholin ist vor allem enthalten in Leber und Galle, aber auch in Sperma. Es hat »lipotrope« Wirkung und Schutzfunktion, das heißt, es verhindert die Verfettung unter anderem der Leber und übrigens auch die Bildung von Gallensteinen. Cholin sorgt darüber hinaus schützend für die »heile Welt« in den Nervenzellen und im ganzen Netz der Nerven, im Gehirn und im Knochenmark. Es ist entscheidend beteiligt an der Übermittlung von Nervenimpulsen, wirkt entspannend, beruhigend, baut Streß ab.

Cholin wird nur ausreichend gebildet, wenn als Enzymträger auch Vitamin B_{12} und Folsäure anwesend sind. Therapeutisch wird es heute eingesetzt bei Altersdemenz und der Alzheimerschen Krankheit, bei sehr hohem Blutdruck und Arteriosklerose (weil es weiche Kapillarenwände festigt), auch bei Ohrensausen und bei Sehstörungen. Bei der unterstützenden Behandlung von Epileptikern mit Cholin hatten US-Experten gute Erfolge.

Natürliche Quellen: Cholin ist reichlich vorhanden in Bierhefe, Weizenkeimen, Eidotter, Leber, Getreide, Hülsenfrüchten und Frischmilch. Da der Körper Cholin mit Hilfe essentieller Aminosäuren aufbaut, ist auch eine ausreichende Eiweißversorgung wichtig – Milch ist dazu besonders geeignet. Und keine Angst vor einem *normalen* Konsum von Eiern – sie enthalten besonders viel Lezithin, das die Gefäße »ausputzt« und nach Meinung vieler US-Forscher sogar eine Anlagerung von Cholesterin verhindert.

Inosit, der Zwillingsbruder, ist ebenso damit beschäftigt, Fette aus der Leber in die Zellen zu transportieren, Cholesterin aufzulösen und Arterien zu stärken und damit einen Herzinfarkt zu verhindern. Es schützt mit Cholin nicht nur die Leber, sondern auch die Nieren und das Herz vor »Verfettung«. Es nährt die Gehirnzellen, kommt dort in großen Mengen vor, ebenso im Rückenmark, und fördert das Wachstum von Blutkörperchen im Knochenmark. Einen genauen Tagesbedarf kennt die Forschung noch nicht, ein Eßlöffel Bierhefe scheint ihn aber schon zu decken.

US-Wissenschaftler schwören darauf, daß man mit diesen beiden »Dioskuren« (oder – richtiger – mit Lezithin, das sie gemeinsam mit Phosphor aufbauen) sehr erfolgreich Arteriosklerose und überhöhte Leberfette, ja sogar Zirrhose behandeln kann. Und übrigens auch schwere Verstopfung, weil sie die Muskeln des Verdauungskanals stimulieren.

Als Grundstoffe für Neurotransmitter (siehe auch Seite 115) werden sie in einer noch nicht voll erforschten Rolle als »Antiangst-Therapeutikum« sehr ernstgenommen. In den USA gibt man die beiden erfolgreich anstelle von Valium und Librium, zwei nicht ungefährlichen Tranquilizern, denn sie wirken beruhigend und fördern den Schlaf.

Auch *Inosit* findet sich reichlich in Bierhefe, Leber, Vollkorn, Milch, aber auch in Melasse und Zitrusfrüchten. Bei Streß und Erschöpfung täglich ein Eßlöffel Reinlezithin aus Soja, das gilt auch als vorzügliche Vorbeugungsmedizin gegen Arteriosklerose – was natürlich keineswegs heißen soll, daß man beim Fett reichlich zugreifen darf. Achtung: Ein Übermaß an Koffein scheint die Versorgung des Körpers mit diesen beiden B-Vitaminen zu stören!

Vitamin B$_{12}$ (Cobalamin)

Empfohlene Tagesmenge: 1 bis 4 Mikrogramm.

Wirkungsweise: Vitamin B$_{12}$ ist eine äußerst komplizierte chemische Verbindung und immer noch ein bißchen geheimnisumwittert. Vitamin B$_{12}$, das »rote Vitamin«, ist lebenswichtig für die Bildung und Reifung von roten Blutkörperchen und für den roten Blutfarbstoff, für den Stoffwechsel der Nervenzellen, den Aufbau des Streßhormons Serotonin sowie den Zellkern bzw. die Erbsubstanz. Es ist unentbehrlich für das gesunde Wachstum von Kindern! B$_{12}$ trägt als einziges Vitamin ein Metallatom, das Kobalt enthält. Kobalt wird von US-Forschern mit Langlebigkeit in Verbindung gebracht.

Das Vitamin wird nicht gleichmäßig aus der Nahrung gewonnen (vorwiegend im Dünndarm). Zu seiner Herstellung im Organismus und zu seiner Verwertung wird sowohl eine gesunde Darmflora gebraucht als auch – als »Begleitschutz« – eine Eiweiß-Zucker-Verbindung, der sogenannte »Intrinsic-Factor« (Aufnahmefaktor), der in der Magenschleimhaut produziert wird. Außerdem arbeitet das Vitamin erst perfekt, wenn ihm Zink, Folsäure, Cholin und Pantothensäure zur Seite stehen. Dafür hilft Vitamin B$_{12}$ auch, daß die Eisenversorgung besser funktioniert und Carotine in Vitamin A umgewandelt werden.

Voraussetzung, daß dieses äußerst komplizierte Netzwerk zu unseren Gunsten ordentlich arbeiten kann, ist außer einer tüchtigen, gesunden Darmflora auch eine voll funktionsfähige Leber. Die hohe Speicherfähigkeit von Vitamin B$_{12}$ im Körper – bis zu fünf Jahre – ist gefährdet, wenn zum Beispiel durch akute Darmerkrankungen und -operationen oder durch Antibiotikagaben, durch den Mangel an Magensäure, Alkoholismus oder starkes Rauchen hohe Verluste entstehen. – Übrigens ist auch die Fruchtbarkeit des Spermas von Vitamin B$_{12}$ abhängig.

Mangelsymptome reichen von neurologischen und psychischen Störungen wie Gedächtnisschwäche, Migräne, Sehstörungen, Schwindel, Apathie, fehlerhafter Koordination beim Sprechen und Gehen (Gliedersteifigkeit) bis zu Gehirnschäden. Weitere typische Mangelerscheinungen sind Blutarmut und im Extremfall eine perniziöse Anämie, bei der die Bildung von roten Blutkörperchen im Knochenmark gestört ist. Sie führte früher fast immer zum Tode, wenn die Patienten nicht regelmäßig rohe Leber zu sich nahmen. – Auch Veränderungen an der Zungenschleimhaut, schlechter Körpergeruch und starke Unregelmäßigkeiten in der Menstruation weisen auf eine Vitamin-B_{12}-Unterversorgung hin.

Gesundheitsnutzen: Bei den oben erwähnten Darmerkrankungen, zum Beispiel nach Reiseruhr oder Salmonelleninfektionen, nach Hepatitis oder bei Blutarmut, können Vitamin-B_{12}-Spritzen die Patienten erstaunlich schnell wieder auf die Beine bringen. Zöliakie-Kranken und Magen- oder Darmoperierten muß das Vitamin periodisch injiziert werden.

Die Behandlung von Osteoporose (Knochenschwund) und Trigeminusneuralgien wird heute auch vielfach von solchen Injektionen begleitet. Wichtig ist aber, daß *Alkohol und Tabak* als zusätzliche Belastungen *völlig weggelassen werden* und daß die Betroffenen gleichzeitig für eine Ernährung sorgen, die nicht nur reich an Vitamin-B_{12} ist, sondern auch an Eisen, Zink, Vitamin C und Folsäure!

Natürliche Quellen: Muskelfleisch vom Rind, Schinken, Leber, Zunge, Herz und Hirn, Seelachs, Austern, Kaviar, Sardinen, Milch, Quark, Käse, Eier, Bierhefe. In Pflanzennahrung ist Vitamin B_{12} nur in Spuren vorhanden, deshalb sollte mit jeder Mahlzeit, die kein tierisches Eiweiß enthält, etwas Vitamin B_{12} aufgenommen werden, etwa aus Bierhefe, Getreidekeimen, auch aus Sojaprodukten, die durch Fermentation (mit Hilfe von Bakterien) gewonnen werden (Miso oder Tempeh).

Die wohl beste Quelle für Vitamin B_{12} sind nach neuen Erkenntnissen gewisse Algen, zum Beispiel Chlorella und die blaugrüne Süßwasseralge Spirulina, von der ein Teelöffel schon den fünffachen *Tagesbedarf* deckt. Ansonsten genügen bereits 20 g Hühnerleber oder 100 g Hühnchen, 100 g Rindfleisch oder $^1/_2$ Liter Milch oder 150 g Heringe oder ein Krabbensalat oder ein Ei. *Veganer* – die weder Milch noch Eier zu sich nehmen – können unter ungünstigen Bedingungen in Vitamin-B_{12}-Unterversorgung geraten. Allerdings leben ganze Völker in Afrika, Asien, Indonesien etc. vegetarisch ohne jedes tierische Eiweiß.

Küchentips: Vitamin B_{12} wird zwar vorwiegend vom Körper selbst gebildet. Kommt es aus Lebensmitteln, so ist es sehr empfindlich gegenüber Licht und Hitze über 210 °C. Fleisch deshalb sehr schonend, nur kurz schmoren. Auch Säuren (Essig) können Vitamin B_{12} zerstören.

Vitamin C (Ascorbinsäure)

Empfohlene Tagesmenge: 60 bis 100 mg.

»Ich bin, ohne es zu wünschen, Vater eines Vitamins geworden. Solche Zufälle scheinen in der Wissenschaft vorzukommen.« Albert Szent-Györgyi, der das sagte, hatte viele Jahre lang wie ein Detektiv nach einer Substanz geforscht, die in der Lage war, Oxidationsprozesse in Zellen zu stoppen. Er fand die Substanz nach unzähligen Laborversuchen konzentriert in Nebennieren von Tieren und später in üppigen Mengen im roten Paprika seiner ungarischen Heimat.

Weil sich Skorbut damit heilen ließ – jene Mangelkrankheit, die schon im Mittelalter ganze Heerscharen von Seefahrern und Entdeckern niedergemäht hatte und die später eine typische Arme-Leute-Krankheit war –, nannte er seine Substanz A-scorbin-Säure. Es war das Vitamin C. Szent-Györgyi bekam 1937 dafür den Nobelpreis (er starb 93jährig). Ein anderer, zweifacher Nobelpreisträger, Linus Pauling, veröffentlichte 1970 das Buch »Vitamin C und der Schnupfen« (deutscher Titel) und löste damit einen Riesenboom um diese und andere Vitamine aus. Denn Pauling empfahl Megadosen.

Er selbst schwor darauf, daß die tägliche Einnahme von mehreren Gramm vor Infektionen schützt und in vielerlei Beziehung zellverjüngend, abwehrstärkend und lebensverlängernd wirkt. Pauling nahm Tag für Tag 12 g! Er wurde deshalb belächelt und verspottet – aber er blieb ein überaus vitaler Mann bis zu seinem Tod (am 19. 8. 1994 im Alter von 93 Jahren). Vitamin C ist jedoch nach wie vor in der Schulmedizin äußerst umstritten, schon gar in solch hohen Dosen. – Weil aber Vitamin C heute für die Menschen meist der Inbegriff für »Vitamin« ist, soll hier versucht werden, nach eifrigem Durchforsten der Literatur, die neuen Erkenntnisse (und Pluspunkte für das Vitamin) zusammenzutragen.

Wirkungsweise: Ascorbinsäure ist an unvorstellbar vielen Schutzfunktionen beteiligt:
- Sie steht in engem Zusammenhang mit allen Wachstumsvorgängen, ist lebensnotwendig für die Bildung von Kollagen, einem Gerüst-Eiweiß, das Haut, Gewebe, Knorpel, Knochen, Bänder und Zahnbein

als »Kitt« zusammenhält und auch die Röhren unserer Gefäße kräftigt und abdichtet. All das hilft den Geweben, einem möglichen Eindringen von Infektionserregern zu widerstehen.
- Vitamin C hat auch Reparaturcharakter. Es spielt eine entscheidende Rolle bei der Wundheilung und ist direkt beteiligt bei der Bildung der roten Blutkörperchen und bestimmter Abwehrzellen.
- Es ist wichtig für den Eiweißstoffwechsel, steht in enger Beziehung zu anderen Vitaminen, baut bestimmte Aminosäuren zusammen, verwandelt die Folsäure in ihre aktive Form und bewahrt zahlreiche B-Vitamine sowie die Vitamine A und E vor Oxidation.
- Es schützt Körperzellen, vor allem in Gehirn und Rückenmark, vor der Zerstörung durch die gefährlichen freien Radikale.
- Es ist notwendig bei der Kalziumresorption und der Eisenaufnahme im Darm und beim Transport von Eisen im Blut zu den Geweben und Zellen. Es kann damit für eine optimale Zellatmung sorgen (was möglicherweise auch Krebsschutzwirkung hat). Es verhindert auch die Bildung der krebserregenden Nitrosamine im Verdauungstrakt.
- Es ist beteiligt an der Herstellung verschiedener Hormone (in den Keimdrüsen, in der Nebennierenrinde etc.), die für unser körperliches Wohlbefinden und unsere seelische Ausgeglichenheit sorgen.

Mangelsymptome: Erste Anzeichen von Vitamin-C-Mangel sind Kurzatmigkeit, Zahnfleischbluten, Nasenbluten, Neigung zu Blutergüssen, schlecht heilenden Wunden und deutliche Störungen im allgemeinen Wohlbefinden. Offenbar hat aber fast jeder Mensch, je nach Körpergröße, Gewicht, Alter, Lebensumständen, Umwelt etc., eine andere optimale tägliche Vitamin-C-Dosis nötig. Schon deshalb sind hier die strikten »Bedarfszahlen« der Experten wohl recht fragwürdig. Mit 60 bis 100 mg Vitamin C kann man sicher Skorbut verhindern, aber es ist noch lange nicht gesagt, daß man Menschen in unserer Zeit damit optimal gesund erhalten kann. Das beweist schon die Tatsache, daß auch anerkannte Ernährungs-Experten von einer weitverbreiteten Unterversorgung unserer Bevölkerung mit Ascorbinsäure sprechen. Es könnte ja auch sein, daß viele Leute sich nicht nur – wie ihnen vorgeworfen wird – falsch oder mangelhaft ernähren, sondern daß sie a priori mehr Vitamin C brauchen als die mit dem Rechenschieber ermittelte Menge!
Es gibt ja heute nicht nur Risikogruppen, wie die vielzitierten fa-

stenden Teenager und Fast-Food-Fans, die Schwangeren und die appetitlosen Senioren, die Raucher und Alkoholiker – es gibt auch unzählige Menschen, die Dauerstreß ertragen müssen, alte wie junge, die in einer verschmutzten Umwelt leben, auch in der Freizeit Giftstoffen aller Art aus der Atemluft und der Nahrung, ja auch aus dem Nitrat im Trinkwasser und vielem anderem mehr ausgesetzt sind. Sie alle brauchen vermutlich, weil sie Mangel an Vitamin C erleiden, wesentlich höhere Dosen. In den USA wurde zum Beispiel festgestellt, daß Vitamin C den schädlichen Effekt von Kohlenmonoxid, Cadmium, Blei und einigen Pestiziden wesentlich reduziert.

Eine große Rolle spielt auch, welche Medikamente man einnimmt, ob man zu Allergien neigt – vor allem zu Heuschnupfen – oder ob ein Diabetes vorliegt. Antibiotika, Cortison und Aspirin sind Vitamin-C-Killer.

Bei Sulfonamidgaben steigt die Vitamin-C-Ausscheidung mit dem Urin auf das Dreifache der Norm. Raucher brauchen etwa die Hälfte mehr als Nichtraucher. Chronisch Kranke und Frühjahrsmüde haben auch einen erhöhten Bedarf. Bei starkem Streß leeren sich die Speicher blitzartig! Auch Leistungssportler benötigen hohe Zulagen.

Studien weisen unter anderem darauf hin,
- daß eine sehr gute Vitamin-C-Versorgung des Gehirns Schizophrenie-Patienten wirksam hilft;
- daß es in der Drogenentwöhnung unterstützend wirkt;
- daß ein Zusammenhang besteht zwischen dem Vitaminlevel und der Hormonproduktion der Sexualdrüsen. Also kann Vitamin C *wahrscheinlich* in zunehmendem Alter die Freude an der Liebe aufrechterhalten.

Ferner wurde festgestellt,
- daß Vitamin C nach Hepatitis hilft, die Leber zu regenerieren;
- daß es akute allergische Reaktionen abmildert;
- daß es mit Kalzium zusammen auch günstig bei beginnender Osteoporose wirkt;
- daß prophylaktisch gegebene sehr hohe Dosen erfolgreich vor Operationsschocks schützen;
- daß Ascorbinsäure bei Arthritis die Schmerzen mildert;
- daß eine sehr gute Vitamin-C-Versorgung Attacken durch Viren und Bakterien abwehren kann, weil dadurch die Produktion von In-

terferon stimuliert wird. Das betrifft unter anderem Herpes, Kinderlähmung (Polio), Masern, Gehirnhautentzündung, Lungenentzündung, Tuberkulose, Wundstarrkrampf (Tetanus) und Diphtherie.

Manche Forscher bringen auch die extrem lange Lebensdauer einiger Tiere (Elefanten, Schildkröten) mit deren hoher Eigenproduktion von Ascorbinsäure in Verbindung.

Natürliche Quellen: Vitamin C kommt in der Nahrung eigentlich in zwei Formen vor – da beide Substanzen die gleiche Wirkung haben, nennen die Fachleute sie Gesamtascorbinsäure. Der Mensch ist nicht fähig, Vitamin C selbst aufzubauen, im Gegensatz zu allen Pflanzen und vielen Tieren. Es muß ständig mit der Nahrung zugeführt werden, weil es aber so weit verbreitet ist, besteht beim *gesunden* Menschen, der sich bewußt gut ernährt, kaum eine Gefahr, daß er Mangel leidet. Das ändert sich aber schlagartig in jeder Krise – siehe oben.

Vitamin C kommt in *höchster* Konzentration in Acerola-Kirschen vor sowie in rotem Paprika und schwarzen Johannisbeeren, in Erdbeeren, Himbeeren, Kiwis, Hagebutten, Sanddorn, Cantaloup-Melonen, Papayas, Bananen und Mangos. *Beachtenswerte* Mengen sind in allen Kohlsorten, zumal im Sauerkraut, enthalten, in Kartoffeln (!), grünen Salaten, rohem Meerrettich, Tomaten, frischen Küchenkräutern (Petersilie), verschiedenen Früchten, Nüssen, vor allem aber in Sprossen und Keimen. Und natürlich in allen Zitrusfrüchten – aber die meiste Ascorbinsäure steckt hier im weißen Fleisch direkt unter der Schale – also möglichst viel davon dranlassen! Auch Leber und Nieren sind gute Quellen.

Hier die *Superstars:* Der empfohlene Tagesbedarf an Vitamin C ist schon gedeckt durch 60 g (eine Handvoll) schwarzer Johannisbeeren oder zwei Orangen bzw. Äpfel, mit 100 g rohen Fenchelknollen oder einer rohen roten Paprikaschote oder einer Portion Sauerkrautsalat, durch 100 g Brokkoli oder Grünkohl oder eine Kiwi, 150 g *frischgepreßten* Orangensaft oder 120 g roh geraspelten Blumenkohl oder mit drei mittelgroßen Kartoffeln oder einer kleinen Tasse Mungbohnen-Sprossen.

Wenn Sie meinen, Ascorbinsäure als Pulver nehmen zu müssen, weil Sie sich im Streß, nach Krankheit, Infektion, Überanstrengung etc. kraftlos fühlen, dann sollten Sie wissen, daß *mehrmals am Tag* eine gute Teelöffelspitze voll besser ist als die ganze Portion auf einmal. Denn der Körper kann immer nur eine bestimmte Menge aufnehmen. Nach Untersuchungen ist das Vitamin C schon nach zwei bis drei Stunden im Blut, und ein großer Teil wird nach vier Stunden wieder ausgeschieden.

Wer eine erblich bedingte *Anlage* zu Nierensteinen hat, sollte mit Vitamin-C-Gaben als *Medikament* vorsichtig sein. Laut Linus Pauling werden übrigens selbst bei Höchstdosen (entgegen anderen Aussagen) nur 62 Prozent des Vitamins wieder ausgeschieden, während 38 Prozent – also mehr als ein Drittel – im Körper bleiben, um ihre heilsame Wirkung auszuüben.

Küchentips: Vitamin C ist hochempfindlich gegen Hitze, Luftsauerstoff, helles Licht, Wasser und langes Lagern. Schon im Gemüseladen und der hell beleuchteten Supermarkttheke können bis zu 80 Prozent verlorengehen. Frischgepreßter Orangensaft verliert in einer Stunde schon 30 Prozent seines Vitamingehaltes. Frühjahrskartoffeln enthalten nur noch Bruchteile von Vitamin C.

Übrigens: Säure konserviert Vitamin C, Backpulver zerstört es, aber auch das wieder schick gewordene Kochen im *Kupfer*geschirr!

Zum Beispiel ein Glas Orangensaft vor dem Essen kann die *Eisenresorption* um das Zwei- bis Dreifache steigern und damit Eisentabletten ersetzen. Hemmstoffe, zum Beispiel in Getreideerzeugnissen oder im Tannin des schwarzen Tees, werden von Vitamin C neutralisiert. Also – Tee öfter mit Zitrone trinken!

Tatort Küche

Tag für Tag geschehen schauerliche Untaten in den Supermärkten, Tante-Emma-Läden und beim Gemüsemann, in Kantinen und Gaststätten, vor allem aber in Millionen Haushalten. Abgemurkst werden die Vitamine und Mineralien, unsere guten Lebensgeister.

Beim Einkauf fängt alles an. Auch »Frischgemüse« im Laden ist so gut wie nie erntefrisch. Es hat meist lange Transportwege zurückgelegt und kann auch bei falscher Lagerung schon hohe Vitaminverluste erlitten haben. Kopfsalat zum Beispiel hat bereits zwei Tage nach der Ernte bei Zimmertemperatur fast die Hälfte des Vitamin-C-Gehalts verloren, bei Spinat sind es sogar rund 80 Prozent. Die falsche Lagerung von Obst und Gemüse – natürlich auch zu Hause – kann bereits alle Bemühungen um eine vitaminschonende Zubereitung zunichte machen; denn es gibt nicht mehr viel zu schonen!

Deshalb hier noch ein paar wichtige Tips (siehe auch Seite 284 ff.):

1. Nehmen Sie möglichst nur ganz frisches Obst und Gemüse mit nach Hause, *das reif und fest* ist, *keine* braunen Stellen oder gelben Blätter hat. Achtung besonders bei Kohlrabi, Radieschen, Brokkoli, Rosenkohl. Lassen Sie Salat, der mit »hängenden Ohren« umherliegt oder bei dem die dunklen Deckblätter entfernt wurden, um Frische vorzutäuschen, links liegen. Fertigen *Schnippelsalat* zu essen, zumal mit braunen Schnittflächen, das grenzt an Leichenfledderei.

2. Waschen Sie Obst und Gemüse im Chemie-Zeitalter immer gründlich, aber stets möglichst *unzerkleinert,* und putzen Sie es auch, soweit machbar, erst unmittelbar vor der Zubereitung. Lassen Sie diese wertvolle Nahrung niemals im Wasser liegen. Da schwimmen die wasserlöslichen Vitamine B und C nur so weg – in Richtung Ausguß. Vitamin C kann schon nach einer Stunde zur Hälfte spurlos verschwinden!

3. Licht, Luft und Hitze greifen Vitamine an. Also: Geputztes, das nicht sofort gebraucht wird, gleich in den Kühlschrank. *Zerkleinern* immer erst unmittelbar vor dem Zubereiten. Das Messer ist ein Haupt-Vitaminkiller!

4. »Vitamin C mag es sauer und kühl.« Ist es also unvermeidlich, geputzte Gemüse oder Salate länger vor dem Verzehr vorzubereiten, dann vermischen Sie diese mit etwas Weinessig oder Zitronensaft und stellen sie sofort kühl und dunkel.

5. Fast alle Gemüse brauchen sehr wenig Salz; sie enthalten selbst viele Mineralien.

6. Dünsten oder Schmoren auf »chinesische Art«, mit wenig Wasser und Fett, oder das Zubereiten in Folie sind die schonendsten Garmethoden. Auch der Dampfdrucktopf ist nicht grundsätzlich vitaminschonender: Bei Kartoffeln und Sellerie zum Beispiel ist der Vitaminverlust geringer, wenn sie in siedendem Wasser gegart werden. Aber auch bei schlecht schließendem Topfdeckel lösen Vitamine sich in Dunst auf. Und immer nur ganz kurz erhitzen, dann die Hitze zurückdrehen.

7. Fertige Gemüsegerichte warmzuhalten, für spät heimkehrende Schulkinder zum Beispiel, sollten Sie sich abgewöhnen. Sie verlieren nach drei bis vier Stunden bis zu 70 Prozent des Vitamins C. Viel besser ist es, Speisen zugedeckt kühl zu stellen, erst im letzten Moment wieder zu erwärmen.

8. Tiefkühlgemüse und -früchte, die auf dem Feld schon eingefroren werden, sind oft vitaminhaltiger als abgestandene Frischware vom Händler. Konserven aber haben kaum Vitaminwert.
9. Heben Sie vorbereitete Salate und Gemüse, die nicht gleich gegessen werden, in Polyäthylenbeuteln im Kühlschrank auf. Dort halten sie sich dreimal so lang wie bei Zimmertemperatur.
10. Frische Gemüse und Früchte sind auch nach der Ernte noch »Lebewesen«, deren Stoffwechsel weiterläuft. Werden sie *gemeinsam gelagert, dann können sie sich gegenseitig negativ beeinflussen:* Äpfel, Tomaten, Paprika vor allem bilden Äthylen, ein Gas, das andere Gemüse unter anderem schneller »altern« läßt und sie auch geschmacklich schädigt. Darum: Tomaten nie neben Gurken, Paprika nicht neben Grünkohl, Äpfel nie mit Kartoffeln aufbewahren. Äpfel und Tomaten nicht neben Karotten (die werden bitter), nicht neben Kohl aller Art (der welkt), auch nicht neben Kopfsalat, Dill oder Petersilie. Deren grüne Blätter vergilben sonst und faulen rasch.

Mineralien und Spurenelemente

Die Zündstoffe des Organismus

Niemals wird ein noch so genialer Biochemiker erdenken können, was die Natur allein mit den Mineralstoffen schuf, von denen wir heute wissen: Sie sind für unsere geistige und körperliche Gesundheit und unser Wohlbefinden absolut *lebenswichtig,* wie die Vitamine – und fast immer in enger Zusammenarbeit mit ihnen! Vitamine allein könnten praktisch nichts für uns tun. Ihre segensreiche Wirkung im Organismus erzielen sie so gut wie immer und überall in engstem Zusammenspiel mit den Mineralien und Spurenelementen. Alle Gewebe und Körperflüssigkeiten enthalten unterschiedliche Mengen an Mineralien. Sie sind Bestandteil von Knochen und Zähnen, Bindegewebe, Muskeln, Blut und Nervenzellen. Und wir verdanken ihnen geistiges wie körperliches Wohlbefinden.

Während der Körper jedoch einige Vitamine selbst herstellen kann, muß er alle Mineralien und Spurenelemente immer wieder mit der Nahrung aufnehmen.

Die Forschung durchschaut noch längst nicht alle biologischen Aktivitäten und Schutzwirkungen dieser Stoffe, die ausnahmslos aus dem

Schoß von Mutter Erde und aus dem Meer kommen. Erst seit etwa 30 Jahren häufen sich die Erkenntnisse über die vitale Bedeutung dieser Substanzen für den menschlichen Organismus. Bis vor wenigen Jahren fehlten noch in manchen Nährstoff-Empfehlungen die Spurenelemente *Selen* und *Zink,* obwohl in der wissenschaftlichen Welt gewiß schon Tonnen von Material existierten, die sie als hochpotente Antioxidantien, als Radikalefänger ausweisen, als starke Krebsschutzfaktoren, vor allem aber als *Abwehr*stoffe gegen jene vorzeitigen *Alterungs*prozesse, die als Folgen von Umwelt- und Innenweltvergiftungen anzusehen sind.

Die Zwerge mit der Riesenkraft

Sie kommen im Körper in jeder einzelnen Zelle vor, und doch machen sie nur knapp fünf Prozent unseres Körpergewichtes aus: die »Zwerge mit der Riesenkraft«, rund 20 an der Zahl: Folgende Elemente stecken in uns Menschen – die Aussagen variieren etwas:

Kalzium: 1000–1500 g
Phosphat: 700– 860 g
Schwefel: 135– 300 g
Kalium: 140– 180 g
Chlor: 74– 80 g
Natrium: 64– 100 g
Magnesium: 25– 35 g

Man nennt sie Mengenelemente. Wenn der Mensch weniger als 100 mg am Tag benötigt und auch nur sehr kleine Mengen in sich trägt, dann bezeichnet die Wissenschaft diese Vitalstoffe als Spuren- oder auch Oligo-Elemente (oligo = klein, wenig). Viele von ihnen werden nur in winzigsten Mikrogramm-Tagesrationen gebraucht. Entscheidend ist aber keineswegs nur die Menge dieser »Lebenselemente«, die wir mit der Nahrung aufnehmen, sondern
• ihr Verhältnis zueinander,
• ihr Verhältnis zu den Vitaminen und Koenzymen und
• ihr Verhältnis zu den Nährstoffen, zum Beispiel zu Trägerproteinen, mit denen sie oft eine innige Verschmelzung eingehen, um mit dem Blutstrom überhaupt an bestimmte Ziele – Wirkungsstätten oder Speicherorgane – gelangen zu können.

Leider nimmt aber der Körper all diese Elemente auch längst nicht so gut mit der Nahrung auf wie Vitamine (Ausnahmen: Kalium, Salz und

Chlor). Das meiste wird sehr rasch wieder ausgeschieden und muß deshalb *ständig* ersetzt werden! Spurenelemente hat der Körper wirklich nur in allerkleinsten Rationen vorrätig. Ihr Gesamtgewicht im menschlichen Körper ergibt nur etwa 10 g, allerhöchstens aber 0,005 Prozent des ganzen Körpergewichtes!

Eisen   = 4,5–5,5 g
Fluor   = 2,6 g
Zink   = 2–3 g
Kupfer   = 0,1 g
Selen   = 0,013–0,015 g
Mangan   = 0,012–0,02 g
Jod   = 0,011 g
Molybdän = 0,009 g
Chrom   = 0,006–0,02 g
Kobalt   = 0,0015 g

Baustoffe und Impulsgeber

Auch nach ihren Aufgaben lassen sie sich einteilen: Die Makro-, sprich Mengenelemente sind vor allem als *Baustoffe* tätig, für das Wachstum, für die Bildung und Härtung von Knochen und Zähnen zum Beispiel. Und sie kontrollieren die Körperflüssigkeiten.

Die Mikro- oder Spurenelemente aber spielen meist eine lebenswichtige Rolle als *Impulsgeber* und »Starter« für Enzyme (meist zusammen mit Vitaminen), aber auch für Hormone, die eine stimulierende, kontrollierende und wachende Funktion im Körper haben. Fehlt auch nur einer der Stoffe, den zum Beispiel ein Enzym zur Erfüllung seiner ganz bestimmten Aufgabe in ganz bestimmten Zellen braucht, dann geht's nicht mehr – zumindest die Aktivität, für die das Enzym zuständig ist, gerät ins Stocken. Fachleute vergleichen das gern mit der elektrischen Birne – erst mit Strom gibt sie Licht ...

Was sie alles können

Mineralstoffe haben eine Unzahl von sehr verschiedenen Aufgaben: Sie bauen, wie gesagt, die Knochen und Zähne auf, sie kräftigen aber auch Bindegewebe, Muskeln, Blut- und Nervenzellen und erhalten sie vital.

Mineralien und Spurenelemente 115

In gelöster Form, als sogenannte *Elektrolyte,* sind sie verantwortlich für die Physik und Chemie in unseren Körperflüssigkeiten und Zellen. Sie sorgen unter anderem für die Elektrizität, die die »Batterie Mensch« immer wieder auflädt, versorgen die Reizleitungen der Körperströme, die zuständig sind für Verdauung und Stoffwechsel, für den osmotischen Austausch zwischen Lymphe, Blut und Zellen. Sie sind die Vehikel oder »Gepäckträger« für den Sauerstoff, von dem alles Leben in den Zellen abhängt, kümmern sich als Müllabfuhr um den Abtransport von Verbrauchtem, von Zellabfall aus Organen und Geweben, und wirken damit als Ordnungshüter.

Mineralien und Spurenelemente sind aber auch unentbehrlicher Inhalt unserer Verdauungssäfte. Als Bestandteil von Enzymen sind sie aktiv tätig, damit Nährstoffe durch die Darmwände ins Blut und in die Leber gelangen können. Und soweit möglich, verhindern sie das Eindringen von Giften. Sie helfen auch, im Immunsystem Abwehrstoffe aufzubauen.

In der Mutterbrust sammeln sie genau in der richtigen Zusammensetzung jene Stoffe, die das Baby zu seiner Entwicklung braucht.

Zusammen mit den *Vitaminen* sind die Mineralien essentiell für die Herstellung der sogenannten »Neurotransmitter«, das sind Überträgersubstanzen, feine Botenstoffe, welche die Nervenimpulse erst ermöglichen und pausenlos Verbindungen schaffen zwischen Gehirn, Nervenbahnen und allen Organen, und die uns überhaupt erst lebens- und reaktionsfähig machen. Sie regulieren unseren Herzschlag, unsere Atmung, die Verdauung und die Bewegung jedes kleinen Fingers, auch den Lidschlag unserer Augen – und all das meist ganz ohne unser Zutun. Zu den wichtigsten Voraussetzungen fürs reibungslose Funktionieren der Neurotransmitter zählen die B-Vitamine, gemeinsam mit Kupfer und Zink – wiederum in enger Verbindung mit der Aminosäure (dem Eiweißbaustein) Tryptophan.

Schutzfunktion gegen die zwei großen Killer!

Gegen die zwei größten Killer unserer Zeit haben sie – nach vielen neuen Forschungsergebnissen – Schutzfunktionen:
- Zur Vorbeugung gegen *Arteriosklerose* gilt eine vermehrte Zufuhr von Magnesium, Chrom, Mangan, Kupfer, Zink, Selen, Silizium und Vanadium als Therapie der Zukunft.
- Zur Prophylaxe gegen *Krebs* bewährt sich in immer mehr Testreihen eine kontrollierte Zufuhr von Selen, Magnesium, Zink und

Kupfer, teilweise auch in enger Zusammenarbeit mit den Vitaminen A, C und E.

Zum Beispiel *Selen:* Entgegen den Aussagen deutscher Ernährungsfachleute sind unsere Ackerböden durch Intensivanbau derart ausgelaugt (und andererseits wieder einseitig überdüngt), daß das Bundesgebiet als eines der selenärmsten Länder der Welt gilt, als »Mangelgebiet«. 96 Prozent der Bevölkerung unseres Landes sollen – nach einer Studie der Universität Mainz – schon mehr oder weniger in ein Selendefizit geraten sein. In Spanien hat man die auf rätselhafte Weise lange Zeit total »abgeschlafften« Kampfstiere mit Selenbeigaben im Futter wieder zu vollen Kräften und zu Kampfeslust gebracht: Bodenanalysen ihrer Weiden hatten krasse Selenmängel enthüllt (siehe auch Seite 128 f.).

Das große Netzwerk

Wieder einmal sei daran erinnert: Im großen Kreislauf unseres Lebens, all unser vitalen Körpervorgänge – die Psyche eingeschlossen – ist alles vernetzt, bestehen *Wechselwirkungen* auf sämtlichen Ebenen. Das gilt auch für Mineralien und Spurenelemente, Vitamine, Enzyme und Hormone sowie die drei großen Nährstoffgruppen.

Nur ein paar Beispiele: Einige Vitamine des B-Komplexes werden vom Organismus nur aufgenommen, wenn sie mit Phosphor verbunden sind. Vitamin C – wir berichteten schon – verbessert wesentlich die Eisenresorption. Zink arbeitet allein mit rund 200 Enzymen in Verdauung und Stoffwechsel zusammen, und es holt das Vitamin A in den exakt benötigten Mengen aus der Leber heraus.

Manche Makro- oder Mikro-Elemente sind sogar ein Teil eines Vitamins: So enthält Vitamin B_{12} ein Kobalt-Atom.

Die Mineralien sorgen auch pausenlos dafür, daß die Balance des Wasserhaushaltes im Körper genau stimmt (davon hängen wieder unzählige körperliche und geistige Prozesse ab), und sie kümmern sich um das optimale Gleichgewicht im Säure-Basen-Haushalt.
- Elemente, die alkalisch sind und Säure *binden*: Kalium, Natrium, Kalzium, Magnesium, Eisen, Mangan, Aluminium.
- Elemente, die Säure *bilden*: Phosphor, Schwefel, Chlor, Fluor, Jod, Arsen. (Auf das Säure-Basen-Problem kommen wir noch mal.)

Die Gemüse sind Mega-Mineralstoffquellen

Wie kommt man nun, werden Sie sich fragen, am besten an die nötige Portion Mineralien? »*Ganz einfach, durch viel Gemüse!*« sagt Prof. Dr. Claus Leitzmann, Uni Gießen, unser bekanntester Vollwert-Experte. Denn Gemüse ist die Lebensmittelgruppe mit der höchsten Dichte sowohl an Vitaminen als auch an Mineralstoffen, und obendrein bekommt unser Körper mit Gemüse auch noch viele wertvolle bioaktive Substanzen sowie jede Menge der zur ständigen »inneren Reinigung« äußerst wünschenswerten Ballaststoffe. Allerdings setzt die sanfte »Gemüse-Therapie« viel Rohkost sowie eine äußerst schonende Zubereitung des Essens voraus.

Wie Mängel entstehen

Leider gehen, das ist ein offenes Geheimnis, bei der *industriellen Verarbeitung* von Lebensmitteln, beim sogenannten »Raffinieren«, ungeheure Mengen an Vitaminen und auch an Mineralien verloren: beim Mahlen von Getreide zu Weißmehl, ohne Mitverwendung von Randschichten und Keim; beim Schälen und Polieren von Reis; bei der Stärke- und Zuckerraffination; beim Blanchieren von Gemüse für Konserven und Gefrierkost; beim Raffinieren von Fetten und Ölen; beim Zusatz von viel Zucker zu Getränken, Fruchtkonserven und Backwaren. Nach Untersuchungen des Schweizer Experten für Spurenelemente, Dr. Felix Kieffer, verringert sich zum Beispiel beim Mahlen vom vollen Weizenkorn (100 g) zum handelsüblichen Weißmehl der Kaliumgehalt von 502 mg auf 108 mg, der Magnesiumgehalt von 43,7 mg auf 15 mg, der Phosphorgehalt von 960 mg auf 170 mg. Allein die Verluste beim Ausmahlen betragen also je nach Mineralstoff 50 bis 85 Prozent.

Auch können bestimmte Mineralstoffe *andere inaktivieren:* So hat zum Beispiel die Zugabe von *Phosphaten* in vielerlei Fertignahrung fatale Wirkungen auf die Resorption anderer lebenswichtiger Mineralien – allen voran Kalzium. Streichwurst, Fertig-Kartoffelbrei, Schmelzkäse, Colagetränke etc. haben oft hohen Phosphatgehalt. Auch von Kleie – in großen Mengen regelmäßig als »Verdauungshilfe« propagiert – weiß man, daß sie sich mit Kalzium, Eisen, Kupfer, Zink aus dem Körperreservoir so verbindet, daß diese Stoffe nicht mehr zur Verfügung stehen.

Der weitverbreitete Gebrauch – und Mißbrauch – von Diuretika

Schluck für Schluck Reinigung und Regeneration

Einen wahren Boom haben die Mineralwässer in den letzten zehn bis zwölf Jahren erlebt. Sie gelten als *die* sprudelnde Gesundheitsquelle, ihr Konsum ist in ganz Europa um das Doppelte bis Dreifache gestiegen.

Es ist auch gar keine Frage, daß *Mineralwässer* – im wahrsten Sinn des Wortes – ausgezeichnete Quellen für Mineralien und Spurenelemente, für Reinigung und Regeneration sind. Sie kommen ja ausnahmslos aus dem Schoß der Erde, werden in großen Tiefen gewonnen. Das Regenwasser, das sie gespeist hat, hat auf seinem Weg beim Durchdringen verschiedener Gesteinsschichten zahlreiche Mineralien herausgelöst und zur Quelle mitgebracht. In der Mineralwasserflasche finden wir diese Kinder der Erde wieder. Und je nach Bodenbeschaffenheit stehen die Mineralien und Spurenelemente in einem anderen Verhältnis zueinander.

Natürlich gibt es auch hohen und niedrigen Natrium- und Nitratgehalt. Wer also zum Beispiel unter Bluthochdruck leidet, sollte seinen Arzt nach einer Liste fragen, welche Mineralwässer für ihn gut sind – denn jede Quelle ist »ein Individuum«. Der Nitratgehalt im Mineralwasser unterliegt gesetzlichen Verordnungen. Wässer, die den Aufdruck tragen »Geeignet für die Zubereitung von Säuglingsnahrung«, dürfen nur eine Maximalmenge an Nitrat enthalten.

Wer gutes *Leitungswasser* hat (Analysen liegen meist bei den Gemeinden vor), kann auch sein »eigenes« Hauswasser trinken und evtl. sogar mit Kohlensäurepatronen zum »Sprudeln« bringen. Doch all dies schützt oft nicht vor Nitrat.

Im übrigen: Mineralwässer und Leitungswasser haben als Durstlöscher – im Gegensatz zum Beispiel zu Limos und Fruchtsäften – null Kalorien. Und Trinken, etwa 2 Liter am Tag und besser noch mehr, ist lebensnotwendig!

(Entwässerungsmitteln) und Abführhilfen sowie Hungerkuren stören das Elektrolyt-Gleichgewicht empfindlich; die Elektrolyte werden »hinausgeschwemmt«, ohne dem Körper genützt zu haben. Und von Eisenpräparaten (die auch oft unkontrolliert eingenommen werden) weiß man, daß sie die Zinkresorption behindern.

Schließlich ist längst bewiesen, daß sowohl körperlicher *Streß* (Überanstrengung bei Arbeit, Sport, Intensivtraining etc.) als auch emotionaler Streß (beruflicher Leistungsdruck, Kummer, Angst, Verlassenheitsgefühle, Kündigung des Arbeitsplatzes oder Tod einer geliebten Person) einen hohen Verlust an Mineralien verursachen. Manch einer, der durch Streß krank wurde (weil diese Überbelastung auch wieder eng mit dem Immunsystem zusammenhängt), wäre sehr rasch wieder auf den Beinen, wenn der Arzt ihm fehlende Mineralien verordnen würde, statt womöglich einen Krankenhausaufenthalt oder starke Medikamente mit vielen Nebenwirkungen.

Wasser – Vorsicht mit Entkalkung!

Große Zurückhaltung scheint auch geboten bei all den angepriesenen Wasseraufbereitungsanlagen bzw. Entkalkungsmethoden: Erstens sind Kalzium und Magnesium, die dabei verschwinden, aus Gesundheitsgründen ja eher erwünscht; zweitens werden allein aus den privaten Entkalkungsanlagen in unserem Land jährlich 100 000 Tonnen Natriumchlorid (Salz) über die Kanalisation und die Abwässer bis in die letzten Flüsse und Seen geleitet, außerdem kommen pro Haushalt (!) auch noch ca. 130 kg Phosphat hinzu; drittens aber ist nachgewiesen, daß Menschen, die in Gegenden mit sehr mineralreichem, »hartem« Leitungswasser leben, weit weniger Herzinfarkte haben als jene, die mit »weichem« Wasser versorgt sind.

Die Steckbriefe der Mineralstoffe und Spurenelemente

Funktion, Tagesbedarf, natürliche Quellen Weil nicht einmal die Experten sich über den tatsächlichen Tagesbedarf an Mineralien einig sind, weil diese Elemente auch nicht jeden Tag – wie Vitamine – zugeführt werden müssen, und weil es oft sehr umstritten ist, wann und wie Mineralmängel entstehen und mit welchen Extragaben sie zu beheben sind, machen wir's ziemlich kurz.

Sie lesen aber bei allen im Buch aufgeführten Früchten, Gemüsen, Getreiden, Hülsenfrüchten, Nüssen etc. noch genaue Angaben über ihren Mineralstoffgehalt. Außerdem erklären wir Ihnen im letzten Teil dieses Buches ziemlich ausführlich, wie gesunde Kost *vor* Herzkrankheit oder *bei* Krankheit schützen kann (ab Seite 553).

Prinzipiell finden sich alle diese Elemente in einer guten, wertvollen Kost und decken den Bedarf jedes *gesunden* Menschen. Bei einem Überangebot wird die Ausnutzung reduziert, um den Körper vor »Überflutung« zu schützen. Wenn aber schwere Mängel entstehen, greift der Körper Reserven an und holt sich die Mineralien aus ihren Speichern, zum Beispiel aus den Knochen. Und die Folgen können verheerend sein.

Kalzium

Es steckt zu 99 Prozent in Knochen und Zähnen – das sagt schon alles. Kalzium ist unentbehrlich, um diese Gewebe aufzubauen, kräftig und gesund zu erhalten. Es bedarf dabei eines exakten Gleichgewichts mit Phosphor (im Verhältnis von 2,5:1). Die Resorption von Kalzium im Körper wird unterstützt durch eine gute Versorgung mit Vitamin D und Vitamin C und behindert von Oxalsäure (Spinat, Rhabarber etc.) und Phytinsäure (aus rohem Getreide und ungebackenem Fladenbrot) sowie überhöhtem Phosphatgehalt in der Nahrung.

In *weichen* Geweben ist Kalzium nur in sehr kleinen Mengen vorhanden, aber es beeinflußt maßgeblich die Erregbarkeit der Nerven, die Muskelkontraktionen und eine normale Herzarbeit. Ohne Kalzium gäbe es zum Beispiel bei Verletzungen keine Blutgerinnung. Es aktiviert viele Enzyme und organisiert über die Nebennieren die Bildung von Hormonen. Kalzium kontrolliert den Flüssigkeits- und Nährstoffaustausch durch die Zellwände, es sorgt auch für die rechte Balance mit anderen Mineralien und verbessert die Eisenverwertung im Körper. Es sorgt für guten Schlaf, ist nötig für eine normale Nierenfunktion, senkt den Blutdruck. Nach neuen Forschungen wirkt es cholesterinsenkend und vermindert das Risiko von Dickdarm-Krebs.

Schwerer Kalziummangel kann zu Verkrampfungen (Tetanie) und zu Störungen der Blutgerinnung führen, vor allem aber zu einer ungenügenden Verknöcherung des Skeletts. Da im Alter der Tagesbedarf erheblich ansteigt, droht – wenn er nicht ausreichend gedeckt wird – Osteoporose, eine Verminderung des Knochengewebes. Wie man heute weiß, kann Kalziummangel auch verantwortlich für Altersdepressionen sein.

Merke: Die weitverbreitete Meinung, man könne »Arterienverkalkung« durch kalzium*arme* Kost aufhalten, ist falsch!

Natürliche Kalziumquellen: Vor allem Milch und deren Produkte (in Kindheit, Jugend und Alter sollten es mindestens drei Tassen täglich sein), ferner Hartkäse, Schalentiere, Sardinen und Sprotten (mit Gräten!), Eigelb, Haferflocken, Sojasprossen, Sesam, Mandeln, Nüsse, Algen, Hülsenfrüchte, Melasse, die Zitrus-Innenhaut, Datteln, Rosinen, Sonnenblumenkerne, Sellerie, Karotten, Okra, Erbsen, Lauch und alle grünen Blattgemüse, Kohl, zumal die *Außenblätter,* und vor allem Kohlrabiblätter.

Phosphor

Er kommt im Körper nur in der Verbindung mit Sauerstoff, als *Phosphat* vor, und zwar in relativ hohen Mengen. Zum großen Teil ist es zwar im Knochensystem als Baustoff fest an Kalzium gebunden, dennoch steckt es in jeder Zelle. Es ist für den ganzen Stoffwechsel mitverantwortlich, ist Bestandteil von Zellkerneiweiß, das die Erbsubstanz trägt, und von so wichtigen Stoffen wie Lezithin; es transportiert die Fettsäuren.

Auch Enzyme baut es auf, und es ist beteiligt an der Energiegewinnung und -übertragung, also auch an der Muskel-, besonders aber der Gehirn- und Nerventätigkeit. Kein Hormon wird ohne Phosphor wirksam.

Weil in der heutigen Zivilisationskost, die extrem reich ist an tierischem Eiweiß, meist ein Phosphatüberschuß besteht, liegt die Gefahr nahe, daß mehr Phosphor mehr Kalzium bindet, zumal Kalzium viel schlechter vom Körper resorbiert wird als Phosphor, von dem 77 Prozent verwertet werden.

Das bedeutet: Zur Erhaltung der Balance wird mehr Kalzium aus den Knochen und Zähnen mobilisiert, und die Knochen werden »dünner« – es kommt zu Brüchigkeit, Osteoporose und frühzeitigem Gebißverfall! Auch hoher Zuckerverzehr stört das Kalzium-Phosphor-Gleichgewicht. Außerdem ist Phosphor stark säurebindend, als Gegenmittel hilft tatsächlich nur dies: weniger Phosphat – also *weniger Fertigkost!* Vorsicht mit Cola-Getränken, Fertigpuddings, Streichwürsten, Schmelzkäse etc., statt dessen reichlich Milch und andere wertvolle Kalziumnahrung.
Natürliche Phosphorquellen: Fleisch, Fisch, Geflügel, Eier, Milch, Vollkorn, besonders Hafer, Gerste, auch Mais und vor allem gekeimter Weizen, alle Sprossen, Hülsenfrüchte, Soja, Mais, Nüsse, Kasta-

nien, Champignons, Artischocken, grüne Blattgemüse und Kräuter, fast alle Kohlsorten, Tomaten, Erdbeeren, Himbeeren, Pflaumen. Und das reicht wirklich zur Deckung des Phosphorbedarfs!

Kalium

Es ist für Herz und Gefäße lebenswichtig; es reguliert als Gegenspieler von Natrium unseren Wasserhaushalt, die Flüssigkeitsbalance, und es ist beteiligt an den Reizleitungen der Nerven und Muskeln, besonders auch des Herzmuskels, normalisiert den Herzrhythmus und den Blutdruck. Kalium ist zur Eiweißsynthese notwendig und aktiviert viele Enzyme, unter anderem auch jene im Kohlenhydratstoffwechsel, die an der Verwandlung von Zucker in Fett beteiligt sind. Es wird für viele Funktionen von Gehirn und Nerven gebraucht. Es hilft uns, »klar zu denken«, indem es Sauerstoff zum Gehirn dirigiert, und es stimuliert die Nieren bei der Ausscheidung von Körpergiften. Übrigens ist es auch um die Gesunderhaltung unserer Haut besorgt.
Achtung! Bei Brechdurchfällen, der (oft unnötigen) längeren Einnahme von Abführmitteln oder Medikamenten zur Entwässerung und bei Abmagerungskuren wird sehr viel Kalium auch durch die Niere *ausgeschwemmt*. Die Folgen sind unerklärliche Erschöpfungszustände, Appetitlosigkeit, Muskelschwäche, auch Funktionsstörungen des Herzens.
Natürliche Kaliumquellen: Fleisch, Fisch, Austern, Muscheln, Algen, Melasse, Milch, Käse, vor allem aber viele Früchte wie Aprikosen, Bananen, Äpfel, Erdbeeren, Honigmelonen, Kirschen, Papayas, Feigen, Nüsse und Trockenobst und ganz besonders Kartoffeln, aber auch Kohl, Brokkoli, Rettich, Tomaten, Spinat und Avocados.
Küchentips: Eine ordentliche Portion Gemüse mit Kartoffeln oder eine Quarkspeise mit Obstsalat oder eine Bananenmilch decken bereits unseren Tagesbedarf.

Natrium

Es ist zusammen mit Chlorid (als NaCl = Natriumchlorid) unser *Kochsalz* und als Gegenspieler von Kalium verantwortlich für den osmotischen Druck. Es erhält die Gewebespannung der Körperflüssigkeiten, reguliert den gesamten Wasserhaushalt, transportiert Nährstoffe und führt verbrauchte Stoffe aus dem Körper. Natrium und Chlorid halten das Wasser im Gewebe zurück, während Kalium die Wasserausscheidung fördert. Natrium aktiviert aber auch viele Enzyme, baut lebenswichtige Verdauungssäfte mit auf, hilft bei der Eisenausnützung, wirkt Krämpfen entgegen.

Natrium ist säurebindend. Bei Natriummangel können unter Umständen Säureüberschüsse Rheuma, Arthritis und Neuritis verursachen. Unser Natrium- bzw. Salzkonsum liegt in der Regel zu hoch, zumal viele Fertigprodukte, inklusive Brot, meist zuviel »heimliches« Salz enthalten (3 bis 5 g am Tag werden uns zugestanden). Viele Experten sehen darin eine Ursache für den weitverbreiteten Bluthochdruck. Andere Experten aber betonen: Wer gesund ist, dessen Körper hält auch eine gute Natrium-Kalium-Balance. (In der Nachkriegszeit gab es trotz eines extrem hohen Salzverbrauchs von 20 bis 40 g täglich viele Menschen mit sehr niedrigem Blutdruck.)

Natürliche Natriumquellen: Kochsalz, Fleisch, Geflügel, Wurst, Käse, Brot, Milch, Eier, Salzkonserven, Melasse, Backpulver, Fische, Meeresfrüchte, Algen, Kelp (!), Sellerie, Karotten, Rübchen, Spinat, Löwenzahn, Brunnenkresse, Kohl, Kartoffeln, Rettich, Rosinen.

Küchentips: Fleisch immer erst *nach* dem Kochen oder Kurzbraten etc. salzen, Gemüse so wenig wie möglich salzen, *kein Salzfaß auf den Tisch*. Man kann sich überhöhten Salzkonsum – ebenso wie hohen Zuckerkonsum – relativ rasch abgewöhnen und braucht dann weniger Salz. Unter Kennern gilt öfter mal ein *gutgesalzenes* Frühstücksei als Reizfaktor und guter Anreger für den Arbeitstag, weil es die Gewebespannung verbessert. Abends grundsätzlich weniger salzen.

Magnesium

Es ist, zusammen mit Kalzium, Vitamin D und Phosphor, ein unentbehrlicher Baustein für den Aufbau von Knochen und Zähnen, maßgeblich beteiligt an der Bildung und Erhaltung von Körper-Eiweiß, aber auch lebenswichtig bei der Übertragung von Nervenimpulsen und zur Muskelspannung.

Es ist zuständig für die »Power«, auch für geistiges Feuer. Denn Magnesium aktiviert nicht nur rund 300 verschiedene Enzyme, es reguliert überall im Körper die elektrochemische Spannung, mit deren Hilfe Wirkstoffe überhaupt erst durch die Membranen, die Zellhäute, in die Zellen gelangen können. Diese »Pumpe«, die das bewerkstelligt, kann nur arbeiten, wenn sie ausreichend mit Magnesium versorgt ist. Bei vielen Menschen besteht ein leichter Magnesiummangel, der sich allerdings dramatisch verstärken kann, zum Beispiel durch Alkoholmißbrauch (der Alkohol hemmt die Magnesiumresorption), aber auch durch starke Abführmittel oder durch körperliche Überanstrengung, die mit starkem Schwitzen verbunden ist, wie etwa Hochleistungssport, langes Joggen, stundenlanger Skilanglauf etc.

Bei Magnesium*mangel* gerät der Herzrhythmus aus dem Takt, es kommt zu Herz- und Kreislaufstörungen, starker Nervosität, Vergeßlichkeit, nächtlichen Waden- oder Fußkrämpfen, Lärmempfindlichkeit, Schwindel, Sehstörungen, Verwirrung. Auch der kindliche »Zappelphilipp« leidet oft unter Magnesiummangel. In Kliniken werden die Symptome oft fehlgedeutet – leider.

Magnesium gilt als »Betriebsstoff des Herzmuskels« – bei Großuntersuchungen von Herzinfarkt-Patienten waren die Heilungs- und Erholungschancen um so größer, je besser die Magnesiumversorgung war. Magnesium ist auch mit zuständig für Stoffwechsel und Zellbildung in Lungen und Nervensystemen, beseitigt »Abfall« aus dem Organismus und wirkt säurebindend. Auch Nierensteine haben oft mit Magnesiummangel zu tun – ebenso Asthma.

Natürliche Magnesiumquellen: Hervorragend sind manche Mineralwässer (bitte möglichst natriumarme wählen), Fleisch, Vollgetreide, vor allem Roggen und Hafer, Bierhefe, Weizenkeime, Nüsse, Mandeln, Maroni, Hülsenfrüchte, Algen, Trockenobst, Datteln, Bananen, Kartoffeln und grüne Blattgemüse, Avocados, Petersilie.

Eisen

Es erfüllt im Stoffwechsel vielfältige lebenswichtige Funktionen. Dreiviertel des Eisens arbeiten für uns als Bestandteile des roten Blutfarbstoffes (Hämoglobin) und transportieren unermüdlich den Sauerstoff aus den Lungen ins Blut und in alle Organe, ganz besonders aber ins Gehirn und in die Muskeln.

Eisen ist aber auch Baustein vieler Enzyme, die an der Energiegewinnung beteiligt sind, und macht, zusammen mit Phosphor, einige B-Vitamine überhaupt erst verfügbar. Es macht uns widerstandsfähiger gegenüber Streß und Krankheiten. Nach WHO-Berichten ist Eisen *das* große Mangelelement auf der Welt, natürlich vor allem in jenen Ländern, in denen wenig Fleisch – die reichste Eisenquelle – zur Verfügung steht. Aber leider herrscht auch hierzulande, zumal unter jungen Frauen (durch Blutverluste in der Menstruation), sehr viel »versteckter« Eisenmangel! Dazu muß man wissen, daß Frauen zwischen 14 und etwa 50 Jahren einen um mindestens 50 Prozent höheren Eisenbedarf haben als Männer, und der steigt wiederum in der Schwangerschaft und der Stillzeit noch mal um mindestens 50 Prozent.

Andererseits gibt es die These, daß Männer oft zu *hohe* Eisenspiegel haben und daß Eisenüberschuß die Bildung von jenen gefährlichen »Sauerstoff-Radikalen« beschleunigt, die das Risiko von Herzinfarkt und Krebs erhöhen. In US-Untersuchungen fanden sich zwei- bis dreimal so viele Krebskranke unter den »eisenreichen« Patienten. Nicht ohne Grund findet der mittelalterliche »Aderlaß« wieder viele Anhänger. Jedenfalls sollte niemand ohne ärztliche Verordnung Eisenpräparate nehmen!

Typische *Mangelerscheinungen* sind Müdigkeit, Kopfschmerzen, Herzjagen, Schlafstörungen, brüchige Fingernägel, in schweren Fällen Anämie.

Natürliche Eisenquellen: Fleisch, Leber, Herz, Blutwurst (!), Eier, Schalentiere, Vollkorn, besonders Haferflocken, Vollreis, Hülsenfrüchte, voran Bohnen und Linsen, Kartoffeln, Trockenobst, Nüsse, Algen, Sesam, alle grünen Salate und grünen Blattgemüse, Spargel, Karotten, Pilze, Lauch.

Küchentips: Eisen tierischer Herkunft geht viel besser ins Blut als Eisen aus Pflanzen. Aber Vitamin-C-haltige Getränke *vor dem Essen* verbessern die Eisenausnützung grundsätzlich. Gerbstoffe in schwarzem Tee und Kaffee, Weizenkleie, Soja und Rotwein dagegen verhindern die Eisenaufnahme.

Kupfer

Kupfer gehört zu den absolut lebensnotwendigen Spurenelementen, weil es im Körper eng mit Eisen und Vitamin C zusammenarbeitet, zum Beispiel bei der Sauerstoffversorgung, der Ernährung von Nervenhüllen und der Schaffung einer geschmeidigen Haut. Ein kupferhaltiges Enzym ist mit Eisen auch maßgeblich an der Bildung des Hämoglobins in den roten Blutkörperchen beteiligt. Kupfer sorgt für die Elastizität der Gefäße, kümmert sich mit vielen Enzymen um wichtige Stoffwechselvorgänge in Leber und Galle, Blut, Lungen und Herz. Es ist äußerst wichtig für Entgiftungsfunktionen, auch von Sauerstoff-Radikalen. Es arbeitet eng mit antioxidativen Vitaminen zusammen, so auch bei Entzündungsvorgängen, etwa des rheumatischen Formenkreises, wo Sauerstoff-Radikale bestimmte Bindegewebe und Gelenkknorpel schädigen.

Im Tierexperiment hat eine optimale Kupferversorgung die Krebsentwicklung verzögert und auch eine Leberzerstörung (nach Gabe von krebsauslösenden Stoffen) aufgehalten.

Weil Kupfer die Aminosäure Tyrosin in die dunklen Farbpigmente umwandelt, die für unsere Haut- und Haarfarbe sorgen, sind erste Anzeichen eines *Kupfermangels* oft fette oder früh ergrauende Haare und eine sichtbar »alternde« Haut. Aber auch an Defekten in Gefäßen, die zu Narben und Ablagerungen in den Arterien führen, ist oft Kupfermangel schuld. Im Extremfall kann das zu hohem Cholesterinspiegel und Arteriosklerose führen. Bei schwerem Kupfermangel leidet auch die gesamte Immunabwehr.

Sehr vereinzelt gibt es auch *Kupferüberschuß,* zum Beispiel durch Wasserleitungen aus Kupfer (gefährlich für Babys!) und sehr saures oder weiches Wasser, aber mitunter auch durch manche extrem kupferhaltigen Multivitaminpräparate. Als Folgen von Kupferüberschuß werden unter anderem Bluthochdruck, Wochenbettpsychosen, frühzeitige Senilität und Impotenz genannt.

Natürliche Kupferquellen: Mageres Fleisch, Leber, Fische, alle Meeresfrüchte, auch Algen, Vollkornprodukte, vor allem Hafer und Mais, Nüsse, Hülsenfrüchte, rote Rüben, Johannisbeeren, Rosinen und alle grünen Blattgemüse, aber auch Kakao und Schokolade.

Merke: *Mittel zur Entsäuerung des Magens,* die oft völlig unkontrolliert, ohne ärztliche Verordnung, genommen werden, können die Kupferresorption gefährlich hemmen!

Zink

Zink ist im Körper mit mehreren Gramm vorhanden, was schon beweist, daß es eine äußerst wichtige Bedeutung für uns hat. (Im Gehirn und im Zentralnervensystem wird es in Pools gespeichert.) Erst 1939 wurde das erste zinkhaltige Enzym entdeckt – heute kennt die Forschung schon mehr als 200 Enzyme, die von Zink als Kofaktor abhängig sind.

Vor einigen Jahren hätte man den noch ausgelacht, der frühzeitigen Haarausfall oder Dermatitis mit *Zinkmangel* in Verbindung gebracht hätte. Heute ist es schon ein Kunstfehler, in solchen Fällen nicht danach zu fahnden. In der Behandlung von Leberzirrhosen wird Zink erfolgreich eingesetzt, auch die Heilung von offenen Beinen mit Zinksulfat weist gute Erfolge auf.

Zink ist unentbehrlich für den Aufbau der roten und weißen Blutkörperchen und für die Wundheilung sowie für die Zellteilung – also für normales Wachstum und die Entwicklung gesunder Kinder. Es ist beteiligt am Abtransport von Kohlendioxid aus der verbrauchten Atemluft im Organismus, Bestandteil des Proteinstoffwechsels (zuviel Eiweiß behindert Zink), wichtig für Schilddrüse, Leber, Nieren und das Gehirn: Es ist ganz unerläßlich für den geregelten Ablauf neurologischer Signale. Die Funktionen der männlichen Keimdrüsen bzw. Prostataleiden werden durch Zink sehr positiv beeinflußt. Ohne Zink wird im Körper kein Vitamin E, kein B_1 und kein B_{12} gebildet – ohne das es wiederum kein Hämoglobin gibt. Neue Forschungen bringen eine Unterversorgung mit Zink und »seinen« Enzymen in Zusammenhang mit Schlaganfällen. Es gilt als unentbehrliches Antioxidans, als »Radikalefänger«.

Zink gehört laut WHO auch zu den Haupt-Mangelelementen. Die Folgen: Unfruchtbarkeit, Unfähigkeit zu stillen, Geschmacksverlust, schlechte Infektabwehr. Ein Zinkdefizit zählt wohl zu den häufigsten Symptomen bei Krankenhauspatienten. Jeder größere körperliche oder seelische *Streß* führt zu hohen Zinkverlusten, aber auch *hoher Alkoholkonsum* und die Gabe von Antibiotika. Übrigens: Ausdauersportler, wie Skiläufer, Läufer, Wettschwimmer etc., haben fast immer Zink- und Eisenmangel und müssen bewußt »nachschieben«. Auch eine heraufziehende Erkältung läßt sich wirksam mit Zink-Orotat bekämpfen. – Weiße Flecken in den Fingernägeln können auf Zinkmangel hinweisen!

Natürliche Zinkquellen: Innereien, mageres Rindfleisch, Milch, Vollkornprodukte, vor allem Weizen und Weizenkeime, Bierhefe, Samen, besonders Sesam und Tahini (Sesampaste), Mandeln, Erdnüsse, Kürbiskerne (!), Miso, Heringe, Austern, Pilze, grüne Blattgemüse, Wurzelgemüse, Kohl, Champignons, Tomaten, Orangen, Pfirsiche.

Merke: Zink aus Fleisch, Leber, Eiern, Milch wird zu 30 bis 40 Prozent aufgenommen, aus Pflanzen nur zu fünf bis zehn Prozent. *Zinn* aus Konservendosen behindert die Zinkaufnahme beträchtlich. Aus »raffinierten« Nahrungsmitteln ist Zink so gut wie völlig verschwunden; im Weißmehl gehen bis zu 80 Prozent verloren!

Selen

Früher galt es als hochgiftig – heute wird es bei modernen Forschern als eines unserer wichtigsten Schutzelemente angesehen. Die Bundesrepublik ist Selen-Mangelgebiet (siehe Seite 116). Manche Vollwert-Bäcker, die etwas von Ernährung verstehen, mischen deshalb schon stark selenhaltigen Weizen aus Kanada oder den USA in das Brotgetreide.

Wirklich ein Witz: Wie der Experte Professor Dr. Gerhard Schrautzer mir berichtete, gilt Schweinefleisch heute als eine Haupt-Selenquelle – und zwar, »weil man heute dem Tierfutter Selen zusetzt, damit die Schweine nicht eingehen«.

Selen gehört zu den wichtigsten Schutzstoffen in der Krebs- und Infarktabwehr. Denn Selen wirkt eng zusammen mit Vitamin E als Antioxidans und aktiviert ein Enzym mit dem komplizierten Namen Glutathionperoxidase, das zum Beispiel dem Herzen Zellschutz garantiert. In einer finnischen Großuntersuchung hatten Infarktpatienten weniger Selen im Blut als gesunde Menschen. Weil es in China Gebiete mit totalem Selenmangel im Boden gibt (was 100 Millionen Bewohner des Riesenlandes betrifft), waren Forscher in der Lage, weit über 20 000 Menschen zu untersuchen. Sie stellten fest, daß schon zehnjährige Kinder in dieser Region an Herzkrankheiten starben.

Selen und seine Enzyme können offensichtlich helfen, daß Blutplättchen sich nicht zusammenklumpen, und damit bleiben die Arterien sauber. Selen schenkt dem Herzen Energie, reguliert den Blutdruck, wirkt in den Zellen als »Altersbremse«, stärkt die Abwehr, weil es Antikörper aufbauen hilft. Es blockt vor allem auch die Zellwände ab gegen Umweltgifte wie Quecksilber, Blei, Cadmium, aber auch gegen radioaktive Strahlen und vor allem gegen freie Radikale als deren Folgen.

Selen schützt die Augen vor grauem Star (Katarakt), die Nieren, die Leber und auch die Weichteile (vor bestimmten Rheumaformen). Krebskranke haben oft sehr niedrige Selenspiegel.

Die Forschung hat gezeigt, daß ausreichende Selen-Versorgung das Risiko für Brust-, Lungen-, Dickdarm- und Prostata-Krebs senkt. International anerkannte Selen-Experten wie Prof. Dr. Gerhard Schrautzer und Dr. Felix Kieffer berichteten mir, daß sie täglich vorbeugend 200 Mikrogramm Selen einnehmen. Ab 800 Mikrogramm täglich kann Selen aber im Körper bereits toxisch wirken. – In der Bundesrepublik gibt es Selen-Hefe-Präparate.

Natürliche Selenquellen: Bierhefe und Weizenkeime. Es schadet auf keinen Fall, sie regelmäßig ins Essen zu rühren, um die schützende Wirkung des Selens zu verstärken. Auch Muskelfleisch von Rind, Schaf und Schwein sowie Leber, Niere, Fische, Schalentiere, Vollmilch und Quark sind selenhaltig, außerdem Vollkorn, Gerste, Weizen und Vollreis (ungeschälter Reis ist 15mal reicher an Selen als polierter), Pilze, Brokkoli, Rettich, braune Bohnen und ganz besonders Zwiebeln und Knoblauch.

Achtung! Selen tritt bei der Zubereitung ins Kochwasser über – also nur wenig Wasser zum Garen nehmen und das mitverwenden.

Mangan

Über Mangan wird neuerdings viel diskutiert, als Aktivator wichtiger Enzyme, die unter anderem bei der Knochenbildung, bei der Blutgerinnung (zusammen mit Vitamin K) sowie im Zucker- und Fettstoffwechsel eine wichtige Rolle spielen.

Mangan hilft bei der Ernährung von Gehirn und Nerven, beim Aufbau von Sexualhormonen und bei der Synthese der Vitamine Biotin, Thiamin und Vitamin C. Eine manganreiche Ernährung ist vor allem für bestimmte Diabetiker wichtig.

Eine hohe Kalzium-Phosphor-Aufnahme mit der Nahrung erhöht den Manganbedarf. Neuerdings wird Mangan auch als Chance in der Therapie von multipler Sklerose diskutiert.

Natürliche Manganquellen: Es ist in vollwertiger Nahrung reichlich enthalten, besonders in Nüssen, Keimen, Vollkornprodukten, auch in Kakao (Bitterschokolade) und Tee und Eigelb (!), grünen Blattgemüsen, Blaukraut und Rüben – vorausgesetzt, daß der Boden, auf dem sie wachsen, manganhaltig ist.

Viel Mangan geht beim »Raffinieren«, zum Beispiel von Zucker und Mehl, und durch einen hohen Phosphorgehalt von Fertigprodukten verloren (siehe Seite 121).

Jod

Es wird zum Aufbau der Schilddrüsenhormone und für die gute Funktion der Schilddrüse gebraucht. Es reguliert die Körperenergie mit, ist nötig für die körperliche Entwicklung, wichtig auch beim Stillen. Es hilft beim Stoffwechsel von Fetten und Proteinen, und es stimuliert den Kreislauf. Das alles funktioniert aber nur reibungslos, wenn kein

Jodmangel besteht, sonst kann es zu schwerwiegenden Stoffwechselstörungen kommen. Deutschland gilt als Risikoland für die Jodversorgung, vor allem das südliche Bundesgebiet. In Bayern leidet etwa jede(r) dritte an Jodmangel, der zum »Kropf« führt. Schon Babys kommen dort oft mit Kröpfen auf die Welt! Die Ärzte und Ernährungsexperten raten deshalb dringend zur vorsorglichen Verwendung von *jodiertem* Speisesalz in der Küche. Außerdem sollte man einmal in der Woche Salzwasserfisch essen.

Natürliche Jodquellen: Alles, was aus dem Meer kommt – Seefische, Algen, Kelp –, aber auch Milch ist jodhaltig, sowie alle Kohlarten, ferner Innereien, Eier, Spargel, Spinat, Rübchen, Knoblauch, Kresse, Salate, Artischocken, Tomaten, Erbeeren, Blaubeeren, Birnen, Trauben.

Küchentips: Jod geht beim Kochen weitgehend verloren. Immer erst vor dem Anrichten mit (Jod-)Salz abschmecken und Fische möglichst schonend zubereiten – im eigenen Saft dünsten oder in Folie!

Chrom

Es unterstützt entscheidend das Insulin bei der Regulierung des Blutzuckerspiegels. Diese aktive Substanz heißt »Glukosetoleranz-Faktor« (GTF). Fehlt der, dann erhöht sich der Blutzucker, und es kann zu Diabetes kommen.

Chrom stimuliert die Aktivität von Enzymen, die im Glukosestoffwechsel Energie erzeugen, aber auch die Synthese von Fettsäuren und Proteinen besorgen. Chrom kontrolliert den Appetit. Chrom gibt man heute Diabetikern zur Verbesserung des Zuckerstoffwechsels. Im Glukosestoffwechsel ist es aber auch von Bedeutung für die Leistungssteigerung von Sportlern.

Ein schwerer *Mangel* an Chrom kann hohen Blutdruck und einen hohen Cholesterinspiegel verursachen und damit die Gefahr von Thrombose, Arteriosklerose, von Schlaganfall und Krebs steigern. Auch leichter Chrommangel kann schwerwiegende Folgen im Organismus haben – von Diabetes bis zu Wachstumsstörungen. Besonders Schwangere müssen ein Chromdefizit vermeiden, weil der Fötus zu seiner gesunden Entwicklung sehr viel GTF braucht.

Bei Virusinfektionen, sportlicher Überanstrengung und einer sehr einseitigen Ernährung, vorwiegend mit viel Weißzucker, raffiniertem Mehl, Backwaren, Limonaden etc., entsteht ein Chromdefizit. Denn ausgerechnet das Vollkorn und der Rohzucker mit seiner Melasse sind

jene pflanzlichen Nahrungsmittel, die nennenswerte Mengen an aktivem GTF enthalten.
Natürliche Chromquellen: Neben Melasse die Bierhefe, Weizenkeime, Leber, Käse, rote Rüben, Karotten (!), Pilze, Mandeln, Hülsenfrüchte, Lachs, Austern, Shrimps, Kresse und schwarzer Pfeffer, rote Johannisbeeren und Preiselbeeren. Auch tropische Früchte, die auf vulkanischem Boden wachsen, sind chromhaltig.

Kobalt

Es ist als Baustein untrennbar mit Vitamin B_{12} verbunden und damit – wie dieses – unentbehrlich für die Bildung der roten Blutkörperchen (siehe auch Vitamin B_{12}).

Kobalt aktiviert eine Reihe von Enzymen, die nicht nur für die Erhaltung und Funktion der roten Blutkörperchen, sondern auch vieler anderer Körperzellen zuständig sind.

Symptom eines schweren Vitamin-B_{12}- und Kobalt*mangels* ist die perniziöse Anämie, auch Neuralgien, depressive Zustände, »Bühnenangst« werden auf Mangel zurückgeführt.

Natürliche Kobaltquellen: Fast alle tierischen Ursprungs: Fleisch, Leber und Milch und vieles, was aus dem Meer kommt, wie Austern, Muscheln und Algen. In Pflanzennahrung kann Chrom nur angereichert werden, wenn die Böden mit Kobalt bzw. Stickstoff-Knöllchen von Hülsenfrüchten gedüngt wurden.

Strenge Veganer (die sowohl Fleisch als auch Eier und Milchprodukte ablehnen) riskieren eine Anämie.

Rezepte mit besonders vielen Mineralstoffen

Schnelles Kalium nach Sport oder Streß
(für 2 Personen)

*100 g Spinat, 1 Strauß Petersilie,
2 Stangen Sellerie, 4 Karotten.*

Alles zusammen mit 1 $^1/_2$ Tassen Wasser im Mixer pürieren, mit Kelp und etwas Cayenne abschmecken. Im Kochtopf nur auf Trinkwärme bringen, in Tassen geben, 1 Löffelchen Rahm oder Weizenkeimöl einrühren, evtl. Vollkorn-Croutons darüberstreuen.

Vitalitätsbrühe für Erschöpfte
(4 Tassen)

*2 weiße Gemüsezwiebeln,
3 bis 4 Selleriestangen mit Grün,
3 bis 4 Karotten, 2 mittelgroße
Tomaten, 2 kleine Knoblauchzehen, 2 Kartoffeln.*

Alles kleinschneiden und in 1$^1/_2$ Litern Wasser auf 1 Liter einköcheln. Durchseihen, mit Kelp oder fermentierter Sojasoße oder Miso und Cayenne abschmecken, dazu ein paar Krümchen Kümmel und Thymian. 1 Eßlöffel Weizenkeimöl darunterrühren, warm trinken.

Bloody Mary ohne Alkohol
(1 großes oder 2 kleine Gläser)

*$^1/_4$ Liter Tomatensaft, wenn möglich
frisch, sonst aus dem Glas,
1 Stange Sellerie, 1 Knoblauchzehe,
1 Eßlöffel Tamari (Sesampaste),
$^1/_2$ Teelöffel geriebener Meerrettich,
Saft von $^1/_2$–1 Zitrone,
1 Messerspitze Cayenne.*

Alles zusammen in den Mixer und ein paar Minuten ins Tiefkühlfach. Sofort trinken.

Das Salz des Lebens

*Je 1 Eßlöffel grobes Meersalz,
Salbei und Rosmarin, frisch
oder getrocknet, gemahlen,
dazu 1 Eßlöffel Parmesan
und 1 Eßlöffel Bierhefe.*

Alles sehr gut vermischen. Von dieser Mischung im Winter täglich $^1/_2$ Teelöffel übers Essen streuen (nicht kochen). Bildet Wärme. Bei starker Erschöpfung, wenn der Natriumhaushalt unterversorgt ist, messerspitzenweise lutschen oder über ein Vollkornbrot mit Butter streuen.

Umweltgifte sind Zeitbomben für unsere Kinder!

Unsere Kleinen sind durch die Umweltgifte gefährdet wie nie zuvor: Weil ihr wachsender Organismus Schadstoffe (wie andere Nährstoffe) in seine Substanz einbaut und diese immer mehr werden. Nach Untersuchungen von Professor Dr. Ulrich Wemmer von der Städtischen Kinderklinik Darmstadt sind schon beim Säugling die Toleranzgrenzen weit überschritten, die eigentlich für Erwachsene festgesetzt wurden. Einige Beispiele:

- Kinder resorbieren fünfmal mehr Blei als Erwachsene – aus Autoabgasen ebenso wie aus Trinkwasser.
- Auch mit Cadmium sind Säuglinge und Kleinkinder fünfmal mehr als Erwachsene belastet. Cadmium, das vor allem aus Phosphatdünger und Klärschlamm kommt, kann jedoch kaum abgebaut werden. Es summiert sich im Körper, Spätschäden, wie schwere Störungen der Nierenfunktionen, treten dann nach 40 bis 50 Jahren auf. *Fehlt es den Kindern an wichtigen Schutzstoffen wie Kalzium, Eisen, Zink und Selen, so wird die verhängnisvolle Wirkung des Cadmiums noch verstärkt!*
- Die Aufnahme von Blei und Quecksilber – auch sie liegt bei Kindern über der von Erwachsenen – kann zu bleibenden Störungen der Nieren und des Gehirns führen.
- Blei und Quecksilber können sogar bis in die Gebärmutter vordringen und dort schon das Ungeborene schädigen.
- Zusätzlich zur Verseuchung der Böden kommt noch die Verschmutzung der Meere, zum Beispiel der Nordsee, durch viele giftige Chemikalien, und das hat, wie das Deutsche Grüne Kreuz feststellte, auch seine Auswirkungen auf die Nahrungskette, sprich auf die Fische. Obendrein wird mit Cadmium oder Arsen belastetes *Fischmehl* auch an die Schweine verfüttert und gelangt mit dem Schnitzel oder der Wurst auf den Teller. Und Langzeitschäden sind auch hier noch gar nicht abzusehen!

Tip: Sollten Sie – durch Krankheit, Superstreß, Operation o. ä. in ein offensichtliches Mineralien-Defizit geraten sein (was Sie mit Sicherheit spüren), dann fragen Sie Ihren naturheilkundlich orientierten Arzt oder Heilpraktiker ruhig mal nach der biochemischen Therapie »nach Dr. Schüßler«. Hier wird nur mit Mineralsalzen behandelt – und oft mit verblüffendem Erfolg!

Gemüse und Früchte – die Kinder des Paradieses

Gemüse und Früchte, die Kinder des Paradieses, haben leider im Zeitalter der Chemie, des Intensivanbaues mit seinen Manipulationen und der monströsen Treibhäuser – wo sie nicht einmal mehr auf Erde wachsen und eine künstliche Sonne auf sie scheint – auch ihre Unschuld verloren. Doch bei bewußter, vorsichtiger Auswahl (weniger nach Schönheit als nach »inneren« Werten und biologischem Anbau) sind sie neben den Getreideprodukten das Herzstück unserer wertvollen Vollwert-Nahrung.

Es gibt viele triftige Gründe dafür, heute gute, reife und möglichst schonend behandelte *Pflanzen*kost zu bevorzugen und *tierische* höchstens als Zugabe zu essen. Hier einige Argumente, die längst wissenschaftlich untermauert sind.

Vegetarier leben gesünder!
Das beste Argument dafür, weniger Fleisch zu essen und statt dessen viel mehr Gemüse, Salat und Obst ist immer noch dies: Vegetarier leben nachweislich gesünder!

Zahlreiche internationale und nationale wissenschaftliche Untersuchungen haben das belegt. Unter anderem kamen zwei große deutsche Studien (des Instituts für Sozialmedizin und Epidemiologie beim Bundesgesundheitsamt in Berlin und des Deutschen Krebsforschungszentrums in Heidelberg) zu fast identischen Ergebnissen:
- Vegetarier haben nur selten Übergewicht;
- ihr Blutdruck und ihre Cholesterinwerte sind weitaus besser als die von eifrigen Fleischessern;
- sie haben viel niedrigere Harnsäurewerte, damit verringert sich ihr Gichtrisiko, und ihre Nieren funktionieren besser;
- unter Vegetariern gibt es wesentlich seltener Diabetiker;

- die Gefahr, einen Herzinfarkt oder Schlaganfall zu erleiden, vermindert sich bei ihnen um 30 bis 80 Prozent;
- sie haben weniger Gallensteine und weniger Divertikel, Verstopfung kennen sie meist nur vom Hörensagen;
- ebenso sind sie besser geschützt vor »ernährungsbedingten« Krebsarten wie zum Beispiel Dickdarm- und Brustkrebs;
- viele Allergiker und auch Neurodermitiker sind ebenfalls ihre Allergie oder Hautkrankheit durch vegetarisches Essen losgeworden.

Gemüse mit Fleisch statt Fleisch mit Gemüse!

Fast 1 Million Deutsche hat Fleisch bereits vom Speiseplan gestrichen! Wenn Vegetarier Eier und Milch konsumieren, erleiden sie praktisch keine Mängel (was früher oft behauptet wurde). Jene, die ihren Fleischverzehr auf ein- bis zweimal *pro Woche* beschränkten, schnitten fast ebenso gut ab wie die Vegetarier (weil sie sonst auch viel mehr Gemüse und Obst und Vollkorn aßen). Und natürlich: Diejenigen, die selten Fleisch essen, können sich dann auch die allerbeste Qualität leisten.

Vegetarier werden allerdings offenbar nicht viel älter als der Rest der Menschheit – aber nachweislich werden sie »besser alt«.

Warum die Chinesen so gesund sind

Auch dies gab den Forschern lange Zeit Rätsel auf: Warum das Milliardenvolk der Chinesen, das sich recht karg ernährt, soviel weniger von ernährungsbedingten Zivilisationskrankheiten heimgesucht wird, wie Herzinfarkt, Diabetes, Osteoporose, Darmkrebs etc. Wir haben in der Einleitung schon kurz darauf hingewiesen.

Untersuchungen an Hunderttausenden von Chinesen ergaben nun Verblüffendes: Die Chinesen essen doppelt so viele Kohlenhydrate (aber komplexe) und nur ein Drittel soviel Fett wie die Menschen in der westlichen Welt. Sie nehmen zwar 25 Prozent mehr Kalorien zu sich, wiegen aber rund 25 Prozent weniger als die Durchschnitts-US-Bürger. Natürlich arbeiten sie auch mehr körperlich. Sie essen sogar ein Drittel mehr Eiweiß als die Menschen in den Vereinigten Staaten, das stammt jedoch nur zu sieben Prozent von Tieren, während in den USA zu 70 Prozent tierisches Eiweiß verzehrt wird! Die Chinesen trinken übrigens keine Milch und kennen trotzdem fast keine Osteoporose. Ihr Kalzium kriegen sie vor allem aus Soja und Kohlgemüse.

Andererseits stellen sich bei Chinesen und Japanern, die auswandern und »westliche« Ernährungsbräuche annehmen, auch die westlichen Krankheiten – vom Herzinfarkt bis zum Darm- und Brustkrebs – sehr rasch vermehrt ein ...

Die Geschichte kennt übrigens – vom alten Pythagoras, von Sokrates und Plato über Leonardo, Darwin, Tolstoi, Benjamin Franklin, Nietzsche, Edison, Gandhi, G. B. Shaw, Albert Schweitzer und Albert Einstein bis Paul McCartney – viele hervorragende Persönlichkeiten, die streng vegetarisch lebten und leben. Auch viele heutige Spitzensportler verzichten fast ganz auf Fleisch. Was macht aber die Nahrungspflanzen so wunderbar und einzigartig?

Gesundheit kann man essen

Es hat lange gedauert, bis wissenschaftlich beweisbar war, daß man »Gesundheit essen kann«. Als das allererste *»Kursbuch für Ernährung«* entstand, vor gut zehn Jahren – die Materialsammlung in drei Erdteilen hatte auch schon etliche Jahre gedauert – war vieles erst Vermutung. In internationalen Fachkreisen sprach man noch übervorsichtig davon, daß es in unserer (Pflanzen-)Nahrung neben den »primären« Nährstoffen Eiweiß, Fett, Kohlenhydrate, Vitamine etc. auch noch sehr geheimnisvolle »sekundäre« Stoffe gäbe. Diese könnten möglicherweise wie Arzneimittel wirken.

In Deutschland standen die Experten diesem Phänomen anfangs höchst reserviert gegenüber. Ein angesehener Professor beschied die Autorin auf die Frage danach barsch: »Ach, vergessen Sie doch diesen Quatsch...«

Aber gründliche Recherchen bei den »Eingeweihten« ergaben rasch: Sie existieren in Hülle und Fülle, die aktiven, geheimnisvollen Substanzen – in jeder Frucht, jedem Gemüse, jedem Getreidekorn und jeder Nußschale stecken sie!

Dann überschlugen sich die Meldungen fast. In rasendem Tempo folgten Enthüllungen. Die Fachleute waren fasziniert, und eine ganze neue Wunderwelt tat sich hier auf: Rot-gelb-grün leuchtende Heil- und Schutznahrung, von der Natur uns allen geschenkt, für jeden erreichbar. Wir konnten sie quasi kostenlos, als Zugabe beim täglichen Einkauf vom Markt nach Hause tragen und dann auf dem Teller servieren – mit köstlichem Geschmack, duftend, saftig, knackig. Und auf diese einfache Art war es uns möglich, damit vielerlei körperlichen Beschwerden und Leiden vorzubeugen, ja sie mitunter sogar zu heilen. Das klang wie Zauberei!

Die Suche nach der Zauberpille

Als dann, im April 1994, das US-Magazin »Newsweek« ein breites Laien-Publikum zum erstenmal mit der großen Titelstory »Die Suche nach der Zauberpille – können Phytochemikalien Krebs verhindern?« überraschte und betonte, diese Substanzen seien »besser als Vitamine«, da stürmten die Leute die Gemüseläden, Deli-Shops und Märkte, um »Brokkoli gegen Brustkrebs«, »Sojasprossen gegen Prostatakrebs«, »Weißkohl gegen Magenkrebs« zu kaufen ...

Heute läuft in der ganzen weiten Welt die aufregende Jagd nach den »Phytochemicals«, den Pflanzenchemikalien. Zwischen 10 000 und 30 000 sollen es ja sein! Allein das Nationale Krebsinstitut in den USA investierte 50 Millionen Dollar in eine Forschung, die solche Stoffe »sucht, isoliert und studiert«. Täglich gibt es neue Freudenbotschaften, daß man wirklich »Gesundheit essen kann«.

Um nur ein Beispiel zu nennen, das schier unglaublich klingt: So, wie zum Beispiel Krebserreger Jahre, Jahrzehnte hartnäckig daran arbeiten, Zellveränderungen und schließlich eine Krebserkrankung auszulösen, so bietet sich jahrzehntelang offenbar die Chance, dem entgegenzuarbeiten, »einen Schraubenschlüssel in den Mechanismus zu werfen, der das Endprodukt Krebs herstellt«, so sagt der US-Experte John Potter von der Universität Minnesota. »Nahezu auf jeder Stufe, die auf dem langen Weg zum Krebs führt, gibt es Stoffverbindungen in Gemüsen und Früchten, die diesen Vorgang verlangsamen oder rückgängig machen können.« (Das gleiche gilt auch für Arteriosklerose und ähnliche Leiden.)

Ein Leben lang davon profitieren

Deshalb haben wir uns in diesem *neuen, völlig aktualisierten* »Kursbuch« bemüht, noch einmal ganz genau zu erklären, wie und warum wir DIE KÜCHE ZUR APOTHEKE MACHEN KÖNNEN! Wir haben alles Erreichbare zusammengetragen, was es an neuen Erkenntnissen gibt. Und Sie sollen gleich zu Anfang wissen: Mit einer liebevoll gemischten, voll-wertigen Kost essen Sie nie *eine* isolierte

Heilsubstanz (wie beim Griff nach der Pille), sondern – weil diese untrennbar miteinander verbunden sind – gleich Hunderte von Schutzstoffen.

Und sollten Sie ausgerechnet Brokkoli nicht mögen (obwohl er vor Krebs schützen soll), dann mögen Sie ja vielleicht Blaukraut und Karotten und Zwiebeln oder Spinat. Die haben auch Heilkraft – vorausgesetzt, sie kommen frisch aus der Erde, und nicht aus Dosen und Tüten ...

Chlorophyll – das grüne Blut

Höchste Bedeutung für die Gesundheit von Menschen und Tieren hat »das grüne Blut der Pflanzen«, das *Chlorophyll*. Die Pflanze stellt es aus dem Kohlendioxid (CO_2) aus der Luft plus dem Wasser (H_2O) mit Hilfe von Sonnenenergie und Bakterien durch *Photosynthese* her, während sie auch noch Mineralien aus der Erde aufnimmt. Gleichsam als Nebenprodukt wird dabei Sauerstoff für die Atmung aller Lebewesen frei.

Das Chlorophyll wurde in den USA sehr gründlich untersucht. Zahlreichen Veröffentlichungen zufolge
- hilft es, Zellen zu reinigen, zu reparieren und neu aufzubauen;
- stärkt es die Leber und unterstützt ihre Entgiftungsarbeit;
- wirkt es bei der Bildung von roten Blutkörperchen mit;
- erweitert es die Kapillaren, die feinsten Blutgefäße, und senkt den Blutdruck;
- säubert es die Eingeweide und unterstützt die gesunde Darmflora;
- schützt es die Lungen, verringert negative Einflüsse der Luftverschmutzung und stärkt damit die Gesundheit vor allem der Großstadtbewohner;
- unterstützt es die Infektabwehr und
- hemmt es die Stoffwechselaktivitäten von Karzinogenen, sprich krebserregenden Substanzen im Körper.

Aber Chlorophyll ist extrem hitzeempfindlich. Deshalb sollte alles Grüne zu einem erheblichen Anteil *roh* gegessen werden. Dann bleiben auch die Xanthophylle erhalten, das sind Familienmitglieder der Carotine, die aber durch Hitze völlig zerstört werden. Und gerade die sind Krebsbekämpfer!

Hierzu ist anzumerken, daß in neuen Publikationen, zum Beispiel der WHO und der US-Krebsgesellschaft, die grünen (Blatt-)Gemüse dringend zur *Krebsprophylaxe* empfohlen werden – wegen ihrer Schutzstoffe. Außerdem sind sie nicht nur extrem vitamin- und mineralreich, sondern auch mit unsere besten Quellen für Eisen und Kupfer – Elemente, die wir für Blut und Gehirn lebensnotwendig brauchen.

Je bunter, desto besser!

Doch nicht nur das Grüne, auch alles andere, was im Obst- und Gemüsekorb leuchtend-farbig ist, birgt einen besonderen Schatz an heilkräftigen Pflanzenstoffen und »Gesundheitspolizisten«. Aus gutem Grund predigen uns die Ernährungsexperten deshalb jeden Tag: »Je bunter, desto gesünder!«

Eine Erklärung für die bunte Medizin sind die sogenannten *Bioflavonoide* mit ihren vielen Farbstoffen, die andere *Carotinoide*.

Wunderbare Carotinoide

Von diesen in der Pflanzennahrung sehr verbreiteten Substanzen kennt man heute rund 600. In unserem Körper erfüllen vor allem Alpha-Carotin, Beta-Carotin und Lykopin vielfältigste Aufgaben! Sie sind hochpotente Antioxidantien, fangen und vernichten freie Sauerstoff-Radikale und können uns dadurch u. U. vor Krankheiten wie Rheuma, grauem Star, Arthritis, Herzinfarkt und frühzeitigem Altern bewahren.

Carotinoide stärken – meßbar – die Abwehr des Körpers, indem sie Wachstum und Aktivitäten bestimmter Immunzellen unterstützen. Sie schützen auch vor Schäden durch starke Sonne (Versuchstiere entwickelten trotz starker UV-Bestrahlung *keinen* Hautkrebs, wenn sie gleichzeitig mit Beta-Carotinen gefüttert wurden). Insgesamt liegt der Autorin eine Liste von 133 (!) Gemüsen, Früchten etc. vor, die uns Alpha-, Beta-Carotin und Lykopin schenken.

In vielen Fällen arbeitet offenbar die ganze Sippe der Carotinoide eng zusammen, jedes Mitglied auf eine bestimmte Weise. Zahlreiche Studien weisen darauf hin, daß die Abwehr gegen Gallen-, Luftröhren-, Speiseröhren-, Magen-, Darm- und Unterleibskrebs von der wunderbaren Wirkkraft der Carotinoide profitiert.

Im Zusammenhang mit *Vitamin A,* Seite 79 f., haben wir schon beschrieben, daß *einige* Carotinoide als Vorstufe zur Bildung dieses Vitamins dienen.

In einer Doppelblindstudie der Harvard Medical School, die Dr. M. Gaziano an 333 Ärzten vornahm, konnte *natürliches* Beta-Carotin (also nur aus Obst und Gemüse, nicht aus Tabletten) das Sterberisiko durch Herzinfarkt um 44 Prozent reduzieren und Gefäßkomplikationen einschließlich Schlaganfällen sogar um 49 Prozent. Allerdings bedeutet das: 50 mg Carotin jeden zweiten Tag – *das ist rund ein Pfund Obst und Gemüse täglich!*

Die Bio-Aktivstoffe – Kämpfer für unsere Gesundheit

Lange Zeit (siehe oben) wurden von den allwissenden Schulmedizinern, die sich lieber auf Arzneimittel aus der Retorte verlassen, jene engagierten Forscher belächelt, die behaupteten, neben den seit Jahrhunderten anerkannten Heilkräutern steckten auch in den meisten übrigen Nahrungspflanzen noch geheimnisvolle Substanzen, die sehr positiven Einfluß auf unsere Gesundheit haben: eben die sogenannten *sekundären Pflanzenstoffe.* Die Amerikaner waren uns da weit voraus.

Licht ins Dunkel hierzulande brachten vor allem zwei Pioniere der Vollwertkost: Professor Dr. Claus Leitzmann, Leiter des Instituts für Ernährungswissenschaft der Universität Gießen, und sein langjähriger Mitarbeiter, Dr. Bernhard Watzl, jetzt Bundesforschungsanstalt für Ernährung, Karlsruhe. Vielen Widerständen zum Trotz haben sie unverdrossen die Forschungen an diesen bioaktiven Stoffen vorangetrieben.

Von Natur aus produzieren Pflanzen zwar Schutz- und Heilstoffe nicht aus Menschenfreundlichkeit, sondern um sich selbst zu schützen, zum Beispiel vor gefährlichen UV-Strahlen der Sonne, vor Schädlingen und Krankheiten vieler Art. Aber das kann uns zugute kommen – indem wir diese Pflanzen essen.

Mit einer gemischten Kost nehmen wir täglich schätzungsweise 1,5 g jener wirksamen sekundären Pflanzenstoffe auf, die sich aus 5000 bis 10 000 verschiedenen Substanzen zusammensetzen. Bei vegetarischer

Ernährung ist die Aufnahme dieser Biostoffe mindestens doppelt so hoch!

Die sekundären Pflanzenstoffe wirken wie Arzneimittel

Die *sekundären* Pflanzenstoffe bestehen aus höchst unterschiedlichen chemischen Verbindungen.
Ihre Hauptmerkmale:
- Sie kommen nur in geringen Mengen vor.
- Sie kommen nur in bestimmten Pflanzen vor.
- Sie üben pharmakologische Wirkungen aus – wie Arzneimittel.

Vorrangig haben diese geheimnisumwitterten Stoffe nach Leitzmann/Watzl folgende gesundheitsfördernde Eigenschaften:
- Sie wirken *antimikrobiell,* das heißt, gegen Krankheitserreger verschiedenster Art.
- Sie wirken *antikanzerogen,* sprich, sie schützen vor Krebserkrankungen und/oder hemmen die Krebsentwicklung.
- Sie wirken *antioxidativ,* das heißt, sie bekämpfen unsere gefährlichen Zellgifte, die Sauerstoff-Radikalen.
- Sie wirken *immunmodulatorisch,* das heißt, sie stärken unser körpereigenes Abwehrsystem.

Darüber hinaus enthält unsere Pflanzennahrung aber auch noch weitere potente Wirkstoffe, sogar *Hormone;* zum Teil bildet sie diese sogar erst im Stoffwechsel. Die Hormone können zum Beispiel den Blutdruck regulieren, den Cholesterinspiegel senken, den Blutzuckerspiegel in Balance halten oder die Verdauung fördern.

Fassen wir einmal einige Details zusammen, mit welchen Wunderstoffen uns hier Mutter Natur beschenkt und welche Wirkung solche Biostoffe oder »Phyto-Chemikalien« im Kampf gegen Krankheiten haben können.

Die wunderbaren sekundären Pflanzenstoffe

Hauptgruppe	Bioaktivstoffe zum Beispiel	Wirkungen
Carotinoide	Alpha- und Beta-Carotin Lykopin (rot-gelb-orange)	Wirken als Antioxidantien, stärken die Abwehr, hemmen die Tumorentwicklung
	Zeaxanthin, Lutein (grünblättrige Pflanzen)	Schützen in frühen Phasen vor Krebsentartung, stärken das Immunsystem
Phenolsäuren	Ellagsäure	Kann Krebsbildung in mehreren Anfangsphasen verhindern, wirkt auch gegen polizyklische Kohlenwasserstoffe
Polyphenole	Chlorogensäure	Antioxidativ, schützt darunterliegende Gewebe vor radikalem Sauerstoff
Flavonoide (rund 5000)	Anthozyanine Quercetin + Rutin Hesperidin	Starke Antioxidantien, hemmen Entzündungen, dichten Gefäße ab, schützen vor Infarkt
Glucosinolate (über 80 verschiedene)	Isothiocyanate und Thiozyanate und Indole neuer Star: Sulforaphan Curcumin	Abwehrstoffe gegen Krebs. Sulforaphan hat bei vielen Tests die Entwicklung von Brustkrebs verhindert. Indole balancieren Hormonhaushalt aus. Antioxidativ
Phytosterine	Verschiedene Sterine	Durch ihre nahe Verwandtschaft zum Cholesterin können sie verhindern, daß Cholesterin aus tierischer Nahrung aufgenommen wird.
Saponine	Seifenähnliche Inhaltsstoffe	Wirken über die Zellmembranen des Darms, reinigend, stärken das Immunsystem, senken Cholesterin
Protease-Inhibitoren	Stoffe, die Enzyme, vor allem im Verdauungstrakt, wie Trypsin, Papain etc. hemmen	Auf Umwegen wahrscheinlich Antikrebswirkung in Mundhöhle, Speiseröhre, Magen, Dickdarm, Lunge und Leber
Mono-Terpene	Limonen aus Zitrusöl, Carvon im Kümmelöl, Anethol, Menthol und Fenchon in Küchenkräutern usw.	Machen Nitrosamine unschädlich, entgiften die Leber, starke Antikrebswirkung, Carvon für Atmung und Nerven
Phytoöstrogene	Isoflavonoide wie Genistein Lignane – Lignin	AsiatInnen, die viel Soja essen, haben kaum hormonbedingte Krebse (Brust-, Gebärmutter, Prostatakrebs). Wahrscheinlich auch Schutz vor Darmkrebs
Sulfide	Im Knoblauch der Heilstoff Alliin, Zwiebeln enthalten den antithrombotischen Stoff Adenosin	Antibiotisch, gegen Infektionen und Entzündungen vieler Art, antiviral, antioxidativ

Wirkungen	Vorkommen	Tips für die Küche als Apotheke
Verhindern Zellveränderungen, hemmen Tumorentwicklung, entschärfen Raucherschäden und Sonnenbrand	Alle roten, gelben, grünen Früchte und Gemüse. Aprikose, Pfirsich, Mango, Kürbis, Zitrusfrüchte, Karotten, Tomaten, Paprika, Beeren	Relativ hitzebeständig, Carotine wirken nur mit etwas Fett – Butter, Öl, Rahm usw.
Schutz vor freien Radikalen, antikanzerogen, stärken die Sehkraft	Spinat, Grünkohl, Kopfsalat, Erbsen, Süßkartoffel, Petersilie	Werden durch Hitze zerstört, viel roh essen!
Schutz der Erbsubstanz, Schutz vor Darm- und Lungenkrebs, vor dem Pilzgift Aflatoxin	Brombeeren, Himbeeren, Erdbeeren, Walnüsse, Pecannüsse (Ellagsäure)	Je frischer, desto mehr Phenolsäuren, vor allem in Randschichten und Schalen. Vollkorn, Kleie
Verhindert die Einnistung von Kanzerogenen im Körper	Paprika, Karotten, Ananas, Erdbeeren, Heidelbeeren (Chlorogensäure)	
Anthozyane senken das Cholesterin, beeinflussen die Krebsentstehung über verschiedene Vergiftungsfunktionen, antimikrobiell	Rote und blaue Früchte und Gemüse, auch Auberginen (Anthoz.), gelbe Zwiebeln, Grünkohl, grüne Bohnen, Kirschen, Äpfel (Quercetin), Zitrusfrüchte (Hesperidin)	Flavone sind hitzestabil, möglichst viel roh und mit Schale oder Haut essen (weiße Innenhaut von Zitrusfrüchten)
Hemmen auch Bakterien, Viren, Pilze, vernichten deren Gifte	Meerrettich, Kohl, Rübchen, Rettich, Rosenkohl, Kohlrabi, Brokkoli, Senf (schwefelhaltig, Senföle!). Auch Himbeeren, Trauben, Erdbeeren, Gelbwurz (Curcumin)	Senföle entstehen nach Zellzerstörung durch Zerkleinern, Schneiden, Hacken etc. Bis 50% gehen beim Kochen verloren
Aktivieren bestimmte Entgiftungsenzyme gegen Krebs	In fettreichen Pflanzenteilen, Samen und Nüssen, Weizen, Gerste, Soja, Sonnenblumenkernen, Sesam	Nur in naturbelassenen Ölen wirksam. Reichlich Keimlinge, Kerne, Nüsse essen
Binden Gallensäuren, hemmen krankmachende Bakterien, Viren, Pilze	Soja, Kichererbsen, Bohnen, Linsen, Spinat, Knoblauch, Haferflocken, Rosmarin, Salbei, Thymian	Saponine gehen ins Kochwasser – also mitverwenden!
Wirken auch gegen Sauerstoff-Radikale, unterstützen körpereigene Reparaturmechanismen	Sojabohne, Mungbohne, Gartenerbse, Erdnuß, Kartoffel, Mais, Reis, Hafer, Weizen	Ungekocht meist ungenießbar. Gekeimte Hülsenfrüchte blanchieren
Viele Terpene aktivieren Entgiftungsenzyme, hemmen damit die Magen-, Brust-, Lungenkrebsentwicklung	Alle Zitrusfrüchte, Kümmel u. Co., Basilikum, Liebstöckel, Majoran, Lorbeer, Thymian, Petersilie	Sind sehr flüchtig! Immer frisch, erst nach dem Kochen ins Essen geben!
Halten das Blut flüssiger, senken Arteriosklerose-Risiko. Auch antioxidativ. Lignane bilden eine Schutzmauer um den Zellkern	Sojabohnen, -milch, -mehl, Kohl, nicht im Sojafleisch! Lignane in Vollkorn und Keimöl, Weizenkleie, Aleuronschicht des Weizens	Sojasprossen blanchieren. Keimöle verwenden, grundsätzlich Vollkorn
Sulfide entgiften Kanzerogene, hemmen die Entwicklung verschiedener Krebse in Speiseröhre, Magen, Darm, Leber, neutralisieren Nitrosamine	Zwiebeln, Knoblauch, Schalotten, Lauch, Schnittlauch, Bärlauch	Viel Knoblauch, öfter Zwiebelgemüse essen, täglich möglichst Schnittlauch. Zwiebeln sehr viel roh essen!

© Heyne Verlag und Autorin

Die Antikrebswirkung

Das *P-Cumarin* und *Chlorogen,* zwei erst kürzlich in Tomaten entdeckte Säuren, die sich auch in Erdbeeren, Ananas und Peperoni verstecken, verhindern, daß sich zum Beispiel beim Grillen aus *Nitraten,* wie sie für Pökelfleisch oder rote Wurst verwendet werden, die hochkanzerogenen, sprich krebsgefährlichen *Nitrosamine* entwickeln.

- Die *Bioflavonoide,* wie das *Quercetin* und *Kaempferol,* die fast in allen pflanzlichen Lebensmitteln vorkommen, blockieren jene Enzyme, die häufig krebsauslösende Substanzen im menschlichen Körper aktivieren. Damit kann die Tumorentstehung gehemmt werden.
- Die *Ellag-Säure,* eine Phenolverbindung, die überwiegend in (Wal-)Nüssen, Erdbeeren, Brombeeren und Trauben vorkommt, hemmt auf einem anderen Weg die Tumorauslösung: indem sie krebserregende Substanzen sozusagen neutralisiert.
- Der rote Farbstoff *Lycopin* (in Tomaten, Wassermelonen, Aprikosen) zerstört bestimmte freie Radikale, die Krebs verursachen. Er findet sich sogar im Tomatenmark und -saft.
- Auch die *Carotinoide* (siehe unter Vitamin A in diesem Buch) beeinflussen zusätzlich zu ihren Eigenschaften als Radikalefänger und Herzschützer das Wachstum von Tumorzellen.
- Andere *Phenolsäuren,* unter anderem in Kohl, Kartoffeln, Paprika, Petersilie und Zitrusfrüchten, verhindern im Körper ebenfalls die Bildung von Nitrosaminen, die als Krebsverursacher entlarvt sind. So kann reichlicher Verzehr von (vollreifen!) Zitronen das Risiko von Speiseröhrenkrebs senken.
- Die *Lignane,* in Hülsenfrüchten und Getreide enthalten, vermögen als »Anti-Promotoren« zu wirken. Das heißt, sie hindern krebsfördernde Faktoren (Promotoren) an ihrem unheilvollen Tun.
- Bestimmte *Sulfide* – Schwefelverbindungen (Isothiozyanate) in Knoblauch und Zwiebelgewächsen – regen in unserem Körper die Produktion eines entgiftenden Enzyms (Glutathion-S-Transferase) an und haben dadurch Krebsschutzwirkung.
- Das *Genistein,* das eifrige Sojaesser wie Japaner und Chinesen reichlich mitbekommen, verhindert die Bildung jener winzigen Blutgefäße (Kapillaren), die ein Tumor zum Wachstum und zur Bildung von Metastasen (Tochtergeschwülsten) braucht. US-Forschungen zufolge entwickelt sich bei Japanern kaum Prostatakrebs, und wenn sie doch diesen Krebs bekommen, entstehen viel seltener

Metastasen. Japaner haben bei Tests mindestens dreißigmal soviel Genistein im Urin als westliche Männer.
* Schließlich: das *Sulforaphan,* vor allem im Brokkoli, und diverse *Indole* in Kreuzblütlern wie Kresse, allen Kohlsorten und Rettich, reduzieren das Brustkrebsrisiko. Allerdings gehen sie beim Kochen weitgehend verloren.

Und das ist längst nicht alles. Sie finden in den Pflanzensteckbriefen jeweils die Angabe über »antikanzerogene Wirkung« und mehr über Krebskiller in der Nahrung auch noch auf Seite 556 ff.

Antimikrobielle Wirkungen

* Die alten Ägypter und die alten Chinesen wußten es schon vor Jahrtausenden: Knoblauch und Zwiebeln desinfizieren und schützen vor Krankheitserregern! Ob beim Bau der Pyramiden oder der großen Mauer, immer zählten die Zwiebelgewächse mit ihren Senfölen (Isothiozyanaten) und anderen Schwefelverbindungen zur täglichen Kost der Arbeiter. *Senföle* vieler Art können wirksam das Wachstum von Pilzen, Viren und Bakterien bekämpfen, das Allicin aus Knoblauch sogar noch in einer Verdünnung von 1 : 125 000.
* Meerrettich und Kresse, ebenso antimikrobiell, gehören auch in der Volksmedizin seit alten Zeiten zu den Allheilmitteln, besonders bei Infektionen der Atem- und der Harnwege.
* *Methylierte Flavonoide* – vor allem im Öl von Zitrusfrüchten – zeigen Wirkung sowohl gegen Bakterien als auch gegen Viren.
* Mit *Polyphenolen* wie der Gerbsäure, zum Beispiel in Beeren und Tee, schützen sich die Pflanzen auch selbst gegen Viren.

Antioxidative Wirkung

In unserem Stoffwechsel entstehen ständig *»freie Radikale«*, sauerstoffhaltige Moleküle, die als chemisch-aggressive Zellgifte wirken und eine der Hauptursachen von verschiedenen Krankheiten sind (siehe Seite 77 f.).

Der »radikale« Sauerstoff läßt die natürlichen Schutzsubstanzen in unseren Zellen, wie die mehrfach ungesättigten Fettsäuren, buchstäblich »ranzig« werden. Hier helfen Antioxidantien, auf die wir schon mehrmals hingewiesen haben. Zu ihnen gehören (neben den schon erwähnten Vitaminen C und E) auch folgende Pflanzenstoffe:

- Das *Lutein* in Kohl, Spinat, Salaten. Merke: Je dunkler das Gemüse ist, desto mehr davon enthält es!
- Die *Flavonoide* (in allem Obst und Gemüse, das schön bunt ist) – sie binden freie Metallionen in den Radikalen.
- Die *Carotinoide* – sie neutralisieren den radikalen Sauerstoff und die
- *Polyphenole* (in Gemüse, Obst, Getreide). Sie wirken ebenfalls als *Radikalefänger*.

Der Berner Forscher Dr. Felix Kieffer hat hierzu wichtige Untersuchungsergebnisse veröffentlicht: So dient hochverdünntes Eisensalz als Katalysator bei der Bildung der gefährlichen »Hydroxyl-Radikale«. Männer sind dadurch praktisch in jedem Alter gefährdet, Frauen erst nach der Menopause. Dies könnte eine Erklärung dafür sein, warum Männer in früheren Jahren einen Herzinfarkt bekommen als Frauen. Arteriosklerose wird ja auch von den freien Radikalen mitverursacht.

Dr. Kieffer hat eine Liste von Nahrungspflanzen aufgestellt, die *Eisen binden,* also unschädlich machen – und damit die Bildung der hochgefährlichen Hydroxyl-Radikale verhindern können. Das sind in alphabetischer Reihenfolge: Äpfel, Aprikosen, Bananen, Blumenkohl, Gerste (und Malz), Heidelbeeren, Kaffee, Karotten, Knoblauch, Nüsse, Sojabohnen, Spinat, Tee, Weizenkeime, Zitrusfrüchte und Zwiebeln. (Ferner helfen noch Joghurt, Milch und Rotwein, Eisen zu binden.)

Cholesterinsenkende Wirkung

Phytosterine, die vor allem in fettreichen Pflanzenteilen (Chufasnüsse), Sonnenblumenkernen und Samen (Sesam) vorkommen, haben cholesterinsenkende Wirkung. Vermutlich hemmen sie die Aufnahme von Cholesterin im Darm. Auch *naturbelassene* Pflanzenöle (Olivenöl, Keimöle, Canolaöl, Sonnenblumen-, Sesamöl) enthalten Phytosterine.

Entzündungshemmende Effekte

Viele *Flavonoide* wie Quercetin, Rutin, Anthocyane, gelb-, rot-, blaufarbig, haben entzündungshemmende Wirkung. Sie kommen unter anderem in allen Kohlsorten (Brokkoli, Grünkohl), Endivien, in Tomaten, Paprika, Karotten, Aprikosen, Zitrusfrüchten, Preiselbeeren, Kirschen, Trauben und Rotwein, Zwiebelgewächsen und Soja vor, aber auch in der *weißen* Haut von Orangen und Grapefruits. Untersuchungen beweisen, daß Salate, Gemüse, Früchte, die im August/September geerntet werden, uns drei- bis fünfmal mehr Flavone schenken als die Treibhausware im Winter und Frühjahr und daß zum Beispiel bei der monatelangen Lagerung von Äpfeln im Winter mehr als 50 Prozent der Flavone verlorengehen.

Abwehrstärkende Wirkung

Alles, was Vitamin C enthält, aber auch die vielen Carotinoide in Obst und Gemüse sowie Vitamin E in Nüssen und Getreide, außerdem *Saponine* in Getreiden, haben immunmodulatorische, abwehrstärkende Wirkung.

Wie schon erwähnt, regen sowohl *Carotine* wie manche *Flavonoide* die Aktivität von Abwehrzellen an. Und auf dem Umweg über unser »Immunorgan Darm« tun dies auch *fermentierte* Lebensmittel, vom Joghurt bis zum Sauerkraut usw. *Sulfide,* zum Beispiel in Knoblauch und Zwiebeln, machen den natürlichen Killerzellen Beine, daß sie ihre Abwehrarbeit optimal erledigen.

Pflanzen als Hormonbömbchen

Noch wenig bekannt ist, daß unsere Nahrung auch *Hormone* enthält, beziehungsweise im Stoffwechsel bildet.

So wurden bisher allein in über 300 Pflanzen natürliche (auch jungerhaltende) *Östrogene* identifiziert, voran in Sojabohnen und im Hopfen, aber auch im Kohl, in Zwiebeln, Kartoffeln, Äpfeln und Kirschen und ganz besonders im »Liebesapfel«, dem Granatapfel. Die meisten von ihnen sitzen in den Randschichten von Pflanzen, vor allem in ballaststoffreichen Lebensmitteln, zum Beispiel auch in der Aleuronschicht, der Außenschicht des Weizens, die beim Weißmehl fehlt. Aber auch in Weizenkeimöl und Sojaöl finden sich Phytoöstrogene. Vorwiegend gehören diese Pflanzenhormone zu den *Isoflavonoiden* und *Lignanen.* Ihnen verdanken ja auch die Japaner mit ihren hohen Isoflavonoid-Spiegeln durch Sojaverzehr, daß sie nur sehr selten an Prostatakrebs erkranken und ihre Frauen weniger an Brustkrebs.
• *Endorphine,* die zum Beispiel die Schmerzschwelle herabsetzen, werden auf Umwegen aus Weizen, Hafer, Milch und Eiweiß gebildet.

- Alfalfa-Luzerne-Keime enthalten ein Peptid, das eng verwandt ist mit unserem *Schilddrüsen*-Hormon.
- Stoffe im Hafer gleichen verblüffend jenen *Peptiden,* die den Eisprung regulieren.
- Auch in der Banane sind bekanntlich Katecholamine enthalten, die in *Streßsituationen* eine positive Rolle spielen.

Die Natur-Hormone sind oft so potent, daß Ärzte in Asien und Amerika Patientinnen, die sich schon lange vergeblich ein Baby wünschen, dringend raten, weniger oder keine Sojabohnen mehr zu essen!

Lobgesang auf die Gemüse

Wir Deutschen essen zwar mehr Gemüse als früher, jetzt im Jahr über 80 kg pro Kopf, doch damit bilden wir in der EU immer noch das Schlußlicht. In den Mittelmeerländern (wo die Infarkt- und Krebsrate wesentlich niedriger ist als bei uns) ist der Gemüseverzehr mindestens doppelt bis dreimal so hoch. Das sollte sich bei uns ändern! Denn Gemüse liefern zwar nur acht Prozent unserer Energie (Kalorien), aber sie enthalten in konzentriertester Form eine Vielzahl von lebenswichtigen Nähr-, Schutz- und Wirkstoffen und dazu noch in ihrem natürlichen Zustand die überaus wichtigen Ballaststoffe.

Ballaststoffe sind auch Schutzstoffe!

Ballaststoffe – um sie hat sich eine ganz neue Forschung entwickelt, denn auch sie sind »Geheimnisträger«. Und es gibt so vielerlei, völlig verschiedene Ballast- und Faserstoffe, daß man sie nicht unter einen Hut kriegen kann.

Von den *löslichen* weiß man heute, daß sie von der Darmflora teilweise aufgeschlossen werden können und als nützliche Spaltprodukte auf dem üblichen Weg durch die Darmschleimhaut in unseren Blutkreislauf gelangen. Mehrere Studien ergaben, daß mit Hilfe von *löslichen* Ballaststoffen das Gesamtcholesterin und das »böse« LDL-Cholesterin im Blut bis zu einem Viertel der Ausgangswerte gesenkt werden können. Bohnen, Haferflocken, alle Vollkornprodukte, auch Speise-Kleie haben hier besondere Wirkung (so das Deutsche Institut für Ernährungsforschung, Potsdam-Rehbrücke).

Aber auch die *unlöslichen* Ballaststoffe helfen unserer Gesundheit sehr: Sie quellen im Darm auf, füllen ihn, fördern und beschleunigen damit den Stuhlgang und nehmen unterwegs noch Verbrauchtes, Unerwünschtes, »Schlacken« (Volksmund) und Giftstoffe mit.

Der (die) durchschnittliche Deutsche ißt leider höchstens 19 g Ballaststoffe am Tag – 30 g aber sollten es sein! Die Folge sind *chronische Verstopfung* en masse, aber auch die Gefahr von Gallensteinen, Hämorrhoiden, Diabetes, im schlimmsten Fall von Dickdarm- oder Brustkrebs.

Einen besonders *hohen* Gehalt an vielerlei Ballaststoffen haben alle Hülsenfrüchte (siehe auch dort), alle Vollkornprodukte, Getreideflocken, Popcorn, Äpfel, Birnen, alle Beeren, Bananen, Kirschen, Kiwis, Pflaumen, Zitrusfrüchte, Pilze, alle Kohlsorten, Artischocken, grüne Erbsen und Bohnen, Karotten, Kartoffeln, Knollen- und Stangensellerie, Lauch, Schwarzwurzeln, Spargeln, rote Bete, Sojasprossen und sämtliche Nüsse.

Sie können sehr große Mengen Gemüse oder Salate essen und damit richtig satt werden – aber Sie werden dabei garantiert nicht dicker. Gemüse schenken Ihnen auch gerade jene Vitamine, Mineralien und Spurenelemente, an denen Sie sonst oft »Mangel im Überfluß« leiden. Abgesehen davon, daß Sie mindestens ein Drittel Ihres Vitamin-C- und Ihres Carotinbedarfs mit Gemüsen decken, bekommen Sie mit ihnen die Folsäure, die Sie vor Blutarmut schützt, ferner verschiedene seltene B-Vitamine (unentbehrlich für Nerven, Hirn und Haut) sowie wertvolles Eisen, Kupfer, Mangan, Magnesium, Kalium, Molybdän (siehe Seite 112 ff.).

Schließlich fördern die Aromastoffe, ätherischen Öle etc. Ihren Appetit, Ihre Verdauung und Ihren Stoffwechsel, wirken entgiftend und abwehrstärkend. Maßgeblich sorgen Gemüse auch für das Säure-Basen-Gleichgewicht im Körper. Verschiedene Gemüse dienen heute bereits schon als Rohstoff für die Herstellung von *Arzneimitteln.*

Doch das ist längst noch nicht alles. Gemüse enthalten keinerlei Cholesterin, dienen also dem Schutz von Herz und Gefäßen. Sie liefern uns kaum Purine und sind deshalb für Anfällige nicht gichtgefährlich (Ausnahmen: Hülsenfrüchte, inklusive Soja, grüne Bohnen und Erbsen, Sellerie, Spargeln, Steinpilze; übrigens auch Weizenkeime und Bierhefe). Einige Gemüse – voran Karotten – enthalten reichlich Pektine, die nach neuen Erkenntnissen den Cholesterinspiegel senken, der Arteriosklerose entgegenwirken.

Chemiefreies Gemüse gibt es nicht mehr!
»Gemüse pur« – das sind völlig unbearbeitete Lebensmittel. Wenn Sie diese entsprechend schonend zubereiten und auch oft roh essen, bekommen Sie zur Belohnung lauter Gesundmacher aus der Küche. Essen Sie aber Gemüse aus Konserven oder Fertiggerichten oder zerkochen Sie die Gemüse (hoffentlich nur versehentlich mal), dann *ergänzen* Sie das Gekochte wenigstens am Schluß mit einem Drittel rohem Gemüse.

Und noch etwas sollten Sie zur Kenntnis nehmen: Gemüse und Früchte ohne Chemie gibt es heute nirgends mehr auf der Welt! Übrigens auch nicht ohne Radioaktivität. Was Sie aber wirklich vermeiden können, sind *zusätzliche Giftstoffe*, zum Beispiel in grünen Kartoffeln und Kartoffelaugen, in grünen Tomaten, in rohen Bohnen, in bitteren Mandeln, in jeder Art von Schimmel (ausgenommen wenige Käsesorten), in rohen Holunderbeeren. Und auch in aufgewärmtem Spinat; hier sind vor allem die Nitrate gefährlich, die sich im Körper in krebsverursachende Nitrosamine verwandeln können. Die finden sich auch in manchen Wurzelgemüsen, wie roten Rüben und Rettichen. Sehr *kleinen* Kindern sollte man deshalb nur die *wurzelfernen Teile* von Spinat und Blumenkohl geben.

Fragen Sie auch Ihren Gemüsehändler, woher seine Waren kommen. Wählen Sie möglichst der Jahreszeit gemäß das aus, was draußen in der Sonne gereift ist und ganz frisch verkauft wird. Denn beim Reifeprozeß (übrigens auch von Sprossen) wird Nitrat abgebaut. Außerdem macht *Vitamin C* in gewissem Umfang Nitrate unschädlich. Also: Salate und Gemüse, die Ihnen verdächtig vorkommen, mit frischem Zitronensaft ergänzen.

In der Küche sind der Fantasie bei Gemüse- und Salatkompositionen so gut wie keine Grenzen gesetzt. Noch ein großer Vorteil: Aufgrund der vielen Mineralien, die sie enthalten, brauchen Sie meist auch wenig Salz zum Abrunden des Geschmacks.

Und hier nun die Steckbriefe der wichtigsten Gemüse – es gibt mittlerweile in der EU über 3000 Sorten –, wobei wir die »Stars« in der Küchenmedizin vorangestellt haben!

Die Kreuzblütler

Die große Kohlfamilie,
Rettich, Radieschen und Rübchen

• Sie mindern das Krebsrisiko

In den USA gibt es seit über 20 Jahren keine einzige Broschüre zur Krebsprävention, kein Flugblatt, kein Plakat der Gesundheitsbehörden, auf dem nicht ausdrücklich empfohlen wird, die »Cruciferen«, das sind die Kreuzblütler, reichlich in den Speiseplan einzubauen, weil sie das Risiko bestimmter Krebsarten wahrscheinlich verringern. (Bei uns ringt man sich zu derartigen Empfehlungen erst seit Mitte der 90er Jahre durch.)

Zu diesen Kreuzblütlern gehört die riesige Kohlfamilie, gehören die Rettiche und Radieschen und Rübchen, der Meerrettich, die Kressen und der Senf (siehe Seiten 486 f., 489, 515 f.).

Geschichte: Die wilden Stammformen dienten an den Küsten Europas, rund ums Mittelmeer und am Atlantik – aber auch in China – schon in der Steinzeit unseren Vorfahren als Nahrung. Durch Auslese und Kultur wurden im Lauf von Jahrtausenden schier unglaublich vielfältige Sorten entwickelt, denen man nicht mehr ansieht, daß sie alle Vettern und Cousinen sind. Sie breiteten sich über die ganze Erde aus und bewahrten mit Sicherheit unzählige Menschen vor dem Hungern.

Daß Kohl Heilkräfte besitzt und sie stark und gesund macht, das fanden die Menschen ebenfalls schon sehr früh heraus. Der Kohl hatte nur einen »Nachteil« (den er bis heute hat): Er war immer ein billiges Gemüse und ist es geblieben, samt all seinen vielen Spielarten und Wandlungen. Er war nie »fein«. Es haftete ihm immer ein Arme-Leute-Geruch an. Zwar sangen einige griechische und römische Dichter bereits lange vor der Zeitenwende sein Loblied: Cato der Ältere pries ihn als Alleskönner und Allheilmittel bei quasi sämtlichen Krankheiten. Und der Schriftsteller Plinius führte gar den Niedergang des Römischen Reiches darauf zurück, daß die wohlhabenden Römer nur noch »Besseres« essen wollten, statt sich mit der einfachen Lebensweise ihrer Vorfahren und den Feldfrüchten des Landes, voran dem Kohl, zu begnügen.

Im Mittelalter kam der Kohl dann in Deutschland in die Kloster-

gärten und wurde auch bei uns als Allround-Medizin, als »Arzt des kleinen Mannes« hoch gepriesen: gegen Geschwüre und Trunkenheit, gegen die Glatze sollte er helfen und sogar vor der Pest schützen!
Inhaltsstoffe: Fast alle Kohlarten enthalten etwas Eiweiß sowie Schleim- und Bitterstoffe und kaum Fett. Auch ihr Gehalt an Kohlenhydraten ist relativ gering (was Diabetikern guttut). Aber: Kohl liefert uns Vitamin A bzw. Carotin, die (raren) Vitamine B_1, B_2, B_3 und Folsäure – zusammen mit dem Chlorophyll ist das sehr günstig für unsere Blutbildung. Und eine mittlere Portion Kohl deckt bereits voll unseren Tagesbedarf an Vitamin C.

100 g Weiß- oder Blaukraut enthalten genausoviel Vitamin C wie ein kleines Glas Orangensaft.

Wenn auch der Vitamingehalt der einzelnen Kohlsorten unterschiedlich hoch ist, so sind sie *alle* miteinander extrem reich an Mineralien und – zumal bei erschöpften Menschen – sehr gut geeignet zur Remineralisierung und Revitalisierung.

Vor allem in den *Außenblättern* steckt viel Kalium (entwässert und stärkt Gefäße und Nieren), Kalzium, Phosphor (festigt Knochen und Zähne) und Eisen (ist blutbildend) sowie Zink (wirkt gegen Streß und gegen Erkältung).

Von großer Bedeutung sind im Kohl – wie in allen Kreuzblütlern – auch die *Senföle,* die schwefelhaltigen Verbindungen, die antibiotische, keimtötende und »reinigende« Wirkung haben und (nicht nur) im Tierversuch das Cholesterin senken. Vor vielen Jahren bereits haben US-Forschergruppen herausgefunden, daß in den Kreuzblütlern Substanzen stecken, die der *Krebsentstehung* entgegenwirken.
Apotheke: Auf die unterschiedlichste Weise wirken Kreuzblütler vorbeugend:
- zunächst durch reichlich Ballaststoffe, die keine Ansammlung von Giften und Verdauungsmüll dulden;
- dann durch ihren sehr hohen Gehalt an Zellschutz-Vitaminen, an Mineralien und Spurenelementen, die sich als »Antioxidantien« bewähren;
- ferner durch die keimtötenden Senföle (siehe oben).
- Auch die *Abwehrkraft* des Immunsystems allgemein wird nach neuen Forschungserkenntnissen durch Biostoffe im Kohl gestärkt. Die Thiocyanate zum Beispiel regen die Aktivität von Enzymen an und wirken keimtötend – sogar bereits im Speichel, wo sie (bei rohem Kohl!) die Kariesgefahr senken.

Die Kreuzblütler

- Kreuzblütler enthalten auch, das ergaben Forschungen der Uniklinik Baltimore, besonders viel einer Substanz namens Glutathion. Das sind schwefelhaltige Eiweißkörper in den roten Blutkörperchen, die in der Lage sind, Entgiftungsprozesse in unserem Körper zu beschleunigen – damit könnten auch die Risiken einer Chemotherapie verringert werden ...
- Als »Stars auf dem Gemüseteller«, so jubelt gar die deutsche »Gesellschaft für biologische Krebsabwehr«, gelten Brokkoli und mehrere andere Kohlarten. Denn sie enthalten »gleich drei Krebshemmer« – die Sulforaphane, die Flavonoide und die Indole.
- Die *Sulforaphane* aktivieren in der Zelle Entgiftungsenzyme. Konzentriert gegeben, konnten sie in vielen Tierversuchen das Anwachsen von Impftumoren um 50 Prozent vermindern. Ganz besonders positiv wirkten Sulforaphane gegen Brustkrebs, sehr erfolgreich war ihr Einsatz auch gegen Magenkrebs.
- Auch die *Flavonoide* wirken als Entgifter, besonders im Darm. Sie sind bedeutsam gegen Infektionen, gegen Sauerstoff-Radikale, gegen Entzündungen und Thrombosen und auch gegen Krebserreger.
- Die *Indole* als dritte im Bunde helfen dem Körper, den Hormonhaushalt zu balancieren und überschießende, schädliche Hormonwirkungen abzuschwächen. Das könnte, so die deutsche »Gesellschaft für Biologische Krebsabwehr«, vor Brust- und Prostatakrebs schützen ...
- Ein wahrer Zungenbrecher schließlich, das Phenetyl-Isothiocyanat, kurz PEITC genannt, hat es Professor Gary Stoner von der Universität Ohio angetan: PEITC, ein »Vetter« von Sulforaphan, steckt in fast allen Kohlgemüsen, überlebt auch im Sauerkraut und in gekochten Rübchen. Es verhindert möglicherweise *Lungenkrebs*, indem es in den Zellen das krebsgefährliche Enzym »P 450« packt, liquidiert und hinausbefördert. Weshalb starken Rauchern dringend angeraten wird, reichlich Kohlgemüse zu essen – und vor allem Krautsalat!
- Uralt, tausendfach in der Volksmedizin erprobt und heute wissenschaftlich »hart« bewiesen ist die Möglichkeit, mit Kohl *Entzündungen,* von den Mandeln bis zu Hämorrhoiden, und sogar kleine Wunden zu heilen.
- Zur Stärkung der Atemwege, auch bei Asthma, empfehlen Naturärzte, ein Gläschen Kohlsaft mit einem Teelöffel Honig und einer ausgepreßten Knoblauchzehe zu trinken.

- Mit Kohlsaft – und ohne alle Medikamente – lassen sich sogar in günstigen Fällen Magen- oder Darmgeschwüre ausheilen.

Küchentips: Magen-Darm-Kranke sollten sich vor allem an die zartesten Sorten – voran Blumenkohl – halten. Wer ein robustes Gedärm hat, der ist klug, wenn er »Kohl zur Vorsorge« soviel wie möglich roh ißt – oder als Sauerkraut. Gewürze wie Kümmel und Fenchel etc. verhindern Blähungen. Wenn Kohl wirklich mal stark bläht, ist er in der Regel überdüngt. Fragen Sie also nach biologisch angebautem Kohl.

Kohl wird immer nur ganz sanft gegart, nie verkocht, dann behält er die meisten seiner guten Wirkstoffe. Zum Kochen schneiden Sie einen Kohlkopf, weiß oder blau, zunächst nur in zwei Teile. Dann entfernen Sie den harten Strunk, und schließlich schneiden Sie den Kohl mundgerecht. Den Topf (der nicht zu groß sein soll, weil Kohl stark »schrumpft«) füllen Sie höchstens bis zu einem Viertel mit Wasser (evtl. Wasser nachgießen). Würzen Sie mit etwas Meersalz. *Kochen Sie ohne Topfdeckel* (damit die blähenden Stoffe entweichen können). Erst nach zehn Minuten geben Sie etwas gutes Fett – Butter oder Öl – dazu. In einer knappen Viertelstunde, wenn er noch »Biß« hat, ist der Kohl meist schon fertig. Schmecken Sie nochmals ab. Ähnlich können Sie Wirsing zubereiten, zu dem Sie am Schluß etwas Rahm geben.

Vorschlag: Bringen Sie öfter mal eine bunte Gemüseplatte aus fünf bis sechs Kohlsorten auf den Tisch – Weißkraut, Blaukraut, Wirsing, Blumenkohl, Rosenkohl, Brokkoli – nach dem schönen Gesundheitsmotto »doppelt gemoppelt ist besser gehoppelt«. Sieht toll aus. Aber die verschiedenen Kochzeiten beachten, Brokkoli ist am schnellsten fertig. Kurz gedünstet, abgekühlt jede Kohlsorte mit Essig (Zitrone), Kelp und Öl angemacht, ist diese Platte auch eine köstliche Beilage zu einem »Abend-Brot« mit Gästen.

Achtung! Dicke, fette *Soßen,* womöglich Einbrennen, machen das Kohlgericht schwer und ordinär. Optimal ist es, Kohl »chinesisch«, rasch in der Pfanne, solo oder zusammen mit anderen Gemüsen zu schmoren. Und vor allem: Zu Kohlgerichten und -eintöpfen mit Kohl *nie Süßes trinken,* wie Apfelsaft, auch keine Milch! Sonst gären die Ballaststoffe.

Der Weißkohl
(Brassica oleracea convar. f. alba)

»Der Arzt des kleinen Mannes«

Es gibt ihn das ganze Jahr zu kaufen, der frühe Kohl kommt im Mai, der späteste im Dezember, und der wird eingelagert und hält bis zum Frühjahr. Weit über 350 000 Tonnen unseres Nationalgemüses werden jährlich, zu 80 Prozent noch per Hand, auf den Feldern geerntet, zwei Drittel davon wandern in die Sauerkrautfässer.

Weißkraut kann kugelrund und länglich sein, ziemlich platt oder spitzkegelig – jeder Kohlesser hat da seine Vorlieben. Und immer tut er sich etwas Gutes damit an. – Herbstkohl ist in der Regel aromatischer, aber auch viel fester und härter als die frühen Sorten.

Geschichte: Weißkohl ist ein Nachfahre des wilden Meerkohls, der von vielen Küsten der Erde, aus China, vom Atlantik und rund ums ganze Mittelmeer kommt. Bei den Kelten wie bei den Germanen, den Seefahrern wie den armen Bauern früherer Zeiten, gehörten die Kohlköpfe zur Überlebensnahrung.

Inhaltsstoffe: So ein Kohlkopf hat es in sich: Kalium fürs Herz, Kalzium für die Knochen, Eisen fürs Blut. Dazu kommen mehrere B-Vitamine, vor allem auch Folsäure, reichlich Vitamin C, etwas Carotin, etwas Eiweiß, Spuren von Fett und nur ganz wenige Kalorien: Je nach Sorte übrigens schwankend, sind es zwischen 22 und 93 je 100 g.

Und die vielen wertvollen Biostoffe mit fast unaussprechlichen Namen, die samt ihren enzymatischen Ab- und Umbauprodukten vor Krebs schützen, die Abwehr stärken, entzündungshemmend und blutverdünnend wirken!

Apotheke: Weißkohl ist ein anerkannter »cancer-fighter«, ein Krebsbekämpfer. Außerdem beschleunigen Substanzen, vor alle Indole, den Östrogen-Stoffwechsel und regen damit die Produktion von »gutem«, krebsfeindlichem Östrogen im Körper an. Polypen, die zu Dickdarmkrebs entarten können, werden »entschärft« durch Kohl, und Brustkrebs wird im frühesten Stadium verhindert. Voraussetzung: Mindestens zwei bis drei große Eßlöffel Weißkraut, und das mindestens vier- bis fünfmal die Woche.

Weißkohlsaft gilt als Anti-Ulkus- ebenso wie als Anti-Viren-Medizin.

Übrigens: Wer ein dickes Knie hat, der sollte dies einmal probieren: Von sauber gewaschenen Kohlblättern die dicken Rippen flach abschneiden, anschließend den Kohl mit dem Nudelholz walken, bis der Saft austritt, dann einige Blätter über die schmerzende Stelle binden.

Küchentips: Weil Kohl heute nicht nur reichlich gedüngt wird (beileibe nicht immer biologisch) und oft auch an vielbefahrenen Straßen wächst, empfiehlt es sich, die äußersten Blätter (schweren Herzens) zu entfernen, wegen der relativ hohen Nitrat- und Bleiwerte. Auch besonders dicke Strünke, Stiele und Rippen sollten Sie herausschneiden.

Heilerfolge werden vor allem mit Kohl als Rohkost – sehr fein geraspelt – erzielt.

Kalifornischer Weißkrautsalat

250–300 g ($^1/_2$ Kohlkopf) hobeln oder in feine Streifen schneiden, mit Meersalz bestreuen, ein bißchen ziehen lassen und »mürbestampfen«. 2 Selleriestangen in kleine Stücke schneiden, einen geputzten, geviertelten Apfel sehr fein in Blättchen schnippeln, eine geschälte Orange zerteilen und kleinschneiden, dazu entweder noch 2 Bananen, in Scheiben geschnitten, oder der Inhalt einer kleinen Dose Ananas.
Für die Marinade $^1/_2$ Tasse Joghurt mit 1 Teelöffel süßem Senf verrühren, dazu den Saft einer Zitrone oder 2 Eßlöffel Weinessig, Kelp, Salz, Zucker, evtl. Öl, Pfeffer nach Geschmack. Die Soße kommt über Kraut und Obst, alles wird vorsichtig mit 2 großen Gabeln vermischt. Mindestens 1 Stunde im Kühlschrank ziehen lassen, mit Orangenscheiben oder Nüssen garnieren. Natürlich kann auch Öl in die Marinade.

Rotkohl oder Blaukraut
(Brassica oleracea f. rubra)

Magenfreundlich und delikat

Der Rotkohl hat die gleiche Geschichte, den gleichen Stammbaum wie sein weißer Bruder. Weil er sich aber als traditionelle Beilage zu Festtagsessen wie Gänse-, Enten-, Wildbraten sehr früh schon seinen Platz in den guten Stuben besserer Herrschaften eroberte, wurde er auch kulinarisch liebevoller behandelt als der andere, der »Volks-Kohl«.

Inhaltsstoffe: Etwas mehr Eiweiß mit wertvollen Aminosäuren als der Weißkohl, viel weniger Natrium als der, aber mehr herzfreundli-

Die Kreuzblütler

ches Kalium, weniger Kalzium, dafür doppelt soviel Eisen und auch Kupfer; fünf B-Vitamine, Provitamin A und mindestens soviel Vitamin C wie der Weißkohl.
Apotheke: Rotkohl enthält das Flavonoid Anthocyan, das auch in blauen Beeren und im Rotwein vorkommt. Anthocyane werden heute anerkannt als krebshemmend und entzündungswidrig, sie senken Cholesterin und schützen vor Infarkt und Schlaganfall.
Achtung! Der Anti-Ulkus-Faktor von Rotkohl wird beim Kochen zerstört!
Die Volksmedizin glaubt, daß er für alles gut sei, was *mit dem Blut* zusammenhängt. Bei Krampfadern, Venenentzündungen und sogar bei offenen Beinen haben sich Kohl-Umschläge schon oft bewährt. Dafür werden die Krautblätter wie zum Salat in schmale Streifen gehobelt und als dicke Schicht in ein Tuch gelegt, mit dem man möglichst zweimal täglich frisch, mittags und abends je 20 Minuten lang, die kranken Stellen bedeckt. Ein Tuch drüberlegen. Die Beine natürlich hochlegen.
Küchentips: Rotkohl nur auf einem gut abwaschbaren Kunststoffbrett schneiden und wegen der Färbung die Hände vorher naß machen oder Haushaltshandschuhe anziehen. *Zum Salat* sehr fein hobeln, mit mildem Weinessig, der süß-sauer abgeschmeckt und kurz aufgekocht wurde, *heiß* übergießen, dann mit Honig, Äpfeln und (eingeweichten) Rosinen mischen.
Zum *Kochen* gehört eine mit Nelken gespickte Zwiebel in den Topf, ein Schuß Rotwein, Essig, Zimt und Trockenpflaumen (ohne Kern) oder Preiselbeeren verfeinern das leckere Gemüse. Übrigens: *Rouladen* sehen viel origineller mit Rotkohl oder mit Weiß- und Rotkohl gemischt aus.

Der Wirsing
(Brassica oleracea convar. sabauda)
Heilt schmerzende Stellen

Auch den hübschen grünen Krauskopf gibt es heute das ganze Jahr über frisch zu kaufen. Der Frühwirsing kommt schlank und mit lockeren Blättern schon nach Ostern auf den Markt, als Herbstmodell wird er dicker, fester und schmeckt auch würziger. Und dieser »Welschkohl« ist dann wieder bis zum Frühjahr ein überaus gesundes, köstliches Gemüse.

Je nach Sorte ist er dunkelgrün bis gelb. *Welke* gelbe Blätter allerdings sind alt! Lange war er in der feinen Küche verschmäht, seit einiger Zeit macht er Karriere auch bei den Großmeistern der Haute Cuisine – meilenweit weg vom einstigen Mehlschwitzen-Kohl nehmen sie sich des Wirsings liebevoll und fantasiereich an. Eckart Witzigmann serviert ihn mit Gänseleber.

Geschichte: »Wirsing« kommt vom lombardischen Wort »Verdza«, und dies wieder geht zurück auf das lateinische Wort »Viride«, und alle weisen auf die südliche Herkunft hin.

Inhaltsstoffe: Wirsingkohl hat nur 31 Kalorien per 100 g, enthält wie alle Kohlsorten reichlich heilsame Schwefelöle, besonders viel Chlorophyll, doppelt soviel Eiweiß, Fette, auch Eisen und Phosphor wie Weiß- und Rotkohl, ferner Vitamin A, mehrere B-Vitamine. Roh deckt er mit nur 100 g den Tagesbedarf an Vitamin C, weshalb er unbedingt auch mal, feingeraspelt und gut mariniert, als Salat serviert werden sollte – besonders der zarte im Frühjahr.

Apotheke: Wenn der Doktor weit weg war und das Bauchweh, der Brustschmerz oder der Krampf im Bein groß war, dann eilten süddeutsche Großmütter früher in die Küche, holten dunkelgrüne Wirsingblätter, entrippten sie, legten sie kurz ins heiße Rohr oder ins kochende Wasser, machten sie dann mit der Flasche platt, legten sie dem Kranken sofort, noch heiß, auf die schmerzende Stelle und deckten Tücher darüber. Es kam oft genug vor, daß der »Wehdam« rasch verflog und diese Prozedur »alle Gifte rauszog«. Es lohnt sich, im Notfall mal solch eine *grüne Wärmflasche* auszuprobieren.

Küchentips: Mit seinen kräftig-krausen Blättern nimmt Wirsing relativ viele Schadstoffe auf, vor allem Blei. Deshalb vorsichtshalber mindestens die vier bis sechs Außenblätter entfernen, auch wenn diese zart und eßbar sind.

Mit Wirsing läßt sich viel Köstliches herstellen, wie Rouladen oder Lasagne. Er kann auf vielerlei Weise gefüllt werden, mit Fleisch, Schinkenwürfeln oder vegetarisch. In der Gemüsepfanne kann er mit Tomaten und Zwiebeln zubereitet werden, im Kochtopf mit Tomatensoße oder Rahm und Kümmel abgeschmeckt werden. Lecker schmeckt er mit kleinen ganzen Champignons oder Shitakepilzen zusammen.

Die Kreuzblütler

Feines Wirsinggemüse

Von einem schönen Wirsingkopf (etwa 500 g) die Blätter von den dicken Rippen befreien und kleinzupfen. Nur kurz blanchieren, dann mit etwas Butter anschwitzen, mit süßem Rahm, soviel man will, löschen und höchstens 15 Minuten lang dünsten. Feingeschnittene Zwiebel- und Speckwürfel, Menge nach Lust und Laune, goldgelb werden lassen. Ohne das Bratfett zum Wirsing geben. Mit Salz, Pfeffer und etwas gemahlenem Kümmel abschmecken.
Dieses einfache Rezept läßt sich mit zwei zerkleinerten Äpfeln, die der Zwiebel und dem Speck beigegeben werden, variieren.

Der Blumenkohl
(Brassica oleracea convar. botrytis)

Der Zarteste und Bekömmlichste

Wenn er nicht gespritzt oder zu stark gedüngt ist (was leider heute oft vorkommt), dann ist er der Zarteste und Bekömmlichste unter allen Kohlarten. Kaufen Sie möglichst Bio-Sorten, auch wenn die meist kleiner sind als die Handelsklasse »Extra«.

Geschichte: Kreuzfahrer sollen im 16. Jahrhundert Samen nach Italien gebracht haben, die sie von Mönchen auf der Insel Zypern erhielten. Als »Cavolfiore«, verdeutscht »Karfiol«, war Blumenkohl schon jahrhundertelang ein Lieblingsgemüse der Italiener, ehe er zu uns kam. Langsam, durch unermüdliches Züchten, wurde die grüne Kohl-»Blume« strahlend weiß. (Heute zieht man, ein Witz, wieder grüne Köpfe.)

Inhaltsstoffe: Etwas Beta-Carotin, mehrere B-Vitamine, ganz frisch sehr viel Vitamin C. Neben Phosphor, Kalium, Kalzium, Magnesium, Natrium und Eisen auch so seltene Spurenelemente wie Zink, Kupfer, Jod, Fluor.

Apotheke: Weil die Zellstruktur des Blumenkohls viel zarter ist als die anderer Kohlsorten, eignet er sich besonders gut für Magen- und Darmempfindliche; auch für Diabetiker ist er eine geeignete Speise. Naturärzte halten den Blumenkohl für einen guten Reiniger, empfehlen ihn bei Asthma, Arthritis, Nieren- und Blasenleiden. Nur bei Schilddrüsen-Überfunktion soll er wegen seines Jodgehalts nicht zuviel gegessen werden. Roh gerieben soll er Heilwirkung auf blutendes Zahnfleisch

haben. Bitte auch die zarten Strunkteile (geschält) nehmen! Blumenkohl gehört übrigens zu den *nikotin*haltigen Gemüsesorten, die während der Raucher-Entwöhnung besonders empfohlen werden.
Küchentips: Kaufen Sie Blumenkohl immer mit den grünen Blättern. Sie sehen dann besser, ob er frisch ist. Kenner benutzen einen Teil des Grüns, um eine vitamin- und kaliumreiche Brühe herzustellen. Legen Sie den (ganzen) Kohl vor dem Zubereiten eine halbe Stunde in Salz-Essig-Wasser – dann kriechen unerwünschte »Mitbewohner« heraus.

Roh geraspelt, mit Zitrone, etwas Sauerrahm, Senf, Dill oder viel Petersilie, macht der Blumenkohl jeder Rohkostplatte Ehre. Noch feiner ist er mit einem Apfel gemischt und mit Walnüssen dekoriert. Wird er gekocht, dann ist er, ohne die dicke holländische Soße, nur mit in Butter hell gebräunten Vollkornbröseln und gehackten Eiern bestreut, etwas Köstliches. Sehr gut paßt er zu Schinken. – Man kann ihn (mit Biß) auch gut süß-sauer zu Pickles verarbeiten.

Der Brokkoli oder Spargelkohl
(Brassica oleracea convar. botrytis var. italica)

Die grüne Schutznahrung

Als US-Präsident George Bush vor Jahren erklärte, er könne ihn nicht ausstehen, war er kurze Zeit Stiefkind in der Kohlfamilie. Als dann aber Professor Paul Talalay von der John-Hopkins-Universität in Baltimore dem Brokkoli streng wissenschaftlich krebshemmende Eigenschaften bescheinigte, löste das in Amerika einen regelrechten Boom aus. Absatz und Preise verdoppelten sich innerhalb von zwei Wochen. Und als 1992 ein cleverer Suppenhersteller eine Brokkolisuppe auf den Markt brachte, wurde diese über Nacht zum größten Verkaufsschlager seit über 50 Jahren.

Inzwischen wird genug Brokkoli angebaut, überall auf der Welt, und das ist gut so. Denn er steht heute auf Platz eins der zehn Gemüse, die zur Vorbeugung vor Krebs ebenso empfohlen werden wie als Schutznahrung gegen Arteriosklerose und Herzinfarkt.
Geschichte: Er hat den gleichen Stammbaum wie der Blumenkohl und schmeckt auch ähnlich, nur ein bißchen würziger. Wer da glaubt, Brokkoli sei bei uns ein »neues« Gemüse, der irrt. Die Römer bauten ihn schon in deutschen Landen an, und in sehr alten Kochbüchern finden sich bereits Rezepte – allerdings meist unter dem Namen »Spar-

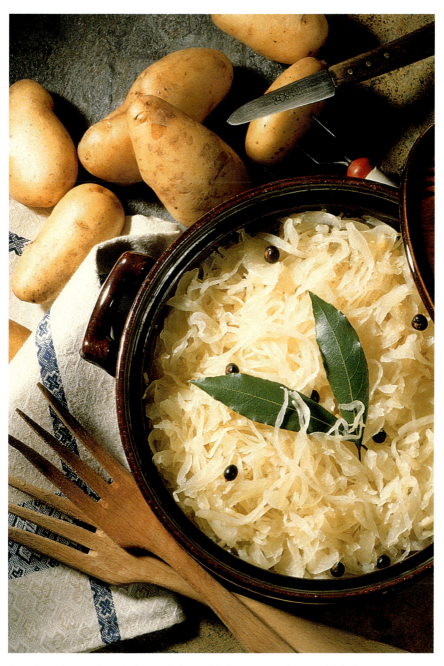
Sauerkraut hat wenig Kalorien und eignet sich hervorragend zur Frühjahrskur.

gelkohl«. Nach dem Ersten Weltkrieg wurde der Brokkoli dann bei uns einfach vergessen – erst unsere Gastarbeiter und Touristen brachten ihn wieder ins kulinarische Gespräch.

Inhaltsstoffe: Das schöne grüne Gemüse mit den hübschen »Blumen«-Köpfchen enthält bei gleichem Kaloriengehalt rund fünfmal soviel Kalzium, zweimal soviel Eisen, 15mal soviel Carotin und viermal soviel Vitamin C wie sein Vetter, der Blumenkohl. Wer Milch als wichtigste Kalziumquelle nicht so gut verträgt, der kann seinen Bedarf zum großen Teil auch mit Brokkoli (und Fenchel) decken.

Brokkoli liefert uns B-Vitamine, Folsäure und fast soviel Vitamin C wie Paprika und Petersilie; weil er besonders viel Kalium und sehr wenig Natrium enthält, ist er wertvoll für Herz- und Nierenkranke. Die Stiele kann man mitessen (ganz unten abschälen), sie sind extrem reich an Chlorophyll und an abwehrstärkendem Selen.

Apotheke: Das viele Carotin ist sehr gut für Augen, Haut und Nerven. Vitamin C stärkt die Abwehrkraft, und die Indole und Flavonoide des Brokkoli wirken krebshemmend. Das Kalzium macht die Knochen fest und wirkt der Osteoporose entgegen. Im Brokkoli stecken Schutzstoffe, die als Radikalefänger wirken, das Immunsystem stärken und auch die Psyche stabilisieren. Das wie eine Wunderdroge gepriesene Sulforaphan, das die Ausbildung und Vermehrung von Krebszellen, vor allem in der Brust, verhindern soll, wird uns durch nichts in so reichem Maß frei Haus geliefert wie durch Brokkoli. Wir müssen ihn nur reichlich essen!

Brokkoli ist auch ideal zum Abnehmen. In vielen Veröffentlichungen wird von seiner entgiftenden, zellerneuernden Wirkung gesprochen. Er senkt hohen Blutdruck sowie das Infarktrisiko und stärkt mit seinen Bitterstoffen die Verdauungsdrüsen.

Küchentips: Brokkoli soll dunkelgrün bis bläulich aussehen. Keinesfalls dürfen die Blättchen und Röschen schon gelb sein – dann lieber aus der Tiefkühltruhe nehmen. – Wer schlau ist, bereitet Brokkoli so zu: Größere Stiele halbieren, das ganze Gemüse mit den (geschälten) Stielen nach unten, Köpfchen aus dem Wasser, knapp zehn Minuten leise dünsten, ohne Deckel auf dem Topf. Anschließend höchstens noch mal fünf Minuten »unter Wasser« garen, dann weiterverarbeiten. Für Gemüsepfannen, evtl. mit Fleischstückchen, werden die Röschen mit Champignons etc., goldgelb angerösteten Zwiebeln und etwas Knoblauch zubereitet. Immer wieder wenden, solange er noch einen Biß hat. Achtung – er kann in Sekunden zu Matsch werden!

Rohe Brokkoli-Creme-Suppe

$^1/_2$ Tasse Cashew-Nüsse, 1 Tasse grob geschnittener Brokkoli,
$^1/_2$ Avocado, geschält und klein gewürfelt,
2 Knoblauchzehen, $^1/_2$ Tasse Alfalfa-Sprossen,
1 Eßlöffel Olivenöl, $^1/_2$ Teelöffel Kelp (Algengewürz),
$^1/_2$ Tasse oder mehr Wasser.

Zuerst die Nüsse in etwas Wasser im Mixer fein pürieren. Dann langsam die anderen Zutaten hineingeben, ausgenommen die Avocado. Die Suppe auf Tisch-Temperatur aufwärmen, nicht kochen! Vor dem Anrichten die Avocadowürfel und reichlich feingehackte Petersilie (evtl. auch Champignonblätter oder gehackte harte Eier) über die gefüllten Teller streuen.

Der Chinakohl
(Brassica rapa subsp. chinensis)

Der Unkomplizierte

Geschichte: Der »Zahn des weißen Drachen«, wie man ihn in seiner chinesischen Heimat nennt, wird dort seit über 2000 Jahren angebaut und in hundert Variationen auf den Tisch gebracht, gedünstet, gebraten, gedämpft, in der Suppe, in Teigtaschen, auf dem Reis. Zu uns kam er erst nach vielen und langen Umwegen – gegen Ende des 19. Jahrhunderts – über Amerika. Und dann hatte er es immer noch nicht leicht, sich durchzusetzen. Dabei ist er ein ebenso wertvolles wie unkompliziertes Gemüse und riecht und schmeckt kaum nach »Kohl«.
Inhaltsstoffe: Ein besonders hoher Vitamin-C-Gehalt, etwas Vitamin B, Natrium, Kalium, Kalzium, Magnesium, Eisen, Phosphor, sekundäre Pflanzenstoffe (siehe Seite 140) und nur 13 bis 16 Kalorien je 100 g – das ist nicht mal soviel, wie 2 g Fett haben! Die besondere ernährungsphysiologische Bedeutung des Chinakohls liegt aber in seinen hochwertigen Aminosäuren: Das Blatt-Eiweiß macht gut zwei Prozent aus.
Apotheke: Leute mit empfindlichem Magen vertragen Chinakohl gut; denn er bläht nicht. Seine Senföle fördern die Verdauung und stimulieren die Abwehr.
Küchentips: Weil er keinen starken Eigengeschmack hat, kann man Chinakohl sehr gut mit anderen Gemüsen kombinieren. Köstlich

schmeckt er, wenn er mit Zwiebeln, Tomaten und etwas Kümmel, mit einem Eßlöffel Öl geschmort und mit Rahm verfeinert wird. Zum Salat aus Chinakohl sind grüne Kräuter wie Melisse, Borretsch, Dill, Petersilie, Schnittlauch sehr fein und gesund. Manche Chinakohl-Freunde kombinieren diesen Salat sogar mit Äpfeln und Kiwis und haben dann eine echte Vitaminbombe.

Wem der Kopf für eine Mahlzeit zu groß ist, der blättert einfach so viel ab, wie gerade gebraucht wird, und packt den Rest in Folie. Er hält im Kühlschrank eine Woche.

Der Grünkohl
(Brassica oleracea convar. acephala var. sabellica)

Voll innerer Werte

Ein Kraftprotz, der freilich in Norddeutschland mehr geschätzt wird als in Deutschlands Süden. Sobald der erste Frost übers Land gegangen ist, wird an Nord- und Ostsee zum Grünkohlessen gebeten, denn der Frost schließt – wie beim Rosenkohl – das Zellgewebe auf, macht es weich, die Stärke verwandelt sich in Zucker, und der Kohlgeschmack wird dadurch milder.

Geschichte: Grünkohl war immer ein »Küstengewächs« und ist es eigentlich bis heute geblieben. Man nennt ihn auch die »Oldenburger« oder »Lippesche Palme«. Tatsächlich sieht er ja aus wie ein kleiner Palmbaum. Einer seiner Riesen-Verwandten, der Baumkohl, wird auf der englischen Kanalinsel Jersey drei bis fünf Meter hoch, und sein Strunk wird zu Spazierstöcken verarbeitet.

Inhaltsstoffe: Grünkohl ist eines der wertvollsten Gemüse überhaupt, ein echter Star an Nähr- und Wirkstoffen! Die schwefelhaltigen Substanzen stehen in dem Ruf, Lungenkrebs zu hemmen. Sein Chlorophyll, das ja auch Magnesium enthält, macht ihn zur Rundum-Küchenmedizin.

Er liefert sehr viel Beta-Carotin, mehrere B-Vitamine, darunter das seltene B_6 (wichtig für Frauen), und 100 g decken leicht den täglichen Vitamin-C-Bedarf. Kalium, Kalzium, Phosphor und Eisen sind wichtig für Aufbau und Wachstum, besonders für Kinder.

Merke: Grünkohl ist die beste Pflanzenmedizin überhaupt gegen Osteoporose: Eine Portion von 200 g spendet soviel Kalzium für die Knochen wie zwei Gläser Milch.

Apotheke: Das viele Kalium im Grünkohl hilft, Wasseransammmlungen aus dem Körper herauszuschwemmen, und kräftigt damit Niere, Blase und Herz. Auch bei Magengeschwüren hat er die klassische »Kohlwirkung«. Er fördert allgemein die Verdauung und gilt als innerer Reiniger bei Hautkrankheiten. Besonders gut ist Grünkohl für die Augen (gegen Nachtarbeit und Bildschirm-Müdigkeit), und er zählt zu den wichtigsten Krebsschutzgemüsen.
Küchentips: Für Rohkost ist Grünkohl nicht geeignet, weil er sehr hart ist. Wegen des Beta-Carotins muß er immer mit etwas Fett zubereitet werden. Grünkohl-Kenner geben dem fertigen Gemüse eine Prise Zimt bei. Falls er zu früh geerntet wurde und noch keinen Frost erwischt hat, kann man den fertig geputzten Kohl einfach kurz ins Gefrierfach stecken!

Der Kohlrabi
(Brassica oleracea convar. caulorapa var. gongylodes)
Die Blätter sind am gesündesten!

Ob weiß oder blau – im Frühsommer werden die ersten Freiland-Kohlrabi meist jubelnd begrüßt. Kinder mögen sie – dünn geschält – aus der Hand essen, wie Äpfel. Und so jung und zart sind sie auch roh wirklich am besten!
Geschichte: »Caulorapa« nannten die Römer diese »Stengelrübe« und aßen sie recht begeistert. Im Mittelalter kam der Kohlrabi dann endlich auch zu uns und wurde ein »deutsches Gemüse«. Heute gibt es ihn – aus Treibhäusern – praktisch das ganze Jahr, was leider auch seine Nachteile hat, weil beim Anbau schon wieder so viel »Künstliches« verwendet wird und er extrem viel Nitrat enthält.
Inhaltsstoffe: Grundsätzlich ist der Kohlrabi sehr wertvoll, schon 150 g decken den Tagesbedarf an Vitamin C. Aber: Der Vitamingehalt (und auch der an Beta-Carotin und vielen Mineralien) ist in den *Blättern* zwei- bis dreimal so hoch wie in der Knolle! Deshalb: So frisch wie möglich kaufen und alle zarten Blätter kleingehackt mitverwenden – ganz zum Schluß dazugeben. Kohlrabi enthält reichlich Phosphor, Kalium, Magnesium, Jod und Kalzium (die Blätter auch dreimal mehr als die Knolle), und sein Eisengehalt kann sich mit dem von Spinat messen. Je nach Anbaugebiet kann Kohlrabi auch ein guter Selenspender sein.

Die Kreuzblütler

Apotheke: Das Magnesium im Kohlrabi ist sehr günstig für das Herz, die Blutbildung und zur Verhinderung von Arteriosklerose. Sein Kalzium kräftigt Knochen und Zähne (deshalb sollen ihn Kinder recht oft roh essen). Sein Eisen macht rotes Blut. Kohlrabi ist gut bei splitternden Fingernägeln, bei Zahnfleischentzündungen und Parodontose, roh gerieben soll er den Gallenfluß und die Nieren anregen.
Küchentips: Testen Sie ganz vorsichtig dort, wo die Wurzel sitzt, mit dem Fingernagel. Gibt der Kohlrabi nach, ist er zart.
Merke: Weiße Knollen werden schneller holzig als blaue. Knollen mit Rissen lassen Sie links liegen – nur Knollen mit frischen grünen Blättern kaufen! Die Knolle vom Wurzelansatz zum Blattansatz sehr dünn schälen. Roh gerieben (für vier Leute zwei große oder vier kleine Knollen), mit etwas Zwiebel, Joghurt, Kräutern, Zitronensaft und wenig Kelp abgeschmeckt, sind die Knollen eine Super-Vorspeise, ein wahrer Vitaminstoß!

Kohlrabi vorgegart, dann ausgehöhlt, mit Krabben oder Lachsstückchen gefüllt oder mit feinem Wurstbrät (in der Form mit etwas Butter gedünstet und mit Rahm übergossen) sind ein köstliches Mahl. Dazu gehört Pfeffer aus der Mühle. Für vier Personen rechnet man ein Kilogramm oder mehr Kohlrabi.

Der Rosenkohl
(Brassica oleracea convar. fruticosa var. gemmifera)

Ein guter Eiweißspender

Er braucht, wie Grünkohl, *etwas* Frost, um dadurch sein volles Aroma zu entwickeln.
Geschichte: 1821 wird er in Brüssel zum erstenmal beschrieben (er heißt im Englischen auch »Brüsseler Sprossen«).
Inhaltsstoffe: Herausragend sind 4,7 Prozent wertvolles Pflanzeneiweiß mit Aminosäuren, die der Körper sehr gut aufnimmt, dazu sehr viel Vitamin C, besonders wichtig im Winter, auch die Vitamine A und B, Kalium, Kalzium, Eisen, Magnesium, Natrium, Phosphor.
Apotheke: Man sagt ihm eine »tonisierende« Wirkung nach, das heißt, er baut Schwächezustände und Spannungen ab. Er ist gut zum Abnehmen geeignet, gegen Verstopfung und Übersäuerung des Magens. Die Kohlröschen sollen helfen, Arteriosklerose vorzubeugen, weil sie antioxidativ, also zellschützend wirken. Mit ihrem hohen Ge-

halt an Sulforaphan gelten sie heute als eines der wichtigsten Gemüse mit Anti-Krebs-Wirkung. Vor allem Frauen sollten recht oft Rosenkohl essen, weil er nachweislich Schutzeffekt gegen Brustkrebs hat.
Küchentips: Rosenkohl nie kaufen, wenn die Außenblätter schon gelblich sind, beim vorsichtigen Dünsten (in wenig Wasser und ohne Topfdeckel) möglichst nicht umrühren. Hervorragend ist die Kombination mit Edelkastanien. Als Gewürz wird von vielen ein Hauch Muskat geschätzt. Sehr fein geschnitten und etwas mariniert, können die kleinen grünen Kugeln auch gut roh gegessen werden.

Rosenkohl als Salat

*600 g (netto) Rosenkohl, möglichst kleine Röschen,
2 große Schalotten oder 2 blaue Zwiebeln
oder 2 feste Stangen Frühlingszwiebeln,
evtl. 6 mittlere Tomaten.
Zur Soße 2 Eßlöffel Senf (oder weniger), 4 Eßlöffel Rosenkohlbrühe,
Saft von 1 Zitrone, Kelp oder Salz,
Pfeffer nach Geschmack, gehackte Petersilie.*

Rosenkohlröschen putzen und 4–5 Minuten »mit Biß« im Salzwasser kochen. Brühe abgießen, Rosenkohl in einer Schüssel mit in dünne Ringe geschnittenen Zwiebeln oder in größere Ringe geschnittenen Frühlingszwiebeln und evtl. den geachtelten Tomaten vermischen. Marinade bereiten aus Senf, Brühe, Zitronensaft, Öl, Kelp oder Salz, Pfeffer und Petersilie. Salat noch mal vorsichtig mischen. Im Kühlschrank ziehen lassen.

Pak-Choi – chinesischer Kohl

Stärkt Knochen und Krebsabwehr

Geschichte: In China schon seit dem 5. Jahrhundert kultiviert, bei uns fast noch unbekannt, hat der so gesunde chinesische Kohl vor allem bei den Experten für Gemüsebau an der Technischen Universität München-Weihenstephan begeisterte Befürworter gefunden. Professor Wilfried Schnitzler empfiehlt ihn wärmstens, schickte gar Studenten mit Rezepten in die Gemüseläden.
Inhaltsstoffe: Pak Choi, auch Blätterkohl oder chinesischer Senfkohl genannt, enthält, wie der Name schon sagt, jene Senföle, die antibioti-

Die Kreuzblütler

sche, keimtötende und reinigende Wirkung haben und die das Cholesterin senken können. – In ihm steckt besonders viel Kalium (schützt das Herz), Kalzium (schützt das Knochengerüst vor Osteoporose), natürlich auch reichlich Carotin, Vitamin C und einige B-Vitamine. – Pak Choi bildet keinen Kopf, sondern sieht eher wie Mangold aus.
Küchentips: Blätter und Stiele werden meist getrennt, die Stiele wie Spargel zubereitet und die leicht bitteren Blätter wie Spinat. Es läßt sich aber auch gut die ganze Staude, kurz gegart und gut mariniert, als feiner Salat servieren. Besonders delikat ist hierfür der »Mini Pak Choi«.

Das Sauerkraut

Medizin für Darm und Nerven

Sauerkraut ist fast reine Medizin! Es wird durch natürliche Milchsäuregärung hergestellt und ist somit quasi »vorverdaut« ...
Geschichte: Als der mächtige Erste Kaiser Qin Shi ums Jahr 221 v. Chr. die große Mauer um sein chinesisches Riesenreich errichten ließ, erfanden die Arbeiter-Sklaven eine Methode, ihren Kohl als Wintervorrat in Reiswein einzulegen. Später entwickelten sie die Gartöpfe und vermischten den Kohl mit Salz. So nahm ihn auch Dschingis Khan auf seine Beutezüge mit. Im ganzen slawischen Raum machte diese Methode dann Schule. Auch in Schlesien füllte die ganze Dorfgemeinschaft im Herbst die Gartöpfe mit Gemüsen und Pflanzenteilchen aller Art. Heute kommt in Zeiten von Versorgungsengpässen das Milliardenvolk der Chinesen vor allem deshalb sicher über die Runden, weil in jeder Wohnung, auf jedem Balkon ein riesiger Tontopf mit eingesäuertem Gemüse steht. Unzähligen Seefahrern erhielt Sauerkraut Leben und Gesundheit. Captain Cook führte 60 Fässer davon auf seiner dreijährigen Weltumsegelung mit und bewahrte dadurch seine Seeleute vor Skorbut.
Inhaltsstoffe: Sauerkraut hat zwei Prozent wertvolles Eiweiß, enthält Kalium, Kalzium, Jod, Eisen, Mangan, Carotine, Vitamin K (Blutgerinnungsvitamin), mehrere B-Vitamine, die für die Blutbildung wichtige Folsäure und B_{12}, das in frischem Gemüse sonst kaum vorhanden ist. Als Vitamin-C-Bombe wird es im Winter zum besonderen Abwehrstärker und Grippeschutzmittel. Die vielen Schutz-, Wirk- und Heilstoffe des Kohls sind durch die Milchsäuregärung erhalten.
Apotheke: Sauerkraut hat wenig Kalorien, eignet sich deshalb ideal

zur Frühjahrs-Schlankheitskur. In roher Form ist es eine hochwirksame Enzymtherapie und hilft bei Erkältungen. Mit den vielen Ballaststoffen ist es ein ideales Nahrungsmittel bei Verstopfung!

Pfarrer Kneipp sagte: »Sauerkraut ist ein richtiger Besen für Magen und Darm, nimmt die schlechten Säfte und Gase fort, stärkt die Nerven und fördert die Blutbildung.« Tatsächlich hilft die *Milchsäure,* unerwünschte Stoffwechselprodukte auszuscheiden, auch Harnsäure, was Rheuma- und Gichtkranken guttut – und den Blutdruck senkt.

Die Milchsäure regeneriert die Darmflora, verhindert Gärungen, entgiftet und reinigt die Verdauungswege, entlastet offenbar auch die Bauchspeicheldrüse und die Leber. Für Diabetiker ist Sauerkraut eine »freie« Gemüsesorte.

Schon der berühmte französische Bakteriologe Louis Pasteur nannte vor hundert Jahren Sauerkraut »das gesündeste Gemüse der Welt«, und seine bakterientötende Wirkung wurde bei der Typhusepidemie 1952/53 in Stuttgart bestätigt. Typhuserreger, die in Sauerkraut eingeimpft wurden, gingen innerhalb von sechs Tagen zugrunde. – An Labortieren mit eingepflanzten Tumoren wurde festgestellt, daß offenbar in einer ganz frühen Phase Milchsäurebakterien (in diesem Fall aus Joghurt) das Tumorwachstum hemmen können.

Die Milchsäure im Sauerkraut harmoniert auch mit der Säureproduktion des Magens und hilft gut gegen Sodbrennen. Das Azetylcholin im Sauerkraut wirkt beruhigend auf das vegetative Nervensystem. Eine Drei-Monats-Kur mit viel Sauerkraut empfehlen Nervenärzte depressiven Patienten. Roher *Sauerkrautsaft* hilft Menschen (zumal älteren), die wenig Magensäure haben, und auch bei der Behandlung von Magen- und Darmentzündungen. Aus gutem Grund lobten viele Dichter das Gemüse, bei dessen Verzehr wir Deutschen übrigens Weltmeister sind (obwohl schon 100 bis 150 g pro Mahlzeit, am besten roh, ihre volle »medizinische« Wirkung tun):

»Sei mir gegrüßt, mein Sauerkraut, holdselig sind deine Gerüche« (Heinrich Heine).

Küchentips: Sauerkraut läßt sich weiß Gott nicht nur mit Kasseler oder Würsteln zubereiten, es paßt zu Fisch und Scampi, ja sogar zu Austern wird es serviert. (Der Münchner Sterne-Küchenmeister Otto Koch stellte sogar ein »Sauerkraut-Sorbet« her.)

Übrigens: Bitte Sauerkraut nicht waschen – dabei gehen zu viele Mineralien und Vitamine verloren. Lieber Sauerkraut beim Biobauern oder im Reformhaus kaufen. Dann haben Sie die Gewähr, daß es

nicht mit zuviel Salz oder sogar (was in der Industrie oft üblich ist) mit Chemikalien hergestellt wurde.
Und dann können Sie es auch beruhigt roh essen. Im Kochtopf: höchstens 20 bis 25 Minuten sanft garen – nicht »verkochen«. Salate aus rohem Sauerkraut lassen sich nach Lust und Laune zubereiten: mit Äpfeln oder Ananasstückchen, mit Mandarinen, sogar mit rohen, fein geraspelten roten Rüben oder mit Sauerkirschen. Und immer ein wenig geriebene Zwiebel und ein Löffelchen Olivenöl dazugeben.

Der Rettich
(Raphanus sativus)

Bringt die Galle in Fluß

Geschichte: Die Chinesen hatten auch hier wieder mal die Nase vorn – schon vor 3000 Jahren aßen sie Rettiche mit Genuß, und heute kennen sie Hunderte von Sorten, die sie freilich meist geschmort verspeisen. Für die Pyramidenbauer in Ägypten war Rettich – neben Zwiebeln und Knoblauch – *die* Nahrung, die sie vor Infektionen und Parasiten schützte. Auf Abbildungen in altägyptischen Tempeln und Grabstätten findet sich der Radi! Griechen und Römer schätzten ihn – obwohl er als »unanständige Speise« galt, »weil er eine merkwürdige Kraft hat, Winde zu erzeugen und Rülpse loszulassen« (Plinius). Römische Soldaten brachten ihn über die Alpen, dort gedieh er so gut, daß neidisch berichtet wurde, es gäbe in Germanien Rettiche »von der Größe kleiner Kinder«. Schon damals sogen unsere Ahnen den Saft heraus und tranken ihn mit Honig gegen Husten und Heiserkeit.
In der Volksmedizin ist der Rettich seit eh und je bekannt und gerühmt als Arznei bei Erkrankungen der Galle und Leber und der Atemwege sowie als »Reiniger« bei Rheuma. Tatsächlich fand man schon in den 30er Jahren heraus, daß es in den süddeutschen »Rettichländern« weniger Gallenleiden gibt.
Inhaltsstoffe: Ein normaler Bierrettich deckt den Tagesbedarf eines Erwachsenen an Vitamin C, er liefert etwas Eiweiß, Carotin, einige B-Vitamine, reichlich Kalium, Natrium, Magnesium, Kalzium, Phosphor, Eisen und Enzyme, vor allem aber ein schwefelhaltiges Öl, das Raphanol, sowie mehrere Senfölglukoside und Bitterstoffe, die eine antibiotische Wirkung haben, gallentreibend sind und in den Atemwegen Schleim lösen. Das Unangenehme: Sie riechen nicht gut, schon gar

nicht, wenn man sie gegessen hat – weshalb der Volksmund sagt:»Wer Rettich ißt, der hustet unten und oben.«
Apotheke: Bei allen Gallenblasenerkrankungen, auch bei Grieß und Steinen sowie bei Leberleiden (nach Hepatitis etc.) wird Rettich empfohlen. Der *frische Saft* gilt in der Naturheilkunde heute als echte Medizin: Seine ätherischen Öle reinigen und regenerieren die Schleimhäute, regen die Verdauungsdrüsen an, erhöhen die Gallenproduktion der Leber, beseitigen Gallenstauungen, fördern damit auch den Stuhlgang und senken hohes Cholesterin. Auch Wasseransammlungen im Körper werden beschleunigt wieder ausgeschwemmt. Nur bei akuten Nierenentzündungen sind Rettiche verboten.

In den Atemwegen lösen die Wirkstoffe im Radi zähen Schleim und fördern das Abhusten. Auch der gute Pfarrer Kneipp war überzeugt davon,»daß Lungenkrankheiten durch Rettichsaft geheilt werden, solange die Lunge noch keine Löcher hat«. Wenn Ihre Lunge also noch keine Löcher hat, dann nichts wie ran!

So eine *Rettichsaft-Kur* wird mit 100 g täglich (nüchtern getrunken) begonnen, die Menge kann erheblich gesteigert werden. Naturärzte betonen aber: Rettich zu Heilzwecken sollte nie mit Salz gegessen werden! Besser ist: mit etwas Honig gesüßt.

Rettich, ob weiß, ob schwarz, ob rot, reichlich als Rohkost und zu Salaten in den Speiseplan eingebaut, hilft oft,»einen klaren Kopf zu machen« und sogar Rheuma zu mildern. – Es gibt auch die These, daß Leute, die im Beruf viel Ärger haben, reichlich Rettich essen sollen. Weil er ja den Gallenfluß fördert. Er »spült« den Ärger förmlich weg. Und, es sei wieder daran erinnert: Als Kreuzblütler ist der Rettich sehr wichtig in der Krebsprävention!

Küchentips: *Rettichsaft gegen Husten* ist leicht herzustellen. Höhlen Sie einige Rettiche aus, öffnen Sie diese unten, und füllen Sie in die Höhlung Kandiszucker oder, besser noch, Honig. Fangen Sie den austropfenden Saft in einer Schüssel auf.

Wenn Sie unbedingt wollen, können Sie Rettich oder Radieschen auch mal als *Gemüse* bereiten. Dazu werden sie geputzt, und der Rettich wird in Stücke geschnitten. Dann kommt das Ganze mit etwas Butter in die Pfanne und wird fünf bis acht Minuten geschwenkt (etwas Wasser dazugeben). Zum Schluß mit Kelp und Rahm abschmecken, noch mal wenige Minuten in der Pfanne schütteln, wie es die Chinesen machen.

Rettichsalat

1 mittelgroßer, ganz fester Rettich,
Salz, 1 Apfel,
1 Becher Schmand oder saure Sahne,
Schnittlauch.

Den Radi grob reiben, einsalzen. Dann den Apfel ebenfalls grob dazuraspeln, gleich mischen. Den durchgerührten Schmand dazugeben, und alles mit reichlich fein geschnittenem Schnittlauch nochmals durchmischen.

Das Radieschen

Darüber läßt sich fast ebensoviel Gutes sagen wie über den Radi. Nur ist alles einfach eine Nummer kleiner.

Die Weißen und Teltower Rübchen

Sie sind sehr reich an den Vitaminen A, C, dem Vitamin-B-Komplex, an Magnesium, Kalzium, Eisen und Jod und gelten in der Volksmedizin immer schon als Krebsschutznahrung. Heute stehen sie wegen ihres hohen Gehaltes an Sulforaphan neben den wichtigsten Kohlsorten ganz oben als Anti-Krebs-Gemüse – weil diese Phytochemikalie in vielen Laborversuchen die Entwicklung von Brustkrebs verhindern konnte! Aber sie werden in Amerika auch beim Kampf gegen Arteriosklerose und Herzinfarkt offiziell als Schutzgemüse empfohlen. Sie wirken belebend auf die Nervenzellen, regen die Bildung von roten und weißen Blutkörperchen an. Ihr Saft soll Harnsteine und -grieß auflösen. In den USA zählen die Rübchen heute offiziell zu den »Schutzgemüsen«, auch gegen Herzinfarkt.
Küchentips: Leider werden die Rübchen bei uns viel zu selten auf den Tisch gebracht. Man kann sie sehr fein, mit Butter und Petersilie abgeschmeckt, als Gemüse servieren, sie aber auch roh raspeln und, mit Zitrone, Zwiebeln und etwas Honig angemacht, als Vorspeise essen – oder den Saft sofort trinken. *So* wirken sie natürlich besonders gut als »Medizin«.

Die Doldengewächse

Fenchel, Karotte, Pastinake, Sellerie

- Putzen Gefäße und Gedärm durch

Fast die ganze Pflanzenfamilie der Doldengewächse zählt zu den guten Freunden des Menschen (eine der wenigen Ausnahmen ist der hochgiftige Schierling, der aber auch in der Homöopathie ein Rolle spielt).

Zu den Doldengewächsen gehören etliche unserer wertvollsten Gewürze, wie Anis, Fenchel, Kümmel, Koriander, Dill und Petersilie. Im homöopathischen Arzneibuch finden sich 37 medizinisch verwendete Doldengewächse.

Die dazugehörenden Gemüse sind prallvoll mit gesunderhaltenden Stoffen: voran die Beta-Carotinoide, die nach vielen neuen Forschungen im Körper eine Krebsschutzfunktion haben, und zwar sogar dann noch, wenn die Erbinformation der Zelle schon geschädigt ist.

Doldengewächse enthalten meist auch Bioflavonoide, die eine positive Wirkung haben im Zusammenhang mit Zellschutz, Gefäßschutz, Strahlenschutz, mit Rheuma, Geschwüren, Bluthochdruck und hohem Cholesterin. Und sie schenken uns sehr viele ätherische Öle, die verdauungsfördernde, darmfreundliche Eigenschaften haben, die Tätigkeit der Drüsen anregen, oft auch schleimlösend und allgemein beruhigend wirken. Also sind sie Hausmedizin für Magen, Darm, Leber, Galle und Nerven, gegen Koliken, Husten, Erkältung.

Viele der eßbaren Doldenblütler kommen auch wild auf unseren Wiesen vor – aber da ist Vorsicht geboten, wir halten uns lieber an die Gemüsefrau. – Noch eines haben diese Nahrungspflanzen gemeinsam: Man kann sie alle auch gut roh essen, dann sind sie sogar meist noch wirksamer.

Der Knollenfenchel
(Foeniculum vulgare)

Erleichtert die Atmung

Die griechische Mythologie sagt, daß Prometheus den Menschen das Feuer vom Himmel auf die Erde brachte – in einem Fenchelstamm. Und es ist noch nicht lange her, da kämpften in Norditalien »gute

Hexen« mit »bösen Zauberinnen« in öffentlichen Schaukämpfen um die kommende gute Ernte auf den Feldern. Die »Waffen« auf beiden Seiten waren Fenchelstengel ...

Geschichte: Überall, wo es im Altertum Küchenkultur gab, wurde auch Fenchel gegessen – in China, Ägypten, Indien, Arabien, Griechenland. Albertus Magnus und Hildegard von Bingen priesen seine Vorzüge als heilkräftiges Mittel bei vielen Krankheiten, voran Erkältungen, Husten, Blähungen. Nach Deutschland kam er durch die Benediktinerinnen, damals wurde er auch ein »Star« in den Klostergärten. Weil er aber frostempfindlich ist, wird er heute vor allem in südlichen Ländern angebaut.

Inhaltsstoffe: Fenchel hat einen relativ hohen Anteil an Kohlenhydraten/Zuckern, aber auch an Ballaststoffen, und nur 36 Kalorien je 100 g. Sein Carotin deckt in einer Portion mehr als den Tagesbedarf, und er hat fast zweimal soviel Vitamin C wie Orangen sowie reichlich B-Vitamine (Kochwasser nicht wegschütten), dazu sehr viel Kalium, Kalzium, Phosphor und fast den höchsten Eisengehalt unter allen Gemüsen. Seine ätherischen Öle Athenol und Fenchon (zwei bis drei Prozent) schlagen auch fast alle Gemüserekorde.

Apotheke: Die ätherischen Öle wirken direkt und schnell auf die Durchblutung der Schleimhäute, nicht nur des Verdauungstrakts, sondern auch der Atmungsorgane, und sie beruhigen den nervösen Magen. Sie regen die Leber- und Nierentätigkeit an und wirken auch keimtötend, desinfizierend von innen. Östrogenhaltige Stoffe sollen beim Stillen helfen. Das Monoterpen Fenchon hat nach neuesten Forschungen wahrscheinlich auch eine stark hemmende Wirkung auf die Entstehung von Magen-, möglicherweise auch Lungenkrebs. US-Ärzte setzen Fenchel als »Mithilfe« bei der Behandlung von Prostata-Krebs ein.

Fenchel erleichtert bei Erkältung und Bronchitis die Atmung. Sein ganz großer Vorteil: Er ist ein Wintergemüse und kann, roh gegessen, oft teure und minderwertige Treibhaus-Salate ersetzen.

Küchentips: Damit die wertvollen Carotinoide vom Körper aufgenommen werden, sollte Fenchel immer mit etwas gutem Fett – kalt mit Öl oder Rahm, warm auch mit Butter – zubereitet werden.

Für *Rohkost* wird er sehr vorsichtig geraspelt oder in hauchdünne Längsscheiben oder Ringe geschnitten und kurz mariniert, damit er nicht zu hart ist. So behält er seinen lieblichen, süßen Anisgeschmack. Man kann ihn aber auch sehr gut mit anderen Salaten mischen, zum

Beispiel mit etwas Zitronensaft oder Weinessig, Oliven, Schafskäse und Zwiebeln auf »griechische Art« servieren.

Warm, gekocht, schmeckt Fenchel wegen seines Eigenaromas eigentlich nur gut zusammen mit Tomaten und Zwiebeln.

Italiener lieben ihn kurz gedünstet und noch mit »Biß«, einfach mit Butter und Parmesan serviert.

Scheibenweise in (Vollkorn-)Pfannkuchenteig gewendet und gebacken, mit Zitronenschnitzen angerichtet, ist Fenchel köstlich – sogar ohne Fleisch-»Beilage«. Zitrone zum Fenchel ist übrigens immer gut, weil Vitamin C das oft reichlich enthaltene Nitrat unschädlich macht.

Fenchelsalat

*2 Fenchelknollen,
1 süße Orange oder 2 Mandarinen,
Salz, Pfeffer, 1 Eßlöffel Olivenöl.*

Den Fenchel putzen, waschen und halbieren. Abgetropft in dünne Scheiben hobeln. Orange oder Mandarinen schälen, vierteln und in dünne Scheibchen schneiden. In einer Schüssel Fenchel und Fruchtstücke mischen, mit Salz, Pfeffer und Öl gut abschmecken.

Die Karotte oder Möhre
(Daucus carota)

Heilnahrung für Herz und Bauch

Eigentlich sollte sie eine Königin unserer Gemüseküche sein, statt dessen ist sie häufig zum Rohstoff für fades Kindermus heruntergekommen. Die Franzosen, Italiener und Engländer wissen es besser: Prinz Charles zieht in seinem riesigen »organischen« Gemüsegarten allein fast 20 Karottensorten, von Weiß bis Dunkelrot, und bringt sie heim in die Schloßküche.

Allerdings wird auch kaum ein Gemüse von Massenanbauern derartig vergewaltigt. Sowohl die geschmackliche Qualität als auch die arzneilichen Inhaltsstoffe variieren deshalb enorm, von der chemischen Behandlung ganz zu schweigen. Es lohnt sich, nach Karotten aus biologischem Anbau Ausschau zu halten, schon weil sie besser

schmecken. In Tests mit Schulkindern wurden diese *immer* richtig herausgefunden!
Geschichte: Die Römer mochten die »Carota« sehr. Viele der frühen berühmten Gelehrten wie Plinius, Dioskurides und auch Galen lobten sie in ihren Schriften. Der königliche Leibarzt Matthiolus schrieb im Mittelalter, daß Karotten »eine freundliche und anmutige Speiß« seien, »die den Ehemann lustig machen, leicht verdaut werden und den Stuhlgang fertig machen«.
Inhaltsstoffe: Mit dem Vitamin C ist es nicht so weit her, doch enthalten Karotten mehrere wertvolle B-Vitamine, Folsäure (!) und Bioflavonoide, welche die Zellatmung unterstützen, und sogar auch etwas Vitamin D, E und K und dazu viel ätherische Öle, Eisen, Magnesium, Kalzium und Phosphor. Vor allem aber bergen sie zwei Schätze, die sie urgesund machen: In ihrem Gehalt an Alpha- und Beta-Carotinen, Geschwistern des Vitamin A, sind sie absolute Spitze unter den Gemüsen. Diese Carotinoide stehen auf der Liste der Krebsschutzstoffe ganz oben. Und zwar setzt ihre Wirkung gerade dann ein, wenn die Zelle bereits geschädigt ist. Sie unterstützen den Reparaturmechanismus, und sie stärken das Immunsystem. »Cancer-Fighter«, »Krebs-Bekämpfer«, nennen die Amerikaner das Gemüse. Und sie raten jedem Raucher, täglich eine mittelgroße Karotte sehr gründlich kleinzukauen, weil das »ein Lungenkrebs-Risiko halbiert«.

Aber auch die große Menge an Ballaststoffen, vor allem der Reichtum an *Pektin,* der sonst nur in Äpfeln erreicht wird, sind wichtig für die Verhütung von Krebs (über den Darm) wie von Arteriosklerose (über die Arterienwände). Nur Diabetiker sollten wegen des relativ hohen Zuckergehaltes nicht zu viele Karotten essen.
Apotheke: Karotten sind unentbehrlich bei Vitaminmangelzuständen, zum Beispiel bei der sogenannten Frühjahrsmüdigkeit. Eine Portion deckt schon den doppelten Tagesbedarf eines Schulkindes an Carotin – und soll sogar die Lernfähigkeit verbessern. Voraussetzung ist, daß das Essen mit Fett zubereitet ist, zum Beispiel mit Butter oder kaltgepreßten Ölen, die Vitamin-E-haltig sind. Erst dann (mit Vitamin E) kann das *fettlösliche* Vitamin A so richtig herausgelockt werden. Das gilt für die gesamte Karotten-Küche, ob für Säfte, Salate oder Gemüse!

Pektin-Tage zur Heilung haben sich seit langem auch in der Schulmedizin bewährt. Man gibt bei Durchfall pro Mahlzeit je 250 g geputzte Karotten in $^1/_2$ Liter Wasser gekocht und püriert. Ätherische Öle in der Karotte haben sich als wirksam gegen Staphylokokken und Kolibakterien erwiesen – auch das verstärkt den Darmschutz! Die Pektine stehen aber auch im guten Ruf, den Cholesterinspiegel zu senken.

Das viele Vitamin A der Karotte macht sie zum »Augen-und-Haut-Gemüse«. Die Sehkraft kann sich bessern (besonders bei Nachtblindheit), schuppige Haut wird elastischer, auch das Wachstum von Haut und Schleimhäuten wird gefördert (in Lungen, Gedärmen etc.), und die Arterienwände werden »geputzt«. Wer unter gebremstem Speichelfluß leidet, sollte fleißig Karotten kauen! Die Leber speichert gewiß nicht ohne Grund relativ viel Vitamin A, damit nicht so rasch Mangel entsteht. Sehr bemerkenswert: Porphyrine, die eine (Sexual-)Hormonausschüttung über die Hypophyse anregen, finden sich besonders reichlich im Kraut der Karotten. Deshalb sollte es bei jungen »Waschmöhren« (die man büschelweise kauft und nie schält) ruhig fleißig mitgegessen werden. In der Volksmedizin macht man mit diesem Kraut (kurz gekocht) Umschläge auf Beingeschwüre.

Weiter gelten Karotten als gesund bei Vergiftungen, Asthma, Streß, Erkältung und Kolitis (weil sie die Schleimhäute günstig beeinflussen). Abführmittel können sie oft völlig ersetzen!

Küchentips: Das gute Gemüse möglichst wenig schälen! Besser ist, nur sauber bürsten oder schrappen. Denn gerade die so gesunden Flavonoide, die Gemüsen und Früchten ja ihre leuchtende Farbe schenken, sitzen meist *in* oder direkt *unter* der Haut beziehungsweise Schale. Die wegzuschälen heißt, wertvolle Medizin in den Abfalleimer zu werfen! Es ist erwiesen, daß die »Arznei«-Wirkung bei rohen Karotten größer ist als bei gekochten. Voraussetzung: daß diese möglichst *fein geraspelt* und mit etwas Fett gegessen werden. Optimal ist frischgepreßter Karottensaft, aber der darf nicht stundenlang (zum Beispiel in großen Flaschen auf Märkten) herumstehen. Er soll gleich getrunken werden! Karottensaft ist wohltuend für Galle, Leber, Magen, Darm und für überanstrengte Augen. Er hilft bei Sodbrennen. Noch gesünder: mit etwas Zitronen- oder Orangensaft gemischt.

Die Doldengewächse

> **Karotten-Soufflé**
>
> *2 Tassen gekochte, pürierte Karotten,*
> *3 Eigelb, 1 Tasse heiße Milch,*
> *3 Eßlöffel weiche Butter, Salz bzw.*
> *Zucker oder Honig und Vanille,*
> *je nach Geschmack.*
>
> Arbeiten Sie alle Zutaten in einer Schüssel zusammen. Wenn die Masse abgekühlt ist, ziehen Sie den Schnee der 3 Eier, sehr steif geschlagen, vorsichtig unter. Geben Sie das Soufflé in eine leicht ausgefettete Form, stellen Sie die im Rohr in eine Pfanne mit heißem Wasser, und backen Sie bei höchstens 180 °C 40–45 Minuten.

Die Pastinake
(Pastinaca sativa)
Hilft gegen Bauchweh

In Feinschmecker-Restaurants sind sie neuerdings wieder aufgetaucht, diese Wurzeln, die man früher auch »Hammelmöhren« nannte, die aber ganz anders – viel würziger – schmecken als Karotten. Es ist ein Verdienst unserer Biobauern, daß Pastinaken heute auch in Deutschland wieder angebaut werden, denn sie sind gesundheitlich besonders wertvoll – die Engländer und Amerikaner wissen das schon lange.

Geschichte: Unsere Urahnen haben sie schon geschätzt – Samen des aromatischen Gemüses wurden in Pfahlbauten der Stein- und Bronzezeit gefunden. Später galten sie – mit Recht – als Heilpflanzen, und lange Zeit waren sie, zusammen mit Karotten, ein Lieblingsgemüse der Deutschen, zumal im Rheinland. Der Kartoffelanbau verdrängte sie dann fast völlig.

Inhaltsstoffe: Wertvolle Kohlenhydrate (bis zu 18 Prozent, reichlich herzschützendes Pektin), mäßig Vitamin-B-Komplex und C, aber viel Kalium, Kalzium, Magnesium und Phosphor, dazu extrem viel ätherisches Öl, reichlich Ballaststoffe.

Apotheke: Das Hauptöl der Pastinake hat Ähnlichkeit mit dem Kümmelöl Carvon und die gleiche Wirkung: Es lindert Magen- und Darmbeschwerden, regt die Verdauungstätigkeit an und erleichtert die Atmung, stimuliert auch das Nervensystem. Nach neuen Forschungen wirkt das Carvon wie alle Terpene ausgesprochen antikanzerogen, das heißt, es erhöht die Aktivität von Entgiftungsenzymen, noch ehe sich ein Krebs bilden kann. Carvon verringerte im Tierversuch auch das Brustkrebsrisiko. In der Volksmedizin wurde die Pastinake schon immer bei Bauchweh, Nieren- und Blasensteinen, bei Fieber, Rheuma und Lungenleiden empfohlen. Wegen der Cumarine soll jemand, der viel Pastinake ißt, nicht in die pralle Sonne gehen, sonst kann er Ausschlag bekommen.

Küchentips: Pastinakenwurzeln sind in vielen Fertigsuppen enthalten. Es lohnt sich, sie zu Hause in Gemüseeintöpfe oder Irish Stew zu geben, dann blähen diese weniger. Auch geraspelt in Salaten (Feldsalat!) schmecken sie sehr gut. In einigen Restaurants werden sie heute (ca. 40 Minuten bei 200 bis 250 °C) im Ofen gebacken und zum Beispiel mit Sahnemeerrettich serviert. Man kann sie aber auch, dünn geschält und in zwei Millimeter dünne Scheiben geschnitten, mit etwas Öl in die Pfanne geben und wie Bratkartoffeln zubereiten. So schmecken sie zu Fisch oder Fleisch oder Eiern gleich gut.

Der Sellerie
(Apium graveolens)
Reiniger, Schlankmacher und Antistreß-Medizin

»Freu dich, Karlchen, heute gibt's Selleriesalat.« Ob als Knolle mit Blättern oder als knackiger Stangensellerie, immer genießt er den Ruf, ein »Männerfreund« zu sein, die Liebeskraft zu stärken. Obwohl ebenso allgemein bekannt ist, daß durch seine entwässernde Wirkung die »untere Etage« beim Mann auf ganz natürliche Weise angeregt wird. Was aber zu überlegen ist: Sellerie übt einen ausgezeichneten Anti-Streß-Effekt aus, entspannt, beruhigt. Und ein entspannter, entstreßter Mann ist gewiß auch ein besserer Liebhaber ...

Geschichte: Die Ägypter schätzten den Sellerie so sehr, daß sie ihn den Toten ins Jenseits mitgaben und ihn selbst beim Totenschmaus aßen. Die Griechen machten ihn zum Symbol des Sieges und Triumphes, krönten nach sportlichen Wettkämpfen ihre Sieger mit Sellerielaub, und der römische Dichter Plutarch berichtet, daß man den im Kampf Gefallenen seine Stiele und Blätter ins Haar flocht. Der Sagenheld Achilles soll mit Sellerie sein lahmendes Pferd kuriert haben,

Die Doldengewächse

und schon der so erfahrene Hippokrates pries den Sellerie für Fälle, »in denen deine Nerven flattern«, als heilende Nahrung.
Inhaltsstoffe: Der Vitamingehalt fällt nicht aus dem Rahmen. Beim Knollensellerie ist aber zu beachten, daß in den *grünen Blättern* gegenüber der Knolle ein Vielfaches an Vitaminen und Mineralien ist. Allein der so wichtige Kalziumgehalt ist elfmal so hoch, weshalb Naturköchinnen die frischen Blätter gern zu fantastischen grünen Suppen verarbeiten. – Ansonsten sind das ätherische Öl, Appiin, die Bitterstoffe des Selleries und insulinähnliche Hormone von besonderer Bedeutung. Sie haben eine überaus anregende Wirkung auf das ganze Verdauungssystem, aber auch auf die inneren Drüsen – damit unter anderem über die Nebenniere auf das Nervensystem, das Gehirn und den gesamten Stoffwechsel.

US-Ärzte setzen das *Psoralen* aus Sellerie neuerdings therapeutisch bei der Behandlung von Aids und multipler Sklerose ein, weil dieser Wirkstoff viele Viren und schädliche Mikroorganismen abtötet.
Apotheke: Sellerie regt den Speichel und den Gallenfluß an, er hilft verdauen und wirkt stark harntreibend, ist gut bei Venen- und Lymphstauungen. Naturärzte empfehlen ihn daher für alle Leiden, bei denen eine Verbesserung der Ausscheidungen, des Stoffwechsels – eine »innere Reinigung« also – erwünscht ist: Dazu gehören Bluthochdruck, Wasseransammlungen im Körper, Fettsucht, Verstopfung, Rheuma, Arthritis, Gallenstauungen, Diabetes, aber auch Stockschnupfen, starke Verschleimungen und Menstruationsstörungen. Weil er ausgesprochen alkalisch ist, hilft er, überschüssige Magensäure zu neutralisieren. Nur *akut* Nierenkranke sollten nicht zuviel Sellerie essen.

Wegen des hohen Kalziumgehalts ist er sehr wichtig zur Kräftigung der Zähne (Kinder) und der Knochen (Osteoporose im zunehmenden Alter). Auch bei starker Nervosität und geistiger Überanstrengung kann *Selleriesaft* als Tonikum sehr gut helfen. Dazu treibt man die geschälten Knollenstückchen und Stiele und Blätter durch den Mixer und drückt den Saft durch ein Mulltüchlein. Davon trinkt man ein bis zwei Schnapsgläser am Tag, jeweils eine Stunde vor dem Essen, am besten frühmorgens.
Küchentips: Obwohl sie kulinarisch sehr unterschiedlich zu gebrauchen sind, sind Knollen- und Stangensellerie gleich wichtig vom »inneren Wert« her. Es gibt nur ein Handicap: Die häufigste Nahrungsmittel-Allergie – man schätzt rund 40 Prozent – wird durch Sellerie ausgelöst. Deshalb: doppelte Vorsicht bei Fertigsoßen und -suppen,

meist ist der aromatische Sellerie drin versteckt! Ansonsten: *Stangensellerie* wird in viele Salate roh geschnippelt; man kann ihn auch füllen, zum Beispiel mit Kräuterquark als Vorspeise. Geschmort schmeckt er herrlich zusammen mit Tomaten.
Die *Knolle* ist unentbehrlicher Bestandteil des Waldorfsalats, für den, in Stifte geschnitten, 40 Prozent Äpfel, 30 Prozent Sellerie, zum Schluß zehn Prozent Walnüsse und 20 Prozent leichte Mayonnaise oder Dressing vermischt werden. – Man kann Sellerieknollen auch in Scheiben schneiden und panieren oder in Pfannkuchenteig herausbacken, dann sind sie – mit viel grünem Salat – schon ein komplettes Essen.

Achtung! Menschen, die viel Sellerie essen und bestimmte Antibiotika nehmen müssen oder Johanniskraut-Tee trinken, müssen mit *schweren* Hautschäden rechnen, wenn sie in ein Solarium gehen und sich den – ausdrücklich als harmlos empfohlenen – UVA-Strahlen unterziehen!

Sellerietee

Eine Handvoll geschnittenes Grün in 1 Liter Wasser auskochen, 5 Minuten zugedeckt ziehen lassen, dann abseihen. Das hilft bei Magenschmerzen. Täglich 1 Tasse *nach* einer Hauptmahlzeit trinken.

Die Liliengewächse

Zwiebel, Knoblauch, Lauch und Spargel

- Wirken gegen Infektionen und Infarkt

»Ich bin ein kleines Zwiebelchen, nehmt mir das nicht übelchen.« So sangen Münchner Kabarettisten in den 60er Jahren – sie wußten, warum. Ihr scharf beißender Witz – wenn er richtig verstanden wurde – hatte eine wohltuende, reinigende, klärende Wirkung ...

Zwiebeln und Knoblauch sind – auf der ganzen Welt – neben Salz die meistgebrauchten Küchengewürze und ganz gewiß viel gesünder als dieses. Wer auf sie verzichtet, weil sie »stinken«, versteht nichts von guter Küche und schon gar nichts von Gesundheitsküche. Er verzichtet auf die beste und billigste Naturmedizin!

Die Liliengewächse

Diese Gewächse sind einzigartig in der Konzentration und Vielfalt ihrer Inhaltsstoffe: Neben Eiweiß und A-, B-, C- und E-Vitaminen, vielen Mineralien und Enzymen enthalten sie das immunstimulierende Selen und in mehr oder weniger hoher Konzentration stark schwefelhaltige ätherische Öle sowie mehrere natürliche Hormone. Noch sind längst nicht alle Wirk- und Schutzstoffe genau analysiert, aber man weiß, daß sie als »natürliche Antibiotika« antiseptisch und entgiftend wirken, daß sie Blutverklumpungen in den Gefäßen verhindern, daß sie alle Schleimhäute und inneren Drüsen stimulieren, krankmachende »Bewohner« in Verdauungs- und Atemwegen abtöten, die Gärung, Fäulnis, Entzündung verursachen – und daß sie dadurch auch der Entstehung von Krebs vorbeugen können.

»Doping« mit Zwiebeln

In China, Indien und Persien beheimatet, wurden die Zwiebelgewächse dort seit prähistorischer Zeit im Kampf gegen Keime und Parasiten verwendet. In Ägypten wurden sie wie Äpfel gegessen (wenn das nur heute noch Brauch wäre!). Sie nährten die Pharaonen und Pyramidenbauer ebenso wie deren Arbeiter und retteten beide vor vielerlei Krankheitserregern. Die Ägypter trugen Knoblauchzehen auch als Amulett, und wer schwören mußte, legte vor einer Zwiebel den Eid ab. Im alten Griechenland kauten die Athleten vor dem Wettkampf, quasi zum »Doping«, eine Knoblauchzehe. Während der Pest im Mittelalter galt Knoblauch als lebensrettendes Antiseptikum.

Bis weit ins 19. Jahrhundert waren Zwiebeln und Knoblauch in der Volksmedizin ein Hauptmittel gegen bakterielle Krankheiten und ihre entzündlichen Folgen. Und noch im Ersten Weltkrieg benutzten Militärärzte bei Operationen Knoblauch als Ersatz für Desinfektionsmittel. – 1923 machte die Akademie der Wissenschaften in Paris erstmals offiziell auf die Heilwirkungen des Knoblauchs bei Arteriosklerose aufmerksam.

Lauch und Spargel waren immer schon hochgeschätzt bei Nieren- und Blasenleiden. Vom edlen Spargel abgesehen (der ja auch nicht »stinkt«), ist die Welt seit den Tagen der alten Griechen und Römer in zwei Lager geteilt: in jene, die unter den Liliengewächsen Zwiebel und Knoblauch hassen, und in die anderen, die sie lieben. Halten wir's aus gutem Grund mit letzteren ...

Die Zwiebel
(Allium cepa)

Die Unentbehrliche

Mag sie noch so unterschiedlich aussehen und schmecken, weiß, rot, blau, braun, klein oder kindskopfgroß, länglich oder kugelrund daherkommen, mag sie sehr scharf oder ganz mild, sogar süß schmecken – immer kann sie bei der passenden Gelegenheit und zur passenden Speise ein idealer Küchenhelfer sein, und seit ewigen Zeiten hat sie ihren Stammplatz in der Küchenapotheke – die neuerdings wissenschaftlich glänzend bestätigt wird.

Inhaltsstoffe: Genau das, was in der Zwiebel »riecht« (und uns beim Schneiden die Tränen in die Augen treibt), macht sie neben zahlreichen Vitaminen, Kalium, Kalzium, Phosphor, Eisen, Jod und Selen so gesund: die scharf beißenden, schwefelhaltigen ätherischen Öle, voran die Sulfide – eine große Familie! Weit über 20 Bestandteile sind aus ihnen isoliert worden, und jeder einzelne hat eine besondere Wirkung. Dazu enthält die Zwiebel das Flavonoid Quercetin, das die Abwehrzellen stimuliert, und unter anderem natürliche Hormone (eines, das dem Insulin ähnelt) sowie Prostaglandin A, einen biologisch hochaktiven, hormonähnlichen Stoff, der blutdrucksenkende Wirkung hat und die Gefäßwände stärkt.

Apotheke: Die Zwiebel, »Stern der Armen, gütige Fee«, schüttet in unsere Speisen so viele Schutz- und Heilmittel, daß man gar nicht weiß, wo man anfangen soll: Ihr Kaliumgehalt (genauso hoch wie bei Kartoffeln) schwemmt überflüssiges Wasser aus, ihr Kalzium und ihr Phosphor kräftigen die Knochen, Zähne und Nägel.

Ihre Senföle (die unsere Tränendrüsen reizen) regen alle inneren Schleimhäute und die Verdauungsdrüsen gewaltig an. Sie verbessern den Appetit, steigern die Magentätigkeit und die Darmfunktion, unterstützen Leber, Galle, Bauchspeicheldrüse, Nieren und Blase. Voraussetzung ist freilich, daß die Zwiebel geschnitten, gehackt oder gerieben, auf jeden Fall *stark zerkleinert* wird. Denn erst durch die »Zerstörung« des Gewebes können die Enzyme aus den Zellen der Zwiebel die Sulfide freigeben – und ihre heilsame Wirkung entfalten.

Die Säfte »fließen«, überall. Lassen wir mal die gängigen Sprüche von »Entschlackung« oder »Blutreinigung« beiseite – die Zwiebel tut genau das: Sie wirkt antiseptisch, verjagt und tötet Bakterien, Viren, Pilze, baut eine gesunde Darmflora auf. Weil ihre Öle in die feinsten

Haargefäße, auch des Herzens, der Lungen und Bronchien, dringen, lösen sie Schleim und fördern das Abhusten, erleichtern das Durchatmen, sogar bei Asthma. Die Volksmedizin weiß das alles – seit Jahrtausenden! Aber auch hochkarätige Wissenschaftler in West und Ost bestätigen es: Die Zwiebeln

- sind eine wirksame Arznei gegen hohen Blutzucker und Blutplättchenverklumpungen, vor allem durch den antithrombotischen Stoff Adenosin;
- helfen gegen Bluthochdruck, hohe Cholesterinwerte und Arteriosklerose;
- ordnen und fördern die Verdauung, desinfizieren die Eingeweide, helfen gegen Würmer und Darminfektionen, sind sogar nützlich bei Ruhr und Cholera;
- wirken gegen Entzündungen, innerlich und auch äußerlich;
- entgiften und durchbluten bei Gicht, Rheuma, Arthritis;
- beruhigen die Nerven, fördern Schlaf, machen den Kopf klar.
- Neuerdings stehen sie mit ihren Phenolsäuren ganz oben bei den Krebsbekämpfern. Kontrollstudien in China, Hawaii und Griechenland bewiesen, daß es einen engen Zusammenhang gibt zwischen hohem Zwiebelverzehr und einer niedrigen Magenkrebsrate.

Bei Insekten-(auch Wespen-)Stichen ist eine durchgeschnittene Zwiebel, mit der Schnittfläche an der Stichstelle verrieben, sehr wirksam. Bei Wespenstichen im Mund oder Rachen kann das sofortige Zerkauen einer frischen Zwiebel – ehe der Arzt kommt – lebensrettend sein. Zwei Tropfen frischer Zwiebelsaft, die mit der Pipette ins Nasenloch gebracht werden, können die Nase »mit explosiver Kraft« freimachen. Zwiebelauflagen auf Stirn und Nebenhöhlen haben schon manche Sinusitis kuriert.

Bei starker Erkältung mit Halsweh einen Wickel mit feingehackten Zwiebeln: Wer's tapfer aushält, ist bald geheilt. Bei Migräne und steifem Genick hilft auch, ein Gemisch aus Zwiebeln und Zitrone einzureiben.

Bei hohem Fieber mit glühendem Kopf machen italienische Bäuerinnen einen Umschlag aus einem Kilo feingehackten Zwiebeln um die Füße und lassen ihn mindestens eine Stunde wirken. Er »zieht« das Fieber heraus.

Der *Zwiebelsirup* ist ein uraltes bewährtes Mittel bei Husten und Heiserkeit: Eine große Zwiebel (oder mehrere dicke) ganz fein hacken, mit je drei Eßlöffeln Zucker oder Honig vermischen, in einem verschließbaren Glas 24 Stunden aufheben, dann den Sirup teelöffelweise nehmen.

Küchentips: Am besten wirken die Zwiebeln roh. Sie sollen aber nie vorzeitig geschält oder zerkleinert werden. Im Salat werden Zwiebeln mild, wenn man die rohen Scheiben mit Zitronensaft mischt. Sehr gut schmecken Zwiebeln, wenn zum Kochen Rot- oder Weißwein verwendet wird. Kleine Zwiebelchen lassen sich köstlich karamelisieren oder glasieren.

»Zwiebelschneiden, ohne zu weinen« – das Patentrezept ist noch nicht erfunden. Die Ratschläge reichen von der Sonnen- bis zur Taucherbrille, vom Kerzenlicht bis zum offenen Fenster. Schlecht beraten ist, wer sie »unter Wasser« schneidet. Es macht aber nichts, beim Schneiden zu weinen, im Gegenteil – das Inhalieren der Senföle ist vorzüglich für die Atemwege. Fabrikarbeiterinnen, die Zwiebeln hauptberuflich schneiden, sind nie erkältet. Wie auch immer: Ein Tag ohne Zwiebeln ist kein guter Tag! Wer gut kochen kann, der wird das schon aus Geschmacksgründen bestätigen.

Kretischer Zwiebelsalat

Pro Person eine große, süße – weiße oder gelbe – Gemüsezwiebel nur von der äußersten Papierhaut befreien und säubern. Die ganzen Zwiebeln mit etwas Wasser ca. 40 Minuten im zugedeckten Topf ganz leise köcheln lassen. Dann mit sehr scharfem Messer in Viertel schneiden, hübsch in einer Schüssel anrichten und eine Marinade aus Weinessig, Öl, Salz, Pfeffer darüber verteilen. Kühl stellen. Einige Stunden mindestens ziehen lassen. Vor dem Servieren obendrauf Kleckse von Tsatziki oder einfach Joghurt mit viel Dill oder Petersilie.
Eine Party-Attraktion!

Der Knoblauch
(Allium sativum)

• Schützt das Herz, klärt das Hirn

Weil die bescheidene Knoblauchzwiebel, die jeder kennt und mancher nur naserümpfend nennt, ja kein eigentliches Gemüse ist, sondern mehr ein Gewürz (zumindest hierzulande), taucht sie auch im Ab-

Die Liliengewächse

schnitt »Gewürze« (siehe Seite 512 f.) auf. Doch muß noch einmal festgestellt werden: Sie ist in unserer Küche – richtig verwendet – ein einzigartiger Aromaspender, und sie ist in der Küchenapotheke ein fast unerschöpflicher vielseitiger, nimmermüder Freund unserer Gesundheit! Diese zweitälteste Medizin der Welt nennen US-Forscher schlicht »Wunderdroge«.

Inhaltsstoffe: Der *frische* Knoblauch bringt die Säfte im ganzen Körper zum Fließen. Er enthält Selen, das »Antikrebselement« (siehe Seite 128 f.). Forscher isolierten aus Knoblauch das Ajoen, von dem man sicher noch viel hören wird: Es verhinderte nicht nur die Blutgerinnung (wichtig zum Beispiel für Infarktpatienten), sondern konnte sogar eine beginnende Blutplättchenverklumpung rückgängig machen. Zwei bis drei Zehen am Tag gelten als »Vorbeugung« gegen Schlaganfall. Ajoen scheint auch direkt in den Zyklus der Zellteilung einzugreifen, was enorm wichtig für die Krebstherapie werden könnte.

Apotheke: Man weiß heute ganz sicher, daß Knoblauch abwehrstärkend, keimtötend, also desinfizierend, krampflösend, vor allem aber blutverdünnend wirkt: Er verbessert die Durchblutung der Herzkranzgefäße. Bei Testreihen hat er den Cholesterinwert um zehn Prozent gesenkt. Merkwürdigerweise helfen seine Wirkstoffe im gesamten Bauchraum gegen pathogene Keime, Bakterien, Viren, Parasiten, respektieren aber dabei die unentbehrliche Mikroflora des Darms. Auch der Talmud stellt ausdrücklich fest: »Er macht das Gesicht strahlend, er vermehrt das Sperma, und er tötet Kleinwesen in den Därmen.«

Hier noch ein paar ausgefallene Rezepte aus der Küchenapotheke:
- Bei Warzen oder Hühneraugen: Knoblauchbrei auftragen, ebenfalls auf lästige Fußpilzstellen zwischen den Zehen.
- Bei Bronchitis: Eine gepreßte Zehe mit einem Eßlöffel Zitronensaft und einem Eßlöffel Honig mischen und diesen Saft bis zu fünfmal täglich nehmen.
- Bei Ischias und Hexenschuß: Reichlich Knoblauch essen und außerdem die schmerzenden Stellen mit einem Brei aus gepreßtem Knoblauch und Olivenöl einreiben, Wollappen darüberwickeln und über Nacht einwirken lassen.

Küchentips: Je feiner gepreßt oder zerkleinert, desto intensiver das Aroma. Knofel nie zu stark erhitzen, nicht bräunen, sonst wird er bitter. Nur bei schwacher Hitze goldgelb werden lassen. Ganze (gehäutete) Zehen reichlich in Gemüse- und Fischsuppen geben – das schmeckt köstlich. Gegen den *Knoblauchgeruch* gibt es kein hundertprozentiges Mittel. Manchmal hilft es, Petersilie, Kaffeebohnen oder Kaffeesatz zu kauen oder Wein zum Essen zu trinken.

Aglista
(aus Italien, 13. Jahrhundert)

Man hackt zusammen (heute im Mixer) 1 Teil Knoblauch, 3 Teile Mandeln oder Nüsse, 4 bis 5 Teile Brotstücke, rührt alles mit guter Brühe zu einer Knoblauchsoße, schmeckt ab, zum Beispiel mit Kelp und Zitrone. Das ist gebündelte Energie zu Salaten, Gemüsen, kaltem Braten usw.

Knoblauchdressing
(zu hunderterlei)

Pro Person 1 Knoblauchzehe pressen oder zerdrücken, mit 1 rohen *oder* gekochten Eidotter vermischen und 1 Teelöffel Zitronensaft, $^1/_2$ Teelöffel Senf, 1 Prise Meerrettich, etwas Salz und Pfeffer darunterrühren. Soviel Olivenöl dazugeben, wie gewünscht wird. Ist auch sehr gut mit gehackter Petersilie.

Knoblauchsuppe

1 ganzer Knoblauch (10–12 Zehen),
1 Gemüsezwiebel, 3 Eßlöffel Semmelbrösel,
$^1/_2$ Liter Gemüsebrühe (Würfel), Öl, $^1/_2$ Liter Milch,
Petersilie, evtl. Muskatnuß.

Die gehäuteten Knoblauchzehen pressen, die Zwiebel sehr fein schneiden oder reiben, beides zusammen in Öl andünsten. 3 Eßlöffel Semmelbrösel dazugeben, kurz umrühren, mit Gemüsebrühe und Milch aufgießen. Eine halbe Stunde bei schwacher Hitze ziehen lassen (ab und zu umrühren). Mit den Gewürzen abschmecken. Am besten die Suppe am Vortag zubereiten, dann kann sie über Nacht durchziehen und eindicken, außerdem spart das am »Gäste-Tag« Zeit. Vor dem Servieren evtl. mit Parmesankäse bestreuen oder mit einem Schlagrahm-Häubchen schmücken.

Die Liliengewächse 187

Der Lauch oder Porree
(Allium porrum)
Medizin bei Rheuma und Gicht

Geschichte: Lauch galt schon als Lieblingsspeise der Ägypter, die ihn gern zum Brotfladen aßen. Mit Käse wurde er auch in Germanien hochgeschätzt: »Der König selbst ging aus dem Schlachtenlärm, dem jungen Helden edlen Lauch zu bringen«, heißt es in der Edda. Er galt als Muntermacher und wurde von Kriegern manchmal sogar am Helm getragen.
Geschmacklich ist er in allem etwas milder als Zwiebeln und Knoblauch.

Inhaltsstoffe: Lauch enthält gutes Eiweiß, das »rare« Vitamin B_1 und besonders viel Vitamin C, deshalb sollte man ihn ruhig öfter in die Rohkost mit einbauen. Außerdem beschert uns Lauch neben seinen Senfölen Eisen, Magnesium, Kalzium und Phosphor – alles, was Kinder im Wachstum und ältere Menschen zur Stabilisierung brauchen.

Apotheke: Die schwefelhaltigen Stoffe des Lauchs sind sehr verdauungsfördernd und wirken »regenerierend«, verjüngend, aufbauend, innerlich desinfizierend. Seine Zellulose und seine Pflanzenschleime reinigen zusätzlich den Darm. Die Senföle steigern auch die Leistung von Leber und Galle, regen die Nieren an und wirken stark entwässernd. Deshalb sollte Lauch fleißig von Rheuma- und Gichtkranken gegessen werden und – weil der den Blutzucker nachweislich senkt – auch von Diabetikern.
Leider ist Lauch heute vielfach stark überdüngt – dann bläht er. Bitte Ausschau halten nach biologischem Anbau.
Merke: Die dicksten Elefanten-Lauchstangen sind nicht immer die besten!
Küchentips: Lauch paßt zu vielen Gemüsen, mit ihm kombiniert schmecken sie oft sogar noch besser. Köstlich ist Lauch zusammen mit Äpfeln und Nüssen als Rohkost, auch mit geraspeltem frischem Fenchel. (Wegen der Nitratgefahr lieber Zitronensaft als Essig verwenden. Das Vitamin C aus dem Zitronensaft kann die Bildung von krebserregenden Nitrosaminen aus Nitrat verhindern.)
Lauchgemüse kann man zum Fisch geben oder in Vollkorn-Pfannkuchen füllen, unentbehrlich ist Lauch natürlich in der Gemüsesuppe, im Eintopf, in der chinesischen Pfanne und als Suppengrün (er läßt

sich auch gut trocknen und einfrieren). Pro Person rechnet man als Hauptgemüse zwei kleine Stangen. Garzeit höchstens 10 bis 15 Minuten.

Für *Rohkost* sieht es am hübschesten aus, wenn er in ganz schmale Ringe geschnitten ist. Damit keine Erde drinbleibt, werden die Ringe in einem Sieb unter fließendem Wasser sauber gewaschen. So schmeckt er auch fein zum Tomaten- oder Bohnensalat – oder im letzten Moment in eine Eierbouillon gegeben.

Der Bärlauch

An den Rändern lichter Buchenwälder duftet es im Frühjahr vielfach stark nach »Knofel« – das ist der Bärlauch, der wie Knoblauch schmeckt und auch fast so gut wirkt. Man pflückt *vor der Blüte* die jungen Blätter und schneidet sie in feinen Streifen aufs Essen, aufs Butterbrot, in den Topfen (Quark). Aber bitte aufpassen – nicht mit Maiglöckchenblättern verwechseln, die giftig sind und *nicht* nach Knofel riechen!

Die Wirkung des Bärlauchs gegen Arteriosklerose und hohen Blutdruck ist verbürgt. In der Volksmedizin gilt er als »Blutreiniger« und wird sehr empfohlen gegen chronische Hautausschläge. – Wer sich einen *Vorrat* anlegen möchte, kann Bärlauch, im Frühling kleingeschnitten, zusammen mit feingewürfeltem Sellerie und gelben Rüben, leicht gesalzen, in einem Schraubglas im Kühlschrank aufbewahren – als ideales Suppengewürz.

Der Spargel
(Asparagus officinalis)
Delikateß-Medizin für Herz und Nieren

Früher galt er auch bei uns als wichtige Heilpflanze, war im amtlichen Arzneibuch aufgeführt, mußte also in allen Apotheken vorrätig sein. Heute findet er sich nur noch als Bestandteil in wenigen Nieren- und Blasentees und ist ansonsten die wohl edelste Delikatesse aus Gottes grünen Gärten!

Geschichte: Schon vor rund 5000 Jahren, im alten China, wurde er gegen Husten, Harnverhaltung und Geschwüre verordnet. Die Ägyp-

Die Liliengewächse

ter, Griechen und Römer schätzten ihn hoch – in einer Pyramide sieht man bereits Spargelbündel abgebildet. Der Römer Cato nannte sie »eine Schmeichelei des Gaumens« und Plinius »die zuträglichste Speise für den Magen«. Damals gab es in Ravenna schon Zuchtspargel, von denen drei Stück auf ein Pfund kamen.

Rund ums Mittelmeer wurde er ursprünglich als Arzneipflanze gezogen. Erst im Mittelalter kam er zu uns und galt bald als »liebliche Speis für den Leckermäuler« (Hieronymus Bock), und das ist er bis heute geblieben. Im 16. Jahrhundert hieß es: »Spargel in der Speis genossen, bringt lustige begirde den männern.« Mag sein ...

Weil Spargel so teuer ist, haftet ihm immer ein Hauch von Luxus an. Aber Medikamente sind da noch viel teurer und schmecken nicht annähernd so gut!

Inhaltsstoffe: Spargel hat extrem wenig *Nährstoffe* – nur zwölf bis 20 Kalorien je 100 g – dafür viele *Ballaststoffe*. Dazu reichlich Vitamin A, B-Komplex und C, besonders viel Eisen, ferner Kalium, Phosphor, Kalzium und auch Jod. Am interessantesten ist (neben Glykosiden, Flavonen und Saponinen) das »Asparagin«, eine Aminosäure, die äußerst wichtig im Harnstoffzyklus ist (und die sich auf der Toilette mit typischem Geruch bemerkbar macht; daß dieser Geruch schon etwa eine halbe Stunde nach dem Spargelessen auftritt, erklärt, wie enorm dieser Wirkstoff die Nieren anregt).

Apotheke: Da vor allem der weitverzweigte Wurzelstock *(Radix asparagi)* zahlreiche wertvolle Substanzen enthält, wird er in der Regel nach der Haupternte für Heilzwecke verwendet. – Auch der Spargel selbst gilt seit alter Zeit als harntreibend und ausschwemmend, er löst sogar Harnsäurekristalle aus Nieren und Muskulatur. Nur chronisch Nierenkranke dürfen ihn nicht essen, weil er die Nieren reizt.

Indische Ayurveda-Ärzte sind überzeugt davon, daß ein bis zwei Teelöffel Spargelwurzelpulver, mit Milch 20 bis 40 Tage lang genommen, die männliche Potenz erheblich verbessern. Sie geben Spargelaufgüsse auch bei Herzklopfen, Nervenentzündungen und Lähmungen.

Gegen Ödeme kennt ihn jede Großmama, die unter dicken Beinen leidet. Seine vielen Ballaststoffe helfen gegen Verstopfung. Auch bei allen Gallen- und Leberleiden (Gelbsucht) ist Spargel die schiere Medizin. In der Rekonvaleszenz vertragen ihn auch Schwerkranke. Naturärzte empfehlen ihn Zuckerkranken, Rheumatikern, Gichtkranken. Auch bei schweren Hautunreinheiten, sogar chronischen Ekzemen, hat sich eine Spargelkur bewährt.

Achtung! Es hat bei Importspargel schon böse Allergien und sogar Arsenvergiftungen gegeben – und leider werden im Intensivanbau viel zu viele Pestizide verwendet!

Statt Spargeltees können Sie auch einfach das – ungesalzene – Spargel*wasser* trinken, zu dem Sie auch die gutgewaschenen Schalen nehmen. Der Spargelgeschmack wird noch viel intensiver, wenn Sie Ihren geschälten Spargel in einem »Bett« aus diesen Schalen kochen. Das haben unsere Großmütter schon gewußt.

Küchentips: Der *grüne* Spargel, den wir heute auch bekommen, enthält mehr Vitamine und mehr Asparagin und vor allem mehr Chlorophyll. Nur ganz unten geschält und relativ kurz gekocht, ist er köstlich als Salat. Und natürlich sehen Sie sich jeden Spargel genau an, wenn Sie ihn kaufen. Wenn die Schnittstellen trocken und holzig sind oder gar ausgefranst – oder etwa angeschimmelt, was auch vorkommt –, dann lassen Sie ihn bloß liegen!

Wenn Sie mal »Spargel satt« für Freunde vorbereiten, können Sie die Stangen schon morgens schälen, in ein feuchtes Tuch einschlagen und gut im Kühlschrank frisch halten. Am köstlichsten schmeckt er natürlich, wenn er – in Spargelgegenden – frisch vom Feld in den Kochtopf kommt!

Nudeln mit Spargeln und Ricotta

*350 g Nudeln (Hartweizengrieß,
Schleifchen oder große Spiralen),
300 g grüner Spargel,
1 Schalotte, Salz, 150 g Ricotta,
30 g Butter, Pfeffer, evtl. Parmesan.*

Spargel waschen, holzige, untere Teile abschneiden. Spargelspitzen beiseite legen. Die restlichen grünen Spargeln in größere Stücke schneiden und mit der feingeschnittenen Schalotte in Butter glasig dünsten. Mit Wasser ablöschen, salzen und knapp 10 Minuten garen lassen (je nach Dicke der Spargeln). Mit dem Mixstab pürieren, dann Spargelspitzen dazugeben und noch mal 5 Minuten kochen lassen, dann Ricotta untermischen.
Inzwischen die Nudeln in reichlich Salzwasser mit einem Schuß Öl »al dente« kochen, abseihen, mit der Spargelsoße mischen, pfeffern und sofort servieren. Nach Geschmack mit Butterflöckchen und Parmesan zur »runden Sache« machen.

Die Korbblütler

Artischocke, Blattsalate, Schwarzwurzel, Topinambur

- Stärken die Abwehr, fördern den Schlaf

Mutter Natur muß großen Spaß mit ihnen gehabt haben – denn sie schuf in dieser (nach den Orchideen) größten Pflanzenfamilie der Erde über 15 000 Arten: vom Gänseblümchen bis zur Distel, vom Edelweiß bis zur Dahlie, von der Arnika bis zum Wermut. Besonders gut gelaunt muß die Natur aber gewesen sein, als sie sich daranmachte, einige unserer feinsten, schmackhaftesten und gesündesten Gemüse in die Korbblütler einzureihen – die Artischocke, die Schwarzwurzel und die große Sippe all der knackigen Blattsalate!

»Bitterstoffe« heißt hier das Zauberwort für unsere Küchen-Apotheke: Seit alters her ist »bitter« ein Begriff für Heilkraft, und gerade in jüngster Zeit besinnt sich die Naturmedizin wieder darauf zurück. Denn alle Bitterstoffe regen die inneren Drüsen und den Fluß der Säfte an, lösen Gestocktes auf, regenerieren die Darmschleimhaut, heilen Entzündungen und stärken das Immunsystem. Dazu putzen sie Fette aus den Blutgefäßen und verbessern die Herz-Tätigkeit. Und der Milchsaft, den viele Korbblütler enthalten, fördert auch noch den Schlaf.

Dann gibt es in manchen Korbblütlern noch sehr viel *Inulin,* ein stärkehaltiges Polysaccharid (nicht zu verwechseln mit dem Hormon *Insulin* der Bauchspeicheldrüse!). Inulin baut Harnstoff ab und wird deshalb in der Schulmedizin schon lange zur »renalen Clearance«, zur Steigerung der Nierenausscheidung, eingesetzt. Es hat aber auch – in vielen Untersuchungen belegt – über den Cholesterinstoffwechsel blutfettsenkende Wirkung.

Die Artischocke
(Cynara scolymus)
Liebling der Leber

Wir essen genußvoll das »Edelste« an diesem wunderbaren Gemüse: die Knospen- oder Blütenblätter und den Boden der Pflanze, die eine übermannshohe Distel ist. Aber eigentlich sind jene Teile, die wir wegwerfen – die Blätter und Wurzeln –, von besonderem Heilwert. Sie enthalten fast dreimal soviel Bitterstoffe wie das Gemüse. Gut, daß die Pharmaindustrie sie nutzt: Sie gewinnt aus ihnen unter anderem das *Cynarin*. Es regt Leber und Galle an und fördert deren Durchblutung und Entgiftung. Mit Cynarin werden heute Übelkeit und Brechreiz genauso bekämpft wie Gallensteinleiden (und es wird ein wertvoller Aperitif daraus hergestellt).

Geschichte: Funde in steinzeitlichen Töpfen enthüllen: Schon damals aßen Menschen gern die Blütenböden von Distelgewächsen. Aus dem alten Ägypten gelangte dann die Artischocke über die arabischen Länder im 14. Jahrhundert ans europäische Mittelmeer – wo sie heute in den meisten Hausgärten, aber auch auf großen Feldern gezogen wird. Bis zum Ende des 18. Jahrhunderts war sie ein exklusives Feinschmeckergemüse des reichen Adels. Durch die EU ist sie heute zum Glück auch bei uns billiger geworden. Und weil große Artischocken, zum Beispiel mit einem nahrhaften Eier-Kräuter-Dressing, schon eine kleine Mahlzeit sind, lohnt sich's, ruhig tiefer in den Geldbeutel zu langen.

Inhaltsstoffe: Neben etwas Eiweiß die Vitamine Carotin, B (Folsäure!), C und E, relativ viel Kalzium, Kalium, Magnesium, Phosphor sowie mehrere der heilsamen Flavone. Statt der sonst bei Gemüsen verbreiteten Stärke enthalten Artischocken hohe Mengen an Inulin. Sie sind deshalb für alle Cholesterinbelasteten und Leberkranken besonders zu empfehlen.

Apotheke: Die Bitterstoffe der Artischocke regen die Gallenbildung in der Leber an, fördern die Ausschüttung des Gallensafts in den Dünndarm (besonders wichtig für den Fettstoffwechsel) und helfen der Leber sogar bei der Regeneration ihrer Zellen und ihrer entgiftenden Arbeit. Bei allen Stoffwechselerkrankungen, wie Rheuma, Gicht, Fettsucht, Drüsenschwäche, aber auch bei chronischen Durchfällen, Magenübersäuerung, Blasen- und Nierenschwäche, ist die Artischocke beste Naturmedizin. Ihre vielen verschiedenen Enzyme stimulieren Schleimhäute und innere Drüsen.

Und nachweisbar senkt die Artischocke hohe Blutfettwerte, vor allem die Triglyzeride, und fördert durch ihre gallentreibende Wirkung die vermehrte Ausscheidung von Cholesterin.

Italienische Mediziner raten, mit den Köpfen auch ein Stück des Stiels zu kochen und das – leicht bitter schmeckende – Kochwasser im Lauf des Tages zu trinken, zum Wohl der Leber, der Galle und der Nieren. Man kann es mit etwas Honig süßen. Denn gerade all die Bit-

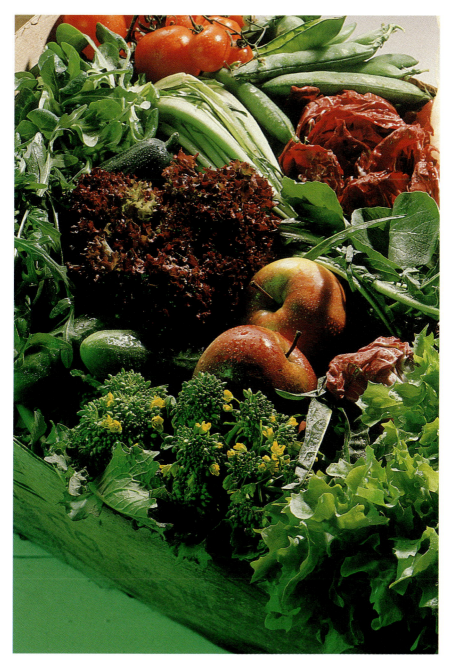

Bei einer solchen Auswahl an frischen Salaten fällt es leicht, den Speiseplan abwechslungsreich zu gestalten. Am gesündesten ist Salat am Anfang einer Mahlzeit.

Die Korbblütler

ter-, Schleim- und Gerbstoffe, die aus der Artischocke zum großen Teil ins Kochwasser gehen, sind von hohem arzneilichem Wert!
Küchentips: Die großen Artischocken legt man kurz in Salzwasser, damit eventuelle »Mitbewohner« herauskrabbeln. Dann werden sie so lange – mit Zitronensaft, damit sie hell bleiben – gekocht (gut ist der Dampftopf), bis sich die Blätter lösen lassen. In Italien füllt man die Böden, nachdem das »Stroh« herausgenommen wurde, in Frankreich ißt man sie am liebsten mit einer pikanten Kräuter-Vinaigrette, zu der auch Knoblauch gehört – Labsal für die Leber. Die in Öl eingelegten *Mini-Artischocken* werden am Ende der Saison als »Resteverwertung« geerntet. Sie machen aus jeder kalten Platte und jedem großen Salat ein Ereignis. *Gekochte* Artischocken muß man schnell verbrauchen. Denn sie entwickeln zwei bis drei Tage nach dem Kochen Gifte!

Risotto mit Baby-Artischocken

Dazu werden pro Person zur Hauptmahlzeit gerechnet:

*80 bis 100 g Risotto-Reis,
2 Artischockenböden oder 2 frische Baby-Artischocken,
in feine Streifen (ca. 3 bis 4 mm) geschnitten,
1 kleine weiße gehackte Zwiebel,
1/2 Büschel Petersilie und 1 Eßlöffel Olivenöl.*

Zwiebeln im Öl glasig werden lassen, Artischockenstücke kurz darin schmoren, dann den Reis dazugeben und tüchtig umrühren. Unter weiterem fleißigem Rühren langsam immer wieder Brühe dazugeben. Immer wieder umrühren, damit's nicht anbrennt! Wenn der Reis noch »al dente« ist, ebenso die Artischockenherzen, wird die feingehackte Petersilie dazugegeben und abgeschmeckt. Nur noch wenige Minuten rühren. Bitte sparsamst Parmesan verwenden – und einen großen bunten Salat dazu servieren.

Die grünen Salate

Gesundheit schüsselweise

Hier können wir Deutsche uns endlich mal stolz auf die Schulter klopfen; denn wir sind ausgesprochen tüchtige Salatesser geworden – von Jahr zu Jahr steigt neuerdings unser Verzehr an knackigem Grün um bis zu zehn Prozent.

Und das ist vor allem aus einem Grund wichtig: Auch wenn bei Tisch mehr oder weniger gesündigt wird – mit Fertiggerichten, mit zu Fettem, zu Süßem usw. –, gibt's vor der Mahlzeit einen großen grünen Salat, dann ist die »Vollwertigkeit« fast wiederhergestellt.

Die grünen Blattsalate sollten *jeden* Tag, am besten zweimal, doch wenigstens einmal, und zwar am Abend, auf dem Tisch stehen, weil sie den Schlaf fördern.

Verzichten Sie im Winter bitte möglichst auf *Treibhaussalat*. Der enthält extrem viel Nitrat, das sich im Körper in krebserregende Nitrosamine verwandeln kann. Außerdem ist er unter enormem Energieaufwand im Glashaus gezogen worden und hat nie einen Sonnenstrahl gesehen, dafür viel Chemie. Weichen Sie im Winter lieber auf Chicorée, Radicchio, Feldsalat, (rohen) Freilandspinat oder Endiviensalat aus.

Die Auswahl an Salaten ist auch hierzulande unglaublich groß geworden: Über 50 verschiedene Sorten gibt es allein auf dem deutschen Markt. Voran der Kopfsalat, dann die Endivie, der Eissalat, Eichblattsalat, Frisée, Lollo rosso, Batavia, Romana, Chicorée, Zuckerhut – und wie sie alle heißen. Samt und sonders haben sie ihre inneren (medizinischen) Werte. Allerdings sind Salate nur dann gesund und vitaminreich, wenn sie frisch sind – und nicht schon tagelang irgendwo dahinwelken. Und wenn möglichst wenig Chemie in ihnen steckt!

Geschichte: So an die 3000 Jahre essen Menschen schon Salat; Nebukadnezar schätzte ihn, von Babylon kam er wohl nach Persien, von dort nach Ägypten und Griechenland. In der griechischen Mythologie war er eine Speise der Götter und Aphrodite geweiht. Die Römer aßen ihn schon als Medizin und nannten ihn wegen des weißen Milchsaftes in seinen Stengeln »lactuca« (= Milchpflanze). Die Engländer gaben ihm den Namen »lettuce« und die Franzosen »laitue«.

Inhaltsstoffe: Grüne Blattsalate enthalten fast ausnahmslos in ihrem Milchsaft einen opiatähnlichen Stoff, das *Lactucerol,* das beruhigend auf das vegetative Nervensystem wirkt, Erregungszustände dämpft (also auch gut ist gegen Streß) und den ruhigen Schlaf fördert. Der berühmte Arzt Galen schrieb im 2. Jahrhundert n. Chr.: »... Als ich alt zu werden begann und dennoch tief schlafen wollte, ... war ich nur dadurch imstande, mir den wohltuenden Schlaf zu verschaffen, daß ich abends eine Portion Salat verzehrte ...« Salat ist in der Tat die wohl unschädlichste Einschlaf- und Durchschlafhilfe – vorausgesetzt, *daß er mit Öl angemacht ist,* weil diese opiatähnlichen Stoffe *fettlöslich* sind!

Grundsätzlich besteht ein grüner Salat aller Art bis zu 95 Prozent aus Wasser. Aber die restlichen fünf Prozent sind sehr wertvoll: Neben hochwertigem Eiweiß und vielen Ballaststoffen enthält Salat die Vitamine Carotin, B_1, B_2, Folsäure und C, dann reichlich Kalzium, Kalium, Natrium, Phosphor, Eisen, Kupfer, Jod und Spuren von Zink, Mangan und Selen und natürlich viel blutbildendes Chlorophyll. Ferner findet man unter anderem Asparagin, das wir schon vom Spargel kennen und das die Harnsäure austreibt, und besonders viele Bitterstoffe, die den Darm und das Immunsystem stärken.

Apotheke: Grüner Salat hat nur 17 Kalorien je 100 g. Er ist ideal zur Diät, ein hervorragender Durstlöscher im Sommer, er wirkt gegen Verstopfung, wird ärztlich empfohlen bei Diabetes, erhöhten Harnsäurewerten, Herz- und Nierenleiden, senkt den Blutdruck, stärkt den Herzmuskel und ist basenüberschüssig. Die besonders bitteren Sorten werden bei Gallenstauungen und Leberschwäche, zum Beispiel nach Hepatitis, sehr gern »verordnet«. Die – oft nur außen – rotblättrigen Salatköpfe schenken uns reichlicher blutbildende Folsäure als die grünen.

Der Kopfsalat
(Lactuca sativa)

Der beste Einschlafhelfer

Er ist und bleibt – trotz Riesenkonkurrenz die Nummer eins. Er ist auch der beste Einschlafhelfer. Weil er aber so mild wirkt, sollten Nervenbündel ihn auch mittags essen. Maurice Mességué verordnet aufgeregten Klientinnen gern und mit großem Erfolg, abends drei sanft in Butter geschmorte Salatköpfe zu essen,»weil man völlig entmutigt wird, wenn man drei rohe Salatköpfe essen soll«. Konzentrate aus Kopfsalat wurden übrigens früher gegeben, um bei Tuberkulosekranken den Hustenreiz zu stillen und sie zu beruhigen. Und ein Bitterstoffkonzentrat des wilden Lattichs spielte bis zur Entdeckung des Chloroforms sogar eine wichtige Rolle als Narkotikum (nach Prof. Dietrich Fritz).

Küchentips: Weil Kopfsalat, wenn wir ihn kaufen, meist sowieso nicht mehr tagfrisch ist, es sei denn, wir holen ihn beim Gärtner direkt aus dem Beet, sollte er noch in den nächsten Stunden gegessen werden. Dann sind auch fast alle *äußeren* Blätter zu verwenden. Und damit gerade die wertvollsten! Viele Untersuchungen haben nämlich ergeben, daß 50 bis 60 Prozent des Vitamin-C-Gehalts in den *losen Außenblättern* stecken, dagegen nur etwa fünf Prozent im »Herz« (der Rest dazwischen).

Umgekehrt, was mindestens so wichtig ist, wird in den Herzblättern fünfmal soviel Nitrat gespeichert und in Strunk und Rippen sogar zehnmal soviel wie in den Außenblättern.

Deshalb raten die Experten der Bundesforschungsanstalt für Ernährung, unbedingt soviel Grünes wie möglich mitzuessen, auch weil Chlorophyll, Carotin und Kalzium in den äußeren Blättern viel reicher vertreten sind. Und bitte Hände weg von folienverschweißten Schnippelsalaten!

Auf jeden Fall ist eine große Schüssel voll grünem oder buntem Salat, mit Joghurtmarinade, Eiern, Nüssen oder Avocadoschnitzen, evtl. mit Schinken-, Thunfisch-, Makrelen- oder Lachsstückchen angereichert, zusammen mit einem Vollkornbutterbrot eine volle Abendmahlzeit – und garantiert obendrein den gesunden Schlaf.

Der Chicorée (Bleichzichorie)
(Cichorium intybus var. foliosum)

Regt Verdauung und Stoffwechsel an

Er ist einer der bittersten, der gesündesten und der feinsten aus der großen Gesellschaft der Blattsalate. Er ist ein Verwandter der Wegwarte, wird aus Wurzeln meist in großen dunklen Kellern in Holzkistchen gezogen und ist sozusagen der neue Trieb einer alten Pflanze. Weil er so bleich ist, ist er chlorophyllarm – aber sonst durch seinen Reichtum am Bitterstoff Intybin ein großer Helfer der Leber, der Galle und der Darmflora. Dieser Bitterstoff stimuliert auch Magen, Milz, Bauchspeicheldrüse und Blutgefäße, senkt Cholesterinspiegel und Blutdruck, löst Verschleimungen auf und wirkt »wie ein guter Magenbitter«.

Weil Chicorée im Winter – von Oktober bis Mai – Hochsaison hat und er auch sehr reich an Vitaminen (B-Komplex und C) und Mineralien (Kalium, Kalzium, Magnesium Phosphor, Eisen) ist, aber auch so gut wie keinen Abfall macht, soll man ihn in der sonst salatärmeren Jahreszeit reichlich essen. Bei der sogenannten »Blutreinigungskur« nach langen Wintermonaten ist er besonders wertvoll. Sein Inulin-

und Kaliumgehalt regt Verdauung und Stoffwechsel an. – Eine interessante neue Variante ist der Rote Chicorée – eine Züchtung aus weißem Chicorée mit Radicchio rosso, beide Sorten gemischt sehen toll aus!

Küchentips: Chicorée soll immer kühl und dunkel aufgehoben werden, damit er nicht grün wird (am besten im Gemüsefach des Kühlschranks, wo er bis zu einer Woche liegen darf). – Waschen Sie ihn schnell, putzen Sie nicht mehr, wie früher empfohlen, den Mittelkeil am Wurzelende weg, dort sitzen die wertvollsten Bitterstoffe. Zitronensaft verhindert, daß die Schnittstellen bräunlich anlaufen.

Chicorée kann auch gedünstet in Butter, mit Schinken umwickelt und mit Parmesan bestreut, oder in einer Käsesoße bereitet werden. Oder mit Salz, Pfeffer, Zitronensaft und etwas Weißwein kurz schmoren (20 Minuten bei 180 °C). Am köstlichsten ist er aber doch als Salat, und da paßt er sogar mit Obst zusammen – wie Orangen- und Mandarinenschnitzen, Trauben, Bananen. Dazu schmecken auch Schafskäse und Walnüsse. Sehr schick ist es, die ganzen Chicoréeblätter aufrecht in einem kleinen, dressinggefüllten Pokal zu servieren, dann dippt und knabbert man Blatt für Blatt. Aber auch als »Schiffchen«, zum Beispiel mit Kräuterquark gefüllt, paßt er gut zu kalten Platten.

Die Endivie
(Cichorium endivia)

Sehr reich an Eisen und Kalzium

Diese knackige, winterharte Bauerngartenpflanze sollte heute schon deshalb oft auf den Tisch gebracht werden, weil sie meist noch im Freien gewachsen ist und Wind, Regen und viel Sonne mitbekommen hat sowie eine Fülle von Mineralien aus dem Boden. Sie ist sehr reich an Eisen und Kalzium, ferner enthält sie Kalium, Natrium, Kupfer, die Vitamine A, B, C und natürlich massenhaft Chlorophyll.

Die Bitterstoffe Intybin und Lactucerol stimulieren die Sekretion von fast allen Verdauungssäften, machen Appetit, wirken gallen- und harntreibend (gut gegen Gicht und Rheuma), stärken die Durchblutung von Magen, Darm und Leber, unterstützen die Körperabwehr. Wegen des relativ hohen Eisengehalts der Endivie sagt man in der

Volksmedizin, daß sie »zu dickes Blut verdünnt und innere Hitze verteilt«, und empfiehlt den Salat bei Blutandrang zum Kopf und Wallungen. Mit Zitrone soll er schon manchen Migräneanfall kuriert haben.

Küchentips: Die extrem starken Bitterstoffe in den äußeren Blättern können Empfindliche dadurch etwas abmildern, daß sie diese – ungeschnitten – kurz in lauwarmes Wasser legen. Wer kräftige Zähne hat, soll Endiviensalat ruhig – mit etwas mehr Öl angemacht – in größere Stücke gezupft essen (wie Frisée) und ihn nicht immer – nach Gasthaus-Manier – zu »Gras« zusammenschneiden.

Der Eis(berg)salat und Crisp
(Lactuca sativa var.)
Stimuliert die Verdauung

Sie sind krachend-frische Variationen des Themas Kopfsalat. Auch der Gehalt an Vitaminen, Mineralien und organischen Säuren entspricht diesem. Ihre Bitterstoffe regen wieder die Verdauungssäfte an, und ihr erheblicher Basen-Überschuß ist gut als Ausgleich zu (säurebetonter) Fleischnahrung. Sie haben nur 14 Kalorien pro 100 g und den großen Vorteil, daß man sie im Gemüsefach vier bis fünf Tage aufheben und nach und nach »entblättern« kann. Außerdem lassen sie sich sehr gut mit viel anderem Frischem – Tomaten, Kresse, Radieschen, Zwiebeln etc. – kombinieren. Auch Schafskäse und Oliven schmecken sehr gut dazu und machen sie als kleine Mahlzeit nahrhafter.

Der Radicchio
(Cichorium intybus)
Herzhaft-bitter und besonders gesund

Er ist – ebenso wie der Zuckerhut – auch eine Chicoréeart und wie dieser extrem bitterstoffhaltig und besonders gesund. Radicchio mit seiner schönen dunkelroten Farbe macht jeden gemischten Salat zu einer Augenweide. Man kann ihn aber auch allein essen. Dazu etwas ganz Besonderes:

> **Radicchiosalat mit Kapern**
> *(für 4 Personen)*
>
> 300 g Radicchio, mundgerecht bereitet,
> 2 harte Eier, kleingehackt,
> 2 rote Zwiebeln, in hauchdünne Ringe geschnitten,
> 1 Glas kleine Kapern (40 g),
> 1 Teelöffel scharfer Senf,
> 2 Eßlöffel Himbeeressig, Salz,
> 4 Eßlöffel kaltgepreßtes Olivenöl.
>
> Salat in die Schüssel geben, mit Eiern, Zwiebelscheiben, Kapern hübsch belegen. Aus Salz, Senf, Essig und Öl eine Marinade bereiten, über den Salat träufeln, am Tisch mischen.

Der Zuckerhut
(Cichorium intybus var. fol.)

Regt die Leberzellen an

Er wird, wie Radicchio, auf dem Feld angebaut und im Herbst geerntet. Er ist haltbarer als Kopfsalat und gewinnt bei uns langsam mehr Freunde. Seine großen fleischigen Blätter (er wird auch »Fleischkraut« genannt) lassen sich einzeln ablösen und in Streifen schneiden. Sie schmecken herzhaft-bitter und haben dieselbe gute arzneiliche, vor allem leber- und gallenanregende Wirkung wie die anderen Verwandten der Zichorie, der blaublühenden Wegwarte – von der Pfarrer Kneipp einst sagte: »Sie wartet wirklich auf jedem Weg auf dich, um dich gesund zu machen.«

Der Feldsalat (Rapunzel)
(Valerianella locusta)

Fördert den Schlaf, bildet rotes Blut

Als »Rapunzel« hat er einst sogar einen Märchendichter inspiriert. Er ist als einziger hier kein Korbblütler, sondern ein Baldriangewächs, aber dadurch womöglich noch mehr schlaffördernd. Von allen Salaten schenkt er uns das meiste Eisen (gut für die roten Blutkörperchen). Außerdem enthält er fünfmal soviel Vitamin A bzw. Carotin, dreimal soviel Vitamin C wie Kopfsalat, ferner sehr viel Magnesium, das Herz und Abwehr stärkt. Er wurde früher immer im Freiland angebaut, ist aber heute leider auch vielfach eine degenerierte Treibhauspflanze, mit viel Chemie behandelt. Am besten beim Bio-Gärtner kaufen! (Je fester und dunkelgrüner, desto besser.) Ganz köstlich schmeckt er – mit feingehackten Zwiebeln und geblätterten Champignons oder einigen knusprig gebratenen Speckwürfelchen – sofort auf den Tisch gebracht.

Der Löwenzahn
(Taraxum officinalis)
Stimuliert Niere und Blase

Er ist überall, wo er wild wächst, seit Jahrtausenden eine hochwillkommene Volksmedizin. Er gilt mit seinen Bitterstoffen als klassischer Leberreiniger, stimuliert jedoch auch Galle, Bauchspeicheldrüse und Milz. Vor allem aber die Niere und die Blase: Er ist enorm harntreibend! Der schreibende Apotheker Mannfried Pahlow sagt: »Kein Tag ohne ihn!« Wie alle dunkelgrünen Gemüse ist er eine sehr gute Quelle für Carotin (Krebsschutz), außerdem enthält er viel Kalzium, Magnesium, Phosphor, Eisen und Vitamin C. Im weißen Milchsaft sitzen Inulin und Cholin, die beide einen cholesterinsenkenden und gefäßstärkenden Effekt haben. Als Salat ißt man die zarten Frühlingsblätter, ehe die dottergelben Blüten hochschießen, die später zur »Pusteblume« werden.

Aus Italien kommt heute auch Zucht-Löwenzahn. Er wird als Gemüse zubereitet, mit viel Zitrone, evtl. Knoblauch und reichlich Öl (Kochwasser mitverwenden).

Man kann Löwenzahn sehr gut im Frühling, mit anderen Kräutern zusammen, gehackt, in den Quark mischen. Die Löwenzahnwurzel findet sich in vielen »Blutreinigungstees«.

Der Rucula
(Eruca sativa)
Mehr Würze als Salat

Mit seinen kleinen grünen Blättern hat er sich bei uns – nach anfänglichen Gastspielen in Feinschmeckerlokalen – bis ins letzte Dorfgast-

Die Korbblütler

haus eingeschmeichelt. Leider wird er jetzt geradezu mißbraucht als »Überalldabei«. In Frankreich und Italien mischt man ihn schon lange mit anderen Salaten. Er schmeckt auch sehr gut zu Kartoffelsalat – wie Brunnenkresse. Seine Bitterstoffe sind sehr gesund, er muß aber *sehr* frisch sein, da er im Nu welkt. Und man sollte es mit ihm nicht übertreiben – er sollte mehr Würze als Salat bleiben!

Die Schwarzwurzel
(Scorzonera hispanica)
Voller Schutz- und Heilstoffe

Sie ist heute leider etwas verkannt; denn sie zählt zu unseren wertvollsten Gemüsen – voller Schutz- und Heilstoffe. Man nennt sie auch »Winterspargel«, ihr Geschmack ist fein, aber ihr Biß etwas fester als der von Spargel.

Geschichte: Ihre Heimat ist seit eh und je Europa – vermutlich Spanien. Die Germanen aßen schon gern Schwarzwurzeln. Im Mittelalter galten sie als Gegenmedizin bei Giften, man aß sie als Schutz vor Pestansteckung und setzte sie in der Heilkunde gegen Schlangenbisse ein. Ihre Heilkraft als »treffliche Nahrung für Geblüte und Leber« wurde in vielen alten Botanikbüchern beschrieben.

Inhaltsstoffe: Neben den Vitaminen A, B_1–B_3, C und E enthält die Schwarzwurzel sehr viel Kalium, Magnesium, auch Kalzium und Phosphor und reichlich Eisen, dazu Glykoside, Asparagin und den Wirkstoff Allantoin, der heute in vielen Salben verarbeitet wird, weil er die Zellerneuerung beschleunigt, desinfiziert und die Wundheilung fördert. Und im dicken weißen Milchsaft stecken wieder reichlich Bitterstoffe und Inulin.

Apotheke: Die Bitterstoffe regen die innersekretorischen Drüsen an. Schwarzwurzeln gelten als schweiß- und harntreibend und werden in der Nierendiät empfohlen. Das Inulin macht sie zur Speise für Diabetiker, Eisen und Phosphor unterstützen die Gehirntätigkeit. Weiter machen Stoffe im Milchsaft die Schwarzwurzeln zu einem Antistreß-Gemüse. Abends gegessen, versprechen sie Beruhigung, Entspannung und guten Schlaf. Wegen des manchmal hohen Nitratgehalts sollten Soßen mit Zitronensaft zubereitet werden, da das Vitamin C der Zitrone die Bildung der krebserregenden Nitrosamine aus Nitraten verhindern kann.

Küchentips: Schälen Sie Schwarzwurzeln mit Gummihandschuhen und Kartoffelschäler im Wasser, dann gibt es keine fleckigen Hände. Legen Sie die geschälten Stangen sofort in Zitronenwasser, in das etwas Mehl gequirlt ist – dann bleiben sie weiß. Sie schmecken als Gemüse ebenso gut wie, gekocht und etwas länger mariniert, als Salat.

Endivien-, Kopf- oder Friséesalat mit Gorgonzola-Soße

Man rechnet für 8 Personen
2 Köpfe Frisée- oder Kopfsalat
oder 1 große Endivie,
5 Eßlöffel Olivenöl,
1 Eßlöffel roten Weinessig,
1 Teelöffel Senf, 1 Teelöffel Cognac,
50 g Gorgonzola, mit der Gabel zerdrückt,
Salz, Pfeffer nach Geschmack.

Salat gut putzen, waschen, abtropfen. Alle Zutaten zur Soße mischen und in ein Schüsselchen geben, damit sich jeder selbst bedient. Wer es sehr herzhaft mag, kann die Käsemenge um 10–20 g erhöhen.

Der Topinambur oder die Erdbirne
(Helianthus tuberosus)

Idealer Kartoffelersatz für Diabetiker

Die Knollen dieser Sonnenblumenart sind bei uns noch kaum bekannt, in den USA dagegen ein Gemüse-Hit (dort heißen sie »Jerusalem-Artischocken«). Sie sehen etwa aus wie mittelgroße Kartoffeln – weiß, gelb oder rot – und schmecken süßlich. Salatfans essen sie roh geraspelt. Man kann sie aber sehr gut kochen oder backen. Es lohnt sich, im Herbst und im Frühwinter, auf den Märkten danach zu suchen – denn sie haben weit überdurchschnittliche Arzneiwerte: Topinamburknollen enthalten – neben Carotinen, B-Vitaminen und Vitamin E – reichlich Kalium, Kalzium, Eisen und Phosphor. Vor allem aber bis zu 20 Prozent Kohlenhydrate, davon aber bis zu 16 Prozent Inulin, und deshalb können sie für Diabetiker zum Kartoffelersatz werden. In Amerika macht man sogar Diabetikernudeln daraus. Inulin ist ein starker Nieren- und Gallenreiniger und aktiviert alle Ausscheidungen. In den USA ißt man Topinambur, wenn ein Schnupfen heraufzieht. Dort empfehlen Naturärzte auch zur allgemeinen Prävention, von Topinambur »jede Woche soviel zu essen wie die Menge eines Hühnchens«. Das Kochwasser sollte für Soßen oder Suppen mitverwendet werden. Geben Sie etwas Butter dazu, dann schmeckt es noch besser!

Die Kürbisgewächse

Gurke, Kürbis, Melone, Zucchini

- Entlasten Herz und Nieren
- Reinigen die Haut

Man nennt sie »Mondgewächse«, diese prall mit Wasser gefüllten Gemüse, denn es heißt, sie seien vorrangig zuständig für die »Krankheiten des Mondes«, der nach dem Glauben vieler Menschen die Flüssigkeiten im Körper beherrscht. Als da sind: Blut und Lymphe, Schleim und Schweiß, Drüsensekrete, Sperma, aber auch Ausfluß, Furunkel, Koliken und andere. Was uralte Überlieferung ist, haben moderne wissenschaftliche Untersuchungen bestätigt: Die Kürbisgewächse, selbst bis zu 97 Prozent »Behälter von Flüssigkeiten«, eignen sich ausgezeichnet als Anreger im Flüssigkeitsstoffwechsel.

Allgemein werden sie empfohlen zur Ausschwemmung von Ödemen, als milde Abführmittel und zur Anregung des Stoffwechselgeschehens. Sie sind harntreibend, stuhlregulierend, hautreinigend und blutdrucksenkend. Und das sind sie vor allem durch ihren hohen Basenüberschuß, den höchsten von allen Gemüsen. Die Mineralien kommen in ihnen zwar quasi nur »verdünnt« vor, aber sie liefern doch recht beachtliche Mengen davon, außerdem Vitamin C und vor allem wieder sehr viel Beta-Carotinoide – weshalb sie in den Listen der US-Krebsgesellschaften auch weit oben stehen bei der Empfehlung der »Nahrung für jeden Tag«!

Die Gurke
(Cucumis sativus)

Wassertreibend und hautpflegend

Es gibt nichts Besseres, wenn man an heißen Tagen unterwegs ist, etwa auf einer Wanderung oder am Strand, als in knackige, safttriefende Gurkenstücke zu beißen. Wie keine andere Gemüsepflanze erfrischt die Gurke. Sie speichert jede Menge Wasser, und das ist auch noch mit unzähligen Elektrolyten angereichert – da können Sie jeden teuren Sportlerdrink glatt vergessen.

Nur eines ist zu bejammern: Kaum eine Pflanze wird heute so ungeheuer mit Chemie traktiert – Gurken werden zum Beispiel oft mit Brom begast –, so daß es eigentlich unverantwortlich ist, sie nicht – zumal für Kinder – zu schälen. Dies sei Eltern, aber auch den Restaurantinhabern ins Stammbuch geschrieben. Hier lohnt es sich besonders, Ausschau nach Gurken aus biologischem Anbau zu halten, auch wenn sie teurer sind. Doch auch die bitte immer gründlich waschen!

Geschichte: Früher glaubte man, sie käme aus Indien, aber vor einiger Zeit fanden Forscher der Universität Hawaii in einer Höhle an der thailändisch-burmesischen Grenze Gurkensamen, die aus der Zeit um das Jahr 9750 (!) vor Christi Geburt stammten.

Zumal in heißen Ländern waren diese grünen »Wasserflaschen« immer besonders geschätzt als Durstlöscher. Bei den Germanen zählten sie zu den Opferspeisen, und der römische Kaiser Tiberius nahm auf seine Feldzüge gar fahrbare Treibhäuser mit, weil er auf seine erfrischenden Gurken nicht verzichten mochte. – Lange dauerte es, Gurken zu züchten, die nicht so bitter schmeckten – aber gerade die verbliebenen Bitterstoffe machen sie auch medizinisch wertvoll.

Inhaltsstoffe: Sie liefern nur 13 Kalorien pro 100 g, Gurken sind also ideal bei jeder Schlankheitsdiät, aber auch gut für Gicht- und Rheumakranke. Denn sie haben den höchsten Basenüberschuß (enthalten besonders reichlich Kalium und Magnesium) und wirken stark wassertreibend. Leider sitzen sowohl die guten Bitterstoffe als auch das Beta-Carotin und Vitamin C vor allem in der grünen Schale. Gurken enthalten übrigens auch ein insulinähnliches Hormon und in Spuren das schlafförderndes Melatonin.

Apotheke: Wer unter chronischer Verstopfung leidet, der kann das durch täglichen Genuß von Gurkensalat auf die einfachste und natürlichste Weise in Ordnung bringen. Gurken sind »Medizin« bei Gicht, sie treiben das Wasser nur so durch Nieren und Blase, sie entlasten dadurch das Herz und auch geschwollene Beine, senken den Blutdruck, ihre Pektine regen den Darm an, die Bitterstoffe die Leber und Galle, und Gurken aktivieren auch den Hautstoffwechsel. Und ganz besonders intensiv tun sie das bei örtlicher Anwendung. Sie helfen gut bei leichten Ausschlägen und lindern Ekzeme.

Gurkensaft ist seit 4000 Jahren wegen seiner Wirkung als Hautreiniger und Faltenglätter beliebt. Wenn Sie große Gemüsegurken verarbeiten, sollten Sie immer die Gelegenheit nutzen, um sich eine *Gesichtspackung* zu machen. Sie können auch eine Gurke extra zu Mus raspeln und dieses durch ein Mulltuch pressen und dann den Saft mit einem Eiweiß und einem Spritzer Zitrone vermischen und als Gesichtsmaske auftragen. Sehr gelobt wird auch eine *Maske* aus zwei Teilen Gurkenbrei mit einem Teil Quark. Eine Viertelstunde sollte sie aber schon draufbleiben.

Der frische *Gurkensaft,* bei Fieber getrunken, kühlt gut, er hilft außerdem gegen »fliegende Hitze« von Frauen in den Wechseljahren.

Küchentips: Ausgezeichnet ist (auch für Diät) Gurkengemüse mit Tomaten und Zwiebeln und vielen grünen Kräutern zubereitet, mit etwas Buttermilch oder Sauerrahm aufgegossen. Weitere Küchentips finden Sie in jedem Kochbuch. Über saure Gurken und Gürkchen aller Art muß man nicht viel sagen. Sie sind appetitanregend, gerade oft auch für Kranke, dürfen dann aber nicht zu salzig sein. Außerdem helfen sie, fettes Essen zu verdauen.

Tzatziki – Gurkenjoghurt

*2 Becher griechischen Joghurt à 150 g, 3,5 % Fett (der ist fest),
sonst 2 Becher deutschen Joghurt à 500 g,
1 Salatgurke, 3 bis 6 Knoblauchzehen, 1 Eßlöffel Weinessig,
2 Eßlöffel Olivenöl, Salz.*

Den deutschen Joghurt 2–3 Stunden lang über mehrere Kaffeefilter mit Filterpapier abtropfen lassen. Dann in einer Schüssel mit dem Schneebesen schlagen. (Den griechischen ungefiltert.) Die geschälte Gurke grob reiben und salzen, etwas ziehen lassen, dann im Sieb gut ausdrücken. Zum geschlagenen Joghurt geben, Essig und Öl dazu, Knoblauch nach Geschmack hineinpressen. Eventuell noch mit Salz abschmecken.
Im Sommer ideal als Dip zur Rohkost, in gemischten Vorspeisen, als Soße zum gegrillten Fleisch oder einfach mit Salzkartoffeln. Eventuell auch noch mit Dill oder Petersilie verfeinern.

Gurkensalat hierzulande, gehobelt, gesalzen, ausgequetscht, stundenlang als hellgrüner Matsch stehengelassen, ist eine Küchenschande. Wenn Sie ihn selbst machen, bereiten Sie ihn bitte *ganz frisch*, schneiden Sie die Scheiben auch nicht zu dünn, und machen Sie den Salat erst kurz vor dem Anrichten mit einer Marinade aus etwas Salz, Senf, Weinessig, einer Prise Zucker, Joghurt oder Sauerrahm und Dill oder Borretsch an.

Der Kürbis
(Cucurbita maxima)

Diätspeise für Nierenkranke

Man hatte ihn hierzulande schon fast vergessen, dabei war er mal ein Liebling in Großmamas Küche, die ihn in 100 Variationen zuzubereiten wußte. Seit einigen Jahren erlebt er ein kulinarisches Comeback – und das ist gut; denn er ist sehr gesund, entgiftet und entfettet. Er ist viel billiger als all die – meist unreifen – bunten exotischen Früchte, und weil der »große gelbe Zentner« im Einfamilienhaushalt, geschweige denn von Singles, praktisch nicht zu bewältigen ist, wird er heute auch scheibenweise verkauft.

Geschichte: Kürbisse wurden von Kolumbus in Amerika bei den Indianern entdeckt, die Eroberer brachten Samen heim, mit deren Hilfe die dicken Kugeln bald um die ganze Erde rollten – in unzähligen Variationen. Im Mittelalter wurde er immer wieder als harntreibend empfohlen.

Inhaltsstoffe: Extrem viel Beta-Carotin (was man ihm ja schon ansieht), dazu Vitamin E, vier B-Vitamine, ein ausgesprochen günstiges Natrium-Kalium-Verhältnis, Magnesium, Kalzium, Eisen, Phosphor und Kieselsäure.

Apotheke: Der Kürbis gilt nicht nur als besonders reizarm bei der Behandlung von Bluthochdruck, von Herz- und Nierenleiden (weil er auch ausgesprochen mild entwässert), sondern er neutralisiert auch Säureüberschuß, hilft gegen Verstopfung und schafft Erleichterung bei Hämorrhoiden.

Menschen mit starker Neigung zu Wasseransammlungen im Körper wird geraten, »Kürbistage« einzuschalten, an denen sie drei bis fünf Pfund Kürbis (Rohgewicht) essen dürfen: Das Fleisch wird mit wenig Milch oder Rahm – ohne Salz – zu einem Brei gekocht. Bestimmt nicht jedermanns Sache – aber sicher besser als die gefährlichen Entwässerungstabletten und nach Aussagen von Naturärzten sehr wirksam.

Über die phänomenale Wirkung von (grünen) Kürbiskernen bei Prostataleiden – die medizinisch vielfach nachgewiesen ist – lesen Sie im Abschnitt »Nüsse und Samen« (siehe Seite 456 ff.).

Küchentips: Wenn Sie mehr probieren wollen als den ewigen »Kürbis süß-sauer«, dann schauen Sie mal in Großmutters Kochbuch nach – Sie werden staunen.

Als Gemüse schmeckt Kürbis sehr gut, wenn er in wenig Wasser mit etwas Kelp gargekocht wird und der Saft dann in einer Käsesoße verwendet wird, die man mit frischem Dill abschmeckt und in die man die Kürbisstücke kurz vor dem Anrichten legt.

Kürbissuppe

1 Eßlöffel Butter, 1 Eßlöffel Olivenöl, 1 gehackte Gemüsezwiebel, mindestens 1 Kilo Kürbisfleisch, grob gehackt, 2 große geschälte, gewürfelte Kartoffeln, Salz, Pfeffer, 1 1/2 Liter Gemüsebrühe (auch Würfel), 2 große Karotten, 1 Knoblauchzehe, 2–3 Stangen Bleichsellerie.

Alles Gemüse im Butter-Öl-Gemisch andünsten, in der Brühe aufgießen, 30 Minuten ohne Deckel köcheln lassen, mit dem Mixstab pürieren. Mit Zitronensaft, evtl. Muskat, abschmecken. Jeden Teller Kürbissuppe vor dem Servieren mit gehacktem Dill-Petersilien-Gemisch und einem Klecks Sauerrahm, evtl. mit gerösteten Weißbrotwürfeln garnieren.

Die Melone
(Cucumis melo)
Regt die Galle an; gut gegen Gicht

Natürlich können Sie sich denken, daß auch diese kugelrunden Dinger – halb Frucht, halb Gemüse – auf der Empfehlungsliste der US-Krebsexperten stehen. Denn Melonen, schon gar die Cantaloup-Sorte, enthalten besonders viel vom Krebskampfstoff Beta-Carotin. Im übrigen bringen Wassermelonen nur zwölf Kalorien je 100 g mit, Honigmelonen 21 Kalorien.

Geschichte: Sie sind im Süden daheim, in tropischen Gegenden Afrikas und Asiens, wo jeder sie liebt, weil sie so belebend, honigsüß und erfrischend sind. Zu den besten Melonen, die ich aß, gehörten die von Chiwa und Taschkent, von wo sie früher auch in den Westen kamen.

Inhaltsstoffe: Man nennt die Melonen gern »kleine Mineralwasserwerke«, denn sie bescheren uns – neben ihren 95 Prozent Wasser – eine Menge guter Elemente: Kalium, Kalzium, Phosphor, Magnesium und sogar Eisen, Zink, Nickel, Fluor und Jod sowie Zucker- und Bitterstoffe. Je nach Sorte – ob Honig-, Cantaloup-, Ogen-, Tendral- oder Netzmelone – sind sie mehr oder weniger zuckerreich.

Apotheke: Alle Melonen wirken harntreibend, spülen Harnsäure aus, reinigen die Nieren und sind deshalb sehr günstig für Rheumatiker und Gichtkranke.

Achtung! Weil Melonen enorm galleanregend wirken, sollte man nicht zuviel auf einmal essen! Sonst kann es zu Magen- und Darmstörungen und Durchfall kommen. Der Internist Dr. Walther Zimmermann: »Ein großes Stück Melone regt die Galle fast so an wie ein Stück Schweinsbraten und strapaziert sie ganz schön.«

Vor den – oft fußballgroßen – Wassermelonen, außen grün, innen rot, warnen Tropenmediziner heute oft, weil sie schon manch einen sahen, der sich im Urlaub mit ihnen üble Darmbakterien eingehandelt hatte. Sehr schade – denn gerade unter ihrer Schale sitzen besonders interessante Stoffe, voran Chlorophyll und Enzyme. Trotzdem ist hier Vorsicht geboten.

US-Experten raten übrigens, Melonen immer »solo« zu essen, nie in Kombination mit anderen Früchten.

Küchentips: Melonen ersetzen Erfrischungsgetränke. Aber sie sind auch köstlich als richtiges Getränk: im Mixer püriert, mit etwas Sherry oder Wein oder Sekt verdünnt und eisgekühlt, oder auch als Stückchen zum Aromatisieren einer Sommerbowle.

Die klassische Verbindung von Melone mit (Parma- oder San-Daniele-)Schinken ist zusammen mit einem guten Vollkorn-Butterbrot ein ideales Sommeressen. Melonen *vor* dem Aufschneiden immer gründlich mit *heißem* Wasser waschen!

Die Kürbisgewächse

Der Zucchino
(Cucurbita pepo)

Stärkt das Immunsystem

Früher galten sie als ausgesprochen »exotisches« Gewächs, heute wuchern sie zur Sommerzeit in vielen deutschen Hausgärten. Weil sie nur 14 Kalorien pro 100 g haben und weil bei ihrer Zubereitung der Fantasie fast keine Grenzen gesetzt sind, weil sie wirtschaftlich (kein Abfall), pflegeleicht und jetzt schon das ganze Jahr zu haben sind, wandern sie heute sehr viel auch in deutsche Gemüsekörbe.

Geschichte: Der Zucchino stammt ursprünglich aus Westindien und Mexiko, heute wird er rund um die Welt angebaut (im Gegensatz zum ebenfalls köstlichen amerikanischen Squash).

Inhaltsstoffe: Zucchini sind wesentlich wasserärmer, aber vitamin- und mineralreicher als Gurken. Weil man sie immer – gründlich gewaschen – mit der Schale ißt, enthalten sie sehr viel vom Schutzvitamin Beta-Carotin. Nicht vergessen, daß einer der Hauptbestandteile der chlorophyllhaltigen Gemüse immer das Carotin ist. Aber auch reichlich Vitamin C und Folsäure liefern sie uns, Kalium, Kalzium, Phosphor, Mangan, Zink, Schleim- und Bitterstoffe sowie Spuren vom kostbaren Selen.

Apotheke: Dieses Feingemüse vereint in sich alle guten Eigenschaften von Gurke und Kürbis. Mit seinen Bitter- und Schleimstoffen regt der Zucchino die Darmtätigkeit an, in Verbindung mit Selen, Vitamin C und Beta-Carotin ist er ausgesprochen gut fürs Immunsystem.

Küchentips: Wegen der konzentrierteren Inhaltsstoffe lieber *kleinere* Zucchini kaufen! Weil es sie heute so gut wie immer gibt, können Sie damit im Winter köstliche Rohkost zaubern: Hobeln Sie die (möglichst nicht zu großen) Zucchini, und marinieren Sie die Scheibchen kurze Zeit, ehe Sie diese zu anderen Salaten geben. Im klassischen Ratatouille, in der Gemüsepfanne, dem chinesischen Schmortopf sind sie unentbehrlich. Wenn sie groß sind, kann man sie füllen. Sehr lecker: gehobelte Zucchini-Scheiben aufs Backblech legen, mit Kräutern bestreuen, mit Öl beträufeln und ca. 15 Minuten garen, bis sie glasig werden.

Zucchini-Kuchen

*300 g Weizen-Vollkornmehl,
300 g Zucker, 200 ccm Öl (oder 125 g Butter),
3 Eier, 1 Vanilleschote, mit Zucker ausgerieben,
40 g gemahlene Nüsse, 1 Teelöffel Natron,
1 Messerspitze Backpulver,
1 flacher Eßlöffel Zimt, 1 Prise Salz,
400 g pürierte, rohe Zucchini.*

Zucker und Eier mit Butter schaumig rühren, die restlichen Zutaten nach und nach dazugeben. Bei 175 °C etwa 1 $^1/_2$ Stunden in einer Kastenform backen.

Gefüllte Zucchini

*4 Zucchini, 1 Eigelb, $^1/_2$ Eßlöffel gehackte Petersilie,
je 1 Prise Thymian und Majoran, 6 Basilikumblätter,
$^1/_2$ Knoblauchzehe, 1 Eßlöffel Olivenöl,
200 g Lachsfleisch, Salz, Pfeffer.*

Die Kräuter hacken, die Zucchini waschen, beide Enden abschneiden, in kochendes Salzwasser legen und 5–10 Minuten kochen. Dann abgießen, der Länge nach halbieren, das weiche Innere herausschälen und die Flüssigkeit herauspressen.
Dieses Innenmark fein hacken, in einer Schüssel mit dem Eigelb, den gehackten Kräutern, dem Knoblauch, Olivenöl und dem pürierten Lachsfleisch (Mixstab) mischen. Mit Salz und Pfeffer kräftig abschmecken. Die ausgehöhlten Zucchini etwas salzen und mit der Lachsmischung füllen. In eine gefettete Auflaufform legen und bei 180 °C 15 Minuten im Rohr backen.

Die Nachtschattengewächse

Aubergine, Kartoffel, Paprika, Tomate

- Bilden Blut
- Beleben
- Sind prallvoll mit Vitaminen

Etwas unheimlich klingt ihr Name schon – und tatsächlich wird er abgeleitet von »Nacht-Schade«, was auf die Giftigkeit und Gefährlichkeit mancher Mitglieder aus dieser hochinteressanten Pflanzenfamilie hinweist. Die Nachtschattengewächse oder Solanaceen sind medizinisch seit dem Altertum von großer Bedeutung und es bis heute geblieben. Rausch-, Schmerz-, Betäubungsmittel und Mordgifte wurden einst aus ihnen hergestellt, und ihre unheimlichsten deutschen Vertreter, die Tollkirsche, das Bilsenkraut und der Stechapfel, waren unentbehrliche Bestandteile in Liebestränken und Hexensalben. Sie machten Menschen oft völlig willenlos – so wurden mit ihrer Hilfe in mittelalterlichen Prozessen sehr oft Geständnisse erpreßt.

Doch – wie immer: Wo viel Schatten ist, da ist auch viel Licht. Belladonna bzw. Atropin wird heute noch als Nachtschattenerzeugnis zu wichtigen – rezeptpflichtigen – Medikamenten verarbeitet, die eine krampflösende, schmerzstillende Wirkung haben, von Darmkrämpfen und Migräne bis zu Asthma und Schlaganfall. Auf der Sonnenseite dieser geheimnisvollen Gewächse aber stehen einige unserer besten und wichtigsten Gemüse, ohne die unsere Gesundheitsküche in jeder Beziehung viel ärmer wäre. Und ohne die Kartoffel zum Beispiel hätte es mit Sicherheit noch viel mehr Hungersnöte gegeben.

Nach Berichten der Universität Berkely, USA, sind alle Nachtschattengemüse wegen ihres Nikotingehaltes zur Begleitung der Raucherentwöhnung empfehlenswert.

Die Aubergine
(Solanum melongena)

Leberstärkend, verdauungsfördernd

»Eggplant – Eierfrucht« heißt sie auch. Denn ihre Vorfahren, die es immer noch im Fernen Osten gibt, sehen wirklich aus wie Eier. Durch viele Züchtungen entstanden unzählige Spielarten, die man auf exotischen Märkten bestaunen kann – sogar schlangenförmige und solche, die bis zu einem Meter lang sind. Doch mit »unserer« gemütlichen, lackglänzenden Dicken sind wir bestens bedient.
Geschichte: Sie kommt aus Ostindien, verbreitete sich von dort über ganz Asien, zog über Ägypten und Nordafrika vermutlich im 16. Jahrhundert nach Europa. Später kam sie dann nach Amerika, sozusagen im Austausch gegen ihre Vettern: die Tomate, den Paprika und die Kartoffel. Langsam, aber sicher erobert sie sich den deutschen Markt.
Inhaltsstoffe: Sie schmeckt, ohne Gewürz gekocht, sozusagen nach nichts. Aber täuschen Sie sich nicht, da steckt eine Menge Gutes drin:

Carotin, die Vitamine B_1, B_2, B_3, C und vor allem Kalzium und Phosphor, Eisen, Kupfer, Magnesium sowie weit überdurchschnittlich viel Kalium. Dazu Bitterstoffe und Spuren von jenen geheimnisvollen Nachtschatten-Stoffen, die sowohl anregend auf sämtliche Verdauungsorgane wirken als auch entkrampfend und entspannend. Die (blauen) Anthozyanine der Aubergine haben in japanischen Forschungen nicht nur das Gesamt-Cholesterin gesenkt, sondern auch das »gute« HDL-Cholesterin erhöht. Ihre Phenolsäuren schützen die Zellen vor freien Radikalen, wirken gleichzeitig krebshemmend.

Apotheke: Der indischen Naturmedizin zufolge sind Auberginen blutbildend, entwässernd und entzündungshemmend, vor allem im Darm. Sie fördern die Verdauung, verflüssigen zähen Schleim – auch bei chronischem Asthma und Bronchitis – und beschleunigen die Stoffwechselvorgänge. Nur bei zuviel Magensäure oder Magengeschwüren sollen sie nicht gegessen werden.

Zuckerkranken und Rheumatikern werden die Eierfrüchte sehr empfohlen, ebenso allen, die an Leber- und Nierenerkrankungen leiden. Bei Fettsucht sind sie ein vorzügliches Diät-Gemüse (100 g haben nur 24 Kalorien), ihre Bitterstoffe und ätherischen Öle wirken bei Erschöpfung auch nervenstärkend.

»Der Kaviar des kleinen Mannes«

So steht das Rezept sogar im Kochbuch der US-Herzgesellschaft:

1 große Aubergine oder 2 mittlere (für 4 Personen),
der Fruchtansatz entfernt,
2 Eßlöffel Olivenöl, 1 Schalotte, fein gewürfelt,
1 Knoblauchzehe, zerdrückt,
$^1/_4$ Tasse roher grüner Paprika, sehr fein gewürfelt,
1 Teelöffel Meersalz oder Kelp,
1 $^1/_2$ Eßlöffel frischer Zitronensaft.

Die Aubergine der Länge nach halbieren, mit den mit Öl eingeriebenen Schnittflächen nach unten aufs Backblech legen, 20 bis 25 Minuten bei ca. 200 °C backen. Wenn das Fleisch gerade weich ist, es mit einem Löffel herausholen und mit der Gabel zu Mus zerdrücken. Schalotte und Knoblauch mit Paprikawürfelchen in 1 $^1/_2$ Eßlöffeln Olivenöl goldgelb werden lassen, mit dem Auberginenbrei vermischen, alles mit frischem Zitronensaft, Salz und etwas Cayennepfeffer abschmecken. 2 bis 3 Stunden kaltstellen. Zu Vollkorn-Toast servieren.

Küchentips: Weil gerade die guten Vitamine und die bioaktiven Schutzstoffe fast alle in der Schale sitzen, sollten Auberginen nicht geschält werden! Sie eignen sich auch nicht zum Rohessen. Am besten ist es, sie in Längs- oder Querscheiben zu schneiden und, mit Kräutern gewürzt, in der Pfanne sanft zu schmoren, bis sie weich sind und schön nußartig schmecken. Zusammen mit Tomaten sind sie besonders gut. Man kann sie auch mit Hackfleisch bzw. Reis füllen und mit Mozzarella überbacken. Rund ums Mittelmeer kennt man Hunderte von Rezepten. Berühmt ist »Der Kaviar des kleinen Mannes« (siehe Seite gegenüber).

Die Kartoffel
(Solanum tuberosum)
Schützt Herz, Nieren und vor Schlaganfall

»Schön rötlich die Kartoffeln sind und weiß wie Alabaster, und sind für Mann und Frau und Kind ein rechtes Magenpflaster«, so dichtete Matthias Claudius. Damals waren sie noch ein deutsches Grundnahrungsmittel. Ihrem hohen Vitamin-C-Gehalt ist zu verdanken, daß in Europa der gefürchtete Skorbut besiegt wurde.

Heute sind Ernährungswissenschaftler sehr besorgt, weil der Kartoffelverzehr von Jahr zu Jahr drastisch schrumpft: 1950 wurden pro Kopf 186 kg gegessen, und heute sind es nur noch knapp 70 kg, und davon wird auch fast schon die Hälfte zu sogenannten »Veredelungsprodukten« verarbeitet. Chips und Pommes boomen, die nicht mehr eine »natürliche«, vollwertige Nahrung darstellen und reichlich Undurchsichtiges enthalten.

Die »Veredelungen« unserer geduldigen Kartoffel, zum Beispiel zu Pommes frites, machen zwar der Hausfrau das Leben leichter, bringen aber den Verlust fast sämtlicher Mineralien und Vitamine mit sich – dafür eine Überfracht an Fett. Außerdem sind vorgefertigte Kartoffelprodukte das Ergebnis umfangreicher (chemiereicher) Laborwerkelei mit Hilfe unter anderem von Sulfit (E 224) und Phosphat (E 450a). Nicht zuletzt ihrem Massenkonsum durch Kinder wird angelastet, daß viele Schüler heute schon Symptome einer Arteriosklerose haben!

Geschichte: Die »dolle Knolle« fiel den geldgierigen Eroberern zunächst kaum auf, als sie in die Inka-Städte in Perus Hochanden eindrangen. Dabei wurden Kartoffeln dort damals schon 3000 Jahre lang gegessen. In Deutschland befahl der »Soldatenkönig« Friedrich Wilhelm I. von Preußen den Kartoffelanbau und drohte sogar, jedem, der sich weigerte, Nasen und Ohren abschneiden zu lassen. Sein Sohn, der »Alte Fritz«, ließ die Saatknollen unter Polizeiaufsicht in die Erde legen. Damit rettete er im Siebenjährigen Krieg seine Untertanen vor dem Verhungern.

Inhaltsstoffe: Kartoffeln »pur« machen überhaupt nicht dick: 100 g haben nur 85 Kalorien (100 g Zucker = fast 400 Kalorien). Sie enthalten rund 20 Prozent Stärke und zwei Prozent Eiweiß von besonders hoher Qualität. Mit nur einer kleinen Portion von 150 g können wir fast den gesamten Bedarf an essentiellen Aminosäuren decken (sogar komplett, wenn wir ein Ei dazu essen), außerdem bis zu 35 Prozent des Vitamin-C-Tagesbedarfs, 40 Prozent des Magnesiums und 17 Prozent des Eisens, das wir brauchen. Kartoffeln sind auch reich an B-Vitaminen, darunter die wertvolle Folsäure und die Pantothensäure. Sie bringen beachtenswerte Mengen an Fluorid (gegen Karies) mit, außerdem Phosphor, Kupfer, Zink und Kobalt, das viele Enzyme und Vitamin B_{12} aktiviert. Kartoffeln sind also eine rundherum gesunde Sache!

Apotheke: Im Winter sind die Kartoffeln mit Sicherheit unsere billigste Vitamin-C-Quelle (der Vitamingehalt sinkt im Frühjahr stark ab). Allein über den Gesundheitswert der Kartoffel gibt es dicke Bücher. Hier das Wichtigste:

- Wegen ihres hohen Kaliumgehaltes ist sie zur Entwässerung bei Herz- und Nierenerkrankungen Gold wert.
- Die klassische *Kartoffel-Ei-Diät* ist seit langem bei bestimmten Nierenerkrankungen lebensrettend, zumindest lebensverlängernd, und mit ihrer Hilfe kann oft sogar die Dialyse reduziert werden.
- Die Ballaststoffe der Kartoffel fördern die Verdauung. Ihre Polysaccharide (Stärke), die mit den Ballaststoffen »zusammenspielen«, beugen dem Darmkrebs vor.
- Spuren des Nachtschatten-Stoffes Atropin, die sich in rohem Kartoffelsaft finden, helfen bei krampfartigen Magenschmerzen und Sodbrennen.
- Bei hartnäckigem Sekretstau in den Nasennebenhöhlen (Sinusitis) empfehlen Naturärzte: Kartoffeln kochen und so heiß wie erträglich rund um die Nase auflegen. Bis zum Auskühlen dort lassen. Diese Prozedur notfalls mehrmals wiederholen. Da läuft's!

- Dr. Walther Zimmermann hat im Münchner Krankenhaus für Naturheilweisen viele Fettsüchtige, Rheumatiker, Gicht- und Stoffwechselkranke mit der von ihm entwickelten *Kartoffel-Diät* abgespeckt und gesünder gemacht. Er hält zwar nichts von dem alten Volksmittel, täglich ein Glas rohen Kartoffelsaft zu trinken (schon wegen des giftigen Solanins, das sich in allen grünen Teilen der Kartoffel findet), rät aber zum Beispiel, bei saurem Magen *eine Zeitlang* den Saft von einer mittelgroßen Kartoffel (gerieben und ausgepreßt, ein Schnapsglas voll Saft) als Rollkur morgens roh zu trinken. »Das macht garantiert innerhalb von einer Woche jeden sauren Magen neutral.«
- Dank des Magnesiumgehalts der Knolle können abendliche Kartoffelesser auch besser schlafen.
- Der hohe Kaliumanteil der Kartoffel kann – zusammen mit anderen Gemüsen – vor tödlichem *Schlaganfall* schützen. Von Testpersonen in der Uniklinik San Diego, die reichlich kaliumhaltige Gemüse und Kartoffeln aßen, waren nach zwölf Jahren um 40 Prozent weniger an Schlaganfall gestorben!

Kartoffeln sind also Schutz-, Schon- und Heilkost, krampflösend, verdauungsfördernd, säurebindend, entwässernd, gut bei Rheuma, Übergewicht, Gastritis, Nierenleiden. Und »natürlich« gegessen machen sie überhaupt nicht dick!
Merke: Man weiß heute, daß der gefährlich hohe Nitratgehalt in Kartoffeln auch von der Sorte abhängt. Im Test schnitten unter 21 Sorten »Agria« und »Panda« am besten ab!
Küchentips: Ungeplatzte Pellkartoffeln – mitsamt der Schale gegessen – sind kleine Vitamin- und Mineralbömbchen. Schon in Salzkartoffeln werden die meisten Heilstoffe ausgelaugt und mit dem Kochwasser weggeschüttet. Auf jeden Fall auch immer *vor* dem Schälen waschen! Grüne Stellen und Keime an Kartoffeln sind giftig – weg damit. 100 g Pellkartoffeln haben, wie gesagt, nur 85 Kalorien, Kartoffelpuffer aber 247, Pommes frites 270 und Chips sogar 568. Und wie schnell sind die verputzt! Also: Kartoffeln gehören nicht in den Keller, sondern täglich auf den Teller, und zwar so *natürlich* wie möglich. Es gibt über 5000 Kartoffel-Rezepte ...

Kartoffelgratin

*1 Kilo Kartoffeln, 1 Knoblauchzehe,
Salz, Pfeffer, Kümmel, Majoran, Muskat,
¼ Liter Milch, ¼ Liter süße Sahne,
100 g Greyerzer, Bergkäse oder Emmentaler,
2 Eßlöffel Butter.*

Eine feuerfeste Form mit Knoblauch ausreiben, dann fetten, die Kartoffeln waschen, schälen, in dünne Scheiben hobeln und schuppenförmig, eng, in die Form geben. Jede Schicht mit Salz, Pfeffer und den Gewürzen (nach Geschmack) bestreuen. Milch, Sahne und geriebenen Käse mischen und über die Kartoffeln geben. Die Kartoffeln nur knapp bedecken, da die Milch beim Backen steigt. 1 Stunde bei 180 °C im Rohr garen, anschließend noch 10 Minuten bei 200 °C. Wenn die Oberfläche zu dunkel wird, mit Alufolie abdecken.

Der Gemüsepaprika
(Capsicum annuum)
Durchblutet Magen, Herz und Haut

Die Amerikaner nennen ihn »Dr. Pepper«, obwohl der mit Pfeffer überhaupt nichts zu tun hat. Wir nennen ihn »Schote« – aber in Wirklichkeit ist er eine »Beere«. Über die exorbitante Wirkung seiner höllisch scharfen Verwandten, der Chillis, berichte ich ausführlich bei den Gewürzen (siehe Seite 508 f.). Von den vermutlich 7000 verschiedenen Pfefferschoten-Sorten geht's hier um den Gemüsepaprika. Kaum eine Frucht übertrifft seinen Reichtum an Vitamin C.

Geschichte: Wie fast alle Nachtschattengemüse war er in Süd- und Mittelamerika eine Volksnahrung, schon lange, ehe die Eroberer kamen. Vermutlich brachte Columbus ihn nach Spanien, und bald breitete Paprika sich über die ganze Erde aus. Zu den Ungarn, die ihn zur Nationalspeise erhoben, kam er vermutlich mit den Türken.

Inhaltsstoffe: Paprika enthält neben dem Scharfstoff Capsaicin ätherische Öle und zahlreiche Farbstoffe und Bioflavone: Sie wirken wie ein Antioxidantien-Cocktail, schützen und dichten Zellwände und Blutgefäße ab, fördern die Durchblutung und stabilisieren das Vitamin C – von dem in 100 g rotem Paprika sogar 140 mg vorhanden sind –, das entspricht dem doppelten Tagesbedarf eines Erwachsenen und auch der doppelten Menge des C-Vitamins in der Zitrone.

Das krebsschützende Carotin (Provitamin A) ist in der *ausgereiften roten* Frucht auch doppelt so reichlich vorhanden wie in der unreifen grünen! An Mineralien ist Paprika gesegnet mit Kalium, Kalzium, Magnesium, Phosphor und Eisen.

Apotheke: Zusammengefaßt sind die Wirkungskräfte des Paprikas geradezu fantastisch, wobei zu bemerken ist, daß Paprika *roh* immer noch wertvoller ist als gekocht.

- Sie erhöhen die Verdauungssekretion, die Bildung von Enzymen und bekämpfen die Schlaffheit der Gedärme.
- Sie fördern die Durchblutung von Herz, Magen und Haut, dichten die Kapillaren ab, sind gegen Thrombosen hilfreich.
- Sie sind harntreibend, festigen das Bindegewebe.
- Sie steigern die Abwehr gegen Infektionen. Über die Nebennieren wirken sie wie ein natürliches Cortison; sie dämpfen Schmerz- und Streßreaktionen, helfen auch gegen Muskelkater und Arthritis.
- Sie verbessern die Sehkraft, vor allem bei Nachtfahrten.
- Ihre natürlichen Antikoagulantien verhindern, daß das Blut zu dickflüssig wird.

Weil die Leistungsfähigkeit des Herzens und die Durchblutung der Haut verbessert wird, glauben die Menschen auf dem Balkan, daß der Paprika das Altern aufzuhalten vermag. Sogar die Psyche soll er positiv beeinflussen, die Lebensgefühle und die sexuelle Lust, aber auch die Konzentrationsfähigkeit stimulieren.

Paprika verbessert auch die Verwertung der Nahrung. Wer täglich von den Scharfen ißt, spart – laut Uni Oxford – 45 Kalorien.

Alkoholikern soll die Entwöhnung leichter fallen, wenn sie viel Paprika essen.

Maßlos übertreiben sollte man's aber auch nicht – denn bei exzessivem Paprikaverzehr kann es zu Leber- oder Nierenschädigungen kommen!

Küchentips: Weil reife, rote Paprikaschoten 70 Prozent mehr Vitamin C enthalten und auch mehr Zucker, also süßer schmecken als unreife grüne, sollte das Herzschutzgemüse besonders im Winter oft roh gegessen werden. Wenn man sie ihnen richtig anbietet, knabbern Kinder die Paprikastücke (ohne ihre Kernchen!) liebend gern aus der

Hand. Auf Platten sieht es sehr appetitanregend aus, wenn sie dreifarbig – rot, gelb, grün – angerichtet werden. Ein Butterbrot dazu – wegen der besseren Aufnahme von Beta-Carotin!

Ein doppelter Vitaminstoß: Mehrere Tomaten werden zusammen mit einer roten Paprikaschote, Zwiebeln und Kräutern im Mixer püriert, gut abgeschmeckt und nur noch kurz tischwarm gemacht – als ungekochte Suppe. Geben Sie etwas Rahm oder Öl dazu, damit das Vitamin A freiwerden kann. Achten Sie stets auf Frische – Paprika muß ganz prall und glänzend sein, und der Stiel darf nicht braun sein. Ob als Gemüse, ob geschmort als Beilage oder im Ratatouille, ob gefüllt mit Reis bzw. Hackfleisch oder türkisch – mit Schafskäse –, wichtig ist vor allem eines: Nie zu lange kochen, sonst verlieren sie zuviel von den guten Vitaminen! Nur dies gehört eigentlich verboten: der grauenhafte Mißbrauch von sauren Paprika-Pickles – als Dekoration auf Wirtshaus-Salaten!

Gefüllte Paprikaschoten
(Zur Vorspeise oder als kleines Gericht)

2 große rote Paprikaschoten, 1 Aubergine (ca. 250 g), 1 Mozzarella, 2 Schalotten, 4 Eßlöffel Olivenöl, Salbei, Rosmarin, Oregano (frisch), Salz.

Die Aubergine waschen, in Scheiben schneiden, mit Salz bestreuen. Die Paprikaschoten waschen, den Stiel entfernen, längs vierteln und entkernen. Schalotten fein schneiden und in Olivenöl dünsten, die in kleine Würfel geschnittene Aubergine hinzufügen, dann die gehackten Kräuter und Salz nach Geschmack. Gut mischen, 10 Minuten dünsten.
Diese Auberginenmischung in die Paprikaviertel füllen, mit Mozzarellascheiben bedecken und in einer feuerfesten Form, mit Olivenöl beträufelt, bei 200 °C im Backofen 30 Minuten überbacken.

Die Tomate
(Solanum lycopersicum)

Regt Verdauung, Abwehr, Blutbildung an

Eine Zeitlang hat man ihnen ganz übel nachgeredet – sie seien krebsfördernd und bei Gicht sehr gefährlich. Mittlerweile sind sie von der Forschung glänzend rehabilitiert, sie stehen auf der Hitliste der Heil-

Die Nachtschattengewächse

stoffträger, wegen ihrer Antikrebsstoffe. Außerdem sind sie zu einem unserer vielseitigsten Küchengemüse avanciert – »die Paradiesäpfel« oder Tomaten. Wenn die Spekulanten samt den Gen-Technologen sie nicht teilweise in ihren Massentreibhäusern zu »Plastikwaren« denaturiert hätten, wären sie ein Superstar unter den Heil- und Schutzpflanzen.

Geschichte: Auch bei der Tomate hat es Irrtümer gegeben: Sie wurde in Südamerika, in Peru, entdeckt und bald nach Europa gebracht – wo sie allerdings fast 300 Jahre lang nur als Zierpflanze in vornehmen Gärten blühte und reifte. Verächtlich nannte man sie bei ihrem mexikanischen Namen »tomatl« (= stinkender Geruch, Geschmack). Dann hieß sie plötzlich Liebesapfel, weil man glaubte, daß sie die Liebeslust und -kraft stärke – weshalb die Kirche sie zeitweise zur »Pflanze des Satans« erklärte und verbot.

Inhaltsstoffe: In den USA nimmt der Tomatenanbau heute nach der Kartoffel Platz zwei ein. Megatonnen werden zu Juice, Tomatenmark und Ketchup verarbeitet. Weil sie gegen manche Mikroben und Pilze sehr anfällig sind, wird ihre Anbauerde zum Teil sterilisiert (heute oft auch in Holland und Belgien). Damit gehen der Frucht natürlich wertvolle Stoffe verloren. Nehmen wir aber den günstigsten Fall an, nämlich, daß unsere Tomaten sonnengeküßt und auf guter Erde gewachsen sind, womöglich im eigenen Garten, dann sind sie so randvoll mit den antioxidativ wirkenden Vitaminen A, C, E wie kaum ein anderes Gemüse, und dazu noch mit B-Vitaminen. Ihr Kaliumgehalt ist höchst beachtlich, außerdem enthalten sie reichlich Magnesium, Eisen, Kalzium, Phosphor, Kupfer und die Raritäten Kobalt, Zink und Nickel. Und weil sie natürliche Hormone, Kortisone sowie ätherische Öle, eine Vielzahl von Biostoffen und organische Säuren enthalten, gibt es ein ganzes Spektrum von arzneilichen Wirkungen.

Der amerikanische »Nutrition Almanac« berichtet, daß in der Tomate »geschätzte 10 000 Phytochemikalien stecken«. Tomaten enthalten Carotine, Phenolsäuren, Flavone, Terpene. Zwei besonders wichtige Heilsubstanzen sind P-Cumarin-Säure und Chlorogen-Säure. Sie können verhindern, daß sich (zum Beispiel beim Grillen) krebserregende Nitrosamine bilden.

Apotheke: Tomaten sind sehr kalorienarm, entwässern, wirken blutdrucksenkend, sind also sehr heilsam für Herz und Nieren und wirken gegen Rheuma und Arthritis und Gicht. Rheumatiker sollten täglich ein Glas frischen Tomatensaft trinken.

- Ihre Mineralien sind ein wichtiger Faktor bei der Blutbildung, aber auch bei Durchblutungsstörungen. Ihr Kalium senkt den Blutdruck.
- Tomaten machen Appetit. Ihr Reichtum an organischen Säuren regt die Verdauungssäfte an, ihre Ballaststoffe unterstützen die Darmperistaltik.
- Sie vermehren den Gallenfluß und helfen der Leber bei Reinigungsarbeiten.
- Sie lockern bei Bronchitis zähen Schleim, mildern mit ihrem Atropingehalt Krampfzustände.
- Sie haben extrem viele Krebsschutz-Vitamine, vor allem das Carotin Lycopin. In einer Studie der Harvard School of Public Health bekamen 48 000 Männer (!) Tomaten. Ergebnis: Vermutlich senkte der Wirkstoff Lycopin das Prostatakrebs-Risiko um 50 Prozent!
- Sie wirken sogar tonisierend, sprich psychisch anregend, machen munter, optimistisch. Sie sind deshalb sehr gut zur Belebung bei Streß und in der Rekonvaleszenz. Das Brot mit dicken Tomatenscheiben am Abend entspannt, fördert die Schlafbereitschaft und baut obendrein Cholesterin ab.
- Nur wer Nierensteine hat, sollte mit ihrem Verzehr vorsichtig sein, weil sie etwas Oxalsäure enthalten.
- Weil Tomatenstoffe auch antiseptisch wirken, sind sie zur Entgiftung gegen Fäulnisbakterien als »Darmputzer« besonders gut.

Merke: Tomaten schmecken zwar säuerlich, sind aber alkalisch und neutralisieren sogar Säuren, sind heilsam bei kleinen Magengeschwüren.
Küchentips: Rezepte gibt es ohne Zahl. Wenn man Tomaten zur Hand hat, läßt sich im Nu eine Suppe, ein Omelett, ein Salat zaubern. Wichtig ist: Sie dürfen nie grün gegessen werden, dann enthalten sie nämlich das Gift Solanin, das im Reifeprozeß abgebaut wird. Ein Tip: »Natürliche«, sprich im Freiland gereifte Tomaten erkennt man an einer *schwachen* Grünfärbung am Stielende; man läßt sie dann noch zwei, drei Tage liegen. – Nach neuen Untersuchungen des Bundessortenamtes haben die kleinsten, die Cocktail-Tomaten, um die Hälfte mehr Vitamin C als große.

Aufbewahrt werden sie *nie* im Kühlschrank. Wenn sie Faul- oder Schimmelstellen zeigen, bitte immer die *ganze* Tomate wegwerfen!

Die Gänsefußgewächse

Spinat, Mangold und rote Rübe

- Regen die Sekrete an
- Stärken die Abwehr

Immer wieder gibt es Grund zum Staunen, welche unterschiedlichen Exemplare eine Pflanzenfamilie hervorbringt: Spinat und rote Rübe – wer hätte gedacht, daß sie Vetter und Kusine sind? Schaut man aber genauer hin, dann besteht eine große Identität wertvoller Inhaltsstoffe. Und nach neuesten Erkenntnissen und Veröffentlichungen des US-Departments für Gesundheit sind beide von hervorragender Bedeutung in der Krebsprävention!

Der Spinat
(Spinacia oleracea)

Bildet rotes und weißes Blut

Es ist schon peinlich, wenn jahraus, jahrein hochangesehene Professoren in Interviews auf dem alten Gag herumreiten, irgendeine Sekretärin habe irgendwann einmal beim Eisen im Spinat das Komma um eine Stelle zu weit nach rechts gesetzt, und seither gelte er als besonders gesund. Um noch gönnerhaft dazuzufügen, man solle doch die armen Kinder nicht immer damit quälen ...

Ein für allemal: *Spinat ist sogar sehr gesund!* Selbst sein Eisengehalt liegt samt berichtigtem Komma relativ hoch – aber in erster Linie enthält er extrem viel Folsäure, die maßgeblich an der Blutbildung beteiligt ist, und er hat auch ein sehr ausgewogenes Kalzium-Phosphor-Verhältnis, so daß er wachstumsfördernd und knochenstärkend wirkt. Vor allem aber stehen der Spinat und sein naher Verwandter, der Mangold, als dunkelgrüne Blattgemüse in der ersten Reihe der neuerdings in den USA zum Krebsschutz empfohlenen Gemüse!

Und nebenbei: Kinder mögen Spinat deshalb oft nicht, weil er etwas bitter schmeckt und weil er ihnen in der Regel lieblos zerhackt und hoffnungslos zur Mehlpampe verkocht angeboten wird. Liebevoll zubereitet, ist Spinat eine Delikatesse, selbst für die meisten Kleinen.

Geschichte: Er stammt aus dem persisch-arabischen Raum und ist wohl über Spanien nach Europa gekommen. Aber erst in unserem

Jahrhundert hat seine Popularität zugenommen – und sein Verzehr sich um das Zehnfache gesteigert. Vor allem die Möglichkeit, ihn tiefzufrieren, hat ihn zum Gemüse Nummer eins gemacht, das die Hausfrauen schätzen, weil es fertig »bei der Hand« ist. Großuntersuchungen ergaben auch, daß Spinat, der vom Feld weg zur Tiefkühlkost verarbeitet wird, höchstens 20 Prozent seines Vitamin-C-Gehalts verliert, während an einem einzigen Tag im warmen Gemüseladen (bei 20 °C) schon die Hälfte dieses Vitamins verlorengeht.

Inhaltsstoffe: Spinat enthält hochwertiges Eiweiß, alles in allem zehn Vitamine und 13 Mineralstoffe, ist überdurchschnittlich reich an Alpha- und Beta-Carotin sowie an Lutein und Zeaxanthin und Vitamin C. Er schenkt uns neben der lebenswichtigen Folsäure noch drei B-Vitamine und das Zellschutz-Vitamin E sowie Bitterstoffe und die hormonähnliche Substanz Sekretin, außerdem viel Kalium (entwässernd, blutdrucksenkend), Natrium, Kalzium, Phosphor, Magnesium, Jod, Schwefel und vor allem jede Menge Chlorophyll und Enzyme.

Apotheke: Das Sekretin regt die Sekrete, vor allem der Bauchspeicheldrüse, an, die Bitterstoffe unterstützen die gesamte Verdauung. Außerdem wirken sie als Tonikum für Herz, Leber und Nerven. Zusammen mit Chlorophyll, Folsäure, Eisen, Kupfer und den Enzymen wird die Bildung sowohl der roten wie der weißen Blutkörperchen stark gefördert – das kräftigt auch das Immunsystem. Die Carotinoide im Spinat haben Haut-Schleimhaut-Schutzfunktion, stärken die Sehkraft. In der Volksmedizin wird Spinat seit eh und je empfohlen gegen Blutarmut, Ekzeme, bei chronischer Verstopfung und besonders für Kinder, die nicht recht wachsen wollen.

Küchentips: Da ist Spinat für vielerlei Zubereitungen zu gebrauchen, in denen vor allem die Italiener Meister sind: in Nudeln, Ravioli und Suppen, in Salaten und Aufläufen, vermählt vor allem mit Knoblauch, Zwiebeln, Parmesan und Rahm.

Wer gern fantasievoll kocht, kann frischen *rohen* Spinat mit Sherry-Dressing anmachen und dann mit geblätterten Champignons sowie in Butter gebratenen Lachsstücken oder Scampi belegen, ihn gedünstet in Rindsrouladen wickeln, in der Quiche oder in Pfannkuchen verstecken (immer die ganzen Blätter!). Weil aber gerade jene Carotine mit Krebsschutzfunktion beim Erhitzen zerstört werden, sollte Spinat unbedingt öfter roh im Mixer püriert und als Suppe serviert werden – mit gehackten Eistückchen bestreut und mit Kelp und Zitrone abgeschmeckt.

Die Gänsefußgewächse

Fast alles ist möglich – bloß bitte nicht »nach deutscher Art« durch den Wolf drehen und mit viel Mehl zu Brei verkochen!
Achtung! Weil Spinat überdurchschnittlich viel Oxalsäure enthält, was die Kalzium-Resorption blockiert, sollten Sie möglichst am gleichen Tag – nicht zur gleichen Mahlzeit – bewußt Kalzium zu sich nehmen, zum Beispiel mit Milch oder Milchprodukten.

Spinat Veroneser Art

Pro Person 250 g Spinat und $^1/_2$ Knoblauchzehe, nach Geschmack – außer Salz – noch pro Person einige Korinthen und 1 Löffelchen Pinienkerne.

Die ganzen, gut gewaschenen Spinatblätter mit etwas Butter dünsten und mit dem gepreßten Knoblauch oder etwas Knoblauchsalz würzen. Dann die gut gewaschenen und einige Stunden eingeweichten Korinthen und einige geröstete Pinienkerne unmittelbar vor dem Servieren drüberstreuen.

Der Mangold
(Beta vulgaris var. cicla)

Der Spargel des kleinen Mannes

Er hat fast alle Tugenden des Spinats, die Mineralien freilich etwas verdünnt – weil er noch mehr Wasser enthält. Im Hochsommer, wo Spinat rar ist, können seine grünen Blätter diesen gut ersetzen. Außerdem kann man seine Stiele auf vielerlei Art als bekömmliches Gemüse zubereiten.
Inhaltsstoffe: Mangold enthält Saponine, Asparagin (wie Spargel) und Raphanol (wie Rettich), außerdem Betain, eine Aminosäure, die wichtig ist für die Fettverdauung und die Leber entlastet.
Apotheke: Mangold gilt in der Volksmedizin als Therapeutikum gegen Bronchitis und Lungenentzündung und wird, weil er Leber und Niere anregt, auch bei Erkrankungen dieser Organe empfohlen.
Küchentips: Weil Mangold – wie Spinat – viel Nitrat enthält, besonders wenn er überdüngt ist, sollte man a) nach dem Gemüse aus Bio-Anbau Ausschau halten und b) unmittelbar vor dem Essen reichlich

Zitrone in Gemüse oder Salate geben, um die Bildung der gefährlichen Nitrosamine zu verhindern.

Salat aus Mangoldstielen

Pro Person ca. 125 g Mangoldstiele häuten, der Länge nach in schmale Stangen schneiden und wie Spargel kochen. Wenn sie noch bißfest sind, werden sie mit Zitrone, Öl, etwas Kelp, geschnittenen Frühlingszwiebeln oder Schnittlauch als Salat angemacht (marinieren lassen). Warm, als Gemüse, serviert man die Stiele übrigens mit einer Soße hollandaise.

Die rote Rübe
(Beta vulgaris cruenta rubra)

Regt die Zellatmung an

Wahre Wunder soll sie vollbringen, wenn man der Volksmedizin glauben will: Krebspatienten sollen durch das literweise Trinken von Rote-Bete-Saft wieder gesund geworden sein, und auch Leukämie soll geheilt worden sein. Es gibt viele ältere Veröffentlichungen darüber – vor allem von ungarischen Ärzten. Doch unsere Schulmedizin weist alle Hinweise auf die günstige Wirkung der roten Rüben bei Tumoren weit von sich.

Dazu ist zu sagen: Wer Krebs hat, wird verständlicherweise alles ausprobieren, was ihm vielleicht helfen kann. Außerdem kommt aber in jüngster Zeit immer mehr ans Tageslicht, daß gerade viele Inhaltsstoffe der saftigen roten Rübe zumindest unter die »Krebsschutzstoffe« einzureihen sind!

Geschichte: Sie kommt aus dem Mittelmeerraum, wo heute noch viele wilde Stammpflanzen wachsen, und ist eine Verwandte der »gemeinen Runkelrübe«. In jahrhundertelanger Züchtung gelang es, aus der ursprünglich dünnen Wurzel eine dicke Knolle zu entwickeln. Schon der weise Arzt Galen pries ihre heilende Wirkung, und im ganzen Mittelalter galt sie als »blutbildend«. Heute ist sie ein ausgesprochen »billiges« Gemüse, ähnlich wie der Kohl – und es geht offenbar gewissen Leuten gegen den Strich, daß das, was man auf jedem Bauernmarkt kaufen kann, besonders gesund sein soll ...

Inhaltsstoffe: Rote Rüben enthalten reichlich Kohlenhydrate, zwar wenig Eiweiß, aber die besonders wertvollen Aminosäuren (Eiweißbausteine) Asparagin, Glutamin und Betain, auch viel Kalium, Magnesium, Natrium – und dadurch einen Basenüberschuß –, Eisen und Kupfer zur Blutbildung, dazu die Vitamine A, B, C und vor allem die kostbare Folsäure sowie Pantothensäure. Dazu Bioflavone, Betanidin und Rutin und Cholin.

Apotheke: Um nur die bedeutendsten Wirkungen der vielen guten Inhaltsstoffe aufzuzählen:
- Das *Cholin* – Bestandteil des Cholesterins – macht Fett flüssiger und verhindert damit seine Anlagerung an Arterienwände.
- Das *Betanidin* festigt zusammen mit dem Rutin die Wände und die Widerstandsfähigkeit der Kapillaren.
- Die *Bioflavone*, vor allem das Rutin, schützen oxidationsempfindliche Vitamine (die Antikrebswirkung haben) und verhindern damit möglicherweise eine Krebsentstehung. Sie schützen aber auch direkt die Zellen vor dem Angriff der Sauerstoff-Radikalen und verbessern die »Zellatmung«. Sie können angeblich sogar helfen, Strahlenschäden zu reparieren.
- Das *Betain* (nicht mit Betanidin zu verwechseln) regt Leber und Galle an, wirkt antibakteriell und stärkt zusammen mit Vitaminen und Mineralien vor allem das Immunsystem.

Und selbst wenn all diese Stoffe Krebs nicht heilen können (was noch nicht bewiesen ist), zählen sie doch zu den wirksamen Schutzstoffen, die den Körper weniger anfällig für Krebs machen.

Nicht nur die roten Bete selbst, sondern auch ihre *jungen grünen Blätter* (»beet greens«) stehen in den USA als Abwehrstärker auf den Diät-Empfehlungen der Antikrebs-Kampagnen. Eine weitere »Tugend« der roten Bete: Ihr Saft gilt als gutes Anti-Grippe- und -Fiebermittel.

Küchentips: Ein paarmal in der Woche kann also – sollte – ruhig die rote Rübe auf dem winterlichen Speiseplan stehen – am besten roh geraspelt, als Salat (sehr gut mit Äpfeln und Orangen) oder als Saft (mit Zitrone und Honig), aber auch in Suppen oder Gemüsen, für die es vor allem gute russische Rezepte gibt. Rote Rüben ergänzen Fisch (Heringssalat!) und können wunderbar mit Sauerkraut kombiniert werden.

Im Mixer – mit Kräutern, einer Avocado oder Sonnenblumenkernen, etwas Zwiebel und Knofel, Zitronensaft und Kelp vermischt – wird daraus eine köstliche und wunderschön aussehende *Soße* zu vielerlei Salaten. Wegen des *Nitratgehaltes* ist es wichtig, nach Rüben aus biologischem Anbau Ausschau zu halten. Und im Garten bitte auf den Kunstdünger verzichten!

Weitere Gemüse

Gemüsebohne, Gartenerbse, Zuckerschote, Okra, Olive, Pilze
- Haben ebenfalls Heilwirkung

Die Gemüsebohne
(Phaseolus vulgaris)
Gut für Zuckerkranke und Rheumatiker

Geschichte: Seit 6000 Jahren wurde sie angeblich schon in den Anden und Mexiko als Gemüse kultiviert und während des ganzen Altertums auch in Europa hochgeschätzt. Sie war eine Leibspeise von Lukullus. Die alten Germanen freilich bevorzugten mehr die getrockneten Sorten (über die ich unter »Hülsenfrüchte«, ausführlich berichte, siehe Seite 388 f.).

Heute gehört die Gemüsebohne zu den besten Sommergemüsen. Seit es die fadenlosen Sorten gibt, trauen sich auch junge Hausfrauen daran, und selbst die Haute Cuisine schätzt sie, weil sie so gut schmecken und so dekorativ sind. Leider werden hier aber auch gefährliche Fehler gemacht: Rohe oder nur blanchierte grüne Bohnen enthalten gleich drei Giftstoffe – und diese Toxine werden erst durch zwölf- bis 15minütiges Kochen oder Dünsten unschädlich gemacht!

Inhaltsstoffe: Viel Chlorophyll, sehr wertvolle komplexe Kohlenhydrate, mit denen wir Eisen, Kalium, Kalzium, Magnesium, Phosphor aufnehmen. Außerdem Niacin, Folsäure und Pantothensäure und Vitamin C sowie Glukokinine, Stoffe, die eine insulinähnliche Wirkung haben. Vor allem die Bioflavone, wie der Tausendsassa Quercetin, der zum Beispiel das Vitamin C vor der Zerstörung im Körper bewahrt, und die krebshemmenden Polyphenole.

Apotheke: Die grünen Bohnen (es gibt zahllose Sorten) fördern die Verdauung, werden bei Blutarmut empfohlen, denn ihr Reichtum an Nicotinsäure aktiviert viele Enzyme und regt – zusammen mit Eisen – die Blutbildung an, gilt als Zündstoff für Nerven und Gehirn, vitalisiert. Die Pantothensäure ist auch ein Antistreß-Vitamin, außerdem gut für die Wundheilung. Da sie nach der Organuhr nachmittags ab 16 Uhr besonders gut aufgenommen wird, ist ein leckerer, frischgekochter Bohnensalat oder ein Süppchen aus grünen Bohnen ideal zum Abendessen.

US-Forscher (Universität Kentucky) entdeckten kürzlich in Bohnen pektinähnliche Stoffe, die den Cholesterinspiegel senken können. Naturärzte halten viel von den Glukokininen, die vor allem in den getrockneten Bohnenschalen konzentriert sind und eine insulinartige Wirkung haben, weshalb die Volksmedizin sie bei Diabetes empfiehlt. Sie sind stark harntreibend und deshalb gut bei Nierensteinen, Blasenleiden, Rheuma, Gicht. Aber auch bei Ekzemen und Akne wird der *Bohnenschalentee* sowohl zum Trinken wie zu Kompressen empfohlen: Vier Eßlöffel getrocknete Bohnenschalen werden mit gut $1/4$ Liter Wasser kalt aufgesetzt, kurz aufgekocht. Dann läßt man sie fünf bis sieben Minuten ziehen, seiht ab und trinkt schluckweise, zwei- bis dreimal täglich eine Tasse.

Küchentips: Noch mal – Bohnen niemals als Rohkost! Das kann zu schweren Vergiftungen führen. Mindestens zwölf bis 15 Minuten in wenig Wasser garen. Am besten schmecken sie mit goldgelben Zwiebeln in Butter geschwenkt. Bohnenkraut macht sie immer schmackhafter und verdaulicher.

Bohnen aus Konservendosen sollten *immer* noch einmal aufgekocht werden.

Die Gartenerbse
(Pisum sativum)
Bekömmlich selbst für Magenkranke

Klein, süß, zart und extrafein oder dick, hart und knallgrün, so kommen sie daher, unsere Gartenerbsen, ein bevorzugtes Tiefkühlgemüse und ein unentbehrlicher Bestandteil des oft mißbrauchten »Leipziger Allerleis«. (Über Erbsen in getrockneter Form wird in diesem Buch unter Hülsenfrüchte berichtet, siehe Seite 391 f.).

Geschichte: In der Antike, zur Zeit von Homer, galten Erbsen als Geschenk der Götter, und zwar soll sie Neptun den Menschen als »grüne Perle« gebracht haben. In der deutschen Steinzeit scheinen sie – Funden zufolge – eine Leibspeise unserer Ahnen gewesen zu sein. Heute sind sie leider ziemlich zur Konservenkost heruntergekommen. Wer macht sich noch die Mühe, frische Erbsen zu »palen«?

Inhaltsstoffe: Besonders lobenswert sind die Pflanzenzucker und das wertvolle Vitamin B_1, B_2, B_3 der Erbsen, sie enthalten aber auch Carotin, Vitamin C und E, die alle Schutzfunktion für unseren Zellstoffwechsel haben und antikanzerogen wirken – ebenso wie die Saponine in den Erbsen. Und natürlich wieder die wichtigsten Mineralien, wobei der Kalium- und Magnesiumgehalt, Spuren von Zink und der Anteil an Lezithin in Erbsen besonders zu erwähnen sind.

Apotheke: Grüne Erbsen sind leicht bekömmlich und wegen ihres Mineraliengehalts schon lange ein Bestandteil der Diät – sogar für Magenkranke (natürlich müssen sie *gar* sein).

Küchentips: Nie mit Mehlsoße servieren, sondern stets nur mit etwas Butter oder Rahm und frischen Kräutern. Wer ganz magenempfindlich ist und Angst vor den zellulosehaltigen Außenhäutchen der grünen Kugeln hat, der kann die frischen Erbsen in den Mixer geben und sie sich als Süppchen einverleiben oder sie – etwas verdickter – als Püree essen.

Die Zuckerschote

Je kleiner, desto feiner

Sie ist ein edles Gemüse, in Südostasien (Thailand, Indonesien) sehr beliebt, bei uns recht selten und teuer. Weil sie aber kaum Abfälle macht, rentiert sich's, sie zu kaufen.

Inhaltsstoffe: Diese können sich mit denen der grünen Schälerbse messen, der Chlorophyllgehalt der Zuckerschote ist sehr hoch. Es fehlt bei ihr aber die zähe Pergamentschicht, so wird sie im ganzen, mit der fleischigen Hülse, gegessen, nur der Blütenansatz abgeknipst. Und je kleiner und jünger, desto feiner.

Küchentips: Mit anderen Gemüsen (und evtl. Fleischstreifen und Pilzen) ist sie – in der Gemüsepfanne nach asiatischer Art gegart – eine echte Delikatesse.

Solo, in wenig Salzwasser höchstens fünf bis acht Minuten sanft gedünstet, kann sie erkaltet auch als köstlicher Salat gegessen werden. Wer's nicht abwarten kann, darf auch ein paar Schoten »knackfrisch« roh essen!

Die Okra
(Hibiscus esculentus)

Ein Super-Kalziumspender

Die »Ladyfingers« von einem Hibiskusstrauch gehören in den USA längst zu den Gesundheitsgemüsen, stehen auch auf der Liste der grünen Antikrebsgemüse, von denen man täglich wenigstens einige essen soll.

Okras sind die Früchte einer Malvenart und werden schon vier bis sechs Tage nach der Blüte geerntet und möglichst gleich gegessen, denn später werden sie holzig. Sie enthalten Beta-Carotin, reichlich Vitamin B und viel Vitamin C sowie Kalium. Absolute Spitze aber ist ihr *Kalzium*gehalt, der das der meisten Gemüse- oder Obstarten weit übersteigt!

Weil sie beim Kochen (nach Entfernen des Stiels ca. zehn bis 15 Minuten, mit etwas Zitronensaft und Salz) einen starken Schleim entwickeln, wird meist geraten, diesen Schleim abzugießen und sie dann mit Butter oder Öl und etwas Zwiebeln bzw. Knoblauch zu schmoren. Wer aber unter Kolitis leidet, unter Hals-, Lungen- oder Magenentzündung, findet gerade in diesem Schleim eine hervorragende Medizin. US-Ärzte raten Patienten mit Angina oder Magengeschwüren, das Kochwasser wie Saft zu trinken und damit zu gurgeln. Hierzulande findet man Okras in griechischen und türkischen Lebensmittelläden.

Die Olive
(Oleo europaea)

Gallen-, Leber- und Hautmedizin

Ganz sicher hat Gott sich auch hierbei etwas gedacht – als er die Taube ausgerechnet mit einem Olivenzweig im Schnabel zur Arche Noahs sandte – zum Zeichen der Versöhnung zwischen Schöpfer und Kreatur. »Und Noah jubelte laut« – seit biblischen Zeiten diente der Olivenbaum den Menschen und ihrer Gesundheit.

Geschichte: Homer und Herodot besangen sie, Virgil schwärmte von den schönen Olivenbäumen am Gardasee. Freilich verstanden die Menschen erst viel später, den bitter schmeckenden Olivenfrüchten das wertvolle Öl abzugewinnen. Und weil das dann noch recht mühsam war, wurde es zunächst fast nur zu religiösen Riten und zur Körperpflege verwendet. Heute dient der Olivenbaum den Menschen auf vielerlei Weise: durch die Früchte, die Blätter, das wertvolle Holz.

Inhaltsstoffe: Die grünen Oliven enthalten 13 Prozent Fett, die Vitamine A, B_1, B_2, B_6, Pantothensäure und Folsäure und reichlich Vitamin C und E. Außerdem viele Mineralien, Kalium, Magnesium, Kalzium, Phosphor, Schwefel, Eisen und Chlor, ferner ein Glykosid, Oleosid und cholinähnliche Substanzen, die Leber- und Gallenschutzwirkung haben. 100 g Oliven haben knapp 200 Kalorien, 100 g Olivenöl 900. Schwarze Oliven sind übrigens keine eigene Sorte, sondern »reife grüne«.

Apotheke: Daß die Oliven*blätter* blutdrucksenkende Substanzen enthalten, weiß man schon ziemlich lange. Das Olivenöl ist in der Volksmedizin ganz und gar unentbehrlich: Gegen Verbrennungen und Verbrühungen haben viele italienische Frauen immer eine Flasche daheim stehen, die 1:1 gefüllt ist mit Wein und Olivenöl. Bei Bedarf wird geschüttelt und sofort behandelt. Sie nennen den Stoff »Samariter-Balsam«. Diese Mischung sorgt auch für eine saubere Narbenbildung.

Olivenöl gilt in all seinen Ursprungsländern als Heilmittel für Leber und Galle. Denn es steigert den Gallenfluß und fördert damit die Verdauung. Zum »Abtreiben« von Gallensteinen empfahl auch Pfarrer Kneipp die unter Naturärzten berühmte »Ölkur«.

Einfach zu befolgen ist der Rat, bei Gallenkoliken sofort, noch ehe der Arzt kommen kann, stündlich zwei bis drei Eßlöffel Olivenöl zu nehmen.

Bei Furunkeln und Abszessen, Nervenschmerzen oder Verstauchungen können *Umschläge* aus Knoblauch und Olivenöl wahre Wunder bewirken. Das stinkt zwar ein bißchen, hilft aber manchmal erstaunlich. Nach neuen Forschungen enthält Olivenöl neben seiner neuerdings so hochgelobten einfach ungesättigten Ölsäure auch noch reichlich andere Substanzen, die in der Lage sind, die Aufnahme von Nahrungscholesterin ins Blut zu verhindern, also den Cholesterinspiegel zu senken. Auch weitere Pluspunkte der »Mittelmeerküche«, die so wirksam ist gegen Herzinfarkt und Krebs, werden dem uralten, neuentdeckten »Gesundmacher Olivenöl« gutgeschrieben.

Mit ihren B-Vitaminen und ihren Wirkstoffen nähren Oliven*früchte* auch unsere Nervenzellen. Werdenden Müttern wird geraten, immer wieder mal ein paar Oliven zu essen.

Küchentips: Grundsätzlich sollen Sie nur *natives Olivenöl* kaufen, das frisch und kaltgepreßt, also nicht »raffiniert« ist, »Olio vergine«. Kaltgepreßte Öle, die man auch lebendige Öle nennt, sind im Körper leichter zu verwerten und viel stoffwechselaktiver als die raffinierten.

Die Oliven selbst sind überaus vielseitig zu verwenden: im Cocktail, im Salat, auf kalten Platten, auf der Pizza, im Spaghetti-Sugo, mit Tomaten und Auberginen, am Spießchen mit Käse als Snack, gefüllt mit Mandeln oder Perlzwiebeln, aromatisiert mit Knoblauch, Fenchel oder Oregano. Immer sind sie etwas Besonderes. Und sie haben einen hohen Basenüberschuß!

Eingelegte Oliven

500 g Oliven (schwarz, schrumpelig), $1/4$ Liter bestes Olivenöl »vergine«, 2 Knoblauchzehen, grob gehackt, 1 Teelöffel Oregano, Essig.

Die Oliven gut mit Wasser abspülen. In ein ganz sauberes Glas füllen. Die restlichen Zutaten im Glas mit den Oliven vermengen. Die Oliven müssen mit Flüssigkeit bedeckt sein. An einem kühlen, schattigen Ort aufbewahren. Nach ca. 2 Wochen können sie gegessen werden.

Die Pilze
(Mycota)
Wohlgeschmack und bald Wundermedizin?

Es gibt rund 100 000 verschiedene Pilze auf der Erde, und einige hundert sind eßbar.

Manche gehören zu den edelsten Bodenschätzen, die für unsere Tafel geborgen werden – wie die schwarzen und weißen Trüffeln –, manche sind immer noch schwerst mit Umweltgiften und Radioaktivität belastet, wie Maronenröhrlinge, Steinpilze und Pfifferlinge, auch aus unseren Wäldern. Und schließlich haben wir noch ein halbes Dutzend Zuchtpilze mit hohem Nährwert, die wir öfter essen sollten – einige von ihnen gelten sogar als »Wundermedizin der Zukunft«.

Wildpilze zu suchen und zu finden – diese Verbindung von Wandern, Wald und detektivischem Spürsinn war früher eine Freizeitfreude von großem Reiz. Es gab kaum ein größeres Erfolgserlebnis, als eine Kolonie von Pfifferlingen oder gar Steinpilzen zu entdecken – höchstens noch das Vergnügen, sie genießerischen Freunden nach allen Regeln der Kochkunst zu servieren. Damit ist es vorbei; zu den giftigen Schwermetallen, vor allem Cadmium und Quecksilber, die diese Pilze in den letzten Jahrzehnten angereichert hatten, kam nach dem Reaktorunglück in Tschernobyl noch die höchste aller radioaktiven Belastungen in einem Lebensmittel. (Riesige Pfifferlinge und Steinpilze aus Osteuropa, heute oft bei uns auffallend billig angeboten, würde *ich* meinen Kindern nicht zu essen geben!)

So lernten die Vernünftigen auf Wildpilze zu verzichten. Und trösteten sich, daß sie damit etwas für die ökologische Lebensgemeinschaft Wald taten und damit wahrscheinlich manchen Baum vor dem frühzeitigen Sterben retteten, zu dem dieser und jener Pilz »gehört« und dessen Wurzeln er nährt.

Weil die Pilze aber grundsätzlich eine köstliche Speise sind – auch im Sinne der Vollwert-Ernährung –, erlebten in letzter Zeit die Zuchtschwammerl einen regelrechten Boom. Das ist zu begrüßen.

Inhaltsstoffe: Champignons, Kulturegerlinge und Austernpilze etc. sind sehr energiearm: 100 g haben nur 24 bis 27 Kalorien. Champignons und Kulturegerlinge sind so eiweißreich wie Milch, enthalten viele essentielle Aminosäuren. Dazu jede Menge Vitamine, Vorstufen von A und dem raren D, besonders aber B-Vitamine – Champignons sogar das in Pflanzennahrung seltene Vitamin B_{12}, Austernpilze vor allem die blutbildende Folsäure. Pilze schenken uns Kalium, Phosphor, einige sogar Eisen und ungewöhnlich viele Ballaststoffe, unter anderem Chitine.

Allerdings müssen Pilze besonders gut *gekaut* werden, sonst kommen sie voll und ganz wieder zum Vorschein – oder klumpen sich irgendwo im Körper gefährlich zusammen, was Ärzte erstaunlich oft erleben. Pilze enthalten auch Natrium, Magnesium. Nur für Gichtkranke sind sie nichts – wegen des Puringehalts.

Küchentips: Champignons und Egerlinge, ebenso die neuerdings auch für den Normalhaushalt entdeckten Austernpilze und Shitake-

Pilze sind zwar kein Fleischersatz, aber doch zusammen mit Reis oder Nudeln, Kartoffeln, Kräutern, Zwiebeln, Rahm und Zitrone eine Hauptmahlzeit.

Dabei ist kritisch zu beachten:
- Sind sie gut gepflegt, haben sie etwa in der Sonne gestanden beim Händler? Sind sie schon ausgetrocknet bzw. schlapp? Dann Hände weg – und schon gar, wenn sie bereits braune Flecken haben!
- Pilze soll man nur ganz frisch kaufen, Champignons dürfen nur weiße Schnittstellen sowie rosa (und nicht schmutzig-violette) Lamellen haben und einen noch geschlossenen Hut. So kann man sie auch roh essen, fein geblättert und kurz mariniert. Sie passen sehr gut zu Spinat- und Feldsalat. Natürlich ergänzen sie viele Gemüse- und Reisgerichte mit ihrem wertvollen Eiweiß – und ihrem guten Aroma.

Austernpilze kann man sogar im ganzen wie Naturschnitzel in der Pfanne braten oder aber zusammen mit Bratkartoffeln, mit reichlich Zwiebeln und frischer Petersilie, da läßt sich Fleisch wirklich vergessen.

Die chinesischen »*Morcheln*« aus jedem Chinarestaurant, auch *Mu-Err* genannt, enthalten reichlich Adenosin, das äußerst wirksam ist gegen Thrombosen, und ihre weißen (bei uns leider selten erhältlichen) Geschwister *White jelly fungus* werden in China und Hongkong als »Medizin« verkauft – weil sie bei Erkältungen stark antiseptisch und schleimlösend wirken.

Der Shitake-Pilz

Senkt Cholesterin und stärkt die Abwehr

Er kommt aus dem Fernen Osten und wird dort in rauhen Mengen kultiviert, während er bei uns erst ganz am Anfang seiner Karriere steht. Er hat nach vielen wissenschaftlichen Untersuchungen in japanischen Kliniken mit seinen sekundären Inhaltsstoffen gleich eine dreifache Heil- und Schutzwirkung: antiviral, antithrombotisch und zytotoxisch. Das heißt:
- Er senkte in vielen Fällen das Cholesterin um über zehn Prozent und verhinderte Thrombosenbildung durch Zusammenballung der Blutplättchen.

- Weil er hilft, Interferon zu bilden, kann er derart die Abwehr stärken, daß Virusinfektionen unterdrückt werden.
- Und schließlich hat er bei Tieren wie bei Menschen in vielen Untersuchungen das Zellwachstum von Krebstumoren gehemmt und unterdrückt.

Das Polysaccharid Lentinan (ein Mehrfachzucker) im Shitake-Pilz konnte bei Magen- und Darmkrebs zum Teil erfolgreich die Chemotherapie mit ihren vielen Nebenwirkungen ersetzen bzw. sie vorteilhaft ergänzen. Die Forschungen sind hier noch längst nicht abgeschlossen. Heute aber ist der Shitake-Pilz bereits bei uns eine hocharomatische Zuchtrarität und garantiert frei von Umweltgiften. Es lohnt sich, nach ihm Ausschau zu halten.

Küchentips: Köstlich: Shitake-Pilze, blättrig geschnitten, in der Pfanne 5 Minuten gebraten, Frühlingszwiebeln dazu, kurz weitergeschmort, mit Austernsoße gut gewürzt, im letzten Moment vor dem Anrichten auf Frisée oder Feldsalat gegeben. Wenn Sie *getrocknete Pilze* haben, die gekocht meist etwas ledrig sind, mahlen Sie sie einfach in der Kaffeemühle, und streuen Sie das Pulver dann in Soßen, Suppen oder über die Pizza oder Aufläufe!

Früchte sind nicht alles – aber ohne sie ist alles nichts

Früchte symbolisieren das Gute, das uns Mutter Erde schenkt. Früchte waren in allen Mythologien die Lieblingsspeise der Götter. Yoga-Anhänger betrachten sie als Nahrung, »die den Weg zur inneren und äußeren Reinigung bereitet«. Auch unsere konservativsten Medizinmänner geben zu, daß es zur Stärkung der Abwehr fast nichts Besseres gibt als regelmäßige Obsttage.

In der Bibel und in allen anderen großen Religionsbüchern gibt es viele Gleichnisse, die sich auf Früchte beziehen. In den Märchen spielen sie eine Hauptrolle, die »Früchte des Guten«, aber auch die »Früchte des Zorns«.

Warum haben gerade Früchte eine so bedeutsame jahrtausendealte Symbolik? Die US-Psychologin Barbara Walker deutet das sehr einleuchtend: weil zahllose Menschen früher fast nie genug zu essen hatten, so daß »süße Früchte« die Erfüllung ihrer Wünsche und ihre Sättigung bedeuteten. Heute ist Obstessen eine Art Alibi für »Gesundleben«, ist die Vorstellung, daß man sich nur dann vollkommen gesund erhalten kann, wenn man täglich Früchte ißt, weit verbreitet. Dazu ist einiges zu bemerken.

Wenige Kalorien, kein Cholesterin, keine Purine

Loben wir zunächst die vielen Vorzüge:
- Früchte gehören zu unseren edelsten und gesündesten Lebensmitteln. Geschmacklich geht fast nichts über einen reifen, saftigen Apfel, eine süße, gerade ausgereifte Banane, eine sonnengeküßte Traube, einen Pfirsich, der von herrlich aromatischen Säften nur so trieft.
- Mit Früchten gibt es kein Kalorienproblem, kein Cholesterinproblem, kein Purinproblem. Denn sie enthalten zwar wenig Eiweiß und Fett (ausgenommen die fette Avocado). Doch auch ihre wenigen Proteine sind wertvoll, weil sie nach Untersuchungen Leber und Niere von harnsäurebildenden (unter anderem gichtverursachenden) Eiweißarten entlasten. Das alles steht im krassen Gegensatz zum Beispiel zu zuckersüßen Bonbons, Kuchen, Keksen etc. mit vielen »leeren« Kalorien.
- Früchte sind zwar reich an Kohlenhydraten; weil ihre Zucker aber fast keine Verdauungsarbeit voraussetzen, »ins Blut schießen«, ist Obst überall dort erwünscht und hilfreich, wo schnelle Energie und Leistung gefordert werden, etwa bei schwerer körperlicher oder geistiger Anstrengung und beim Sport.
- Früchte liefern uns auch Ballaststoffe, weshalb so gut wie jedes Obst die Verdauung sanft fördert und beschleunigt. Zwar enthalten zum Beispiel 200 g Vollkornbrot fast dreimal so viele Fasern wie 200 g Obst, doch haben die Ballaststoffe des Obstes auch noch einen Reichtum an Begleitstoffen, bioaktiven Substanzen wie Flavonoiden, Phenolsäuren, Terpenen, Carotinoiden, auf die wir noch näher bei den einzelnen Früchten eingehen. Ganz vornean steht der Quellstoff *Pektin.* Der sitzt vor allem in Äpfeln (zumal in der Schale!), in Quitten, Bananen, Karotten, Johannisbeeren, Erdbeeren, Himbeeren und auch in Mispeln, die es leider bei uns viel zu selten gibt. Und dieses Pektin hat nachweislich Herz- und Darmschutzfunktion!

Mit Äpfeln heilten im Ersten Weltkrieg erfahrene Militärärzte schwerst Ruhrkranke; sie hatten erlebt, daß Pektin hervorragend den Darm entgiftet. Seither sind *Pektin-Tage* bei schweren Durchfällen gang und gäbe.

Aber das ist längst nicht alles: Der US-Professor Ancel Keys (Minneapolis) riet schon 1961, *zur Vorbeugung* gegen Arteriosklerose und Herzinfarkt täglich zwei bis drei Äpfel zu essen, weil ihr Pektin (15 g sollten es am Tag sein) ausreicht, den Cholesterinspiegel im Blut zu senken. Neue Untersuchungen bestätigen diesen Effekt.

Früchte sind exzellente Lieferanten von A-, B-, C-Vitaminen und Mineralien und enthalten Substanzen, die unseren gesamten Stoffwechsel steuern – alle Verdauungsorgane, den Blutkreislauf, die Lymphe, das Nervensystem, das Gehirn. Sie stellen ein günstiges Natrium-Kalium-Verhältnis her (herzstärkend, wasserausschwemmend) und eine sehr wertvolle Balance zwischen Kalzium, Magnesium und Phosphor (die wir für feste Knochen und Zähne ebenso brauchen wie für das reibungslose Funktionieren des Blut- und Nervensystems). Im Obst stecken auch seltene Spurenelemente, wie Chrom, Kobalt, Mangan, Jod, Fluor, Selen.

Früchte enthalten aber vor allem viele von jenen oft noch geheimnisvollen *Bioflavonoiden*, die immer mehr in den Blickpunkt des Interesses geraten: Das sind diese gelben, roten, blauen Pflanzenfarbstoffe, deren Glykoside gegen Blutungen und Blutverklumpungen, Entzündungen und Allergien wirken und zum Teil sogar hormonelle Eigenschaften – ähnlich wie Cortison – haben. Die *Flavone* wurden von ihrem Entdecker, dem ungarischen Biochemiker Albert Szent-Györgyi, der 1937 den Medizin-Nobelpreis bekam, »Vitamin P« genannt. Die Flavone wurden dann lange in ihrer Bedeutung unterbewertet. Auch heute ist die Forschung noch längst nicht abgeschlossen. Bioflavonoide färben unsere Blumen, Blätter, Stengel und natürlich alle Früchte und Gemüse bunt. Über 500 werden jetzt schon unterschieden. Ihre Wirkstoffe, zum Beispiel Quercetin, Citrin, Rutin, Hesperidin tauchen überall da auf, wo es um »Gesundmacher« in unserer Pflanzennahrung geht. Vielleicht werden sie aber in den nächsten Jahren im Zusammenhang mit der Infarkt-, Schlaganfall- und Krebsprophylaxe eine wichtige Rolle spielen. Neue WHO-Veröffentlichungen weisen darauf hin.

Im US-»Nutrition Almanach« sind wissenschaftliche Untersuchungen mit Flavonen seitenlang zu finden: im Zusammenhang mit Gefäßschutz und Strahlenschutz, Venenentzündung, Hämorrhoiden, Menstruationsstörungen, Rheuma, Geschwüren, Bluthochdruck und hohen Cholesterinwerten. Vor allem aber kräftigen sie das Immunsystem, als »Entgifter«, als Erkältungs- und sonstiger Schutz gegen Pilze, Viren, Bakterien. So sollen sie zum Beispiel das krebserregende Schimmelpilzgift Aflatoxin neutralisieren.

Die Erklärung für all diese phänomenalen Wirkungen: Bioflavone sind sehr potente *Antioxidanzien*, und zwar immer *gemeinsam mit Vitamin C*. Ihre enge Bindung an die Ascorbinsäure ist die Voraussetzung dafür, daß das Vitamin im Organismus gut aufgenommen wird. Die Flavone kräftigen die Kapillarwände und dichten sie ab; zusammen mit Vitamin C fördern sie die gesunde Zellatmung und schützen die Zellwände vor dem Eindringen giftiger Sauerstoff-Radikale. Die Biochemie spricht da von »Redox-Aktionen«. Ein Mangel an Bioflavonen (und Vitamin C) äußert sich zum Beispiel in Rheuma und Arthritis.

Wenn man bedenkt, daß unsere Kapillaren, die feinsten Haargefäße, die gesamte Zufuhr von Nährstoffen, Flüssigkeiten und Sauerstoff sowie die Abfuhr von allen Stoffwechselabfällen besorgen und daß das gesamte Kapillarnetz eines Menschen (wenn die Haargefäße aneinandergereiht würden) über 100 000 Kilometer lang wäre, also zweieinhalbmal um die Erde reichen würde, dann braucht man nicht viel Fantasie, um sich auszumalen, wie wichtig die kapillarschützenden Flavone sind.

Rutin wird zum Beispiel heute von fortschrittlichen Ärzten in der Venentherapie eingesetzt, auch gegen nächtliche Krämpfe in den Beinen, gegen Menstruationsstörungen und sogar, wegen seines offenbar beruhigend-stimulierenden Effekts im Gehirn, gegen Depressionen. Natürlich werden hier bestimmte Bioflavone konzentriert – als Medikament – gegeben.

Besonders reich an diesen Wirksubstanzen sind außer den Zitrusfrüchten schwarze Johannisbeeren, Hagebutten, Pflaumen, Heidelbeeren, Himbeeren, Holunder, Brombeeren, Kirschen, Mirabellen, (rote) Weintrauben. Aber auch zum Beispiel Weißdorn (fürs Herz), Weinlaub (gegen Thrombosen) und Mariendistel (zur Leber-Regeneration).

• Schließlich liefern uns die Früchte viele *Fruchtsäuren,* die nicht nur erfrischen und den Durst löschen, sondern darüber hinaus die Verdauungssäfte anregen, den Kreislauf beleben, auch schleimlösend und desinfizierend wirken – wie zum Beispiel das warme Zitronenwasser bei Erkältung und Grippe. Die Fruchtsäuren halten außerdem die Vitamine C und B$_1$ stabiler.

- Auch die *Gerbstoffe* in verschiedenen Früchten (Brombeeren, Heidelbeeren, Schlehen) wirken entzündungswidrig auf Schleimhäute und Verdauungstrakt und spielen eine große Rolle in der Naturheilkunde. (Siehe auch Seite 248 ff.)

Stärke und Säure vertragen sich nicht

Die Stärkeverdauung beginnt im Mund, durch den Speichel. Der Speichel mit seinen Enzymen hat die Kraft, Stärke in Zucker zu verwandeln. Er kann aber durch Säuren in seiner Arbeit gestört werden. Und die neue Forschung stellte fest, daß zum Beispiel das Enzym Ptyalin aus dem Speichel in seinen Aktionen aufgehalten und die Verwandlung von Stärke in Zucker gestoppt wird, wenn *zusammen mit stärkehaltiger Nahrung größere Mengen von Früchten, zumal sauren, gegessen werden.*

Die Stärke wird geschluckt, ohne daß sie den ersten Verdauungsprozeß (im Mund) durchgemacht hat. Im Dünndarm »fermentiert« nun die nichtverwandelte Stärke und gärt, dabei entwickeln sich unter anderem Alkohol und Kohlensäure. Das aber bedeutet: Aus der »Zuckerfabrik Verdauungstrakt« wird eine Gasfabrik und eine Destille. Das Gas steigt in den Därmen auf, kann den Bauch aufblähen wie einen Ballon, sogar auf Herz und Lunge drücken, Sodbrennen und Koliken verursachen.

Viele US-Ärzte geben deshalb ihren Patienten Tabellen, aus denen diese ablesen können, wie sie (um Gas zu vermeiden) Nahrung mit Früchten richtig kombinieren können. Diese Art von »Food Combining« als Küchenmedizin ist in keiner Weise schädlich, im Gegensatz zu vielen einschlägigen »Entsäuerungstabletten«, die zum Teil reichlich Aluminium enthalten.

Obst lieber solo oder vor dem Essen!

Nehmen wir die Natur als Vorbild: Dort finden wir Säuren plus Zucker in Kombination, zum Beispiel in Orangen, Ananas, Grapefruits – das ist gut.

Wir finden Stärke plus Proteine zusammen, etwa in Getreiden,

Gemüsen, wie Weizen oder dicken Bohnen, das ist auch gut. Wir finden Proteine plus Fette zusammen, beispielsweise in Nüssen und Milch.

Nirgends finden wir aber die »schädliche« Kombination von Säuren mit Stärken in reifen Früchten – nur in grünen harten Äpfeln, grünen Trauben, grünen Pfirsichen. Und diese Früchte schmecken nicht und bekommen auch nicht.

Falls Sie also keinen ausgesprochenen »Roßmagen«, kein gußeisernes Verdauungssystem haben, dann essen Sie doch künftig das rohe Obst (und schon gar saures Obst) entweder ganz allein für sich, zwischen den Hauptmahlzeiten, als eigene Erfrischung und Stärkung, in jedem Fall aber *auf leeren Magen,* das heißt *vor* den Mahlzeiten! Denn (rohes) Obst mit seinen Fruchtsäuren hat fast keine »Verweildauer«, es eilt im Sauseschritt durch den Magen und wird von dort weiter in den Darm geschickt, wo das bißchen erforderliche Verdauung stattfindet.

Essen Sie jedoch Früchte *am Ende* einer Mahlzeit, dann versperren die gekochten Speisen den Früchten den Weg, es gibt ein heilloses Durcheinander, und der Darm – mit diesem Tuttifrutti konfrontiert – ist völlig irritiert. Es gärt und bläht, der Bauch tut weh! In der Regel wird schließlich nicht das Obst als »Sündenbock« verdächtigt, sondern das Essen selbst ...

Das gleiche Drama vollzieht sich übrigens, wenn Sie *zum* Essen (statt eine Weile vorher oder nachher) in größeren Mengen Orangensaft, Zitronenlimonade oder Apfelsaft etc. trinken. Noch mal: Rohe Früchte und Fruchtsäfte möglichst *nicht* mit Hauptmahlzeiten kombinieren – auch nicht mit Gemüsen. (Als Ausnahmen vertragen sich Sellerie, Karotten, rote Rüben und Salat ganz gut mit Obst.)

Öfter mal Obst oder frischgepreßten Fruchtsaft – *als Vorspeise –,* das geht in Ordnung. Aber auch dann sollten Sie eine kleine Pause einlegen, ehe Sie den Hauptgang essen. Rohe Früchte als *Dessert,* eineinhalb bis zwei Stunden *nach* dem Essen, richten keinen größeren Bauchweh-Schaden mehr an. Und auf diese Weise können Sie sich meist die gefährlichen Magentabletten sparen.

Obstsalat als Mahlzeit – Obsttage zur Reinigung

Fabelhaft ist dagegen: öfter mal einen *großen Obstsalat als Hauptmahlzeit,* ganz für sich, am besten mittags, zu essen, wobei die Erfahrung lehrt, daß es auch hier besser ist, *süße* Früchte (Feigen, Bananen etc.) nicht zusammen mit Zitrusfrüchten und Ananas zu essen. Auch etwas Eiweiß und Fett können Sie dazugeben, mit Mandeln oder Nüssen oder Nußmus und evtl. ein bißchen Schlagrahm. Und allgemein gilt der Rat, wenn Sie mehrere ganze Früchte essen: Immer erst die saftigen, säuerlichen, die »reinigen«. Nun warten Sie 20 Minuten, dann essen Sie die konzentrierten, nährenden, wie Bananen oder Avocado.

Zum Abnehmen bzw. zur inneren Reinigung empfiehlt sich ab und zu ein ganzer *Obsttag*. Dabei sind etwa drei Pfund *reifes* Obst erlaubt, über den Tag in fünf bis sechs Portionen verteilt und alles immer *sehr gründlich gekaut*.

Keine Avocado dazu, keine Trockenfrüchte, möglichst auch wenig Bananen, Trauben oder Süßkirschen. Kalorienfreie Kräutertees dagegen sind unbegrenzt erlaubt. Wasser ist hier problematischer.

Das Kernobst

Apfel, Birne, Quitte

- Bekömmliche und wohlschmeckende Gesundmacher

Sie sind enge Verwandte, gehören alle drei zu den Rosengewächsen und stammen aus dem eurasischen Raum. Bei der Geschichte und den Geschichten, die sich um sie ranken, ging allerdings einiges durcheinander: So war die »verbotene Frucht«, die im Paradies zum Sündenfall führte, mit an Sicherheit grenzender Wahrscheinlichkeit kein Apfel, sondern ein *Granatapfel,* denn Äpfel gab es dort nicht, wo vermutlich das Paradies war. Der Granatapfel spielte auch im Volke Israel eine große Rolle – weil er das Gesetz, die Thora, symbolisierte. Und auch »der Reichsapfel« war eigentlich ein Granatapfel ...

Die berühmten »goldenen Äpfel der Hesperiden« dagegen, mit denen sich die antiken Götter immer wieder verjüngten, waren vermutlich ebenso Quitten, wie jener »Apfel« eine Quitte war, den beim »Urteil des Paris« die Göttin Aphrodite erhielt (was schließlich zum Trojanischen Krieg führte). Seit einigen tausend Jahren sind Äpfel aber doch absolute Spitze: Schon der Pharao Ramses II. ließ im Nildelta Apfelplantagen anlegen, die Kelten kannten sie, und die Pfahlbauern hierzulande aßen auch bereits (Wild-)Äpfel. Heute soll es weltweit rund 20 000 Sorten geben.

Der Apfel
(Fructus malus)

König der Gesundmacher, wenn kein »chemischer Wurm« drinsitzt

Im Früchteparadies rangiert er ganz oben, für fast 90 Prozent der Deutschen ist der Apfel das Lieblingsobst (Erdbeeren 43 Prozent, Birnen 40 Prozent, Kirschen 31 Prozent). Der – gesunde – Apfel ist appetitlich sauber, nahrhaft, fördert die Verdauung, vernichtet Bakterien und putzt die Zähne.

Doch leider ist heute der »Sündenfall« eher die Regel als die Ausnahme: Das sattsam bekannte Beispiel ist jener Apfel, der von der Blüte bis zur Frucht etwa 20mal gespritzt wird. Der andere aber, den man mit Chemikalien derart behandelt, daß sein Reifeprozeß beschleunigt und seine Haltbarkeit verbessert wird (damit alle Früchte von einem Baum an einem Tag geerntet werden können), der stellt schon einen massiven Eingriff in die Natur dar. Sind diese »Reifechemikalien« wie das Mittel *Alar* dann auch noch in den Verdacht geraten, Krebs zu erzeugen, dann wird die Sache skandalös. In den USA wurde Alar übrigens 1990 vom Markt genommen. Hierzulande können Mütter nur beten, daß ihre Kinder nicht in hormonbehandelte Schuläpfel beißen ...

Und die neuen EU-Normen gehen auch nicht gerade rücksichtsvoll mit der Gesundheit des Verbrauchers um: Ein Apfel mit einem Durchmesser von weniger als 55 Millimetern darf in EU-Ländern (eigentlich) gar nicht mehr verkauft werden, muß ans Vieh verfüttert oder vernichtet werden. Ob jedoch mancher Einheits-Riesenapfel überhaupt noch genug Vitamine hat – das ist eine ganz andere Frage. Mein Rat: Suchen Sie sich einen Bio-Obstbauern, fragen Sie ihn, ob Sie Obst vom Baum pflücken dürfen, das nicht der EU-Norm entspricht. Und freuen Sie sich über jeden Apfel, in dem ein Würmchen sitzt – da ist nämlich bestimmt kein Gift drin!

Dies vorausgesetzt, daß Sie *gesunde* Äpfel essen, in denen kein »chemischer Wurm« sitzt, kann festgestellt werden, daß nichts bekömmlicher ist – in den Pausen am Arbeitsplatz und in der Schule, zu Hause und natürlich auch draußen, bei Sport und Freizeit –, als zwischendurch immer wieder mal ein bis zwei saftige, knackige Äpfel zu essen. (Zusammen haben sie nicht mehr als 100 Kalorien.)

Die Welt freute sich, als der Münchner Professor Robert Huber anläßlich der Verleihung des Nobelpreises für Chemie das »Geheimnis«

seiner Fitneß trotz zwölfstündigen Arbeitstags preisgab: täglich insgesamt 20 km zum und vom Arbeitsplatz mit dem Fahrrad und täglich statt des Mittagessens ein paar selbstgezogene, ungespritzte Äpfel ...
Inhaltsstoffe: Sie erscheinen auf den ersten Blick nicht so aufregend – etwas Carotin und Vitamin B, reichlich Vitamin C und Flavone, bis zu zwölf Prozent Zucker, dazu Kalium, Kalzium, Phosphor, Eisen, Natrium. Doch schaut man genau hin, dann schlummern in dieser »Handvoll Gesundheit« über 300 wertvolle Biostoffe. Zu ihnen gehören organische Säuren, welche der Leber entgiften helfen, Gerbstoffe, ätherische Öle und vor allem Pektin mit seiner Heil- und Schutzwirkung auf Darm und Gefäße. Leider liegen aber die besten Sachen direkt unter der Apfelschale, weshalb es sich hier besonders lohnt, Bio-Obst zu suchen, das man »mit Stumpf und Stiel« essen kann. Denn die EU-Äpfel aus dem Supermarkt sollten Sie besser schälen ...
Apotheke: Jeder Engländer kennt den Spruch »One apple a day keeps the doctor away« – frei übersetzt: »Ein Apfel am Tag, und du brauchst keinen Arzt.« Heute sollen es drei sein, der Schutzstoffe wegen. Tatsächlich ist der Apfel eine Mini-Hausapotheke: Morgens nüchtern ganz langsam gegessen, regt er Körpersäfte und Geist an und macht fit für den Tag. Abends, vor dem Zubettgehen, ganz langsam gegessen, wirkt er entspannend und beruhigend und leitet über in erquickenden Schlaf. Allerdings sagen erfahrene Heilpraktiker: »Wer viele Äpfel ißt, braucht mehr Salz.« Und sie sagen auch: Bei schwerer Erschöpfung seien Äpfel in größeren Mengen nicht zu empfehlen – das könne Migräne provozieren. Achten Sie einmal darauf, wie Sie reagieren.

Im übrigen gibt es zu den Äpfeln unzählige Gesundheits-Ratschläge:
- Bei Rheuma, Gicht, Nieren- und Blasenleiden kann es helfen, eine Zeitlang *vor* jeder Mahlzeit ganz langsam einen Apfel zu essen.
- Äpfel, zum Beispiel im Bauch der Weihnachtsgans, bauen bei der Verdauung von schwerem Essen das Fett schneller ab.
- Schier unerträglichen Juckreiz, etwa bei Krebserkrankungen, haben Naturmediziner mit »vier Äpfeln täglich« oft erfolgreicher beseitigt als mit Medikamenten. Notfalls hat sich hier sogar Apfel-Pektin (gibt es fürs Marmeladekochen) bewährt – ein Eßlöffel auf ein Glas Wasser, dreimal täglich.
- Das Apfel-Pektin quillt, wie berichtet, im Darm auf, neutrali-

siert Giftstoffe, stoppt sogar schwere Durchfälle, vernichtet unerwünschte Erreger, bindet aber auch Gallensäuren und fördert damit den Abbau von Cholesterin. Doch drei mittelgroße Äpfel am Tag sollten es dann schon sein, und zwar rote – keine grünen!

- Äpfel unterstützen den Heilungsprozeß bei Entzündungen, ihre Inhaltsstoffe sind wirksam gegen Viren- und Bakterien-Infektionen, sie stabilisieren den Blutzucker, gelten als Antikrebs-Obst und haben auch hormonelle Wirkung.
- Bei Erkältung, Fieber und Bronchitis ist auch *Apfelschalentee* (natürlich aus Schalen von Bio-Äpfeln) sehr heilsam (mindestens zehn Minuten ziehen lassen).
- Äpfel haben eine »reinigende« Wirkung nicht nur innerlich, sondern auch *auf der Haut:* Einfach einen saftigen roten Apfel aufschneiden und das Gesicht mit der Schnittfläche massieren. Oder eine Fünf-Minuten-Maske aus rohem Apfelbrei auflegen. Lady Hamilton, die schöne Geliebte von Lord Nelson, kochte täglich Äpfel und wusch sich mit dem Kochwasser.
- Wer zuviel Magensäure hat, der soll in der Küche *Apfelessig* statt Weinessig benutzen.
- Essen Sie Äpfel niemals sehr kalt, weil das Magen- und Leberbeschwerden verursachen kann.

Küchentips: Wirklich *reife* Äpfel erkennen Sie an einer breiten und tiefen Kelchgrube (das ist die Stelle, wo die Blüte saß) und an den braunen Kernen. Fehlt der Stiel, so wurde der Apfel wahrscheinlich unreif gepflückt. Viele Äpfel werden heute rein nach der »Kosmetik« gezüchtet, das heißt auf Größe, Duft und leuchtende Farbe; der Vitamingehalt geht dabei weitgehend verloren. Der beliebte »Golden Delicious« zum Beispiel hat nur etwa 8 mg Ascorbinsäure (Vitamin C) pro 100 g, aber der Berlepsch, der Ontario, die Boskoops und die Kanada-Reinette, die haben alle über 20 mg Ascorbinsäure je 100 g!
Kleinere Äpfel (Güteklasse II) haben meist mehr »in sich« – sprich mehr Vitamine, Mineralien, Wirkstoffe – und weniger Wasser. Außerdem sind sie billiger. Schließlich: Einheimische – am Baum gereifte – Äpfel sind in jedem Fall unreif gepflückten Äpfeln von anderen Enden der Welt vorzuziehen, die über Tausende von Flugkilometern transportiert wurden. Und frische Äpfel sind weit besser als Lageräpfel. In Kühlhäusern werden die Stoffwechselaktivitäten der Früchte fast auf den Nullpunkt gebracht – auf Kosten vieler wertvoller Inhalts-

und Aromastoffe. Die Äpfel werden buchstäblich geschmacklos – manchmal waren sie schon ein halbes Jahr oder länger »im Schlaf«.

Himmel und Erde
(Großmamas Lieblingsabendessen)
(für 4 Personen)

1 kg (mehlige) Kartoffeln schälen, würfeln und fast verkochen. 1 kg vorbereitete, in Stücke geschnittene Äpfel dazugeben, gut mischen. Beides zusammen fertiggaren lassen. (Vorsicht, daß nichts anbrennt!) Mit Gemüsebrühwürfeln oder Kelp, wenigen Tropfen Essig und 1 Löffelchen Zucker abschmecken. Goldbraune Zwiebeln (mit oder ohne Speckwürfel) beim Anrichten drübergeben, evtl. fränkische Bratwürstla dazu.

Die Birne
(Pyrus communis)

Gut für Gehirn und Nerven

Geschichte: Schon Homer besang die »balsamischen Birnen«. Die Römer brachten sie in unser Land, und die alten Germanen schätzten sie sehr. Später gehörte der Birnbaum (der bis zu 200 Jahre alt werden kann) zu den wichtigsten Schutzbäumen unserer Bauernhäuser. Birnbaumzweige über dem Stalltor sollten Hexen verjagen, und bei jeder Birnenernte wurden einige schöne Früchte an den Zweigen gelassen, um die Baumgeister, die in ihnen wohnten, bei guter Laune zu halten.
Inhaltsstoffe: Carotin, vier B-Vitamine, Vitamin C, fast 16 Prozent Kohlenhydrate, besonders viel Kalium, dazu Magnesium, Kalzium, Eisen, Phosphor, etwas Mangan, Zink, Kupfer und Jod, Fruchtsäuren, Aromastoffe, hormonähnliche Substanzen und Gerbsäure. Birnen enthalten knapp 60 Kalorien je 100 g und viele wertvolle Ballaststoffe. Außer Bananen haben sie die höchsten Werte an natürlichen Fruchtzuckern.
Apotheke: Reife Birnen gelten als leicht verdaulich und bekömmlich. Sie fördern die Darmperistaltik, mit ihrem Kaliumüberschuß entwässern sie, schwemmen Ödeme aus, stärken die Nieren, sind gut gegen hohen Blutdruck. Ihre Gerbsäuren wirken sich sehr günstig auf Entzündungen im Magen-Darm-Bereich aus. Mit ihren betont basischen Mineralien sorgen sie für eine gute Säuren-Basen-Balance. Wegen ihrer Kiesel- und Phosphorsäure sind sie eine ideale Gehirn- und Nervenspeise.

Birnen machen gute Laune, stimmen positiv, deshalb sollten Schulkinder sie oft essen. Überall, wo *zuviel Schleim* ist, im Gedärm, aber auch in Brustraum und Kopfraum, bei Erkältungen, ist der Verzehr von Birnen angezeigt, zur Reinigung der Schleimhäute. Kurz gekocht sollen sie auch helfen, Harnsäure auszuscheiden, und werden deshalb bei Gicht, Rheuma und Arthritis empfohlen. Leuten mit erheblichem Bluthochdruck raten Naturärzte, mehrmals im Jahr zwei bis drei »Birnentage« einzulegen, bei denen sie je 1500 bis 2000 g essen dürfen.
Achtung! Weil Birnen sehr schnell verderben, werden sie oft besonders stark mit Giftstoffen und Polierwachsen »präpariert«, die Schimmelpilze, frühe Fäulnis etc. abwehren sollen. Möglichst nach einheimischen Sorten suchen – im Bioladen! Rohe, noch harte Birnen können den Verdauungstrakt empfindlicher Menschen sehr belasten und den Bauch richtig quälen. Schon die heilige Hildegard von Bingen notierte, daß rohe Birnen Blähungen und Beklemmungen verursachen können, und empfahl, Birnen zu kochen, weil die »nützlicher und wertvoller als Gold sind«.
Küchentips: Birnenkompott läßt sich fast ohne Zucker zubereiten, aber auch gebraten wie Äpfel oder im Rohr gebacken oder in Rotwein gedünstet (mit Zimt und Nelken) sind sie eine Köstlichkeit. Versuchen Sie mal, zu rohen Karotten eine Birne mitzuraspeln und das Ganze mit Zitronensaft anzumachen. Wichtig beim Einkauf sehr harter, noch unreifer Birnen: Sie reifen bei Zimmertemperatur nicht nach – also kühl lagern.

Bohnen, Birnen und Speck à la Schleswig-Holstein

250 g magerer Bauchspeck (Wammerl),
1000 g grüne Bohnen,
ca. 500 g kleine Birnen (für jede Person eine),
Pfeffer, Salz, 3 Teelöffel Speisestärke,
1 Bund Petersilie.

Den Speck feinwürfeln, glasig werden lassen. Mit genügend Wasser aufkochen, daß es für die Bohnen reicht. Bohnen, in Stücke gebrochen (die schmalen) oder größer geschnippelt (die breiten), ins kochende Wasser geben, 15 Minuten ziehen lassen. Dann werden die Birnen gewaschen, aber ungeschält und mit Stiel, vorsichtig auf die Bohnen gestellt und in weiteren 20 Minuten gargekocht. Birnen mit Löffel herausnehmen, Speck-Bohnen abschmecken, mit Speisestärke binden, mit gehackter Petersilie reich bestreuen. Mit den Birnen hübsch anrichten, zu Salz- oder Pellkartoffeln.

Die Quitte
(Cydonia oblonga)

Gegen Entzündungen, Erkältungen und Mundgeruch

Glücklich, wer noch eine Freundin (Tante, Oma) hat, die das Knowhow und die Geduld besitzt, Quitten einzukochen: den einzigartigaromatischen Gelee, in dem winzige Vanillepünktchen schwimmen, und dann noch aus dem Mus eine Quittenpaste oder Quittenwürstchen zu zaubern, die (in Hagelzucker gewälzt) ein Hochgenuß sind! Schon vor Jahren forderte der kluge alte Dr. Brecht, die Quitte, »das vergessene Obst«, wieder für die Küche zu entdecken.

Geschichte: Vielleicht stammt sie aus Persien oder Mittelasien und gelangte von dort ans Mittelmeer. Schon lange vor der Zeitenwende soll es auf Kreta große Quittenplantagen gegeben haben. Im Vorderen Orient wächst sie heute noch wild. Die Griechen machten die aromatische Frucht (es gab damals offenbar Sorten, die roh gegessen werden konnten) zum Mittelpunkt vieler Göttersagen – sie galt als Symbol für Glück und Liebe und langes Leben und spielte bei Hochzeitsriten eine Schlüsselrolle als »Fruchtbarkeitsapfel«.

Es gibt heute apfel- und birnenförmige Quitten – die Apfelquitte gilt als noch aromatischer.

Inhaltsstoffe: Sehr viel Vitamin C, Spuren von vielen anderen Vitaminen, dazu Kalium, Kalzium, Magnesium, Phosphor, Eisen. Ein hoher Anteil am Mangelvitamin Folsäure und an Gerbstoffen und ein Rekordgehalt an Pektin.

Apotheke: Ihre Gerbsäure wirkt adstringierend, zusammenziehend, es heißt, sie trainiere die schlaffen Darmmuskeln. Die Quitte ist reich an Pektin und hat deshalb Herz- und Darmschutzwirkung. In der indischen Medizin spielt (aus 3000 Jahre alter chinesischer Medizin-Tradition übernommen) der Quitten*samen* eine große Rolle. Der Schleim, der aus ihm gewonnen wird, gilt als milde, kühlende, entzündungswidrige Arznei – bei Magenleiden, Halsentzündungen, Verschleimungen im Brustraum, Harnblasenleiden, auch bei Verbrennungen, Verbrühungen und Hautausschlägen. Im britischen Arzneimittelbuch ist dieser Pflanzenschleim auch heute noch registriert als Grundstoff zur Herstellung von Hautemulsionen.

Küchentips: Kochen Sie öfter einige feingeschnittene Quittenschnitze mit dem Apfelkompott oder -mus, das gibt ihm ein köstliches Aroma. Oder geben Sie Quittenschnitze (oder etwas Quittengelee) an feine Fleischsoßen.

Das Beerenobst

Erdbeere, Heidelbeere, Preiselbeere, Johannisbeere, Himbeere, Brombeere, Stachelbeere, Weintraube, Rosinen

- Kleine Energiekugeln mit großer Wirkung

Beeren haben eine große Reinigungskraft, innerlich wie äußerlich, deshalb galten sie von jeher überall dort, wo die Medizin eine sehr alte Tradition hat – in China, Indien, in den arabischen Ländern und im Mittelmeerraum –, gleichermaßen als Heil- wie als Nahrungsmittel. Und zwar wurden und werden durchweg nicht nur die Früchte, sondern auch die ganzen Pflanzen als Volksarznei verwendet. Noch sind längst nicht alle geheimnisvollen Wirkstoffe, die in vielen Beeren stecken, wissenschaftlich analysiert – doch gibt es zur Zeit fast täglich neue Freudenbotschaften über diese Gesundmacher. So haben US-Forschungen gezeigt, daß viele Beerensorten bestimmte Phenolsäuren (Gerbsäuren) enthalten, die potente »Viren- und Krebskiller« sind. Polioviren starben in unverdünnten Fruchtextrakten von Heidelbeeren, Moosbeeren, Himbeeren und Erdbeeren fast vollständig ab.

Und die *Ellagsäure* – auch eine Phenolsäure, die vor allem in Brombeeren und Himbeeren steckt, bildet jene guten Phase-II-Enzyme, die im frühen Stadium eine Entwicklung von Krebs, zum Beispiel im Darm, hemmen. Sogar in schonend zubereiteter Beerenmarmelade findet sich noch Ellagsäure!

Vor allem aber sollten wir sie einfach genießen, diese saftig-aromatischen »Früchte voller Süße« (Goethe) und uns dankbar bewußt sein, daß sie unserer Gesundheit sehr guttun. Doch leider wird auch diesen lieblichen Kindern der Mutter Erde allerhand Gewalt angetan. Keine Erdbeer-Saison vergeht ohne das ständige Klagelied von den Pestizid-Rückständen in den roten Schönen, und die Katastrophe von Tschernobyl hat uns auch noch den Spaß genommen, mit den Kindern »in die Beeren zu gehen«: Bei Wildbeeren ist immer noch Zurückhaltung geraten. Es gibt aber auch schon sehr gute Garten-Blaubeeren und -Brombeeren.

Nehmen wir also an: Sie wissen, wo Ihre Beeren herkommen, daß sie »sauber« von Chemie sind (Sie pflücken sie vielleicht auch selbst und können sie superfrisch heimtragen), dann gibt es – neben einer fantastischen Bereicherung des Speisezettels über fünf Sommermonate – nur das Allerbeste aus der Küchenapotheke zu berichten.

Mit *einem Beerentag* können Sie Ihren Tagesbedarf an Mineralien und Vitaminen voll decken. Die ätherischen Öle, Farb- und Gerbstoffe schenken Ihnen Energie, Frische, Gelassenheit, Appetit, eine gute Verdauung und viele rote Blutkörperchen. Vor allem die Flavone, die den kleinen Kugeln ihre leuchtende Farbe schenken, haben Krebsschutzfunktion. Beeren stimulieren den Stoffwechsel und die Abwehr, kräftigen die Lungen und Gefäße, stärken das Herz, regen die Nieren an, sind gut gegen Rheuma, Gicht, Diabetes. Die natürliche Salicylsäure hilft sogar, Fieber zu senken. In US-Kliniken wurde Moosbeerensaft (bis zu $1/2$ Liter) mit großem Erfolg bei Harnwegsinfektionen eingesetzt. Er macht die Bakterien unschädlich.

Auch in den Blättern der meisten Beerensorten finden sich wertvolle Schutzstoffe, die antiseptische und entzündungshemmende Wirkung haben, krankmachende Darmbakterien töten und äußerliche Hautleiden wirksam bekämpfen.

Übrigens: Beeren, die beim Selberpflücken auf die Erde fallen, sollen nicht aufgehoben werden – sie gehören nach uraltem Brauch den »armen Seelen«.

Die Erdbeere
(Fragaria ananassa)

Appetitmacher und »Schlankheitsfrucht«

Sie hat mehr Vitamin C als Zitronen und Orangen, 150 g decken schon den Tagesbedarf. Und mit nur 37 Kalorien je 100 g ist sie auch eine ausgesprochene »Schlankheitsfrucht«.

Geschichte: Zu Zeiten der Alchimie galt die Walderdbeere bereits als Schutzmittel gegen Gifte aller Art. Vor rund 200 Jahren hat sich der berühmte Botaniker Karl von Linné mit Erdbeeren von seinen schweren Gichtanfällen kuriert.

Inhaltsstoffe: Über 300 Substanzen wurden schon isoliert, Säuren und ätherische Öle, Schleim und Pektin, Flavone und Gerbstoffe, Kalium, Kalzium, Phosphor und Eisen und Biostoffe (siehe oben).

Apotheke: Auch die *guten* Zuchterdbeeren sind damit Appetitmacher und Verdauungshelfer, Schleimhautreiniger, Fiebersenker, Durchfallstopper. Sie sind wundheilend, harntreibend, adstringierend (zusammenziehend) und stoffwechselanregend.

Das Beerenobst

Indische Ärzte empfehlen, mit frischen Erdbeeren die Zähne einzureiben und hinterher gut nachzuspülen, das kräftigt Zahnfleisch und hilft gegen Karies.

Vorausgesetzt, daß Sie nicht zu jenen armen Menschen gehören, die auf Erdbeeren allergisch reagieren – mit Nesselfieber und Bauchweh –, können Sie zum »Großputz des Körpers« (Pfarrer Künzle) im Frühsommer öfter einen Erdbeertag einlegen.

Ein *Aufguß aus Erdbeerblättern* klärt und reinigt die Haut.

Frischen Erdbeer*saft*, auf Pickel getupft, über Nacht einwirken lassen – ein Geheimtip für junge Leute.

Küchentips: Schon fünf Stunden nach dem Pflücken lassen das Aroma und der Vitamingehalt der Erdbeeren nach. Also: So schnell wie möglich verarbeiten – am besten: selbst pflücken! Dabei lieber die kleineren, aromatischeren Früchte wählen und nur die ganz reifen!

Köstlich sind: Erdbeeren in der Quarkspeise oder mit Dickmilch, mit Kefir als Milchmix, natürlich auch »pur«, mit etwas Zucker und Schlagrahm. Aber am köstlichsten sind sie »italienisch«: leicht gezuckert, damit sie ihr Aroma entfalten, und dann mit etwas Zitrone beträufelt und mit reichlich Wein aufgegossen – eisgekühlt serviert.

Die Heidelbeere
(Vaccinium myrtillus)
Sorgt für die Elastizität der Blutgefäße

Sie ist quasi eine »Geheimwaffe« – vordergründig eine erfrischend-wohlschmeckende Frucht, nach deren Genuß man sich die Zähne putzen muß, ferner ein Hausmittel gegen Durchfall und ein guter Kuchenbelag. Hintergründig aber viel mehr: Es gibt Chemiker, die flüstern nur, wenn sie vom »Geheimnis der Heidelbeere« sprechen. Einer sagte mir sogar, daß in ihr Wirkstoffe stecken, »die sonst nicht vorkommen«.

Inhaltsstoffe: Ihre entgiftenden Gerbstoffe bei Durchfall (Heidelbeer-Muttersaft kaufen) sind zwar altbekannt, doch weiß man heute, daß sie auch Krebsschutzstoffe enthält: Jedenfalls ist sie reich an den Schutzvitaminen Carotin und C, besondere Beachtung verdient jedoch ihr blauer Farbstoff, das »Myrtillin« (Anthozyan): Zusammen mit Vitamin C und Eisen ist dieses Flavon blutbildend. Und es sorgt für die Elastizität der Blutgefäße – ganz besonders übrigens im Gehirn und Auge, weshalb Heidelbeeren sehr gut sind für Menschen, die unter Nachtblindheit und Lichtempfindlichkeit leiden. Sie sollten auch zur Schlaganfallprophylaxe gegessen werden. Zusammen mit den Gerbstoffen sorgt das Myrtillin für »innere Sauberkeit«.

Apotheke: In vielen Untersuchungen (unter anderem von Professor Wilhelm Heupke) hat der Heidelbeersaft eine abtötende Wirkung auf Kolibakterien. Gastroenterologen empfehlen deshalb, Heidelbeeren auch in gesunden Tagen regelmäßig zu essen. Auch im Winter gibt es in Reformhäusern Heidelbeer-Muttersaft.

In der Volksmedizin ist der *Tee* aus Heidelbeer*blättern* beliebt. Bei Magenschmerzen, plötzlichem Durchfall, Blasenschwäche, für Kompressen bei entzündeten Augen und für Waschungen bei Hautausschlägen: Zwei Teelöffel Heidelbeerblätter mit $1/4$ Liter kochendem Wasser übergießen, zehn Minuten ziehen lassen, abseihen, morgens, mittags, abends eine Tasse. – Nicht für den Dauergebrauch!

Die Preiselbeere
(Vaccinium vitis-idaea)
Gilt seit jeher als »Appetitwecker«

Sie ist eine nahe Verwandte der Heidelbeere und wie diese ein Heidekrautgewächs. Man findet sie deshalb auch vor allem an jenen Plätzen, wo im Herbst die Erika blüht. Je später die Beeren gesammelt werden, desto wertvoller sind die

Inhaltsstoffe: Carotin, B-Vitamine und Vitamin C, dazu Kalium und Natrium in einem sehr günstigen Verhältnis, das Wasseransammlungen im Körper entgegenwirkt, Magnesium und vor allem Eisen. Dazu kommt ein hoher Gehalt an Fruchtsäuren, Gerbstoff, den heilsamen Farbstoffen und Benzoesäure, die Preiselbeeren zu einer Hausmedizin bei Rheuma und Gicht macht.

Apotheke: Die säuerlich-herben Preiselbeeren gelten seit alters her als »Appetitwecker«. Großmama wußte das genau: Wenn ihre Kinder morgens vor der Schule keine Lust aufs Frühstück hatten, gab sie ihnen gleich nach dem Aufstehen etwas Preiselbeermus mit Zucker ...

Wer unter einer trägen Verdauung leidet oder unter einer chronischen Blasenentzündung und Inkontinenz (die berühmte »Reizblase« älterer Damen), der sollte fleißig Preiselbeerkompott essen und Preiselbeersaft trinken – eine Zeitlang täglich 300 Milliliter. Und die Pek-

tine haben auch noch eine cholesterinsenkende Wirkung! Preiselbeer-*blätter* enthalten reichlich Arbutin – den gleichen Stoff, der im Bärentraubenblättertee vorkommt, welcher ärztlich viel verordnet wird bei infektiöser Nieren- und Blasenentzündung, Grieß- und Steinleiden und Rheumatismus. Magenempfindliche Menschen vertragen aber Preiselbeerblätter wesentlich besser. Sie sind übrigens auch in vielen sogenannten Blutreinigungstees enthalten.
Küchentips: Preiselbeerkompott schmeckt wunderbar, ob zu Vollkornpfannkuchen oder zu Rührei. Als Beilage zu Wild oder gekochtem Rindfleisch sind Preiselbeeren fast unentbehrlich. Zum Mus- oder Kompottkochen eignen sich auch sehr gut die aus den USA kommenden, fast kirschgroßen *Cranberrys,* die es im Herbst jetzt auch bei uns gibt. Sie haben dreimal soviel Vitamin C wie unsere heimischen Preiselbeersorten. Die Indianer Nordamerikas setzen sie schon immer als Medizin ein – vor allem bei Darmkatarrh, Fieber und Rheuma. Als Beilage zum etwas fetten Braten helfen sie verdauen. Ganz köstlich: dem Blaukraut einige Eßlöffel Preiselbeeren beimischen ...

Die Johannisbeere
(Ribes)

Ob rot, weiß oder schwarz – sie ist eine wahre Vitaminbombe

Sie sind der Stolz jedes Heimgärtners, die Sträucher mit den roten, weißen und schwarzen Beeren. Zur Erntezeit murren die Kinder, wenn sie pflücken helfen sollen – aber dann, wenn diese himmlischen Konfitüren, Säfte und Gelees auf den Tisch kommen, sind alle begeistert: Johannisbeeren sind unvergleichlich erfrischend und labend. Ganz bestimmt sollten sie – vollreif – immer auch *roh* gegessen werden, denn sie sind wahre Vitaminbomben. Und schon gar die schwarzen!
Inhaltsstoffe: 100 g von ihnen spendieren uns fast den doppelten Tagesbedarf an Ascorbinsäure (Vitamin C), mehrere B-Vitamine, und mit den schon oft erwähnten Flavonen, den Farbstoffen und vielen hochprozentig vertretenen Mineralien (sehr günstiges Kalzium-Phosphor-Verhältnis) haben sie offenbar die Fähigkeit, unsere Kapillaren zu festigen.
Apotheke: Sie üben deshalb überall dort eine Schutzwirkung aus, wo es darum geht, elastische, widerstandsfähige Gefäße zu erhalten:

gegen Arteriosklerose, Schlaganfall, Diabetes, aber auch gegen Erkältungskrankheiten und Darmanfälligkeit. Bei schweren Durchfällen wirken sie als »Medikament«, vernichten Coli-Bakterien.

Werdenden und stillenden Müttern wird von Naturärzten dringend geraten, reichlich schwarze Johannisbeeren zu essen oder deren Saft zu trinken. Zusammen mit dem Kalzium in Milch, Dickmilch, Quark etc. soll das sogar Schwangerschaftsbeschwerden lindern, vor allem aber die Knochen stabil erhalten und das Wachstum des Babys unterstützen.

Schwarze und rote Johannisbeeren stärken nachweislich das Immunsystem, regen den Speichelfluß, die Magensäureproduktion und die Darmperistaltik an und sind deshalb sehr gut bei Neigung zu Verstopfung (natürlich auch durch die vielen Kernchen). Die Beeren und ihr Saft wirken leicht harn- und stark schweißtreibend (sind ein gutes Fiebermittel). In Indien wird der Saft bei Gallen- und Leberleiden (Gelbsucht) empfohlen, Ayurveda-Ärzte sind überzeugt, daß selbst eine schon geschädigte Leber sich rascher regeneriert.

Die schwarzen Johannisbeeren enthalten auch einen Stoff, den ältere Ärzte »Lungenvitamin« oder »Vitamin J« nennen und der antibakteriell und entgiftend wirkt. Ein Aufguß der *Blätter* der schwarzen Johannisbeere kann bei Halsweh erfolgreich zum Gurgeln verwendet werden und auch Keuchhusten-Kindern, vor dem Einschlafen verabreicht (ein bis zwei Schluck genügen), Linderung und Schlaf bescheren. Appetitlosen Kranken in der Rekonvaleszenz (nach Infektionen, Operationen etc.) wird geraten, eine gute halbe Stunde vor dem Essen, früh, mittags und abends, ein halbes Wasserglas voll schwarzem Johannisbeersaft (ungesüßtem Muttersaft) zu trinken.

Küchentips: Die Beeren immer erst unmittelbar vor der Zubereitung von den Stielen abrubbeln – grundsätzlich sehr frisch verwenden, ob für Kuchenbelag, für Quarkspeise oder für die rote Grütze.

Merke: Wer sich *Flohsamenhüllen* aus der Apotheke besorgt, der kann die rote Grütze ganz ungekocht herstellen: Beeren und Saft im Mixer pürieren (einige Handvoll ganzer Beeren aufheben), mit Honig oder Himbeersirup oder Birnendicksaft süßen und je 300 ccm Flüssigkeit einen gehäuften Eßlöffel der Flohsamenflocken dazugeben, sehr gut durchrühren. In einer halben Stunde ist der Pudding steif. Viel dazu trinken (siehe Seite 520).

Wer die rote Grütze kocht – mit echtem Sago oder Mondamin zum Beispiel –, sollte zum Schluß *rohe* Beeren hineinstreuen oder die Schüssel mit ihnen garnieren.

Die Himbeere
(Rubus idaeus)

Die Brombeere
(Rubus fruticosus)

Schwestern, die als Heilpflanzen gelten

Sie sind Schwestern, und sie gehören beide zu den ältesten Arzneimitteln in Europa und Vorderasien. Auf der Iberischen Halbinsel, in Holland und Frankreich sind sie heute noch offizielle Heilpflanzen. Ihren hervorragenden Ruf in der Volksmedizin verdanken sie freilich vor allem ihren Blättern. Im Zweiten Weltkrieg, als Kinder, sammelten wir sie emsig als Schwarztee-Ersatz für Altersheime, und wir taten den alten Menschen damit etwas ausgesprochen Gutes an, ohne uns dessen bewußt zu sein. Der Sud aus den Blättern (siehe unten) ist ausgezeichnet gegen vielerlei Entzündungen – des Zahnfleisches, der Darmschleimhaut usw. –, das wußten übrigens schon Dioscurides, Galen und Hildegard von Bingen.

Die *Himbeere* mit ihrem lieblichen Aroma vereint in sich vor allem jene Mineralien – viel Kalium, Eisen, aber auch viel Magnesium und Phosphor –, die den Stoffwechsel anfeuern, die Knochenbildung unterstützen und sehr wichtig sind für reibungslose Muskel-, Nerven- und Gehirnfunktionen. Ihre »antiviralen und antikanzerogenen« Eigenschaften sind heute anerkannt.

Frische Himbeeren mit ihren vielen aktiven Säuren (unter anderem »natürlichem Aspirin« – Salicylsäure), ihrem Pektin und den Gerbstoffen helfen der Leber bei ihrer Entgiftungsarbeit und wirken fiebersenkend. Die Kernchen lassen die Verdauung »flutschen«, die Farbstoffe festigen die feinsten Blutgefäße. Neben den Brombeeren gehören sie zu unseren wertvollsten Früchten.

Die *Brombeere* selbst ist längst noch nicht genau erforscht. Sie enthält so viele Phenolsäuren, daß sie bestimmt noch für manche Überraschung gut ist. Mit ihrem Gehalt an entgiftender, krebshemmender *Ellagsäure* ist sie absolute Spitze, vor allen anderen Beeren, und wird nur noch von Walnüssen übertrumpft. Wer sie im Herbst an staubfreien Plätzen findet, sollte sie unbedingt mit nach Haus nehmen. Für Gärtner gibt es jetzt sogar eine menschenfreundliche, dornenlose Art!

Inhaltsstoffe: Wieder sind hier reichlich Flavone (Farbstoffe) im Spiel, denen eine gefäßabdichtende Wirkung nachgesagt wird. Der hohe Eisengehalt ist zusammen mit dem Kupfer gut für blasse Kinder und anämische Erwachsene (auch als Brombeer-Muttersaft sehr zu empfehlen). Das reichlich vorhandene Kalium entwässert, der überdurchschnittliche Kalziumgehalt festigt die Knochen und ist wichtig für die Reizleitungen von Herz und Nerven. Beide Früchte sind deshalb auch günstig bei hohem Blutdruck.

Apotheke: Ein Aufguß aus Brombeerblättern: eine Handvoll frische junge Blätter, die gerade entfaltet sind – oder zwei Teelöffel getrocknete – mit $1/4$ Liter kochendem Wasser übergießen, fünf Minuten simmern lassen, durch einen Filter abseihen. Das ist seit 2000 Jahren schon eine bewährte Medizin gegen »Husten, Schnupfen, Heiserkeit, Katarrh«, zum Gurgeln bei Halsweh, aber auch bei Durchfall und Menstruationskrämpfen. Abgekühlt gibt das, als Kompresse, ein sehr gutes Mittel gegen unreine Gesichtshaut. – Brombeer- und Himbeerblätter können Sie auch im Verhältnis 2 : 1 mischen.

Küchentips: Beide Beerensorten sollten wegen ihres extrem hohen Vitamin-C-Gehalts möglichst roh gegessen werden! Eine wahre Magenweide zum Beispiel: auf Joghurt oder Dickmilch gestreut – vorher ganz leicht eingezuckert, weil so das Aroma noch besser herausgelockt wird, oder auch einfach mit frischer Milch übergossen. Hände weg von Importbeeren mit langen Transportwegen – die sind eigentlich immer gift-behandelt! Probieren Sie mal *Brombeer-Ketchup:* 1 kg reife Brombeeren werden mit 500 g Zucker, $1/4$ Liter Weinessig und je einem Teelöffel Zimt- und Nelkenpulver und etwas Piment ca. zwei Stunden bei ganz schwacher Hitze eingekocht. Heiß in sterile Schraubgläser füllen, sofort schließen.

Die Stachelbeere
(Ribes grossularia)
Sie regt den Fluß der Säfte an

Auch sie ist ein »Geheimnisträger«. Da sie aber »erst« etwa 350 Jahre in Europa bekannt ist, dürfen wir hoffen, daß sie noch näher erforscht wird. In der indischen Ayurveda-Medizin wird die Stachelbeere ausdrücklich zur Frühjahrskur empfohlen – weil sie »wertvoller als Rhabarber« sei. Sie regt den Fluß der Säfte an, und das reichlich vorhandene Pektin quillt im Darm, unterstützt die Verdauung und wirkt sich positiv aus, weil es auch Blutfette abbaut. Verstärkt wird dieser heil-

Das Beerenobst

same Vorgang noch durch Schleimstoffe, Fruchtsäuren und Fruchtzucker.
Inhaltsstoffe: Der Vitamin-C-Gehalt ist besonders hoch – 150 g Beeren decken den Tagesbedarf –, außerdem enthalten Stachelbeeren mehrere B-Vitamine, in einem sehr günstigen Verhältnis Kalium, Kalzium und Magnesium, sind dadurch stark basenüberschüssig und sorgen für feste Knochen und Zähne und ausreichend Elektrolyte.
Apotheke: Die Kieselsäure in Stachelbeeren kräftigt Haare, Nägel und die Gefäßwände. Wer zu Krampfadern neigt, sollte sich fleißig an diese grünen oder blauen Kugeln halten. Frauen, denen Unterleibsschmerzen zu schaffen machen, die unter chronischer Verstopfung oder Menstruationsstörungen leiden, wird empfohlen, reichlich vollreife Stachelbeeren zu essen!
Küchentips: Allerdings muß hier ein Unterschied gemacht werden zwischen den grünen und den vollreifen Beeren: Die grünen, kurz in Zucker gekocht, sind himmlisch als Kompott oder als Belag auf Obstkuchen (mit Baiser-Häubchen) und für die grüne Grütze. Die wertvollen Vitamine, Mineralien, Schutz- und Heilstoffe aber sind erst in *vollreifen* Beeren ganz entwickelt. Und die können und sollen vor allem roh gegessen werden!

Stachelbeer-Relish

2 $^1/_2$ Pfund reife Stachelbeeren, geputzt, gewaschen, leicht zerstampft, mit 2 Pfund braunem Rohrzucker, 1 Tasse Weinessig, 1 Eßlöffel ganzen Nelken, je 1 $^1/_2$ flachen Eßlöffeln Zimtpulver und Piment und $^1/_2$ Teelöffel Meersalz mischen. Einen Topfboden mit Wasser bedecken, und die Masse ganz langsam unter Umrühren eindicken lassen. In sterile Schraubgläser füllen, sofort verschließen. Ist köstlich zu kaltem Braten, Hühnchen usw., aber auch zum Verfeinern von Fleischsoßen.

Die Weintraube
(Vitis vinifera)
Muntermacher mit hohem Gesundheitswert

Ob gegessen oder getrunken, ob beim Obsttag oder bei der Traubenkur – immer haben die Trauben hohen Gesundheitswert, vorausgesetzt, daß sie optimal reif sind, wenn sie geerntet werden.

Geschichte: Weintrauben wurden als Muntermacher offenbar schon in der Eiszeit geschätzt, wie man in Fossilien entdeckte. Und die Weinkultur reicht zurück bis zu jenen Tagen, in denen Noah den ersten Weinstock pflanzte. Ägypter, Phönizier, Babylonier, Griechen und Römer liebten natürlich schon den Wein und die Trauben, wobei im alten Rom zeitweise den Frauen nur die Reben zugestanden wurden, nicht aber der gegorene Rebensaft!

Das hat sich gottlob bald wieder geändert. Doch über den Spruch »in vino veritas« (im Wein steckt die Wahrheit) darf heute, im Zeitalter der Massenerzeugung von Wein und der großen Weinpanscher-Skandale, heftig gestritten werden.

Hier bei uns geht es aber vor allem um die Reben*frucht,* und die ist in vollreifem und chemiefreiem Zustand über alles Lob erhaben, als edles Obst, Beere für Beere voll kostbarer Nähr- und Wirkstoffe und auch arzneilicher Substanzen!

Inhaltsstoffe: Weintrauben enthalten Vitamin C, in Spuren alle B-Vitamine außer B_{12}, sind besonders reich an Glukose (Traubenzucker), die direkt ins Blut geht, und das ist überall da hervorragend, wo *schnelle* körperliche oder geistige *Energie* gefragt ist, besonders auch in Streßsituationen!

Apotheke: Schon lange gelten Trauben als ideale Medizin für Lungenkranke. Heute werden sie bei vielerlei Stoffwechsel- und Kreislaufstörungen, vor allem auch bei Nieren- und Blasenschwäche verordnet. Sie helfen (nach Hepatitis), die Leber und Galle zu regenerieren, bei Rheuma und Gicht Harnsäure abzubauen. Nur Diabetiker müssen leider weitgehend auf Trauben verzichten.

Der Vitamingehalt ist nicht aufregend, aber Trauben haben fast den höchsten Obst-Kaliumgehalt, und zusammen mit verschiedenen Fruchtsäuren bringen sie den Säure-Basen- und Wasserhaushalt des Körpers ins Gleichgewicht. Sie kräftigen das Herz, verbessern mit Eisen und Kupfer die Blutbildung, senken hohen Blutdruck und beugen, zusammen mit der Kieselsäure, Arteriosklerose vor. Die *blauen* Trauben mit ihrem Farbstoff Anthozyan fördern besonders die Durchblutung, kräftigen Venen und Kapillaren und werden vor allem Menschen mit Neigung zu dicken Beinen und Thrombose, Vielfliegern und Fernreisenden empfohlen. Zusammen mit dem Beta-Carotin, den Pektinen und der Ellagsäure der Traube haben diese Bioflavone Krebsschutz-Funktion. Weintrauben enthalten auch viele Enzyme und sogar keimtötende Substanzen.

Das Beerenobst

»Traubensaft bannt Krebsgefahr«, so berichteten US-Forscher in der angesehenen Fachzeitschrift »Science«. Der Schutzstoff Resveratrol scheint der Krebsentwicklung gleich auf mehreren Stufen vorzubeugen, wie viele Tierversuche beweisen, sogar gegen Leukämiezellen wirkt er offenbar im Anfangsstadium. Auch als Blutverdünner (gegen Infarkt und Schlaganfall) und im Fettstoffwechsel (cholesterinsenkend) hat sich Resveratrol bewährt.

Seit einiger Zeit wird aus all den obengenannten Gründen Rotwein ganz euphorisch als quasi Allheilmittel empfohlen. Experten weisen auch auf das »French paradox« hin, daß die Franzosen zwar mehr Fett essen als andere Leute in Europa und den USA und mehr rauchen, aber – offenbar durch den täglichen Tisch-Rotwein – viel seltener an Arteriosklerose leiden.

Aber Achtung – nach neuen Untersuchungen der Deutschen Krebsgesellschaft über »Alkohol und Krebs« erweisen sich schon täglich 40 g reiner Alkohol für Männer ($^1/_2$ Liter Wein) und sogar nur 20 g für Frauen (1 Schoppen) als krebsgefährlich (Brust-, Rachen-, Lungen-, Darmkrebs).

Vermutlich unter anderem, weil sich erwiesen hat, daß auch schon sehr moderater Alkoholgenuß die Wirkung der schützenden Carotine zunichte macht. Deshalb als »Dauer-Therapie« doch lieber Trauben-*Saft*.

Zur Traubenkur: Wer abnehmen will, der sollte *weiße* Trauben essen, zwei Tage lang, am besten am Wochenende, je zwei bis drei Pfund Trauben, dazu morgens und nachmittags eine Tasse Kaffee oder Tee trinken und je eine Scheibe Knäckebrot mit etwas Quark oder Honig oder mittags eine kleine Pellkartoffel essen. Dann hat er knapp 1000 Kalorien zu sich genommen (100 g Trauben = 74 Kalorien), hat aber auch eine Menge Ballaststoffe mitbekommen.

Oder: Täglich 1 $^3/_4$ Liter frischgepreßten reinen Traubensaft – weiß oder blau, ohne Zuckerzusatz – *trinken* und mindestens zwei Liter Mineralwasser.

Wer zur Traubenzeit seine Verdauung »auf Vordermann« bringen will, dem seien täglich die *ganzen* Trauben, mit Schalen und Kernen, empfohlen.

Küchentips: Alle Trauben müssen im Zeitalter der Chemie gründlich und heiß gewaschen werden! Bei Kontrollen übertraf jede zehnte Probe die erlaubten Rückstände an Pestiziden, und oft werden sie auch noch für den Kühltransport geschwefelt.

- Wen Traubenkerne bei der Kur sehr stören, der sollte nach kernlosen Früchten Ausschau halten. Gut ist auch, möglichst lockere Trauben zu kaufen.
- Wer das Glück hat, Weintrauben in größeren Mengen mal billiger kaufen zu können, der hängt sie im trocknen, kühlen Keller buchstäblich an der Leine auf, und zwar mit der Spitze nach oben, damit die Beeren auseinanderfallen. So können sie nicht schimmeln oder faulen und halten sich gut vier Wochen.
- Trauben mit ihrer Fruchtsäure helfen nicht nur, schwere Fleischgerichte, Enten- oder Gänsebraten, Blaukraut, Käseplatten etc. besser zu verdauen, sie geben dem Essen auch eine ganz besondere Note.

Die Rosinen

Knochen-, Gehirn- und Fitneßnahrung

Rosinen sind getrocknete Trauben. Sie enthalten bis zu 75 Prozent Zucker und haben je 100 g 270 Kalorien, aber auch die meisten Wert- und Wirkstoffe der Trauben in konzentrierter Form, voran Kalium, Kalzium, Magnesium und Eisen. Allein oder zusammen mit Nüssen – zum Beispiel als »Studentenfutter« – sind sie in allen Wachstumsphasen eine fabelhafte Knochen-, Gehirn- und Fitneßnahrung, für Schulkinder und alle Lernenden, aber auch für Schwangere.

Halten Sie aber unbedingt Ausschau nach *ungeschwefelten* Rosinen, die als »naturell« in den Handel kommen und oft ein bißchen fleckig aussehen. – Die kleinen schwarzen *Korinthen* dürfen übrigens nie geschwefelt werden und sind deshalb fürs Müesli oder zum Füllen von Bratäpfeln etc. vorzuziehen.

Die Wildfrüchte

Berberitzen, Vogelbeeren, Hagebutten, Holunder, Schlehen

- Vitaminbomben, auf die niemand mehr verzichten muß

Sie haben nach Tschernobyl durch ihre radioaktive Belastung ein geradezu »gefährliches« Image bekommen. Mittlerweile ist für sie aber Entwarnung gegeben worden. Es gibt keinen Grund mehr, auf diese ausgesprochen gesunden Beerenfrüchte zu verzichten, die im Herbst blau, rot und schwarz leuchten und locken. Wer also einen Geheimplatz kennt, wo er frei von Autoabgasen und Staub in der Natur ernten kann, der sei hier ausdrücklich ermutigt.

Aber dazu eine Bitte: Gehen Sie dankbar und schonend mit diesen wertvollen Gaben von Mutter Erde um. Reißen Sie keine Pflanzen aus, brechen Sie auch nicht (wie ich das oft sah) ganze große Äste ab – und teilen Sie mit den Vögeln: Lassen Sie an jedem Strauch etwas übrig!

Und dann freuen Sie sich über diese guten Gesundmacher:

Die Berberitze
(Berberis vulgaris)

Hilft bei Leber- und Gallenleiden

Berberitzen sind an Hecken und Waldrändern zu finden, haben einen angenehm säuerlichen Geschmack, sind eine gute Medizin bei Leber- und Gallenleiden, fördern die Ausscheidung von Harnstoffen bei Rheuma, Arthritis, Gicht. Für Berberitzengelee kocht man die Beeren mit wenig Wasser weich, preßt sie durch ein Sieb. Zwei Pfund Saft werden mit einem Pfund Zucker verkocht.

Die Vogelbeere
(Sorbus aucuparia)

Hilft bei Erkältung und Magenbeschwerden

Die Ebereschen, wie sie auch genannt werden, sind in der Volksmedizin ein uraltes Mittel gegen Erkältungen, Harnverhalten und Magenbeschwerden. Es gibt heute kultivierte, süße Sorten; die echte,»wilde« Eberesche ist sehr bitter, beide enthalten aber ungewöhnlich viel Vitamin C. Wenn Sie Marmelade kochen möchten, legen Sie die Beeren einige Stunden in Essigwasser, dann spülen Sie sie gut ab, kochen und passieren die Beeren durch ein Sieb.

Ebereschenmark schmeckt weniger herb, wenn man's mit Äpfeln, Birnen oder Quitten mischt. Man rechnet dann etwa auf fünf Pfund Beeren drei Pfund Äpfel und zwei Pfund Zucker, dazu kommt ein Teelöffel Zimt und ein halber Teelöffel Kardamom. Schmeckt sehr gut aufs Frühstücksbrot, zu Pudding und Wild.

Die Hagebutte
(Rosa canina)

Vitaminbombe gegen Erkältung und Grippe

Sie ist äußerst mühsam zu pflücken und zuzubereiten. Auf Märkten gibt es im Herbst frisches Hagebuttenmark (ohne Zucker kaufen). Sie kochen diese Köstlichkeit zu Hause zu gleichen Teilen mit Zucker ein – ständig rühren! Eine Vitaminbombe gegen Erkältungen und Grippe, weil die Hagebutte alle Rekorde an Vitamin C schlägt, auch viel Carotin, Pektin und Flavone enthält. Wunderbar als Füllung von Pfannkuchen und in den Makronen für Weihnachten.

Der Holunder
(Sambucus nigra)

Verbessert die Durchblutung

Er ist eine uralte, geliebte deutsche Heilpflanze, nach Frau Holle benannt. Der Tee aus getrockneten Blüten ist schweißtreibend. Die Wirkung wird noch verstärkt, wenn Sie »Fliedertee«, wie er im Volksmund genannt wird, in der Apotheke 1:1 mit Lindenblüten mischen lassen. Die *Beeren* dürfen nur ganz reif, richtig schwarz, gepflückt werden und *nur gekocht* gegessen werden. Denn die rohen Holunderbeeren sind giftig, können Erbrechen und Durchfall provozieren.

Reif sind sie äußerst reich an jenen Flavonen, von denen Sie schon wissen, daß sie die Wände der Kapillaren festigen und die Durchblutung verbessern. Holunderbeeren haben den höchsten Selengehalt aller Früchte – gut gegen Radioaktivität, sie binden auch Schwermetalle. Aufkochen, durchpassieren, den Saft entweder sterilisieren oder mit Zucker einkochen – auf einen Liter Saft 500 g. Etwas Zimt und Zitronensaft dazugeben. Holundersaft wirkt gegen Erkältungen (auch vorbeugend gut in Glühwein), ist schweißtreibend und reich an Vitamin A, B-Vitaminen und Vitamin C.

Für Marmelade rechnet man 3 kg Hollermus auf $1\,^{1}/_{2}$ kg Zucker. Man kann das Mus auch mit Äpfeln, Zwetschgen oder Birnen mischen.

Die Schlehe
(Prunus spinosa)

Reinigt Blase und Niere

Schlehen sollten einen ersten Frost abbekommen. Wer sie vorher pflückt, ehe die Vögel alle aufgefressen haben, kann sie einfach kurz in die Tiefkühltruhe legen. Sie wirken reinigend auf Blase und Niere. Reife, gefrostete Schlehen mit der gleichen Menge Wasser etwa 15 Minuten kochen lassen, den Saft durch ein Tuch pressen, einen Liter Saft mit einem Pfund Zucker wieder auskochen. In Flaschen sterilisieren. Schlehensaft mit Wasser oder Milch trinken.

Das Steinobst

Pfirsich, Nektarine, Aprikose, Kirsche, Pflaume, Zwetschge

- Sie gehören zu den kulinarischen Herrlichkeiten auf Erden

Auf rund 117 kg pro Kopf und Jahr ist der Obstkonsum in Deutschland inzwischen angekommen, und er nimmt immer noch zu. Doch was hat man unseren Früchten angetan: Ihre Qualität steht oft leider in umgekehrtem Verhältnis zum Verbrauch: Umfragen zufolge ärgern sich gut zwei Drittel der Konsumenten über Obst (und Gemüse), das sie gekauft haben. Und »sehr mangelhaft« lautet sogar oft die Note der Verbraucherzentralen für Importobst, voran Pfirsiche, Nektarinen, Aprikosen. Sie werden viel zu früh gepflückt, sind oft noch steinhart, haben kein Aroma, reifen auch nicht richtig nach. Viele wertvolle Inhaltsstoffe haben sich überhaupt noch nicht gebildet! Gelegentlich schicken heute Grenzkontrollen solche Früchte sogar zurück. Es ist zum Weinen. Denn gerade die Steinobstsorten gehören eigentlich zu den kulinarischen Herrlichkeiten auf Erden.

Der Pfirsich
(Prunus persica)

Medizin für die Nieren

Er war – und er ist in guter Qualität immer noch – ein König der Früchte: voller Saft und lieblicher Süße!

Geschichte: Die Chinesen wußten Pfirsiche schon vor 4000 Jahren zu schätzen. Und offenbar dachten sie damals bereits, daß er verjüngend wirkt: Denn im chinesischen Tao hütete die Himmelskönigin des Westens einen Pfirsichgarten, der nur alle 3000 Jahre Früchte trug. Und wer als Gast der Göttin einen dieser Pfirsiche essen durfte, der erwarb damit ewige Jugend und Unsterblichkeit ...

Pfirsiche waren im Taoismus übrigens Symbol weiblicher Genitalien – und auch in Europa nannte man sie später »Frucht der Venus«. Albertus Magnus sah in ihnen sogar ein Aphrodisiakum.

Inhaltsstoffe: Sie weisen auf jeden Fall darauf hin, daß – *reife* – Pfirsiche körperliche und geistige Kraft vermitteln und das Immunsystem stärken. Sie sind reich an den Vitaminen A, B und C, an Kalium, Kalzium, Magnesium, Natrium, Eisen und dem Männerelement Zink, das zur Spermabildung notwendig ist. Wie alle tiefgelben und orangefarbenen Früchte enthalten die Pfirsiche reichlich Beta-Carotin und auch die Bioflavone. Beide gelten heute als Krebs- und Herzschutzstoffe.

Apotheke: Durch ein sehr günstiges Kalium-Natrium-Verhältnis von etwa 7:1 sind Pfirsiche bestens geeignet, die Nieren anzuregen. Sie wirken harntreibend und holen Wasseransammlungen aus den Geweben, entlasten damit auch Lunge, Herz und Kreislauf, weshalb der Volksmund sie »Blutreiniger« nennt. Naturärzte verordnen nierenkranken Patienten Obsttage, an denen sie bis zu drei Pfund Pfirsiche (oder Aprikosen) essen sollen. Die milden Fruchtsäuren des Pfirsichs machen ihn auch zum Appetitanreger, zum Beispiel für alte Leute. Wie bei jeder Frucht ist es am besten, das Obst immer *vor* der Mahlzeit oder *zwischen* Mahlzeiten zu essen! Offenbar haben dann auch noch spezielle Enzyme im Pfirsich eine günstige Wirkung auf Appetit, Verdauung und Stoffwechsel.

Im Wallfahrtsort weltberühmter Trinker und Genießer, »Harry's Bar« in Venedig, gab es als Lieblingsaperitif vieler prominenter Gäste den »Bellini« – gemixt aus weißem Pfirsichmark, schwarzem Johannisbeerlikör und Champagner ...

Küchentips: Als beste »Qualität« werden heute die relativ raren italienischen Pfirsiche gelobt. In Pescantina nahe der Etschklause bei Verona kann man nur bei Bauern gelegentlich jene Himmelspfirsiche bekommen, die sonst, Stück für Stück in Seidenpapier gewickelt, nach New York gehen. Hoch aromatisch sind auch die weißen rheinischen. Wem es beim Einkauf nicht erlaubt ist, vorsichtig zu prüfen, ob Pfirsiche reif und weich sind, der sollte wenigstens daran schnuppern. Unreif bildet dieses Obst keine Aromastoffe aus und keine heilenden Biostoffe.

Vorsicht! Die sogenannten »Kernspalter«, deren Kern in zwei Hälften zerfällt, schimmeln rasch. *Angefaulte* Pfirsiche wirft man ganz weg, weil sie das Schimmelpilzgift »Patulin« enthalten können, das im Verdacht steht, Krebs zu verursachen.

Pfirsiche schmecken in vielfältigen Süßspeisen, aber auch sehr gut zu Fleisch. Probieren Sie einmal Pfirsichschnitze zusammen mit Rohkost, besonders geriebene Karotten oder knackiger Eissalat passen sehr gut dazu. – Frischen Pfirsichsaft können Sie ruhig mal auf die Gesichtshaut auftragen, er ist ein ausgleichendes Tonikum.

Die Nektarine
(Prunus persica)

Enthält viel Beta-Carotin

Sie ist eine enge Verwandte des Pfirsichs, hat auch inhaltlich viel Verwandtes. Äußerlich unterscheidet sie sich durch die glatte Haut und ein meist festeres Fleisch. Wenn sie vollreif geerntet und gegessen wird, ist ihr Gehalt an Provitamin A, dem Beta-Carotin, sechs- bis siebenmal höher als der von Pfirsichen. Aber leider – gerade mit der Qualität der Nektarinen liegt vieles im argen ...

Die Aprikose
(Prunus armeniaca)

Entlastet Herz und dicke Beine

Sie gilt als »weiblichste« aller Früchte. Bei vielen Völkern war sie *das* Symbol der weiblichen Genitalien, im mittelalterlichen Frankreich nannte man die weibliche Scham »abricot«, und so besang sie auch der Dichter Rabelais.

Geschichte: Wie der Pfirsich kommt sie aus China – unter einem Aprikosenbaum soll Konfuzius meditiert und Erleuchtung erlangt haben. Und am Ort seiner Geburt, in Qufu, steht ein Aprikosenbaum-Altar. Über Armenien (woher die Frucht ihren botanischen Namen hat) brachten Soldaten Alexanders des Großen sie nach Europa. Vor allem die Araber kultivierten sie zunächst in Spanien und Frankreich. Tatsächlich ist die Aprikose eine »weibliche« Frucht – weil sie innere Werte hat, die besonders Frauen guttun.

Inhaltsstoffe: Herausragend sind die vielen Mineralstoffe und Spurenelemente, ist der Kalium- und der hohe Eisengehalt, der gerade für Frauen so wichtig ist. Die köstlichen Früchte enthalten, zusammen mit den B-Vitaminen Niacin, Folsäure und Pantothensäure, auch etwas Kieselsäure – sehr wichtig für Nägel, Haare und das Gehirn. Außerdem ist die Aprikose (neben der Mango, der rosa Grapefruit und der Tomate) Weltmeister als Spender von Beta-Carotin und Lycopin. 150 g Früchte können schon den Tagesbedarf an diesem so wertvollen Vitamin decken.

Apotheke: Beta-Carotine sind höchst heilsam für die Haut und alle Schleimhäute und für die Sehkraft, haben Schutzfunktion für die Leber und gegen Infektionen. Vom Lycopin weiß man heute, daß es im Anfangsstadium einer möglichen Krebsentstehung dem Körper hilft, sich vor Lungen-, Bauchspeicheldrüsen-, Gallenblasen- und Darmkrebs zu schützen. Diese Schutzstoffe finden Sie hochkonzentriert auch in getrockneten (ungeschwefelten!) Aprikosen.

Auch für alle Wachstumsstadien, einschließlich Schwangerschaften, sind Aprikosen besonders wertvoll. Der hohe Kaliumanteil macht die süße Frucht zu einer hochwirksamen Entwässerungsmedizin (ohne die Nebenwirkungen von Tabletten), entstaut die Beine, entlastet Herz und Kreislauf und hilft beim Abnehmen, ist darüber hinaus heilsam bei Rheuma und Gicht.

Wer unter Husten, Bronchitis und trägem Stoffwechsel oder Menstruationsstörungen leidet, aber auch wer Pickel hat, soll fleißig Aprikosen essen.

Küchentips: Obwohl sie himmlisch in Obstkuchen (zum Beispiel mit Sahnequark) schmecken, sollen Aprikosen möglichst viel roh gegessen werden und erst, wenn sie ganz reif sind: Dann gibt ihr Fleisch einem leichten Fingerdruck nach. Hier lohnt es sich auch wirklich, lieber eine Mark mehr auszugeben und erstklassige Früchte zu erstehen. Denn in steinharten, unreifen oder sehr mehligen Aprikosen ist einfach noch nichts »drin«.

Das Steinobst

Probieren Sie mal: eine große Schüssel grünen Salat, hübsch belegt mit Aprikosenachteln und dazu ein süß-saures Joghurt-Dressing!

Die Süßkirsche
(Prunus avium)
Macht Kinder groß, stark und schlau

Wenn es die richtigen, ganz reif und von der Frühsommersonne erwärmten, vom Baum gepflückten Früchte sind, dann hat das abgedroschene Wort »knackig« endlich einmal seine Berechtigung. In diese prallen Kugeln voll süßen Saftes hineinzubeißen – das ist schon ein Lustgefühl.

Geschichte: Nach indischem Glauben stand Maya, die jungfräuliche Mutter Buddhas, unter dem heiligen Kirschbaum Sala. Der beugte seine Zweige tief zu ihr herab, um sie mit seinen Früchten zu stärken und ihr für die Geburt Kraft zu geben.

Ausgerechnet ein Feldherr und Sklavenhalter, der berühmt-berüchtigte Lucullus, brachte sie Anno 64 v. Chr. als Siegestrophäe aus Kleinasien nach Italien. Von da an ersetzten die »edlen« Kirschen rasch in Süd- und Westeuropa die bisherigen Wildkirschen (die man schon in Keltensiedlungen fand).

Heute kennt man über 1000 Sorten, von Schwarz bis Rosa und Gelb. Und gerade in unserem kalten Deutschland mit seinen langen Wintern ist der Ausflug »in die Kirschblüte« alljährlich das Symbol fürs Frühlingserwachen, für Hoffnung und Wiedergeburt in der Natur. Auch zu den »Barbarazweigen«, die Weihnachten blühen sollen, gehört immer ein Kirschzweig.

Inhaltsstoffe: Neun von zehn Deutschen essen gern Kirschen – und sie tun recht daran. Aber sie sollten sich merken, daß die *dunkleren* Sorten für den Körper wertvoller sind: weil sie die »Kirschenmineralien« Kalium, Kalzium, Eisen, Magnesium, Phosphor und Kieselsäure in noch höherer Konzentration enthalten als die hellen Sorten. Und zusammen mit den Kirschenvitaminen Carotin, B_1, B_2, B_3 und C wird daraus das *ideale* Kinderobst – weil all diese Substanzen den Aufbau von Knochen und Zähnen und Nervensystem und die Blutbildung unterstützen, zumal die Kieselsäure auch noch »schlau« macht.

Apotheke: Eine Kur mit *vollreifen* Kirschen ist eine ideale Sache: In der Kirschensaison täglich 1500 g Kirschen zu essen, das kuriert nicht nur jede Verstopfung, sondern hat schon manchem Gichtkranken sehr geholfen, weil es den Harnsäurespiegel senken kann. Kirschen mit ihren vielen guten Säuren und ihrem Fruchtzucker regen den Magen-Darm-Kanal und sämtliche Verdauungsdrüsen, ganz besonders aber die Bauchspeicheldrüse intensiv an. Weil Kirschen auch entwässern, werden sie zur Entlastung von Herz und Kreislauf sowie Leber und Nieren empfohlen. Kirschsaft ist sehr wirksam bei Fieber.

Küchentips: Wichtig ist, daß Süßkirschen möglichst viel *roh* gegessen werden, weil a) der antioxidative Schutz- und Heilstoff Xanthophyl durch Hitze zerstört wird und b) auch jenes Enzym, das die Natur uns mit schwarzen Kirschen schenkt und das die Kariesbildung verhüten hilft, beim Kochen verlorengeht.

Blitzschneller Kirsch-Schaum-Traum
(für 4 Personen)

300 g entsteinte Kirschen zerkleinern und nach Geschmack süßen, $1/8$ Liter Schlagrahm oder mehr steifschlagen, beides vorsichtig mischen und in einer Schüssel auftürmen. Etwas Schokolade oder Nüsse drüberreiben.

Die Sauerkirsche
(Prunus cerasus)

Kurbelt den Stoffwechsel an

Sie hat den gleichen Fruchtzuckergehalt wie ihre süßen Schwestern, doch darüber hinaus wesentlich mehr reinigende Pflanzensäuren. Die kurbeln den Stoffwechsel an, desinfizieren von innen, töten krankmachende Keime und stimulieren die Säftebildung der Drüsen. Sauerkirschen sollen eine besondere Form von Kobalt enthalten, das in enger Verbindung mit dem seltenen Vitamin B_{12}, einigen Enzymen und dem relativ hohen Eisengehalt der Früchte ein ausgesprochener Blutbildner ist. Übrigens gibt es auch erstklassige getrocknete biologische Sauerkirschen.

Küchentips: Noch mal – nur ganz reife Kirschen – natürlich ohne Faulstellen – kaufen.

Das Steinobst

- Madige Kirschen haben meist weniger Glanz. Bei Verdacht soll man die Kirschen 15 Minuten in lauwarmes Wasser legen – dann kriechen die Maden raus.
- *Nie* sollte nach dem Kirschenessen Wasser getrunken werden – das kann vor allem Kinder sehr krank machen!
- Sauer- oder Süßkirschen schmecken sehr gut im Strudel, aber auch zu geschnetzeltem Fleisch, etwa von Pute oder Kalb oder Wild.

Kirsch-Milch-Mix

Pro Person 50 bis 75 g entsteinte Kirschen, $1/4$ Liter Milch und 1 Teelöffelchen Honig schnell zusammenmixen, sofort trinken. Bei Sauerkirschen muß natürlich etwas mehr gesüßt werden.

Die Pflaume
(Prunus domestica)
Menschenfreundlicher Verdauungshelfer

Hier haben wir eine Großfamilie mit weltweit 2000 Mitgliedern, zu denen vielerlei Pflaumen, Zwetschgen, Mirabellen und Reineclauden gehören und die alle miteinander durch die besondere Mischung ihrer Inhaltsstoffe eine sehr menschenfreundliche Wirkung als milde Verdauungshelfer haben. »Nimm Pflaumen für des Alters morsche Last, denn sie pflegen zu lösen den hartgespannten Bauch«, dichtete schon vor fast 2000 Jahren der Römer Marcus Valerius Martial. Heute gehört hierzulande das allabendliche Einweichen der »Pfläumchen« zum Ritual vieler gesundheitsbewußter, meist älterer Damen und Herren, die vernünftig genug sind, ihre Verdauung weder mit Löffeln voller Kleie noch mit Pillen vorwärtszutreiben.

Geschichte: Wie so manches wertvolle Obst waren die Pflaumen vermutlich eine Trophäe, die Alexander der Große von seinen Kriegszügen nach Hause brachte. Damaskus wurde das Zentrum des Pflaumenhandels – und der Name Zwetschge, so vermuten Sprachforscher, könnte die Verballhornung von »Damascener« sein. Wieder war es Karl der Große, der dafür sorgte, daß Pflaumen und Zwetschgen systematisch bei uns angebaut wurden.

Übrigens: Pflaume – das ist die etwas größere, runde, früh reifende Frucht mit einer ausgesprochenen »Naht«. Die Zwetschge dagegen ist länglicher, hat spitze Enden – und sie ist die Wunderwaffe in Sachen Verdauung.

*Spät*zwetschgen sollen den ersten Frost abbekommen, denn der schließt die Zellgewebe auf und macht die Früchte noch süßer. Kenner meinen, diese Spätzwetschge sei erst perfekt, wenn ihr spitzes Ende so faltig aussieht »wie ein Hühnerpopo«.

Inhaltsstoffe: Minimal Eiweiß und Fett, Carotin, Vitamine B_1, B_2, C, reichlich Eisen, Kupfer und Zink, ein fantastisches Kalium-Natrium-Verhältnis und eine ideale knochenstärkende Verbindung von Kalzium und Phosphor. Wie bei allen blauen Früchten und Gemüsen erweisen sich die *Anthozyane* als vielseitige Beschützer: gegen Abwehrschwäche und Infektionen, Entzündungen, Thrombosen und wahrscheinlich auch gegen die Entwicklung von Krebserkrankungen.

In den *getrockneten* Pflaumen vervielfachen sich die Inhaltsstoffe natürlich – und sie enthalten bis zu 25 Prozent Fruchtzucker, aber vor allem konzentriert jene pektinartigen Substanzen, die im Darm aufquellen und nicht nur die Verdauung vorwärtstreiben, sondern unterwegs auch unerwünschte Abfallprodukte und Giftstoffe mitnehmen, was eine gefäßschützende Wirkung hat. Backpflaumen stehen auf der US-Liste jener Lebensmittel, die zur Krebsprophylaxe regelmäßig gegessen werden sollen!

Apotheke: *Frische* Pflaumen, Zwetschgen, Mirabellen etc. soll man immer roh essen, schon weil die *frühen* Sorten gekocht recht sauer werden und weil – nach US-Untersuchungen – bei den gekochten die Oxalsäure im Körper Kalzium bindet. Sie ergänzen sehr gut Obstsalate, sollen aber *zerkleinert* werden, damit das Carotin besser verfügbar wird, und aus dem gleichen Grund mit etwas Fett (zum Beispiel aus Nußmus, Nüssen oder Rahm) ergänzt werden.

Die Fruchtsäuren fördern die Sekretion der Speicheldrüsen und des Magensafts, wirken appetitanregend. Da sie sehr salzarm sind, werden die Pflaumen für Kreislauf-, Nieren-, Leber-, Rheuma- und Gichtkranke empfohlen. Indische Ärzte geben sie Fieberkranken, weil sie kühlend auf die Körpertemperatur wirken.

Die etwas harten Pflaumenhäute enthalten viel schwerverdauliche Zellulose, die im Darm Gärungen provozieren kann, drum soll man's mit dem Essen von *rohen* Pflaumen nicht übertreiben und sie gründlichst kauen und um Himmels willen nie Wasser oder Säfte dazu trinken!

Das Steinobst 269

Als klassischer Verdauungshelfer – zumal bei chronischer Verstopfung, Hämorrhoiden, Divertikeln etc. – sind die *Trockenpflaumen* Nummer eins, noch weit vor den zuckersüßen Feigen. Je nach individuellem Erfolg weicht man sich abends fünf bis zehn Stück ein und genießt sie früh nach dem Aufstehen *samt dem Einweichwasser*. Mit zwölf Dörrpflaumen am Tag wären schon zwei Drittel des täglichen Ballaststoffbedarfs (von 30 g) gedeckt. Aber: 100 g von ihnen haben 240 Kalorien!

Küchentips: Die Oberfläche reifer Pflaumen ist von einer natürlichen weißen Wachsschicht, dem »Duftfilm«, überzogen. Der ist völlig unschädlich, hat ausnahmsweise mit Chemie nichts zu tun, zeugt, im Gegenteil, von schonender Behandlung der Früchte. Jedes Kochbuch führt köstliche Zwetschgen- und Mirabellen-Rezepte auf. Hausfrauen, die gern »Datschi«, den großen bayerischen Hefe-Zwetschgenkuchen, backen und die Früchte günstig im großen einkaufen können, sollten sie mit dem Entsteiner sofort backfertig herrichten und dreipfundweise in Beuteln einfrieren, das reicht im Winter immer gerade für ein Backblech (selbstverständlich mit Vollmehl-Teig!).

Versuchen Sie mal zur *Käseplatte* frische entsteinte Zwetschgen, mit Frischkäse gefüllt. Oder auch Zwetschgen, im Bauch von Brathähnchen, in Rouladen oder einem Putenrollbraten versteckt. Sehr gut auch: Zwetschgen-Pickles, süß-sauer eingelegt mit Senfkörnern, etwas Zimt und Nelken ...

Eigentlich kein Obst: Der Rhabarber
(Rheum rhabarbarum)
Gut für den inneren Hausputz

Zunächst einmal – er ist eigentlich gar kein Obst, sondern ein »Stielgemüse«, weil er botanisch eine Staude ist und weil man ja nicht die Früchte, sondern die Stengel ißt.

Geschichte: Seit fast 5000 Jahren wird der Rhabarber in China als Arzneipflanze kultiviert – vor allem zur Darmreinigung. Allerdings wird zu medizinischen Zwecken vor allem der *Wurzelstock* verwendet. Heute noch treffen sich alljährlich die Pflanzeneinkäufer aus aller Welt in der chinesischen Stadt Kanton, um dort für die Herstellung von (Abführ-)Pillen diese Wurzeln und Extrakte daraus zu kaufen, die östrogenhaltig sind.

Von China gelangte der Rhabarber zunächst ins russische Zarenreich, und die Römer sollen ihn deshalb »rheum barbarum« genannt haben, weil er »von den Barbaren« kam. – In Deutschland ist er erst seit knapp 150 Jahren zu Hause, ein Engländer brachte die ersten Rhabarberstauden in die Vierlande. Ein Phänomen der Pflanze: Die Wurzel ist heilkräftig, die Stiele sind nahrhaft, und die Blätter sind giftig!

Inhaltsstoffe: Der Vitamingehalt ist durchschnittlich, aber die Mineralien, voran viel Kalium, Magnesium, Phosphor, Eisen und etwas Jod, haben ein ausgesprochen herz- und kreislauffreundliches Verhältnis zueinander. Entscheidend für die Gesundheit sind aber vor allem die reichlich vorhandene Zitronen- und Apfelsäure, verschiedene Glykoside, Gerbstoffe, ätherische Öle und auch wieder das darmfreundliche Pektin.

Reine Medizin sind die »Anthrachinone«, das sind Wirkstoffe, die sich auch in Aloe und Sennesblättern finden und die stark das Gewebe des Leber-Galle-Systems und der Darmschleimhaut »reizen« und dadurch mehr oder weniger abführen.

Apotheke: Damit ist der Rhabarber als Kompott vorzüglich geeignet zum »inneren Hausputz«, zur Reinigung der Gedärme, aber auf viel mildere, ungefährlichere Weise, wie dies zum Beispiel mit Aloe oder Sennesblättern (in Abführmitteln) geschieht.

Rhabarber enthält jedoch sehr viel *Oxalsäure* (die beim Essen den Mund zusammenzieht). Das bedeutet: Erstens darf er nie roh gegessen werden, und die Blätter sind absolut tabu. Zweitens sollen die Stengel zum großen Teil geschält werden, weil die Haut die meiste Oxalsäure enthält. Und drittens enthält der *grüne* Rhabarber *mehr* Oxalsäure als der rote und der späte mehr als der frühe.

Die Oxalsäure greift nicht nur den Zahnschmelz an, sondern sie verbindet sich im Organismus auch mit dem Kalzium aus der Nahrung oder aus dem Blut – deshalb soll Rhabarber immer nur in *mäßigen* Mengen und zur Saison nicht täglich gegessen werden (wenn er auch noch so gut schmeckt). Und Menschen mit Neigung zu Rheuma, Arthritis, Gicht und Nierensteinen müssen leider auf ihn verzichten.

Küchentips: Es gibt zwei simple Tricks, die Oxalsäure zu verringern:
- Gleich nach dem Schälen und Kleinschneiden werden die Stücke kurz in kochendes Wasser getaucht (blanchiert); dieses Wasser wird weggeschüttet.

- Der Rhabarber wird mit *milch*haltigen Speisen kombiniert, wie Flammeri, Pudding, Vanillesoße, Milchreis etc. – das mildert die Säure und gleicht das Kalzium im Körper aus.

Merke: Nie darf Rhabarber in Aluminiumtöpfen gekocht werden!

Die Südfrüchte

Zitrusfrüchte, Ananas, Banane, Dattel, Feige, Kaki-Frucht, Karambole, Kiwi, Lychee, Mango, Papaya, Avocado

- Stärken Körper, Geist und Abwehr

Für wenige Mark nehmen wir ganze Netze voller Moros oder Navels, voller Bananen oder Ananas mit heim, wir können Lychees und Mangos, Papayas, Karamboles und Kiwis en masse kaufen. Aber leider – sie sind nicht zu vergleichen mit jenen sonnengeküßten Urlaubsfrüchten, die uns auf Reisen so beglücken: die frisch aufgeschlagene Kokosnuß, die goldene Mango mit Klebreis, die zuckersüßen Lychees und all diese wunderbaren Papayas und Melonen, die Mangostanes und Cherimoyas und wie sie alle heißen. Steinhart werden sie für den Export gepflückt, vielfach chemisch haltbar gemacht, um lange Transporte zu überstehen.

Nichts bleibt übrig von ihrem einzigartigen heimatlichen Aroma, ihrer Saftigkeit und Weichheit, die auf der Zunge zergeht. Der geschmackliche Mißerfolg ist meist vorprogrammiert.

Deshalb, schweren Herzens, der Rat: Solche Exoten nur kaufen, wenn sie wirklich mal *reif* entdeckt werden – ausgenommen Bananen, die gut nachreifen, und Zitrusfrüchte, bei denen dann allerdings auf die meist präparierte Schale geachtet werden muß (siehe Seite 532).

Fast alle *reifen* Exoten, die roten, orangefarbenen, gelben, stehen ganz oben auf der Hitliste der US-Krebsinformationsbroschüren, weil ihr hoher Carotingehalt, ihr reiches Vitamin C, die Flavone und Ballaststoffe (zumal die Pektine) und die ätherischen Öle, die Bitter- und Gerbstoffe alle Verdauungssäfte stimulieren, unser »Innenleben« von schädlichen Stoffen säubern und auch Keime vernichten. Diese Früchte feuern jedoch nicht nur den Stoffwechsel an, sondern auch Nerven, Gehirn und Geist und wirken nachweislich antidepressiv.

Die Zitrusfrüchte

Halten das Gewebe jung

Schon in Zeiten der Pest wurde den Menschen geraten, Zitronensaft zu trinken, weil er »wider die Gifte helfe«, und die Schale zum Schutz vor Ansteckung im Mund zu halten – was gleichzeitig gut »gegen alle Traurigkeit und Melancholey« sein sollte. Sogar Schlangenbisse versuchte man mit Zitronen zu kurieren. Heute weiß man, daß die Früchte tatsächlich gegen Infektionen, vor allem gegen Viren wirken.

Inhaltsstoffe: Ihre Menge ist imponierend – neben dem Beta-Carotin und dem vielen Vitamin C (150 g Früchte decken meist schon den Bedarf für einen Tag) schenken uns fast alle Zitrusfrüchte B-Vitamine, zumal Folsäure, reichlich Kalium, Magnesium, Kalzium, Eisen, Phosphor, Vitamin E. Ein Eßlöffel Weizenkeimöl oder ein Butterbrot dazu, das erleichtert dem Körper die Aufnahme der Carotine.

Der Nobelpreisträger Albert Szent-Györgyi fand in dem *weißen* Fleisch direkt unter der Schale von Zitronen und Orangen zuerst massenhaft jene Bioflavonoide, die unsere Kapillaren abdichten. Sie schützen damit unsere Zellen vor dem Eindringen jener giftigen »Sauerstoff-Radikalen«, die heute für Krebs ebenso wie für Herzinfarkt zumindest mitverantwortlich gemacht werden: Also: Bitte künftig dieses *weiße Zitrusfleisch* (von Orangen, Mandarinen, Grapefruits etc.) nicht mehr pingelig abfitzeln, sondern *reichlich mitessen!* Bei neuen Forschungen entdeckte man aber auch noch weitere »Cancer fighter« – nämlich im *Limonen,* dem Hauptbestandteil des Zitronenöls. Limonen erhöht vor allem in unserer Leber und im Dickdarm die Aktivität von jenen Entgiftungsenzymen, die krebshemmend wirken – hauptsächlich gegen Brustkrebs, Magen- und Lungenkrebs und Hauttumoren.

Die Orange und Pomeranze

Die Apfelsine (»Apfel aus China«) wurde im Fernen Osten schon vor der Zeitenwende therapeutisch genutzt. Die »Navel« ist zum Essen da, die »Moro« oder Blutorange vor allem zum Auspressen für Saft und die Bitterorange zum Marmeladekochen (sonst ist sie schwer verdaulich).

Aus Orangenblüten wird ein Öl gewonnen, das in Parfümindustrie, Likörfabrikation und Lebensmittelherstellung unentbehrlich ist. Orangenblütenwasser schätzen vor allem die Französinnen als Beruhigungsmittel und Einschlafhilfe. Mit unreifen Pomeranzen werden Bittermittel *(Tinctura amara)* hergestellt, die starke Heilwirkung auf die Magen- und Darmschleimhaut haben. Der *frischgepreßte* Orangensaft (der in wenigen Stunden freilich einen hohen Prozentsatz seines Vitamins C verliert) ist leicht verdaulich und ideal in der Rekonvaleszenz, vor allem nach Fieber- und Durchfallkrankheiten. Er enthält auch ziemlich viel Selen, das die Abwehr stärkt. Die schon mehrfach erwähnten Bioflavone sind in wirksamer Zusammenarbeit mit Carotinoiden und Vitamin C nachweislich Krebsbekämpfer. Sie senken auch den hohen Blutdruck und hohes Cholesterin.

Orangenspeise

Saft von mindestens 2 großen Orangen (Moro) und $^1/_2$ Zitrone, 2 Eier (ganz frisch!), 100 g Zucker, 1 Päckchen Vanillezucker, 1 Päckchen weiße Gelatine, 5 Eßlöffel Wasser, 1 Becher Schlagsahne.

Eigelb, Zucker, Vanillezucker schaumig rühren, den Obstsaft mit Wasser auf $^1/_2$ Liter Flüssigkeit ergänzen und mit der Schaummasse mischen. Die Gelatine *nach Vorschrift* auflösen, mindestens 10 Minuten quellen lassen, zu der Creme geben und kalt stellen. Wenn die Speise anfängt, fest zu werden, den steif geschlagenen Eischnee und die steif geschlagene Sahne unterziehen und alles in eine Glasschüssel füllen. Über Nacht kalt stehen lassen. Evtl. mit Orangenschnitzchen garnieren oder mit Sahne aus der Spritztülle.

Die Zitrone

Mit ihrer reichen Zitronensäure spornt sie besonders alle Verdauungsdrüsen an, hilft gegen Blähungen und Bauchkrämpfe. Der Saft der *reifen* Früchte (nur ganz gelbe kaufen!) stärkt das Herz, senkt Bluthochdruck, baut auf bei Erkältungs- und Durchfallkrankheiten und stimuliert die Leber.

Naturärzte geben vielfach am ersten Tag nach längerem Fasten 120 ccm mit Wasser verdünnte Zitrone, von Mittag an alle zwei Stunden, langsam – in sehr kleinen Schlucken – zu trinken. Das bringt die Verdauungssäfte wieder zum Fließen.

In indischen Kliniken wird infektiöse Hepatitis oft ausschließlich mit Zitronensaft und Glukose erfolgreich behandelt. Weil die Frucht desinfiziert, ist es hilfreich, bei akuter Halsentzündung mit etwas reinem Zitronensaft zu gurgeln und die entzündete Stelle abends mit einem in Zitrone getränkten Wattebäuschen zu betupfen – das hat in Tests sogar Diphtheriebakterien getötet!

Bei Zahnfleischbluten sollten Sie die Zähne öfter mit einem Zitronenschnitz massieren.

Zitronensaft mit etwas Cayennepfeffer und Honig hat schon manchen von plötzlicher Herzbeklemmung oder vom Schluckauf befreit.

US-Hautärzte raten jungen Leuten, die von dicken Pickeln oder Mitessern geplagt sind, frischgepreßten Zitronensaft zu gleichen Teilen mit Salz zu mischen und die Haut mit dieser antiseptischen Küchenarznei zu betupfen. 15 Minuten einwirken lassen, mit kaltem Wasser nachspülen. Größere »Wimmerl« müssen mehrere Tage hintereinander behandelt werden.

Die klassische »Zitronenkur« gegen Nierensteine sollte nur unter Aufsicht eines Arztes gemacht werden – sie hilft *nicht* gegen Oxalsteine.

Während der Schwangerschaft, bei Infektionskrankheiten, Krebs, Diabetes und körperlichem wie psychischem Streß ist der normale Tagesbedarf an Vitamin C (nach der Deutschen Gesellschaft für Ernährung 75 mg, das sind etwa 150 bis 200 g purer frischer Saft) wesentlich erhöht. Natürlich kann hier auch zusätzlich Ascorbinsäure aus der Apotheke genommen werden, doch fehlen ihr leider alle wertvollen »Begleitstoffe« der Zitrusfrüchte.

Schließlich: Wer einen schwachen, *über*säuerten Magen hat, der sollte auf gar keinen Fall *morgens nüchtern* Zitronen- oder Orangensaft trinken!

Lemon curd (Brotaufstrich)

*3 große Zitronen oder 2 große Zitronen und eine bittere Orange
(alles garantiert ungespritzt!),
3 große, geschlagene Eier, 175 g Zucker, 90 g Butter.*

Die Zitronen fein abreiben. In eine Rührschüssel auf kochendem Wasserbad gibt man Butter, Zucker und Zitronensaft und rührt so lange, bis sich alles löst. Die Eier unter ständigem Rühren durch ein Sieb zu der Mischung geben und weiterrühren, bis die Masse dick wird. (Diese Masse darf aber nicht kochen, weil sie sonst gerinnt!) In kleine Gläser füllen und im Kühlschrank aufbewahren. Der leckere Aufstrich hält sich höchstens 3 Monate.

Die Pomelo

Jene fast kindskopfgroße Zitrusfrucht, die in Südostasien so beliebt ist und zu uns neuerdings von November bis April auch aus Israel kommt, macht eine ziemliche Küchenarbeit, weil die einzelnen großen Schnitze von ihren fast ledernen Häuten befreit werden müssen. Aber sie schmeckt rassig (herb-süß), milder als die Grapefruit, und die ganzen Früchte sind so widerstandsfähig, daß sie nicht gespritzt werden. So kann man ihre Schale gut abreiben oder in Stücken zum Beispiel ins Apfelkompott geben, auch Konfitüren aus der *ganzen* Frucht kochen.

Die »Ugly«

Die »Häßliche«, die neuerdings auch bei uns zu finden ist, ist saftiger, süßer und leichter zu schälen als die Pomelo.

Die Grapefruit

Jene Alibifrucht auf deutschen Frühstückstischen ist kleiner als die Pomelo. Rosa Grapefruits sind milder und süßer als gelbe und schenken uns viel konzentrierter jene Heilstoffe, die dafür sorgen, daß a) Arterien nicht verstopfen und daß b) die Phase-II-Enzyme die Entartung gesunder Zellen zu Krebszellen verhindern.

Eine neue köstliche Grapefruitzüchtung, gar nicht mehr herb, ist die »Sweetie« aus Israel.

Die Mandarinen, Clementinen, Tangerinen, Satsumas

Sie sind überaus praktisch für »unterwegs«, in Schule, Büro, im Auto, in der Bahn, weil sie sich so leicht und sauber schälen lassen. Auch sie warten auf mit dem Antikrebsstoff Limonen, mit viel Vitamin C, mit Carotin, mehreren B-Vitaminen (darunter dem wertvollen B_6 und der Pantothensäure), ferner mit Eisen, Kalium, Kalzium, Phosphor, Magnesium und Flavonen. All diese Wirk- und Schutzstoffe machen die aparten Früchte (die es heute oft schon fast kernlos gibt) zu ausgesprochenen Fitmachern. Sie stärken die Abwehr und die Leistungsfähigkeit, hindern Bakterien und Viren am bösen Tun – und sie schmecken ja so gut! Leider werden sie auch viel zu viel mit Chemie behandelt.

Die Kumquats

Diese Zitrus-Winzlinge sind von der Größe einer Walnuß. Ihr Saft ist säuerlich, die Schale schmeckt süß. Sie werden mit der Schale gegessen. In Scheibchen geschnitten, sehen sie reizend aus, wenn man Salate oder Desserts mit ihnen garniert.

Die Limetten

Sie sind sehr dünnschalig und jedem Mexiko-Reisenden wohlbekannt, weil sie zu dem Agavenschnaps Tequila serviert werden. Sie haben einen würzig-sauren Geschmack und sind sehr gut zu schwarzem Tee. Leider sind sie aber bei uns viel zu teuer.

Küchentips: Nur von Zitrusfrüchten, die ausdrücklich als »unbehandelt« oder »naturrein« gekennzeichnet sind, dürfen Sie die Schalen in der Küche mitverwenden. Und selbst dann können Sie sich nicht hundertprozentig darauf verlassen. Weil sie heute fast alle gespritzt und so gut wie immer gewachst und manchmal auch noch begast in den Handel kommen, plädiere ich leidenschaftlich dafür, in den EU-Anbauländern mit ihren kurzen Wegen wenigstens eine genügend große Menge an *ungespritzten* Zitrusfrüchten auf den Markt zu bringen!

Meine Mutter bereitete aus den (natürlich »sauberen«) Orangenschalen einen himmlisch erfrischenden Limonadenextrakt oder rieb die Schalen ab und vermischte das Abgeriebene mit Zucker – als stets bereites Küchengewürz für Fleischsoßen, Quarkgerichte und Mehlspeisen.

Ein Tip: Massieren Sie rissige »Hausfrauenhände« mehrmals täglich mit einer Mischung aus einem Löffel Glyzerin und dem Saft einer Zitrone.

Die Ananas
(Ananas comosus)

Sie kann den Magensaft ersetzen

Ihr einzigartiger, süß-saurer Geschmack, ihr üppiger Saft und die Möglichkeit, die Frucht relativ lange zu Hause zu lagern und bei Bedarf schnell zu »schlachten«, haben sie in den Jahren nach dem Zweiten Weltkrieg zu einem Schlager der Frucht-Exoten gemacht.

Inhaltsstoffe: Die Ananas hat einen sehr hohen Wassergehalt und wenige Kalorien. Sie enthält Kalium, Magnesium, Phosphor, Eisen, Kupfer, Zink, auch Mangan und Jod. Weil sie meist *unreif* geerntet bei uns ankommt, sind ihre Vitamine und wertvollen Fruchtsäuren und Fermente jedoch leider oft noch nicht voll entwickelt. Im Idealzustand kann sie praktisch den Magensaft ersetzen: Denn sie enthält das Ferment Bromelin, das die Fähigkeit besitzt, Nahrungseiweiß aufzuspalten und dadurch die Eiweißverdauung in Schwung zu bringen.

Apotheke: Die Ananas ist also eine echte Heilfrucht, hilft gegen Entzündungen und Thrombosen, ist antibakteriell und antiviral, wird von manchen Experten auch bei Knochenbrüchen und gegen Osteoporose empfohlen. In klinischen Versuchen gab man Kranken mit Magensaftmangel täglich 200 ccm Ananassaft, ihr Zustand besserte sich rasch. Allerdings hat, wie gesagt, nur der *frische* Saft der *reifen* Früchte diese wunderbare Wirkung. Achten Sie deshalb beim Kauf darauf, daß die Ananas schon rötlich ist und bei vorsichtigem Drücken leicht nachgibt. Wenn sich aus dem grünen Blattschopf ein Blättchen leicht herauszupfen läßt, ist sie reif.

- Falls Sie unter chronischer Verstopfung leiden, sollten Sie *vor* jeder Mahlzeit eine Scheibe frische Ananas essen.
- In der Volksmedizin gilt der Ananassaft schon immer als schweiß- und harntreibend und fiebersenkend.
- Für Krebskranke, die wenig Appetit haben, kann Ananassaft zum Stimulans und zum Heilmittel werden.
- Schwangere dagegen sollten sowohl Frucht als auch Saft meiden, weil sie in hohen Dosen eine Fehlgeburt provozieren können.
- Aber noch einmal sei es betont: Hitze und Konservieren zerstören die eiweißspaltende Kraft der Ananas, und die Enzyme werden unwirksam. Also: Ananas aus der Büchse schmeckt zwar gut, ist in der Küche praktisch – hat aber keinerlei Heilwert mehr. Und meist ist sie mit viel zuviel Zucker konserviert.

Küchentips: Die schier unglaubliche Vielfalt ihrer Zubereitungsmöglichkeiten und die Tatsache, daß *auch* wegen ihres Faseranteils kaum eine Frucht so wirksam und doch sanft die Verdauung vorwärtstreibt, haben die Ananas in den letzten Jahren zu einer Routine-Küchenfrucht gemacht, doch leider meist aus der Konservendose. – Versuchen Sie mal auf Wanderungen zur Erfrischung *getrocknete* Ananasstückchen zu kauen. Sie sind herrlich gegen Durst.

Fleisch wird zarter, wenn man es mit einer Scheibe frischer Ananas belegt. Doch merke: Der sogenannte »Toast Hawaii«, bei dem Ananas *mit Schinken* gegrillt wird, ist höchst ungesund, weil nitrathaltige rote Wurst und gepökelter Schinken beim Grillen krebsgefährliche Stoffe entwickeln können. Daran freilich ist die gute Ananas nicht schuld!

Die Banane
(Musa paradisiaca)
Diätspeise und Delikatesse

Als Frucht wie als Küchenmedizin ist sie über alles Lob erhaben – für Gesunde wie für Kranke: Mit einer *Bananen-Kur* (täglich fünfmal eine kleine oder dreimal eine große Banane und dazu etwas Milch) können chronische Erkrankungen von Magen und Darm rasch auskuriert werden, kann man aufgeschwemmte Gewebe entwässern und abnehmen.

Mannequins des berühmten französischen Modeschöpfers Christian Dior erzählten mir in den sechziger Jahren, daß sie alljährlich zweimal vor den Kollektionspremieren diese Diät machten – und sie schworen, daß sie nichts vermißten. Heute machen das viele figurbewußte Mädchen und Frauen nach, von Hollywood bis Hameln. Bananen gibt es in den Tropen in vielen hundert Sorten, oft sind sie Grundnahrungsmittel. Jene, die zu uns kommen, können roh genausogut wie gekocht gegessen werden.

Inhaltsstoffe: Sie enthalten im optimalen *vollreifen* Zustand (dunkelgelbe Schale mit braunen Flecken) nur noch Fruchtzucker und Traubenzucker und fast keine Stärke. Sie sind deshalb für Kopfarbeiter ebenso wertvoll wie für Muskelmänner (auch Sportler) und Langstrecken-Autofahrer, weil sie ein Leistungstief auffangen können. Mit 23 Prozent komplexen Kohlenhydraten und nur 90 Kalorien (je 100 g) werden Bananen als echte »Ausdauer-Sportnahrung« – weit entfernt von Doping-Mitteln – propagiert.

Dazu kommt minimales Eiweiß, das aber alle essentiellen Aminosäuren enthält, sowie die stolze Bilanz von zehn verschiedenen Vitaminen und 18 (!) Mineralstoffen und Spurenelementen. Sehr wichtig: die seltene Pantothensäure (Gehirnfutter, Hautpflege, Haarwuchs) und die Folsäure (Blutbildner), dann viel Kalium (Herzschutz) sowie Magnesium, Kalzium, Phosphor, Spuren von Mangan, Selen, Zink und Jod.

Die Südfrüchte

Die Banane bringt aber auch Neurohormone mit und hat deshalb einen direkten Einfluß auf Gehirn und Zentralnervensystem. Das heißt, mit ihrem Hormon Serotonin hilft sie gegen belastenden Streß und Unkonzentriertheit, macht gute Laune. Und die Abend-Banane sorgt mit dem Eiweißbaustein Tryptophan für entspannten Schlaf.

Apotheke: Mit den Heilwirkungen der Banane ließen sich ganze Bücher füllen. Hier einige der wichtigsten:
- Kinderärzte haben kleinen Patienten, die an der gefährlichen Zöliakie litten, schon oft mit einer Bananen-Diät zu Beginn der Therapie das Leben gerettet.
- Bananen mit ihrem Basenüberschuß können saure Stoffwechselverschiebungen relativ rasch normalisieren, auch chronische Gärungs- und Fäulnisprozesse im Darm beheben sowie bei Gastritis die Magenschleimhaut schützen. Ein englisches Ärzteteam behandelt – nach indischem Vorbild – sogar Magengeschwüre erfolgreich mit Bananen und entwickelte aus Bananen ein Ulkus-Medikament.
- Mit ihrem Vitamin B_6 helfen Bananen (dreimal täglich eine) Frauen in den kritischen Tagen *vor* der Menstruation, seelische Spannungen besser zu überwinden.
- Das Kalium und das Magnesium der Bananen wirken als Herz- und Gefäßschutz. Bananen helfen, Cholesterin zu normalisieren. Bei Arteriosklerose und nach Infarkt sollten sie täglich gegessen werden (meinen indische Ayurveda-Ärzte), und weil sie auch purinfrei sind, werden sie Gichtkranken besonders empfohlen.
- Und noch ein Tip: Große Arzneikapseln lassen sich zusammen mit einem vorher kleingekauten Bissen reifer Banane besser schlucken.

Küchentips: Weil in den *Spitzen* der Bananen Keime ebenso sitzen können wie Reste des Giftes, mit dem sie – leider heute überreich – präpariert werden, schneiden Sie diese Spitzen bitte nach dem Schälen immer ab.

Wenn möglich, ermutigen Sie Naturkostläden, daß sie sich um Bio-Bananen kümmern, die zur Zeit vor allem aus Israel, Teneriffa, Togo und Nicaragua kommen – auch wenn diese teurer sind. Sie helfen damit den »Bananeros«, den Plantagenarbeitern in der dritten Welt, die von den großen Bananenkonzernen nur etwa 1,5 Prozent von dem Geld bekommen, das eine Banane hierzulande kostet!

Legen Sie Bananen nie in den Kühlschrank.

Die Dattel
(Phoenix dactylifera)

Die Frucht des Propheten (Mohammed soll oft wochenlang von nichts anderem gelebt haben) ist äußerst reich an Eisen, Kalzium und vor allem an Kalium und an seltenen B-Vitaminen. Sie ist nahrhaft und sehr gut verdaulich, hat leicht blutdrucksenkende Wirkung, beruhigt »flatternde« Nerven und regt bei der geistigen Arbeit an.

Frische Datteln kommen heute vielfach tiefgekühlt aus Israel. Sie können in vielen Desserts und Kuchen den Zucker ersetzen, wirken lindernd auf die Darmschleimhaut und führen ganz mild ab. In der Fachliteratur steht, daß sie die Bauchspeicheldrüse vor Krebs schützen.

In Milch kurz aufgekochte Datteln werden im Orient den Rekonvaleszenten und Schwangeren gegeben. Aber aufgepaßt: 100 g getrocknete Datteln haben 300 Kalorien!

Blitz-Dessert aus Datteln zur Nervenberuhigung

2 Tassen entkernte, kleingeschnittene Datteln werden vorsichtig unter 2 Tassen steifgeschlagenen Schlagrahm gemischt. 1 Stunde kaltstellen, vor dem Servieren noch 1 Teelöffel frischen Zitronensaft drunterziehen.

Die Feige
(Ficus carica)

Seit 5000 Jahren ist sie *der* glück- und wohlstandsbringende Hausbaum in Nordafrika, auch den Römern war sie heilig. Für sie waren Feigen neben Weizen und Weintrauben eines ihrer wichtigsten Nahrungsmittel. Wer im Spätsommer im Mittelmeerraum Urlaub macht (zum Beispiel in Portugal), der sollte die *frischen* Feigen zu einer kleinen Kur nutzen, die sehr stärkend sein kann. Jeder Bauer verkauft gern ein paar, und bei uns sind sie unverschämt teuer. In der Volksmedizin wird frischer Feigensaft gegen Bakterien, Würmer und als Krebsschutz empfohlen.

Ein klassischer Helfer bei Neigung zur Verstopfung: vier bis sechs getrocknete Feigen, einige Stunden in Wasser oder Milch geweicht –

Flüssigkeit zuerst trinken. Suchen Sie nach »*Naturalfeigen*«, die sind nach dem Trocknen nicht weiterbehandelt. Aber: 100 g Feigen haben 270 Kalorien!

Die Kaki-Frucht (Kakifeige)
(Diospyros kaki)

Das Lieblingsobst der Japaner, das sie oft in Tempeln ihren Göttern opfern. In Peking findet sich ein Kaki-Garten vor dem Himmelstempel. Sie ist ein Superspender von Carotin und Vitamin C – deshalb stärkt sie die Widerstandskräfte, vor allem gegen Erkältungen und Grippe. Sie wirkt antioxidativ, schützt die Zellmembranen vor Angriffen der gefährlichen Sauerstoff-Radikalen, blockt mögliche Hautkrebsbildung durch starke Sonnenbestrahlung ab. Im Fernen Osten werden die tomatenähnlichen Früchte getrocknet und im Winter von den ärmeren Leuten und Bauern gegen Mangelkrankheiten gegessen. Kakis müssen geschält werden, wegen ihres hohen Gerbsäuregehalts schmecken sie nur vollreif (wenn die Schale »glasig« ist und das Fleisch wie Gelee). Dann sind sie aber ein Hochgenuß.

Die Karambole
(Averrhoa carambola)

Sie wird auch Baumstachelbeere genannt, ist etwa handtellergroß und fünfeckig und hat – wenn sie reif und bernsteinfarbig ist – ein sehr saftiges, aromatisch-säuerliches Fruchtfleisch. Man ißt sie mit Haut und Kernen und profitiert von ihrem vielen Vitamin C. Aber: Als Sauerkleegewächs enthält sie auch reichlich Oxalsäure! Wenn man sie in Scheiben schneidet, gibt das lauter Sterne, mit denen man heute gern Desserts oder Quarktorten dekoriert.

Die Kiwi
(Actinidia deliciosa)

Angeblich hält sie alle Vitamin-C-Rekorde. Nach neuen Untersuchungen wurde da oft schamlos übertrieben, doch übertrumpft sie die Zitrusfrüchte immerhin um das Zwei- bis Dreifache. In der traditionel-

len chinesischen Medizin wird sie gegen Magen- und Brustkrebs eingesetzt. Sie enthält Gerbsäure, die Viren hemmt, und das eiweißspaltende Enzym Actinidin. Wenn Sie Fleisch *vor dem Braten* mit einer halbierten Kiwi bestreichen, wird es zarter. Allerdings verhindert das Enzym zum Beispiel, daß Gelatinespeisen mit Kiwis fest werden; auch mit Milch(-Produkten) soll man sie nicht kombinieren.
Achtung! Die Kiwi-Allergien nehmen rasant zu!

Die Lychee
(Litchi chinensis)

Zur Winterszeit wird sie auch bei uns jetzt viel (und teuer) angeboten und gilt in Ostasien als eine der feinsten Früchte. 42 Aromastoffe wurden in ihr identifiziert. Sie war eine Lieblingsfrucht der letzten Kaiserin von China.

In China und Vietnam gilt Lychee-Wein als vorzügliches Stärkungsmittel für geschwächte Männer und wird auch als Aperitif und Verdauungshilfe getrunken. Köstlich ist auch eine Lychee-Bowle.

Die Mango
(Mangifera indica)

Der absolute Superstar in Sachen Provitamin A. Mit ihrer geballten Ladung an Beta-Carotinoiden und Lycopin übertrifft sie noch weit die Karotten, enthält aber auch noch B-Vitamine, hat Schutz- und Heilstoffe wie die zellschützenden Flavone, ist mit ihrem Eisen blutbildend, lindert Nieren- und Dickdarmentzündungen. In Indien, wo die Riesenbäume wachsen, an denen die Steinfrüchte wie an Schnüren hängen, haben sie Millionen Menschen vor Hungersnöten gerettet. Mangos werden im Osten auch grün – mit Salz und scharfen Gewürzen – ebenso leidenschaftlich gegessen wie vollreif, als Süßigkeit. Die Crux hierzulande: Wir bekommen sie fast nie wirklich reif, und so sind sie bei uns nur ein müder Abklatsch der herrlichen Vitamin-, Mineral- und Aromaspender, und sie schmecken manchmal auch noch nach Terpentin.
Achtung! Mangos nie in den Kühlschrank, immer bei Küchentemperatur nachreifen lassen. Und Mangoflecken auf Tischtüchern, Servietten etc. gehen nie mehr raus!

Die Papaya
(Carica papaya)

So wie sie hierzulande jetzt sogar in Supermärkten angeboten wird – klein, grün, steinhart und teuer –, ist sie ein hoffnungsloser Fall, und man sollte sie vergessen. Wer das Glück hat, »echte« reife Papayas in einem Feinkostgeschäft, einem Asienladen (oder einem fernen Ferienland) zu bekommen, der sollte sie *zum Frühstück* essen. Denn sie regen die Verdauung an, sind überreich an Carotinen, Bioflavonen, Vitamin C, Kalium, Kalzium und an Substanzen, die tonisierend wirken.

Weil sie antibakterielle und antivirale Stoffe enthalten, werden sie in Indien gegen Darmparasiten und Schleimhautentzündungen des Verdauungstrakts gegeben. Dazu müssen die Patienten auch die Kerne essen. – Frauen in den Herkunftsländern empfehlen diese Kerne darüber hinaus bei Menstruationsbeschwerden. Sie enthalten neben Senfölen ein wichtiges Enzym, das »Papain«, das heute auch zu verschiedenen Medikamenten verarbeitet wird. Unter anderem wird es bei Bandscheibenschäden gespritzt, was oft Operationen ersetzen kann.

In der Küche ist das Papain ein *Fleischzartmacher.* US-Ärzte empfehlen, Papaya auf schmerzhafte Insektenstiche zu streichen. In den Tropen gilt Papaya auch als Geheimtip gegen den Alkohol-Kater.

Die Avocado
(Persea americana)

Hat die höchsten Vitamin-B-Werte

Sie sieht aus wie eine Birne, ist aber botanisch eine (Lor-)Beere. Wie auch immer, sie ist ein »rundes Ding«, durch und durch voll Nährwert und Schutzstoffen! Die »Butter vom Baum« hat zwar bis zu 30 Prozent Fett, das enthält aber keine Spur von Cholesterin, dagegen besteht es zu drei Vierteln aus doppelt ungesättigten Fettsäuren, die Balsam für Herz und Gefäße sind. Sie hat zwei Prozent Eiweiß und liefert alle lebenswichtigen Aminosäuren, sie ist sehr reich an den Vitaminen A und C und E (Krebsschutz) sowie an Kalium, Kalzium, Eisen und Phosphor. Ihre B-Vitamin-Werte, vor allem Folsäure und Pantothensäure, sind die höchsten in Früchten. Sie wartet mit Bitterstoffen auf und mit weiteren geheimnisvollen Inhaltsstoffen, die hervorragend sind bei Streß, Nervosität und Schlaflosigkeit. Sie soll sogar hilfreich sein bei *nervös bedingter Impotenz.*

Wie Grabfunde enthüllen, wird die Avocado schon seit rund 9000 Jahren in Mexiko angebaut. Dort und bei den Indianern Südamerikas wird ihr Fruchtmus zur Wundheilung eingesetzt, in Ostasien gegen Magen- und Darmgeschwüre und Koliken verordnet. Frauen essen sie gegen Menstruationsstörungen und benutzen sie erfolgreich als Basis für selbstgemachte Hautcremes und Masken.

Nach neuesten Veröffentlichungen liefert die Avocado reichlich antioxidatives Glutathion, dessen Enzym nachgesagt wird, daß sie 30 (!) verschiedene Karzinogene abblocken. Im *Test* haben Avocado-Inhaltsstoffe auch das Aids-Virus beim Eindringen in die Abwehrzellen behindert.

In der Küche ist sie so vielseitig, daß der berühmte Diätspezialist Gaylord Hauser sie »ein Menü mit sechs Gängen vom Baum« nannte. Als Basis für supergesunde Salatdressings und Suppen kann sie helfen, Cholesterin abzubauen. Aber: Sie muß ganz reif und butterweich sein. Gelagert wird sie im Gemüsefach.

Kleiner Knigge für den Umgang mit Obst

- Kaufen Sie möglichst vollreifes Obst, das uns die Jahreszeit schenkt, und exotische Früchte nur dann, wenn diese reif sind. Denn *reife* Früchte enthalten Einfachzucker, die leicht verdaut werden, und haben viel mehr Schutz- und Heilstoffe.
- Versuchen Sie, wirklich *biologisch* angebautes Obst zu bekommen. Fragen Sie herum, bedrängen Sie die Händler. Informieren Sie sich bei den Verbraucher-Zentralen, beim BUND, kaufen Sie bei jenen, die eines der folgenden Zeichen vorweisen können: Demeter, Naturland, ANOG, Bioland, Biokreis Ostbayern usw.
- Gegen Schadstoffe – wie Blei aus Autoabgasen – hilft, noch besser als Waschen, das Obst gründlich mit einem Tuch abzureiben. Sonst: Immer das Obst waschen! Rückstände von Schwermetallen (Cadmium etc.) sitzen oft recht fest auf den rauhen Schalen mancher Früchte. Im Zweifelsfall lieber schweren Herzens noch so schöne

»Schneewittchen-Äpfel« ganz *dünn* (Kartoffelschäler) schälen und evtl. dafür etwas *mehr* Obst essen.
- Allergiker vertragen oft *rohes* Obst ganz schlecht, aber dieselben Früchte sehr wohl, wenn sie – nur wenige Minuten und schonend – *gekocht* werden. – Ausprobieren!
- Obstkonserven sind wirklich nur in hausfraulichen Notfällen zulässig. Sie enthalten meist viel zuviel Zucker und fast keine Vitamine. Tiefgekühlte Früchte sind in jedem Fall besser und gesünder als Dosenobst.
- *Fruchtsäfte* sind zwar in *reiner* Form eine sehr gute Quelle von Mineralien und Vitaminen, aber die Ballaststoffe gehen alle verloren, und mit ihnen auch andere Wirkstoffe. Und Fabriksäfte sind einer Unzahl von technischen Zubereitungen ausgesetzt. Außerdem besteht nur »Saft« zu 100 Prozent aus Früchten, »Nektar« und »Fruchtsaftgetränke«, vor allem aber Limonaden, enthalten Bruchteile von Früchten und meist enorm viel Zucker. Der Rest ist Wasser. Am besten ist natürlich: selbst Säfte pressen und sofort trinken. Merke jedoch: Wer viel Fruchtsaft trinkt, der »ißt« quasi auch – nämlich Kalorien!
- Der Vitaminverlust bei der Küchenverarbeitung von Obst ist höher, je kleiner die Früchte geschnitten werden und je länger sie dann vor dem Essen herumstehen. Eine Banane, kleingeschnitten, hat bereits nach Minuten zehn Prozent Vitamin C verloren, nach zwei Stunden schon über 30 Prozent. Einige Tropfen Zitronensaft oder Essig und Kaltstellen (Kühlschrank) verzögern den Vitaminabbau erheblich.
- Gekeimte Körner nie mit *saurem* Obst zusammen essen, auch Müesli immer mit süßen Früchten.
- Aromatisches Obst in der Küche mit *Fleisch* zu kombinieren, das schmeckt köstlich und ist auch »erlaubt«: Klassische Beispiele sind Melone mit Schinken, Sauerbraten mit Backpflaumen oder Sauerkirschen, Leber mit Äpfeln. Weitere gute Kombinationen: Wild- oder Rindsgulasch mit Pfirsichen, Geschnetzeltes mit Orangenschnitzen, Hühnchen in Wein mit Trauben, magerer Schweinsbraten mit Zitronen- und Aprikosenschnitzen (das kennt man schon seit 2000 Jahren). Köstlich sind auch gebackene Ananashälften, gefüllt mit Hühner- oder Pilzreis. Und haben Sie je Putenleber oder Pfeffersteak mit Erdbeeren versucht?

Das Trockenobst

Es hat drei- bis viermal so viele Kalorien wie frisches Obst, aber es kann beim Kochen und Backen oft den reinen Zucker ersetzen und ist wertvoll nicht nur wegen seiner vielen Mineralien und Vitamine, sondern auch wegen der Ballaststoffe.

Leider ist Trockenobst heute meist mit Schwefeldioxid konserviert – einem problematischen Stoff, der verschiedene Enzyme im Körper hemmen kann und das wertvolle Nervenvitamin B_1 zerstört. Schwefeldioxid kann bei empfindlichen Menschen auch Kopfschmerzen, Migräne, Durchfall, ja sogar einen Asthma-Anfall auslösen. Versuchen Sie unbedingt, Dörrobst zu bekommen, das ausdrücklich die Aufschrift »ungeschwefelt« trägt – obwohl selbst dieses Spuren enthalten darf. Also in jedem Fall warm abwaschen!

Vollkorn – das Rückgrat unserer Ernährung

Das Brot ernährt uns nicht!
Was uns im Brote speist,
Ist Gottes ewiges Licht,
Ist Leben und ist Geist.

ANGELUS SILESIUS

Korn und Brot in Überfluß und Not

Das Getreidekorn, dieses kleine Ding, hat in der Geschichte der Menschheit wie kein anderes Kind der Mutter Erde eine mächtige Rolle gespielt, immer wieder, wenn es um Wohl und Wehe, um Leben oder Tod oder um das Überleben ganzer Völker ging. Korn und Brot sind seit Jahrtausenden auch Spiegelbild der Kultur der Menschen (Ackerbau – lateinisch »cultura«). Wie Menschen mit ihnen umgingen, sagt fast alles aus über ihre Kreativität und Humanität, aber auch über ihre Achtung oder Mißachtung gegenüber der Natur und den Menschen.

»Korn und Brot«, so sagte einmal ein Weiser, »sind Ausdruck der Beziehung von Himmel und Erde.«

Weizen galt im alten Ägypten als die »Pflanze der Wahrheit«. Gläubige, die den Gott Osiris anbeteten, aßen Weizenplätzchen, um an seiner Göttlichkeit und Unsterblichkeit teilzunehmen. Das war die erste »Heilige Kommunion«.

Nach altem ägyptischem Glauben war der Mensch im Augenblick des Todes ein Getreidekorn, das in die Erde fiel, um aus ihr heraus wieder zu neuem Leben zu erwachen. Übrigens: Weizenkörner, die Lord Carnavon im Grab von Tutenchamun fand, wurden in Frankreich im Labor in die Erde gesenkt und brachten nach rund 3300 Jahren gesunde Pflänzchen hervor ...

Von allem Anfang an waren Korn und Brot für viele Menschen eine heilige Nahrung, die direkt von Gott kam. Im Vaterunser bitten wir ja ausdrücklich um unser täglich Brot und hoffen, daß es uns gesund erhält. Wie schön sagen das die Verse

Es kamen drei Dinge vom Himmel herab,
das erste die Sunn, das zweite der Mond,
das dritte war das heilige Brot,
das schlug alle Krankheiten tot.

Unter dem Zwang, täglich ums Überleben kämpfen zu müssen, haben schon unsere Ururahnen, die Pfahlbauern der Stein- und Bronzezeit, ungeheure Fantasie entwickelt. Bei Ausgrabungen ihrer Ansiedlungen fand man Töpfe, die wohl als »Abfalleimer« benutzt worden waren: In ihnen wurden Speisereste von weit über 200 verschiedenen Nahrungsmitteln identifiziert – von der Fischgräte und der Nußschale bis zum Kirsch- und Hagebuttenkern und zum Mohn-Preßkuchen –, vor allem aber fand man viele Ähren und Körner, die durch Züchtung aus den Samen von Gräsern entstanden waren. Hafer, Gerste, Roggen und Weizen waren die Getreide nördlicher Völker, Reis und Hirse wurden vor allem in den Tropen gezüchtet.

Ebensoviel Fantasie wie die Steinzeitleute entwickelten verzweifelte Menschen während der Hungersnöte, die ja immer wieder ganze Völker heimsuchten. Da wurde das rohe Getreide vermischt mit vielerlei gesottenen Kräutern, mit Wurzeln und Gras. Man buk Notbrote aus Mehl mit Häcksel und Baumrinde – sogar in den Klöstern des frühen Mittelalters hungerten die Mönche. Vom heiligen Bernhard wird berichtet, daß er um das Jahr 1115 mit den Seinen Brot aus Buchenblättern, Gerste, Hirse und Wicken aß. Noch im Ersten Weltkrieg und den Notzeiten danach wurden übrigens auch in Deutschland und Österreich viele Anstrengungen unternommen, trotz großen Mangels »Brotersatz« zu finden. So propagierte man in Wien, »daß auch der Ärmste ohne Ausgaben, mit wenig Arbeit, sich von Pilzen gut ernähren kann«. Mit dem Ergebnis, daß damals in Wien Tag für Tag bis zu zehn Menschen an Pilzvergiftung starben.

Wer all dies liest, den beschleicht als übersatten Wohlstandsbürger Zorn angesichts der überquellenden Mülltonnen, in die auch so viel »altes« Brot wandert, und unserer heutigen Schulhöfe, wo nichtgegessene Schulbrote massenhaft weggeworfen werden, vor allem aber auch angesichts der behördlich angeordneten Großvernichtung einwandfreier Nahrungsmittel aus agrar- und wirtschaftspolitischen Inter-

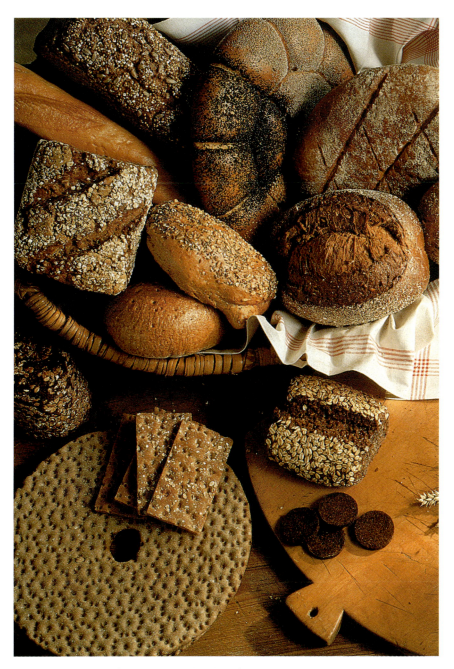

Brot aus vollem Korn ist gesünder als hundert Pillen.

essen – die sicher zu den größten Perversitäten unserer sogenannten Zivilisation gehört.

Es kann gewiß nichts schaden, wenn wir uns immer vor Augen halten, daß der Überfluß an Korn und Brot, dessen *wir* uns heute erfreuen dürfen, absolut keine Selbstverständlichkeit ist, daß anderswo immer noch unzählige Menschen bittersten Hunger leiden, daß alle paar *Sekunden in* der dritten Welt ein Kind an Unterernährung stirbt – und daß wir mit Korn und Brot ehrfürchtig umgehen sollten. Ein alter Freund von mir schlägt, ehe er einen frischen Brotlaib anschneidet, auch heute immer noch über ihm drei Kreuze und dankt ...

Am Anfang waren Grütze und Fladen

Am Anfang war das Grützekochen und Fladenbacken, waren Brei und Schleimsuppen und Aufgüsse, die rasch gegessen werden mußten, damit sie nicht verdarben. Dann entdeckten die Menschen (wohl durch Zufall, weil eine Nahrung zu lange umherstand und zu gären begann), daß die *Säuerung* ein wahrer Segen war. Aus dem Urbrot, dem Fladen, wurde ein lockerer Brotteig.

Das älteste saure Getränk seit Beginn des Pflanzenanbaus ist wohl *Braga* – ein Aufguß aus Hirse. Er wurde verbreitet in allen Gegenden, wo Hirse wuchs. Der Rohstoff wurde geschrotet, gemahlen und anschließend geröstet oder stark gedämpft, das heißt aufgeschlossen. Dann kam Wasser dazu, die Gärung begann, die später unterbrochen wurde. Nach Meinung vieler Botaniker und Anthropologen ist die Braga die Urform des Bieres und gilt gleichzeitig als »technisch-bäckerische Grundlage für die Herstellung von Brot« (Maurizio). Man spricht sogar offiziell, zum Beispiel im Zusammenhang mit den Babyloniern, vom »trinkbaren Brot und eßbaren Bier«. Justus von Liebig nannte das Bier später »flüssiges Brot«, und in Bayern gilt unter den trinkfesten Maurern heute noch der Spruch: »Das Bier ist das flüssige Brot des Arbeiters.«

Gesunde Darmflora durch Milchsäurebakterien

Die Gärungstechniken, vielfältig abgewandelt und auch mit vielen anderen Getreiden erprobt (sowie mit Gemüsen und Früchten), machten Schule rund um die Erde. Hafer, Gerste, Weizen wurden überall und in hundert gesäuerten Variationen verarbeitet, mit Milch oder

Honig und Gemüsen gegessen, zumal die Menschen bald feststellten, daß diese Speisen der Gesundheit besonders guttaten. Dabei hatten sie noch keine blasse Ahnung von Stoffwechsel- und Verdauungsvorgängen. Mittlerweile hat auch die »moderne« Medizin längst erkannt, daß eine *gesunde Darmflora* die beste Voraussetzung für eine stabile Gesundheit ist. Und die können wir erzeugen – durch *Milchsäurebakterien*. Nach der Gabe von Antibiotika zum Beispiel werden sie sogar zur Wiederherstellung eines normalen Bakterienmilieus im Darm als »Medikament« verordnet. Die moderne Krebsforschung sieht in der Pflege unserer hilfreichen Darmbakterien sogar einen wichtigen Aspekt der Krebsprophylaxe, und im Vollkornbrot mit seinen vielen Ballaststoffen, Vitaminen und Mineralien – aus Sauerteig oder Hefe und vollem Getreidekorn hergestellt – haben wir das beste Mittel zur Darmpflege überhaupt. Weil ja der Darm auch ein Immunorgan ersten Ranges ist, tun wir, wenn wir fleißig Vollkornbrot essen, auch gleich etwas zur Stärkung unserer Abwehr!

Übrigens läßt sich in der Geschichte der Ernährung aus den letzten 100 Jahren genau ablesen, daß mit wachsendem Wohlstand meist sowohl der – fermentierte – »saure Aufguß« wie das Sauerkraut und die Sauermilch, vor allem aber volles Korn und Brot mehr und mehr verschwanden – und damit schlagartig die sogenannten »Zivilisationskrankheiten« zunahmen.

Das Weizenbrot, von der »derben, gewöhnlichen« (aber so wertvollen) Kleie befreit und oft sogar gebleicht, löste das Roggenbrot ab. Auch die »grobe« Gerste verschwand, und es verschwanden obendrein im Lauf der letzten 150 Jahre unzählige frühere Nutz- und Nährpflanzen im wahrsten Sinn des Wortes vom Erdboden. Bei objektiver Betrachtung ist unsere heutige Nahrung also beileibe *nicht* viel reicher geworden – durch Raffinesse –, sondern in vieler Hinsicht auch ärmer!

Das Müesli – schon 5000 Jahre alt

Den Brei und die Fladen, erst aus Hirse, dann aus Buchweizen, bald aus dem Schrot oder grobem Mehl von verschiedenen Getreiden, kennen Menschen schon seit mindestens 5000 Jahren. Und weil die schlauen Frauen es bereits sehr früh verstanden, gestoßene Nüsse, Samen und Früchte mit hineinzuarbeiten, ist genaugenommen auch das Müesli schon 5000 Jahre alt. Unser richtiges Brot dagegen war ursprünglich – wie später in Notzeiten – vor allem eine Nahrung der Reichen.

Breivölker und Brotvölker

Die Kenntnis von der Säuerung des Teigs und der Möglichkeit, lockere und dickere Fladen mit elastischer Krume zu backen, trennte schließlich die Breivölker von den Brotvölkern. Übrigens ißt sogar heute noch nur ein Drittel der Menschheit Brot, die anderen sind bei Breien geblieben – zu denen natürlich auch unter anderem die vielen Hirse- und Reiszubereitungen in Afrika und Asien zählen. Und die Fladen – in Mexiko als Tortillas, in Schottland als Oat cake, in Indien als Chapati, in China als Pao Ping und in Äthiopien als Injera – sind in allen Ecken der Welt immer noch »tägliches Brot« der Menschen und doch direkte Abkömmlinge des Fladenbrots der Jungsteinzeit!

Brotgewürze fördern guten Geschmack und Verdauung

Das *Würzen* des Brotes ist vermutlich so alt wie das Brot selbst. Viele Gewürze beschleunigten zum Staunen der Backenden die Gärung des Sauerteigs, und sie förderten die Verdauung, wirkten auch gegen Blähungen. So wurde früh die Erkenntnis genutzt, daß Zimt und Nelken in mäßiger Verdünnung die Triebkraft der Hefe verstärkten – ebenfalls Kümmel, Anis, Fenchel, Muskat, Ingwer, Kardamom und Zitronenschale. Kümmel zum Beispiel verzögert sogar das *Pilzwachstum* und verhindert damit die Schimmelbildung.

Brot macht überhaupt nicht dick!

Heute haben wir Brot im Überfluß. Und nicht wenige einfältige Menschen kennen nur noch eine Sorge: daß Brot »dick machen« könnte – was ganz und gar nicht stimmt. Dick macht nur, was wir aufs Brot tun, oft zentimeterhoch, ob es nun fett oder süß oder beides ist, und wenn wir von diesen Schlemmerschnitten auch noch zu viele essen. Doch zum Glück haben immer mehr Menschen heute ein neues Brotverständnis. Sie wählen ihr Brot sorgfältig aus – nur aus vollem Korn –, achten darauf, daß es chemisch nicht behandelt wurde, sie essen es bewußt und mit Genuß und Dankbarkeit. Sie sorgen dafür, daß kein Brot verdirbt, und erziehen auch ihre Kinder in diesem Sinn.

Warum Korn und Brot so gesund sind

»Die Vielzahl der Inhaltsstoffe des ganzen Getreidekorns vermag mit ihren ineinandergreifenden Wirkungen die Selbsthilfe- und Selbstheilungskräfte des menschlichen Organismus durch Aktivierung der Organe für Verdauung, Stoffwechsel und Immunabwehr wie im Rahmen einer konzertierten Aktion zu fördern und zu unterstützen, statt sie zu schonen und zu vernachlässigen.« In diesem einen einzigen Satz faßt Professor Dr. Berthold Thomas von der Technischen Universität Berlin – einer unserer bedeutendsten Experten auf dem Gebiet der Getreideforschung – zusammen, was das volle Getreidekorn für die menschliche Gesundheit bedeutet. Ein anderer, höchst verdienstvoller Kämpfer fürs volle Korn, der Orthomolekular-Mediziner Dr. Lothar Burgerstein, sagte einmal: »Das Getreidekorn ist die beste ›lebende Konserve‹ der Natur.«

Tatsächlich ist es schier unglaublich, welche Schätze an »vollem Wert« für den Menschen diese winzigen Körner auf engstem Raum bergen. Getreide bestehen etwa zu 85 Prozent aus Nährstoffen, gegenüber nur 10 bis 20 Prozent bei den meisten anderen Lebensmitteln, von der Kartoffel und den Gemüsen bis zum Fleisch. Durch den niedrigen Wassergehalt sind sie auch besonders gut haltbar und lagerfähig.

Neben der Nährstoff*dichte* ist die *Vielzahl* der Wirkstoffe einzigartig. Weil diese Inhaltsstoffe je nach Getreidesorte stark schwanken, hier die ungefähren Mittelwerte:

Kohlenhydrate (Stärke)	55–75 %
Ballaststoffe	1–13 %
Mineralstoffe	1– 4 %
Fett	0,5– 7 %
Eiweiß	7–15 %
Wasser	bis 13 %

Da sieht man schon, daß Getreide ein sehr wertvoller *Eiweiß*träger ist. Alle Getreideprodukte zusammengenommen liefern rund 25 bis 30 Prozent unseres täglichen Eiweißbedarfs und gehören damit zu unseren wichtigsten Eiweißquellen – ohne daß wir, wie bei tierischen Eiweißquellen, zum Beispiel beim Fleisch, immer gleichzeitig unerwünschte Begleiter, wie viel Fett, Cholesterin oder Purine (die zu Gicht führen können) aufnehmen. Von Krankheitserregern wie BSE und Mastmedikamenten usw. ganz zu schweigen.

Der *Fett*gehalt in Getreidekörnern ist dagegen relativ niedrig und liefert uns doch beachtliche Mengen der herz- und gefäßfreundlichen ungesättigten Fettsäuren. So enthalten 100 g Hafer dreimal soviel Linolsäure wie 100 g Vollmilch. Linolsäure ist unter anderem dafür zuständig, daß im Organismus wichtige Bausteine für Zellen, Gehirn und Nerven entstehen können. 200 g Vollkornbrot mit dem Keimling können schon den Mindestbedarf an essentiellen Fettsäuren decken.

Kohlenhydrate aus Korn »sickern« ins Blut

Nun aber zu den so oft als »Dickmacher« verschrienen *Kohlenhydraten:* Hier muß noch einmal ausdrücklich festgestellt werden, daß es sich beim vollen Korn (es besteht bis zu drei Vierteln aus Kohlenhydraten) fast ausschließlich um Stärke handelt. Und Stärke aus »Polysacchariden« (Vielfachzuckern) wird im Körper erst langsam aufgespalten. Die Kohlenhydrate aus Getreide *sickern* dadurch *allmählich* ins Blut. Sie sättigen besser und versorgen den Körper für längere Zeit mit Energie. Sie halten den Blutzucker auf einem gleichmäßigen Stand. Heute wird international mit großen Ernährungskampagnen für gesteigerten Vollkornverzehr geworben – aber auch für verminderten Zuckerkonsum!

Die *Vitamine* (vor allem der B-Gruppe und Vitamin E), die *Spurenelemente* und die Enzyme in Getreide und Vollkorn(brot) sind weder in Prozentzahlen auszudrücken, noch lassen sie sich auf der Briefwaage wiegen. Und doch sind gerade sie lebenswichtig! Und Vollkornbrot enthält im Vergleich zu Weißbrot die vier- bis fünffache Menge an Vitaminen, Mineralstoffen, Spurenelementen. So liefern uns manche Getreidesorten extrem viel Chrom und Eisen. Chrom zählt zu den Heilstoffen gegen *Diabetes,* weil es den Blutzucker normalisieren hilft, Eisen ist unersetzlich zur Bildung der roten Blutkörperchen.

Eine Forschergruppe der Universität Boston hat bei mehr als 65 000 Amerikanerinnen zwischen 40 und 45 Jahren die Ernährungsgewohnheiten untersucht. Dabei stellte sich schon nach sechs Jahren heraus, daß von jenen Frauen, die viele rasch verfügbare Kohlenhydrate – aus Weißbrot, weißem Reis, Pommes, Cola etc. – verzehrten, fast 1000 Frauen neu an »Altersdiabetes« erkrankt waren, jedoch die »Vollkorn-Esserinnen« offenbar durch Ballaststoffe aus Getreide, durch Vitamine, Spurenelemente etc. vor der Zuckerkrankheit geschützt waren.

Höchstens 20 Prozent der Getreide werden von Menschen gegessen – den Rest kriegt das liebe Vieh!
Der *Mineralien*gehalt des Getreides ist stark abhängig von der Beschaffenheit des Bodens, auf dem es wächst. Und es hat auch zum Beispiel der Hafer einen wesentlich höheren Fettgehalt als andere Getreide, und der Eiweißgehalt der Körner schwankt ebenfalls stark (wir kommen noch darauf zurück). Wirklich entscheidend aber sind völlig andere Tatsachen:
• Rund 80 Prozent des gesamten Getreides werden ans liebe Vieh (zur Fleischmast) verfüttert. Um *eine* tierische Kalorie (im Fleisch) zu erzeugen, fressen diese Fleischtiere *sieben* pflanzliche Kalorien. Das bedeutet auch, daß sich von einem Hektar Ackerland mit Vollgetreide 25 Menschen ernähren können, während das gleiche Land auf dem Weg über das Fleisch nur fünf Menschen satt macht.
• Dementsprechend werden nur 20 Prozent von allem Getreide überhaupt für Brot und Nährmittel verarbeitet.
• Von diesen 20 Prozent Brotgetreide, Gott sei's geklagt, wandert wieder nur ein knappes Fünftel (insgesamt höchstens zwei bis vier Prozent der gesamten Getreideernte) als ganzes Korn, also in Form von Vollkornprodukten, auf unsere Tische. Der überwiegende Teil wird mit allen Raffinessen zu randschichtfreien Weiß- und Auszugsmehlen verarbeitet und damit weitgehend seiner inneren Lebenskraft beraubt.

Dabei könnten, so Professor Thomas, mit Vollkornernährung fast doppelt so viele Menschen satt gemacht werden wie mit Weißbrot! Und obendrein bringen sich die Weißbrotesser in geradezu selbstzerstörerischer Weise um die einzigartige Chance, tagtäglich für Pfennigbeträge und auf höchst wohlschmeckende Weise etwas für die Gesundheitsvorsorge und gegen Krankheiten vieler Art zu tun. Sie verzichten freiwillig auf diese kostenlose Küchenmedizin, auf all jene Schutz- und Wirkstoffe, die im Körper den Stoffwechsel und die vitalen Lebenskräfte ankurbeln und übrigens auch den Appetit dämpfen, was bei Gewichtsproblemen gut ist. (Vollkorn hat nämlich die wenigsten, Weißbrot die meisten Kalorien.)
• Je höher der Ausmahlungsgrad der Mehle, desto höher der natürliche Anteil des vollen Korns. Werden zum Beispiel zehn Pfund Getreide gemahlen und nur fünf Pfund Mehl daraus gewonnen, so beträgt der Ausmahlungsgrad nur 50 Prozent. Echtes Vollkornmehl dagegen entspricht dem Ausmahlungsgrad von 100 Prozent.

- Wichtig also zu wissen: Je *niedriger die* Typenbezeichnung des Auszugsmehls ist, desto *geringer* ist auch sein gesundheitlicher Wert.
- Je *höher* die Typenzahl, desto gehaltvoller ist das Mehl und desto *besser* für die Ernährung. Das heißt: Weizenmehl der Type 405 – schneeweiß – hat nur einen Mineralstoffgehalt von 405 mg oder 0,405 Prozent. Es ist das Mehl für die »feine« Küche oder Bäckerei/Konditorei.
- Weizenmehl der höchsten Typensorte 1700 – viel dunkler – enthält 1700 mg oder 1,7 Prozent Mineralstoffe. Dieses »Schrotmehl«, das aber auch fein gemahlen werden kann, entsteht aus dem *vollen* Korn. Es wird allein oder zusammen mit Roggenschrot zu Vollkornbrot verbacken.
- Beim Roggenmehl dient die Type 815 zusammen mit Weizenmehlen zur Herstellung von gesundheitlich weniger wertvollen, hellen Mischbroten. Die Type 1800 dagegen ist wieder aus Vollkornschrot hergestellt.

Das »gängige« weiße Haushaltsmehl hierzulande hat aber die Typenzahl 405. Die dunklen Typen mit viel mehr »innerem Wert« bekommen Sie keineswegs überall, jedoch fast immer in Reformhäusern, bei guten Bäckern und in Naturkostläden. Zum Selberbacken werden, zumindest für den Anfang, oft Mischungen, das heißt Kombinationen der Typen 1700 und 1050 oder auch 1800 und 550 oder sogar 405 empfohlen.

Gut für Herz, Gehirn und Nerven – und sie gehen im Weißmehl fast alle verloren!

Damit Sie sich ein Bild machen können:

Vitamin B_1, ein lebenswichtiges Stoffwechsel- und Nervenvitamin, unentbehrlich fürs Gehirn, von Experten gern »Gute-Laune-Vitamin« genannt, geht im Auszugsmehl (gegenüber Vollkornmehl) zu 86 Prozent verloren. Auch die anderen B-Vitamine, allesamt unentbehrlich für Nerven, Gehirn, Haut, Verdauung und gegen Streß, verschwinden bei diesem »schönen« Mehl zu 50 bis 70 Prozent. Vitamin E ist fast nicht mehr vorhanden. Eisen geht zu 84 Prozent, Kupfer zu 75 Prozent, Magnesium zu 52 Prozent und Kalium zu 76 Prozent verloren. Wer nicht viel Fleisch ißt (das sonst die beste Vitamin-B-Quelle ist) und dann noch beim Weißmehl bleibt, der riskiert ernsthafte Ernährungsdefizite.

Professor Thomas zum Beispiel sieht aus gutem Grund als »lebend« nur das volle Korn an – auch im ruhenden, scheinbar leblosen Getreide. Denn vollwertige Brotgetreide *keimen.* Man kann sie also jederzeit auch zu Sprießkorn-Gerichten (siehe Seite 422 ff.) in der Küche verwenden. Es versteht sich am Rande, daß die bisher noch recht kleine, aber festverschworene Gemeinschaft der Vollwert-Bäcker nur Getreide verarbeitet, das wenige Stunden vor dem Mahlen und Backen noch keimfähig war, und daß dieses Getreide mit keinerlei Chemie wie Pflanzenschutzmitteln, Kunstdünger etc. in Berührung kam.

Die vielen Biostoffe aus dem vollen Korn

Auch im Getreide werden immer mehr *Biostoffe* entdeckt, sogenannte Phytoprotectans. Wie zu Beginn des Gemüse-Obst-Kapitels schon beschrieben, sind sie von Mutter Natur eigentlich dafür gedacht, die Pflanzen selbst zu schützen bzw., wie beim Getreide, ihre Samenkörner. Erst allmählich stellten Wissenschaftler fest, daß sie auch für uns Menschen hohe Schutz- und Heilwirkung haben könnten. Allerdings sitzen sie zum überwältigenden Anteil in den Randschichten des vollen Korns!

Die *Phytinsäure,* lange Zeit als »unerwünschte« Substanz im Getreide verpönt, weil sie (in großen Mengen verzehrt) Spurenelemente wie Eisen und Zink bindet, wird heute wegen ihrer antikanzerogenen Wirkung gelobt. Außerdem hilft sie, den Blutzuckerspiegel zu normalisieren.

Die *Phenolsäuren,* wieder vor allem in den Randschichten (Weizen!), schützen das darunterliegende Gewebe vor aggressiven Sauerstoffmolekülen, sozusagen vor dem »Ranzigwerden«, stoppen außerdem die Bildung krebserregender Nitrosamine.

Die *Protease-Inhibitoren* helfen, den Blutzucker und den Insulin-Spiegel zu regulieren. Und weil sie bestimmte Enzyme hemmen, die möglicherweise auf Umwegen eine Krebsbildung unterstützen, gelten sie nach neuen Forschungen auch als Krebshemmer. Außerdem sollen sie körpereigene Reparaturmechanismen unterstützen.

Die *Lignane* – überwiegend in der Aleuron-Schicht des Getreidekorns – wirken als Radikalefänger, antioxidativ also, und als Krebsschutzstoffe. Denn sie sind *schwache* Östrogene und haben die Fähigkeit, im Körper die Rezeptoren für *starke* Östrogene zu blockieren und

damit das Erkrankungsrisiko bei jenen Krebsarten zu vermindern, die hormonabhängig sind: wie Brustkrebs, Gebärmutterhalskrebs, Prostatakrebs und auf Umwegen auch Darmkrebs. Auch diese »Phytoöstrogene« sind in Auszugsmehlen nicht zu finden, *nur im vollen Korn!*
Zu den lebenswichtigen Inhaltsstoffen des vollen Korns zählen neben diesen äußerst wertvollen Bio-Aktivstoffen natürlich auch die sogenannten *Ballaststoffe,* die ja eigentlich einen völlig falschen Namen haben, weil sie hohen Gesundheitswert besitzen. In den USA nennt man sie richtiger »Fibers« – Fasern.

Apotheke: Das volle Korn mit seinen Randschichten und dem Keimling, und nur dieses volle Korn, nicht das Auszugsmehl (!),
- regt zum besseren Kauen an. Das Kauen entstaut die venösen Geflechte im Schädel. Die »Mahl«-Zeit, das Zähne-aufeinander-Beißen, bedeutet eine Nervenstärkung, ist gesund fürs Gehirn. Die richtige Kieferausbildung bei kleinen Kindern wird durch das Kauen von festen Brotkrusten gefördert (*nicht* von irgendwelchen Milch- oder Nußschnitten!).
- Es läßt den Speichel reichlich fließen und stimuliert auch die anderen Verdauungssäfte, die »Heilsäfte« unseres Körpers.
- Seine Ballaststoffe wirken in Magen und Darm stark füllend, sie machen viel schneller satt als zum Beispiel die *weißen* Brote oder Mehlprodukte (Pfannkuchen, Pizza etc.). Außerdem binden Ballaststoffe Wasser und vermehren dadurch das Stuhlvolumen. Die Verdauung wird beschleunigt und eine »runde Sache«.

Nach neuen US-Veröffentlichungen wirken die Ballaststoffe im vollen Korn auf zweierlei ganz unterschiedliche Weise: Voll*weizen*erzeugnisse und brauner *Reis* sind reich an wasser*unlöslichen* »Fibers« (Fasern). Sie senken nach Meinung der US-Experten den Cholesterinspiegel und halten damit die Gefäße sauber, beugen also der Arteriosklerose vor. *Gerste* und *Hafer* enthalten reichlich wasserlösliche Fasern, und diese wirken sehr günstig gegen Verstopfung, ohne zu stopfen, wie es die reine Kleie oft tut. Sie mindern damit nachweislich das Kolon-(Dickdarm-)Krebsrisiko.
Aber: Experten warnen dringend davor, ständig reine Ballaststoffpräparate in *großen* Mengen in *isolierter* Form, als Kleie, zu essen. Aus den obengenannten Gründen ist es auch sicher richtig, die verschiedenen Getreidesorten *weniger gemischt* (»Siebenkorn-Brot« etc.) als *abwechselnd einzeln zu essen.*

Außerdem werden die »komplexen« Kohlenhydrate – im Vollkorn vorwiegend Stärke, nicht zu verwechseln mit reinem Zucker –, wie oben schon erwähnt, im Stoffwechsel *langsam* abgebaut. Deshalb ist Vollkorn auch grundsätzlich die bessere Alternative für Diabetiker. Es »bremst« den Blutzucker. So läßt zum Beispiel Vollkornbrot sogar mit etwas Butter, halbfettem Käse und einer Tasse Milchkaffee, den Blutzucker nur um 61 Prozent von einer vergleichbaren Weißbrotmenge steigen.

Also: Die komplexen Kohlenhydrate sind unentbehrlich, das beweisen viele klinische Tests, zur Versorgung aller Organe, auch des Gehirns, und zur Erzeugung von Muskelenergie, etwa bei körperlicher Arbeit und Sport.

Der Getreidekeimling – die reine Medizin

Die reine Medizin ist der edle Getreidekeimling, der Embryo, der sich bei seiner Mutter, dem Korn, alle Nährstoffe holt, die er zum Sprießen braucht. Auch dieses Herz des Korns wird beim Mahlen zu Weißmehl entfernt. Es ist mit erstaunlichen Vitalstoffen ausgestattet, enthält viel Eiweiß mit hohem Gehalt an essentiellen (lebenswichtigen) Aminosäuren, Öl mit 50 Prozent ungesättigten Fettsäuren (Herzschutzfunktion) und Lezithin (gegen Arterienverkalkung und fürs Gehirn), ferner fünfmal mehr Vitamin B_1 und zehnmal mehr Vitamin E als der Mehlkörper, außerdem Carotin, das Provitamin A sowie viele Mineralstoffe und Spurenelemente. Die biologische Wertigkeit des Keimlingeiweißes ist viel höher als die des Klebereiweißes im Mehlkörper. Aus gutem Grund raten Naturärzte, täglich einen Teelöffel Weizenkeimöl und einen Eßlöffel Weizenkeime ins Essen zu mischen – als Schutznahrung par excellence. (Siehe auch Seite 422 f.)

100 g Weizenkeime enthalten: 250 Kalorien, stolze 28 g Eiweiß, 10 g Fett, davon über 50 Prozent der herzgesunden, mehrfach ungesättigten Fettsäuren, 33,6 g verwertbare Kohlenhydrate und 24,7 g Ballaststoffe. Ferner sehr viel Kalium und Eisen und wieder jede Menge B-Vitamine.

Die zur Stärkung und Rekonvaleszenz empfohlene Tagesmenge von 30 g Weizenkeimflocken (etwa vier gehäufte Eßlöffel) kurbelt Kreislauf, Stoffwechsel, Verdauung und unsere Power an. Wenn Sie aber regelmäßig Vollkornbrot, -mehl, Getreideflocken und Vollkornnudeln essen, kriegen, Sie diese Schätze aus der Natur-Apotheke gratis mit!

Die Wissenschaft weiß heute: Ein Mensch, der ständig Mangel leidet an jenen Vitaminen, Mineralien und Spurenelementen, aber auch an dem wertvollen Eiweiß, den Fettsäuren und jenen Mehrfachzuckern, wie sie alle im vollen Korn reichlich vorkommen, der ist nicht nur körperlich, sondern auch geistig in seinen Leistungen reduziert. Dies betrifft vor allem Schulkinder, die sich leider oft nur mit weißen Semmeln, süßen Teilchen, süßen Schnitten ernähren!

Zudem lassen die *körperlichen Abwehrkräfte* nach oder brechen gar zusammen. Denn im ganzen Getreidekorn stecken, wir sagten es schon, viele einzigartige Stoffe, die der Selbsthilfe und Selbstheilung des ganzen Organismus dienen. Durch ihre Wirkkraft und all ihre Vitalstoffe sind sie mit unsere wichtigsten Gesundmacher überhaupt, diese »kleinen Riesen«.

Zu Vollkorngenüssen nichts Süßes!

Immer wieder hört man leider klagen: »Ich vertrage Vollkornbrot nicht, es bläht mich so schrecklich.« Auch Ärzte werden täglich mit diesem Problem konfrontiert. Meist raten sie ihren Patienten dann, das volle Korn doch lieber wieder wegzulassen. Sie kommen meist gar nicht auf den Gedanken, daß man in der Umstellungszeit etwas anderes weglassen könnte.

Nämlich: *alle Arten von Zuckerstoffen,* auch in fabrikverarbeiteten Säften, Obstkonserven, Honig und Marmelade zum Beispiel. »Denn Zucker und Vollkornbrot«, so sagt der erfahrene Bio-Bäcker Kurt König aus Miesbach, »das paßt nicht zusammen, das gärt und gibt die reine Schnapsfabrik im Bauch.« Schon aus diesem Grund ist zum Beispiel die viele Marmelade, sind die süßen Flocken etc. zum Frühstück problematisch. Und wem Vollkornbrot mit groben, womöglich ganzen Körnern schwer im Magen liegt, der sollte zum Frühstück diesem – noch halb schlafenden – Magen lieber *feinvermahlenes* Vollkornbrot anbieten.

Professor Thomas: »Eine Ernährungsumstellung, oft nach vielen Jahren einer ballaststoffarmen und meist fast ausschließlich (recht weich) gekochten Fleisch-Fett-Kost, auf eine mehr pflanzliche Ernährung mit viel Rohkost und vielen Ballaststoffen fordert die intensive ›Mitarbeit‹ fast aller Verdauungsorgane, einschließlich der lebenden Mitbewohner der Darmflora. Das gelingt nur in der Jugend schnell und geht mit zunehmendem Alter langsamer voran – und kann manchmal Monate und Jahre dauern.«

Da muß der neue Vollwert-Kostler geduldig und konsequent sein. Wenn er oder sie sich dann zunehmend besser fühlt, abnimmt, nicht mehr verstopft ist, eine schönere, glatte Haut bekommt und ganz bestimmt frei von vielen bisherigen Beschwerden ist, ja sicher auch bessere Laune hat – dann kommt der Appetit beim Essen.

Schauen Sie sich bitte einmal genau diese wunderschöne Darstellung eines (vollen) Weizenkorns an: Da finden Sie neben all den Häuten und Schalen, dem Keim und dem Mehlkörper noch etwas Interessantes: die *Aleuronschicht*. Sie umgibt den Mehlkörper als »erste Haut«. Und sie wird gerade von der Forschung (und prompt auch von Geschäftemachern) »neu entdeckt«. Denn sie enthält zum Beispiel 20 Prozent des Vitamins B_1, 30 Prozent des Vitamins B_2 und sogar 50 Prozent von B_3. Diese drei Vitamine sind Zündstoffe für Gehirn und Nerven, für Intelligenz und gute Laune, für eine schöne Haut und für elastische Gewebe.

Außerdem stecken in der Aleuronschicht* viele essentielle (lebenswichtige) Aminosäuren – Eiweißbausteine – und sehr viel Vitamin E, das Energie-, Abwehr- und Verjüngungs-Vitamin. (Weil dieses ja von Natur aus als Antioxidans die Zellmembrane des Getreidekorns vor dem Ranzigwerden schützen soll.) All diese guten Sachen werden normalerweise mit der Kleie ans liebe Vieh verfüttert – nur weil viele Leute ihr tägliches Mehl und Brot »schön weiß« bevorzugen!

Das Brot in Zahlen und Fakten

Rund 83 kg Brot verzehrt jeder Bundesbürger im Jahr. Das sind 225 g pro Tag oder vier Scheiben Brot und eine Semmel. (Um die Jahrhundertwende waren es 500 g.) Damit hat, nach einem tiefen Konsum-Tal, der Brotverzehr wieder zugenommen. Aber: Es sollte – so fordern Ernährungswissenschaftler – doppelt soviel Brot gegessen werden!

Bei Umfragen beteuern die Verbraucher zwar stets, daß die Mehrkorn- und Vollkornbrote ihre Lieblingsbrote seien, die Wirklichkeit aber sieht anders aus: Noch immer machen – leider – die Schrot- und Körnerbrote nur ein knappes Fünftel unseres heutigen Brotverzehrs aus. Viele Menschen behaupten, sie vertrügen das »grobe« Brot nicht gut. Dabei ist das ein Irrtum: Es gibt genügend Vollkornbrot aus feingemahlenem Vollmehl.

Wichtig ist, daß der Keimling und die Randschichten enthalten sind, die uns so viele wertvolle Nährstoffe, Vitamine, Mineralien, Spurenelemente, Eiweiße und auch Ballaststoffe schenken. Im Vollkornbrot

Vollkorn – das Rückgrat unserer Ernährung

Querschnitt durch ein Weizenkorn

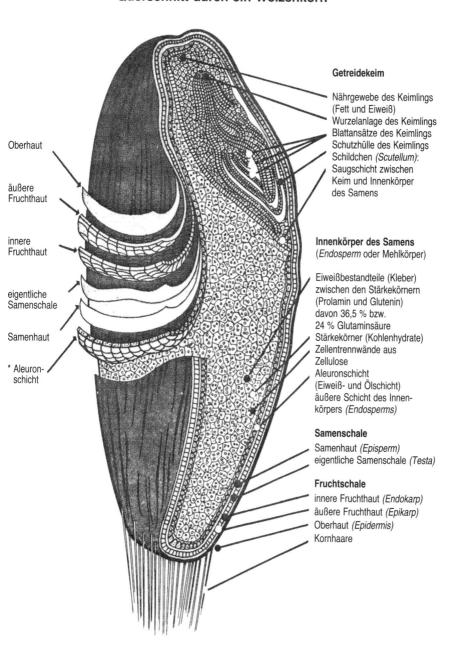

Oberhaut

äußere Fruchthaut

innere Fruchthaut

eigentliche Samenschale

Samenhaut

* Aleuronschicht

Getreidekeim
Nährgewebe des Keimlings (Fett und Eiweiß)
Wurzelanlage des Keimlings
Blattansätze des Keimlings
Schutzhülle des Keimlings
Schildchen *(Scutellum)*:
Saugschicht zwischen Keim und Innenkörper des Samens

Innenkörper des Samens
(Endosperm oder Mehlkörper)

Eiweißbestandteile (Kleber) zwischen den Stärkekörnern (Prolamin und Glutenin) davon 36,5 % bzw. 24 % Glutaminsäure
Stärkekörner (Kohlenhydrate)
Zellentrennwände aus Zellulose
Aleuronschicht (Eiweiß- und Ölschicht)
äußere Schicht des Innenkörpers *(Endosperms)*

Samenschale
Samenhaut *(Episperm)*
eigentliche Samenschale *(Testa)*

Fruchtschale
innere Fruchthaut *(Endokarp)*
äußere Fruchthaut *(Epikarp)*
Oberhaut *(Epidermis)*
Kornhaare

steckt – im Vergleich zum raffinierten Weißbrot – von all diesen Gesundmachern die vier- bis fünffache Menge! Das Brot aus vollem Korn hat, medizinisch betrachtet, »Schrittmacher-Funktion«, das heißt eine reinigende und sogar krankheitshemmende Wirkung, bis zur Vorbeugung gegen hohe Blutfettwerte und Darmkrebs.

Der Bundesbürger ißt jährlich rund 3 kg »Speisegetreide«, ganz oder in Form von Flocken, Flakes oder Müeslis. Mehr als die Hälfte davon sind Haferflocken. Die Hersteller von Müesli, das bekanntlich heute eine »In-Speise« ist, verzeichnen jubelnd jährliche Steigerungsraten von 15 bis 20 Prozent in ihrer Produktion. Jedoch – Herrn Bircher-Benner sei's geklagt: Fast ein Fünftel davon kommt in Gestalt zuckersüßer »Müesli-Riegel« auf den Markt, die an den Zähnen kleben, Karies fördern und fast null Gesundheitswert haben, obwohl die Werbung Gegenteiliges behauptet. Und auch sonst sind die vielen Frühstücks-Knuspergetreide und Fertigmüeslis mit all den Zucker-, Honig-, Schokoladebeimischungen (bis zu 20, ja 50 Prozent bei manchen Flakes, Smacks, Crispies) wahre Kalorienbomben und viel zu süß. Weshalb Mütter sie wirklich selber mischen sollten, was auch viel billiger ist. Von solchen »kulinarischen« Verirrungen wie »Müesli-Wurst« im Metzgerladen ganz zu schweigen ...

Viele Bäckereien sind Chemielabore

Der Brotgeschmack der Deutschen hat sich stark verändert. Er ist anspruchsvoller geworden. Brot soll hocharomatisch sein. Die Industrie ist voll auf diesen neuen Zug der Zeit gesprungen – nicht nur, daß oft mit einem rechten Gewürz-Durcheinander zuviel des Guten getan wird, sondern auch, indem zur »Geschmacksverbesserung« kräftig mit chemischen Hilfsmitteln beigetragen wird. Mit Farb- und Aromastoffen werden Nase und Gaumen und sogar das Auge betrogen.

Udo Pollmer, Deutschlands meistgefürchteter kritischer Lebensmittelchemiker und leidenschaftlicher Kämpfer für mehr Reinheit und Wahrheit in unserer Nahrung, meint, unser tägliches Brot drohe, ein Designer-Erzeugnis zu werden, mit allen High-Tech-Raffinessen hergestellt. Computergesteuert werden heute Fabrikmehl, Wasser, industriell erzeugter Fertigsauer und Backhilfsmittel aller Art gemischt – Zeit und Arbeitskräfte sparend und maschinenfreundlich. Es ist schon fast ein Alptraum: Mancher Bäckereilehrling verbringt drei Jahre praktisch damit zu, Tüten mit Fertigmehlen aufzureißen!

Weil aber die Zutaten weder von den Fabriken genau offengelegt noch die Produkte daraus später vom Bäcker über die Theke deklariert werden müssen, weiß heute eigentlich kein Mensch mehr richtig, was alles im Brot steckt.

Es ist – laut Pollmer – auch absolut nicht bekannt, inwieweit beim Backvorgang bei Temperaturen bis zu 250 °C aus all den chemischen Zusatzstoffen, die an und für sich harmlos erscheinen, Abbauprodukte entstehen, die gefährlich werden können – für die Gesundheit von Millionen Menschen, die ahnungslos diese Chemikalien mit dem Brot, der Semmel, dem Hefeteilchen oder dem Windbeutel essen:

Lipoxygenasen sorgen für die wunderbare Weiße zum Beispiel des Toastbrotes, Schimmelpilzenzyme regulieren die Dehnbarkeit des Teiges, Phosphate, Emulgatoren sorgen dafür, daß Brötchen schön groß, aromatisch, knusprig-braun werden. Was in den beliebten »Schau-Bäckereien« von Supermärkten heute »ofenfrisch« für den Kunden gebacken wird, wurde als Rohteig begast. Natamycin, ein Antibiotikum gegen Fußpilz und Mundfäule, darf dem Käse auf den Käsestangen beigegeben werden und, und ...

Viele Menschen reagieren heute auf Backmittel schon, nur wissen sie nicht, woher ihre Magenkrämpfe und migräneartigen Schmerzen kommen.

Asthmaanfälle durch Enzyme in Semmelbröseln

Fast 160 Backhilfsmittel fürs liebe Brot sind heute vom Gesetzgeber genehmigt und damit ganz legal. Aber viele müssen gar nicht mal genehmigt werden. Und dann sind die Folgen für die Gesundheit der Verbraucher oft unheimlich:

Aus einer medizinischen Zeitschrift: »Asthmaanfälle und Ausschläge bekam eine Französin immer dann, wenn sie Semmelbrösel von ihrem Bäcker gegessen hatte. Als Auslöser wurde das Enzym *Alpha-Amylase* ausfindig gemacht, das der Bäcker bei der Herstellung seiner Semmeln verwandt hatte.« Dieses Enzym ist auch ein lieber Gast in Tausenden von deutschen Backstuben!

Udo Pollmer stellt dazu fest, daß die stetig steigende Zahl der Bäckerallergien (geschwollene Hände und Arme, Bäcker-Asthma) oft keineswegs »Mehlstauballergien« sind, wie behauptet wird, sondern parallel zum gestiegenen Absatz an Backhilfsmitteln zugenommen hat. Und besonders kritisch sieht auch Pollmer dabei *Enzyme* wie

Alpha-Amylasen an. Sie machen aus Stärke Zucker, machen, daß Brote und Brötchen größer werden und länger frisch bleiben. Das Fernseh-Magazin »Monitor« nahm sich dieses Problems einmal an. Das Bundesgesundheitsministerium erklärte dazu, Enzyme würden durchs Backen inaktiviert. Wissenschaftliche Untersuchungen aber – so »Monitor« – bewiesen: Nach dem Backen kann Alpha-Amylase zwar nicht mehr aus Stärke Zucker machen, aber die *allergene Wirkung bleibt!*

Und jetzt kommt der Hammer: Alle Enzyme werden in unserem Lebensmittelrecht noch wie »Nichtzusatzstoffe« behandelt, weil sie ja eigentlich *natürlichen Ursprungs* sind! Auch eine *gentechnische* Herstellung dieser Enzyme wird eisern verschwiegen. Und der Gesetzgeber sagt stolz: »In Deutschland sind nur wenige und streng geprüfte Stoffe zugelassen.« Pollmer und andere Kritiker meinen aber, es seien nicht nur Hunderte, sondern schon Tausende von Substanzen, die bei der Lebensmittelherstellung durchrutschen!

Allergologen fordern deshalb schon lange *Deklarationsvorschriften für alle Backhilfsmittel,* und Toxikologen sagen rundheraus, die vielen Enzyme in Lebensmitteln seien ein eklatanter Mißstand.

160 Backhilfsmittel sind schon ganz legal

Uns genügt eigentlich schon, daß heute fast 160 Backhilfsmittel fürs liebe Brot vom Gesetzgeber genehmigt und damit ganz legal sind. Wußten Sie schon,

- daß die schöne dunkle »Vollkorn-Farbe« vielfach durch E 150, Zuckerkulör, herbeigezaubert wird, welche chemisch durch Erhitzung von Zucker mit Ammoniak oder Schwefeldioxid gewonnen wird?
- daß E 921 – Cystin – ein wichtiger »Aroma-Vorläufer«, der dafür sorgt, daß Teige nicht an Bändern und Maschinen klebenbleiben – aus Menschenhaaren und Schweineborsten gewonnen wird?
- daß »ballaststoffreiche« Brote (*nicht* Vollkornbrote!) als Ballaststoff oft Sojaschalen, sprich Abfälle, aus der Margarineherstellung enthalten?
- daß 98 Prozent aller Bäcker heute ziemlich schimmerlos und *sehr unkritisch* zu den »schnellen Helfern aus der Tüte« greifen?
- daß Semmeln nur zu 30 Prozent Vollmehl enthalten müssen und doch als »Vollkornbrötchen« verkauft werden dürfen? Manchmal

ist der unter normalen weißen Semmelteig gemischte Leinsamen das einzige »volle Korn«;
- daß in vielen sogenannten Vollkornbroten, die aus der Fabrik kommen, die Keime durch Erhitzen lagerungsfähig gemacht wurden – und in diesem Fall auch im »Weizenkeimbrot« die Vitamine nicht mehr enthalten sind?
- daß bei Tests der Verbraucherverbände 98 Prozent der untersuchten »Vollkornbrote« *mehr* Salz enthielten, als aus geschmacklichen Gründen nötig gewesen wäre? 34 Prozent unseres Salzkonsums stammen aus Brot und Backwaren – sehr bedenklich für Menschen mit hohem Blutdruck;
- daß bis heute kein Gesetz regelt, was Brot eigentlich ist und sein muß, und daß kein Bäcker von seinem Brot im Regal alle Zutaten angeben muß? Daß er die Inhaltsstoffe in den Fertigmehlen auch oft gar nicht genau kennt, weil die Industrie nicht preisgibt, was alles in ihren Fertigmehlen steckt?

Brot selber backen – ein gesunder Familienspaß!

Angesichts der oben erwähnten, zum Teil schändlichen und schädlichen Tatsachen ist es hoch erfreulich, daß immer mehr Hausfrauen und neuerdings sogar erstaunlich viele Hausmänner dazu übergehen, das tägliche Brot selbst zu backen. Volkshochschulen, Elektrizitätswerke, Verbraucherorganisationen und sogar Bio-Bäcker bieten Vollkorn-Backkurse an. Und wenn dann auch noch ein tüchtiges Mühlchen in der Küche steht, sind die Backergebnisse wirklich höchst gesundheitsfördernd und oft imponierend wohlschmeckend.

Außerdem sind der Fantasie fast keine Grenzen gesetzt. Haben nämlich die Hobby-Vollkornbäcker erst einmal den Dreh heraus, dann können sie sogar für »Feinbäckereien« das Mehl der Type 405 (das am wenigsten wertvolle) durch Voll-Weizen- oder auch Voll-Dinkelmehl ersetzen. Damit lassen sich wunderbar auch Obstkuchenböden, Brötchen, Teilchen, Pizzas, Zwetschgendatschis, Marmorkuchen und vieles andere mehr backen!

Wobei ich aus familiärer Erfahrung heraus raten möchte, die Umstellung nicht mit großem Getöse, quasi einem Vollwert-Paukenschlag (»Ab morgen gibt es nur noch Vollkorn...«), zu vollziehen, sondern langsam und listig einschleichend die Weißmehl- durch Vollmehl-Ernährung zu ersetzen!

Mit List und Pfannkuchen anfangen

Für die Vollkorn-Anfänger empfehlen sich zum Beispiel erst einmal die kinderleicht zu backenden Dinkelpfannkuchen, und aus denen kann dann auch die Flädle- oder Fridattensuppe, mit den Pfannkuchenstreifen in der guten Brühe, gezaubert werden. Und – mal ganz ehrlich – braune Vollkornnudeln mögen Kinder meist (anfangs) wirklich nicht gern. Da bleibt immer noch der Ausweg, die heißgeliebten (Weißmehl-)Nudelgerichte wenigstens in der Umstellungszeit mit besonders gesunden Rohkostsalaten oder nur ganz kurz gedünsteten bzw. chinesisch geschmorten Gemüsen, Tomaten-Zwiebel-Soßen »aus der Natur« etc. zu ergänzen. Mit der Zeit wird dann allmählich auch hier aufs volle Mehl umgeschwenkt.

Vom richtigen Umgang mit Getreide

Küchentechnisch ist vor allem dies noch wichtig zu wissen:

Getreidegerichte sollten nie »mit voller Fahrt« gekocht, sondern stets sehr behutsam geköchelt werden.

Das heißt:
- Zuerst wird das Getreide gut gewaschen (sowieso nur »Bio-Getreide« aus kontrolliertem Anbau).
- Dann wird es drei bis zehn Stunden eingeweicht. Dabei wird der Hemmstoff Phytin weitgehend abgebaut, und die Mineralstoffe werden voll verfügbar. Das Einweichwasser wird immer zum Kochen verwendet. Viel mehr als zehn Stunden sollte nicht eingeweicht werden, weil dann schon der Keimprozeß beginnt. Es sei denn, Sie möchten bewußt die besonders gesunden Keimlinge auf den Tisch bringen (siehe Seite 422 ff.).
- Bei Hirse, Buchweizen, Reis, Maisgrieß (Polenta) und geschrotetem Getreide ist ein Einweichen nicht grundsätzlich nötig.
- Im Schnitt kommen auf ein Teil Getreide zwei bis zweieinhalb Teile Wasser. Bei Gerste, Grünkern und vor allem Polenta können es drei bis vier Teile Wasser werden. Also rechnet man zum Beispiel so: 250 g Getreide, die ca. 320 ccm im Meßbecher entsprechen, werden im Verhältnis 1:2,5 geköchelt, also mit ca. 800 ccm Wasser. Das ergibt dann rund 1000 ccm Brei.
- Buchweizen, Hirse, Grütze, Schrot ca. 15 Minuten kochen;
- Reis, Grünkern, Dinkel ca. 30 Minuten kochen;
- Weizen, Gerste, Vollhafer ca. 1 Stunde kochen.

Anschließend werden alle Getreide etwa 30 Minuten zugedeckt und warmgehalten, damit sie nachquellen. Ideal wäre dazu Omas gute alte Kochkiste, die hier und dort fröhliche Urständ feiert! Getreidebrei, -bratlinge, -klöße, -küchlein können den Küchenzettel attraktiv bereichern. Am Anfang, das weiß jede Vollwert-Köchin, ist das nur eine Frage des Mutes. Und mit den zunehmenden Erfahrungen werden die Vollkorngerichte immer raffinierter.

Zum Anreichern mit Eiweiß, damit eine noch höhere Wertigkeit der Nahrung entsteht, empfehlen Experten gern Quark. Und zwar auf ein Teil gekochtes Getreide ein halbes Teil Quark (zum Beispiel zu Aufläufen oder Klößen). Für Bratlinge kann ein Teil Getreide mit einem Fünftelteil Quark gemischt werden. Ist der Teig dann noch zu klebrig, so können dem Auflauf, den Bratlingen oder Klößen nach Bedarf Vollkornflocken beigegeben werden – natürlich auch Eier!

Gesalzen werden die Getreidegerichte erst ziemlich zum Schluß. Auch frische Kräuter und *gemahlene Gewürze* gibt man erst kurz vor dem Anrichten dazu. Gewürz*samen* (die Doldenblütler Kümmel, Fenchel, Anis, Koriander, die auch helfen, daß Getreidegerichte verträglicher und leichter verdaulich werden) läßt man schon mitkochen.

Vermutlich wußten bereits die Frauen in Germanien, zumal die Bäuerinnen in der Schweiz und in Altbayern, daß Getreidespeisen besser bekommen, wenn sie mit etwas *Fett* zubereitet sind. Heute weiß die Forschung: Etwas Öl, Butter oder Rahm, das holt die fettlöslichen Vitamine, wie Beta-Carotine und Vitamin E, heraus und macht sie verwertbar.

Alle Getreide-Mahlzeiten lassen sich sehr attraktiv anrichten, wenn man sie zum Beispiel mit frischgeriebenem Käse überstreut oder mit geröstetem Sesam oder mit Tomatenscheiben belegt. Man kann eine dicke Getreidegrütze auch wie Reis in eine gut gefettete Randform drücken und stürzen und in der Mitte vielerlei feine Gemüse, wie Spargel, Brokkoli, Zuckerschoten etc., anrichten. Champignon-Köpfchen mit Petersilie und Rahm ersetzen Fleisch. Und für Fleischesser ist ein Hühnerfrikassee in solch einem Getreiderand aus Schrotbrei (beispielsweise von Hirse, Buchweizen oder Grünkern) eine köstliche Sache!

Ratschläge von einem Bäcker aus echtem Schrot und Korn

Über 30 Jahre backte er Vollkornbrote, in der Backstube seines Hauses, das breit und behäbig daliegt am Marktplatz im oberbayerischen Miesbach – der Bäckermeister Kurt König. Ein Almanach der feinen Leute hat ihn »zum besten Bäcker Deutschlands« ernannt.

Seit er kürzlich den Betrieb in jüngere Hände übergab, arbeitet er als vielgefragter Berater in Sachen Gesundheitskost.

Für König ist die Publicity nur aus einem Grund wichtig: »Man kann in dieser bunten Brotlandschaft, mit soviel manipuliertem, geschöntem, gefärbtem Brot, die Leute darauf aufmerksam machen, daß es heute auch immer mehr Vollwert-Bäcker gibt, die diesen Namen verdienen und die ein Brot backen, für das man noch dem Herrgott dankt.«

6000 Jahre, so sinniert der Bäcker-Philosoph, sei auf der ganzen Welt alles Vollkorn gewesen. Erst seit rund 150 Jahren gebe es die Mühlentechnik mit all den Maschinen, mit denen man Getreide, auch Reis, schälen könne. »Der Keimling wird weggehaspelt und nur die Stärke noch verwendet, und der wertvolle Keimling wird ans Vieh verfüttert. Der Volksgesundheit schadet das dermaßen, daß heute der Hüftschaden schon zum guten Ton gehört. Es fehlen die Mineralien, Spurenelemente etc., die kauft man dann wieder in der Apotheke ein und ißt sie ›solo‹.«

Der von König mitbegründete »Verband der bayerischen Vollwertbäcker«, der fast 30 Mitglieder hat, gab sich folgende Richtlinien:

- Getreide wird nur aus kontrolliertem biologischem Anbau verwendet, dabei wird inländischem der Vorrang gegeben.
- Das Korn wird täglich frisch auf der eigenen Mühle vermahlen, und zwar unmittelbar vor der Verarbeitung.
- Die Teigführung ist rein biologisch, mit Sauerteig, Hefe, Backferment.
- Ausschließlich ist Voll-Meersalz zu gebrauchen, maximal zwei Prozent von der Schrotmenge.
- Alle Nüsse und Ölsaaten sind biologisch.
- Kein Zuckerzusatz, kein raffinierter Zucker.
- Das Obst stammt nur vom Bio-Bauern.
- Keine industriell vorgefertigten Backfüllungen oder Konserven.

- Bevorzugung von frischer Butter, sonst von unraffinierten Ölen, keinerlei gehärtete Fette.
- Frische Vollmilch. Und vieles mehr.

»Der sogenannte Bio-Boom«, sagt König, »mit Ballastsemmeln, Achtkornbrot und hunderterlei Kleiekeksen, ist eigentlich ja erfreulich, weil er beweist, daß die Verbraucher aufwachen und nach gesunden Sachen fragen. Aber er ist auch eine große Chance für die Pseudos, die ihre Kasse mit Billigkleie-Zusatz, rustikaler Verpackung und klingenden Brotnamen machen.«

König – zielstrebig und zukunftsorientiert – kann richtig zornig werden, wenn er von »Brotersatz« und »Pseudobrot« spricht, die sich seiner Ansicht nach heute in vielen Regalen breitmachen. Konservierungsmittel, Farbstoffe, Emulgatoren, künstliche Triebmittel sind für ihn tabu. Und er selbst ist unermüdlich dabei, für seine Kunden neue, gesunde Brote zu erdenken und zu erproben, sich aber auch mehr und mehr »auf die besten zu konzentrieren«. Und außerdem hält er auch nach anderen, möglichst unbelasteten Eßsachen Ausschau.

Über den richtigen Umgang mit Brot

Wie geht man nun am besten mit Brot um, was muß man beim Brotkauf beachten, wie bewahrt man Brot optimal auf – das wollten wir vom Bio-Bäcker wissen. Hier seine Empfehlungen: *Brot einkaufen* – wenn irgend möglich, im Bäcker-Fachgeschäft. Und immer fleißig fragen: »Ist das Sauerteigbrot?« – »Ist das reines Roggenbrot?« – »Ist das Vollkornbrot?« – »Wird das Vollkornmehl täglich frisch gemahlen?«

König meint: »Die Hausfrau findet sich heute in der Regel gar nicht mehr zurecht, weil es hundert verschiedene Fertigmehle gibt, von einer riesigen Backwarenindustrie hergestellt, aus Getreiden, die zum Teil dampfaufgeschlossen sind, womöglich mit Mikrowellen oder Ultraschall haltbar gemacht, mit Emulgator, Stabilisator, Frischhaltemitteln aller Art versetzt. Und wenn das Brot eine sehr dunkle Farbe hat, dunkler als jedes Getreide auf der Welt, dann ist es noch lange nicht besonders gesund – dieses Brot ist entweder mit Röststoffen oder Extrakten gefärbt oder schlicht verbrannt.«

Gar nicht gerne hat er auch »diese Sieben- und Achtkornbrote«. »Die Leute meinen zwar, wenn sie die essen, werden sie sieben- oder achtmal so gesund. In Wahrheit ist das nur ein Riesendurcheinander, besonders für den Magen. Denn jedes Getreide hat andere Aminosäure-Verbindungen. Und wer schon einen schwierigen Magen hat und eine problematische Verdauung, sich obendrein nicht richtig die Zeit nimmt für die ›Brot-Zeit‹, wer keine Zeit mehr hat, gründlich zu kauen und langsam und richtig einzuspeicheln, der soll dann wirklich lieber Brot essen, das nur aus einem einzigen Getreide ›ehrlich‹ gebacken ist und leicht verdaulich.« In diesem Punkt ist sich König ganz einig mit Experten für die »*Organuhr*«, die auch Mono- oder Einkornbrote fordern, weil Vielkornbrote der Energie abträglich seien, oft sogar Allergien provozierten. (Siehe die Einleitung zu diesem Kapitel.) Allerdings sollten diese Brote dann – je nach Korn – von Woche zu Woche gewechselt werden.

»Der gestreßte Manager, der arme Mensch«, so meint der menschenfreundliche Bäckermeister, »könne ein *schweres,* grobes Roggen- oder Mehrkornbrot zum Beispiel am Abend überhaupt nicht mehr verdauen, der sollte sich dann lieber auf Müesli oder Dinkelnudeln mit viel Salat beschränken oder allenfalls auf ein Weizenvollkornbrot aus *feinvermahlenem* Mehl oder Weizenvollkornsemmeln vom Vortag, die auf dem Toaster knusprig aufgeröstet sind. Dann ist das Brot zweimal aufgeschlossen und damit fast wie Zwieback, und das tut dem kränksten Magenmenschen gut ... – *Bei akutem Streß* rät König, für kurze Zeit lieber überhaupt kein *grobes* Vollkornbrot zu essen, sondern dieses wiederaufgebackene Weizengebäck.

Merke: »Brot lebt auch nach dem Backen. Brot muß reifen!« Ein ofenfrisches Brot mit krachender Kruste ist zwar ein kurzer Hochgenuß, aber die Reue kann lang dauern. Ein Scherzerl (einen Knust, wie man in Norddeutschland sagt) ja – aber nicht zuviel, das bläht fürchterlich, das quält den Darm.

Weizenbrot und alle Brote, die mit Hefe gebacken sind, brauchen nur einen Tag zur Ablagerung für die Bekömmlichkeit.

Roggenbrot dagegen, mit Sauerteig, muß *mindestens drei Tage abgelagert sein* – noch besser sind acht Tage. Bei der Nachreifung kommt dann der Geschmack erst zur vollen Entfaltung.

Übrigens – zur *frischen* Brezel immer reichlich trinken! Brezeln mit ihrer Salzlauge können durchaus eine Übersäuerung verhindern. Und Kinder mögen sehr gern in der Frühe eine Salzstange und können sie auch gut brauchen. Weil man in der Frühe das »Salz des Lebens«, die Natriumversorgung, benötigt.

Aufbewahrt wird das Brot möglichst nicht in Plastik, sondern am allerbesten in einem Leinensäckchen, »damit es atmen kann«, und einfach so ins Bratrohr gelegt. Im Brottontopf, der jetzt große Mode ist, wird leider die gute Kruste meist weich, und dann schmeckt das ganze Brot nicht mehr so recht. Auch der alte blecherne Brotkasten ist nicht so günstig, da schimmelt das Brot leicht.

Man sieht – Brot, unser größtes Gottesgeschenk, ist in des Bäckers Augen ein Lebewesen, mit dem man ebenso vorsichtig und liebevoll umgehen muß wie mit anderen Lebewesen. Brot und Korn sind für ihn auch viel mehr als eines von vielen Nahrungsmitteln. Sie können, zur rechten Zeit gegessen, so gute Helfer und Heiler sein für Kopf und Bauch, für Hirn und Herz, für geistige und körperliche Kraft. Wobei die Betonung bei vielen Getreiden auf der richtigen (Tages-)Zeit liegt.

Unser Brot (für Anfänger)

500 g Dinkel- und 500 g Weizenvollkornmehl,
vom Biobäcker oder Reformhaus frisch gemahlen,
600 g Wasser, 20 g Meersalz,
20 g Malz oder Honig, 20 g Sonnenblumenöl,
1 Würfel Hefe, Gewürze nach Geschmack:
Kümmel, Fenchel, Koriander,
evtl. auch mal Bockshornklee oder Leinsamen
oder Sesam.

Die Hefe mit dem – lauwarmen, nicht heißen – Wasser auflösen, Mehl, Salz, Honig dazu und mit den Gewürzen gut zusammenarbeiten, das Öl zum Schluß. Alles sehr gut durchkneten, mindestens 5 Minuten lang. Den fertigen Teig mit Tuch zudecken und 30 Minuten gehen lassen. Dann noch mal zusammenkneten. 2 kleine oder besser 1 großen Laib formen. In der gefetteten Backform oder im Römertopf (der muß unglasiert, gewässert und geölt sein) noch mal 30 Minuten gehen lassen. Brot leicht mit Wasser bepinseln. Im vorgeheizten Rohr bei 225 °C anfangen, nach 10 Minuten auf 180 °C zurückschalten. (Eine flache Schale mit heißem Wasser auf den Boden des Backofens stellen, Brot auf die zweite Schiene von unten.) Der große Laib braucht ca. 60 bis 70 Minuten, die zwei kleinen 40 bis 45 Minuten. Ist das Brot fertig, klingt es beim Klopfen hohl.

Und hier sind nun die Steckbriefe all der Körner, die uns diese Kraft schenken, Tag für Tag.

Die guten dreizehn

Buchweizen, Dinkel oder Spelz, Grünkern, Gerste, Hafer, Hirse, Mais, Reis, Wilder Reis, Roggen, Weizen, Amaranth und Quinoa

Der Buchweizen
(Fagopyrum esculentum)

Entgiftet, kräftigt die Venen und Nerven

Er gehört nicht zu den Gräsern wie die eigentlichen Getreide, sondern ist ein Knöterichgewächs, dem Sauerampfer und dem Rhabarber verwandt, das rosa-weiße Blüten hat und bis zu 60 cm hoch wird. Seinen Namen bekam er, weil die kleinen, braunen, dreikantigen Früchte an Bucheckern erinnern.

Geschichte: Im süddeutschen Raum wurde er früher auch Tataren- oder Heidenkorn genannt. Tatsächlich kam der Buchweizen ursprünglich aus Nepal, wurde dann in ganz Asien gezogen und ist auch heute noch in China und Rußland ein wichtiges Volksnahrungsmittel. (Manchem deutschen Kriegsgefangenen in Rußland hat die Buchweizengrütze das Leben gerettet.) Von den Tataren und Sarazenen und Nomaden wurde er aus der Mongolei nach Europa gebracht.

Buchweizen ist anspruchslos und trägt in ca. zwölf Wochen seine Früchte. Er wird bisweilen zweimal jährlich gesät und geerntet. Er gilt nicht nur als sehr widerstandsfähig gegen Krankheiten und Schädlinge, sondern als ein »Entgifter« für den Boden. Landwirten, die ihren Betrieb auf alternativen, chemiefreien Anbau umstellen wollen, wird er deshalb heute als Zwischensaat empfohlen.

Das Merkwürdige: In frisch kunstgedüngtem Erdboden gedeiht Buchweizen überhaupt nicht, dann entwickelt er nur Blätter, keine Blüten bzw. Früchte ...

Inhaltsstoffe: 72 Prozent Kohlenhydrate, 9,8 Prozent Eiweiß, 1,7 Prozent Fett, 4 Prozent Ballaststoffe, ferner reichlich Kalzium, Eisen, Kalium, Magnesium, Kieselsäure sowie die Vitamine B_1, B_2, B_3 und viel Vitamin E, auch Spuren von Kupfer und Kobalt. In seiner biologischen Wertigkeit übertrifft das Buchweizeneiweiß alle Getreidearten: Die Körner sind zwei- bis dreimal reicher an den lebenswichtigen Eiweißbausteinen Lysin, Arginin und Tryptophan und liefern uns außerdem viel Lezithin sowie an sekundären Pflanzenstoffen unter anderem Phenolsäuren und Phytinsäure.

Achtung! Die Randschichten des Buchweizens enthalten einen roten, fluoreszierenden Farbstoff, das »Fagopyrin«, das bei Tieren, die in größeren Mengen die Pflanzen oder geschroteten Körner fressen, Lichtdermatosen, also Hautentzündungen hervorruft. Da sich dieser Farbstoff in heißem Wasser lösen läßt, raten die Experten, den Buchweizen vor dem Kochen in einem Sieb heiß zu waschen bzw. den roten Schleim, der sich zu Anfang beim Kochen bildet, abzuschöpfen.

Apotheke: Das Lysin ebenso wie das Lezithin sind wichtige Gehirn- und Nervennahrung und bessern die Lernfähigkeit. Tryptophan sorgt für guten Schlaf.

70 Prozent der Fettsäuren sind ungesättigt und herzfreundlich. Im blühenden Kraut des Buchweizens kommt reichlich *Rutin* vor, eines jener Bioflavonoide, früher »Vitamin P« genannt, die die Gefäße elastisch halten und abdichten. Salate aus jungem Buchweizenkraut, aber auch Buchweizentee (aus der Apotheke) gelten als wertvolle Venenmedizin, werden bei Krampfadern und »Besenreisern« erfolgreich eingesetzt.

Buchweizen selbst wird zur Vorbeugung gegen Arthrose empfohlen. Weil er gekocht als Grütze oder Brei oder Suppe leicht verdaulich ist, ist er gut als Krankenkost geeignet. Großmama hat ihn schon ihren kleinen Kindern bei »Bauchweh« gegeben. Buchweizen wirkt auch leicht stopfend bei Durchfall.

In einem Sanatorium bei Salzburg erhalten Verkehrspolizisten zur »Entgiftungskur« regelmäßig Buchweizen ...

In der asiatischen Ernährungslehre gilt Buchweizen als »heißes« Getreide, das stark »Yang-betont« ist. Das bedeutet, daß er vor allem im Winter, wenn es kalt ist, dem Körper Wärme, sprich »Yang-Energie«, spendet.

Wem dann noch weitere »Yang-Nahrungsmittel« dazugegeben werden – wie zum Beispiel Ingwer, Zimt, Nelken, Wurzelgemüse, Rind- oder Schaffleisch –, der braucht bestimmt keine Wärmflasche mehr im Bett!

Küchentips: Zum Backen eignet sich Buchweizen nicht, weil er keine Kleber enthält, dafür um so besser zum Kochen. Kenner berichten, daß es in Japan Hunderte von Restaurants gibt, die mit hoher Kochkunst aus Buchweizen die köstlichsten Gerichte zubereiten. George Ohsava, einer der Väter der makrobiotischen Küche, meint, diese

Pflanzenfrüchte könnten »die gesamte Menschheit wieder aufbauen«, und sie seien die beste Nahrung für geschwächte Kranke. Aber nicht nur in der Zen-Küche Japans, sondern auch in der »New Age«-Gesundheitsküche in den USA ist zum Beispiel die köstliche »Kasha« aus Buchweizengrütze ein gar nicht mehr geheimer »Geheimtip«.

Buchweizen-Grundrezept

Für 4 Personen rechnet man 2 Tassen grobe Buchweizengrütze (Kasha). Je Tasse Körner ist die 2- bis 2$^1/_2$fache Menge Wasser, Brühe oder Milch zu rechnen (je nach Breite des Kochtopfs). Man läßt aufkochen und bei kleinster Flamme 15 bis 20 Minuten quellen. Dann können mit dieser Grütze alle möglichen feinen Sachen angestellt werden:
- Man kann geschmälzte Zwiebeln und Tomaten drübergeben, kleingeschnittene, frische Früchte und Schlagrahm.
- Man kann Eischnee drunterziehen; man kann salzige Gerichte mit Knoblauch, vielen frischen Kräutern oder mit Koriander und Tahini (Sesampaste) oder Tamari (Sojaextrakt) abschmecken, das Ganze mit Mozzarellastückchen und Butter im Rohr überbacken.
- Man kann das Gericht auch süß mit Honig, Zimt und geröstetem Sesam zu einer wahren Schlemmerei als Dessert zubereiten.
- Die gekochten Körner oder die dicke Grütze lassen sich wie *Risotto* mit gebratenen Austernpilzen oder Rahmchampignons oder Spargelragout kombinieren oder zu Kroketten formen und herausbacken.

Für Buchweizen*pfannkuchen* rechnet man pro Person 50 g Buchweizenmehl plus einen gehäuften Eßlöffel Weizenvollkornmehl.

Der Dinkel oder Spelz
(Triticum spelta)
Ausgezeichnet für Denker, Dichter und Rechner

»Dinkel ist das beste Getreidekorn, wirkt wärmend und fettend und hochwertig und gelinder als andere Körner ... Dinkel führt zu einem rechten Blut, gibt ein aufgelockertes Gemüt und die Gabe des Frohsinns«, so schreibt die heilkundige Benediktiner-Äbtissin und Mystikerin des 12. Jahrhunderts, Hildegard von Bingen. Genau 17 besondere Vorzüge zählt sie auf.

Von all dem, was die heilige Hildegard am Dinkel lobt und womit die Anhänger der sogenannten Hildegard-Medizin Dinkel als eine Art Wundermedizin anpreisen, ist wissenschaftlich nur weniges bewiesen. So enthält der Dinkel zum Beispiel mitnichten mehr Fett oder wertvollere Fette als andere Getreide, und es ist auch nicht »das ganze Korn Keimling«, wie manche Hildegardianer behaupten. Aber etwas besonders Gutes und Gesundes ist der Dinkel schon. Um ganz sachlich seine Vorzüge aufzuzählen: Dinkel – eine Weizenart und botanisch nahe verwandt mit dem Weichweizen – unterscheidet sich von diesem vorwiegend dadurch, daß er ein anspruchsloses, standfestes und wetterhartes Getreide ist, das auf kargen, steinigen Böden bis in 1500 Metern Höhe wächst, wo Weizen nicht mehr gedeihen kann.

Anbaugebiete waren früher weite Teile der Schweiz, Tirol, Vorarlberg, Baden-Württemberg (Rauhe Alb), Mittelfranken. Ortsnamen wie Dinkelsbühl (mit drei Dinkelähren im Stadtwappen) erzählen davon, wie beliebt und verbreitet er einmal war. Das Korn ist mit dem Spelz fest verwachsen, es fällt beim Dreschen nicht »nackt« heraus und muß in der Mühle in einem eigenen Arbeitsgang entfernt werden.

Die hervorragendste Eigenschaft des Dinkels, auch auf sehr kargen Böden zu gedeihen, macht ihn in jüngsten Tagen geradezu zu einer »ökologischen Waffe«. Weil Dinkel nicht viel Stickstoffdünger braucht, können ihn Landwirte sogar problemlos in Wasserschutzgebieten anbauen.

Dinkel ist jedoch – Gott sei's geklagt – ein Modekorn geworden, nicht zuletzt durch die von Interessengruppen hochgejubelte »Hildegard-Welle«. Und wie überall, wo Moden entstehen, gibt es prompt auch Makler, die ein Riesengeschäft daraus machen. So wissen Insider genau, daß vieles von dem, was jetzt sehr teuer als »reines Dinkel-Brot« verkauft wird, in Wahrheit aus Mehl gebacken wurde, das aus raffinierten Getreidezüchtungen stammt. Diese haben durch Kreuzung einen mehr oder weniger hohen Weizenanteil. An der Münchner Technischen Universität sind Experten diesem Kreuzungs-Trick auf die Schliche gekommen.

Außerdem wird Dinkel heute Gutgläubigen oft in weniger edlen Qualitäten – übertelegt – verkauft. Darum müssen Sie wissen: Der wertvollste Dinkel ist das »Oberkulmer Rotkorn«, aus dem das Vollkornmehl, Type 1740, hergestellt wird. Der Dinkel Rouquin, als Auszugsmehl Type 630 in den Handel gebracht, ist eigentlich nach seiner Herkunft ein Futter-Dinkel. Einige andere Sorten sind »Dinkel-Wei-

zenbastarde« und haben sogar einen Weizenanteil von 50 Prozent – ein Supergeschäft!
Geschichte: Dinkel stammt ursprünglich aus Asien, wo er schon vor gut 3000 Jahren kultiviert wurde. Später wurde er in Spanien und weiten Teilen Mitteleuropas heimisch, vor allem in höheren Lagen. Dinkel – so glauben seine Anhänger – holt sich vom »steinigen, steinharten, steinalten Urgestein« wertvollste Mineralien, wie Magnesium und Zink. Deshalb wird er vom Bio-Bäcker König aus Miesbach, der den Dinkel tonnenweise verbackte, als »ausgezeichnet für Dichter, Denker und Rechner – wie zum Beispiel alle Kopfarbeiter und Computer-Leute« gepriesen – für Menschen also, die nach der Konzentration des Arbeitstages sich mit einer Dinkel-Brotzeit gut regenerieren können.
Inhaltsstoffe: Dinkel enthält 56 Prozent Stärke, 11,6 Prozent Eiweiß, 2,7 Prozent Fett und zwei Prozent Mineralstoffe. Beachtlich ist neben dem wertvollen Eiweiß, in dem sich zumindest in Spuren alle essentiellen Aminosäuren finden, und den herzfreundlichen ungesättigten Fettsäuren, daß Dinkel mehr Mineralstoffe und Vitamine enthält als der beste Weizen. Was die Bäcker aber besonders freut, ist der extrem hohe Klebergehalt, mit dem sich ein »außergewöhnlich gutes Brot mit herzhaftem, nußartigem Aroma backen läßt« (König).

Weil der »reine« Dinkel sich nicht in Rekordmengen züchten läßt und mühsam entspelzt werden muß, wird er etwa doppelt so teuer verkauft wie anderes Backgetreide (siehe oben). Am günstigsten bekommt man ihn bei Bio-Bäckern – und natürlich ab Hof.
Apotheke: Herausragend ist beim ausgereiften Dinkel der hohe Gehalt an Kieselsäure, die das Korn aus den mineralreichen Böden holt. Kieselsäure ist günstig für Haut, Haare und Nägel, aber wie schon gesagt, auch fürs Denkvermögen und die Konzentration. Zink im Dinkel stärkt die Prostata sowie allgemein die Abwehrkräfte und ist nachgewiesenermaßen ein Lebertherapeutikum.

Dinkelbrot macht, in Maßen gegessen, überhaupt nicht dick: Hühner, die mit Dinkel gefüttert wurden, legten zwar mehr Eier, setzten aber kein Fett an, und man vermutet, daß Dinkel besonders zur Brot-Diät geeignet ist.
Küchentips: Ganz begeistert stellen unsere Bio-Bäcker heute Dinkel-Nudeln in vielen Variationen her. Weil das Abendessen kohlenhydrathaltig sein soll, empfehlen sich diese Nudeln, mit einem Stück Butter und Streukäse oder einer Zwiebel-Rahmsoße, und dazu sollte es als Beilage eine große Schüssel Salat geben. »Das gibt unheimlich

Kraft«, sagt König, »steigert das allgemeine Wohlbefinden, und mit diesem Stimulans am Abend ist der Erfolg des nächsten Tages schon gesichert.«

Kleine, flache Kopfkissen füllen Dinkelfans mit Spelz und schwören darauf, daß unruhige Kinder auf diesen »Hanseln«, wie der Bayer sagt, süß und selig schlummern!

> **Dinkelsemmeln fürs Kinderfest**
> (vom Bäckermeister König)
>
> Bereiten Sie aus 1700 g Dinkel-Vollkornmehl, 1 Liter Wasser, 2 Würfeln Hefe, 50 g Honig, 30 g Meersalz, 50 g Pflanzenöl einen Teig vor: Dazu mischen Sie zuerst in einer großen Schüssel Wasser, Hefe, Honig, Öl und Salz miteinander und arbeiten dann nach und nach das Mehl darunter, kneten es tüchtig zusammen, lassen den Teig aufgehen.
> Wenn die kleinen Gäste kommen, dürfen sie selbst – mit Ihrer Hilfe – kleine Brötchen, Hörnchen, Brezen, Stangen formen. Dabei können sie aus bereitstehenden Schüsselchen auch noch Nüsse, Rosinen, Leinsamen, Sesam, Sonnenblumensamen oder Mohn dazugeben, im Frühling Löwenzahnblätter, kleingeschnittene Oliven oder hellbraun gebräunte Zwiebelstückchen oder Küchenkräuter und evtl. sogar Blumen. Gänseblümchen sind besonders gesund!
> Lassen Sie die Semmelchen im Ofen noch mal gehen, und bestreichen Sie sie, wenn Sie mögen, hinterher mit etwas Öl oder Ei, bestreuen sie mit Kümmel, Sonnenblumenkernen, Mohn oder Sesam. Backen Sie sie bei 230 °C ca. 17 Minuten. Dazu gibt es Kräuterquark oder Butter, Radieschen und guten Obstsaft.

Der Grünkern

Nichts anderes als der unreife Dinkel

Er wird neuerdings auch wieder für die »In-Küche« entdeckt, sogar in der Haute Cuisine, und ist nichts anderes als der unreife Dinkel. Wir haben dieses aromatische, herzhafte Korn dem Umstand zu verdanken, daß irgendwann, irgendwo, wahrscheinlich auf der Schwäbischen Alb, die Bauern nach mehreren Mißernten und sintflutartigen Regengüssen in ihrer Verzweiflung mit der Sichel die verbliebenen unreifen Dinkelähren, die aus dem Schlamm des Ackers herausragten, abschnitten, um zu retten, was noch zu retten war. Und natürlich darrten sie diese nassen Halme am Feuer. Nachher waren sie begeistert, wie köstlich das grüne, gedarrte Korn schmeckte. Die Grünkernsuppe gehört im ganzen süddeutschen Raum zur Tradition.

Die Grünkernernte heute muß genau im entscheidenden Augenblick, Anfang Juli, erfolgen, wenn die Körner sich noch im Zustand der »Milchreife« befinden. Ganze Dorfgemeinschaften arbeiten dann Hand in Hand zusammen. Die zarten, unreifen Dinkelkörner werden beim Darren aufgeschlossen, erleben eine »Nachreife«. Sie duften und schmecken dann nicht nur wunderbar, sondern haben hohen Nährwert. 100 g Grünkern decken zum Beispiel ein Drittel des Tagesbedarfs an Magnesium und Phosphor. Im gesamten Verdauungstrakt soll Grünkern anregend wirken, der Stoffwechsel wird angeregt, die Nerven und die Sinne. Grünkern wird von Naturärzten ganz besonders für Kinder empfohlen, da er auch Eisen enthält. Weil er angeblich mit seinen Heil- und Nährstoffen in den feinsten Molekularbereich der Zellen eindringt, wird er auch häufig in Krebskliniken den Patienten gegeben.

Aus Grünkern lassen sich viele gute Vollwert-Gerichte zubereiten. Expertinnen raten, das Korn oder den Grünkernschrot über Nacht vorquellen zu lassen, sonst, um die Garzeit zu verkürzen, mindestens zwei Stunden, in kaltem Wasser. Man kann sehr gut Bratlinge daraus bereiten. Zu Grünkern schmecken besonders gut folgende Gemüse: Lauch, Sellerie, Mangold, Chinakohl, Fenchel, Gurken und Zucchini. Feinschmecker höhlen auch Gurken, Zucchini oder Paprika aus, füllen diese mit der Bratlingsmasse, geben Butterflöckchen und Käse drauf und lassen sie bei 180 °C auf der obersten Schiene ca. zehn Minuten backen. Oder: Sie füllen Kohl- bzw. Mangoldrouladen mit der Grünkernmasse.

Die Gerste
(Hordeum distichum)
Ersetzt einen halben Medizinschrank

Selbst Menschen, die von Botanik wenig Ahnung haben, können ein Gerstenfeld sofort an den langen Grannen der Ähren erkennen. Wenn sich solch ein Kornfeld im Sommerwind wiegt, ist das ein Anblick, der das Herz höher schlagen läßt.

Die guten dreizehn

Die Gerste hat die kürzeste Wachstumszeit aller Getreide. Sie braucht vom Keimen bis zur Schnittreife nur rund 110 Tage (Roggen 310, Weizen 320). Und als einzige Getreideart gedeiht die widerstandsfähige Gerste in nahezu jedem Klima der Erde – von den Tropen bis hinauf auf 4000 Meter im Himalaja und in den Anden, wo die Sommer kurz sind, finden sich Gerstenäcker. Man unterscheidet Sommer- und Wintergerste.

Geschichte: Als Kulturpflanze in verschiedenen Formen mit zwei-, vier- und sechszeiligen Ähren ist Gerste neben Weizen das älteste Getreide der Menschheit. Wahrscheinlich bauten die Sumerer sie zuerst planmäßig an.

In der griechischen Mythologie übergibt Demeter, die Fruchtbarkeitsgöttin und Göttin des Getreideanbaus, dem Menschlein Triptolemos Gerstenähren und fordert von ihm, daß er ihr fortan nach jeder Ernte Gerste opfere.

Triptolemos wurde zum Priester des Getreidekults; auf antiken Vasen ist dargestellt, wie er auf einem von Drachen gezogenen Wagen über die Erde fliegt und Saatkörner ausstreut. Viele Weihereliefs, unter anderem aus Eleusis, stellen auch diese Szene dar. Homer nannte in der »Odyssee« das Gerstenmehl »das Mark der Männer«.

Bis zur Jungsteinzeit ist die Gerste als kultivierte Nahrungspflanze zurückzuverfolgen. Die alten Babylonier und Ägypter kannten sie ebenso wie die Israeliten, aber auch die Menschen in Mittel- und Westasien. Die geschmäcklerischen Römer aber degradierten Gerste zum Viehfutter, ihnen schmeckte Weizen besser. Und sie »bestraften« zeitweise ihre römischen Kohorten, wenn diese in der Schlacht nicht standhielten, damit, daß sie ihnen (statt des begehrten Weizens) nur noch Gerste, also »Pferdefutter«, als Tagesproviant zugestanden.

Dennoch – sowohl in der Ernährung als auch in der Heilkunst spielte die Gerste in fast allen alten Kulturvölkern eine wichtige Rolle. In der Bibel geschah die Speisung der 5000 mit Gerstenbrot. Bei indogermanischen Völkern war das Gerstenkorn sogar das kleinste Gewichts- und Längenmaß ...

Weil bei Gerste die Spelze fest mit dem Korn verwachsen ist, muß diese Spelze sehr mühsam entfernt werden. Dabei geht es oft nicht ohne Verlust des Keimlings und Verletzung des Korns ab. Das war einer der Gründe, warum eine spelzfreie »Nacktgerste« gezüchtet wurde. Sie ist heute in Reformhäusern zu erhalten und ein besonders wertvolles Vollkorn. Einst wurde das angefeuchtete Gerstenkorn in ausgehöhlten Gefäßen so lange gestampft, bis sich die Spelzen gelöst hatten, und dann wurde – gegen den Wind – »die Spreu vom Korn getrennt«. Mit modernen Maschinen werden beim Entspelzen die Gerstenkörner erheblich geschliffen und poliert, dabei gehen natürlich viele kostbare Stoffe aus den Randschichten verloren, und das Gerstenkorn wird fast kugelig: Es ist zur »Graupe« geworden.

Die größten Graupen, »Rollgerste« oder »Kälberzähne«, sind heute noch oft auf dem Land eine beliebte Suppeneinlage. Bei den feinen Leuten waren sie lange Zeit als »Arme-Leute-Essen« verpönt – heute stehen Graupen auf der Speisekarte von Sterne-Restaurants.

Die Bauern rund um die Erde kennen eine bunte Vielfalt von Gerstensorten, die einen nur für Futterzwecke geeignet, andere für den »Gerstensaft«, also für die Herstellung von Bier, bestimmt (die meist weniger Protein enthalten). Diese Körner der »Braugerste« werden angekeimt, dabei baut sich die Stärke zu Zuckern wie Maltose und Glukose ab, und dieser Zucker wird zu Alkohol vergoren. Als Brotgetreide eignet sich Gerste nur für Fladen, weil sie wenig Kleber hat. Ganz erfinderische Bio-Bäcker nutzen – wie unsere Ahnen schon vor 1000 und mehr Jahren – die schnelle Enzymaktivierung der Körner und das »Vermälzen« und backen Fladen, die sie womöglich noch an der Sonne trocknen.

Auch der *Malzkaffee* aus Gerste, den Pfarrer Kneipp warm empfahl, findet unter den Alternativen immer mehr Freunde. Denn Gerstenmalz, das man auch »pflanzlichen Honig« nennt, hat eine Süße von einzigartigem gutem Geschmack.

Inhaltsstoffe: Spelzfreie Gerste enthält an Bio-Aktivstoffen unter anderem Phenolsäuren (Krebsschutz), Phytoöstrogene (ebenfalls antikanzerogen), Saponine, Phytinsäure (hilft, den Blutzucker zu regulieren). Dazu ca. 57 Prozent Stärke, 9 Prozent Ballaststoffe, 2,1 Prozent Fett und je nach Sorte zwischen 9 und 16 Prozent Eiweiß, auch beachtliche Mengen an Kieselsäure, Kalzium, Kalium, Magnesium, Eisen, Kupfer, Zink, Phosphor und drei B-Vitamine sowie die besonders wertvolle Pantothensäure und Folsäure. Außerdem liefert uns die gute Gerste besonders viele Tocotrienole. Diese nahen Verwandten von Vitamin E befinden sich – von Natur aus zum Schutz des Samen-

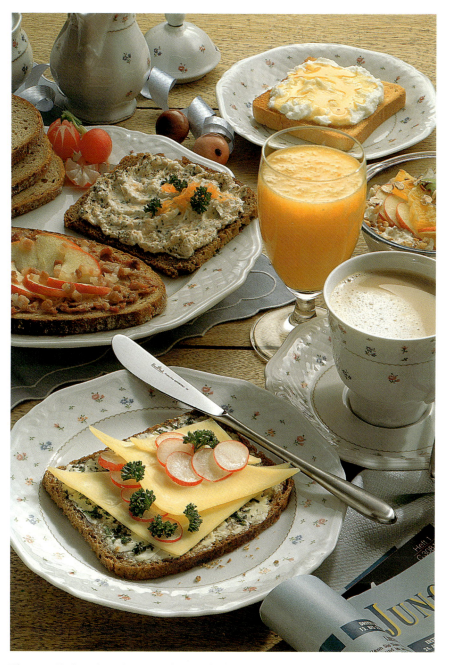

Ein gutes Frühstück am Morgen mit Müesli und vielen anderen guten Sachen gibt Kraft für den ganzen Tag.

korns gedacht – in den Randschichten des Getreides und hemmen die Cholesterinbildung in unserer Leber. Noch sind die Untersuchungen nicht abgeschlossen, aber im Tierversuch hatte Futter mit Tocotrienol das Gesamtcholesterin um 44 Prozent und das »böse« LDL-Cholesterin sogar um 60 Prozent gesenkt.

Ganz wesentlich aber ist der Reichtum der Gerste an Schleimstoffen von besonderem Quellvermögen; das macht sie zu einem ausgesprochenen Diät-, Stärkungs- und Heilmittel für Magen- und Darmkranke.

Apotheke: Die Gerste in vielfältiger Zubereitung kann den halben Medizinschrank ersetzen:

- Nach neuen US-Veröffentlichungen ist die Gerste antioxidativ, antiviral und senkt hohes Cholesterin. Außerdem enthält sie mehrere Krebsschutzstoffe.
- Ihre vielen Mineralien »schärfen die Sinne«.
- Ihre Kieselsäure stärkt das Bindegewebe und die Wirbelsäule, kräftigt Haare und Nägel. Wegen des hohen Magnesiumgehalts zählt Gerste auch zur Herzschutznahrung.
- Naturärzte empfehlen, Kindern mit Haltungsschwäche recht oft Gerste zu geben. Man kann für die lieben Kleinen aus reinem Gerstenmehl mit Hefe knusprige kleine »Party-Stangen« backen.
- Weil Gerstenmehl wenig Gluten enthält, kann es ein guter Ausweg für Allergiker sein, die andere Mehle nicht vertragen.
- Ein Bad in Gerstenwasser soll schwache Babys stärken.
- Das »Barley-Water«, eine Abkochung von Gerste, trinken die Briten seit Jahrhunderten, und Englands Queen Elizabeth II. läßt sich diesen Heiltrank täglich zubereiten, als vorbeugende Magenmedizin und sanfte Verdauungshilfe. Barley-Water soll aber auch helfen, Magengeschwüre zu heilen, Durchfall zu stoppen, kleine Blasen- und Nierensteine auszuspülen, Fieber zu senken und sogar asthmatische Zustände zu mildern. (Daran ist eine Eiweißsubstanz, »Hordenin«, beteiligt, die übrigens sogar zu niedrigen Blutdruck reguliert.) Siehe Rezept Seite 322.
- In französischen Kliniken kennt man heute noch Gerstenabkochungen. Damit sie besser schmecken, wird etwas Süßholz und Zitrone dazugegeben. Stillenden Müttern werden sie zusammen mit Fenchelkörnern empfohlen.

Barley-Water

Barley-Water, einfach
60 g (eine Handvoll) rohe gewaschene Gerste wird mit 1 1/2 Litern Wasser so lange gekocht, bis die Körner dick anschwellen. Dann wird sie durch ein Sieb gegossen und evtl. mit Zitronensaft und Honig abgeschmeckt. (Mit Kandiszucker ist dieses Getränk besonders gut bei Husten.)

Das Barley-Water der Queen
50 g Gerstenkörner vom Bio-Bäcker zusammen mit 60 g geschnittenen getrockneten Feigen (oder Rosinen) in 1 1/2 Litern Wasser so lange köcheln, bis die Flüssigkeit auf die Hälfte eingekocht ist. Abseihen. Das Getränk vor Tisch mit dem Saft einer frischgepreßten Zitrone und etwas Honig abschmecken, evtl. etwas Ingwer dazugeben. Es schmeckt kalt genausogut wie warm und hält sich im Kühlschrank 2 bis 3 Tage. Die Gerstenkörner, durch den Mixer getrieben, können noch weiterverwendet werden.

So kochen Sie Graupen

Für Graupen, die wohlgemerkt *kein* Vollkorn sind (siehe oben), aber doch viele wertvolle Nährstoffe, Kohlenhydrate, Eiweiß, Mineralien enthalten und die besonders als bekömmliches Abendessen empfohlen werden, gilt die Faustregel: Für Suppe nimmt man 60 g auf 1 1/2 Liter Brühe, für Brei 200 g auf 1 1/2 Liter.

Der Hafer
(Avena sativa)

So reich, so stark und so belebend

Er gedeiht fast auf jedem Boden – an Meeresküsten ebenso wie im Gebirge, wo er »so weit wächst, wie die Fichte reicht«. Er ist ein einzigartiges Konzentrat an Nähr- und Heilstoffen, so reich, so stark und so belebend. Er gibt uns Wärme und Energie wie kaum eine andere Nahrung. Er hat schon viele Herz-, Zucker- und Darmkranke wieder gesünder gemacht. Er *wäre* für uns das wertvollste Getreide.

Und was tun wir? Wir verarbeiten den Hafer (die Bundesrepublik ist das wichtigste Hafer-Anbauland in der EU) nur zu etwa sechs Prozent für uns selbst. Der überwältigende Anteil wandert in die Futtertröge als Mastfutter für unsere Schlachttiere. Bei aller Liebe zum Vieh – das haben wir Menschen eigentlich nicht verdient!

Die guten dreizehn

Natürlich gibt es auch gute Geschäfte mit dem »Futtermittel Hafer«: So hat in den USA eine Gruppe von Gesundmachern, nämlich vor allem jene, die dahinter her sind, daß ihre Bankkonten gesund gemacht werden, im Hafer – genauer gesagt, in der *Haferkleie* – ein Supergeschäft entdeckt. Seit es dieses »Wundermittel« in Massen auf dem US-Markt gibt, dürfte dort eigentlich kein Mensch mehr an so altmodischen Krankheiten wie Arteriosklerose, geschweige denn an »hohem Cholesterinspiegel« erkranken. Denn »Oat Bran«, sprich Haferkleie, heilt so ziemlich alles, angeblich auch den hohen Cholesterinspiegel, der von Fett-Päpsten auf 200 als »gefährlichem Grenzwert« herabgesetzt wurde.

Deshalb hat sich der Umsatz an Haferkleie in Amerika auch in nur zehn Jahren *verdreihundertfacht!* Es gibt Oat-Bran-Bier und Oat-Bran-Brezeln, es gibt Hunderte von Erzeugnissen, alle aus der Wunderkleie – was freilich einen Feinschmecker und Kritiker des Haferkleie-Booms zu der süffisanten Bemerkung veranlaßte, »Oat Bran vergeht auf der Zunge wie Teppichboden ...«

Doch beschränken wir uns hier nun auf den guten alten Vollkorn-Hafer. Denn der ist wirklich fast ein medizinischer Alleskönner!

Geschichte: Die Chinesen kannten und schätzten in grauer Vorzeit schon den »Nackthafer«, eine besondere Art des Getreides. Denn unser Hafer hierzulande muß wie Gerste und Dinkel vor Gebrauch entspelzt werden – ein recht kompliziertes Verfahren, das früher die Frauen mühsam besorgten. In Nordeuropa war der Hafer spätestens ab der Bronzezeit für viele Generationen die beliebteste Körnerfrucht der »jungen Völker«, vor allem der Germanen, aber auch der Kelten.

In der Edda werden Hafer und Hering als Speise der Götter bezeichnet: Der Hafer wurde heiliggehalten und war bei den Germanen die Hauptnahrung, von der alle sozialen Schichten – die Fürsten, die Freien ebenso wie die Sklaven – lebten.

Vielleicht waren die Römer, die sich von Gerste und Weizen ernährten, auch ein wenig neidisch angesichts der germanischen Bärenkräfte, wenn sie den Hafer »Barbarenfraß« und die Germanen verächtlich »Haferfresser« nannten. Der arrogante Plinius regte sich sogar darüber auf, daß die Blonden im Norden das gleiche Zeug äßen wie ihre Pferde!

Immerhin – es gibt schon sehr frühe Überlieferungen, die von der geistig und körperlich belebenden Wirkung des Hafers berichten. Denn die großen Ärzte im alten Griechenland hatten – im Gegensatz zu den mäkeligen Römern – Hafer bereits früh als »Volksmedizin« erprobt. Dioskurides gab Kranken Haferbrei gegen Durchfall und nahm ihn zu Umschlägen her, und er kurierte mit Haferschleim manchen Husten.

Ganz sicher war Hafer schon früh für körperlich schwer arbeitende Menschen eine Nahrung, die nicht nur Kraft, sondern auch Mut gab. Von Schweizer Bergbäuerinnen wird berichtet, sie hätten früher ihre Kinder meist allein auf die Welt gebracht, wenn die Männer fort waren (die mußten vier Stunden und länger zur Arbeit ins Tal gehen). Die Frauen stampften und entspelzten zur täglichen Nahrung frischen Hafer und kochten ihn dann zu Brei. »Diese Frauen«, so berichtet ein zeitgenössischer Pater, »waren so kräftig und auch seelisch sehr stark.«

Fast 2000 Jahre lang war der Hafer in Nordeuropa das Hauptnahrungsmittel der ärmeren Menschen. Hafergrütze, Haferbrei, Hafermus, davon lebten sie, und damit hielten sie sich gesund. Haferbrei hieß ganz allgemein »das Mus«, der Proviantbeutel der Soldateska »Habersack«. Hafer war auch das weitaus billigste Getreide – Weizen kostete viermal, Hirse bis zu sechsmal soviel.

Dann kam um 1770 die Kartoffel. Das Volk stellte bald seine Ernährung völlig um, und der Brotgetreidepreis brach zusammen. Viele Bauern mußten ihre Höfe verschleudern. Der Hafer wurde in den Stall verbannt.

Ihn dort wieder herauszuholen und wieder reichlich auf unseren Tisch zu bringen, darum bemühte sich ganz besonders der kluge Pfarrer Kneipp. Er klagte 1878: »Unsere Voreltern kannten nichts anderes als Hafer. Er war das erste und vorzüglichste Nahrungsmittel.« Deshalb, so meinte Kneipp, »waren sie große und kräftige Männer und Menschen mit herrlichen Anlagen und erfreuten sich ihrer Gesundheit und eines hohen Alters.« Der Pfarrer und Menschenfreund setzte sich in vielen Schriften nachdrücklich dafür ein, daß die Leute wieder mehr Hafer essen sollten. Er hatte immer wieder beobachtet, daß Hafer vital und lebensfroh machen kann und daß ein Abendtee aus *grünem Hafer*, der kurz vor der Blüte geerntet wird, nervöse Menschen beruhigt und den ruhigen Schlaf fördert.

Neuerdings entdecken viele Naturärzte diese »Medizin« wieder.

Inhaltsstoffe: Kein anderes Getreide kommt als Energiespender auch nur annähernd an ihn heran – der Hafer ist prallvoll mit gesunden Stoffen:

- Hafer enthält jede Menge Biostoffe, von denen die meisten heute anerkannt sind wegen ihrer krebshemmenden Wirkung: Protease-Inhibitoren, Phytinsäure, Phenolsäuren, Phytosterine und Saponine.
- Hafer ist mit 12 bis 20 Prozent nicht nur das proteinreichste Getreide, sein ganz besonderes *Eiweiß* hat eine höhere biologische Wertigkeit im Vergleich zu allen anderen Körnern. Mit 100 g Haferflocken kann schon der Tagesbedarf an sechs der acht lebenswichtigen (»essentiellen«) Aminosäuren gedeckt werden (bei Mais und Weizen nur eine, bei Gerste und Roggen gar keine). Und zusammen mit Milch oder etwas Rahm ist das Eiweißangebot komplett.
- Der Hafer übertrifft mit seinem *Fett*gehalt andere Getreidearten um das Drei- bis Vierfache. Es gibt australische Züchtungen (aus denen auch zum Teil deutsche Haferflocken hergestellt werden), die bis zu zehn Prozent Fett enthalten. Dabei stecken im »Rohfett« des Hafers nur etwa 20 Prozent der (weniger gesunden) gesättigten Fettsäuren, während der (für Herz und Gefäße so gesunde) Anteil der ungesättigten Fettsäuren, voran der Linolsäure, extrem hoch ist.
- Die *Kohlenhydrate* des Hafers kann man gar nicht genug loben: Mit rund 65 Prozent liegt der Stärkegehalt zwar etwas unter dem anderer Getreidearten, aber ein Teil der Kohlenhydrate nimmt absolute Sonderstellung ein: So entwickelt sich im Haferkorn während der Reifung, der Keimbildung und der Lagerung mit Hilfe von Enzymen eine Stärkespaltung. Und dabei entstehen Stoffe, die ganz besonders leicht verdaulich sind und rasch vom Blut aufgenommen werden können. Deshalb ist Haferkost ideal für Säuglinge und Kleinkinder und Kranke.
- Weil er als *Energiequelle* sehr rasch zur Verfügung steht, nutzen auch Spitzensportler diese Erkenntnis gerne aus: Hafer ist das reinste »natürliche Doping-Mittel« und stärkt die Muskelkraft. Heide Rosendahl zum Beispiel sagte nach den Olympischen Spielen 1972 in München, sie sei überzeugt, daß sie ihren Medaillen-Segen auch ihrer Ernährung und ganz besonders den Haferflocken verdanke. Der Sportmediziner Dr. Rudolf Raphelt berichtet, daß Sprinter nach regelmäßigem Genuß von Hafererzeugnissen ihre Bestzeit über 100 Meter um bis zu zwei Zehntelsekunden steigerten.
- Auch sonst spendiert uns Hafer Wichtiges: Er hat weit mehr Kalzium, Eisen, Mangan, Silizium und Zink als andere Getreide und

reichlich Magnesium. Der Gehalt an B-Vitaminen ist ebenfalls beachtlich – besonders an dem »Antistreß-Vitamin« Pantothensäure und an dem Blut- und Zellerneuerer Folsäure. Der Thiamingehalt (Vitamin B_1) ist so hoch, daß 100 g Hafer schon 40 Prozent des Tagesbedarfs decken. Das tut dem Nervenkostüm gut. Vor allem aber ist das Thiamin in Hafer besonders stabil, so daß bei der Verarbeitung zu Flocken 80 Prozent erhalten bleiben, während das Vitamin bei verarbeiteten Formen von Mais, Weizen und Gerste zum großen Teil zerstört wird. Schließlich bringt der Hafer von Mutter Natur sein eigenes »Frischhaltemittel« mit – denn das Vitamin E, das er reichlich enthält, wirkt als Oxidationsschutz und verhindert, daß das Fett im Hafer zu schnell ranzig wird.

Professor Dr. med. Joachim Kühnau, Deutschlands Haferexperte Nummer eins, meinte: »Unter allen pflanzlichen Rohstoffen ist der Hafer am besten geeignet, den menschlichen Nährstoffbedarf zu decken.« Und solche Perlen werfen wir vor die Säue!

Apotheke: Hafer ist die schiere Naturmedizin – und das ohne Nebenwirkungen:
- Er unterstützt die Arbeit von Bauchspeicheldrüse und Leber.
- Er ist natrium-(salz-)arm und deshalb gut geeignet für Nieren- und Bluthochdruckkranke.
- Er enthält Östrogene, reguliert den Hormonhaushalt.
- Durch eine ganze Reihe von besonderen »zusammengesetzten« Zuckern, aus denen Fruktose entsteht, ist er nützlich für den Diabetiker. Fruktose wird nämlich im menschlichen Körper ohne Mitwirkung von Insulin verarbeitet. Es gibt seit 1902 bereits die von Prof. Carl von Noorden entwickelte *»Haferkur«*, die den Blutzuckerspiegel senkt. Sie wird von aufgeschlossenen Ärzten heute gern wieder verordnet. Bei dieser Spezialdiät – meist am Anfang einer Diabetesbehandlung – werden an drei bis vier Tagen je 250 g Hafergrütze, -flocken, -müesli und -suppe gegeben, abwechselnd mit Gemüse- oder Obsttagen. Diese Diät sollten Diabetiker aber nur *unter ärztlicher Aufsicht* durchführen!
- Örtlich angewendet, kann Hafer helfen, Hautentzündungen zu heilen.
- Auf mehreren Wegen wirkt Hafer sehr positiv auf die *Verdauungsorgane:*
    - Er stellt die Balance im Säure-Basen-Haushalt her.
    - In den wasserlöslichen Faser-(Ballast-)Stoffen des Hafers, immer-

hin 3 g bei 100 g Hafer, sind sogenannte *Beta-Glukane* enthalten, die enorm quellfähig sind, aber zum großen Teil doch unverdaulich. Das bedeutet, daß sie die Fähigkeit haben, auf dem Weg, den unsere Nahrung durch den Körper zurücklegt, alle möglichen Stoffe, zum Beispiel überschüssige Magensäure, Schadstoffe, aber auch unerwünschte Bakterien, aufzunehmen und mit hinauszubefördern. Deshalb eignet sich Hafer ganz hervorragend gegen alle möglichen Magen- und Darmerkrankungen von Erwachsenen und auch gegen Durchfall von Kindern. – Und schließlich binden die Haferfasern – nachweislich – Gallensäuren und beeinflussen dadurch die Cholesterinproduktion so, daß im Endeffekt bei fleißigem Haferverzehr der Cholesterinspiegel sinkt (siehe oben).

– Zusätzlich verstärken die Schleimstoffe der Glukane (»Haferschleim«) die Heilwirkung noch. Doch merke: Haferschleimsuppen, wenn sie für die Heilkost eingesetzt werden, müssen möglichst *immer frisch* zubereitet werden; denn die Beta-Glukane und Schleimstoffe sind sehr empfindlich und werden durch ein im Hafer selbst enthaltenes Enzym rasch abgebaut!

Hafer macht den Geist hell

Eine ganz andere Eigenschaft wird dem Hafer noch nachgesagt: daß er nämlich unserer Psyche nicht nur mit den Nervenvitaminen B_1 und B_6 hilft, sondern auch ein Hormon enthält, das bei der Verdauung entsteht. Und diese geheimnisvolle Körperchemikalie balanciert auf ideale Weise den menschlichen Eiweißstoffwechsel aus. Botenstoffe wirken »psychotrop« über das Gehirn und buchstäblich wie »Glückspillen«. Versuchspersonen (es gab schon zahlreiche klinische Untersuchungen) schien nach mehreren Hafertagen »der Hafer zu stechen«. Er ist ein Muntermacher, hilft gegen schlechte Laune, wirkt ausgleichend, und »er feuert im Organismus jene Prozesse an, die den Willen des Menschen beeinflussen«. Bei einem Haferflocken-Großversuch mit Hilfsschülern in der vierten Klasse und leistungsschwachen Lehrlingen entwickelte sich innerhalb von drei Monaten eine klare Steigerung der geistigen Leistungsfähigkeit. Die Kinder waren fröhlicher, weniger flatterhaft, besser konzentriert, sie wurden lebendiger und fühlten sich nicht mehr so müde.

In US-Kliniken wird Hafer wegen seiner psychoaktiven Wirkung bei der Therapie von Depressiven als »Naturarznei« mit eingesetzt.

Auch bei Raucher-Entwöhnung hilft er Nikotin-Süchtigen, leichter von ihrem Laster zu lassen.

Der Hafer hat aber auch eine spirituelle Seite: Schon von den alten Germanen, den fleißigen Haferessern, weiß man, daß sie intensiv mit den »Naturwesenheiten« zusammenlebten und daß Hellsichtigkeit für sie fast selbstverständlich war. Die Haferhormone sollen tatsächlich über die Psyche den Menschen derart lenken, daß er nicht so »verkopft« wird, wie es heute die Regel ist, sondern neben dem Verstand auch dem Gefühl und der Spiritualität genug Raum gibt.

Küchentips: Wer seine Ernährung auf Vollwertkost umstellt, der sollte viel mehr als bisher den Hafer in vielen Variationen in seinen Küchenzettel einbauen – und zwar meilenweit über die »Schonkost« hinaus!

Dabei empfehlen Bio-Experten, Hafer möglichst *frisch,* mit einer Flocken-Quetsche zuzubereiten. Eingeweicht werden sollten diese Frisch-Flocken freilich (wegen ihrer Enzyme) nicht viel länger als 30 Minuten.

Nur zum Backen eignet er sich nicht *allein,* hier muß das Hafermehl, das kein Klebereiweiß hat, mit anderen Vollkornmehlen gemischt werden (Weizenmehl oder Roggenmehl). »Haferbrot« vom Bäcker enthält ca. 10 kg Hafer auf 100 kg Roggen oder Weizen.

Wegen seiner wertvollen Eiweißverbindungen kann *Vollkorn*-Hafer immer und überall genommen werden, wo es um die *Anreicherung* des Essens geht. Man kann:
- mit Hafer schnell und mühelos Gemüsesuppen und Eintöpfe aufwerten,
- zusammen mit Ei in Haferflocken panieren, sie in Omeletts schmuggeln,
- Hafer in Pfannkuchenteig versenken, in Kuchen und Keksen mitverbacken, in Aufläufen mitverarbeiten.
- Dabei schmecken süße Hafergerichte ebensogut wie salzige. Und am besten schmeckt es, wenn die Haferflocken *leicht angeröstet* werden – dann entfalten sie erst richtig ihr gutes, nußartiges Aroma.

Sieht man von Hafer als Kranken- oder Kinderkost ab, dann ist natürlich der absolute Star heute das *Hafer-Müesli.* Man kennt es schon

Die guten dreizehn

rund um den Erdball. Doch muß hier einmal klargestellt werden, daß es *Müesli* heißt (von Mus) und nicht Müsli – denn letzteres ist in der Schweiz, woher das Wort kommt, eine kleine Maus. Und wer will die schon zum Frühstück oder zum Abendessen?

Übrigens: Hafer darf und kann zum Frühstück gegessen werden, auch weil zu seinen vielen wertvollen Wirkstoffen reichlich Eiweiß gehört und weil Eiweiß und Fett die beste Kraftnahrung in der Frühe sind. Experten haben aber herausgefunden, daß gewisse Stoffe im Hafer nicht nur am bekömmlichsten ab vier Uhr nachmittags sind, sondern weil vor allem die Pantothensäure nach der »Organuhr« dann ihre Wirkung erst voll entfalten kann.

Hafer-Müesli oder kleine Hafer-Snacks sind also ideal, wenn Schulkinder nachmittags vom Sport oder Musikunterricht kommen, wenn man sonntags am Nachmittag vom Wandern oder vom Skilanglauf oder vom Schwimmen heimkehrt, wo viele Mineralien beim Schwitzen verlorengegangen sind. Wer sich so mit Hafer gestärkt hat, kann die »Feierabend-Phase« der Ruhe und Regeneration beginnen – und der geistigen Freuden. Fürs Müesli und andere Haferzubereitungen ist noch zu beachten:

Es muß *immer* das *volle Haferkorn* sein! Der Anteil von Keim und Randschichten beträgt zwar beim Hafer nur ca. 30 Prozent des Korns, aber in ihnen stecken 85 Prozent aller Vitamine, 60 Prozent des hochwertigen Eiweißes sowie alle Mineralstoffe und Spurenelemente.

Zu den Rezepten auf den nächsten Seiten noch ein Wort: Hier wird auch die sogenannte »Kriegs-Linzertorte« verraten. Sie wurde von meiner Großmutter mütterlicherseits im Ersten Weltkrieg oft für ihre sechs Kinder gebacken. Und als meine Mutter meinen Vater heiratete, in den inflationären zwanziger Jahren, stellte sie solch einen Kuchen auch stolz auf den Tisch. Und der Vater umarmte sie vor Freude: Auch seine Mutter hatte in Sparzeiten ihre sechs Kinder mit dieser »Spar«-Linzertorte bei Laune gehalten. Sie schmeckt köstlich und ist nicht so kompakt wie das Original mit sehr viel Fett und Mandeln.

So, wie auch auf Seite 331 beschrieben, ging »Birchers Müesli« auf seinen Siegeszug rund um die Welt. Aber: Was haben die Geschäftemacher aus ihm gemacht? Ein Potpourri aus allen möglichen und unmöglichen Dingen, mit viel, viel Zucker und vielen blumigen Namen (auch hier blieb die heilige Hildegard nicht verschont, obwohl die fast

Hafer-Linzertorte

250 g Zucker, 250 g Vollkornmehl, 10 g Backpulver,
200 g ganz leicht angeröstete Haferflocken, 1 Tasse starker Kaffee,
1 Eßlöffel Kakao oder geriebene Schokolade,
etwas Rahm oder Milch,
1 Eßlöffel Rum oder Kirschwasser – bis der Teig feucht genug ist –,
nach Belieben Zimt und Nelken,
1 Glas Himbeermarmelade.

Mehl und Backpulver sieben, dann alle Zutaten gut miteinander vermengen (außer der Marmelade). Der Teig wird zu einer Kugel geformt, dann läßt man ihn mindestens 2 bis 3 Stunden, am besten aber über Nacht, im Kühlschrank ruhen. Am nächsten Tag wird eine Springform dick mit dem Teig ausgelegt – an den Rändern ein 2 cm hohes Teigband in die Form gedrückt – und etwa ein Drittel des Teigs wird für das Gitter aufgehoben. Der Boden in der Form wird mit der Marmelade dick bestrichen, der restliche Teig ausgerollt und mit dem »Radl« in Streifen geschnitten, die man als hübsches Gitter drauflegt. Zum Bestreichen des Gitters wird 1 Eigelb mit etwas Milch verrührt. Den Kuchen backen Sie bei ca. 170 °C ca. 30 bis 40 Minuten. Er darf nicht zu braun werden! Evtl. zum Schluß noch mal etwas Marmelade zwischen die Gitter geben und vor dem Anrichten alles mit Puderzucker bestreuen.

700 Jahre vor Dr. Bircher lebte). Darum sei nochmals festgestellt: in jedem Fall ist ein *selbstgemischtes* Müesli aus biologischen Zutaten besser! Außerdem macht das Mischen Spaß – vor allem den Kindern, wenn man ihnen die Zutaten hinstellt. Natürlich kann man dann »im großen« einkaufen, so wird auch alles billiger. Und möglichst immer frisches Obst dazu und immer nach der Jahreszeit; auch Beeren sind gut!

Merke! Die sogenannten »Müsli-Riegel« aus dem Supermarkt sind keine Gesundheitsriegel im Sinn der Vollwert-Kost. Sie enthalten im Schnitt 30 Prozent Fett und bis zu 40 Prozent Zucker. Selbst wenn es heißt »ohne Zusatz von Zucker«, können doch andere isolierte Zucker oder Honig oder Trockenfrüchte enthalten sein. Solche Riegel sollten die Ausnahme bleiben – und schon gar nicht die Regel als Pausenbrot-Ersatz. Siehe statt dessen unser Granola-Rezept und die »Inka-Schnitten für Schlaumeier« (Seite 375).

Süßer Schlamm

Es wird ja immer wieder behauptet, daß Kinder sich holen, was sie brauchen. Nun wundere ich mich nicht mehr: Als 10- bis 13jähriges Mädchen rührte ich mit meinen Freundinnen fast täglich in der Küche eine Wunderspeise zusammen, die wir »Süßer Schlamm« nannten: pro Person 2 bis 3 Eßlöffel rohe Haferflocken, 1 kleiner Teelöffel Zucker oder Honig, 1 Teelöffel Schokopulver. Das Ganze in einer Tasse mit Milch oder Rahm verrührt und sofort verschleckt!

Das Original Bircher-Müesli – ursprünglich »Apfel-Diätspeise«

Dazu werden pro Person gerechnet:
2 bis 3 kleine oder ein großer Apfel (ca. 150 g), gut gewaschen oder abgerieben, 1 Eßlöffel geriebene Mandeln oder Nüsse, 1 gestrichener Eßlöffel grobe Haferflocken, mit 3 Eßlöffeln Wasser 12 Stunden – über Nacht – eingeweicht. (Heute weicht man nicht mehr so lange ein.) Der Saft von $1/2$ Zitrone, 1 Eßlöffel Kondensmilch (heute nimmt man frischen Rahm). Milch und Zitronensaft werden unter die vorgeweichten Haferflocken gemischt, dann wird der Apfel (nach Dr. Birchers Wunsch »mit Haut, Gehäuse und Kernen«) auf dem Reibeisen gerieben und rasch unter den Brei gemischt. Das Müesli soll *sofort* gegessen werden. Die geriebenen Nüsse werden erst bei Tisch drübergestreut.

Granola – ein Dauer-Fitmacher
(nach der US-Forscherin Adelle Davis)

5 Tassen Haferflocken, je 1 Tasse Sesamsamen, geschälte Sonnenblumenkerne, geriebene Mandeln, Milchpulver, Sojamehl, Weizenkeime und ein wenig ungesüßte Kokosraspel. 1 Teelöffelchen Zimt, eine gute Prise oder etliche Tropfen Vanille dazu. Alles gründlich in einer großen Schüssel vermischen. In einem Extragefäß jeweils 1 Tasse Pflanzenöl (Sonnenblumen- oder Sesamöl ist sehr gut dafür), Honig und Wasser verrühren und das alles mit den Nüssen und Keimen sehr gründlich mischen. Die Masse auf zwei Backblechen schön verteilen und bei ca. 150 °C etwa eine Stunde lang backen, bis sie leicht gebräunt ist. Nun alles in Stücke »krümeln« und in einer festschließenden Blechdose aufheben. Den Kindern erst wenig geben, dann dürfen sie sich selbst bedienen.
Professor Davis schreibt: »Sagen Sie ihnen lieber nicht, daß das gut für sie ist!«

Die Hirse
(Panicum miliaceum)

Die goldenen Körner, die schön, stark und kreativ machen

Viktoras Kulvinskas, ein US-Ernährungs-Guru, nennt sie »die Königin der Getreide«. Dr. Bernhard Jensen, sein Landsmann, »eine vollkommene Nahrung« – die Hirse mit ihren kleinen goldenen Körnern. Die USA erleben gerade eine Hirse-Renaissance, und Naturärzte drüben berufen sich auf den weisen griechischen Philosophen Pythagoras, der seinen Jüngern, den Pythagoräern, »zur Förderung der spirituellen, intellektuellen und physischen Entwicklung« eine Nahrung empfahl, in deren Mittelpunkt die Hirse stand. Hierzulande haben vor allem die Anthroposophen den hohen Wert der kieselsäurehaltigen Körnchen, auch für die geistige Weiterentwicklung, erkannt.

»Hirse« ist ein Sammelbegriff für mehrere Getreidesorten, die botanisch verschiedenen Gattungen angehören und die rund um den Globus mindestens einem Drittel der Menschheit helfen zu überleben. All diesen Getreiden gemeinsam sind die sehr kleinen runden Körner, von Goldgelb bis Rot und Braun, die in Rispen oder Kolben wachsen (Kolbenhirse kennen wir als Lieblingsnahrung unserer zwitschernden Stubenfreunde).

»Unsere« Speisehirse, einst eine Hauptnahrungsquelle der Urbevölkerung, dann jahrtausendelang unentbehrliche Energie- und Eiweißquelle der Bewohner in ganz Europa (ausgenommen England), wächst an Rispen wie der Hafer. Und die sonnenumfluteten Körnchen – Hirse braucht sehr viel Sonne – nehmen reichlich Wärme auf, die sie an den Menschen weitergeben.

Im heißen Afrika, wo die Weißen sie geschmackvollerweise »Negerhirse« nennen, ist die *Perlhirse* zu Hause. Ihr Anbau ist zum Teil sogar in Trockengebieten am Rand der Sahara möglich. – Eine andere Sorte, die *Sorghum-Hirse* (auch Milo), die Einzug gefunden hat in der neuen amerikanischen Vollwert-Küche, hat die phänomenale Eigenschaft, daß sie in Trockenperioden in eine Art »Starre« verfällt und erst weiterwächst, wenn es wieder regnet.

Hirse ist wie Hafer, Dinkel und Gerste ein Spelzgetreide und muß geschält werden. Das vorsichtig entspelzte kleine, runde, goldene Korn mit Keim gilt immer noch als »Vollkorn« – im Gegensatz zu Hirsegraupen und -flocken, die entkeimt und vielfältig industriell behandelt wurden.

Die guten dreizehn

Die Spelzen wurden früher zusammen mit der beim Dreschen oder Stampfen abfallenden Spreu als Füllung von Kissen verwendet, die man bettlägrigen Kranken als Unterlage gab, wenn sie zu Wundliegen neigten. Der weise Arzt und Botaniker Matthiolus riet unter anderem, Fleisch in ein dünnes Tuch einzuschlagen und in einen Haufen Hirse zu scharren und damit zu bedecken: »Also verdirbt oder faulet es nicht in vielen Tagen.« Auf die gleiche Weise riet er, Pomeranzen, Zitronen, Granatäpfel und Rhabarber zu konservieren.

Geschichte: Die Hirse ist wahrscheinlich das älteste Getreide, das Menschen kultivierten, im Fernen Osten ebenso wie in Afrika und Europa. Die Babylonier kannten sie, und die Etrusker kochten eine Art von Porridge davon. Im Darminhalt von altägyptischen Leichen, die etwa 4000 Jahre v. Chr., in der vordynastischen Zeit, beigesetzt worden waren, entdeckte man schon jene Hirse, von der die Fellachen auch heute noch leben.

Fast alle Völker im indogermanischen Raum, voran die Gallier und die Germanen, aßen Hirsebrei. Weil die Hirse eine sehr kurze Vegetationszeit hat und nicht tief in den Boden eindringt, war sie auch bei Nomaden bevorzugt – die Äcker brauchten nicht gepflügt zu werden. Auch heute noch ist sie in Zentralasien oft (neben Buchweizen) die Hauptnahrung der nomadisierenden Kirgisen und Mongolen.

In slawischen Ländern, wo die Menschen offenbar die größte »Getreide-Fantasie« haben, wurde und wird Hirse noch auf dem Herd oder im Backofen geröstet und dann gut trocken aufbewahrt. »Brei, unser aller Mutter« sangen die russischen Bauern. Hirsebrei war für sie Symbol für kraftspendende Nahrung, die meist sogar in schlechten Zeiten noch zur Verfügung stand. Heute baut Rußland allein mehr Hirse an als alle europäischen Länder zusammen.

Im ganzen Mittelalter hatte Hirse in Deutschland eine große Bedeutung, und man kannte viele abwechslungsreiche Rezepte. Dann, im 19. Jahrhundert, wurde die »Königin der Getreide« entthront durch Kartoffeln, Mais und Reis. Wie der Hafer landete sie in den Futterkisten – meist fürs liebe Federvieh.

Inhaltsstoffe: Weil es so viele, botanisch verschiedene Hirsesorten gibt und weil Hirse auch in völlig unterschiedlichen Böden und Klimazonen wächst, können – logisch – auch die Inhaltsstoffe nicht einheitlich sein. So schwankt zum Beispiel der Eiweißgehalt zwischen fünf und 15 Prozent. Entgegen manchen Behauptungen muß hier gesagt werden: Das Hirseeiweiß allein ist nicht vollwertig – wesentliche

Aminosäuren fehlen und müssen durch Nahrungskombinationen zugesetzt werden. In unserem reichen Land geht das ganz einfach – mit Eiern, Milch, Rahm, Käse und auch mit Gemüsen. Doch Menschen in der dritten Welt, die aus Not lange Zeit auf Hirse allein angewiesen sind, bekommen Proteinmangelkrankheiten.

Die Verdaulichkeit und Resorption der *rohen* Hirse ist ausgesprochen schlecht, weil sie unter anderem einen Trypsin-Hemmer enthält (ähnlich wie rohes Soja), das die Bauchspeicheldrüse an ihrer Enzymtätigkeit hindert. Wird Hirse gekocht, so gibt es da keine Probleme mehr.

In ihrem Fettgehalt liegt Hirse mit drei bis vier Prozent nach Hafer am höchsten. Im Keim befindet sich das meiste Fett. Die Fettsäuren sind zu fast 80 Prozent ungesättigt, dabei überwiegt die »herzfreundliche« Linolsäure. Zusätzlich ist Hirse reich an Lezithin.

Das Hirsekorn ist sehr trocken und enthält keinerlei Schleimstoffe. Die Stärke (ca. 60 Prozent) ist fast so »kochfest« wie bei Reis, darum lassen sich mit der weitaus nährstoffreicheren Hirse auch viele Gerichte zubereiten, in denen sie den Reis ersetzen kann und die Kenner »Hirsotto« nennen (siehe Seite 337).

Hirse hat einen Ballaststoffgehalt, der etwas unter dem anderer Getreide liegt, und ist relativ phytinreich. Phytinsäure, in vielen Rohgetreiden, bindet, wie berichtet, zum Beispiel Kalzium, Zink und Eisen, so daß sie den Menschen nicht zur Verfügung stehen. Durch Einweichen, Keimen oder Erhitzen (Kochen oder Backen, zumal mit Sauerteig) geht diese freilich heute nicht mehr so negativ angesehene Wirkung verloren. Und was bleibt, ist eine – nachgewiesene – krebshemmende Wirkung der Hirse.

In ihrem Vitamingehalt ragt die Hirse nicht besonders heraus. Wertvoll sind ihre – in unserer Ernährung oft recht knappen – B-Vitamine (B_1, B_2, B_6 und die Pantothensäure). Aber: Hirse ist Spitzenklasse bei fast allen Mineralien und Spurenelementen! Sie spendet uns dreimal soviel *Eisen* wie Weizen (50 g Hirse decken den Tagesbedarf) und ist außerordentlich reich an *Fluor*. Deshalb ist sie auch so gut für Kinder, deren Zähne und Knochen noch wachsen müssen und die für die Blutbildung reichlich Eisen brauchen.

Weit herausragend aus allen anderen Getreidearten ist aber der Reichtum der Hirse an *Kieselsäure*. Und diese Kieselsäure ist die helle Freude nicht nur der Physiologen, sondern auch jener Menschen, die eine »tiefe« Beziehung zwischen Mensch und Pflanze sehen, wie buddhistische und anthroposophische Ärzte und deren Anhänger.

Übrigens: Aus Europa gibt es – trotz mancher Bemühungen, zum Beispiel in Frankreich, Österreich und Ungarn – nur wenig Hirse aus kontrolliertem biologischem Anbau. Fast alle »gute Hirse« zur menschlichen Ernährung kommt aus den USA in unsere Bioläden und Reformhäuser.

Apotheke: Mittelalterliche Heilkundige haben Hirse hoch gelobt. Heute gilt sie als Geheimtip für alle Menschen, die in zunehmendem Alter – oder durch Zivilisationsschäden – an irgendwelchen Mängeln leiden: Hirse springt mit ihren Reparaturkräften ein, wo alles mögliche »fehlt«, angefangen von Haarausfall und brüchigen Fingernägeln über mangelnde Durchblutung und Schlaffwerden der Haut (Falten) bis zu chronischer Müdigkeit, zu Schwindel, Ohrensausen, Schlaflosigkeit.

Und die Liste ist noch länger: Ob Bindegewebsschwäche, Schwäche der Gefäße, des Knochengerüsts, der Gelenke, Eingeweide, Schleimhäute, ob Krampfadern, Hämorrhoiden oder Vergeßlichkeit – die Hirse hat bei all diesen Mängeln *Reparaturcharakter*. Ihre Kieselsäure wirkt in unserem Körper wie ein Ordnungs- und Stützelement. Man sagt ihr nach, daß sie unser gesamtes Stützgewebe stärkt, Knochen, Knorpel, Bindegewebe und auch die Haut.

In Schleimhäuten und Zellwänden, in den Umhüllungen unserer ganzen Organe, auch um Blutgefäße und um Nervengewebe, sorgt die Kieselsäure für Elastizität, Biegsamkeit, Widerstandskraft. Ganz gewiß hat die Natur aus gutem Grund dafür gesorgt, daß unser Körper 7 g Kieselsäure speichert, dagegen zum Beispiel vom Eisen, das immerhin für Atmung und Blutbildung hauptverantwortlich ist, nur 4 bis 5 g. Kieselsäure ist auch unentbehrlich im Stoffwechsel, sorgt für Nachschub an Hormonen, reguliert den Wasserhaushalt mit und den Austausch der Nährstoffe. Chinesische Ärzte setzen Hirse systematisch ein bei schwachen Wöchnerinnen, Rekonvaleszenten und bei Schlaflosigkeit.

Hirse ist besonders gut für stillende Mütter und soll während der Heilung von Knochenbrüchen regelmäßig gegessen werden. Eine Paste aus Kolbenhirse, äußerlich aufgetragen, kann Beschwerden bei Gelenkentzündung (Arthritis) erleichtern. Versuche haben ergeben, daß Sorghum-Hirse zum Beispiel einen guten Schutz gegen Gallensteine bietet. Der *Fluor* in Hirse verhütet Karies.

Aus alten Medizinbüchern ist zu erfahren, daß Hirse helfen kann, Tuberkelbazillen in der Lunge zu verkapseln und damit die Tuberkulose zu überwinden. Hirse ist auch sehr günstig für Asthmatiker. Entzündliche Zustände, zum Beispiel der Blase, klingen oft schneller ab unter Hirsekost.

Von der Kieselsäure heißt es, sie würde »die ausgleichenden kosmischen Kräfte vermitteln« und sehr wirksam sein bei der biologischen Bekämpfung von Schmarotzern. So behandeln anthroposophische Gärtner Sträucher und Bäume, die von Mehltau oder Rost befallen sind, mit Wurzelgüssen aus »Wasserglas«-(Kieselsäure-)Verdünnung.

Über das zentrale Nervensystem und die Sinnesorgane Auge und Ohr und das Wahrnehmungsvermögen soll der sogenannte »Kieselsäureprozeß« sich auf unseren gesamten inneren Organismus auswirken, aber auch auf Geist und Seele. Es gibt sehr ernstzunehmende Menschen, die sehen in der (Hirse-)Aminosäure Threonin zusätzlich eine Kraft, »welche die Verbindung zu einer anderen Welt verbessert«.

Rudolf Steiner sagte (1924): »Wenn man geistig schauen kann, was im Nerven-Sinnesprozeß des Menschen vorgeht, sieht man einen wunderbar feinen Prozeß, der in der Kieselsubstanz wirkt ...« Skeptikern sei mitgeteilt, daß viele Menschen im Osten sich mit Hirse zur Meditation vorbereiten. Sie glauben, Hirse fördere das »dritte Auge« – oder zumindest die Schau nach innen.

Kinder, das lehrt die Erfahrung, mögen Hirse gern, vorausgesetzt, daß sie gut zubereitet ist. (Hirse hat einen etwas süßen Geschmack, man kann aus ihr Traubenzucker gewinnen.) Aber Hirse macht auch lustig – sie ist das Getreide der »Sanguiniker«. Sie macht leicht, beschwingt, wach und schlau. Bei »Hirsevölkern«, zum Beispiel in Afrika, wird viel getanzt.

Hirse ist ein Basenbildner und sehr leicht verdaulich. Sie ist auch wertvoll für *Getreide-Allergiker,* weil sie keinen Kleber enthält.

Küchentips: Grundsätzlich soll Hirse *vor* der Zubereitung (am besten in einem feinen Haarsieb) *heiß* gewaschen werden, weil beim Schälen der Körner winzige Fetttröpfchen austreten können. Bitte nehmen Sie möglichst nur das *volle, geschälte Korn* – keine Flocken ohne Keim! Pro Person rechnet man 50 bis 70 g. Die Anfangszubereitung ist denkbar einfach: Ein Teil Hirse mit zwei Teilen Wasser langsam aufkochen, auf winzigem Feuer (oder fest zugedeckt und ganz ausgeschaltet) ca. 20 Minuten ausquellen lassen. Und nun können Sie zeigen, ob Sie fantasiebegabt sind – da sind nämlich in der »Hirse-

Die guten dreizehn

küche« keine Grenzen gesetzt, ob salzig oder süß. In der Haute Cuisine bereitet man neuerdings auch Timbales (kleine Hirsetürmchen) als Beilage zu Fleisch etc. und sogar Hirse-Soufflés zu.
Hirse-Aufläufe schmecken salzig besonders gut mit Lauch und Karotten oder auch mit Fenchel. Süß dagegen sind Sauerkirschen, Rosinen, Dörrpflaumen, Äpfel oder Aprikosen unsere Favoriten.

Hirsotto
(für 4 Personen)

200 g Goldhirse, heiß gewaschen, mit der zweifachen Menge Gemüsebrühe oder Bouillon (400 ml) zum Kochen bringen. Eine Zwiebel würfeln, im Pfännchen rösten und dazugeben. Während die Hirse ca. 15 bis 20 Minuten zieht (auf keinen Fall verkochen lassen), können Sie daneben ganz feine Sachen zubereiten: geblätterte Champignons oder Austernpilzstücke schmoren, kleingeschnittene frische Artischockenböden mit Frühlingszwiebeln und Knoblauch garen. Erbsen, Brokkoli, Blumenkohlröschen, Maiskörner oder Paprikastücke, all das paßt hervorragend in die Hirsepfanne – und als Gewürze sehr gut Majoran oder Thymian.
Oder einfach nur Schältomaten in Stückchen mit Zwiebeln und vielen Kräutern als Soße zum Hirsotto und Reibkäse darüberstreuen. Auch kleine Stücke von gekochtem Hühnerfleisch (ohne Haut), mit Pilzen, Lauch, viel Petersilie und ausgepreßtem Knoblauch nach Gusto, in etwas Öl abgeröstet, sind eine Delikatesse zum Hirsotto – ebenso wie Krabben mit Dill oder Curry.
Besonders hübsch sieht natürlich alles zu Hirse aus, was frisch und bunt lacht. Übrigens: Wenn viel Gemüse in die Hirsepfanne kommt, braucht man für vier Personen nur ca. 100 g Körner, gekocht, und je Person ca. 150 g geputztes Gemüse.

Hirse-Kraut
(für 4 bis 6 Personen)

250 g Hirse werden im Sieb gebrüht und 10 Minuten gekocht, 2 mittelgroße Weißkrautköpfe halbiert, geputzt, die Strünke herausgeschnitten, gewaschen und dann in Streifen geschnitten. Danach wird das Kraut mit wenig Wasser, etwas Salz und Kümmel auf kleinem Feuer gedünstet, so daß es erst halb weich ist. Danach wird die Hirse auf dem Kohl gut verteilt und das Ganze noch mal – ohne Umrühren – so lange sanft gedünstet, daß es immer noch einen Biß hat. Ganz zum Schluß gibt man Butterflöckchen darüber und mischt Hirse und Kohl ganz vorsichtig mit zwei Gabeln. Keinesfalls darf das Gericht »matschig« werden.

Hirse-Plinsen

125 g Hirse, 125 g Vollkornmehl, 2 Eier, ¼ Liter Milch, 2 Eßlöffel Zucker, Fett zum Herausbacken.

Die Hirse wird überbrüht und kalt abgebraust. Dann kocht man sie in Milch zu einem dicken Brei (ca. 20 Minuten). Wenn der Brei erkaltet ist, werden Mehl, Eigelb, Milch und Zucker dazugegeben und zuletzt der steifgeschlagene Schnee.
Mit nassen Händen werden schöne große Plinsen-Küchlein geformt und in Butter oder Öl herausgebacken, mit Zimtzucker bestreut und zu Kompott gegessen – oder zu Vanillesoße.

Der Mais
(Zea mays)
Heil- und Nährpflanze für Darm- und Nierenkranke

Wer heutzutage beobachtet, wie in weiten Teilen unseres Landes aus riesigen Tankwagen Wasserfälle von Gülle auf flurbereinigte Großfelder prasseln, der kann fast sicher sein, daß dort später Mais und nichts als Mais wachsen wird. Denn der Mais, einst heilige Pflanze der Inkas und Azteken, heute vor allem auf dem amerikanischen Gesamtkontinent Ernährer von Milliarden Menschen, ist bei uns zum »Entsorger« einer unsäglichen Jauche- und Gülleschwemme heruntergekommen. Mais liebt nämlich den Stickstoff, und jenen Landwirten und Tierfabrikanten, die bei ihrer Massentierhaltung fast in Gülle ersticken, kommt diese seine Eigenschaft als Dauerschlucker von Jauche gerade recht. Er wird mit dem Zeug schon fertig. Dabei entstanden landwirtschaftliche Monokulturen von einst unvorstellbaren Ausmaßen, die bereits schwere ökologische Probleme mit sich bringen.

Dieser enorm gedüngte Mais wird bei uns fast ausschließlich als Viehfutter verwendet. Die ganze Pflanze kann dabei, gehäckselt, ins Silo gestampft werden (»Menschensorten« werden bei uns so gut wie gar nicht angebaut). Man braucht wenig Fantasie, um sich auszumalen, wie die Tiere beschaffen sind, die all diesen hochgedüngten Mais fressen – und wie erst dann die Tierprodukte, die wir essen (sollen). Sprechen wir lieber von erfreulicheren Seiten der Maispflanze – und die sind wirklich der Rede wert.

Der Mais, wo immer er heute wächst, rund um die Erdkugel, wird mit Stumpf und Stiel verwertet: die ganze (junge) Pflanze als Viehfutter, die ausgereifte von Textil- und Papierfabriken, die vielen zarten Hüllenblätter der Kolben, »Lieschen« genannt, vor allem auf dem Balkan auch heute noch als Zigarettenpapier. Die Körner werden auf vielfältige Weise zu Mehl und Grieß gemahlen, die entkernten Kolben dienen als Brennmaterial, der Keimling zur Gewinnung von kostbaren Ölen und Vitaminen. Und so weiter.

Übrigens hat jemand ausgerechnet, daß eine einzige Maisrispe – der Blütenstand – rund 30 Millionen Pollenkörnchen erzeugt, die der Wind weit fortträgt. Kein Wunder, daß mancher Mensch zur Zeit der Maisblüte einen »Heuschnupfen« hat – und gar nicht weiß, woher!

Geschichte: Kolumbus entdeckte nicht nur Amerika, sondern auch den Mais, der damals das einzige echte Getreide Amerikas war (abgesehen von Körnerfrüchten wie Amaranth und Quinoa). Alle anderen Getreide kamen mit den europäischen Kolonisatoren hinüber. 1492 sah Kolumbus diese riesige, schöne, kolbentragende Pflanze in Kuba zum erstenmal. Er brachte Körner mit nach Europa – aber zunächst wurde der Mais dort nur bestaunt und in den Gärten einiger vornehmer Herrschaften vom Hofe als exotische Zierde angepflanzt.

Als Nahrungsmittel von Wert kam er später – durch portugiesische Seefahrer via Asien – zu uns. Doch damals bereits, zu Zeiten von Kolumbus, war der Mais als Nutzpflanze über 6500 Jahre alt. Er war das Hauptnahrungsmittel der Azteken, Mayas und Inkas und wurde hoch verehrt. Die Indianer glaubten, der Mais stamme vom Himmel. Maisaussaat wie Maisernte waren – vom Tiefland Guatemalas bis zum Amazonas und dem Hochland Perus – seit uralten Zeiten Mittelpunkt höchster religiöser Jahreszeremonien und Opferrituale. Die Indianer sollen übrigens fast 2000 verschiedene Mais-Varietäten gezüchtet haben. Nach Heinz J. Stammel bauten sie allein am oberen Missouri mehr als 300 Arten an – in vielen bunten Farben und Formen. Indianer entwickelten Sorten, die in den Anden in 4000 bis 5000 Metern Höhe gediehen, andere für tropische Wüsten und weitere Sorten für die dampfig-feuchten Flußgebiete. (Eigentlich armselig, was davon heute geblieben ist.)

Garcilaso de la Vega, Sohn einer Inka-Prinzessin und eines spanischen Konquistadoren, der »live« als Chronist über das alte Peru berichtete, schrieb ausführlich über »Mayz«, wie ihn die Inkas tatsächlich nannten. In Cuzco wurde im Tempel zu Opferdarbietungen ein eigenes Maisbrot gebacken, und in Mexiko verehrten die Indianer sogar eine Mais-Göttin, Chicovetomatl.

Nach de la Vegas Bericht wußten schon damals die Heilkundigen, daß Mais zur Vorbeugung vor vielen Krankheiten und zur Linderung und Heilung diente, vor allem bei Gallen- und Leberkoliken, bei Steinleiden und bei Nieren- und Blasenerkrankungen. De la Vega: »Und der beste Beweis, den ich dafür bieten kann, ist die Tatsache, daß die Indianer, deren Hauptgetränk aus Mais hergestellt ist, unter keiner einzigen dieser Krankheiten leiden.«

Die Indianer Perus ließen das Maismehl nicht nur mit Wasser säuern, um einen sehr feinen Essig herzustellen, sondern sie brauten aus gekeimtem und gemälztem Mais auch ein »überaus starkes Getränk, das die Inkas wegen seiner heftigen Rauschwirkung verboten hatten«. Noch heute lassen übrigens die Indianer-Schamanen jenen Frauen, die Zysten im Unterleib haben, Auflagen mit Maizena-Brei machen ...

Der Erfindungsreichtum der Indianer vor Jahrtausenden scheint grenzenlos gewesen zu sein, sie hatten eine üppige Speisekarte von köstlichen Maisgerichten. Ein Rätsel ist es aber bis heute geblieben, woher die Indianer schon in uralten Zeiten wußten, daß sie Mais, ihr Grundnahrungsmittel, *zusammen mit Bohnen* essen mußten, um in der Proteinernährung die ideale Ergänzung all jener Aminosäuren zu bekommen, die teils dem Mais und teils den Bohnen fehlten. Mais und Bohnen zusammen ergeben nämlich eine Eiweißwertigkeit von über 100 Prozent. Kommen noch Tomaten dazu, so werden fehlende Mineralien und Vitamine ergänzt. Die indianische »Ernährungsweisheit« ging so weit, daß sie sogar Mais, Bohnen und Tomaten gemeinsam auf einem Feld anbauten – und sie fast immer zusammen aßen.

Der Anfang der europäischen Mais-Geschichte war übrigens ein Bumerangeffekt: Iberische Seefahrer brachten ihn nach Asien, von dort wanderte er als »Kukuruz« über den ganzen Balkan und Italien und Österreich wieder zu uns zurück. (Noch heute heißt er deshalb im Voralpenland »Türkisch Korn« oder »Welschkorn«.) Während er jedoch in Süditalien und auf dem Balkan ein Grundnahrungsmittel, vor allem für die arme bäuerliche Bevölkerung, geblieben ist, ist er eigentlich nie eine »deutsche Nahrung« gewesen. Und schon gar nicht mehr geworden, nachdem der »Alte Fritz« befohlen hatte, die Kartoffeln in großem Stil anzubauen. Lediglich zur Mast fürs liebe Vieh (siehe oben) mit allen ungewünschten Folgen wird er heute auch bei uns bevorzugt.

Und »Polenta« – der Maisgrieß der armen Mittelmeer-Bevölkerung – steht heute wieder auf der Speisekarte feiner Sterne-Lokale.

Mittlerweile produzieren die Mittelstaaten der USA die Hälfte der ganzen Maiserträge, und es gibt ganz erstaunliche Neuzüchtungen, zum Beispiel eine Art, die mehrjährig Körner trägt, und auch eine, die ihren Stickstoff wieder dem Boden zurückgibt. Mit ihr wäre ein ökologisches Problem gelöst – aber wohin dann wieder mit der vielen Gülle?

Inhaltsstoffe: Mais enthält bis zu 65,4 Prozent verwertbare Kohlenhydrate, bis zu 10 Prozent Ballaststoffe, 9,2 Prozent Eiweiß, 3,8 Prozent Fett und 1,3 Prozent Mineralstoffe. Damit ist er etwas ärmer an Inhaltsstoffen als andere Getreide. Vor allem enthält das Maiseiweiß, wie gesagt, nur relativ wenig von den essentiellen Aminosäuren, zumal Lysin und Tryptophan. Lange rätselten im vergangenen Jahrhundert die Ärzte, warum bei überwiegender Maisernährung vor allem unter der armen Bevölkerung Mittel- und Südamerikas schwere Krankheitssymptome auftraten, denen Hunderttausende zum Opfer fielen. »Pellagra« (pelle agra = rauhe Haut) wurde das Leiden genannt.

Nachdem zunächst alle möglichen Infektionen und Vergiftungen verdächtigt worden waren, kamen die Forscher darauf, daß der reinen Maisnahrung wesentliche Nährstoffe fehlten, und zwar nicht nur Aminosäuren, sondern auch das lebenswichtige B-Vitamin Niacin (siehe Abschnitt »Vitamine«).

Niacin ist maßgeblich beteiligt an der Bildung jener Koenzyme, die für viele Stoffwechselvorgänge entscheidend sind. Fehlt Niacin (das der Organismus aus der Aminosäure Tryptophan bildet), dann leidet bei diesem Mangel auf Dauer buchstäblich jede Zelle. Es kommt zu Hautrissigkeit, schweren Störungen im Magen-Darm-Bereich und in den Nervensträngen. Es gab im Süden der Vereinigten Staaten eine Zeit, in der jährlich 170 000 Menschen an Pellagra erkrankten und 20 000 starben.

Heute ist diese Krankheit in den USA so gut wie verschwunden. Die Forscher hatten nämlich festgestellt, daß sie rasch zu kurieren war, wenn zum Mais frische Milch oder etwas Fleisch – oder auch Hefepräparate – gegessen wurden, die dem Körper das Niacin lieferten.

Niacin kommt im Mais zwar vor, ist aber fest gebunden und kann deshalb von Menschen nicht verwertet werden. Die Mexikaner freilich fanden auch hier eine geniale Lösung des Problems: Sie erhitzen für ihre Nationalspeise, die Mais-Tortillas, die Körner zunächst in Kalkwasser. Dadurch wird die Bindung des Niacins gelöst, und das Vitamin steht dem Körper zur Verfügung.

Übrigens enthält Mais noch weitere B-Vitamine, etwas Vitamin C und als einziges Getreide größere Mengen an Carotinoiden sowie Phenolsäuren und Protease-Inhibitoren. Alle zusammen haben sie antioxidative und antikanzerogene Wirkung und unterstützen notwendige körpereigene Reparatur-Mechanismen.

Außerdem ist der *Maiskeim* extrem reich an Vitamin E, enthält auch etwas vom seltenen Vitamin K (wichtig für die Blutgerinnung). Die bedeutendsten Mais-Mineralien sind: Kalium, Kalzium und Phosphor, Eisen, Fluor, Magnesium, Natrium, Kieselsäure und Selen.

Apotheke: Für Menschen, die das in unseren heimischen Getreiden (Weizen, Roggen, Gerste, Hafer) vorkommende Klebereiweiß (Gluten) nicht vertragen können und schwer allergisch darauf reagieren, ist Mais ein wahrer Segen. Neben Reis, Buchweizen und Hirse ist er für Zöliakie-Kranke das wichtigste Getreide in der glutenfreien Diät.

Mais im ganzen Korn ist allerdings recht schwer verdaulich und sollte bei Magen-Darm-Beschwerden zumindest abends nicht gegessen werden. Für Leute, die abnehmen möchten, und auch für Zuckerkranke ist er jedoch günstig, weil er lange zur Verdauung braucht und sehr satt macht und weil seine Zucker nur langsam ins Blut »sickern«.

Die Indianer waren und sind überzeugt, daß Mais Niere und Blase reinigt. Naturärzte empfehlen heute auch bei uns chronisch Nierenkranken eine eiweißarme Diät mit vielen vollwertigen Kohlenhydraten, neben Reis spielt Mais dabei eine wichtige Rolle. In der Volksmedizin, vor allem in südlichen Ländern, weiß man genau, daß die goldbraunen »Barthaare«, die als Überbleibsel der Blüten aus den Hüllen wie eine Quaste heraushängen, ein fantastisches Entwässerungs- und Beruhigungsmittel sind. Auch diesen Tee aus »Corn Silk« – Mais-Seide – kannten schon die frühen Indianer. Man gibt den Tee schwer Nieren- und Blasenkranken, die an Harnverhaltung leiden (oder an Nierenkoliken oder Blasenkatarrh), mehrmals täglich zu trinken. Er ist ein ungefährliches Diuretikum, das man über lange Zeit nehmen kann, und es hat angeblich schon manchen Blasenstein aufgelöst.

Nieren-Blasen-Tee

Man übergießt etwa 20 g der »Barthaare« vom Mais (die man auch für den Winter trocknen kann und sich möglichst bei einem Alternativ-Bauern besorgt) mit $1/2$ Liter kochendem Wasser, läßt einige Minuten ziehen, seiht ab und gibt dem Kranken im Akutfall 3 bis 4 Tassen zu trinken.
Dieser Tee soll, darauf schwören türkische und sizilianische Bäuerinnen, sogar die Schilddrüse positiv beeinflussen und damit den Stoffwechsel auf »sanfte« Weise regulieren.
Auch äußerlich angewendet – 1 kleine Handvoll der »Barthaare« 10 Minuten in 1 Liter Wasser aufkochen und ziehen lassen, abseihen –, soll er erstaunlich gut wirken, wenn mit diesem Sud Umschläge auf schmerzende rheumatische Stellen gemacht werden.

Eine (sehr sättigende) rohe Maissuppe
(für 2 Personen)

Von 2 Zuckermaiskolben werden die Körner abgelöst und im Mixer mit $1\,1/2$ Tassen heißem Wasser zu einer Creme püriert. Dann wird das Fleisch einer kleinen Avocado und 1 Teelöffel Kelp (Algengewürz) dazugegeben, evtl. 1 kleine Knoblauchzehe oder 1 bis 2 Frühlingszwiebeln und noch mal gemixt. In 2 Suppentassen füllen, obenauf grüne Kresse oder frischgehackte Kräuter oder Schnittlauch. Sehr fein schmeckt diese Suppe auch, wenn zum Schluß ein paar Alfalfa-Sprossen oder feingeblätterte rohe Champignons darübergestreut werden.

Popcorn fürs Kinderfest

Fangen Sie mit 40 bis 50 g Popcorn an. Nehmen Sie am besten eine Form aus Jenaer Glas mit Deckel, es kann aber auch ein hoher Kochtopf sein. Das Gefäß muß groß sein, weil die gepoppten Dinger gut 10mal so umfangreich werden wie das Maiskorn selbst. Nehmen Sie etwas Maiskeimöl. Das Fett sollte gerade den Boden des Topfes bedecken und darf keinesfalls überhitzt sein, wenn Sie den Pop-Mais hineinschütten. Die Körner sollten nicht übereinanderliegen. Wenn die erste Flocke »springt«, den Deckel auflegen. Das Gefäß vom Feuer nehmen und das Popcorn, »wenn das Knallen und Knattern beendet ist«, mit wenig Salz, Kräutersalz oder Zucker oder Vanillezucker bestäuben.

Polenta-Grundrezept
(für 4 Personen)

*200 g Maisgrieß, 1 Liter Wasser oder Gemüsebrühe,
$^1/_4$ Teelöffel Meersalz.*

Gemüsebrühe zum Kochen bringen, Maisgrieß langsam einrieseln lassen, dabei ständig rühren. Bei sehr kleiner Hitze ca. $^1/_2$ Stunde lang quellen lassen. Die Polenta ist fertig, wenn sie sich beim Rühren von der Topfwand löst. Nun den dicken Brei entweder auf ein Küchenbrett (angefeuchtet!) streichen und in Stücke schneiden oder zu einer Halbkugel aufgehäuft erkalten lassen und dann mit einem Seidenfaden in Scheiben schneiden. Die Scheiben können auf dem Grill geröstet oder in der Pfanne rundherum gebacken werden und zu allen Gemüsen, Fleischspeisen oder Fisch (auch zu Kompott) gereicht werden.

Küchentips: Der Mais ist eigentlich, ich sagte es schon, nie eine ausgesprochen »deutsche« Nahrung geworden. Und gleich nach dem Zweiten Weltkrieg hatte er vollends an Attraktion verloren. Denn »Korn«, so nennt man in Norddeutschland Roggen, »Corn« aber in den USA den Mais. Und so kam es zu jenem absurden Mißverständnis, als dessen Folge der Mais vielen Deutschen nach 1945 bald zum Hals heraushing: Bei Nachfragen, was im besetzten Norddeutschland denn als Nahrung am meisten gebraucht werde, lautete die Antwort »Korn«, gemeint war Roggen. »Corn« aber stand gekabelt auf dem Papier, das in die USA ging. Und so überschwemmte man bald Norddeutschland mit Mais – der dort früher und auch später wieder vor allem als Viehfutter verwendet wurde, weil die Menschen ihn überhaupt nicht mochten.

Maisgrieß – Polenta – aber ist in den Mittelmeerländern (ebenso wie Maisbrot etc.) unentbehrlich als tägliche Kost. Auch in entlegenen Bergdörfern Italiens, weit weg vom Meer mit seinen Fischen, kannte und kennt man die Polenta zum »Baccalá«, dem Stockfisch.

Hierzulande konnten wir älteren Jahrgänge, wie gesagt, dem Maisbrei lange Zeit keinen Geschmack mehr abgewinnen. Aber neuerdings haben die Feinschmecker unter dem Motto »Der Mais ist gekommen« auch die Polenta wiederentdeckt – bevorzugt in Verbindung mit Pilzen, Leber, Käse, Knoblauch, oder süß, mit Quark und Obst. Denn Maisgrieß schmeckt süß ebensogut wie salzig.

Die guten dreizehn

Popcorn – aus einem speziellen »puff-freudigen« Mais – ist für Kinder in jedem Fall eine gesündere Knabberei als zum Beispiel zuckersüße Nußschnitten, klebrige Bonbons etc. Ein Riesenspaß, beim Kinderfest Popcorn selbst zu machen (siehe Rezept Seite 343).

Zuckermais, in den USA in jedem Supermarkt zu kaufen, gibt es neuerdings auch bei uns, allerdings viel zu teuer. Er wird gekocht, gegrillt, überbacken.

Maiskörner aus der Dose (das Salzwasser abschütten!) zaubern bunte Farbe in jede Gemüsepfanne und jeden Salat, bringen zusätzlichen Nährwert, herzhaften Geschmack und wichtige Stoffe ins Essen.

Das Feinste ist natürlich der *Embryo-Mais,* den es aber leider nur selten auf Märkten frisch gibt, dafür aber oft süß-sauer eingelegt. – Doch Vorsicht! Der Gemüsemais ist das kalorienhaltigste Gemüse!

Noch ein Wort zu den *Corn-flakes,* die vor über 80 Jahren in einem kleinen Ort im Staate Michigan/USA der Arzt Dr. John Harvey und sein Bruder William Keith Kellogg erfanden: Sie sind – wenn wir sie heute in der bekannten Riesenschachtel kaufen – meist sogar noch mit Vitaminen angereichert. Sie sind bequem, weil quasi »tellerfertig«, für große und kleine Kinder, und sie sind leicht verdaulich, weil aufgeschlossen. Sie enthalten reichlich Nährstoffe und auch Ballaststoffe. Leider aber sind die meisten dieser Präparate *zuckersüß* überzogen mit Honig, Zucker, Erdnuß, Schokolade usw. Mütter sollten ihren Corn-flakes-närrischen Kindern klarmachen, daß sie, wenn schon Corn-flakes, nur die *ungesüßten* Produkte auf den Tisch bekommen. Die lieben Kleinen werden sich rasch daran gewöhnen.

Mais hat zwar, weil er kein Klebereiweiß enthält, keine guten Backeigenschaften, aber er ist weltweit einer der Hauptlieferanten für *Stärke.* Aus der Stärke wird Glukose hergestellt und die wiederum zur Fabrikerzeugung von Marmeladen, Schokoladen, Getränken und vielerlei Backwaren hergenommen. Nach Professor Thomas lassen sich aus 100 kg Mais 66 kg Stärke oder 83 kg Stärkesirup oder 52 kg Glukose gewinnen.

Im Haushalt wird das entölte Maismehl als »Maizena« verwendet, die Maisstärke ist als »Mondamin« bekannt. Beide sind sehr leicht verdaulich – aber natürlich eigentlich nur besonders gut für Kranke und Verdauungsschwache und keine Vollwertkost. Von höchstem Wert ist aber das *Maiskeimöl* (siehe Seite 342).

Der Reis
(Oryza sativa)

Reinigt von innen, entwässert, senkt den Bluthochdruck

Jeder zweite Mensch auf der Welt lebt heute hauptsächlich vom Reis, ißt ihn als »das tägliche Brot«. Die Amerikaner sagen in ihrer saloppen Art »A rice day is a nice day« (Ein Reistag ist ein netter Tag). Doch für Milliarden Menschen, vor allem in Indien und im Fernen Osten, bedeutet Reis viel mehr: Dort wird er als Geschenk der Götter verehrt. In China, Japan, Indonesien, Thailand, Indien sind heute noch wunderbare Rituale an den »heiligen Reis« geknüpft, kultische Feste voller Symbolik und Ehrfurcht begleiten das Wachstum des Reiskorns, des asiatischen Grundnahrungsmittels.

Wer je an solchen heiligen Handlungen teilnehmen durfte, etwa in Thailand, Bali, Java, wird das nie mehr vergessen. Priester in weißen Gewändern streuen die erste Saat ins Mutterbeet, reinigen vorher ihre Hände mit geweihtem Wasser. Die Ernte verläuft in ehrfurchtsvollem Schweigen. Lachen und Schwatzen sind dabei auch heute oft noch streng verpönt.

In Thailand wirft König Bumiphol persönlich beim symbolischen Maifest der Aussaat heiligen Reis in die Furchen eines Stückchens Erde, das im königlichen Tempelbezirk für diesen Zweck eigens hergerichtet wird. Zu Beginn der Regenzeit wechselt der Monarch auch die schier goldenen Gewänder des hochverehrten Jade-Buddhas im Königstempel und bittet den Buddha um eine reiche Reisernte. Thailand (= Goldland) erhielt auch seinen Namen von der goldgelben Farbe des ungeschälten reifen Reiskorns.

In Bali tanzen an diesem Festtag die jungen Mädchen, die ihre erste Menstruation noch vor sich haben, wunderschön geschminkt und in prunkvollen Festkleidern, zu betörender, rhythmischer Gamelan-Musik. Viele Balinesen glauben heute noch, es schwebten Engel auf diese Kinder herab. Und heimlich hält sich auch heute in Bali noch hier und da der Brauch, daß Paare sich in den Reisfeldern lieben, um ihre Fruchtbarkeit zu verstärken.

Immer wieder zwischen Aussaat und Ernte finden Prozessionen durch die Reisfelder statt. Die Frauen balancieren auf ihren Köpfen bunte, mit Blüten und Gräsern und vielfarbigen Bändern geschmückte, hochaufgetürmte Speisen für die Götter und für die Ahnen zu den Tempeln. Dewi Sri, die allmächtige Reisgöttin, soll gnädig gestimmt werden.

Die guten dreizehn

Bei jedem Tempelgottesdienst teilt der Priester auf dem Höhepunkt der Zeremonien neben dem Weihwasser den heiligen Reis aus. Und die Eltern bekleben die Gesichtchen ihrer Kinder zum Schutz mit diesem Reis. Später, nach dem feierlichen Gottesdienst, kommt der festliche Schmaus mit vielen Freunden und der Großfamilie.

Auch mit alltäglichen Ritualen um den Reis zeigen sie ihre Demut vor den höheren Mächten und den Ahnen. Und gleichzeitig dient dieses alltägliche Zeremoniell als Meditation und Entspannung der inneren Seelenruhe und Reinigung ...

Nebenbei: In Bali und Java wird auch heute noch der Reis fast ausschließlich von Hand gesät, gesetzt und geerntet. Kämen hier Maschinen ans Werk, so verlören unzählige Menschen Arbeit und Brot und ihre tägliche »Handvoll Reis« ...

Geschichte: Die ältesten Funde und schriftlichen Überlieferungen über Reis förderten Ausgrabungen in China Anfang der 70er Jahre zutage – dieser Reis war rund 7000 Jahre alt. Allerdings entdeckte man nun kürzlich im Nordwesten Thailands riesige Höhlen, wo schon vor rund 12 000 Jahren Menschen lebten und sich von Wildreis ernährten. In Indien, Indonesien, vor allem auf Java (zu deutsch »Reisinsel«) blühte der erste Zuchtreis. In Indien wird er »Dhanya« genannt, was soviel heißt wie »Erhalter der menschlichen Rasse«. Heute lebt die Hälfte der Menschheit vorwiegend von Reis.

Über 90 Prozent der Weltproduktion kommen aus Asien, in Europa ist Italien der größte Reisproduzent. Heißes Klima und viel Wasser sind die zwei Grundbedingungen für den Anbau der meisten Reissorten. Für die Erzeugung von 1 kg »Sumpfreis« werden 3000 bis 10 000 Liter Wasser gebraucht! Mittlerweile kennt man im Internationalen Reisforschungsinstitut auf den Philippinen sage und schreibe 82 000 verschiedene Reissorten, darunter auch viele, die gut auf trockenem Boden wachsen.

Von den drei Grundsorten kommen in der Bundesrepublik 75 Prozent als Langkorn- oder Patnareis auf den Tisch. Er ist hart und glasig und bleibt beim Kochen körnig und locker. Der Rundkornreis kocht sich weich und eignet sich vor allem zu Reisbrei, Risotto, Milchreisspeisen.

Wann der Reis den Westen erreicht hat, ist nicht ganz geklärt. Nach Mitteleuropa kam er wahrscheinlich durch Alexander den Großen, der ihn über Indien und Persien nach Griechenland brachte. Erst im 17. Jahrhundert wanderte er auch in die jetzige USA ein, spanische und portugiesische Eroberer hatten ihn in Süd- und Mittelamerika zuerst angebaut.

Heute erzielen Landwirte in Kalifornien mit Hilfe von High-Tech Erträge von ca. 75 Doppelzentnern pro Hektar, dreimal soviel wie die asiatischen Reisbauern. Unter Einsatz von Lasern, Computern, die von Flugzeugen aus die riesigen Bodenmaschinen dirigieren und auf der Erde steuern, von enormen Trocken- und Entspelzungs- und Packanlagen werden nur noch 17,5 menschliche Arbeitsstunden pro Hektar notwendig. In Asien schuften die Reisbauern für den Ertrag eines Hektars 750 Stunden und riskieren bei der mühevollen Handarbeit mit ständig gebeugtem Rücken und umschwirrt von Sumpfmoskitos oft genug ihre Gesundheit.

Viele Reisbauern dort müssen heute resigniert aufgeben und stehen vor dem völligen Ruin, weil sie mit den Dumping-Preisen der Amerikaner auf dem Weltmarkt nicht mehr konkurrieren können. *Ein Grund mehr, in Dritte-Welt-Läden Reis aus Asien zu kaufen...*

Reis war nie ein Brotgetreide, weil auch sein Eiweiß keine Kleber-Eigenschaften wie die des Weizens hat. Als Brei, Gemüsebeilage oder in Suppen aber ernährt die tägliche Schüssel voll Reis Milliarden Menschen.

Reis polieren heißt Raub der Nahrungsschätze!

Bis das Reiskorn in der dampfenden Schüssel auf unseren Tisch wandert, hat es allerdings viele Bearbeitungsprozesse durchlaufen. Wie Reis vor der Zubereitung traktiert und vieler Nahrungsschätze beraubt wird, davon hängt sein Wert oder Unwert für unsere Ernährung ab:

Der *braune Naturreis* oder Cargo wird nur entspelzt und enthält noch die Kornschale, das hauchdünne »Silberhäutchen« und den Keimling – und *nur dieser Reis ist wirklich vollwertige Kost, sprich Vollkorn,* weil er alle Vitamine und Mineralien hat, welche Mutter Natur ihm mitgibt. Das gilt für alle Reissorten!

Weil aber das Silberhäutchen und der ölhaltige Keim rasch ranzig werden können, wird die überwältigende Menge unseres Tischreises geschliffen. Mit diesem Schleifkorn werden das Silberhäutchen, die Aleuronschicht, und der Keimling entfernt – und damit alle darin enthaltenen kostbaren Wirkstoffe und Nährstoffe, besonders das Vitamin B_1, das nicht nur ein lebenswichtiges Nervenvitamin ist, sondern auch vom Körper für die Verwertung von Stärke gebraucht wird.

Die guten dreizehn

Es dauerte bis um die Jahrhundertwende, bis Wissenschaftler herausfanden, warum Menschen, vor allem in Südostasien, an »Beriberi« erkrankten, einer Menschheitsgeißel, der damals Millionen von armen Männern, Frauen und Kindern zum Opfer fielen. Da Vitamin B_1 in fast allen lebenden Geweben vorhanden ist (und auch gebraucht wird), waren die Symptome der Beriberi-Mangelkrankheiten schrecklich: schwerste Ödeme, Herz-Kreislauf- und Nervenzusammenbrüche, aufgeschwollene Leber, Ergüsse im Brust- und Bauchraum, Degeneration der gesamten Muskulatur und schließlich Koma und Tod.

Anfangs, vor über 100 Jahren, war es nur bei den Vornehmen Chinas Mode, polierten Reis zu essen. Für die Reichen hatte das natürlich keine nachteiligen Folgen, weil für sie Reis ja nur die Beilage zu einer üppig gedeckten Tafel war. Für die ahnungslosen Armen aber, bei denen Reis oft weit über die Hälfte der Tagesnahrung lieferte, bedeutete das »Statussymbol« des weißen Reises ohne Silberhäutchen und Keimling oft das Todesurteil. Der ärmeren Bevölkerungsschicht, die vor allem diesen Reis aß, ging nun praktisch die gesamte Vitamin-B_1-Zufuhr verloren.

Schon im Jahr 1910 hatte in Manila der erste Beriberi-Kongreß stattgefunden. Damals wußten die Gesundheitsbehörden von Japan, Indien und Java bereits, daß Beriberi in Verbindung stand »mit der steten Verwendung von poliertem Reis als Hauptkost«. Vorausgegangen waren Großuntersuchungen unter anderem in 52 Gefängnissen auf Java: Wo Häftlinge als Hauptnahrung polierten Reis bekamen, war jeder dritte an Beriberi erkrankt, dagegen erkrankte in einem Gefängnis, in dem es nur braunen Reis gab, ein einziger von 600 Häftlingen daran.

In Bangkok war die Vitamin-B_1-Mangelkrankheit unbekannt – bis man auch hier um die letzte Jahrhundertwende anfing, den Reis in großen Mengen zu polieren. – Eine Ironie des Schicksals will es, daß mir 90 Jahre später ein Freund in Bangkok erzählte (auf die Frage, warum man nirgends mehr in Restaurants Vollreis bestellen könne), »den Vollreis bekommen bei uns nur noch die Häftlinge«. Sie wenigstens erfreuen sich vermutlich, trotz karger Kost, recht guter Gesundheit.

Im Jahr 1912 gelang es dann in London dem jungen Forscher Casimir Funk nach mehrjähriger, unermüdlicher Suche, aus dem Reishäutchen eine geheimnisvolle chemische Verbindung in kristalliner Form zu isolieren. Funk gab dem Stoff spontan den Namen

»Vitamin« – nach Vita, das Leben, und Amin, von der chemischen Gruppe. Ein Witz – die Redakteure jener wissenschaftlichen Zeitschrift, der Funk seine Untersuchungsergebnisse geschickt hatte, wiesen den Namen »Vitamin« mit der arroganten Bemerkung zurück, er existiere in keinem Wörterbuch. Heute kennen wir 13 Hauptvitamine und zahlreiche Untergruppen. Funk sei Dank!

Inhaltsstoffe: Wer vergleicht, was so alles im braunen Reis an guten Nährstoffen steckt und was im weißen, vollpolierten Reis verlorengegangen ist, wird es sich vielleicht doch überlegen, ob er nicht auch hier künftig, zumindest öfter, dem Ruf »zurück zur Natur« folgt:

Je 100 g enthalten		
	Brauner Reis	*Weißer Reis*
Kohlenhydrate	74,9 g	78,4 g
Ballaststoffe	4,0 g	1,4 g
Eiweiß	bis 9,3 g	7–8,6 g
Fett	2,2 g	0,6 g
Mineralstoffe	1,2 g	0,5 g

Der Ernährungswert des Reiskorns ist sehr abhängig von Bodenbeschaffenheit, Sorte, Wasserqualität und Pflege, Düngung und Lagerung. Nach Statistiken von Reisexperten kann bei poliertem Reis der Verlust an Fett bis zu 85 Prozent betragen, an Rohfasern bis zu 80 Prozent, an Eiweiß bis zu 20 Prozent, an Mineralstoffen und Vitaminen zwischen 50 und 90 Prozent. Dabei ist beim Fett noch festzustellen, daß zum Beispiel der Anteil an herzfreundlicher Linolsäure von ca. 780 mg auf 220 mg abnimmt, der an Kalium um die knappe Hälfte, daß Magnesium fast auf ein Drittel reduziert wird, Kalzium, Eisen, Zink und Selen auf ein Viertel. Nur an Phosphor geht relativ wenig verloren.

Der braune Reis enthält aber, ich erinnere noch einmal daran, neben allen acht essentiellen Aminosäuren (Eiweißbausteinen) ganz beachtliche Mengen an B-Vitaminen, voran das lebenswichtige B_1 (siehe oben), Riboflavin (B_2), für die Zellerneuerung unentbehrlich, B_3, Niacin, für Haut, Verdauung, Sexualhormone, und dazu Pantothensäure, das Antistreß-Vitamin. Ferner finden sich im braunen Reis etwas Vitamin A und K. Das Reisöl im Keim liefert uns auch Vitamin E.

Die guten dreizehn

Im Prinzip sind heute Tausende von Reissorten im Handel. Bei uns ist aber die Auswahl nicht zu groß. Es bestehen da handfeste Monopole. Versuchen Sie also bitte immer beim Bio-Bäcker, im Reformhaus und im Naturkostladen jenen Reis zu bekommen, dessen Herkunft dafür garantiert, daß er naturbelassen und frei von Chemie ist. Dazu gehört neuerdings als besonders herzhafte Delikatesse der *rote Reis*, der zur Zeit vor allem aus der Camargue von Bio-Bauern kommt, dazu gehören *kontrollierte* Reissorten aus Italien und Spanien und den USA, vereinzelt auch aus Fernost.

Schon weil auch Zuchtreis heute oft stark mit Cadmium und Pestiziden belastet ist, ist es wichtig, ihn grundsätzlich nur aus biologischem Anbau zu kaufen. Und sollten Sie einmal nur einen Reis bekommen, der unbekannter Herkunft ist – dann doch lieber entweder mit mehr Wasser kochen und das Kochwasser abgießen (also nicht nach der üblichen Methode 1 Teil Reis – 2 Teile Wasser quellen lassen). Oder: Essen Sie gleich polierten Weißreis. Der hat zwar nichts mehr mit Gesundheitskost zu tun, sondern dient ausschließlich der Energieversorgung, aber man kann ihn natürlich mit unendlich vielen gesunden Sachen aufwerten.

Das gleiche gilt auch für den *Parboiled Reis*, für den zur Zeit mit enormem finanziellem Aufwand die Werbetrommel gerührt wird. Er nimmt eine Mittelstellung zwischen braunem und weißem Reis ein. Er entsteht, indem brauner Reis erst gedämpft und dann geschliffen wird. Ernährungswissenschaftlich ist er umstritten. Angeblich ist er vollwertig, wenn nicht gar »veredelt«, weil bei dem Dampfdruckverfahren, so behaupten die Hersteller, die Vitamine und Mineralien aus den Außenschichten und dem Keim in das Innere des Korns wandern und so beim Schleifen erhalten bleiben.

Parboiled Reis ist bei vielen Hausfrauen beliebt, weil er fantastische Kocheigenschaften hat, schnell zubereitet ist, nicht klebt und immer locker-körnig ist. Die Methode ist in Asien im Prinzip schon rund 500 Jahre bekannt – sie wurde angewendet, um den Reis haltbar zu machen. Ganz bestimmt aber ist Parboiled Reis *kein richtiger Vollkorn- oder Naturreis* mehr, doch immerhin enthält er noch etwa 80 Prozent der Vitamine und Mineralien, im Gegensatz zum weißen, geschliffenen Reis. Aber manche Experten schwören darauf, daß unter heißem Dampf und hohem Druck mit Sicherheit viele Vitalstoffe auf der Strecke bleiben. Vor allem aber gehen dem Parboiled Reis natürlich die Ballaststoffe aus der (abgeschliffenen) Kornhülle verloren.

Völlig uninteressant vom Vollwert-Standpunkt aus ist der sogenannte *Schnellkoch-Reis* – der außerdem unangemessen teuer ist. Er sollte nur als Notbehelf hergenommen werden ...

Apotheke:
- Reis enthält *natürlich* kein Cholesterin und auch kein Gluten, ist also segensreich für alle, die Probleme mit Blutfetten haben oder gegen andere Getreidesorten allergisch sind. (Eine Werbung »frei von Cholesterin« ist absoluter Quatsch – und eine bewußte Irreführung.)
- Reis ist hilfreich bei Schlankheitsdiäten, denn eine halbe Tasse gekochter Reis hat nur 82 Kalorien.
- Reis »entwässert«, das heißt, sein relativ hoher Kaliumgehalt fördert die Ausschwemmung von Wasser und auch von Stoffwechselprodukten über die Nieren. Gleichzeitig sorgt der besonders geringe Anteil an Natrium dafür, daß weniger Wasser im Gewebe zurückgehalten wird. Die Reisdiät ist vor allem dann sehr sinnvoll, wenn bei Hochdruckkranken der untere, diastolische Druck zu hoch ist.
- Weil aber nach einer Reismahlzeit der Blutzuckerspiegel innerhalb von einer Stunde seinen höchsten Wert erreicht, ist zuviel Reis nicht ratsam für Diabetiker.
- Brauner Reis ist eine sehr gute Nahrung für Haare, Zähne, Nägel, Muskeln und Knochen. – Die fast 70 Prozent Reisstärke bestehen aus sehr feinen Körnern (werden auch für die Kosmetik verwendet), und
- Reis ist auch reich an schleimbildenden Substanzen; deshalb bewährt er sich so gut bei verschiedenen Verdauungsstörungen und als Heilnahrung bei Darmkrankheiten sowie in der Säuglingsnahrung.
- »Reiswasser« oder »Reisschleim« (Aqua di Riso) geben italienische Mammas ihren durchfallkranken Familienangehörigen: Dazu werden 25 g Reis in 1 Liter Wasser verkocht. Chinesen essen traditionell zum Frühstück Reis-Porridge und geben routinemäßig Magen-Darm-Kranken Reisschleim.

Küchentips: »Der Reis ist ein treffliches Korn, das sich zu vielerlei schmackhaften Zurichtungen eignet«, so stellte Carl Friedrich von Rumohr, der berühmte Verfasser des Buches »Vom Geiste der Kochkunst«, im vergangenen Jahrhundert fest. Die Reisküche hat wirklich viele Vorzüge:
- Reis ist ungekocht an einem trockenen (und möglichst auch etwas

kühlen) Platz fast unbegrenzt haltbar. Reis schrumpft und fault nicht und behält seinen Nährwert. (Polierter Reis ohne Keimling etc. ist natürlich länger haltbar als brauner Naturreis.)
- Reis ist mit seinen bemerkenswerten acht essentiellen Aminosäuren auch eine sehr gute Eiweißergänzung in der fleischlosen Küche. Mit Reis lassen sich von der Vorspeise über die Suppe, die Beilage, den Salat bis zum Hauptgericht und Dessert tausenderlei Dinge zaubern.
- Reisgerichte sind – beinahe – spottbillig: Pro Person werden als Einlage für Suppen nur je 20 bis 25 g gerechnet, als Beilage 40 bis 50 g und als Hauptgericht ab 70 g. Große Reisesser rechnen für ein Vier-Personen-Reisgericht 300 g. Und wenn etwas übrigbleibt, läßt sich gekochter Reis im Kühlschrank bis zu drei Tage aufheben. Sogar einfrieren kann man ihn (ohne Zutaten), dann ist er sechs bis acht Monate haltbar. Aus all diesen Gründen empfehle ich, nicht unbedingt den billigsten Reis, sondern lieber eine der besten Sorten zu nehmen, wie gesagt, aus kontrolliertem Anbau!
- Über die Kunst des Reiskochens sind sich die kulinarischen »Gelehrten« schon öfter in die Wolle geraten. Dabei ist das alles gar nicht so schwierig. Wichtig ist zu wissen, daß unpolierter *Naturreis* grundsätzlich *länger* gekocht wird als polierter Weißreis.

Und hier die einzelnen empfehlenswerten Zubereitungsarten:
Für braunen oder Vollkornreis empfehlen die Makrobiotiker der Ohsawa-Schule, grundsätzlich einen *Dampfkochtopf zu* verwenden. Dabei werden (für vier Personen) zwei Tassen gewaschener Vollreis, drei Tassen Wasser und ein Viertel Teelöffel Meersalz in den Dampfkochtopf gegeben, der Deckel wird zugemacht und der Topf auf großer Flamme bis zum vollen Druck erhitzt. Dann wird sofort ein Drahtnetz unter den Topf geschoben und bei kleiner Flamme der Reis 40 Minuten gekocht. Topf vom Feuer nehmen, Druck langsam absinken lassen, Deckel abnehmen, mit einem angefeuchteten Holzlöffel vorsichtig umrühren. Vor dem Anrichten noch mal fünf Minuten zugedeckt stehenlassen.

Bei der üblichen Vollreis-Kochmethode beträgt das Verhältnis Reis zu Wasser 1 zu 2; auf eine Tasse Reis kommen also zwei Tassen Wasser. *Methode A:* Reis mit schwach gesalzenem Wasser aufsetzen und zum Kochen bringen (für vier Leute je 50 g, höchstens 70 g). Hitze kleinstellen, bis der Reis die Flüssigkeit fast aufgenommen hat. Zugedeckt noch ca. eine Stunde nachquellen lassen.

Das »Silberhäutchen« wird teuer versilbert

Abenteuerliches passiert zur Zeit mit der »Aleuronschicht« des Reiskorns: Über Nacht ist sie zur Wundermedizin avanciert. Es wäre zum Lachen, wenn es nicht ums gute Geld vieler Menschen ginge, die dringend etwas für ihre Gesundheit tun müssen und wollen! Die Aleuronschicht, das »Silberhäutchen«, umgibt ringsum das nackte, sprich entspelzte Reiskorn. Beim Schleifen des Reises lassen sich Verletzungen der Silberhaut oft nicht vermeiden; weil das Korn dann scheckig aussieht und weil das Silberhäutchen mit seinem Eiweiß und Fett schnell ranzig wird, poliert man es in der Mühle restlos weg. Was bleibt, ist der schneeweiße »polierte« Reis, den wir im Laden kaufen.

Nun haben schlaue Leute sich daran erinnert, daß die im Silberhäutchen enthaltenen Stoffe einen ziemlich hohen Anteil zum Beispiel an B-Vitaminen, an Vitamin E, an wertvollen Eiweißbausteinen und an ungesättigten Fettsäuren haben. Dies alles wurde, wie bei Weizen- und Haferkleie auch, bisher meist ans Vieh verfüttert.

In der Mühle wird das Kilo Reisabschliff für wenige Groschen verkauft. Und die pfiffigen Leute, die jetzt die Aleuronschicht feinvermahlen und zum Patent angemeldet haben, verlangen für das Kilo des Pulvers, als wahres Allheilmittel gegen Arthrose, kaputte Bandscheiben, Osteoporose, Anämie und Arteriosklerose angepriesen – tatsächlich 500 Mark!

Unser Vorschlag: Kaufen Sie sich regelmäßig guten Vollkorn-Reis, biologisch angebaut. Da haben Sie die Aleuronschicht gratis und gleich Ihr tägliches gutes Grundnahrungsmittel, das sich auf vielerlei Weise lecker zubereiten und variieren läßt. Und die nicht ausgegebenen Hunderter für die Wundermedizin stecken Sie ins Urlaubssparschwein!

Methode B: Wie oben aufsetzen und ca. 40 Minuten bei kleiner Flamme kochen, 20 Minuten nachquellen lassen.
Methode C: Wasser und Reis über Nacht stehenlassen. Am nächsten Tag aufkochen und ca. zehn Minuten bei kleiner Hitze köcheln. Herdplatte abstellen, noch ca. zehn bis 15 Minuten nachquellen lassen.
Methode D: Für Risotto-Reis (vier Personen) nehmen Kenner sogar dreimal soviel heiße Flüssigkeit wie Reis. Je Person werden 50 g Reis

Die guten dreizehn

Die Reis-Früchte-Diät ...

... erfand der Internist Prof. Kempner in den 40er Jahren zur Behandlung des Bluthochdrucks, weil es damals noch keine einschlägigen Medikamente gab. Sie ist heute noch beliebt; allerdings deckt diese Diät nicht den Nährstoffbedarf und sollte deshalb vor allem für Schalttage oder lange Wochenenden, maximal nur jeweils 3 bis 4 Tage lang, angewendet werden. *Pro Tag* werden 250 bis 300 g Reis (Trockengewicht) und 750 bis 1000 g Obst *ohne* Salz, Milch, Fett, in 5 bis 6 Portionen gegessen, gut über den Tag verteilt, zum Beispiel der gekochte Reis mit Kompott, rohem Obst oder Obstsalat, je nach Jahreszeit mit Äpfeln, Erdbeeren, Aprikosen, Pfirsichen etc., auch als Apfel- oder Zwetschgen-Reis o. ä. Ein Hauch von Zucker (*höchstens* 100 g am Tag) ist erlaubt. Bei Trockenobst darf nur ein Viertel der Frischobstmenge genommen werden, bei Bananen die Hälfte.

Reis für Füllungen
(Grundrezept für 2 Personen)

1 kleine feingeschnittene Zwiebel in 2 Eßlöffeln Öl goldgelb rösten, 125 g Naturreis dazugeben, rühren, schwitzen lassen, bis er glasig ist, mit Salz abschmecken, 250 ccm kochendes Wasser oder klare Gemüsebrühe dazugeben, aufkochen lassen, Feuer kleinstellen, 25 bis 30 Minuten garziehen lassen. Nicht rühren, bis alles Wasser vom Reis aufgesogen ist. Diese Füllung nun je nach Bedarf variieren: Mit 1 Döschen Safran, mit 1 Messerspitze Curry, mit knapp $^1/_2$ Pfund feingewürfelten Tomaten, mit 250 g sehr fein geblätterten Champignons, die in etwas Öl gedünstet wurden, mit 100 g Reibkäse, evtl. auch mit angebratenem Hackfleisch oder Schinkenwürfeln. Mit dieser Mischung können nun größere Gurken, Kohlrabi, Zucchini oder bunte Paprikaschoten gefüllt und auf die übliche Weise gebacken werden.

gerechnet. Der wird mit feingehackten Zwiebeln in einem Butter-Öl-Gemisch angedünstet und dann *unter ständigem Rühren (!)* mit kleinen Mengen Flüssigkeit – Hühnerbrühe, Gemüsebouillon etc. – abgelöscht, bis alle Flüssigkeit zugefügt ist.

Das macht, zugegeben, Arbeit. Aber man kann dabei dem Risotto im Lauf der Zeit eine Menge Köstlichkeiten beimischen, zum Beispiel gehackte Walnüsse, Cashewnüsse oder Pistazien, Rosinen, Pilze – von Champignons bis Morcheln –, kleingeschnittene Artischockenherzen, Gemüse, Tomatenwürfel. Natürlich auch Krabben oder Scampis, ferner feine Gewürze wie Safran, Kurkuma, geriebenen Parmesan oder gehackte frische Kräuter.

Nicht nur für Süßspeisen, sondern auch zu Fleischgerichten schmeckt ganz hervorragend eine Reisbeilage, die mit frischem Obst aufgewertet wird, das vor der – vorsichtigen – »Vermengung« kurz in Butter angedünstet wurde. Köstlich: Birnen, Pfirsiche, Aprikosen oder – natürlich rohe – Erdbeeren. Schauen Sie mal in Omas Kochbuch nach »Reis Trauttmannsdorff«, hmmm ...
Für besonders feine, feierliche Risottos kochen Kenner mit *Wein*. Das paßt natürlich nicht immer. Aber ein Spargel-Risotto zum Beispiel, mit Weißwein oder gar Champagner (Agnes Amberg) zubereitet, oder ein Mitternachts-Rotwein-Risotto – das ist schon was Besonderes. Für letzteres rechnet man zum Beispiel für vier Personen 270 g Vollreis mit 40 g Butter, 40 g geriebenem Käse und 550 ccm Rotwein, am besten Chianti ...

Bleibt hier noch eines nachzutragen: In China, wo Reis täglich verzehrt wird (bis zu einem gekochten Pfund pro Person), darf kein einziges Korn verschwendet werden. Kinder sollen ihren Reis immer völlig aufessen. Denn nach altem Glauben kann jedes nicht aufgegessene Reiskorn im Gesicht des künftigen Ehepartners eine Pockennarbe verursachen ...

Wilder Reis
(Zizania aquatica)

Er ist in den Augen vieler Leute der »Kaviar« unter den Getreiden. Indianer sammelten diesen Samen eines Rispengrases jahrhundertelang mit dem Kanu, weil er früher nur an kalten Flüssen und Seen in Kanada und den USA wuchs. Die Körner mußten Stück für Stück mühsam gepflückt werden oder mit Stöckchen so heruntergeschlagen werden, daß sie auf den Boden des Kanus fielen.

Sie sind schwarzbraun und sehen aus wie Tannennadeln. Ihr nußartiger, leicht rauchiger Geschmack hat sie zu einer Delikatesse für reiche Leute gemacht. Wildreis, der immer ungeschält in den Handel kommt, kostet je Kilo bis zu 130 Mark und mehr. Oft werden deshalb in Fertigpackungen einige wenige Wildreiskörner unter viel Langkornreis gemischt – und sind dann eigentlich noch teurer. Seit einiger Zeit wird aber Wildreis auch auf bewässerten Feldern, vor allem in Kalifornien, kultiviert.

Wilder Reis, der früher ganze Indianerstämme ernährte, hat wertvolle Inhaltsstoffe. Es stimmt aber nicht, was ihm nachgesagt wird, daß er doppelt soviel Eiweiß und zwanzigmal soviel B-Vitamine hätte als Naturreis. Fast alle Inhaltsstoffe sind in etwa *identisch,* nur ist Wildreis bis zu zehnmal teurer. Dazu die deutschen Verbraucher-Zentralen: »Wildreis bietet keine wesentlichen gesundheitlichen Vorteile im Vergleich zu Naturreis. Wer den hohen Preis nicht scheut und es vielleicht ›schicker‹ liebt, mag Wildreis genießen.«

Omelett aus Wildem Reis
(für 4 Personen)

Dazu brauchen Sie 3 Tassen gekochten Wilden Reis, $1/3$ Tasse gehackte Zwiebeln, $1/4$ Tasse gewürfelten Sellerie, 2 Eßlöffel Butter, 8 Eier, $1/2$ Tasse Milch, Salz und Pfeffer nach Geschmack und 4 Scheiben Käse oder eine kleine Packung Mozzarella.

Zwiebeln und Sellerie in Butter gardünsten, Eier in der Milch verschlagen, den Wilden Reis dazugeben, würzen. Alles in der Pfanne bei mittlerer Hitze braten, bis das Omelett gerade fest wird. Käse darauf schmelzen lassen. In der Pfanne zu leckeren Salaten servieren.
Ganz attraktiv sehen auch Geflügel- oder Krabbensalate mit Wildem Reis aus, selbst Waldorfsalat, auf Salatblättern angerichtet ...

Roggen
(Secale cereale)
Kräftigt Gebiß und Gedärm, Knochen und Muskeln

Um den Roggen war immer ein Rätsel – das Geheimnis seiner Kraft. Je höher Getreide angebaut wird, desto häufiger finden sich die Roggenfelder – in unserem Alpenvorland bis auf 1400 Meter, in Vorderasien noch in Höhen von über 2000 Metern, wo man Weizen längst nicht mehr findet.

Der Roggen ist ein Kämpfer, der ans Licht strebt, es wird ihm nachgesagt, er habe eine ganz besondere Beziehung zu jenem Ätherbereich, in dem sich Licht, Luft und Kühle vereinen. Das kann jeder nachempfinden, der im Sommer im Mittelgebirge die wunderbare statische Kraft der Roggenhalme beobachtet – die, sehr lang und geschmeidig, rhythmisch im Wind schwingen und doch schwere, kräftige, grannenbesetzte Ähren tragen. Das Roggenkorn stellt wenig Ansprüche an den Boden (nur Nässe verträgt es nicht) und ist winterfest. Das Getreide wird im September ausgesät, keimt im Winter bei nur ein bis zwei Grad über Frost und wächst immer dann, wenn der Boden nicht gefroren ist. Beim Sprießen über der Erde färben sich Roggensprößlinge zum Teil purpurrot. Im Lauf der Wintermonate bilden sich neben dem Hauptsproß bis zu 20 Seitensprossen und neben der »Keimwurzel« unzählige weitere »Tau- und Tiefenwurzeln«, die (alle zusammen von einer einzigen Pflanze) sich über eine Gesamtlänge von bis zu 40 Metern in der Erde ausstrecken können.

Auch das Roggenstroh ist extrem fest und dauerhaft – früher wurden Hausdächer damit gedeckt. Überträgt man die Stärke und Widerstandskraft des Roggengetreides auf den Roggenesser, so läßt sich denken, daß dieser – neben den sattsam bekannten Inhaltsstoffen und Kalorien – hier etwas in sich aufnimmt, das Kraft geben *muß!*

Das schwere, dunkle Roggenbrot ist besonders gesund für alle Menschen, die noch *körperlich* hart arbeiten müssen und die starke Muskeln brauchen. Früher waren das besonders die Küstenbewohner an der Nord- und Ostsee, aber auch die Bergleute im Ruhrgebiet und die Bauersleute überall im Land. Heute schwören Kenner: Weil Roggen viel Muskelkraft aktivieren kann, ist er auch für Sportler hilfreich – und natürlich für alle heranwachsenden Jugendlichen.

Geschichte: Der Roggen, einst das »Brot der arbeitenden Klasse«, ist in den letzten 100 Jahren vom Weizen langsam, aber sicher in den Schatten gedrängt worden. Das ging so weit, daß selbst über seine Herkunft Falschmeldungen verbreitet wurden: Er sei in grauer Vorzeit nur ein störendes, begleitendes Unkraut auf den Weizenfeldern gewesen. Die Freunde des Roggens dagegen glauben, daß er zum Teil sogar schon vor dem Weizen den Menschen in der Bronze- und Steinzeit als Nahrung diente.

Seine Urheimat mag in Rußland zwischen Dnjepr und Dnjestr sowie in Persien und Kleinasien gewesen sein. Systematisch angebaut wurde er zum erstenmal in Südrußland und Turkestan. Überall dort, wo der Anbau unter extremen Verhältnissen geschah, in Gebirgshöhen und Trockengebieten sowie im kalten Klima des Nordens, war der Roggen der Getreide-Sieger. Seine Hauptanbaugebiete befinden sich auch heute noch im mittleren und östlichen Europa; vom Ural bis in unsere Mittelgebirge reicht der »Roggengürtel«.

Die guten dreizehn

Heute gilt Roggen bei vielen, die Weizen vorziehen, leider als »Getreide der zweiten Klasse«. So hatte ihn schon der römische Geschichtsschreiber Plinius deklassiert. Damals spottete man in Rom über die Germanen, die neben dem Gersten- auch sehr gern Roggenbrei löffelten.

Unsere heutigen Bauern haben sich offenbar wieder die Ansicht des Herrn Plinius und seiner Zeitgenossen zu eigen gemacht: Weil immer mehr Menschen Weißbrot für »feiner« hielten und weil die Bäcker den risikoärmeren und backbequemeren Weizen dem Roggen mehr und mehr vorzogen, hat lange Zeit die Nachfrage nach dem dunklen Korn nachgelassen. Mitte der 80er Jahre hatte der Roggenanbau und -konsum seinen Tiefststand erreicht. Heute wird Roggen häufig zusammen mit Weizen vermischt verbacken. Vieles spricht eben für ihn:

Inhaltsstoffe: Mit 11,6 Prozent Proteingehalt steht Roggen ziemlich vorn auf der Getreideliste, knapp nach Hafer und Weizen. In seiner biologischen Wertigkeit aber ist er Spitze! Dabei schenkt er uns zum Beispiel mit der essentiellen Aminosäure Lysin, die fast in allen Getreiden unterbesetzt ist, einen besonders wichtigen Baustein für das Knochenwachstum und die Stärkung unseres Immunsystems.

Genau gesagt, hat Roggen im Vergleich zu Weizen (nach Prof. Thomas, Berlin):

- 25 Prozent mehr an den essentiellen Aminosäuren Lysin, Threonin und Valin, ca. 70 bis 100 Prozent mehr Pentosane (Schleimstoffe), ca. 20 Prozent mehr Vitamin B_2 und Vitamin E, ca. 50 Prozent mehr Kalzium und ca. 50 Prozent mehr Fluor, aber
- ca. 10 Prozent weniger Eiweiß, ca. 10 Prozent weniger Fett, ca. 25 Prozent weniger Linolsäure und ca. 25 Prozent weniger Beta-Carotin, 25 Prozent weniger Vitamin B_1 und ca. 75 Prozent weniger Vitamin B_3.

Doch Roggenmehl ist – nach Professor Dr. H. J. Holtmeier, Stuttgart-Hohenheim – »Hauptlieferant von Spurenelementen und besonders wichtigen B-Vitaminen sowie auch von Kalium, Magnesium, Mangan, Eisen und Zink«.

100 g Roggenbrot (zwei Scheiben) geben uns schon gut ein Zehntel der meisten Mineralien, die wir am Tag brauchen ...

Der hohe Kaliumgehalt hat unter anderem einen heilsamen Effekt auf die Leber, der hohe Eisengehalt auf die Bildung der roten Blutkörperchen. Der weise Volksmund wußte immer schon: »Roggenbrot macht Wangen rot.«

Ganz wichtig ist noch dies: In Deutschland wird Roggen überwiegend zu ca. 80 bis 100 Prozent ausgemahlen, ist also reines Vollkornmehl. Weizen dagegen wird meist nur zu 60 bis 70 Prozent ausgemahlen. Daraus ergeben sich (laut Professor Thomas) folgende Vorteile: Eine 80prozentige Roggenausmahlung enthält ca. viermal soviel Eisen, ca. dreimal soviel Vitamin B_1 und ca. zweimal soviel Vitamin B_2, Kalzium und Phosphor wie eine 60prozentige Weizenausmahlung. Roggenbrot ist (neben Fleisch) ein Hauptlieferant unserer lebensnotwendigen B-Vitamine!

Roggen liefert uns zahlreiche wertvolle *sekundäre Pflanzenstoffe,* die Herz- und Krebsschutz bedeuten: Phenolsäuren, Phytoöstrogene (Lignane), Protease-Inhibitoren, Saponine sowie die dem Vitamin E verwandten Tocotrienole, die Cholesterin normalisieren helfen.

Im vollen Roggenkorn haben skandinavische Wissenschaftler auch intensiv untersucht, wieso die *Lignane* aus der Roggenschale eine präventive, sprich vorbeugende, hemmende Wirkung auf die Entwicklung von Prostata-, Brust- und Dickdarmkrebs haben: Auch hier sind es wieder die pflanzlichen Östrogene, Hormone also, die wir schon mehrfach beschrieben haben und die außer in der Sojabohne in verschiedenen Getreiden vorkommen. Sie werden mit Hilfe von Darmbakterien in Substanzen umgewandelt, die derart in den körpereigenen Hormonhaushalt einwirken, daß sie die Entstehung von hormonbezogenen Krebsarten (im günstigen Fall) verhindern. Übrigens ist auch *Leinsamen* – viel im Vollkornbrot mitverarbeitet – eine besonders reiche Lignan-Quelle!

Roggen hat die *dunkelste* Mehlfarbe aller Getreide. Doch angesichts der Unzahl bisher genehmigter und gebrauchter Brotfärbemittel ist das »Dunkle« per se schon lange kein alleiniger Maßstab mehr für den Wert eines Brotes.

Apotheke: Roggenmehl bedarf in der Bäckerei einer langen Teigführung von 24 Stunden und mehr. Der Teig muß versäuert werden, aber die Milch- und Essigsäure, die neben anderen Gärungsprodukten im Sauerteig entsteht, ist die reine Medizin:

- Sie regt, zusammen mit den entstehenden Aromastoffen, die Speichel- und Verdauungssäfte kräftig an. Durch das natursäuerte Roggenbrot kommt die Darm-Peristaltik in Schwung. Roggenbrot fördert also auf natürliche Weise fabelhaft die Verdauung.

Die guten dreizehn

- Bei Laboruntersuchungen wurde festgestellt, daß im *gesäuerten* Brot Typhus-, Paratyphus- und Ruhrbakterien schon nach einem Tag zugrunde gehen, während sie sich auf nichtgesäuertem Weizenbrot viele Tage halten.
- Weil Roggenvollkornbrot erzieherischen Wert für die Verdauungsorgane hat, sie tüchtig anregt zu arbeiten, macht das Brot auch schneller satt und hilft Kalorien sparen.
- Roggenbrot ist fester als anderes Brot und muß intensiver gekaut werden (das gilt ebenso für Brote aus feinvermahlenem Roggenmehl). Schon deshalb muß es auch stärker und länger gekaut werden, weil die *Kruste* als Folge der längeren Backzeit erheblich dicker ist. Roggenbrot ist also »Küchenarznei« gegen Karies und Zahnverfall. Bei einem Vergleich von Bauern im Südtiroler Sarntal hatten selbst jene, die Weizenvollkornbrot aßen, weit mehr Karies als die reinen Roggenbrotesser.

Roggenbrot muß als gesäuertes Brot – ähnlich wie wertvoller Käse – abgelagert werden, und zwar nach dem Backen *mindestens drei bis acht Tage*. Erst dann bekommt das Brot gut, und seine inneren Kräfte können sich richtig entfalten.

Roggensauerteigbrot schmeckt nicht nur lange saftig und frisch (gegenüber dem »trockneren« älteren Weizenbrot), die Säuerung bewirkt auch, daß das Brot sich »selbst konserviert« – also nicht so leicht giftige Schimmelstoffe entwickelt. Außerdem werden im Roggensauerteig die negativen Auswirkungen der Phytinsäure neutralisiert, die bei Getreidekost zum Teil wertvolle Mineralstoffe und Vitamine vom Körper »abblockt«. Im Roggenbrot, gut gekaut und gut verdaut, stehen zum Beispiel das wichtige Eisen und Kalzium des vollen Korns fast ganz zur Verfügung.

Allen, die behaupten, Roggenbrot sei schwer verdaulich und blähe fürchterlich, sei ins Stammbuch geschrieben: Versuchen Sie bitte, Ihren Darm zu erziehen! Roggenbrot trägt buchstäblich zur »Ertüchtigung und damit zur Gesunderhaltung der Verdauungsorgane« bei. Essen Sie anfangs nur gut abgelagertes, feinvermahlenes Roggenbrot, kauen Sie gründlichst, essen Sie wenig Süßes dazu (auch keine süßen Fruchtsäfte dazu trinken), und genießen Sie jeden herzhaften Bissen.

Wenn Sie obendrein kräftig gewürztes Roggenbrot bevorzugen, werden die »Roggengewürze« Kümmel, Fenchel, Koriander dafür sorgen, daß Sie von Blähungen auch nicht unnötig geplagt werden.

In der Volksmedizin hat Roggen früher eine erhebliche Rolle gespielt, während der Cholerazeit nahm man »Roggentinktur«. Auch heute noch wird Roggenmehl gegen Entzündungen vieler Art, vor allem Furunkel oder Karbunkel, angewendet: Man kocht aus 100 g Roggenmehl mit Wasser einen Brei, den man evtl. mit Zwiebelbrei vermischt, auf einem Leinenlappen als »Kataplasma« (Umschlag) über das Geschwür legt.

Küchentips: Roggen ist mehr ein Back- als ein Küchenkorn, weil er, wie gesagt, versäuert werden muß, ehe er backfähig ist. Für Hausfrauen, die selber backen, sind natürlich gutgewürzte, knusprige Sauerteig-Roggenbrote oder -semmeln ein großes Erfolgserlebnis!

- Roggen kann auch gut als *Sprießkorn*, drei Tage gekeimt, in kleinen Portionen über Salate oder Gemüse gestreut, zu Pfannengerichten aller Art usw. verwendet werden.
- Fertig gekaufte *Roggenflocken* sind gut für Müesli-Mischungen geeignet.
- Roggenschrot*kekse* fördern die Verdauung.
- Flämische Hausfrauen schätzen als Familienspeise die abendliche, leberfreundliche *Roggencreme* sehr:
Dazu wird (für 4 Personen) 1 Tasse Roggenmehl in 2 Tassen Wasser unter ständigem Umrühren eingestreut, mit dem Schneebesen am besten, damit es keine Klümpchen gibt. 1 gestrichenen Teelöffel Meersalz dazurühren, mit Butterflocken servieren. Kann auch, je nach Geschmack, mit frischgehackten Kräutern oder aber Kompott serviert werden. Und eine *Brotsuppe* aus hartgewordenem Roggenbrot hat nicht nur in Altbayern, sondern auch in Japan und den USA eine feste Tradition.

Brotsuppe
(für 4 Personen)

2 große Scheiben Roggenbrot in Würfel schneiden und entweder mit durchwachsenem Speck oder in 2 Eßlöffeln Butter anrösten, 2 feinstgehackte Knoblauchzehen und evtl. verschiedene Kräuter und Gewürze, vor allem Majoran, dazugeben, mit Fleisch- oder Gemüsebrühe aufgießen. Etwa 10 Minuten köcheln lassen und vor dem Anrichten (gut abgeschmeckt) mit Rahm anreichern, Schnittlauch oder Petersilie drüberstreuen. Kümmel oder vorher 2 Stunden lang eingeweichte Senfkörner machen die Suppe noch pikanter. Zum deftigen Gericht können kleingeschnittene Würstchen dazugegeben werden.

Weizen

(Triticum aestivum oder *vulgare)*

Kopf- und Nervennahrung, Antistreß-Medizin und Darmanreger

Das Weizenkorn ist die eigentliche »Mutter unseres Brotes« und vermutlich auch das erste kultivierte Getreide. Von allem Anfang an hatte es mystische Bedeutung, war es den Menschen, die es aßen, heilige Gottesgabe. Anthroposophen haben den hohen, geraden Weizenhalm »Lichtpfeil« genannt. Rudolf Steiner stellte fest, daß die Strahlen der Sonne durch die Pflanze zum Mittelpunkt der Erde zielen. »Wir ahnen«, so schreibt einer seiner Anhänger, Dr. Udo Renzenbrink, »daß wir mit der Körnerfrucht etwas von der Geistigkeit der Sonne in uns aufnehmen.«

Die Herkunft des Weizens liegt in rätselhafter Ferne. Angesichts vieler wunderbarer Legenden rund um den Weizen und der – vom Standpunkt der Physiologie aus betrachtet – sehr harmonischen Weizenernährung (mit vollem Korn!) möchte man schon am Verstand jener »Experten« zweifeln, die aus dem Weizen eine Intensivfrucht par excellence gemacht haben. Immer höhere Bodenerträge fordern immer mehr Düngemaßnahmen, und immer mehr hochgezüchtete Weizenformen, weil sie anfällig sind, immer stärkere Gaben von chemischen Pflanzenschutzmitteln aller Art. So wird Rekordernte um Rekordernte eingefahren: Die Erträge konnten seit der Mitte des vergangenen Jahrhunderts um das *Elffache* pro Hektar gesteigert werden.

Dabei bildet Weizen zwar heute die Nahrungsgrundlage für rund eine Milliarde Menschen und stillt den Hunger von etwa 20 Prozent der Erdenbewohner, doch es sei nochmals daran erinnert, daß rund 80 Prozent des gesamten Weltgetreides nicht die Menschen satt machen, sondern zur Fleischmast ans Vieh verfüttert werden! Und wenn wir die Getreideböden, zumal in Deutschland und Mitteleuropa, betrachten, so sind sie oft schon ausgelaugt bis zum Geht-nicht-Mehr, sind unersetzlicher Mineralien beraubt (wie zum Beispiel des Anti-Krebs-Spurenelements Selen, siehe Seite 128 f.), und andererseits überdüngt. Weshalb es doppelt wichtig ist, sich nach Weizen von Bio-Bauern und Bio-Bäckern umzuschauen!

Geschichte: Wildformen des Weizens wurden schon in der Steinzeit im eurasischen Raum gesammelt. Die ältesten Weizenfunde stammen aus China, aus der Zeit um 7000 v. Chr. Die alten Germanen bauten vor allem die Weizensorten Emmer und Einkorn an.

Inhaltsstoffe: Im Weizen-Vollkorn steckt wirklich viel drin. Es ist eine sehr hochwertige Nahrung, während das wegen seiner hervorragenden Backeigenschaften zum Lieblingsmehl erkorene »raffinierte« Weizenmehl und dessen Produkte zwar viele Kalorien, aber nur noch geringen Gesundheitswert haben: weil sie der meisten Inhaltsstoffe beraubt und in der Regel mit viel Zucker und Fett verarbeitet sind. Im Gegensatz zur Gerste, wo diese Inhaltsstoffe sich mehr aufs ganze Korn verteilen, ist Weizen nämlich nicht so stark »durchmineralisiert«. Seine wirklich gesunden Anteile sind vorwiegend auf die *Randschichten* beschränkt. Und die verschwinden als Mastkleie im Futtertrog!

Das *Vollkorn* enthält 59 bis 74 Prozent Kohlenhydrate, 12 bis 14 Prozent Eiweiß, 2 Prozent Fett und 1,8 Prozent Mineralstoffe. Dieser Weizen ist sehr reich an Vitaminen des B-Komplexes, enthält vor allem auch das Entgiftungs- und Verjüngungsvitamin E (im Keim besonders viel), dazu Beta-Carotin, Biotin, Pantothensäure und die sonst oft knappe Folsäure. Neben den Mineralien, die wir zur Knochenstabilität brauchen – Kalzium und Phosphor –, schenkt uns der Vollweizen auch reichlich Eisen, Magnesium, Kieselsäure, überdurchschnittlich viel Kalium, etwas Kupfer, Schwefel, Jod sowie bei günstiger Bodenbeschaffenheit das kostbare Selen. Außerdem enthält Weizen Phytoöstrogene – vor allem die *Lignane,* die überwiegend in der Aleuronschicht sitzen. Sie wirken als Radikalefänger und haben mit ihren Östrogenen Krebsschutzfunktion. Das *volle* Weizenkorn hat aber auch den zweithöchsten Gehalt aller Nahrungspflanzen an den heilsamen Phenolsäuren (natürlich fast nur in den Randschichten!). Sie schützen als Antioxidantien das Korn vor der Zerstörung durch Sauerstoffmoleküle, also vor dem »Ranzigwerden«, und sie schützen uns, die wir den Weizen essen dürfen, vor der Entstehung von Krebs, Arteriosklerose usw. Außerdem wirken sie antimikrobiell – gegen Infektionen. So hat Weizen gleich mehrfache gesundheitsfördernde Bedeutung!

Weil sich auch von den vielen Vitaminen und Mineralien im hellen (teuersten) Weißmehl ohne Randschichten und Keim nur noch Spuren finden, ist das bei einseitiger Ernährung dann schon »Vitamin-Mangelkost«!

Die biologische Wertigkeit des Weizeneiweißes liegt, wie schon gesagt, etwas unter der des Roggens, die essentielle Aminosäure Lysin ist »unterbesetzt«. Dennoch ist Weizen, vor allem in Kombination, eine hervorragende Eiweißquelle. Was ihn aber zum beliebtesten aller

Backgetreide macht, ist die Qualität seines Klebers – jener Eiweißbestandteile, die als Gerüstsubstanz für eine lockere Krume beim Backen sorgen. Dieses Klebereiweiß kann bis zum Dreifachen seines Gewichts an Wasser binden. In der Backstube beim Gären (zum Beispiel durch Hefezusatz) geht der Teig fantastisch auf, wird ganz locker. Unter Beimischung von unendlich vielen Backhilfsmitteln, die unter anderem auch die Frische des Gebäcks verlängern, wurden Weizenbrote und -feingebäck zum Superstar, weltweit.

Etwa ein Zehntel der Weltweizenernte besteht aus *Hartweizen (Triticum durum)*. Ihm verdanken wir zwei beliebte Nährmittel: den sogenannten Hartweizengrieß und die vielen köstlichen (meist italienischen) Spezialnudeln und -teigwaren. Allerdings haben sich auch bei der komplizierten Herstellung von Spaghetti, Makkaroni etc. die meisten Vitamine längst in Luft aufgelöst. Aus gutem Grund essen die Italiener deshalb zusammen mit ihren traditionellen Nudelgerichten eine frische Tomatensoße sowie große Schüsseln voller Salate oder Gemüse zur selben Mahlzeit. Und der geriebene Parmesankäse dazu ergänzt vorzüglich das Weizeneiweiß!

Gewissermaßen aus mystischem Dunkel – aus dem uralten Ägypten, Jahrtausende vor der Zeitenwende – aufgetaucht ist der »Kamut-Weizen«, aus dem neuerdings unter anderem sündteure Müeslis, Nudeln und Spaghetti angeboten werden. Und prompt hat sich ein »Food-Autor« gefunden, der Kamut als »eines der zehn besten Nahrungsmittel überhaupt« einstuft.

Kamut – *Triticum polonicum*, polnischer Weizen – enthält mehr Eiweiß als normaler Weizen und mehr Kohlenhydrate, hat außerdem einen extrem hohen Magnesiumgehalt. Ansonsten sind seine Inhaltsstoffe auch »von dieser Welt«. Kalzium und B-Vitamine bekommen wir mit »unserem« Weizen sogar wesentlich mehr als mit dem ägyptisch-polnischen, der übrigens in keinem alten Botanik-Buch über Getreide zu finden war. Es bleibt unseren verehrten Lesern überlassen, ob sie jede Mode um jeden Preis mitmachen wollen ...

Daß die *braunen Vollkornnudeln*, ob aus Weizen oder aus Dinkel, vor allem etwas für Fortgeschrittene in Sachen Naturkost sind, davon war in diesem Buch schon die Rede. Gerade Menschen mit hohem Cholesterinspiegel sollten beim Bio-Bäcker nach Vollkornnudeln Ausschau halten, die meist *ohne Ei* hergestellt wurden.

Und merke: Vollkornnudeln enthalten rund 10 Prozent Ballaststoffe, während den weißen Nudeln nicht mal ein halbes Prozent Fasern geblieben ist. Sie spendieren Ihnen Vitamine, Mineralien, Spurenelemente. Und sie werden viel langsamer als die Weißmehlnudeln verdaut, das heißt, Ihr Körper nimmt mit ihnen einen allmählichen, gleichmäßigen und längerdauernden Schub an Glukose auf – das ist zum Beispiel hervorragend für Schulkinder, alle Kopfarbeiter, aber auch für Ausdauersportler.

Apotheke: Bei der weltweiten Massenherstellung von Nicht-Vollkornmehlen fallen ebenso Massen von *Kleie und Weizenkeimen* an. Seit man erkannt hat, daß diese eigentlich viel zu schade sind, um nur als Viehfutter zu dienen, werden sie (meist für zuviel Geld) als Speisekleie gegen Verstopfung und als Super-Vitaminspender (Keime und Keimöl) auf den Markt gebracht.

Stellen Sie sich das bitte einmal vor: Millionen von Menschen essen nur weißes, raffiniertes Brot. Und weil das stopft und sie Verdauungsbeschwerden bekommen, weil unsere Gesellschaft außerdem unter »Vitaminie« leidet (nach dem Ernährungsforscher Professor Hans Glatzel), wird zusätzlich scheußliche Kleie gekaut und werden Unmengen Weizenkeime und -öl gelöffelt. Dabei wäre alles viel weniger umständlich und auch weitaus billiger, wenn diese Abermillionen Menschen einfach *Vollkornbrot* äßen, das Kleie und Keim enthält. Und auch Sprießweizen, der obendrein viele Vitalstoffe enthält. Weil Vollweizen eine so reiche Quelle für die B-Vitamine ist, sollten gerade alle Menschen im Aufbau und Wachstum, aber auch bei Streß und im fortschreitenden Alter nicht darauf verzichten!

Der ballaststoffreiche Vollweizen gehört zu jener Nahrung, die von Forschern ausdrücklich bei rheumatischem Fieber, Arthritis und auch bei bestimmten Formen von Krebs empfohlen wird. Dickdarmkrebs tritt nachweislich häufiger bei Menschen auf, die immer nur raffiniertes Weizenmehl und -brot gegessen haben. Nach deutschen – und indischen – Untersuchungen senkt Brot aus Hartweizen, das zusätzlich mit Weizenkleie angereichert wurde, auch den Cholesterinspiegel. Das hängt nach neuesten Forschungen mit den sekundären Pflanzenstoffen zusammen, die uns das *volle* Weizenkorn schenkt!

Als es noch keine weltweite Pharmaindustrie gab, kannten die Menschen viele Heilwirkungen gerade des Weizens: Weizenkleie, naß im Säckchen aufgelegt, half bei Geschwülsten, rheumatischen Schmerzen und Zahnweh, müde und schmerzende Füße steckte man mit großem

Die guten dreizehn

Erfolg ins Weizenkleiebad. Auch bei Ekzemen reinigten und regenerierten diese Kleiebäder die Haut.

Der *Weizenkeim*, auch »das Gold der Naturkost«, genannt, enthält nicht genau identifizierte Substanzen, die »Antistreß-Faktoren« genannt werden. Außerdem haben Untersuchungen ergeben, daß Weizenkeime und Keimöle sich positiv auf Abwehr, Körperkraft, Ausdauer und Reaktionszeit auswirken. Unter Spitzensportlern bis zum Autorennfahrer sind sie deshalb schon längst kein Geheimtip mehr.

Küchentips: Das *Vollweizen*-Mehl sollte auch in der Alltagsküche mehr und mehr das raffinierte Weißmehl der Type 405 ersetzen. Weil dieses Vollmehl uns alle wertvollen Inhaltsstoffe des Weizens spendet, ist es oft einfach eine Frage des Mutes und der Fantasie, wieder mal Pfannkuchen, Kekse, Kuchen, Pizzas und schnelle Brötchen aus Vollweizenmehl zu backen.

Im Lauf der Zeit werden Sie dann gewiß auf den Dreh kommen, das Korn immer frisch gemahlen aus dem Reformhaus oder von kontrollierten Bio-Bauern bzw. vom Bio-Bäcker zu beziehen.

**Rejuvelac-Brottrunk –
ein Elixier zur Vitalisierung und Verjüngung**
(nach Dr. Ann Wigmore)

*1 Tasse Bio-Weizen, 2 bis 3 Tassen bestes Wasser,
1 hohes Schraubglas mit breiter Öffnung.*

1. Waschen Sie den Weizen gut; wenn die toten Samen an die Oberfläche schwimmen, sortieren Sie die aus.
2. Weichen Sie diesen gereinigten Weizen 48 Stunden lang in dem Glas ein, geben Sie ein paar Tropfen Zitronensaft dazu, und verschließen Sie mit etwas Gaze oder Tüll. Stellen Sie die Flasche in der Küche an einen ruhigen, dunklen Platz.
3. Nach 48 Stunden sehen Sie viele Perlchen aus dem gequollenen Weizen nach oben steigen. Rühren Sie um, warten Sie, bis sich der Weizen wieder gesetzt hat, dann gießen Sie das Elixier in einen Krug. Auf den Weizen geben Sie wieder zwei bis drei Tassen Wasser, binden das Glas wieder zu, nach 24 bis 48 Stunden können Sie das Elixier wieder abgießen. Diese Prozedur können Sie drei- bis viermal wiederholen. Das Wasser muß ganz zart säuerlich duften. Im Kühlschrank hält sich *Rejuvelac* einige Tage.

Rejuvelac enthält reichlich:
- Lactobacillus bifidus (Milchsäurebakterien), die im Darm als Schutz wirken gegen mögliche eindringende Mikroorganismen und krankheitserregende Fäulnisbakterien.
- Enzyme, die sich während des Gärungsprozesses bilden. Sie sind kraftvolle Wirkstoffe, häufig Kofaktoren von Vitaminen, regulieren den Stoffwechsel und stärken die Abwehr.
- Außerdem steckt im Rejuvelac Eiweiß, das die Fermente in viele Aminosäuren zerlegt haben, sowie die leichtverdaulichen Kohlenhydrate, wie Dextrine und Saccharose; ferner Phosphor, acht B-Vitamine und die Vitamine K und E.

Als »fermentierte Nahrung« ist das Elixier besonders günstig für Menschen, die ein schwaches Verdauungssystem haben.

Es hilft der Leber, reinigt den Verdauungstrakt und sorgt für eine saubere Keimbesiedelung, die erst die Umwandlung unserer gesamten Nahrung in körpergerechte Nährstoffe (zum Beispiel die Vitaminaufnahme) möglich macht.

Verglichen mit Brottrunk aus dem Laden ist Rejuvelac ein unglaublich preiswertes, gesundes und erfrischendes Getränk, das auch Kinder gern mögen. Allerdings sollte pro Person nicht mehr als 0,3 Liter am Tag getrunken werden.

Am besten mixt man das Elixier mit naturtrübem Apfelsaft oder etwas frischem Zitronen- bzw. Orangensaft im Verhältnis 1:1.

Achtung! Manchmal, besonders an sehr heißen Tagen, kann es vorkommen, daß der Brottrunk »kippt« und plötzlich wie Käse riecht. Dann müssen Sie leider wieder von vorn anfangen, mit tadellos gewaschenem Glas und frischem Getreide ...

Sesam-Magie, ein stärkendes Blitzgetränk
(4 größere Gläser)

$1/2$ Tasse frische Datteln, 2 kleine Bananen, gut reif, $1/2$ Tasse Sesamsamen, $1/4$ Liter Brottrunk, $1/8$ Liter Apfelsaft. Alles zusammenmixen. Gleich trinken.

Bulgur, auch Boulgour oder Bulgar

Sehr reich an Vitaminen

Bulgur ist etwas Uraltes, Neuentdecktes ebenso wie Couscous – nämlich geschroteter und vorgekochter Hartweizen. In Nordafrika, der Türkei, aber auch in Japan ist er sehr beliebt, in Frankreich regelrecht »Mode«. Sie kaufen ihn beim Bio-Bäcker oder im Reformhaus recht preiswert ein, und er liefert Ihnen eine sehr nahrhafte, vielseitige Essensbeilage. Weil im Bulgur der Keim mitenthalten ist, ist er reich an Vitaminen, und weil er vorgekocht ist, dauert die Zubereitung nur kurze Zeit.

Bulgur ist also ideal für Berufstätige und die »schnelle Küche«. Zusammen mit Buttergemüsen oder Salaten ist Bulgur ein optimales kohlenhydratreiches Abendessen und kann überall verwendet werden, wo sonst Reis hergenommen wird. Kindern und Senioren bekommt er besonders gut, weil er leicht verdaulich ist.

Bulgur-Grundrezept
(für 4 Personen)

5 Tassen Wasser mit etwas Meersalz zum Kochen bringen, 2 Tassen Bulgur dazugeben, aufkochen, ca. 10 Minuten (Topf evtl. auf Draht setzen) langsam köcheln lassen, bis das Wasser weg ist. Dann den Topf vom Feuer nehmen und mit 2 Holzgabeln den Bulgur auflockern.
Aus diesem Bulgur können Sie auch eine rasche Gemüse- oder Pilzpfanne zaubern, Sie können etwas Rahm dazugeben, Zucker und Zimt daraufstreuen und ihn mit Kompott oder Obstsalat servieren. Oder Sie können, mit Ei und Vollkornmehl und gehackter Petersilie, auf übliche Weise *Kroketten* formen, die Sie in der Pfanne in einem Öl-Butter-Gemisch goldgelb und knusprig braten. Mit Topfen (Quark), Eiern und Früchten (zum Beispiel Aprikosen, Zwetschgen) läßt sich Bulgur auch zu einem himmlischen *Auflauf* verarbeiten.

Amaranth und Quinoa

Die Indianergetreide stärken Abc-Schützen, Alte,
Athleten und Astronauten
Sie enthalten viel Eisen, wirken antiseptisch
und entzündungshemmend

Weder Amaranth noch Quinoa sind im eigentlichen Sinn Getreide. Das eine gehört zur Großfamilie der Fuchsschwanz-Pflanzen, das andere ist eine Reismelde. Aber jeder, der sich mit der Geschichte Amerikas befaßt, kann nachlesen, daß die beiden Körnerfrüchte sowohl für die Inkas wie für die Azteken (und für noch viel frühere Kulturen, vor fast 5000 Jahren schon) Grundnahrungsmittel waren. Sie stellten wenig Ansprüche an den Boden, gediehen noch in Höhen von 4000 Metern und mehr, und sogar ihr grünes Kraut hatte manche Heilwirkung und Nährwert. Als die Spanier unter Cortéz und Pizarro nach Südamerika kamen, staunten sie über die geradezu unglaubliche Gesundheit der Azteken und Inkas, die immun gegen die meisten Infektionen waren, über deren Heilkraft und Abwehrkraft bei Verletzungen und Fieber und auch über ihre prachtvollen Gebisse.

Amaranth und Quinoa hießen die Zauberpflanzen, denen die »Wilden« ihre provozierende Gesundheit verdankten.

Und weil jene fest daran glaubten, daß in diesen heiligen Körnern magische Kräfte wohnten, verboten die Eroberer den weiteren Anbau und Handel unter Androhung der Todesstrafe.

Bauern, die sich dem widersetzten, wurde die Hand abgeschlagen, die Vorräte wurden niedergestampft und verbrannt. So verschwanden die mit bedeutendsten Kulturpflanzen des alten Amerika fast völlig. Nur in weit abgelegenen Bergregionen wurden auf kleinen Äckerchen die verbotenen heiligen Pflanzen noch heimlich angebaut. Dadurch überlebten sie – 500 Jahre lang – »im Untergrund«.

Als die Raumfähre »Atlantis« 1985 in den Weltraum stieg, hatte die Mannschaft erstmals Produkte aus Amaranth und Quinoa an Bord. Seither gehören die »Geheimwaffen« der Azteken und Inkas, auf vielerlei Weise verarbeitet, ins Astronauten-Menü. Ich wünsche mir, daß immer mehr Leute die »Indianergetreide« auf ihren Tisch bringen – Leute, die Alternativen in der Gesundheitsküche suchen, Abwechslung und reizvolle Bereicherung im Speiseplan. Es gibt dafür handfeste wissenschaftliche Argumente.

Amaranth

(Fuchsschwanz; Amaránthus)

Verzögert das Altern, stärkt das Gedächtnis
und die Nervenkraft

Geschichte: Seine Familie ist riesengroß, weltweit sind mehr als 1200 Sorten bekannt. Zu ihnen zählen auch der »Gute Heinrich« oder Spinat-Amaranth und der wunderschöne dunkelrote Fuchsschwanz, der als Blume altmodische Gärten schmückt.

Bei den Griechen bedeutete »amarantos« soviel wie unverwechselbar. Der Amaranth galt in uralten Zeiten als Blume der Unsterblichkeit, weil seine Blüten so lange hielten. Er war der Göttin Artemis geweiht. Die Pflanze mit ihren aparten Blüten – so dunkelrot leuchtend wie frisches Blut – diente in der griechisch-romanischen Kultur häufig als Dekoration vor Götterbildern und zum Schmuck von Kriegshelden – als Ausdruck des Heilens und des ewigen Lebens.

In China, Indien, in Afrika, in Südamerika und Mexiko und bei den Indianern in den USA und Kanada werden die Blätter der Pflanzen, die bis zu drei Meter hoch werden können, wie Spinat gegessen. Wissenschaftliche Analysen ergaben, daß dieser Amaranth nicht nur den höchsten Eisengehalt aller grünen Blattgemüse hat und extrem viel Vitamin C enthält, sondern auch die ganze Pflanze reich an Lezithin und bestimmten Aminosäuren ist, die der *Entwicklung des Gehirns* dienen.

Anstelle der Inka-Könige mit dem goldenen Spaten sind heute in Peru die Agronomen am Werk: Der Universitätsprofessor Luis Sumar Kalinowski war der erste, der vor Jahren in entlegenen Bergdörfern rund um Cuzco, der chemaligen Hauptstadt des Inka-Reiches, den Anbau und die Selektion von Kiwicha/Amaranth förderte. Nun gedeihen am ehemaligen »Nabel der Welt« unter seiner Obhut wieder sehr ertragreiche Sorten. »Die Kiwicha ist ein kleiner Riese«, so prophezeit Professor Kalinowski, »und der wird wachsen und wachsen, um die Welt zu ernähren.«

Die UNICEF, das Kinderhilfswerk der Vereinten Nationen, und die FAO, die Ernährungsorganisation, finanzieren heute in ganz Südamerika Kiwicha-/Amaranth-Forschungsprojekte. Auch in den USA haben sich Idealisten auf über 300 Test-Ländereien dem Amaranthanbau gewidmet. Und viele gesundheitsbewußte Amerikaner essen heute wieder das einstige »Müesli der Inkas«. Wird Amaranth – auch »das Manna des Jahres 2000« genannt – ein Hoffnungsgetreide, eine Geheimwaffe im Kampf gegen den Hunger?

Inhaltsstoffe: Amaranth schenkt uns 18 bis 19 Prozent Protein (ein Drittel mehr als Weizen) und obendrein fast zweieinhalb mal soviel Lysin, jenen lebenswichtigen Eiweißbaustein, der über die Leber den Stoffwechsel aktiviert und das Immunsystem stärkt und der sonst vor allem in Milcheiweiß vorkommt. Amaranth, gemischt mit Weizen, kann eine biologische Wertigkeit von fast 100 Prozent erzielen – wie Fleisch. Die zu 75 Prozent ungesättigten, herzpflegenden Fettsäuren sind ebenso beachtlich wie das Vitamin C. Auch das sonst seltene Vitamin B_{12} ist vertreten.

Bei den Mineralien macht den Ernährungsforschern vor allem die Tatsache Freude, daß – neben hohen Kaliumwerten – Kalzium und Phosphor ein für den Knochenbau ideales Verhältnis zueinander haben, und der hohe Ballaststoffanteil freut sie auch. Übrigens: Man hat ausgerechnet, daß ein Kilo Amaranth soviel Eiweiß enthält wie 21 Hot dogs oder 22 Eier oder neun Hühnerbeine oder 15 Tassen Milch!

Apotheke: Durch seinen hohen Eisengehalt gilt der grüne Amaranth als Frauen-Kraut. Indianer geben ihn den Schwangeren und Wöchnerinnen, auch den Frauen während der Periode. Weil ein Absud aus Blättern, Blüten, Samen und Wurzeln adstringierend (zusammenziehend) wirkt und gleichzeitig antiseptisch und entzündungshemmend, wurde er in der Volksmedizin Amerikas schon immer äußerlich und innerlich bei Geschwüren sowie Hals-, Rachen- und Magenschleimhautentzündungen und bei Blutungen verwendet.

Amaranth wird heute in den USA beispielsweise auch im mühsamen Kampf gegen Virusinfektionen wie zum Beispiel Herpes zur Unterstützung eingesetzt – mit seinem Lysin verringert er im klinischen Test erheblich die Rückfälle.

Nach vielen Analysen kam Professor Luis Kalinowski zu dem Ergebnis: »Das Korn verzögert das Altern, stärkt das Gedächtnis und die Nervenkraft, heilt Magengeschwüre und Tuberkulose.« Für seine Forschungen im Kampf gegen Hunger und Krankheit wurde er mit der höchsten Auszeichnung Perus, dem »Sonnen-Orden«, geehrt ...

Gefüllte Amaranth-Pfannkuchen
(für 4 Personen)

*200 g Amaranth-Mehl, 100 g Vollkorn-Weizenmehl,
½ Liter Mineralwasser, 2 Eßlöffel Öl,
1 kleiner Teelöffel Meersalz für den Teig.*

Als Füllung 250 g Sahnequark mit etwas Milch verrühren und mit reichlich frischen Kräutern, Schnittlauch, Kerbel, Petersilie, Dill, sowie Kresse oder Alfalfa-Sprossen mischen. Dünne Pfannkuchen backen, portionsweise mit der Quarkmischung bestreichen und zusammenrollen (möglichst in 2 Pfannen backen). Dazu eine große Schüssel bunter Salat!

Alegria – eine mexikanische Leibspeise zu Kaffee oder Tee

*6 Eßlöffel Pop-Amaranth, 2 Eßlöffel flüssiger Honig,
1 Eßlöffel weichgemachte Butter.*

Alles in einer Schüssel so lange zusammenarbeiten, bis eine geschmeidige Masse entsteht (evtl. noch gehackte Sonnenblumenkerne, Mandeln oder Rosinen dazugeben). Mit angefeuchteten Händen, damit dieser nicht klebt, den Teig in eine kleine flache Kastenform drücken und im Kühlschrank fest werden lassen. Mit einem scharfen, feuchten Messer kleine Täfelchen abschneiden. Rest kühl aufheben. (Diese Leckerei kann natürlich auch mit größeren Zutatenmengen zubereitet werden.)

Küchentips: Amaranth ist ein Vollkorn und deshalb ein hochwillkommener Neuling in der Naturküche. Er schmeckt etwas nussig und kann in vielerlei Form verwendet werden: die ganzen Körner wie die vermahlenen, als Mehl für süße wie für salzige Gerichte. Beim Backen muß Amaranth mit Weizenmehl vermischt werden, weil er fast keinen Kleber enthält.

Um Amaranth aufzuschließen, wird er heute auch oft *gepoppt*, selbst dies machten schon die Inkas und Azteken. So kann man ihn – zur Anreicherung und für aparten Geschmack – sofort jedem Müesli, aber auch Kuchen- oder Brotteig beimischen.

Ungepoppt wird er wie Reis, aber nur eine Viertelstunde, gekocht (in der dreifachen Menge Wasser) und dann weiterverarbeitet. Neuerdings sind schlaue Hersteller auf die Idee gekommen, Amaranth (und auch Quinoa) in winzigen Mengen in Fertigsuppen etc. zu mischen und sehr teuer zu verkaufen. Das Geld können Sie sich wirklich sparen – wenn Sie die Körner im Reformhaus oder Bioladen pfundweise kaufen und sich die Gerichte selbst machen.

Quinoa
(Chenopodium quinoa)
Gut als Diät und Rekonvaleszentenkost

Die guten Eigenschaften dieses Gänsefußgewächses sind mit denen des Amaranth fast identisch:
- Auch dieses Pseudogetreide, von den Indianern »Mutter Korn« genannt, gedeiht – zäh und widerstandsfähig – in Hochlagen, zum Beispiel in den Anden bis auf weit über 4000 Metern und braucht keine Kunstdünger und keine Pestizide.
- Es schenkt uns wertvolle Inhaltsstoffe: ca. 16 Prozent Proteine, darin wieder (gegenüber Weizen) die dreifache Menge der sonst begrenzten Aminosäure Lysin, dazu einen sehr hohen Anteil an ungesättigten Fettsäuren, Ballaststoffen, Mineralien (Kalium, Kalzium, Eisen, Magnesium), außerdem B-Vitamine, Vitamin C und E und Carotin.
- Es kann als Vollkorn, aber auch gemahlen oder gepoppt verwendet werden. Und es läßt sich sogar keimen! Es kann in der Küche mit viel Fantasie beim Backen, bei der Zubereitung von Süßspeisen und Müeslis (als Pop-Quinoa ungekocht) gebraucht werden. Es bereichert in vielerlei Variationen Suppen, Haupt- und Pfannengerichte, Kuchen, Gebäcke, Brote. (Es gibt neuerdings auch ein »Quinoa-Brot« zu kaufen.)
- Weil Quinoa kein Gluten (Klebereiweiß) enthält, ist es sehr hilfreich für Zöliakie-Kranke.
- Weil es auch sehr fettarm ist, eignet es sich gut als Diät- und Rekonvaleszentenkost.
- Weil die Nachfrage steigt und Quinoa gut bezahlt wird, konnte das »Wunderkorn« der Indianer bald vielen kleinen Bauern und Farmern, in den Anden und Mexiko ebenso wie an den Hängen der Rocky Mountains, neue Zukunftsperspektiven eröffnen, wenn sie ihren Überschuß verkaufen. Quinoa-Anbau in den Anden gehört zu

Die guten dreizehn

den Projekten der deutschen Entwicklungshilfe. Neuerdings melden sich aber auch Kritiker zu Wort, weil Quinoa zu einem Spekulationsobjekt cleverer Händler geworden ist und man den Campesinos, den Landarbeitern Südamerikas, die Verfügung über ihr »Heiliges Korn« sozusagen aus der Hand genommen hat. Beziehungsweise es wahnsinnig verteuert hat, daß sie es sich selbst kaum mehr leisten können.

Ein Quinoa-Experte an der staatlichen Universität in Colorado wurde kürzlich gefragt, welche »Überlebensnahrung« er im äußersten Notfall empfehlen würde. Er antwortete spontan: »Wenn ich nur ein einziges Nahrungsmittel wählen dürfte, dann wäre Quinoa bestimmt das beste!«

Quinoa-Grundrezept

Pro Person 30 bis 50 g Quinoa als Beilage – als Hauptgericht 60 bis 75 g. In der dreifachen Menge Wasser zum Kochen bringen, bei milder Hitze ca. 15 Minuten garen. Nun kann Quinoa nach Belieben süß oder salzig zubereitet werden.

Inka-Schnitten für Schlaumeier
(vom Bio-Bäcker König, Miesbach)

Einen Mürbteig rasch zusammenarbeiten aus
230 g Dinkel-Vollkornmehl, 60 g Wasser,
60 g Butter und 40 g Honig,
dazu 1 Prise Salz und nach Geschmack
Zimt, Ingwer, Vanille, Muskat.

Den Mürbteig in einer Obstkuchenform mit 28 cm Durchmesser oder auf dem Backblech ausrollen, die Ränder 2 cm hochdrücken.
Für die Füllung 60 g Amaranth oder Quinoa zuerst mit $1/4$ Liter Wasser knapp 20 Minuten wie Reis kochen, dann 60 g Haferflocken, 120 g Wasser, 60 g Honig dazu, mit 140 g Johannis- oder Himbeermarmelade und 80 g über Nacht eingeweichten Rosinen vermischen. Zum Schluß 120 g gehobelte oder geraspelte, kurz geröstete Haselnüsse daruntergeben. Diese Masse auf dem Mürbteigboden glattstreichen. 18 bis 20 Minuten bei 180 bis 200 °C backen und schneiden. Kühl aufbewahrt, bleibt das Inka-Gebäck 3 Wochen saftig. Täglich den Kindern 1 bis 2 Schnitten als Pausenbrot mitgeben!

Quinoa-Zitronen-Pudding

2 Tassen vorgekochten Quinoa (siehe oben),
1 Tasse Apfelsaft, ¹/₂ Tasse vorgeweichte Rosinen,
¹/₂ Tasse geriebene Mandeln oder Nüsse,
1 ¹/₂ Teelöffel Vanillezucker, der Saft von ¹/₂ Zitrone,
je 1 Prise Salz und Zimt und
etwas abgeriebene Zitronenschale.

Alles zusammen (außer Zitronensaft) in einem Kochtopf erhitzen. Wenn es kocht, Hitze zurückdrehen, 15 Minuten simmern lassen.
Erst Zitronensaft unterrühren, wenn die Masse etwas abgekühlt ist. Den fertigen Pudding in Schälchen mit frischen Früchten, wie Erdbeeren, Himbeeren, Aprikosenhälften, Kiwis, garnieren. Einige Zeit vor dem Servieren kaltstellen.

Die Hülsenfrüchte

Mini-Schatzkammern voller Maxi-Nährstoffe, lange verachtet, vergessen, jetzt glänzend rehabilitiert

Vor etlichen Jahren war es die Graupensuppe, die von kulinarischen Snobs plötzlich andächtig gelöffelt wurde. Dann kamen die Pellkartoffeln dran (mit Kaviar, versteht sich). Und seit einiger Zeit finden sich die Hülsenfrüchte als Stars der Drei-Sterne-Tempel wieder. Und im Gegensatz zu so manch anderer Eßmarotte spenden in diesem Fall die Ernährungsexperten lebhaften Beifall: Hülsenfrüchte gehören nämlich zu ihren Lieblingskindern – nur hat lange niemand auf sie gehört. Sie waren »verachtet, vergessen, vernachlässigt«, wie ein Insider sagt.

Das hing einerseits wohl mit dem Arme-Leute-Geruch zusammen, der ihnen anhaftete, und andererseits mit vielen verdrängten Erinnerungen der älteren Generation an Hitlerjugend-Aufmärsche, an Feldküchen und Flüchtlingslager. Freilich ähneln die neuen Linsen-, Bohnen- und Kichererbsenrezepte der heutigen Meisterköche auch nicht mehr entfernt jenen »Knallerbsen-Eintöpfen« früherer Gulaschkanonen. Heute laufen Feinschmecker meilenweit für einen Linsensalat oder ein Linsengemüse à la Witzigmann, Schuhbeck oder Winkler.

Botanisch sind die Hülsenfrüchte die eßbaren, reifen Samen verschiedener Schmetterlingsblütler. Die weltweit wichtigsten sind Bohnen, Erbsen, Linsen und Sojabohnen. Aber auch Erdnüsse und der Bockshornklee sind Hülsenfrüchte. (Unreife Hülsenfrüchte, wie *grüne* Bohnen und Erbsen: siehe Gemüse.)

Geschichte: Soviel man übers Getreide und seine Herkunft forscht, sowenig interessierten sich die Wissenschaftler lange Zeit für Hülsenfrüchte. Bis Professor Daniel Zoharry von der hebräischen Universität in Jerusalem und Maria Hopf vom Biologischen Laboratorium in Mainz diese Lücke füllten: Sie stellten jene Funde aus der Steinzeit zusammen, die Auskunft darüber geben, daß bereits eine Vielzahl von

Hülsenfrüchten zwischen Steinzeit und Bronzezeit angebaut wurde, und zwar offenbar fast immer gemeinsam mit Hafer und Gerste.

Die Erklärung war ziemlich einfach: Hülsenfrüchte sind frostempfindlicher als Getreide, und unsere schlauen Urururahnen säten wahrscheinlich erst die Körner an und später im Schutz der Getreidesprossen zum Beispiel Erbsen oder Linsen. (Das wird übrigens heute noch in Frankreich mit Delikateßlinsen und Winterroggen so gemacht.)

Spätestens aus dem 8. Jahrtausend vor Christi Geburt sind Hülsenfrüchte im Nahen Osten, ums Mittelmeer und in Europa nachzuweisen. Sowohl bei den Ägyptern als auch bei den Griechen und Römern hatten die Hülsenfrüchte auch kultische und magische Bedeutung. So galt die schwarzgefleckte Blüte der »Saubohne« im Altertum als Todessymbol und durfte von Priestern und manchen Philosophen nicht gegessen werden.

Weil sie als Fastenspeise dienten, nannte man den ersten Sonntag der Fastenzeit »Bohnensonntag«, und nicht nur in der Bibel, auch in Märchen und Mythen wimmelt es von Geschichten rund um Hülsenfrüchte.

Im Mittelalter befahl Karl der Große den breitflächigen Anbau der Hülsenfrüchte. Er, der unzählige Heil- und Nutzpflanzen aus fremden Ländern hierzulande ansiedelte, hatte auch den hohen Wert dieser Volksnahrung erkannt. Auch die Benediktiner hatten in ihren frühen Klostergärten schon Stangenbohnen!

Übrigens aß man sehr lange nur die getrockneten Samen, während die grünen Bohnen und Erbsen erst im 17. Jahrhundert als Delikatesse erkannt wurden. Madame de Pompadour ließ sich diese ausgefallene Speise noch viel kosten. Im Laufe des 19. Jahrhunderts wurden Erbsen und Bohnen dann als frisches Gemüse allmählich verbreitet.

Parallel zu Europa und Asien waren auch in Südamerika schon seit Jahrtausenden Hülsenfrüchte ein Grundnahrungsmittel der Bevölkerung. Und Spanier wie Portugiesen staunten nicht schlecht über die Vielfalt an bunten lackglänzenden Bohnen und Böhnchen, die sie dort vorfanden.

Inhaltsstoffe: Es gibt heute über 12 000 Arten von »Leguminosen«, sprich Hülsenfrüchten, von denen viele auch von medizinischem Nutzen sind. Gemeinsam haben sie unter allen pflanzlichen Lebensmitteln den höchsten Eiweißgehalt (meist weit über 20 Prozent). Wegen ihrer wertvollen Aminosäuren (Eiweißbausteine) sind sie heute in der dritten Welt der wichtigste Eiweißspender überhaupt und oft genug Fleischersatz.

Sehr früh fanden die Menschen instinktiv heraus, daß Hülsenfrüchte (denen *einige* Eiweißbausteine fehlen) ihren vollständigen Nährwert bekommen, wenn sie zusammen mit Getreide (Reis, Weizen, Mais) gegessen werden, das seinerseits die fehlenden Aminosäuren liefert. Ohne diesen Trick, eine komplette biologische Wertigkeit zusammenzustellen, wären wohl in der Vergangenheit wie in der Gegenwart ganze Völker den Hungertod gestorben.

Bis vor etwa 100 Jahren ernährte sich übrigens auch bei uns die Mehrzahl der Menschen (80 bis 90 Prozent) von Getreide plus Hülsenfrüchten. Ein Beispiel: Eine halbe Tasse weiße getrocknete Bohnen enthält 7 g Eiweiß, genausoviel wie ein Ei. Eine halbe Tasse Sojabohnen hat sogar 11 g Eiweiß. Das Ei besitzt zwar eine höhere Eiweißqualität, aber zusammen mit Getreide ergeben Bohnen eine vollwertige, eiweißreiche Mahlzeit, da braucht man überhaupt kein Fleisch dazu.

Dagegen haben Hülsenfrüchte mit Fleisch oder Fisch einen recht schlechten Ergänzungswert; denn es fehlen immer einige essentielle (lebensnotwendige) Aminosäuren. Unbegreiflich eigentlich, daß in der Bundesrepublik heute pro Person und Jahr nur ein einziges Kilo Hülsenfrüchte gegessen wird – aber weit über 60 kg Fleisch mit allem Drum und Dran!

Sogar für Diät geeignet

Andererseits enthalten Hülsenfrüchte meist nur ein bis zwei Prozent Fett und besonders viele langkettige, sogenannte komplexe Kohlenhydrate (ca. 47 bis 56 Prozent). Sie haben relativ wenig Kalorien, deshalb sind sie sogar für bestimmte Diäten geeignet.

In den Hülsenfrüchten stecken reichlich wertvolle Vitamine, Mineralien und Spurenelemente, darunter einige, deren Bedarf durch sonstige Ernährung nur mangelhaft gedeckt wird: zum Beispiel Eisen und Phosphor und B-Vitamine, vor allem B_1 (Thiamin), B_2 und B_3 und Folsäure. Das sind alles Stoffe, welche erstens für die Blutbildung, zweitens für die Knochenfestigkeit und drittens für ein starkes Nervenkostüm unentbehrlich sind.

Hülsenfrüchte schenken uns mehr Gesundheit als Dutzende von Nahrungsmitteln, um die viel Lärm gemacht wird. Sie sind wertvoll im besten Sinn des Wortes und dabei auch noch enorm preiswert. Und sie stehen das ganze Jahr über stets in unveränderter Qualität zur Verfügung. Diese kleinen runden, ovalen, linsen- oder nierenförmigen Dinger in vielen Farben und mit glänzender Hülle sind wahre Mini-Schatzkammern – aber voller Maxi-Nährstoffe. Das ist angesichts der Belastung unserer Ackerböden auch sehr wichtig. Denn die Hülsenfrüchte sind in der Lage, den Stickstoff aus der Luft durch ihre in den Wurzeln lebenden Knöllchenbakterien anzureichern und damit den Boden zu verbessern. Der ideale Naturdünger also – der obendrein bei der nächsten Fruchtfolge künstlichen (nitrathaltigen) Dünger überflüssig macht.

Ballaststoffe – ganz enorm

Ich sagte es schon: Hülsenfrüchte genießen bei Ernährungswissenschaftlern hohes Ansehen – weil sie einen enorm hohen *Ballaststoffanteil* haben und weil sich ja immer mehr herauskristallisiert, welche wichtige Rolle diese Ballaststoffe bei der Vermeidung bzw. Bekämpfung von Krebs, Herzinfarkt, Diabetes und anderen Wohlstandskrankheiten spielen, da sie die Verdauung fördern, überflüssiges Cholesterin abbauen und den Darm von »giftigen« Stoffen reinigen.

Die Gesamtballaststoffe je 100 g rohe Hülsenfrüchte

Kidney-Bohnen	19,3 g
Weiße Bohnen	18,0 g
Grüne Erbsen	16,8 g
Gelbe Erbsen	11,3 g
Linsen	11,2 g
Kichererbsen	10,2 g

Von Experten empfohlene Tagesmenge: mindestens 25 bis 30 g Ballaststoffe. 100 g Bohnen oder Erbsen decken also schon mehr als die Hälfte des geforderten täglichen Ballaststoffverzehrs. Werden die Hülsenfrüchte, wie meist in der dritten Welt, noch mit verschiedenen Gemüsen und Getreiden zusammen gekocht, so verstärkt sich ihr Wert als Schutznahrung.

Apotheke: Seit uralten Zeiten wurden den Hülsenfrüchten auch Heilwirkungen zugeschrieben. Als ganz besonders wichtig galten sie im Ägypten der Pharaonen für die »Jungerhaltung der Haut«. Mehr über echte, heute nachvollziehbare »medizinische« Wirkungen lesen Sie in den einzelnen Hülsenfrucht-Steckbriefen.

Übrigens: Bei starker Magenübersäuerung, akuten Magen-Darm-Geschwüren, Nierenleiden und Gicht sind Hülsenfrüchte *nicht* zu empfehlen. Das sind aber die einzigen Ausnahmen. Doch eben weil Hülsenfrüchte per se Säureüberschuß haben, bringt die Verbindung mit Getreideprodukten, Kartoffeln oder Gemüse (statt mit Fleisch, Speck oder Spiegeleiern) auch gleich einen Ausgleich zum »Basischen« hin.

Hülsenfrüchte kochen ist gar nicht kompliziert!

Tips für den Einkauf

Kaufen Sie Hülsenfrüchte möglichst nie in Schachteln, sondern immer in Klarsichttüten, dann sehen Sie gleich, was los ist. Achten Sie bitte auf folgende Merkmale:

- Hülsenfrüchte sollten ganz saubere, glatte, glänzende Häute haben und in einer Verpackung möglichst gleich groß sein.
- Hülsenfrüchte sollten Sie keinesfalls kaufen, wenn Sie an ihnen kreisrunde Löcher oder dunkel erscheinende Stellen entdecken – diese Samen sind wahrscheinlich von Käfern befallen! Wurmbefallene Hülsenfrüchte – vor allem Linsen – erkennen Sie, wenn an den Kanten halbmondförmige Löcher sind.
- Frische Hülsenfrüchte riechen auch frisch und würzig. Sollten Sie beim Auspacken muffeln, dann geben Sie die Ware zurück. Achten Sie auf das Verfallsdatum!
- Hülsenfrüchte sollen immer trocken, luftig und dunkel gelagert werden, am besten in festverschlossenen Schraubgläsern oder Dosen *im* Küchenschrank. Ungeschält halten sie sich mehrere Jahre, Schälerbsen etc. sollten innerhalb von sechs Monaten gegessen werden.

Tips für die Zubereitung

- *Grundsätzlich* sollten Sie, da haben die »Vollwertkost-Fanatiker« schon recht, nur *ungeschälte* Hülsenfrüchte kaufen. Nicht nur, weil

Sie mit den hochzellulosehaltigen Schalen auch wirklich viele Ballaststoffe mitessen, sondern auch, weil in diesen Schalen wichtige Fermente und Vitalstoffe stecken. Aber wieder einmal sei es gesagt: Seien Sie nicht zu dogmatisch! Wer schon Schäden am Verdauungstrakt erlitten hat, zum Beispiel eine Hepatitis, Gallenblasen- oder Dickdarmentzündung durchgemacht hat, dem bekommen die geschälten Hülsenfrüchte besser. Und dann ist es immer besser, man ißt überhaupt welche, als daß diese wertvolle Nahrung aus Angst vor Bauchgrimmen und Blähungen ganz vom Speisezettel gestrichen wird.

- Grundsätzlich werden Hülsenfrüchte, ehe sie in den Kochtopf wandern, sauber verlesen und dann in eine Schüssel mit Wasser gelegt, damit »taube« Samen an die Oberfläche schwimmen können, wo man sie abfischt.
- Wenn Ihr Wasser sehr *kalkhaltig* ist, sollten Sie es unbedingt vorher abkochen und abkühlen lassen, ehe Sie es zum *Einweichen* verwenden. Rechnen Sie auf eine Tasse Hülsenfrüchte vier Tassen Wasser, also zum Beispiel auf 300 g Hülsenfrüchte, je nachdem wie »dick« Sie es mögen, 1 bis 1,5 Liter. Für eine Vier-Personen-Hauptmahlzeit (Eintopf mit Gemüsen dazu o. ä.) rechnen Sie ca. 300 bis 350 g Hülsenfrüchte.
- Weiße Bohnen, Sojabohnen, ungeschälte Erbsen und Kichererbsen lassen Sie etwa zwölf Stunden *quellen*, das heißt am besten über Nacht. Ungeschälte wie geschälte Linsen und geschälte Erbsen brauchen kein Vorquellen. Immer sollten die – gewaschenen – Hülsenfrüchte *mit dem Einweichwasser gegart werden,* weil dieses beim Quellen wertvolle Mineralien und Vitamine aufgenommen hat. Eine Ausnahme bilden – wenn Sie die überhaupt essen wollen – die blausäurehaltigen Lima-Bohnen, da muß das Einweichwasser unbedingt weggeschüttet werden.
- Die lange Einweichzeit läßt sich übrigens mit einem *simplen Trick umgehen:* Bringen Sie die vierfache Menge (in Tassen gemessen ist's am einfachsten) Wasser wie Hülsenfrüchte zum Kochen, geben Sie die gewaschenen Bohnen, Erbsen etc. dazu. Kochen Sie nun im offenen Topf zwei Minuten richtig auf, und lassen Sie dann bei ausgeschaltenem Herd den Topf eine Stunde lang zugedeckt stehen. Diese Methode ersetzt das Einweichen von acht bis zwölf Stunden in kaltem Wasser.

- Vorgeweichte Hülsenfrüchte haben im normalen Kochtopf folgende Garzeiten:
  - Bohnen eine bis eineinhalb Stunden,
  - ungeschälte Erbsen und Kichererbsen eineinhalb bis zwei Stunden,
  - Linsen und geschälte Erbsen eine dreiviertel bis eine Stunde,
  - die kleinen roten Linsen eine halbe Stunde.

  Um zu vermeiden, daß die Schalen beim Kochen platzen, bitte immer nur ganz vorsichtig umrühren.
- *Gesalzen* werden *alle* Hülsenfrüchte erst *nach dem Weichkochen*. Sie bleiben sonst lange hart. Auch gepökeltes, gesalzenes Fleisch, Speck, Wammerl, Räucherwürste etc., sollten aus diesem Grund extra gekocht und erst später zu den Hülsenfrüchten gegeben werden.
- Wenn Sie *einen Dampftopf* haben, gelten dafür eigene Regeln: Die mit obenstehendem »Trick« zwei Minuten vorgekochten und eine Stunde heiß eingeweichten Hülsenfrüchte mit dem Einweichwasser und den Gewürzen oder Kräutern (ohne Salz!) *maximal* bis zu *zwei Dritteln* der Topfhöhe auffüllen. Einen Teelöffel Butter bzw. einen guten Schuß Distel- oder Sonnenblumenöl dazugeben, dann *schäumt* es nicht mehr so über. Zwei- bis dreimal aufkochen lassen (bei offenem Topf!) und umrühren. Nun »steigt« das Kochgut kaum mehr. Dann erst den Topf schließen. Im Dampftopf sind
  - Linsen, vorgeweicht, in acht bis zehn Minuten fertig,
  - Linsen, nicht vorgeweicht, in 15 bis 20 Minuten,
  - Bohnen, vorgeweicht, in zwölf bis 15 Minuten,
  - ganze Erbsen, eingeweicht, in zehn bis 15 Minuten und nicht eingeweicht in 15 bis 20 Minuten.

Mit dieser Zubereitungsart, im Dampftopf, können Sie noch »auf die Schnelle« für Familie und Freunde, die plötzlich diesbezügliche Gelüste äußern, köstliche Hülsenfruchtgerichte in höchstens eininhalb Stunden auf den Tisch bringen ...

Ein »anrüchiges« Thema

Ein Thema, über das man nicht gern spricht, das aber oft sehr »anrüchig« ist: die Tatsache, daß Hülsenfrüchte *blähen*. Sie tun es, weil einige ihrer Inhaltsstoffe, bestimmte Kohlenhydrate, im oberen Verdauungstrakt nicht aufgespalten werden können und dann immer noch »unverdaut« im Dickdarm landen, wo sie von den Darmbakterien abgebaut werden. Dabei entstehen oft Gärungsgase (aus Stickstoff und Kohlendioxid), die sich schließlich ihren Weg nach draußen bahnen, mal mit »Tönchen«, mal mit »Knall«. Aber selbst diese gelegentliche Gefahr, gegen unsere gesellschaftlichen Tabus zu verstoßen, sollte niemand davon abhalten, die nährstoffreichen und so gesunden Hülsenfrüchte öfter in den Speiseplan einzubauen.

Im allgemeinen gilt die Regel: je *kleiner* die Hülsenfrucht, desto *geringer* die Blähungen. Auch gutes Weichkochen, zum Beispiel im Dampftopf, könnte das »Bläh-Potential« verringern. Und schließlich werden die kleinen Dickhäuter leichter bekömmlich, wenn man sie nach dem Kochen in den Mixer gibt und püriert.

Vor allem aber können viele »entblähende« *Gewürze* helfen: Ingwerpulver, Kümmel, Fenchel, Koriander, Majoran, Liebstöckel, Bohnenkraut, Thymian, Rosmarin, ja auch Senf, die den Verdauungsvorgang unproblematischer machen. Und von den Adzuki-Bohnen, einer japanischen Nationalspeise, heißt es, daß sie so gut wie keine Blähungen provozieren.

Merke: Moderne Nahrungsmittelforschung hat ergeben, daß die wertvollen *B-Vitamine* zwar relativ hitzebeständig sind, aber durch Zusatz von *Natron* völlig zerstört werden! Hier irrte Großmama wirklich, die den Hülsenfrüchten gerne Natron zum schnelleren Garwerden beigab. *Natron ist aus der »wertvollen« Küche verbannt.* Es zerstört nicht nur Vitamine, sondern macht nach neuen Erkenntnissen auch die Magensäure unwirksam und verschlechtert obendrein den Geschmack.

Ganz einfach zu kochen und sogar für eine Diät geeignet

Bockshornklee, Weiße Bohne, Erbse, Kichererbse, Linse, Sojabohne

Der Bockshornklee
(Trigonella foenum-graecum)

»Der Verkannte« – schützt Leber, Nieren und Arterienwände

Geschichte: Er heißt auch »griechisches Heu«, weil die alten Griechen ihn aus Ägypten nach Europa brachten und in ihrer Heilkunde bereits hoch in Ehren hielten. Dioskorides, Plinius und Galen beschrieben seine Vorzüge bei innerer und äußerlicher Anwendung, mittelalterliche Heilmönche behandelten Leber- und Nierenleiden mit Bockshornklee und setzten ihn als Mittel bei Blutvergiftung ein.

Karl der Große befahl den Anbau – vorher wurde der Bockshornklee überall dort gesammelt, wo er wild wuchs, in ganz Südosteuropa, in Nordafrika, Vorderasien und Indien. Heute zieht man in Amerika und Australien die jungen Triebe sogar als Delikateßgemüse.

Der Bockshornklee ist also auch eine Hülsenfrucht: Die Körner wachsen in einer halbmondförmigen Samenhülse. Bockshornklee-Samen haben einen starken, würzigen Duft, er ist in vielen gefälschten »Currys« enthalten. Leider wurde er hierzulande als Gewürz zu viel *miß*braucht statt *ge*braucht, und über all dem wurden seine vielen Vorzüge, die es hier zu preisen gilt, fast vergessen.

Inhaltsstoffe: Das ist eine Fülle wertvoller Substanzen, von denen noch gar nicht alle erforscht sind, Öle, Schleimstoffe, Eiweiß, Aromastoffe, die Vitamine A und D und ein Steroid-Saponin, »Trigonellin«, das zusammen mit Eisen wirkt, vor allem aber Phosphor und jenes Cholin, das der Leberverfettung entgegenwirkt, den Stoffwechsel positiv beeinflußt und die Arterienverstopfung zu verhindern hilft. Schließlich Histidin, eine Aminosäure, die besonders wichtig ist, weil ihr Fehlen in der Nahrung zu Leberzellschädigung führen kann. Also: Leberschutz in doppelter Hinsicht. Der Kombination von Vitaminen und Spurenelementen im Bockshornklee wird auch nachgesagt, daß sie jungen Männern auf die Sprünge hilft, wenn sie an körperlicher Liebesunfähigkeit leiden. Den Tee aus Bockshornklee kennt man im ganzen Osten, vor allem in China, Tibet, Indien und Indonesien. In Deutschland wird Bockshornklee heute leider sehr »verkannt«, oft verächtlich betrachtet – obwohl er in Frankreich schon viel angebaut und gekauft wird, hauptsächlich als Stärkungs- und Kräftigungsmittel, auch bei tuberkulösen Prozessen.

Apotheke: Über Bockshornklee als »Medizin aus der Küche« ist noch längst nicht das letzte Wort gesprochen. Abkochungen der schleimhaltigen Samen werden vor allem in Indien und den Mittelmeerländern als Hustenmittel eingesetzt. Hierzulande gibt es auch noch Naturärzte und Heilpraktiker, die raten, recht oft den Tee zu trinken, damit die von der Luftverschmutzung mitgenommenen, verschleimten und vergifteten Atemwege gereinigt werden. Das ist *Rauchern* besonders zu empfehlen! Auch der »verschleimte« Darm wird damit gereinigt.

In der indischen Ayurveda-Medizin wird Bockshornklee schon seit Jahrtausenden zum milden Abführen, zur Appetitanregung, zur Förderung der ganzen Verdauung, gegen Hämorrhoiden, zur Linderung von Blähungen und sogar gegen frühzeitiges Ergrauen der Haare verordnet.

Den Frauen nach der Entbindung wird er ins Dessert gemischt, weil er das Zusammenziehen der Gebärmutter fördern soll. In der Türkei kochen die Mütter ihren mageren Kindern einen Brei aus drei Teilen Milch mit einem Teil Bockshornklee, damit sie rund und »fleischig« werden. Als Appetitanreger wird diese würzige Milch auch Genesenden in der Rekonvaleszenz zubereitet. Amerikanische Ärzte geben Bockshornklee bei hartnäckigen Blähungen und kleinen Darmgeschwüren. Sie setzen ihn auch als »Begleittherapie« ein bei hohem Blutdruck und in der Anti-Krebsbehandlung. Er darf aber nicht überdosiert werden.

Als echter Geheimtip gilt dies in den USA: Wer zu übermäßigem *Schwitzen* und Schweißausbruch neigt, der soll zwei Eßlöffel Bockshornklee-Samen zwölf Stunden einweichen und immer wieder von den eingeweichten Körnern essen. Der Schweißgeruch verschwindet nicht nur, der Körper fängt an zu duften – nach Bockshornklee. Wir haben das an einem (einschlägig geplagten) Freund »ausprobiert«. Der Tip gilt auch für Menschen mit starkem Mundgeruch ...

Zwei Heilwirkungen, wo der Bockshornklee wirklich Erstaunliches leisten kann, haben die Professoren Dr. K. N. Udupa und Dr. S. N. Tripathi von der Universität in Benares/Indien untersucht:

Erstens: Die Alkaloide der Samen ähneln in ihrer Zusammenset-

zung verblüffend denen des Dorschleberöls und haben eine ähnliche Wirkungsweise wie Fischöl:
- Sie stimulieren das Nervensystem;
- sie fördern den Aufbaustoffwechsel;
- sie wirken der Arteriosklerose entgegen.

Zweitens: Was die Volksmedizin auch hierzulande schon lange kannte, was später durch Pfarrer Kneipp glänzende Bestätigung fand, wurde von den indischen Professoren vielfach in der Klinik erprobt: Bockshornklee, als Breiumschlag, heilt (bisweilen als hoffnungslos erscheinende) Geschwüre. Darüber hat Kneipp begeistert geschrieben.

Das »Kataplasma«, der *Breiumschlag als Zugpflaster,* wird so hergestellt: Man kocht 100 g Bockshornklee-Samen mit wenig Wasser zu einem Brei, streicht diesen wie eine Salbe auf einen Leinen- oder Baumwollappen und legt ihn auf die kranke Stelle. Das kann drei- bis viermal täglich bei Abszessen oder Furunkeln wiederholt werden und hilft übrigens auch bei den gefährlichen entzündeten »eingewachsenen« Zehennägeln. (Damit sollten Sie allerdings erst zum Arzt gehen.)

Bei einem akuten *Gichtanfall* soll das »Kataplasma« noch stärker wirken, wenn man den Brei mit verdünntem Essig kocht und zum Schluß etwas Honig dazurührt. Höchstens eine Stunde auflegen!

Küchentips: Bockshornklee kann wunderbar gekeimt und getrieben werden (siehe Seite 420 f.).

Die getrockneten Blätter und Samen gelten – allerdings vorsichtig dosiert – als aromatisches Gewürz zu vielen, vor allem blähenden Speisen wie Kohlgerichten und Gemüseeintöpfen, Gulasch etc. Die Samenkörner geben auch Gebäck wie Salzstangen, Käseplätzchen und Aufläufen eine sehr pikante Note.

Tee aus Bockshornklee

Man übergießt 2 Eßlöffel pulverisierten Samen mit $1/4$ Liter kaltem Wasser, läßt das 3 Stunden stehen, kocht dann kurz auf und seiht ab. Den *trinkwarmen,* nicht mehr heißen Tee mit etwas Honig süßen und sofort trinken, 3 Tassen am Tag.

Dieser Tee – ohne Honig – wird auch zum Gurgeln bei Halsentzündung empfohlen. Besonders Leuten, die viel frieren, an kalten Händen und Füßen leiden, empfehlen die Ärzte Nordindiens, reichlich von diesem Tee zu trinken.

Die Weiße Bohne
(Phaseolus vulgaris)

Mäßig Kalorien, üppig Schutzstoffe

Geschichte: Die Urahnen der Gartenbohne wuchsen wild in den Anden. Seit weit über 6000 Jahren werden dort Bohnen gezüchtet. Diese Bohnen waren in Europa ganz unbekannt, bevor Amerika entdeckt wurde.

Heute genießen die Menschen im Fernen und Nahen Osten, aber auch die Amerikaner der USA Dutzende von Bohnensorten in allen Größen und Farben. Ein südamerikanischer, mexikanischer oder Mittelmeer-Markt ist ein Paradies für alle Bohnenkenner. Ob mexikanische Pfefferbohnen, spanische Honigbohnen, brasilianischer Reis mit Kidney-Bohnen, all diese herzhaften Gerichte »einfacher Leute« lassen uns auf Urlaubsreisen oder in Spezialrestaurants ein wenig ahnen, wie Hausfrauen aus der Not höchste Küchentugend machen können.

Viele Indianerstämme wären wahrscheinlich verhungert ohne die Lima-Bohnen. Ihre Kinder benutzen sie auch als Lieblingsspielzeug, und selbst auf ihren Keramiken waren und sind Bohnen ein wichtiges Zierwerk und künstlerisches Symbol.

Ob Sie mal Wachtelbohnen oder Schwarze Bohnen, rote Kidney-Bohnen oder Augenbohnen probieren wollen, oder ob »Puff-« oder »Saubohnen«, das ist reine Geschmackssache. in jedem Fall aber sollten Sie bitte öfter die *Weißen Bohnen* auf den Tisch bringen. Es gibt sie überall in guter Qualität (wenn Sie unsere Einkaufsratschläge befolgen), und im allgemeinen kochen sie sich weicher als bunte und sind deshalb auch ein wenig leichter verdaulich.

Inhaltsstoffe: Sehr viel Eiweiß, 22 Prozent und mehr, nur 1,6 Prozent Fett, bis zu 57 Prozent Kohlenhydrate. Und, man staune: Nur 100 g weiße Bohnen decken *mehr* als die Hälfte des Tagesbedarfs an Kalium und Eisen, knapp 50 Prozent an Phosphor und Magnesium, außerdem ist ihr Gehalt an den lebenswichtigen B-Vitaminen und vor allem an Beta-Carotin sehr beachtlich. An Spurenelementen sind – außer den oben genannten – noch Kupfer, Mangan und Zink, die alle Schutzfunktionen haben, reichlich enthalten.

Und was die Kalorien angeht, so bringen die Bohnen ein Drittel weniger »auf die Waage« als zum Beispiel Reis oder Nudeln.

Apotheke: Bohnen helfen uns mit ihren Saponinen, den hohen Cholesterinspiegel zu senken (vorausgesetzt, daß sie beinahe täglich gegessen werden – wie zum Beispiel in Griechenland und Kreta), die Phenolsäure Tannin hat auch die Fähigkeit, den Blutzucker zu normalisieren.

Bohnen schenken uns ein Füllhorn bioaktiver Substanzen, vor allem auch das Super-Flavonoid Quercetin, von dem wir schon öfter berichteten: Es entgiftet, wirkt antioxidativ, es bekämpft Bakterien, ersetzt teilweise die Funktionen des Vitamins C, und vor allem bremst es die Bereitschaft des Magen-Darm-Traktes, Kanzerogene zu bilden, hemmt damit die Krebsentstehung. Zusätzlich bringt der *extrem hohe* Ballaststoffanteil der »dicken Bohnen« die Verdauung in Schwung, hilft gegen Hämorrhoiden und Divertikeln.

Weiße Bohnen, so nahrhaft, energie- und vitalstoffreich, sind gut in der Rekonvaleszenz und ausgleichend für das Nervensystem. Man sollte sie, soweit als möglich, ungeschält essen, weil die äußere Haut wichtige Fermente enthält.

Leichter zu verdauen sind die »Dicken«, wenn man sie mit grünen Bohnen mischt, das haben italienische Ärzte herausgefunden, und natürlich mit all jenen verdauungsfördernden Kräutern zubereitet, die ich schon einmal aufzählte: voran Petersilie, Majoran, Rosmarin, Thymian, Salbei, Basilikum. Aber auch *etwas* Lorbeer kann gut schmecken. Und Knoblauch gehört sowieso dazu.

Küchentips: Weil Bohnen so viele wertvolle Inhaltsstoffe und relativ wenig Kalorien haben, sind sie gut geeignet zur Umstimmung des Stoffwechsels, also auch für Rheumatiker – aber *nicht bei Gicht!*

Oft genügt es schon, »nach Mittelmeer-Art«, mit nur einer Handvoll weichgekochter dicker Bohnen einen Gemüseeintopf oder eine Kartoffelsuppe aufzuwerten.

Bohnen schmecken besonders fein in Verbindung mit Zwiebeln und/oder Tomaten bzw. Tomatenmark.

Weiße Bohnen nach Hausfrauenart
(für 6 Personen)

500 g weiße Bohnen, 4 Schalotten,
2 Knoblauchzehen, $^1/_4$ Tasse Zitronensaft,
$^1/_2$ Tasse Olivenöl, Salz, Pfeffer,
Bohnenkraut oder Oregano nach Geschmack.

Die Bohnen in 2 Liter Wasser garkochen, abtropfen und abkühlen lassen. Mit einer Soße aus den gehackten Schalotten, den gepreßten Knoblauchzehen und den übrigen Zutaten übergießen.

Mittelmeer-Bohnen

Für 4 Personen »satt« rechnet man 400 bis 450 g
mittelgroße Weiße Bohnen,
4 Eßlöffel Oliven- oder Sonnenblumenöl,
2 große oder 4 kleine Salbeiblätter, 2 bis 3 Teelöffel Tomatenmark,
1 Gemüsezwiebel, 2 Knoblauchzehen,
Salz, Cayenne- oder schwarzen Pfeffer nach Geschmack.

Die Bohnen werden, wie beschrieben, eingeweicht und 1 bis 1 $^1/_2$ Stunden gargekocht. Dann schüttet man sie in ein Sieb und spült sie ab. In einem anderen Kochtopf wird die kleingewürfelte Zwiebel mit dem gehackten Knoblauch 5 Minuten in Öl goldgelb geröstet, dann kommt der feingehackte Salbei dazu. Das alles gibt man mit den Bohnen in eine Pfanne, rührt vorsichtig, bis das Fett aufgesaugt ist. Zum Schluß wird das Tomatenmark daruntergehoben und alles gut gewürzt. Dazu passen vielerlei Gemüse, Vollreis, Salat – oder auch ein herzhaftes Vollkornbrot. Und ein Gläschen kräftiger roter Landwein!

Veroneser Bauernsalat

50 zu 50 dicke weiße gekochte Bohnen und zerpflückter Thunfisch. Dazu reichlich ziemlich grob gehackte weiße, milde Zwiebeln. Gut durchmischen. Marinieren mit Zitrone und Kelp oder Tamai. $^1/_2$ Tag ziehen lassen. Sehr kalt servieren, mit Vollkorn-Toast, Baguette oder Semmelchen.
Als Abendessen rechnet man bis zu 100 g Bohnen pro Person, als Beilage 50 g.

Die Erbse
(Pisum sativum)

Jugendlichen und Alten besonders empfohlen

Geschichte: Ursprünglich waren sie in China beheimatet. Von dort wanderten sie über Indien und den Nahen Osten nach Europa, und dabei wurden sie offenbar immer besser aus den asiatischen Wildpflanzen kultiviert. Überreste von Speiseerbsen fand man bereits in 5000 Jahre alten Schweizer Seepfahlbauten.

In der Biologie spielen Erbsen eine Schlüsselrolle: Der Augustinerpater Gregor Mendel aus Brünn benutzte in der zweiten Hälfte des 19. Jahrhunderts Erbsen und Bohnen, um an ihnen die Gesetze der Vererbung zu studieren. Auf seiner »Mendelschen Vererbungslehre« basiert eigentlich die moderne Wissenschaft der Genetik.

Gartenerbsen schmeckten im 12. Jahrhundert in Europa zuerst den Mönchen und Nonnen in unseren Klöstern, im 15./16. Jahrhundert wurden sie in Frankreich sogar »hoffähig«. Lange galten sie – vermutlich zu Unrecht – als Symbol der Fruchtbarkeit. In vielen Volkssagen sind sie die Lieblingsspeise der Zwerge. Jeder orientalische Märchenerzähler kennt seine Erbsen-Geschichten. Im »Aschenputtel« tauchen sie auf (»die guten ins Töpfchen, die schlechten ins Kröpfchen«), und das Märchen von der hochempfindsamen »Prinzessin auf der Erbse« ist wohl *auch* eine Parabel der Sexualität. Noch in diesem Jahrhundert überschüttete man in ländlichen Gegenden die Braut, wenn sie aus der Kirche kam, mit Erbsen, um für sie »Glück und reichen Kindersegen« heraufzubeschwören.

Erbsen sind gelb oder grün, glatt oder runzelig. Die runzeligen sind angeblich schmackhafter, die glatten werden vor allem eingefroren oder in Dosen konserviert. Große Erbsen zerkochen wegen ihres im Verhältnis zur Schale hohen Stärkeanteils mehr.

Inhaltsstoffe: Getrocknete Erbsen enthalten um die 23 Prozent Eiweiß und rund 60 Prozent Kohlenhydrate sowie 1,5 Prozent Fett. Sie sind wahre Fundgruben an Mineralien und Spurenelementen: Ihr Kaliumanteil und ihr Gehalt an Kalzium und Phosphor und Eisen sind überdurchschnittlich hoch. Außerdem sind sie eine gute Quelle für die Vitamine B_1 und B_2, also auch Gehirn- und Nervennahrung. Weitere Inhaltsstoffe: Magnesium, Schwefel, Oxalsäure und Beta-Carotine. Dazu Saponine (cholesterinsenkend), Flavonoide (antioxidativ), Phenolsäuren und Protease-Inhibitoren (krebshemmend).

Apotheke: In der indischen Ayurveda-Medizin werden Erbsen vor allem Jugendlichen im Wachstum und alten Menschen empfohlen, »da sie die Knochen festigen«. Im indischen Bengalen kochen die Frauen aus getrockneten Erbsenhülsen Suppen, weil sie an ihre empfängnisverhütende Wirkung glauben. Tatsächlich fanden auch US-Forscher in den Erbsen Stoffe, die einen »Antibaby-Effekt« haben.

Küchentips: Da ganze Erbsen mit ihrer zellulosereichen Schale besonders blähen können, bevorzugen heute viele Menschen auch hierzulande diese Hülsenfrüchte geschält. Sie können – als Erbsenpüree – ruhig öfter mal die Kartoffeln ersetzen. Allerdings geht dann natürlich ein Teil der Ballaststoffe und der krebshemmenden Phenole und Flavone verloren. Weil durch das Schälen die Oberfläche der Erbsen unansehnlich wird, werden diese geschälten Erbsen übrigens geschliffen und poliert und manchmal auch gefärbt. Zur Färbung sind allerdings nur natürliche Stoffe, zum Beispiel Carotin, erlaubt.

Achtung! Geschälte Erbsen haben mehr Kalorien als andere Hülsenfrüchte. Also bitte mit dem Fett in Pürees und Eintöpfen sparsamer sein, was auch gar nicht schwerfällt. Dafür schmecken Erbseneintöpfe ganz besonders gut, wenn man

- sie mit reichlich frischen Gemüsen (sehr fein gewürfelt und ganz kurz extra gekocht) vermischt,
- zart gebräunte Zwiebelwürfel darübergibt,
- sie mit viel frischgehackter Petersilie oder auch mit gehackten Pfefferminzblättern bestreut,
- zum Schluß Zitronensaft dazugibt.
- Ein herzhaftes Erbspüree mit Sauerkraut kann auch *ohne* Eisbein köstlich sein.

Die Kichererbse
(Cicer arietinum)

»Das Hühnchen im Reich der Gemüse«

Bis vor einigen Jahren kannten fast nur Urlauber diese drolligen Dinger, in Indien »Bengal Gram« genannt, in Spanien »Garbanzos«, auf dem amerikanischen Kontinent »Chick-Peas«. Sie sehen aus wie kleine trockene, weißgoldene Haselnüsse, manchmal auch wie kleine Menschen- oder Tierköpfchen. Die alten Griechen beschrieben sie als

»arietum« (Widderkopf). Und die Sieben-Tage-Adventisten in den USA, jene Bevölkerungsgruppe mit der niedrigsten Krebsrate in der »zivilisierten« Welt, loben sie als »das Hühnchen im Reich der Gemüse«.

Geschichte: Ursprünglich wohl aus dem Süden Europas kommend, werden sie heute so gut wie überall in den warmen Ländern, wo sie gedeihen, angepflanzt, in großen Mengen aber rund ums Mittelmeer. Wegen ihres speziellen, nußartigen Aromas haben sie die tüchtigen Hausfrauen in vielen armen Ländern von Indien über den Mittleren Osten bis Griechenland und Nordafrika, aber auch in Mexiko und Südamerika zu zahllosen köstlich-kräftigen und kraftspendenden Suppen, Eintöpfen, Breigerichten und Soßen angeregt.

Inhaltsstoffe: Kichererbsen haben rund 20 Prozent Eiweiß und dabei einen besonders hohen Anteil an essentiellen (lebensnotwendigen) Aminosäuren, rund 60 Prozent Kohlenhydrate und über fünf Prozent Fett, wesentlich mehr als zum Beispiel alle Bohnensorten. Dazu kommt auch ein überdurchschnittlich hoher Gehalt an Kalium, Magnesium, Phosphor, Kalzium und Eisen. Vor allem zu rühmen sind die Vitamine A und B, außerdem gibt es Spuren von Vitamin C und E sowie Enzyme und Hormone (die freilich noch um ein Vielfaches zunehmen, wenn man die Kichererbsen *keimen* läßt, siehe Seite 424 f.). Zusammen mit *Weizen*-Vollkornbrot gegessen, haben Kichererbsen die höchstmögliche biologische Wertigkeit. Und auch das »Leibgericht der Armen und Reichen« in Puerto Rico (Reis mit Kichererbsen) ist, egal ob mit oder ohne Fleisch, eine sehr wertvolle Speise.

Apotheke: Untersuchungen an der indischen Universitätsklinik von Benares ergaben, daß das Öl der Kichererbse den Blutcholesterinspiegel senkt und damit der Arteriosklerose vorbeugt (was natürlich nicht gilt, wenn Sie nur einmal im halben Jahr Kichererbsen essen!). Der Gehalt an Kalium und Magnesium stärkt den Herzmuskel, die relativ hohen Mengen an Kalzium und Phosphor sind wertvoll für das Skelett und beugen der Osteoporose vor. In der Ayurveda-Medizin werden Breiumschläge, die aus Kichererbsenmehl und Honig zubereitet werden, auf Krebsgeschwüre gelegt.

Küchentips: Kichererbsen gibt es heute fast in jedem Supermarkt billig zu kaufen, und immer häufiger wird auch das so nahrhafte und gesunde *Kichererbsenmehl* angeboten. Es lohnt sich, damit Abwechslung in den häuslichen Speisezettel zu bringen!

Und unsere naschsüchtigen Kinder werden (vielleicht sogar »anstatt« Süßigkeiten) bald begeistert jene *gerösteten Kichererbsen* knabbern, wie sie große und kleine Kinder der dritten Welt als Ersatz für Nüsse und Schleckereien über alles lieben.

Wir verraten Ihnen hier auch das Rezept für das Nationalgericht unzähliger Menschen im Vorderen Orient: Hummus, ein dicker würziger Brei, der als Ergänzung zu so vielem vorzüglich paßt, was der Herrgott wachsen läßt, der sich aber auch als Vorspeise oder Dip zu Rohkost eignet – und den man prima einfrieren kann.

Hummus
(für 8 Personen)

250 g getrocknete Kichererbsen,
8 Eßlöffel Oliven- oder Sesamöl,
3 große Knoblauchzehen, geschält und gepreßt,
4 Eßlöffel Zitronensaft,
4 Eßlöffel gemahlenen Sesam oder fertige Sesampaste (Tahini),
Salz, Paprika und Cayennepfeffer
nach Geschmack (je ca. $^1/_2$ Teelöffel).

Die Kichererbsen werden gewaschen, über Nacht eingeweicht und dann in reichlich Flüssigkeit (der 3- bis 4fachen Menge Wasser) gekocht und, wenn sie weich sind, abgegossen. Das Kochwasser wird aufgehoben, um die weichgekochten »Chick-Peas« im Mixer portionsweise zu pürieren.

Den Sesam pürieren Sie separat mit der Hälfte des Öls oder geben zu den pürierten Kichererbsen (was die Arbeit erleichtert) das Tahini samt Öl, Knoblauch, Zitronensaft und Gewürzen, mischen alles im Mixer. Dann geben Sie die Kichererbsen dazu und mischen alles, bis eine schöne, cremige Paste entstanden ist. Die Paste füllen Sie am besten portionsweise in Schälchen, das restliche Öl träufeln Sie darüber, und zum Schluß »bestäuben« Sie das Ganze noch mit etwas Paprika oder Cayenne und richten mit je 1 Zitronenschnitz an. Dazu servieren Sie reichlich Vollkorn-Weißbrot, Baguettes oder Pitta-Brot, wenn vorhanden. Für Rohkost-Fans, zumal an warmen Sommerabenden, reichen Sie große Schüsseln voller bunter Gemüsestückchen aller Art: rohen Stangensellerie, Karotten, Kohlrabi, Fenchel, Zucchini, Champignons usw.

Geröstete Kichererbsen

Hülsenfrüchte waschen, über Nacht einweichen und am nächsten Tag bei geringer Hitze in etwa 1 $1/2$ Stunden weichkochen, dann in einem Sieb abschrecken. Abtropfen und auf einem sauberen Küchentuch verteilen. Wenn sie trocken sind, in einer nur leicht geölten Eisenpfanne (notfalls geht auch eine beschichtete Pfanne) sehr langsam, mit Geduld und unter häufigem Schütteln und Wenden gleichmäßig rösten. Perfekte Köchinnen oder Köche mahlen diese »Kichererbsen-Nüsse« und bereiten daraus wunderbar herzhaft schmeckende Pfannkuchen – in Nizza »Soccas« genannt – sowie Buletten oder Kroketten, die sich süß mit Kompott oder salzig mit Salaten oder Gemüsen ergänzen lassen.

Die Linse
(Lens exculenta)

Die kleinen Grünen, Roten, Schwarzen,
die satt und schlau machen!

Geschichte: Sie gehören zu den »biblischen« Nahrungsmitteln: Für das sprichwörtlich gewordene Linsengericht verkaufte Esau an seinen Bruder Jakob die Rechte seiner Erstgeburt. In vorgeschichtlichen Gräbern fand man schon Linsen, sie galten als Totenspeise und Wegzehrung für die Verstorbenen. Neben Knoblauch, dem Parasiten-Killer, waren Linsen wahrscheinlich die Hauptnahrung der Heerscharen von Pyramidenbauern im alten Ägypten. Weil Linsen schon in der Antike als »Arme-Leute-Essen« galten, hat damals mancher sozialkritische Dichter sie zum Thema seiner Spottverse gegen die Völlerei der Reichen gemacht. Heute machen vor allem die roten und die kleinen köstlichen Berglinsen Karriere in der »Sterne-Küche«.
Inhaltsstoffe: Ein Viertel der Linsen (ca. 24 Prozent) besteht aus Eiweiß, mehr als die Hälfte aus Kohlenhydraten (ca. 56 Prozent), der Fettgehalt ist minimal (nur etwa 1,4 Prozent). Das Linsenmehl ist also von großem Nährwert und gesund: Neben einem besonders hohen Eisengehalt (gut für die roten Blutkörperchen und gegen Anämie) enthält die Linse auch viel Kalium, Magnesium (Herzschutzstoffe), Kalzium, Kupfer, Phosphor (knochenstärkend) sowie die Vitamine A, B_1 und B_6 und Vitamin E. Der reiche Vitamin-B-Gehalt hat einen sehr positiven Einfluß auf Gehirn und Nerven und auf den gesamten Stoff-

wechsel, und der Lezithingehalt nährt die Gehirnzellen. Weshalb der französische Naturarzt Jean Valnet die Linsen »allen Intellektuellen« warm als Stärkungsspeise empfiehlt – natürlich auch Schulkindern und Studenten! Neuerdings hat man in der kleinen Linse viele bioaktive Substanzen entdeckt, die uns evtl. vor Infektionen, Arteriosklerose und Thrombose und auch vor einer Ausbildung von Krebs schützen können. Wieder sind es vor allem die Saponine, Flavone, Phenolsäuren und Protease-Inhibitoren ...

Apotheke: Linsen sind, wie alle Hülsenfrüchte, etwas schwerer zu verdauen als Getreide, und sie können stopfen. Eine pürierte Linsensuppe wirkt deshalb günstig bei chronischen Durchfällen.

»Für schwächliche, unterentwickelte, nervöse, blutarme und mangelhaft ernährte Menschen« sollten, so wünscht es der Ernährungsspezialist Dr. med. Ernst Schneider, »Linsen einen wesentlichen Bestandteil der Nahrung bilden.« Gichtkranke allerdings müssen Linsen wegen ihres hohen Gehalts an Kerneiweißstoffen leider meiden.

Küchentips: Eines voraus: Es gibt viele Linsensorten, große, kleine, schwarze, rote und grüne. Aber die *kleinsten* Linsen (meist als »Berglinsen« verkauft) schmecken am besten, weil in der Linsenschale der typische »Geschmack« steckt ...

- Weil Linsen, welche Sorte auch immer, nie *alle* essentiellen (lebensnotwendigen) Aminosäuren enthalten, das Eiweiß also nicht ganz vollwertig ist, sollen sie in der Küche stets *kombiniert* werden, mit reichlich Nudeln, Kartoffeln oder Reis, mit Gemüse und auch Salaten. Das schwäbische Nationalgericht »Linsen mit Spätzle«, das von Feinschmeckern und sogenannten Experten lange Zeit mitleidig belächelt wurde, ist heute wieder zu hohen Ehren gekommen: Denn man weiß mittlerweile, daß sich in ihm alle wichtigen Aminosäuren ideal verbinden!

- Und weil Linsen ohnehin schon säureüberschüssig sind, empfehlen Naturärzte, sie weder mit Fleisch (Speck) noch mit Würsten zusammen zu essen (Ausnahmen bestätigen wie immer die Regel). Eine Linsensuppe, die mindestens ein Drittel Kartoffeln, gelbe Rüben, Lauch, Zwiebeln, Sellerie enthält (alles fein gewürfelt), ist nicht nur eine besonders leckere, sondern auch eine besonders wertvolle Hauptmahlzeit, falls vorher Salat oder Obst gegessen wird.

- Im ganzen Orient, der Heimat der Linsen, kennt man Linsensuppen vieler Art, sie werden mit Kümmel, Curry, Zitronensaft, Kräutern usw. leichter verdaulich gemacht.

- Man kann aus weichgekochten Linsen, zusammen mit feingeschnittenen Zwiebeln und Kräutern, Eiern und etwas Vollkornmehl sehr gute *Bratlinge* machen: Für 4 Personen rechnet man dazu 200 g Berglinsen, 2 Eier, 60 g Mehl, 3 Eßlöffel Vollkornbrösel, 1 kleinen Becher Créme fraîche und verschiedene Gewürze, nach Geschmack, so, als wollte man Hackfleisch-Pfanzl (Frikadellen) machen. Möglichst viele frischgehackte Kräuter sollten drin sein!
- Auch Linsen*püree* hat neuerdings – als Beilage – die Haute Cuisine erobert. Dabei sollten Sie die Zwiebeln und eine kleine Knoblauchzehe nie vergessen. Das Püree schmeckt toll, wenn es mit Curry oder Zitronensaft »gewürzt« ist und zum Beispiel zu frischem Rahmweißkraut oder Sauerkraut gegeben wird.
- *Linsengemüse* reichen die neuen Meisterköchinnen und -köche auch als Beilage zu Wild, Ente, Gans und Fasan. Dabei rechnet man 200 g für 4 Personen, gibt je 1 Zwiebel, 1 Karotte, etwas Knollensellerie, alles feinst gewürfelt, und 1 Teelöffel Rotweinessig dazu. Zum Schluß wird mit 1 Teelöffel Senf, 50 g feingewürfeltem Schinkenspeck und vor allem 100 g Schlagrahm abgeschmeckt (frei nach Agnes Amberg).

Man kann Linsen auch – wie Bohnen – *backen,* zum Beispiel zusammen mit Paprikaschoten, Karotten oder gewürfelten Tomaten. Sie werden nahrhaft ergänzt mit geriebenem Käse oder mit Mozzarella zum Überbacken.

Linsensalat

Pro Person nehmen Sie 50 bis 60 g kleine Berglinsen und lassen diese in Wasser mit etwas Salz und frischer Petersilie ungefähr 20 Minuten kochen, so daß sie noch »Biß« haben. Dann gut abtropfen lassen. Nun rühren Sie für die Linsen eine pikante Salatsoße nach Vinaigrette-Art an: aus 1 Eßlöffel rotem Weinessig, 3 Eßlöffeln kaltgepreßtem Oliven- oder Nußöl, 1 Teelöffel Senf, geben dazu 2 sehr fein gehackte Schalotten und 1 kleine gepreßte Knoblauchzehe (evtl. auch feingeschnittenen Schnittlauch und gehackte glatte Petersilie), schließlich Salz (und Pfeffer) nach Geschmack. Dazu gibt es Vollkornbrot oder -brötchen und evtl. knusprig gebratene magere Speckwürfel, die Sie unmittelbar vor dem Anrichten über den Linsensalat streuen.

Linsen mit Dörrzwetschgen à la Großmama

250 bis 300 g Linsen und ungefähr ebenso viele Dörrzwetschgen ohne Stein lassen Sie zusammen über Nacht einweichen und kochen das Ganze am anderen Tag mit Salz und etwas Butter auf. Köcheln lassen, bis das Gericht gerade weich ist. Evtl. etwas Wasser nachgießen (immer sehr gut und vorsichtig umrühren!), wenn's zu schnell dick wird. Wenn Sie die Zwetschgen nicht so verkocht möchten, dann können Sie erst 300 g Linsen fast weich kochen, geben zum Schluß die 300 g eingeweichten Dörrzwetschgen dazu und lassen nur noch mal kurz aufkochen. Mit Zucker oder Honig und Zitronensaft süß-säuerlich abschmecken!

Die Sojabohne
(Glycine hispida)

»Das Fleisch vom Feld« – viel Eiweiß und Fett,
aber kein Cholesterin

Man nennt sie »die Kuh des Ostens« oder »das Fleisch vom Feld« – und tatsächlich verdanken es ihr Milliarden Menschen, daß sie sich täglich sattessen können. In China nuckeln die Babys, solange es geht, an der Brust ihrer Mutter, und dann nuckeln sie an der Flasche mit Sojamilch. Ihre ersten Süppchen und Breis sind mit Sojamehl oder Tofu – Sojakäse – angereichert, und wenn sie mit Gemüse anfangen, bekommen sie bald viele im Wok geschmorte Sojasprossen. Und diese Kinder gedeihen prächtig und sind in der Regel kerngesund, obwohl die meisten von ihnen in ihrer Kindheit und Jugend keinen Tropfen Milch bekommen haben (die dort ein großer Luxus ist) und kein einziges Stückchen Käse von der Kuh. Sie essen einfach, leiden aber keinen Mangel. Denn Soja, in Verbindung mit Reis, Getreide, Gemüse und Früchten (und nur *sehr* gelegentlich mal mit Fleisch!), gibt ihnen alles, was sie brauchen, um groß und stark zu werden.

Kritiker, die unsere Lebensmittelindustrie mit all ihren Fabrikationstricks und -schlichen aufs Korn nehmen, haben den Slogan »SOJA – SONEIN« erfunden (zum Beispiel Katalyse e.V., das Institut für angewandte Umweltforschung). Sie wollen damit in zwei Worten sagen: Die Sojabohne, wie die Natur sie wachsen läßt – und wie sie Milliarden Menschen, etwa im Fernen Osten, als Grundnahrung dient –, ist von hohem Nahrungswert und eine hervorragende Quelle für Eiweiß, für gesundes Fett, für Eisen, für Mineralien, Spurenelemente, aber auch für Heil- und Schutzstoffe.

Aber: Soja, wie es heute teilweise bei uns auf den Tisch kommt (nach Dutzenden von Fabrikations- und Veränderungsprozessen, chemisch und technisch »denaturiert«), ist wirklich nicht das, was vollwertbewußte Menschen sich als »tägliches Brot« wünschen. Außerdem gibt es auf der »SONEIN«-Seite noch ein äußerst schwerwiegendes Argument: Heute wird die Sojabohne in der westlichen Welt zu über 90 bis 95 Prozent *für Tierfutter verwendet!* Das bedeutet, daß praktisch nur noch höchstens fünf bis zehn Prozent des wertvollen Eiweißspenders direkt helfen, den Hunger zu bekämpfen und den großen Eiweißbedarf in der dritten Welt zu decken. *Sieben bis 15 kg* Soja-Eiweiß müssen verfüttert werden, um ein Kilo fleischliches Eiweiß zu erzielen. Dabei könnte Soja ein Haupt-Retter aus der Eiweißkrise in den Entwicklungsländern sein. Und alles hat einmal so schön angefangen ...

Geschichte: Sie reicht fast 5000 Jahre, bis ins uralte China zurück, wo Soja unter dem heilkundigen Kaiser Sheng-Nung zu den fünf wichtigsten »Wo Ku«, den heiligen Getreidepflanzen – neben Reis, Weizen, Gerste und Hirse – gehörte, die man als lebensnotwendig ansah (obwohl Soja natürlich eine Hülsenfrucht ist).

Der gute Kaiser säte die Sojabohnen alljährlich unter feierlichen Zeremonien höchstpersönlich aus. Bis in die Neuzeit blieb die Verbreitung der Sojapflanze auf China, die Mandschurei, Korea und Japan beschränkt.

Japanische Mönche hatten übrigens das wertvolle und nahrhafte »Gemüse« – Soja – im Mittelalter aus China nach Hause gebracht. Weil in ihrem japanischen Heimatland schwere Hungersnöte wüteten, kam ihnen dieses »Fleisch von den Feldern« gerade recht. Und einfallsreich, wie die Japaner sind, entwickelten sie rasch eine Vielzahl von Zubereitungs- und Verarbeitungsarten für die leicht auf den Äckern anzubauenden Bohnen mit ihrem hohen Eiweiß- und Fettgehalt – voran all die guten Sojasoßen und den Sojaquark, den sie »Tofu« nannten ...

Erst gegen Anfang des 18. Jahrhunderts brachte der deutsche Botaniker Engelbert Kämpfer die Sojabohne von Japan mit nach Europa. Im Botanischen Garten von Paris begannen die ersten erfolgreichen Anbauversuche. Um 1800 gelangte die Sojabohne durch Zufall nach

Nordamerika, aber auch dort wurde ihr erst mit der Einführung der Margarine wirkliche Aufmerksamkeit gewidmet.

In den 30er Jahren unseres Jahrhunderts – nicht zuletzt auf Initiative des Autokönigs Henry Ford – erlebte die Sojaproduktion dann einen ersten Boom. Ford erkannte früher als alle anderen, daß die Sojabohne nicht nur ein *Nahrungsmittel* von fundamentaler Bedeutung werden könnte, sondern auch ein *Rohstoff für die Industrie,* der sich nie erschöpfen würde – im Gegensatz zu den Ressourcen der Erde selbst.

Allein in den USA, die sich zu einer Welt-Sojamacht hinaufboxten (und damit zum Teil die fernöstlichen Herkunftsländer ausstachen), hat Soja einen Anteil von über 25 Prozent am Agrareinkommen.

Da es heute jedoch mehr als 3000 Sorten auf der Welt gibt, gäbe es – theoretisch – auch für jeden Boden und jedes Klima die richtige Sojasorte. Und nicht wenige Experten prophezeien, daß Soja eines Tages im Kampf gegen den Hunger die gleiche Rolle übernehmen könnte, die einst die Kartoffel spielte.

Und weil immer mehr Menschen auf den extrem hohen Fleischverzehr verzichten möchten (oder aus gesundheitlichen Gründen müssen), werden Sojagerichte auch auf unseren Tellern mit der Zeit wohl häufiger auftauchen.

Kleine Bohne in der großen Lobby

In der Europäischen Gemeinschaft kommt es jetzt schon immer öfter vor, daß unsere »Wurst« Soja enthält und daß unsere »Milchprodukte« nicht mehr von der Kuh kommen, sondern von der Sojabohne. Dagegen hat es in der Landwirtschaftslobby einen Sturm der Entrüstung gegeben. Die Folge: »Sojamilch«, die im ganzen Fernen Osten »Milch« genannt wird (man sagt schließlich auch »Mandelmilch«, »Gurkenmilch« oder »Kokosmilch«), darf hierzulande nicht »Milch« heißen, sondern ist ein »Drink«. »Sojakäse« darf kein »Käse« sein, sondern nur »Tofu«.

Viele Sojaprodukte wurden bisher vorrangig in Reformhäusern und relativ teuer verkauft. Nun steht ihnen ein großer Markt offen, und das kann zum Nutzen vor allem jener Menschen sein, die Milchprodukte nicht vertragen und die zum Beispiel auf ihren Cholesterinspiegel achten müssen.

Dennoch – wenn ich Fleisch und Fleischwaren kaufe, dann erwarte ich, daß sie vom Tier stammen. Und wenn ich Soja und Sojaprodukte essen möchte, will ich auch darüber eindeutige Informationen und ein sauberes Nahrungsmittel. Das heißt vor allem: eine genaue Deklaration von allen Inhaltsstoffen!

Da leider auch immer mehr Menschen auf Soja *allergisch* reagieren, ist das doppelt wichtig; denn Soja ist heute, schon weil es billig ist, *versteckt* in Hunderten von Fertigprodukten. Wenn Soja dann »unerkannt« in unseren Magen kommt, werden die Allergiegefahren noch größer. Deshalb kann ich wieder mal nur raten: Möglichst wenig Fertigprodukte kaufen!

Inhaltsstoffe: Lobby hin, Lobby her, ganz objektiv betrachtet, ist die kleine *reine* Sojabohne ein Tresor voller Schätze: Sie enthält 35 bis 40 Prozent sehr hochwertiges Eiweiß (Fleisch nur 14 bis 20 Prozent), zwischen 14 und 19 Prozent Fett (Fleisch ca. 5 Prozent). Aber: Soja ist selbstverständlich *cholesterinfrei,* und es enthält 20 bis 30 Prozent Kohlenhydrate mit Ballaststoffen. Dazu schenkt uns die Sojabohne weit mehr Mineralstoffe als die meisten anderen wichtigen Lebensmittel, nämlich 4,5 bis fünf Prozent. Allen voran sehr viel Magnesium, Kalzium, Kalium. Schon 100 g Soja decken etwa 40 Prozent des Eisenbedarfs bei Frauen (die bekanntlich mehr Eisen brauchen als Männer), ein Drittel des Selenbedarfs, und an Folsäure, sonst oft ein Mangelvitamin, steckt in 100 g Soja fast eineinhalbmal soviel, wie wir am Tag brauchen. Insgesamt deckt eine Portion von 50 g Sojabohnen schon den Hauptanteil des Vitaminbedarfs eines Erwachsenen.

Soja liefert auch reichlich Carotinoide (Vorstufe zum Vitamin A), mehrere B-Vitamine und Pantothensäure, dazu fünf verschiedene Saponine, Flavone, Phenolsäuren, Phytosterine, Phytinsäure, Protease-Inhibitoren und Pektin. Das bedeutet unter anderem: Sie regulieren den Blutzucker, setzen hohe Blutfettwerte herunter, helfen Gallensteine auflösen, bilden Herz- und Gefäßschutz, hemmen eine mögliche Krebsbildung. Der Mineralstoffwert von Soja liegt (nach Dr. med. Ernst Schneider) siebenmal höher als der der Milch, fünfmal höher als der von Fleisch und Eiern, dreimal höher als bei Getreidemehlen und Gemüse und doppelt so hoch wie bei den meisten anderen Hülsenfrüchten. Da diese Mineralstoffe im Stoffwechsel stark alkalisierend wirken, können sie das oft gestörte »Säure-Basen-Gleichgewicht« ausbalancieren.

500 g Vollsoja entsprechen, was den Eiweiß- und Fettgehalt angeht,

rund fünf Litern Vollmilch oder 28 Hühnereiern, und eine halbe Tasse Sojabohnen hat den gleichen Eiweißgehalt wie 150 g Steak.

Bei aller Euphorie muß aber auch festgestellt werden, daß entgegen der Behauptung der Soja-Lobby die Sojabohne *nicht* alle essentiellen Aminosäuren (Eiweißbausteine) ausreichend enthält! So weist sie einen Mangel an Methionin auf und muß deshalb mit ergänzenden Nahrungsmitteln zusammen gegessen werden. Das geht relativ einfach mit Eiern, Käse, Milch und anderen Eiweißprodukten, aber ebenso mit Getreideeiweiß wie in den Ländern der dritten Welt. Reis, Weizen, Mais, auch in Form von Nudeln oder Brot, ergänzen das Soja-Protein zu einer »runden Sache«.

Noch zwei Dinge sind wichtig:

Erstens: Die Sojabohne ist recht schwer verdaulich, sie enthält reichlich Oligosaccharide, das sind Kohlenhydrate, die Blähungen verursachen. Deshalb muß Soja sehr gründlich und ziemlich lange gekocht werden (siehe unten, »Küchentips«), denn dadurch werden die Oligosaccharide weitgehend abgebaut. Und beim Fermentieren, für Sojasoße oder Sojapasten (siehe Seite 523 f.), schwindet ebenfalls das »Bläh-Potential«, wie es so schön heißt, um mindestens 70 Prozent. Und mit dem Rest kann man leben ...

Zweitens: Die *rohe* Sojabohne ist *ungenießbar*. Sie enthält schädliche Stoffe, zum Beispiel Hämagglutinine, die zur Verklumpung roter Blutkörperchen führen können und wahrscheinlich die Nährstoffaufnahme durch den Dünndarm hemmen, aber auch einen Enzymhemmer, der den Appetit vermindert und die Eiweißverdauung schwer behindert. Dieser sogenannte »Trypsin-Hemmer« blockt die Tätigkeit der Bauchspeicheldrüse ab, die mit ihrem Enzym, dem Trypsin, dafür zu sorgen hat, daß das Eiweiß, welches wir essen, optimal aufgespalten, abgebaut und ausgenützt wird.

Sie sollten sich also merken, daß Sie Soja *nie roh* essen dürfen, auch nicht halbroh. Es sei denn, *gekeimt* – denn auch beim richtigen Herstellen von Soja-*Sprossen* verschwindet der Enzymhemmer fast völlig, und der Rest löst sich in Wohlgefallen auf, wenn Sie die Sprossen wenige Minuten blanchieren (siehe Seite 429). In aller Regel sind aber die »Soja-Sprossen«, die wir heute essen, Sprossen von ihrer nahen Verwandten, der Mung-Bohne. Auch die ißt man nicht ganz roh!

Apotheke: Soja hat manchen »medizinischen« Wert. In letzter Zeit wurde viel und mit Recht euphorisch darüber geschrieben, daß das *Genistein,* ein Isoflavonoid aus der Sojabohne, als natürliches Östrogen gleich auf mehreren Wegen die Ausbildung hormonell bedingter Krebsarten – wie Prostata-, Brust-, Gebärmutter- und Darmkrebs – verhindern kann. Außerdem hemmen die Phytoöstrogene jene Phase-I-Enzyme (die für die Krebsentwicklung eine fatale Rolle spielen) und steigern gleichzeitig die Aktivität der Phase-II-Enzyme (die *gegen* die Entwicklung von Tumorzellen wirken). Zu guter Letzt vermag Genistein die Bildung jener winzigen Blutgefäße (Kapillaren) zu behindern, die ein schon entstandener Tumor zum Wachstum und zur Ausbildung von Tochtergeschwülsten (Metastasen) braucht. Japanische Männer haben 30mal mehr Genistein im Urin als westliche Männer, und sie entwickeln kaum Prostata-Krebs! Deshalb sollten westliche Frauen und Männer – so US-Forscher –»mindestens *sechsmal im Monat* Sojasprossen und andere Sojaprodukte (Tofu, Sojamilch etc.) verspeisen«.

Absolut herausragend ist auch der ungewöhnlich hohe *Lezithingehalt* in Soja, der nur von Ei übertroffen wird. Lezithin verhindert, daß sich in den Arterien Cholesterin einnistet, außerdem ist es unentbehrlich für das Funktionieren des Zentralnervensystems und des Gehirns und verbessert die Gehirndurchblutung, ist also eine »Schlaumeier-Nahrung«. Zusätzlicher Vorteil: Es wird über den Darm »intakt«, das heißt unverändert in die Zellen transportiert, dadurch kann es ohne Umwege Reparaturprozesse stark beschleunigen.

Besonders wichtig ist das Lezithin mit seiner Linolsäure auch in der *Leber,* weil es dort das Cholesterin abbaut und abtransportfähig macht und damit den Fettspiegel zu senken vermag. Hochgereinigtes Soja-Lezithin wird allein oder in Verbindung mit Vitaminen und Kalzium heute deshalb in der Pharmazie als Leber-Therapeutikum und zur Vorbeugung bzw. Behandlung von Arteriosklerose und hohen Blutfettwerten eingesetzt: vorrangig bei und nach Hepatitis, Leberzirrhose, Fettleber, Vergiftungen, nach Gallenstein-Operationen o. ä. Sehr bewährt hat es sich auch bei schweren Hauterkrankungen wie Psoriasis (Schuppenflechte), Neurodermitis und Bestrahlungsschäden und in der Kinderheilkunde, besonders bei Milchallergien.

Wie fast alle anderen Hülsenfrüchte ist Soja sehr reich an Thiamin (Vitamin B_1), einem lebenswichtigen Nerven- und Stoffwechsel-Vitamin, das noch zusätzlich die gute Wirkung des Lezithins unterstützt.

Die Sojabohne enthält kein krankmachendes Purin – deshalb ist sie, im Gegensatz zu den meisten anderen Hülsenfrüchten, auch für *Gichtkranke* geeignet.

In der *Diät* ist Soja nicht mehr wegzudenken; denn für viele Milchallergiker und Menschen, die auf tierisches Eiweiß empfindlich reagieren, ist es *die* Rettung. Allerdings gibt es leider, wie schon erwähnt, immer mehr *Soja-Allergiker,* vor allem unter den Menschen, die sich lange *einseitig* mit Soja(-Produkten) ernährt haben.

Es lohnt sich, auch über folgendes nachzudenken: Hierzulande und im ganzen »goldenen Westen« werden 70 Prozent des Eiweißbedarfs durch *tierische* Nahrungsmittel gedeckt, die nun mal extrem viele hochgesättigte Fettsäuren und viel Cholesterin enthalten. Und die wiederum lagern sich oft schonungslos in unseren Blutgefäßen und inneren Organen ab, und das führt zu Arteriosklerose, Herzinfarkt und Schlaganfall.

Im Fernen Osten dagegen stellen diese tierischen Fette höchstens zehn Prozent des Nahrungsanteils, und die Hauptnahrungsquelle, nämlich Soja, ist sehr reich an wertvollen, mehrfach ungesättigten Fettsäuren, vor allem an Linol- und Linolensäure. Dies ist vermutlich einer der Hauptgründe, warum die Menschen in Fernost, die sich traditionell ernähren, weit weniger Herz- und Kreislauferkrankungen und Infarkte haben als bei uns.

Natürlich wird Soja auch schon in der einschlägigen Werbung bei uns als »Wunderwaffe« gegen Herzinfarkt angepriesen. Aber das ist reichlich vollmundig, und da muß man schon wieder mißtrauisch sein. Denn, wie gesagt, es kommt auch auf die *industrielle Verarbeitung* der Sojabohne an, bei der sich zum Teil die herzgünstigen ungesättigten Fettsäuren in (ungünstige) gesättigte verwandeln können.

Immerhin gibt es aber ausgezeichnete Soja-Reinprodukte und auch etliche klinische Versuche, hohe Blutfettwerte (Cholesterin) durch Gaben von Soja-Protein zu behandeln. Dabei reduzierte sich zum Beispiel (in der Universitätsklinik von St. Louis) das Gesamtcholesterin um bis zu 13 Prozent und das »böse« Cholesterin (LDL) sogar um bis zu 17 Prozent.

Küchentips: Soja ist unentbehrlich in der *vegetarischen* Küche, aber auch von hohem Wert für alle Menschen, die »fleischarm« leben möchten. Die Soja*bohnen* selbst können öfter mal Eintöpfe, Suppen, Gemüsegerichte bereichern. (Man rechnet 250 g auf 1 Liter Wasser.) Um das Essen mit wertvollem Eiweiß anzureichern, ist Soja*mehl* (Vollsoja) einfacher. Dieses cremig-gelbe Sojamehl mit seinem leicht nussigen Geschmack ist eine reiche Quelle an B-Vitaminen, an Kalzium, Magnesium, Phosphor und Eisen. Da Soja keine Stärke enthält, eignet es sich auch sehr gut für die Diabetiker-Küche. Denn die zuckerartigen Sojastoffe belasten den Stoffwechsel nicht.

Wer Sojamehl unter anderem in der Küche anwendet, muß aber immer daran denken, daß dies – weil es keine stärkehaltige Küchenzutat ist, also die Quellkörper (wie beim richtigen Mehl) fehlen – demnach nicht zum Andicken, Eindicken verwendet werden kann, sondern »nur« zur Eiweißaufwertung (ganz wichtig für Eiweißallergiker).

Ein Eßlöffel (ca. 15 g) Vollsoja entspricht dabei dem Eiweiß- und Fettgehalt eines Eies. Auch Pfannkuchen, Bratlinge, Gebäck, Süßspeisen, Knödel etc. kann man mit Soja sehr gut anreichern. »Sojabrot« gibt es ohnedies schon massenhaft bei den Bäckern.

Industriell werden heute für die Küche unter anderem hergestellt: Soja*milch* (»Drink«), Soja*quark* (»Tofu«), Soja*soße,* Soja*paste.* Soja*schrot* ist Abfallprodukt und Futtermittel. Soja-Eiweiß-Konzentrate werden heute in vielen Ländern als Zusatz für die Herstellung von Gottweißwas hergenommen: nicht nur fürs Brot, sondern auch für die Brotaufstriche, für »Fleisch« und »Fleischwaren«, für Eintöpfe, Nudeln, Suppen, Salat-Dressings, Mayonnaisen, Frühstücksflocken, Schokolade, Bonbons, Backwaren aller Art und auch für Kinder- und Säuglingsnahrung. Noch einmal: Wenn Sie kein Soja als Zutat in fertigen Nahrungsmitteln haben wollen, dann müssen Sie schon genau die Zutatenlisten (siehe Seite 528 ff.) studieren!

Alles aus Soja!

Es würde zu weit führen, all jene vorzüglichen traditionellen Sojaspezialitäten aufzuzählen, die uns der Ferne Osten beschert. Aber die wichtigsten, die auch hierzulande immer mehr Freunde finden, seien doch beschrieben:
- *Sojamilch und Sojaquark (Tofu)* sind – wie erwähnt – in China, Korea, Japan und Südostasien für Milliarden Menschen Ersatz für Kuhmilch und deren Produkte. Beide sind reich an Vitaminen und Mineralien (Kalzium, Phosphor, Riboflavin, Eisen, Vitamin B_1, B_3, Bioflavonen). Tofu wird auf recht komplizierte Weise hergestellt und erinnert an Mozzarella-Käse. Man kann ihn marinieren, panieren und dann wie ein Schnitzel braten, man kann ihn kochen und überbacken, man kann ihn, kleingeschnitten, Suppen oder Gemüsepfannen beimengen und Soßen damit verbessern. Und weil dieser

Sojakäse sehr mild schmeckt, kann man ihn vielfältig pikant würzen. Übrigens: 100 g Tofu haben nur 76 Kalorien!
- Die *Sojapaste (Miso)* zählt zu den Nahrungsmitteln von hohem Wert und zu den bedeutendsten Sojaprodukten Ostasiens, vollgepackt mit Eiweiß und Isoflavonoiden. Miso ist ein sehr gesundes »Allzweck-Gewürz«, das Salz ersetzen kann (siehe auch Seite 523 f.).
- Die *Sojasoße* ist eine dunkelbraune Würze, die sehr aromatisch schmeckt und an Fleischextrakt erinnert, wertvolle Aminosäuren und Spurenelemente enthält – aber auch bis zu 19 Prozent Salz! Sie wird durch Gärung mit Hilfe von Schimmelpilz-Enzymen, Hefen und Milchsäurebakterien, ähnlich wie Miso, auf sehr komplizierten Wegen hergestellt. Ausgangsstoffe sind Sojabohnen oder entfettete Sojaflocken, oft in Verbindung mit Weizen. Die jahrtausendealte *Original*-Sojasoße (in Japan »Shoyu«, in China »Chiang-yu«, in Korea »Kanjang« und auf den Philippinen »Tayo« genannt) braucht viele Monate, manchmal Jahre, um zu »reifen«, wobei häufig gerührt und belüftet wird, bis schließlich der Fermentationsvorgang beendet ist.

Heute aber wird – meist in westlichen Fabriken – dieser langwierige Prozeß durch eine Säure-Hydrolyse mit Salzsäure eiligst herbeigeführt, ähnlich wie die »Tafelwürzen« in Deutschland hergestellt werden. Dieser reichlich gewalttätige Prozeß der chemischen Hydrolyse (bei dem unter anderem auch die wertvolle Aminosäure Tryptophan weitgehend zerstört wird) braucht nur acht bis zehn Stunden.

Dabei können nach Ansicht von Kennern die meisten der vielgerühmten Aromastoffe überhaupt nicht entstehen und werden durch künstliches Aroma und die umstrittene Glutaminsäure ersetzt. Darum gilt dieser Rat: Wer Sojasoße kauft, sollte grundsätzlich nach den traditionell hergestellten »Shoyu« und »Tamari« Ausschau halten oder nach »Original China-Sojasoßen« (am besten in Fernostläden zu finden) ...

Wenn sie – wegen des extrem hohen Salzgehalts – in Maßen gebraucht wird, ist Sojasoße der guten Qualität eine Bereicherung des Gewürzregals: Grillspieße aller Art lassen sich einige Stunden, ehe die Gäste kommen, mit einer leckeren Mischung aus Sojasoße und Sherry, mit etwas Honig, Ingwer und Knoblauch, marinieren. Auch für »fernöstlich inspirierte« Chop-sueys (Gemüse-Fleisch-Pfannen) lassen sich die feingeschnittenen Fleischscheibchen gut auf diese Weise marinieren. Es macht sie noch zarter. Und natürlich schmeckt Sojasoße gut zu manchem Fisch und vielen Suppen. Sie ist ohnedies Bestandteil vieler westlicher Soßen, unter anderem der meisten Barbecue-Soßen und der berühmten Worcester(shire-)-Soße.

Das Sojaöl

Sojaöl ist heute das Hauptfett unserer Margarine-Industrie. Es ist an sich ein wertvolles Speiseöl mit einem hohen Anteil an essentiellen Fettsäuren. Aber: Die Industrie geht mit dieser wertvollen Gottesgabe nicht gerade zimperlich um. Das Sojaöl wird chemisch entharzt, raffiniert, gebleicht, desodoriert und winterfest gemacht. Und der überwältigende Teil dieses Sojaöls wird uns versteckt serviert, in den Margarinen, in Backwerken, zum Haltbarmachen von (Fisch-)Konserven usw.

Der Verbrauch bzw. der versteckte Gebrauch von Sojaöl durch die Industrie steigt von Jahr zu Jahr. Ein Grund: Sojaöl ist als Rohstoff preiswert. Es gibt meist eher eine Über- als eine Unterproduktion, zumal in den USA, die mittlerweile den Sojamarkt zu über 70 Prozent beherrschen und wo hochrationalisiert angebaut und geerntet wird – mit riesigen Mähdreschern, die Schnittbreiten bis zu sechs Metern haben!

Arg grauste es mir außerdem, als ich auch noch erfuhr, daß in den USA heute die Sojaernte vielfach dadurch beschleunigt wird, daß man die Pflanze (nach Vietnamkrieg-Art) *chemisch entlaubt* – um dann die Schoten einfacher und schneller pflücken zu können ...

Das Soja-Fleisch

Man nennt es TVP – »textured vegetable protein«. Und es ist eine Art Textilgespinst aus Soja-Protein mit fleischähnlicher Struktur. Es wird heute mit viel Aufwand und großen Worten Vegetariern als Fleischersatz empfohlen und auch für die Diät, weil es kein Cholesterin enthält. Wer aber informiert sich schon genau, wie dieses »Kunst-Fleisch« hergestellt bzw. »texturiert« wird? Hier zwei schauerliche Verfahren: Nachdem die Bohne geschrotet wurde und ihr mit Hilfe verschiedener Chemikalien das Öl und die fettlöslichen Bestandteile extrahiert wurden, wird aus dem nun entfetteten Sojaschrot (also dem *Rückstand* der Sojaölgewinnung) auf chemischem Wege das Protein herausgetrennt.

Schließlich wird diese Proteinlösung auf mehrerlei Weise »texturiert«. Zum Beispiel durch Naß-Spinndüsen gepreßt (wie sie sonst für Textilien verwendet werden) und zu Fasern versponnen. Diese Fasern, durch viele chemische »Bäder« farblos, geruchlos und geschmacklos gemacht, werden dann durch verschiedene Geschmacksstoffe wieder aromatisiert und mit Vitaminen und Mineralien angereichert.

Die modernen Technologien erlauben es sogar, daß die TVP-*Fleischimitate* je nach Herstellungsverfahren mehr den »Biß« von Hühnerfleisch oder Rindfleisch oder Schinken haben bzw. Fisch oder Seegetier ähneln. Das Endprodukt, meist getrocknet und sehr lange haltbar, kann theoretisch in der Küche von begabten Hausfrauen zu gut schmeckenden Gerichten verarbeitet werden – zu Gulasch, Spaghettisoße, Frikassee usw.

Aber: Erstens klagen viele einschlägig Erfahrene, daß bei der Zubereitung die Küche oder auch die ganze Wohnung penetrant riecht, und zwar stundenlang. Und zweitens bläht der Fleischersatz empfindliche Menschen ganz fürchterlich!

Vertreter der *Vollwert-Küche* sind jedoch *grundsätzlich gegen dieses* Kunstfleisch. Denn »texturiertes Soja-Protein« ist meilenweit davon entfernt, ein *Naturprodukt* zu sein! Dazu kommt, daß Sojabohnen heute nur selten im alternativen (giftfreien) Anbau gezogen werden. Sie wachsen meist in riesigen Monokulturen und unter Einsatz von Pestiziden und Kunstdünger.

Deshalb: »So-ja«, wenn es naturbelassen oder mit natürlichen Mitteln traditionell fermentiert ist. Doch Soja-TVP – NEIN DANKE!

Leider ist seit einigen Jahren – wie am Anfang dieses Buches berichtet – auch die Sojabohne schon in großem Umfang ein *gentechnisch* hergestelltes landwirtschaftliches Fabrikations-Produkt geworden! Über die Folgen (dieses Eingriffs in die Schöpfung) weiß man heute noch so gut wie gar nichts. Deshalb *müssen* Nahrungsmittel, die gentechnologisch behandelte Substanzen enthalten, ausdrücklich als solche gekennzeichnet sein! Bei den Endprodukten (den unzähligen), die aus der Gentech-Sojabohne entstehen, ist dies mitnichten der Fall!

Keime, Sprossen und Weizengras

Überlebensnahrung für das dritte Jahrtausend

Die schönste und gesündeste Art und Weise, Hülsenfrüchte auf den Tisch zu bringen, ist der Umweg über die Keimbox. In wenigen Tagen geschehen dabei in kleinen Behältern voller Körner, Samen, Böhnchen, Erbsen, Linsen *große Wunder!*

Geschichte: Sie liegt in nebelhaften Fernen, die Stunde, in der die ersten Menschen die ersten Keime und Sprossen aßen. Viele Legenden ranken sich um diesen Augenblick der Erkenntnis, daß »Sprossen-Medizin« Überlebensmedizin ist, daß sie Hungernde wunderbar sättigt, Kraftlosen wieder zu Kräften verhilft und daß ihre Herstellung erstaunlich einfach ist.

Das Aha-Erlebnis der Sprossenzucht aus Körnern und Samen ist vermutlich fast so alt wie der Samen als Nahrung des Menschen. Frühe Zeugnisse stammen aus der Bibel (Buch Daniel, Kapitel 1). Doch im alten China wies schon vor 5000 Jahren der Gott-Kaiser Sheng-Nung sein Volk an, Sojabohnen-Sprossen herzustellen.

Im Lauf der folgenden Jahrtausende wurden Keimlinge immer wieder zu Rettern von Menschen in Not – der Legende nach waren es mal Schiffbrüchige auf dem Jangtsekiang, mal Phönizier im Mittelmeer, denen das zur Wegzehrung bestimmte Korn »verdarb«, als ihr Schiff sank, und ihnen doch später das Leben rettete, als sie in ihrer Verzweiflung die »verdorbenen« gekeimten Körner aßen – und sich wunderbar gestärkt fühlten.

Weltumsegler auf ihren Eroberungszügen, Entdecker, Ausgestoßene, vom Hunger Bedrohte – sie alle bedienten sich schon sehr früh der Sprossen als Kraft- und Überlebensnahrung.

Im Mittelalter erforschten die fortschrittlichen chinesischen Ärzte die Vorzüge der Sojasprosse schon sehr genau und lobten die verdauungsfördernde, entzündungshemmende, krampflösende Wirkung. Doch waren damals Sprossen und Keime entgegen der landläufigen heutigen Meinung beileibe kein Privileg der Chinesen bzw. Ostasiaten: Auch die Inkas und Azteken lehrten ihre Bergvölker schon früh die Sprossenzucht. Und die sagenhaft robusten Hunzas im Himalaja erhielten sich seit Jahrhunderten ihre Gesundheit in eisigen Wintermonaten und in 4000 bis 6000 Metern Höhe, weil sie die Methode kannten, Bohnen, Getreidekörner und Samen keimen zu lassen und damit deren Vitamin- und Nährungsstoffreichtum enorm zu steigern.

Im Europa gehörte der Weltumsegler Captain James Cook mit seiner »Resolution« zu den ersten, die an Bord ihres Schiffes den gefürchteten Skorbut (die klassische Vitamin-C-Mangelkrankheit) besiegten, indem sie getrocknete und zu Pulver vermahlene Sprossen und Sauerkraut mit auf die Reise nahmen. Sieg oder Untergang ganzer Armadas, aber auch ganzer Armeen wurden davon beeinflußt, ob die Matrosen oder Soldaten Skorbut bekamen bzw. ihn wirksam bekämpften.

Im Fernen Osten gehören heute vor allem Mungsprossen zur selbstverständlichen Gesundheitsnahrung. Auch hierzulande gibt es – spätestens seit der ersten »China-Welle« – Sprossen, sogar in Supermärkten und Reformhäusern. Den Hauptanstoß zum *Selberkeimen* aber hat die Katastrophe von Tschernobyl gebracht, die unsere Ackerböden mit Radioaktivität überzog. Aber auch die Forschungen fortschrittlicher Ernährungswissenschaftler in den USA gaben Denkanstöße. Wir können von ihnen noch sehr viel lernen.

Otto mit den grünen Haaren

Als ich ein ganz kleines Mädchen war, brachte die Großmama eines Tages »Otto« ins Haus. Otto war ein Tontopf, mit Haarrillen, Nase, Stirnfalten und einem lachenden Mund. Die Mutter legte Otto ins Wasser, dann streute sie kleine dunkle Pünktchen auf seinen Kopf und stellte ihn ans Küchenfenster. Eigentlich gefiel mir Otto anfangs nicht besonders. Aber nach drei Tagen bemerkte ich mit Staunen, daß sich auf Ottos Kopf etwas tat: Aus den kleinen Pünktchen kamen weiße »Würmchen« heraus, und die wuchsen so schnell, daß man zuschauen konnte.

Immer wieder begoß die Mutter Ottos Haupt sorgfältig. Nur wenige Tage später hatte er richtige »Haare«. Erst waren sie weiß, dann wurden sie immer grüner, und am Ende stand Otto da und hatte eine dicke, grasgrüne Perücke auf. Einfach toll! Die Mutter nahm eine Schere und schnippelte Otto büschelweise die Haare ab. »Das nennt man Kresse«, sagte sie zu mir. Dann schnitt sie von einem ihrer fabelhaften selbstgebackenen Brote eine dicke Scheibe herunter, bestrich sie kräftig mit Butter, legte Radieschenscheiben drauf und bestreute das Ganze mit etwas Salz und – Ottos Haaren. Das Brot schmeckte himmlisch! Ich konnte nicht genug kriegen von »Ottos Haaren«.

Nach Tschernobyl wurde die Keimbox hochaktuell

In unserem Haus gibt es auch schon seit 50 Jahren eine Keimbox. Wir keimten dann und wann, mehr oder weniger zum Spaß, vor allem im Winter; denn wir waren ja glückliche Gartenbesitzer. Doch dann wurde aus dem Spaß plötzlich tödlicher Ernst: in den schwarzen Tagen nach Tschernobyl, als die Gegend, in der wir wohnten, zu den radioaktiv am schwersten belasteten in ganz Europa gehörte, wurde uns schlagartig klar – dies war eine lebende Nahrung und »Überlebensnahrung« für uns und für die Kinder! Und nicht etwa die so dringend empfohlenen Konserven.

Als wir uns wochenlang, ja monatelang an keinen Salat, keine Gartenkräuter, an nichts Grünes von draußen mehr heranwagten, hatten wir doch immer genug Knackig-Frisches zu essen. Die Keime und Sprossen waren geballte Ladungen von all jenen Vitaminen und Mineralien, die wir jetzt als Schutzstoffe brauchten – und sie enthielten keine Spur von Radioaktivität!

Denn das steht ja wohl außer Zweifel: Fast alle essen wir Tag für Tag so viel »tote« Nahrung – totgeschlachtet, totgemahlen, totgekocht, totsterilisiert –, totes Fleisch, totes Mehl, tote Milch, totes Gemüse, totes Obst, tote Salate, das meiste chemisch pervertiert und künstlich haltbar gemacht.

Mit Keimen und Sprossen aber haben wir sie, die springlebendige, vitale Kost – die buchstäblich auf dem Teller noch weiterwächst.

Immergrüner Zimmergarten – alles zum Aufessen!

Nehmen wir nun an, Sie wohnen in einem Hochhaus, und Sie haben kleine Kinder, kommen nicht jeden Tag dazu, Frisches zu kaufen. Oder Sie sind schon älter, es ist Winter, draußen liegt Schnee, Sie haben Angst vor dem Glatteis, trauen sich nicht auf die Straße. Vielleicht sind Sie auch sehr mißtrauisch, und das sicher oft mit Recht, weil Sie soviel von all den chemisch gedüngten und gespritzten Salaten und Gemüsen gehört und gelesen haben, »in die man nicht reinschauen kann«.

Oder aber die Zeiten sind so, daß Sie nicht sicher sein können, täglich wirklich gesunde, lebendige Kraft-Kost zu bekommen – wollen Sie aus einem dieser Gründe wirklich auf frische »Lebens-Nahrung« verzichten? Das sollten Sie keinesfalls.

Fangen Sie morgen an, Sprossen zu ziehen!

Machen Sie einen winzigen Fleck in Ihrer Küche – nicht größer als ein Taschentuch – zu ihrem »Zimmergarten«. Und ich wette, auch Sie sind bald ein begeisterter Sprossen-Fan! Und machen Sie sich bitte immer wieder das Wunder bewußt, das da vor Ihren Augen geschieht:

Im Dunkel winziger Samen schlummert so viel Leben, so viel Kraft und Energie. Unbeirrbar bahnt sich der Keim seinen Weg ans Licht – Sie können mitansehen, wie die Triebe sich nach dem Licht drehen. Die Natur schenkt uns hier das Beste, was sie besitzt. Denn im Keim, im ersten Trieb jeder Pflanze, in den Würzelchen und in den beiden ersten Keimblättern steckt auf kleinstem Raum alles, was die Pflanze braucht – alle Erbanlagen, alle Fähigkeiten, alle Wunder, um eine Blume, ein Busch oder sogar eines Tages ein riesiger Baum zu werden.

In Ihrer Keimbox fängt das alles genauso an, und die Sprossen-Experten glauben, daß diese große Lebensenergie durch nichts zu übertreffen ist.

Fast alles läßt sich keimen

Theoretisch können Sie jeden lebendigen Samen zum Keimen und Sprießen bringen. Es macht Spaß, zu experimentieren, auch mal mit den Samen von Gartengemüsen, wie Spinat, Sellerie, Knoblauch, Salat, Rüben etc. Aber diese Samen sind meist sehr teuer, und zudem wissen Sie nie, ob sie nicht doch mit Pflanzenschutzmitteln behandelt wurden. Es gibt jedoch heute in Naturkostläden und Reformhäusern schon eine große Auswahl an kontrollierter Keimsaat aus biologischem Anbau.

Sonnenblumen- und Kürbiskerne und auch Bockshornkleesamen können Sie bei einigem Glück auch von Ihrem »alternativen« Bäcker in größeren Packungen bekommen, dann sind sie natürlich billiger. Die Technik des Keimens ist im Grunde kinderleicht, wenn Sie den Dreh erst mal raushaben. Deshalb machen auch Kinder so gern mit beim Keimen. Besitzen Sie eine Keimbox, dann können Sie in mehreren Etagen verschiedene Sprossen ziehen. (Beschreibungen finden Sie auf allen einschlägigen Samentüten.)

- Wenn Sie ein einfaches großes Glas mit weiter Öffnung, zum Beispiel ein Weckglas ohne Deckel, nehmen, geht das aber genausogut. Abgeraten wird neuerdings von Styropor, Watte oder Vlies, weil sich da, falls nicht hundertprozentig sorgfältig gearbeitet wird, zu leicht Bakterien ansiedeln. Keinesfalls sollten Sie Metallbehälter zum Keimen nehmen und schon gar nicht solche aus Aluminium!
- Bleiben wir aber mal beim großen Glas mit weiter Öffnung. Dazu brauchen Sie nur noch ein Stück Mulltuch; von einer Windel oder Tüllgardine o. ä. (möglichst *sehr* fein im Netz, damit die kleinsten Samen nicht durchrutschen können); das befestigen Sie mit einem kräftigen Gummiband um die Öffnung des Glases.
- Sie können auch Säckchen aus feinem Tüll nähen (auch Fliegengitterstoff eignet sich dazu). Die Säckchen haben den Vorteil, daß man die Sprossen mehrmals am Tag mühelos unterm Wasserhahn spülen und vorsichtig durchschütteln kann, um sie dann einfach über dem Becken aufzuhängen. Sie müssen aber aufpassen, daß die Samen oft genug angefeuchtet werden, sonst können sie austrocknen.

Die Einweichzeiten

Als Faustregel gilt: Alle *kleinen* Samen, also Alfalfa, Kresse, Perserklee, Radieschen etc., weicht man vier bis sechs Stunden ein, ehe sie, noch mal gewaschen, an ihren Keimplatz kommen. Dann spült man sie täglich mindestens zweimal und erntet sie meist nach fünf bis sieben Tagen.

Achtung! Während des Keimvorgangs bildet sich durch die Atmung des Keimlings Kohlendioxid, und es kommt auch zu Ablagerungen. Deshalb muß immer *regelmäßig und gründlich gewässert und gespült* *werden.* (Das verhindert auch die Bildung von Schimmel.) Nur wenn der Keimling *immer wieder* mit reichlich frischem Wasser vorsichtig »gewaschen« wird, kann er genügend Sauerstoff aufnehmen – den er zum Wachsen braucht! Bei schlecht gewässerten Keimlingen hat es schon Lebensmittelinfektionen gegeben,

Wenn möglich, werden die Keimlinge zuerst im *Dunkeln* gezogen (zugedeckt), dann in den letzten ein bis zwei Tagen ans Licht (nie in die direkte Sonne!) gestellt, damit sie das gesunde Chlorophyll (Blattgrün) entwickeln.

Die *großen* Samen (Getreide und Hülsenfrüchte) werden 12 bis 15 Stunden eingeweicht, zweimal täglich gewässert und in der Regel gegessen, wenn die Keime zwei bis vier Tage alt sind. Meist hat der Keimling dann die Länge des Samens.

Auch diese großen Keimlinge dürfen nie in direkter Sonne stehen, im Winter keinesfalls auf einer Heizung – aber warm (minimal 18 °C, maximal 30 °C) sollten sie es immer haben, weshalb die (Wohn-) Küche ideal für sie ist. Wenn Sie besonders viele Sprossen auf einmal herstellen wollen (zum Beispiel für Gäste), dann schauen Sie mal in einem Kaufhaus in der Strumpfabteilung nach einem dieser Tüllbeutel, in denen man normalerweise Strümpfe zur Schonung in die Waschmaschine steckt. Diese Beutel sind optimal für große Sprossenmischungen aller Art. Sie können immer wieder verwendet und auch prima gewaschen werden nach jedem Keimvorgang.

Ganz wichtig noch: *Alle Samen* wachsen als Sprossen um das Vielfache ihres Volumens!

Anfangen mit Alfalfa

Anfängern mit Lust und Liebe empfehle ich, es zuerst mit *Alfalfa* (Luzerne) zu versuchen. Da wird aus nur zwei gehäuften Eßlöffeln Samen nach sechs bis acht Tagen ein großes Literglas voller Sprossen! Auch zwei Eßlöffel *Mungbohnen* ergeben in einer knappen Woche eine große Keimbox-Füllung.

Linsen sind ebenfalls dankbar für die ersten Versuche, weil Sie da genauso den Erfolg in der Tasche haben – vorausgesetzt, die Linsen sind frisch und gut ausgelesen. Nehmen Sie kleine Sorten! Auch eine Mischung aus Alfalfa, Mung, Linsen und Bockshornklee wird köstlich und ergibt eine große Salat-Mahlzeit. Natürlich können Sie diese Sprossen am Anfang Ihrer Ernährungsumstellung Suppen und Gemüsen oder Soßen als Bereicherung beigeben, aber dann bitte im letzten Moment und nur noch ganz kurz mitkochen.

Merke: Je *wärmer* der Raum, desto *rascher* geht das Keimen und Sprießen vor sich! Und im Sommer geht es eigentlich immer schneller als im Winter. Keime wachsen im *Kühlschrank* nur noch ganz langsam weiter. Wenn Sie zum Beispiel schnell für zwei bis drei Tage wegfahren müssen, können Sie auch den Keimprozeß fast stoppen, indem Sie die Keimlinge in ein feuchtes Tuch einschlagen und in das unterste Kühlschrankfach legen. Anschließend werden sie gewaschen, und der Keimprozeß wird fortgesetzt.

Inhaltsstoffe: Im Samen ruht alles Leben wie im Winterschlaf: Bekommt er aber seine »vier Elixiere«, nämlich Wasser, Sauerstoff, Wärme und Licht, dann wird es schlagartig »Frühling« in der winzigen Wunderkapsel, und alles regt sich und bewegt sich plötzlich, was dafür gedacht ist, im keimenden Kern die Pflanze zum Leben zu erwecken, ihr ans Licht zu verhelfen.

- Durch das Befeuchten, das Eindringen des *Wassers,* kommt eine ganz kleine, aber überaus mächtige Fabrik in Gang, Enzyme und Hormone werden frei, die sämtliche gespeicherten Wirkstoffe aktivieren. Die *Wärme* leitet, neben der Feuchtigkeit, einen enormen Stoffwechsel ein:
- Die Samenschale wird atmungsaktiv. Sie springt auf, die Zellmembranen werden durchlässig, und unter *Sauerstoffeinfluß* fängt der Embryo zu wachsen an!
- Unter der Einwirkung des *Lichts* verstärken sich noch die Bemühungen der Enzyme; eine Vielzahl von Nährstoffen wird gebildet, oft auch umgebaut, und all diese guten Lebensstoffe werden fieberhaft in den Keim bzw. in die Sprosse transportiert. Alle Wirkstoffe haben nur ein Ziel, eine Aufgabe: dieser werdenden Pflanze beim Wachstum und beim Zellaufbau zu dienen und ihr dabei alle benötigten Energien bereitzustellen.

Und die Nutznießer all dieser wunderbaren Vorgänge sind wir, die wir die Sprossen essen! Denn durch den Keimvorgang steigt zum Beispiel der *Vitamingehalt* sprunghaft an: Beta-Carotin (Provitamin A) nahm bei Linsen beispielsweise in US-Untersuchungen innerhalb von nur vier Tagen um das Dreifache zu, bei Kichererbsen um das Zweifache und bei Mungbohnen um das Eineinhalbfache.

Die so besonders wertvollen B-Vitamine (äußerst wichtig für Nervenbahnen und Gehirn) stiegen bei verschiedenen Keimlingen bis zum Siebenfachen.

Ein Beispiel: Viele Menschen, besonders aber Vegetarier, laufen Gefahr, nicht genügend Vitamin B_{12} zu bekommen. B_{12} wird überwiegend durch Darmbakterien selbst hergestellt. Nun fanden die Experten im Hippocrates Health Institute in Boston heraus, daß Chlorophyll, etwa aus Weizengrassaft, aber auch aus Sprossen, dem Körper reichlich zusätzliches Vitamin B_{12} gibt. Und daß die Darmbakterien diesem B_{12} gegenüber sehr wohlwollend reagieren – sie integrieren es in ihre Vitaminproduktion.

Auch die Vitamine E und K nehmen beim Keimen derartig zu, daß ihr Vitamingehalt allen anderen Gemüsen ebenbürtig, teilweise sogar weit überlegen ist.

Beim Weizenkorn ist das Zellschutz- und »Verjüngungs«-Vitamin E nach vier Tagen des Keimens um etwa 300 Prozent erhöht. – Amerikanische Viehzüchter haben mit großem Erfolg Hafer- und Weizensprossen an Jungkühe verfüttert, die keine Kälber bekamen: Sie wurden fruchtbar. Ähnliche Erfolge erzielten die Veterinäre mit Bullen, die ihre Pflichten nicht mehr zufriedenstellend erfüllten. Sie wurden wieder »springlebendig«...

Keime und Sprossen sind aber auch die besten pflanzlichen Quellen für *Kalzium* (das knochenstärkende Mineral, das sich sonst vor allem in der Milch und deren Produkten findet) und für *Magnesium* (Baustein für alle Gewebe, hält das Herz fit). Darüber hinaus sind fast alle Keimlinge sehr reich an Kalium, Phosphor und Zink, und obendrein verbessert sich durch den Keimprozeß die sogenannte »Bioverfügbarkeit«, die Aufnahmefähigkeit des Körpers, zum Beispiel bei Phosphor und Zink drastisch!

Das erstaunlichste aber: Während des Keimvorgangs nimmt unter dem Einfluß all der mobilgemachten Enzyme nicht nur der *Eiweißgehalt* als solcher erheblich zu (vereinzelt um 23 Prozent), es verbessert sich auch die *Eiweißqualität* enorm, denn das Protein wird schon in die *Aminosäuren* (die Eiweißbausteine) umgewandelt, ein Prozeß, der sich normalerweise erst im Organismus während des Verdauungsstoffwechsels abspielt. Dadurch nehmen die essentiellen, die lebenswichtigen Aminosäuren bis zum Fünffachen zu und stehen dem Körper jetzt in weit größeren Mengen und beschleunigt zur Verfügung.

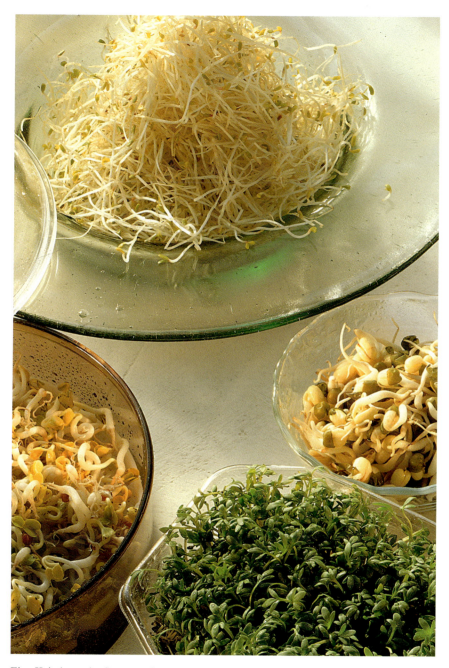
Eine Keimbox oder Sprossengläser zum selberziehen brauchen nicht viel Platz, liefern aber eine geballte Ladung Vitamine und Mineralien.

Der Eiweißgehalt der Sprossen im Vergleich zu Fleisch und Eiern	
Eier	13 Prozent
Fleisch	19 Prozent
Mungbohnen-Sprossen	24 Prozent
Linsen	25 Prozent
Soja-Sprossen	28 Prozent
Alfalfa-Sprossen	35 Prozent

(Nach Dr. Jeffrey Bland)

Die *Kohlenhydrate* werden in den ersten Keimtagen fortlaufend ab- und umgebaut. Die Stärke, deren Verdauung länger braucht, nimmt ab, ebenso jene berüchtigten Oligosaccharide, die für *Blähungen* verantwortlich gemacht werden. Deshalb sind fast alle Keimlinge im Vergleich zu Körnern, Samen und Hülsenfrüchten viel bekömmlicher.

Dafür konnte zum Beispiel bei Mungbohnen nach 96 Stunden Keimzeit eine Steigerung der Glukose um das Sechsfache beobachtet werden. Glukose (Traubenzucker) erhöht rasch unsere Leistungsfähigkeit und liefert Energie für alle körperlichen Anstrengungen – auch für den Sport.

Weil der *Wassergehalt* der Sprossen innerhalb von wenigen Tagen von 10 auf 80 bis 88 Prozent ansteigt, sättigen Sprossen sehr, haben aber nur ganz wenig Kalorien. Deshalb sind Sprossen ideal für eine Schlankheitsdiät.

Die *Ballaststoffe* dagegen, deren Heil- und Schutzfunktion mittlerweile unumstritten ist, werden in den ersten Keimtagen abgebaut, steigen aber dann sprunghaft wieder an und liegen bei fast allen Keimlingen höher als bei den meisten Gemüsen. Deshalb sind Sprossen auch besonders günstig für eine »schlappe« Verdauung! Höchst verblüffend ferner: Bei *fettreichen* Samen werden in den ersten Tagen verstärkt auch Lipide (Fette) zur Energiegewinnung abgebaut. Bei Getreiden etwa, voran Weizen, kommt es dann aber wieder zu einem Anstieg der Gesamt-Lipide. Dabei wurde zum Beispiel in Untersuchungen eine Zunahme gerade der herzgesunden, *mehrfach ungesättigten* Fettsäuren um fast 50 Prozent beobachtet.

Auch der *Nitratgehalt* von Keimlingen wurde untersucht, und zwar im Vergleich zu Wintertreibhausgemüsen. Dabei schnitten die Sprossen – Alfalfa, Rettich, Mungbohne und Weizen – wieder glänzend ab. Zwar ist der Nitratgehalt anfangs, in den ersten Tagen des

Keimens, recht hoch, nimmt aber mit zunehmender Keimdauer stark ab (vom vierten bis zum sechsten Tag allein um 35 Prozent). Und wenn die Keime in den letzten Tagen vor dem Verzehr dem Licht ausgesetzt werden, nimmt er immer weiter ab. Gleichzeitig bildet sich dann neben dem Chlorophyll relativ viel Vitamin C, das nach allen Erfahrungen ja der schädlichen Umwandlung von Nitrat bzw. Nitrit zu Nitrosaminen (die krebsfördernd sein können) entgegenwirkt.

Der Mineralstoffgehalt der Keime von Weizen und Mungbohnen im Vergleich zu anderen Gemüsen

Gemüse pro 100 g	Magnesium mg	Phosphor mg	Eisen mg	Kupfer mg	Zink mg
Weizenkeime	33	115	1,0	0,11	0,7
Mungsprossen	25	69	0,8	0,17	0,5
Kopfsalat	11	33	1,1	0,05	0,2
Tomate	20	26	0,5	0,09	0,2
Gurke	8	23	0,5	0,09	0,2
Karotten	18	35	2,1	0,13	0,1

Um dieser Umwandlung außerdem entgegenzuwirken, sollten Sprossensalate statt nur mit Essig besser mit gutem Zitronensaft angemacht werden.

Sojabohnen zeigten in fast allen Varianten beim Test mit Abstand die höchsten Nitratgehalte, vor allem bei einer Keimdauer von sechs Tagen oder weniger. (Die niedrigsten Nitratwerte fanden sich bei Rettichsamen- und Weizenkeimen.)

Relativ hoch war bei verschiedenen Tests auch die *mikrobielle* Belastung einzelner Keimlinge. Aus diesem Grund ist »Selbermachen«, einmal mehr eine empfehlenswerte Alternative zum »Fertigkaufen«. Dann weiß man auch, wie »sauber« gekeimt wurde ...

Apotheke: Die Zeiten sind vorbei, in denen Ärzte und Ernährungsfachleute hochmütig Sätze schrieben wie: »Alfalfa ist eine gute Ernährung fürs Vieh. Sie hat keine Zukunft in der menschlichen Ernährung.« – Längst sind in den USA die ehemaligen Sprossengegner überzeugt und überstimmt. Die grüne Welle rollt und rollt in Amerika. Und wie so oft bei ernstzunehmenden »US-Moden«, wird es nur ein paar Jährchen dauern, dann rollt die Welle auch bei uns.

Schon im Jahr 1970 wies der US-Biochemiker Prof. Dr. Ernest T. Krebs darauf hin, daß die Keimlinge einiger Gräser und Gemüse bestimmte Wirkstoffe enthalten, die der Bildung bösartiger Geschwüre entgegenwirken (September 1970 im »Cancer Control Journal«). Und die russischen Forscher Mayer und Poljakoff-Mayber stellten fest, daß Sprossen »den Körper regenerieren können«, weil sie nicht nur Protein in Form von fast allen lebenswichtigen Aminosäuren enthalten, sondern auch die Nukleinsäuren RNS und DNS.

Lauter winzige Wunder

Alfalfa oder Luzerne, Bockshornklee, Buchweizen, Erbse, Getreide, Kichererbse, Kresse, Kürbis, Leinsamen, Linse, Mungbohne, Perserklee, Rettich, Senf, Sonnenblume

Alfalfa oder Luzerne
(Medicago sativa)

Liebling der westlichen Sprossen-Küche

Einweichzeit: Vier bis sechs Stunden: Zweimal täglich gründlich spülen und wässern.
Ernte: Nach sechs bis acht Tagen. Höchstens zwei Tage im Dunkeln halten, dann ans Licht stellen. Das Volumen wächst geradezu unglaublich, um das Acht- bis Zwölffache.

Alfalfa enthält mehr wertvolle Nährstoffe als alle seine »Konkurrenten« in der Keimbox und als die meisten Salate, Gemüse und Früchte. Dr. Sherman Davis, Universität Indiana, hat ermittelt, daß Alfalfa extrem reich ist an Eisen, Kalzium, und Phosphor sowie Kalium und Magnesium.

Alfalfa-Sprossen sind eine fast komplexe Nahrung: Nach sieben Tagen sind sie eine hervorragende Quelle für das blutbildende Chlorophyll, enthalten reichlich das Pro-Vitamin-A (der Carotingehalt bei gleichem Gewicht entspricht dem von Karotten, wobei natürlich gewichtsmäßig mehr Karotten als Alfalfa gegessen werden). Überdurchschnittlich ist auch der B-Komplex in Alfalfa-Sprossen zu finden, ferner die Vitamine D, E und K. Alfalfa-Sprossen schmecken mild und knackig.

Merke: Alfalfa-Sprossen liefern besonders viel Eiweiß und vor allem – fertig gekeimt – *alle* essentiellen (lebenswichtigen) Aminosäuren. Alfalfa wird von Experten zur »Entgiftung« und als »Kraftnahrung« für Aufbau und Rekonvaleszenz und für chronisch Kranke empfohlen. Er überrundet in seinen antitoxischen, reinigenden Eigenschaften, so sagen sie, Leber, Bierhefe und Weizenkeime.

Alfalfa stärkt nach den Erfahrungen von Naturärzten die Abwehr und hilft bei allen entzündlichen Leiden, die auf »-itis« enden, voran Arthritis.

Alfalfa soll vor allem im Zustand der Erschöpfung reichlich gegessen werden. Die Sprossen sorgen auch für ein gutes Kalzium-Phosphor-Gleichgewicht, das große Bedeutung hat für unsere Knochen. Ein Glück deshalb, daß Kinder diese knackigen grünen Winzlinge besonders gern als Butterbrotbelag essen ...

Küchentips: Vor dem Verzehr wäscht man die fertigen Sprossen noch mal gründlich, aber sehr vorsichtig *warm* im Haarsieb und zupft sie mit leichten Fingern sorgfältig auseinander, weil sie sich zu einem »Nest« zusammengeballt haben. Die Samenhüllen von Alfalfa werden mitgegessen.

Was für eine Mahlzeit zuviel ist, hält sich, luftig in einem Plastikbeutelchen aufbewahrt, im Kühlschrank mehrere Tage. Achtung: Weil sie so zart sind, fallen Alfalfa-Sprossen sofort nach dem Marinieren zusammen. Deshalb bitte immer *oben* auf andere Salate streuen und alles zusammen erst am Tisch anmachen!

Der Bockshornklee
(Trigonella foenum-graecum)

Reinigt Leber und Galle

Einweichzeit: Sechs bis 15 Stunden. Zweimal täglich spülen und wässern. – Vier bis fünf Tage im Dunkeln keimen, am letzten Tag einige Stunden ans Licht stellen.

Ernte: Nach fünf bis sechs Tagen, je nach Geschmack.

Im Samen sind fast 30 Prozent Protein, extrem viel Eisen und Phosphor, Saponine, Schleimstoffe, Bitterstoffe, die Vitamine A, B_1 bis B_3, C und vor allem Lezithin enthalten.

Achtung! Nicht keimende oder beim Keimen »weich« gewordene Samen aussortieren, damit nichts verdirbt! (Ausführliches über den

wertvollen Bockshornklee siehe Seite 385 ff.) Die Sprossen regen Appetit und Verdauung an. Sie schmecken herzhaft-würzig.
Küchentips: Ein Salat aus Bockshornklee-Sprossen, zusammen mit geschnitzelten Radieschen, gilt in Amerika als einer der stärksten Leber- und Gallenreiniger. – In den USA ißt man Bockshornklee-Sprossen auch zur Steigerung der Abwehr, bei entzündeten Schleimhäuten und schlechtheilenden Wunden.

Der Buchweizen
(Fagopyrum esculentum)

Soll gegen Arterienverkalkung helfen

Einweichzeit: Zwölf bis 16 Stunden. Mindestens zweimal täglich wässern und sehr gut spülen.
Ernte: Als Sprossen nach drei bis fünf Tagen. Sie schmecken nußartig: Als Grünkraut, das besonders wertvoll ist und das im Sommer möglichst auf Erde gezogen wird, nach dem zwölften Tag.

Drei Eßlöffel Samen geben eine Keimbox voller Sprossen. Allerdings empfiehlt es sich hier, nach den geschälten Samen Ausschau zu halten, weil die Hülsen des ungeschälten Buchweizens extrem hart sind und erste Mißerfolge beim Keimen (zwei bis drei Tage lang »rührt sich nichts«) erfahrungsgemäß sehr entmutigen.

Buchweizen enthält neben reichlich Vitamin B_1 bis B_3 besonders viel *Rutin,* jenes sogenannte »Vitamin P« – das die Gefäßwände stärkt und abdichtet und deshalb sowohl bei Venenerkrankungen als auch gegen Arteriosklerose empfohlen wird. Ungewöhnlich hoch ist der Rutingehalt freilich im grünen Kraut!

Neuerdings weiß man, daß das Flavon Rutin starke antioxidative Wirkung hat und (durch die Aktivierung der schon ausführlich beschriebenen »rettenden« Phase-II-Enzyme) die bösen Absichten von krebserregenden Stoffen zunichte machen kann.

Außerdem sind in Keimen und Kraut fast alle wichtigen Mineralien, voran Kalium, Kalzium, Phosphor, Eisen, Magnesium und Natrium, gut vertreten. Und dann schenken uns Buchweizen-Sprossen die essentielle Aminosäure Lysin in fast doppelt so hoher Dosis wie sonstige »Getreide«.
Küchentips: In der Küche sind die Sprossen gut geeignet als Bereicherung von Suppen und Gemüsen oder zum Beispiel als Füllung von

Vollkorn-Pfannkuchen. Natürlich kann man sie unter jeden Salat mischen. Wer das grüne Kraut im Sommer in großem Stil ansät, der sollte einmal einen Salat nur aus den köstlichen Buchweizen-Blättchen zubereiten!

Die Erbse
(Pisum sativum)
Ein nahrhaftes Eiweißpaket

Einweichzeit: Zwölf bis 16 Stunden. Zweimal täglich wässern und spülen.
Ernte: Nach drei bis vier Tagen: Eine Tasse Erbsen gibt zwei Tassen Erbsen-Sprossen.

Erbsen-Sprossen enthalten fast ein Viertel Protein, mit allen acht essentiellen Aminosäuren, dazu die Vitamine A, B, C, Kalzium, Phosphor, Magnesium, Zink und Eisen und Kalium. Die zum Teil etwas schwer verdaulichen Substanzen werden durch das Keimen leichter bekömmlich.
Achtung! Weil sich während des Keimens Gase entwickeln, müssen die Erbsen mehrmals täglich gründlichst gespült und luftig gehalten werden. Sie entwickeln sich besonders gut im Tüllnetz.
Küchentips: Am besten schmecken die frischen und knackigen Erbsen-Sprossen mit einer pikanten süß-sauren Soße, wie es sie in Chinaläden in vielerlei Variationen gibt. Auch in Sprossenmischungen passen Erbsen gut mit hinein.

Wer einen leicht empfindlichen Magen hat, der kann die Sprossen in der Schnellpfanne zusammen mit anderen Gemüsen in etwas Öl, Butter oder Rahm kurz schmoren. Das schmeckt sehr gut zusammen mit Reis oder zum Beispiel zu kleinen Hühnerspießen bzw. kleinen Medaillons.

Die Getreide
Alle »Sprießkörner« haben
hohen Nähr- und Heilwert

Theoretisch lassen sich *alle* Getreide, wie Dinkel, Gerste, Hafer, Roggen und Weizen, keimen und zu Sprossen ziehen, natürlich auch die »Indianergetreide« Amaranth und Quinoa. Voraussetzung (für unsere

Küche) ist *immer*, daß die Sprießkörner nicht chemisch vorbehandelt wurden. Sie sollten deshalb versuchen, sie Ihrem Bio-Bäcker abzuschmeicheln. Beim Keim-Versuch merken Sie dann auch schnell, ob er »lebendiges« Korn verbäckt.

Für alle diese Getreide – mit Ausnahme von Hafer – gilt folgende Regel:
Einweichzeit: Zwischen acht und zwölf Stunden. Zweimal täglich wässern. Frühestens nach drei, spätestens nach fünf Tagen schmecken sie richtig gut. Viel länger sollten sie aber nicht als »Sprießkorn« gegessen werden. Alle Getreide werden am besten im Dunkeln gekeimt.

Allen gemeinsam ist der hohe Gehalt an B-Vitaminen (Steigerung während des Sprießens gegenüber den Samen zwischen 200 und 600 Prozent). Die meisten Körner enthalten auch reichlich Vitamin A, C und E. Mineralien werden vielfach neu gebildet: voran Kalium, Kalzium, Magnesium, Phosphor, Eisen und Zink.

- *Dinkel*-Sprießkörner sollen den Stoffwechsel ankurbeln. Heilpraktiker empfehlen sie auch Krebskranken.
- *Gersten*-Sprossen zeichnen sich durch einen wunderbar süßen Geschmack aus; Kenner nennen sie den »pflanzlichen Honig«.
- *Hafer*-Sprossen liefern uns unter anderem das wertvolle Mangelvitamin Folsäure. Sie helfen, das hohe Cholesterin zu senken. Für Leberkranke und Diabetiker werden Hafer-Sprossen (in jeweils mäßigen Mengen) als Heilnahrung empfohlen. Bei Lernenden (Kindern, Studenten etc.) und geistig Arbeitenden soll Hafer-Sprießkorn die »kleinen grauen Zellen« anspornen. Auch Magen- und Darmkranke dürfen Hafer-Keimlinge essen, weil ihr natürlicher Schleimgehalt schonend die Verdauung anregt. Hafer zum Sprießen als einziges Korn nur drei bis vier Stunden einweichen!
- *Roggen*, einer unser Hauptlieferanten fürs Brotmehl, wird als Keimling meist gegenüber Dinkel, Hafer oder Weizen vernachlässigt. Dabei enthält er auch relativ viel Rutin, was unter anderem hilft, Gefäße abzudichten (siehe oben).
- *Weizen*-Keimlinge sind Vitamin- und Mineral-»Bömbchen«, ein Elixier für Erschöpfte, chronisch Kranke, Kinder und Alte. Der Gehalt der B-Vitamine steigt bei Weizen-Sprossen (nach Dr. C. W. Bailey, Universität Minnesota) innerhalb von 72 Stunden um das Sechsfache und der von Vitamin E um das Dreifache des Ausgangswerts.

Achtung! Während des Keimprozesses bilden sich an den kleinen Würzelchen winzige pelzige »Faserwurzeln«. Sie dürfen nicht mit Schimmel verwechselt werden. Geerntet werden die angekeimten, fleißig gewässerten Körner dann, wenn die Keime so lang sind wie das Weizenkorn selbst. (Siehe auch »Weizengrassaft«, Seite 438 f..)

Der US-Ernährungsforscher Viktoras Kulvinskas hat festgestellt, daß – je nach Getreideart – das Maximum an Nährstoffen zwischen 50 und 100 Stunden nach Beginn des Keimens erreicht wird. Der Brauch, Körner zu schroten und über Nacht quellen zu lassen (heute in einer bestimmten Ernährungsrichtung große Mode), beraubt sie der Keim-Vorteile. Außerdem steht nirgendwo vorgeschrieben, daß Sie Getreidekost immer zum Frühstück essen müssen (wenn die Verdauung noch halb schläft). Als kohlenhydratreiche Abendmahlzeit, drei bis vier Stunden vor dem Schlafengehen, hat sie sogar eine schlaffördernde Wirkung.

Für ein *Keimling-Körner-Müesli,* ob früh oder abends, rechnet man pro Person mindestens 50 g Getreide. Dazu sollten für eine »volle« Mahlzeit etwa 200 g Obst (geschnippelt oder geraspelt) kommen.

Küchentips: Weil es genug Menschen gibt, denen Körner, auch gründlich geweichte und gekeimte, »schwer im Magen liegen«, weil diese Leute aber nicht auf solche wertvolle Nahrung verzichten sollten, rate ich den sehr Empfindlichen, sich aus Getreide-Sprossen im Mixer leckere Cremes, Dips etc. zu machen (siehe Seite 434 ff.) oder sie – entsprechend apart gewürzt – über Suppen und Gemüse zu geben. Das ist eine kräftige Bereicherung des Essens!

Die Kichererbse
(Cicer arietinum)
Gut für die Augen und die Liebe

Einweichzeit: Zwölf bis 18 Stunden, während dieser Zeit mindestens einmal das Wasser erneuern. Zweimal täglich spülen und wässern, im Sommer drei- bis viermal.
Ernte: Nach dem dritten Tag. Aufpassen, nach mehr als vier Tagen werden die Keimlinge leicht bitter. Der Keim soll höchstens doppelt so lang wie der Samen sein. Eine Tasse Samen ergibt zweieinhalb Tassen Sprossen.

Kichererbsen-Sprossen sind wegen ihres hohen Protein- und Stärkeanteils besonders nahrhaft (und kalorienreich). Beim Keimen nimmt ihr Gehalt an Augenvitamin A, an B-Vitaminen und an Vitamin C um ein Vielfaches zu.

In Asien glaubt man, daß sie nicht nur für die Augen, sondern auch *für die Liebe* gut sind. Empfindlichen Menschen können sie ein bißchen schwer im Magen liegen. Dagegen gibt es einige Tricks.

Küchentips: Sie können die Sprossen im Mixer pürieren, sie Gemüsesoßen beigeben, Tomaten damit füllen oder sie auf Spaghetti häufen und mit Käse überbacken oder sie zehn bis 15 Minuten lang auf kleiner Flamme köcheln und dann mit Gemüsen mischen. Besonders gut passen sie zu Tomaten, Karotten, Blumenkohl.

Immer sollten die Kichererbsen-Sprossen mit etwas Fett, gutem Sonnenblumen- oder Distelöl, Rahm oder Butter, zubereitet werden, damit die Carotine und das wertvolle Vitamin A auch seine Wirkung richtig entfalten können! (Siehe auch Seite 81.)

Die Kresse
(Lepidum sativum)

Ein natürliches Antibiotikum!

Einweichzeit: Muß nicht sein. Ein- bis zweimal täglich wässern. Weil Kressesamen viel Schleim bilden, müssen sie gut gepflegt und luftig gehalten werden, damit sie nicht schimmeln.
Ernte: Nach sieben bis acht Tagen. Zwei Eßlöffel voller Samen ergeben eine Keimbox voller grüner Kresse. Man keimt im Dunkeln an, stellt die Keimlinge dann mindestens zwei Tage ans Licht, damit sich die chlorophyllhaltigen Blättchen richtig bilden können. Kresse enthält ätherische Senföle, die starke antimikrobielle Wirkung haben, und Bitterstoffe und hat einen besonders hohen Vitamin-C-Gehalt (abwehrstärkend), dazu reichlich Carotinoide, B-Vitamine, Kalium, Kalzium, Eisen und Phosphor. Die Kresse wächst schneller als alle anderen Keimlinge, sehr wahrscheinlich hat sie ihren Namen aus dem Lateinischen von »crescere« = wachsen ...

Seit Jahrtausenden wußten die Heilkundigen des Orients, daß Kresse eine reinigende Wirkung für die Nieren und die Harnwege sowie für die Leber und Galle hat und den ganzen Organismus stärkt. Heute weiß man, daß sie ein natürliches Antibiotikum in relativ hohen Dosen enthält, die Darmflora und das Immunsystem stärkt und deshalb sowohl zur Vorbeugung vor Infektionen als auch als Aufbaukost nach Erschöpfungszuständen und Erkältungen bestens geeignet ist.

Kresse ist besonders wichtig in der kalten Jahreszeit (als Grippeschutz) und – im Gegensatz zu den stark nitrathaltigen Treibhaussalaten – eine ideale Bereicherung der Winterküche.

Sie ist wirklich spielend leicht zu ziehen (sogar auf zwei Lagen Küchenkrepp, die, zum Beispiel in einer alten Glasbackform, gut feucht gehalten werden). Wer einmal versucht hat, Kresse daheim zu keimen, der wird sie nie mehr im Supermarkt als Massenware in der Pappschachtel oder im Styropor-Schächtelchen kaufen.

Kresse schmeckt angenehm scharf und erfrischend. Sie wird mit einer Schere direkt auf Salate oder aufs Quark-, Käse- oder Butterbrot geschnitten. Kräutersoßen gibt sie, im letzten Moment frisch dazugeschnippelt, einen besonderen Pfiff.

Der Kürbis
(Curcubita pepo)

Macht Männer stark!

Das Besondere an den Kürbiskernkeimlingen: Sie werden nur wenige Tage lang »belebt«, das heißt, nach zwei bis drei Tagen müssen sie geerntet werden, weil sie sonst bitter werden. Für Sprossen bzw. Keimlinge verwendet man nur geschälte Kürbiskerne. Am besten sind die grünen aus der Steiermark. Versuchen Sie, die grünen Kerne im Reformhaus oder beim Bio-Bäcker zu bekommen, da sind sie viel billiger als in den Keimsamen-Tüten.

Einweichzeit: Zwölf Stunden. Zwei- bis dreimal täglich spülen und wässern. Eine Tasse Kürbiskerne ergibt zwei Tassen Keimlinge. Im Dunkeln keimen.

Diese Keime sind reich an Protein, Fetten (besonders viel ungesättigte Fettsäuren, die als Herzmedizin wirken), Carotinen und dem B-Komplex und Vitamin E; eine hervorragende Quelle auch an Zink, Eisen, Phosphor, Kalium und Magnesium. Während des kurzen Keimvorgangs bilden sich viele hochwirksame Enzyme und Hormone, die entzündungshemmend, antioxidativ und antikanzerogen wirken.

Küchentips: »Belebte« Kürbiskerne können, wie Nüsse gehackt, über viele gute Gerichte gestreut werden – zum Beispiel über Obstsalate, Müeslis, aber auch über Blattsalate. Für »schnelle Küchen« dienen sie als wertvolle und nahrhafte Zutat beim Backen. (Zu Kürbiskernen siehe auch Seite 456 ff.)

Der Leinsamen
(Semen lini)
Verdauungshilfe und Adernputzer

Jeder weiß, daß frischgeschroteter Leinsamen eine fabelhafte, milde Verdauungshilfe ist. In Leinsamen-Sprossen potenzieren sich manche guten Wirkungen der kleinen lackglänzenden Samen noch. (Siehe auch Seite 459 ff.) Leinsamen liefert uns gratis ins Haus jene Lignane, die wie winzige Hormonbömbchen krebshemmend wirken, uns außerdem als Antoxidantien vor »freien Radikalen« schützen.

Einweichzeit: Keine. Gekeimt wird in der Box oder in einem sehr feinmaschigen Tüllbeutel, der sich gut durchspülen läßt, oder auch auf feuchtem Tuch bzw. doppeltem Küchenkrepp. Weil sich starker Schleim bildet, darf der Samen nicht dicht gesät werden. Wenn möglich, wird er mit einem Zerstäuber zweimal täglich vorsichtig befeuchtet.

Ernte: Nach zwei bis drei Tagen als Keim, nach ca. zwölf Tagen als Grünkraut. Leinsamen-Sprossen zu ziehen ist eine kleine Herausforderung für die fortgeschrittene Sprossen-Gärtnerin. Drei bis vier Eßlöffel Leinsamen verdreifachen sich beim Keimen.

Leinsamen-Sprossen enthalten viel Protein, ungesättigte Fettsäuren, überdurchschnittlich viel Zellschutzvitamin E, auch Vitamin K, ferner Kalzium, Magnesium, Phosphor, Eisen und Kupfer.

Küchentips: Mit ihrem nußartigen Geschmack sind die Sprossen köstlich auf Salaten, aber auch, zusammen mit Früchten, auf Müeslis und Desserts. Mit Kelp gewürzt, ergeben sie eine besonders gute Pfannkuchen-Füllung. Dazu sollten sie vorher in kochendem Wasser nur wenige Minuten blanchiert und dann in ein Sieb gegossen werden.

Achtung! Leinsamen enthalten *etwas* Blausäure. Man sollte sie also nur immer wieder mal – abwechselnd mit anderen Sprossen – essen.

Die Linse
(Lens esculenta)

Besonders wertvoller Eiweißspender

Einweichzeit: Zwölf bis 15 Stunden. Zwei- bis dreimal täglich gründlich wässern und dunkel halten.

Ernte: Nach drei bis vier Tagen. Aufpassen: Da sich die kleinen Blättchen beim Keimen blitzartig entwickeln und dann schon der höchste Wert der Nährstoffe überschritten und aufgezehrt wird, sollten Sie unbedingt den besten Moment (vor dem »Blattschlüpfen«) abpassen!

Linsen-Sprossen enthalten komplettes hochwertiges Eiweiß, viele B-Vitamine, Carotinoide sowie Kalium, Kalzium, Phosphor, Eisen, Kupfer, Mangan. Nehmen Sie zum Keimen nicht die sehr großen, sondern die kleinsten, die sogenannten »Berglinsen«, und sortieren Sie vor dem Keimen alle kaputten Samen aus. Eine Tasse Linsen ergibt vier und mehr Tassen Sprossen. Sie schmecken pikant und knackig. Sie sind eine große Bereicherung der Winterküche.

Küchentips: Linsen-Sprossen passen zu vielen gemischten Salaten und Gemüsen, als Beigabe zu Aufläufen, zu Getreidegerichten (Nudeln, Spaghetti, Spätzle), schmecken aber auch köstlich aufs abendliche Käsebrot – dann erreichen Sie die höchste Wertstufe der Eiweißernährung überhaupt. Was an Linsen sonst etwas schwer verdaulich ist, wandelt sich beim Keimen in eine Form, die der Organismus leichter aufnimmt.

Die Mungbohne
(Phaseolus mungo)

Jahrtausendalte Leibspeise der Kaiser und der Kranken

Die Kenner ziehen die feinen grünen Mungbohnen der richtigen Sojabohne zum Sprießen vor, obwohl diese in der Regel als »Soja-Sprossen« verkauft werden. Wenn die Mung-Sprossen zart und süß und »stramm« werden sollen, gelten folgende Regeln:

Einweichzeit: Mindestens 14 bis 15 Stunden, am besten über Nacht. Lassen Sie die Bohnen dann zunächst ganz im Dunkeln (zugedeckt) und recht warm sprießen. »Waschen« Sie sie mindestens dreimal am Tag lauwarm. Weil eine Tasse Samen vier bis fünf Tassen Sprossen ergibt (!), genügen zwei gehäufte Eßlöffel für die Keimbox.

Ernte: Frühestens nach fünf bis sechs Tagen sind sie, richtig gezogen, im Idealzustand. (Kinder lieben diese »Würmer« besonders.) Bevor Sie die Sprossen in der Küche verwenden, waschen Sie sie noch mal gründlich, aber sehr vorsichtig, weil die zarten Triebe leicht brechen. Rühren Sie mit den Händen dieses Waschwasser um, bis alle grünen Hüllen an die Oberfläche geschwommen sind – wo Sie sie leicht abfischen können.

Die Mung-Sprosse liefert uns wertvolles Eiweiß, schon aufgespalten in die Aminosäuren – und zwar vollständig in der Zusammensetzung, wie unser Körper sie braucht. Außerdem ist sie ein großzügiger Lieferant von viel Kalium, Eisen, Phosphor, Kalzium und Magnesium. Wichtig auch: Sie bringt mit einem recht hohen Lezithingehalt unsere kleinen grauen Zellen auf Trab und enthält wertvollste Bioaktiv-Stoffe, voran das Genistein (siehe auch Abschnitt »Hülsenfrüchte«), ein natürliches Pflanzenhormon. Es bewahrt Männer, die fleißig solche Sprossen essen, vor Prostata-Krebs, kann aber auch bei regelmäßigem Verzehr Frauen – zumal in den Wechseljahren – vor kanzerogenen Gewebsveränderungen (Vorstufen zum Krebs) schützen (siehe Seite 402 f.).

Diese wertvollen Sprossen, ein Alltagsschmankerl unzähliger Völker in Fernost und Südostasien, haben aber auch einen besonders hohen Vitamin-E-Anteil, und das bedeutet »Verjüngung« auf der ganzen Linie, wenn man den Sprossen-Fachleuten glauben darf: Verjüngung von Haut und Haaren, von Geweben und Drüsen. Ältere Chinesen lassen keinen Tag ohne Sprossen-Mahlzeit vorübergehen, sie schwören darauf, daß Mung-Sprossen die Manneskraft stärken.

Küchentips: Mung-Sprossen sollen, wie Soja-Sprossen, blanchiert, das heißt wenige Minuten »durchs kochende Wasser gezogen« werden. Dann ist nämlich der in rohen Bohnen enthaltene Enzymhemmer, der empfindlich die Verdauung stören kann, wirkungslos geworden! (Siehe auch »Hülsenfrüchte«, ab Seite 377.)

Ansonsten gibt es in der Küche kaum eine Sprosse, die so vielseitig verwendbar ist, zum Beispiel in Salaten, Suppen, Pfannengerichten.

Der Perserklee
(Trifolia rubens – Medicago arabica)

Das kleine Keimwunder

Der winzigste Samen zum Keimen, bei uns noch wenig bekannt. Dabei liefert er uns, so meine ich, vielleicht die leckersten Grünsprossen überhaupt! Der persische Klee kam über Südfrankreich zu uns, wird aber auch an Oberrhein und Neckar schon kultiviert. Für Perserklee gilt so gut wie alles, was Sie unter »Alfalfa« (Luzerne, siehe Seite 419 f.) lesen.

Küchentips: Perserklee hat einen herzhaften Geschmack. Wenn er fertig gekeimt ist, sollte er noch mal gründlich gewaschen und dabei vorsichtig auseinandergezupft werden, weil die langen Beinchen der Sprossen und Würzelchen ein Knäuel bilden. Man ißt sie »mit Stumpf und Stiel«, zart angemacht, im allerletzten Moment, mit Zitronensaft, je einer Prise Salz oder etwas Kelp und Zucker und wenigen Tropfen von erstklassigem Öl. Besonders köstlich schmecken sie auf Quark-, Käse- und Tomatenbroten und – mit feinstgeschnittenen Schalotten-Würfelchen – auf Avocadocreme.

Der Rettich
(Raphanus sativus)

Bringt Galle und Nase zum Fließen

Wie bei fast allen Kreuzblütlern (siehe Seite 151 ff.) ist nicht nur die Pflanze, sondern auch der Samen, der Keimling und das Zehn-Tage-Grün eine reiche Quelle schwefelhaltiger ätherischer Öle, die als natürliches *Antibiotikum* wirken – nämlich reinigend, keimtötend, entzündungshemmend und stark harntreibend. Außerdem schenkt uns, wie schon berichtet, das Sulforaphan der Kreuzblütler gleich auf mehrfache Weise Krebsschutz. Forscher in den USA nennen es »eine Waffe gegen Brustkrebs«.

Einweichzeit: Sechs bis acht Stunden. Zwei- bis dreimal täglich wässern, im Dunkeln ankeimen.

Ernte: Als winziger Keimling nach drei bis vier Tagen, als herzhaft-scharfes Grünkraut nach sieben bis zehn Tagen. Die Rettichsprossen sollen dann in den letzten Tagen, damit sich schöne grüne Blättchen entwickeln, am Licht stehen. Drei Eßlöffel Rettichsamen ergeben ca. eineinhalb Tassen Rettich-Grün.

Rettichsamen enthält fast 40 Prozent ätherisches Öl, vorwiegend Senföl, Bitterstoffe sowie sehr viel Vitamin C. Die Keime wie das Grün liefern uns auch reichlich Vitamin B_1 bis B_3 und haben dazu einen rühmenswerten Anteil an Kalium, Kalzium und Phosphor, vor allem aber auch an Eisen. Bei der Entwicklung zum Grünkraut gewinnen viele der Wirkstoffe noch an Intensität. Besonders günstig sind diese »Heilsprossen« bei Erkältungen, etwa bei Halsentzündung. Weil ihre Öle so scharf sind, sollte man Rettichsprossen lieber nicht auf leerem Magen essen.

Die Radieschen

Bei dieser Kulturform des Rettichs enthalten die Samen weniger scharfe Senföle, und die Sprossen sind deshalb milder und für Magenempfindliche günstiger. Radieschen-Sprossen regen ebenfalls die Verdauungssäfte an. Fürs Keimen gelten die gleichen Regeln wie beim Rettich. Auch hier bilden sich an den winzigen Trieben feine Härchen – das sind Würzelchen –, bitte nicht mit Schimmel verwechseln! Die Keime einfach vorsichtig (zweimal täglich) spülen.

Die Sprossen sollten nach fünf bis sechs Tagen geerntet werden. Grünkraut kann bis zu zwölf Tage gezogen werden.

Achtung! Weil Rettich- und Radieschenkeimlinge eine desinfizierende Wirkung haben, geben erfahrene Sprossengärtner gern ein paar dieser Samenkörner in die Keimbox zu anderen Keimlingen – zumal zu Hülsenfrüchten, die gelegentlich schmierig werden können. Sie sorgen dann dafür, daß das Wachstum von unerwünschten Bakterien, Hefen und Pilzen gehemmt wird.

Küchentips: Diese Miniatur-Saubermänner mit ihren winzigen grünen Blättchen, die Radieschen- und Rettichsprossen, werden unter andere Salate gemischt oder kleingeschnitten im letzten Moment pikanten Soßen beigegeben.

Der Senf
(Sinapis alba)
Ein Saubermann für Galle und Harnwege

Senf enthält ebenfalls ein natürliches Antibiotikum: Auch Senf-Keimlinge und -Sprossen sind »Saubermänner«, die helfen, den ganzen Verdauungstrakt, Galle, Leber, Blase, Nieren, zu reinigen, zu stärken und anzuregen und eine gestörte Darmflora wiederaufzubauen. Magenempfindliche sollten sich aber beobachten, wie gut ihnen die Senfkeimlinge bekommen.

Einweichzeit: Sechs Stunden. Wenn sich dabei ein gallertartiger Schleim bildet, die Körnchen gründlich spülen, ehe sie (nicht zu dicht) in die Keimbox kommen.

Achtung! Es entsteht zu Beginn der Keimung häufig ein feiner »Flaum«, der nicht mit Schimmel verwechselt werden darf – es handelt sich um winzige pelzige Würzelchen. Sie gehen – ebenso wie der leicht »beißende« Geruch, den die Senf-Keimlinge entwickeln – beim Wässern und Spülen weg.

Ernte: Als Sprossen nach drei Tagen, als Senf-Grün vom achten Tag an. Drei Eßlöffel Samen ergeben eine Tasse Sprossen. Senf enthält natürlich reichlich ätherische Senföle mit ihren vielen arzneilichen Wirkungen (wie berichtet), weit mehr Fett als die meisten anderen Keimlinge, etwas Eiweiß, auch Bitterstoffe, dazu die Vitamine A, B_1, B_2 und viel C, ferner Schwefel, Phosphor, Kalium, Eisen. Seit uralten Zeiten werden grüne Senf-Sprossen zur Frühjahrskur gegessen. Sie »entgiften«, reinigen, entwässern und stärken durch den hohen Vitamin-C-Gehalt die Abwehr. Man sollte aber nie zu große Mengen auf einmal essen.

Küchentips: Normalerweise mischt man Senf-Sprossen mit anderen Sprossen und Salaten. »Pur« schmecken sie besonders apart auf Bratkartoffeln gestreut oder in die Füllung von Avocados gemischt.

Die Sonnenblume
(Helianthus annuus)
Schenkt uns Eiweiß, Eisen und Energie

Die Sonnenblumensamen sind in der Sprossenküche etwas Besonderes. Denn sie sind wertvolle Lieferanten von Eiweiß, Eisen und Energie. Für Keimlinge werden sie *geschält* genommen, der Grün-

kraut-Gärtner züchtet seinen exquisiten »Salat« aus *ungeschälten* Kernen.
Einweichzeit: Für Sprossen (geschält) vier bis sechs Stunden. Für Grünkraut (ungeschält) zwölf Stunden. Sprossen täglich zwei- bis dreimal gründlich spülen und wässern. Bitte aufpassen: Die köstlich knackigen Keimlinge können, wenn sie zu lange treiben, ganz plötzlich bitter werden. Deshalb sollten sie spätestens nach zwei bis drei Tagen verwendet werden (probieren!).

Sonnenblumen-Sprossen enthalten überdurchschnittlich viel Eiweiß, das gekeimt schon in die essentiellen Aminosäuren aufgespalten ist, und sehr viel Öl. Der hohe Anteil an ungesättigten Fettsäuren, vor allem an Linolsäuren und Lezithin, hält die Blutgefäße sauber und nährt das Gehirn, hilft beim Denken, Lernen, Merken.

Die bioaktiven *Phytosterine,* das sind Fettverbindungen, die Wissenschaftler reichlich in Sonnenblumen*kernen* – aber kaum mehr im raffinierten Öl – entdeckten, werden bei der Verdauung offenbar als gesunde Stoffwechselspeise in die ganzen Darmwände verteilt und üben von dort aus einen (für uns positiven) Einfluß auf das chemisch nah verwandte Cholesterin aus. Sie schützen nach neuen Forschungen aber auch die Dickdarmwände vor einer raschen Vermehrung von krebsartig veränderten Zellen – beziehungsweise sie unterstützen die körpereigenen Reparaturmechanismen *gegen* diese.

Die Kohlenhydrate stehen sofort zur Verfügung, deshalb sind diese Sprossen auch eine sehr gute Sportlernahrung.

Eine Tasse geschälte Kerne ergibt eineinhalb Tassen Sprossen. Fürs *grüne Kraut* bringen Sie die Sonnenblumen-Keime am Licht zum Weiterwachsen und besprenkeln sie mindestens drei- bis viermal täglich. Zwei bis drei Eßlöffel ungeschälter Kerne ergeben eine Keimbox voller Grünkraut.

Ernte: Je nach Jahreszeit (das Wachstum der Pflänzchen ist stark abhängig von der Außentemperatur). Vorsicht: Der gute nußartige Geschmack verliert sich nach etwa zwölf Tagen. Bis dahin sollte die Ernte in die Salatschüssel gewandert sein.
Küchentips: Zwei- bzw. Drei-Tage-Sprossen schmecken sehr gut auf dem Müesli, auf jedem Salat, über jedem Gemüse, in fast jeder Suppe. Großen Erfolg habe ich bei Gästen mit einer dicken Creme, die ich im Mixer aus Sonnenblumen-Keimen, etwas Kelp, einer kleinen roten Rübe, ganz wenig Knoblauch und Petersilie herstelle.

Man serviert sie in einer kleinen Sauciere zu Gemüsesuppen. Statt Petersilie kann man ihr auch zwei bis drei Eßlöffel geriebenen Parmesankäse beigeben.

Liebesbällchen

1 Tasse geriebene Mandeln,
$^{1}/_{2}$ Tasse gehackte Datteln ohne Kern,
eine $^{3}/_{4}$ Tasse Sonnenblumenkerne,
zwei Tage gekeimt,
1 Tasse gewaschene, kurz vorher eingeweichte Rosinen,
1 Beutelchen Kokosraspeln.

Datteln, Sonnenblumen-Keime und Rosinen mit etwas Wasser im Mixer pürieren. Die geriebenen Mandeln darunterrühren und, falls die Masse noch nicht fest genug ist, um sie zu formen, etwas Kokosraspel mit einarbeiten. Mit dem Löffel abstechen, kleine Bällchen rollen, indem man sie in den Kokosraspeln wälzt. Im Kühlschrank aufheben, innerhalb von 24 bis 36 Stunden servieren. Hübsch sieht es aus, wenn man die Bällchen mit Mandelhälften als »Öhrchen« garniert.

Cremes, Dips und Soßen aus Keimen und Sprossen

Die experimentierfreudigen US-Sprossenfans haben eine Reihe von köstlichen Rezepten entwickelt, die alle auf der Basis von Keimlingen entstanden sind oder zu Sprossen gegessen werden. Diese Cremes, Dips und Soßen passen zu unendlich vielen Gerichten, von der kalten Vorspeise über die heiße Suppe bis zum Riesensalat oder der Rohkost-Knabberschüssel. Besonders wertvoll sind diese im Mixer zubereiteten Schmankerl für ältere Menschen, die sich wegen Kauschwierigkeiten sonst nicht so recht an die Keime-Küche herantrauen. Hier eine kleine Auswahl besonders bewährter Rezepte.

Cremes, Dips und Soßen aus Keimen und Sprossen

DRINKS

Zum »Aperitif« ein Energie-Cocktail
(für 1 Person)

$1/2$ Tasse frische grüne Sprossen (Alfalfa oder
Perserklee oder Kresse),
1 Tasse naturtrüber Apfelsaft,
1 Teelöffel Weizenkeime, 1 gehäufter Eßlöffel angekeimte
Sonnenblumen-Kerne (geschält!).

Zuerst einen Teil des Saftes in den Mixer geben, dann die Sprossen dazugeben und gut pürieren, anschließend die Sonnenblumen-Kerne und alles übrige. Noch mal kurz mixen, bis es ein cremiger Drink geworden ist. Sofort genießen!

Der Senkrecht-Starter
(für 4 mittelgroße Gläser)

1 Tasse Alfalfa-Sprossen, 2 Tassen Orangensaft, ungesüßt,
am besten natürlich frisch gepreßt,
2 Eßlöffel Tahini (Sesampaste), Honig nach Geschmack.

Alles in den Mixer geben (immer zuerst etwas Flüssigkeit!), mixen, bis es ein geschmeidiger Trank geworden ist. Sofort trinken!

Party-Soße

1 Tasse Sonnenblumen-Samen, 2 Tage gekeimt,
$1/2$ Tasse kleingeschnittene rote Rüben,
2 Teelöffel Tamari oder Kelp, 2 halbe Zitronen, ausgepreßt,
1 Tasse Wasser, 3 Knoblauchzehen,
je nach Geschmack ein Büschel Petersilie oder Basilikum.

Pürieren Sie alles gründlich im Mixer. Wenn Sie abends Gäste erwarten, machen Sie das Dressing am Vormittag fertig und lassen es 6 bis 8 Stunden fermentieren, dann ist es noch gesünder! Die Party-Soße paßt zu großen Salaten aller Art, zur Gemüseplatte, aber auch zu Roastbeef oder harten Eiern.

SALATDRESSINGS

Diese Soßen werden immer extra serviert und erst am Tisch löffelweise über das Essen gegeben.

»Grüne Queen«

1 Avocado, ohne Kern und Schale,
1 Tasse geraspelter Sellerie, 1 Eßlöffel Kelp (Algenwürze),
$1/_4$ Tasse Radieschen-Sprossen,
$1/_2$ Tasse Wasser oder Gemüsebrühe,
der Saft von $1/_2$ Zitrone.

Geben Sie alles zusammen in den Mixer, und pürieren Sie, bis eine cremige Soße entsteht. Servieren Sie in einer kleinen Terrine zu grünen Sprossen, Salaten oder rohen Gemüsen. Mit 1 Tomate oder 1 grünen Paprika oder 1 Zwiebel, kleingeschnitten, und vielen Kräutern können Sie den Geschmack verändern.

Rote Soße (scharf)

3 mittelgroße Tomaten, gewürfelt,
1 kleine gewürfelte Gurke, 1 kleingeschnittene Zwiebel,
$1/_4$ Tasse kaltgepreßtes Öl,
$1/_2$ Tasse Wasser, der Saft von 1 Zitrone, Cayenne,
soviel Sie vertragen und mögen.

Alles zusammen pürieren und abschmecken. (Besonders gut geeignet in der Zeit der Ernährungsumstellung.)

Rote Soße (mild)

Sieht besonders schön auf etwas »langweiligen« hellen Salaten aus.

1 Tasse kleingeschnittene rote Rüben,
1 Tasse Wasser, 1 Eßlöffel Gemüsewürze oder Kelp,
1 Zitrone, zu Saft gepreßt,
1 Avocado, ohne Kern und Schale.

Schneiden Sie die dünngeschälte rote Rübe in Stücke, und mischen Sie sie mit den anderen Zutaten. Geben Sie alles zusammen in den Mixer. Erst wenn die Soße fertig ist, geben Sie die grob geschnittenen Avocadowürfel dazu und schalten nur noch mal sekundenkurz den Mixer ein. Je nach Geschmack können Sie auch mehr Zitronensaft und andere Gewürze nehmen, zum Beispiel eine Prise Curry ...

»Guagamali«

*1 reife Avocado, 2 gewürfelte Tomaten,
1 mittelgroße rote Paprikaschote, ebenfalls gewürfelt,
der Saft von 1 Zitrone,
1 Teelöffel Kelp oder Gemüsewürze,
1 feingeschnittene kleine Zwiebel, nach Geschmack,
1 gepreßte Knoblauchzehe,
gehackte Petersilie oder Cayennepfeffer.*

Zerdrücken Sie mit der Gabel die Avocado grob, dann kommen alle Zutaten bis auf einige Tomaten- und Paprikawürfelchen dazu sowie der Zitronensaft und die Würze. Und wenn alles gut abgeschmeckt ist, wird die Soße über Sprossen, Sandwiches (aus Vollkorn), die mit Kräuterquark und Sprossen belegt sind, oder auch zu Gemüse und Salatblättern gegessen. Die Würfelchen als Dekoration!

Samenbutter

Eine Tasse voll »belebter« (1 bis 2 Tage gekeimter) Sonnenblumen-, Sesam- oder Kürbis-Samen werden mit 1 Eßlöffel Sonnenblumenöl in den Mixer gegeben, püriert und mit etwas Kelp oder Gemüsewürze abgeschmeckt. Füllen Sie die Masse in ein hübsches kleines Töpfchen, und bewahren Sie sie im Kühlschrank auf.
Diese »Butter« können Sie zu Brot reichen oder aber über Nudeln, Gemüsegerichte oder kleine Fleischmedaillons geben. Sehr gut schmeckt sie, wenn noch kleingehackte Kräuter und etwas gepreßter Knoblauch dazugegeben werden. Versuchen Sie's auch mal mit gehackten Kapern.

Weizengras-Saft – der grüne Gesundmacher – Lebensenergie, die aus der Sonne kommt!

»*Im Einfachen liegt es.*«
PARACELSUS

In den USA wird er von Küste zu Küste als Elixier gepriesen, bei uns ist er gerade erst im Kommen: der Weizengras-Saft. Die grüne Kraftquelle wird aus Weizen-Sprößlingen hergestellt, die zwischen sieben und 14 Tagen am Licht gewachsen sind.

Nach Untersuchungen von Dr. Charles Schnabel aus Kansas/USA erreichen die Vitamingehalte Spitzenwerte im Moment stärksten Wachstums: wenn die jungen »Grashalme« ihren ersten Knoten bilden. Dann werden sie ausgepreßt. Die US-Regierung unterstützte Schnabel, der sich seine Erkenntnisse sogar patentieren ließ. Er schreibt: »Die Zeit wird kommen, in der wir eine tägliche Portion Grassaft – pulverisiert oder frisch – zu uns nehmen werden, ob in Butter, Brot, Milk-Shakes, Schokolade, Müeslis, Pfannkuchen, ja sogar in Eiscreme, zur Stärkung.« Im Selbstversuch hat der Arzt sich und seine Familie jahrelang nur von Weizengras-Saft und Sprießweizen ernährt – mit bestem Ergebnis.

Das grüne Wunder

»The green magic« – das grüne Wunder – ist neben zahlreichen Vitaminen und Mineralien eine ultrareiche Quelle für Chlorophyll (Blattgrün). Anhänger des grünen Saftes sehen in ihm die *Überlebensmedizin* für ein neues Zeitalter. Die Enzyme wirken im gesamten Stoffwechsel. Knapp 30 g Weizengras-Saft haben, so sagen die Weizengras-Experten, mehr Nährwert und mehr bioaktive Wirkstoffe als 2 $^1/_2$ Pfund Gemüse. Das Chlorophyll, das »grüne Blut« der Pflanzen, unterscheidet sich von unserem roten Blut nur durch ein zentrales Magnesiumatom, dort, wo das Hämoglobin, unser roter Blutfarbstoff, ein Eisenatom hat (das den Sauerstoff bindet und in den ganzen Körper trägt). Weizengras-Saft entgiftet – vielen Untersuchungen zufolge – den Darm, senkt den Blutdruck, baut überschüssiges Cholesterin ab, hemmt Entzündungen, bildet rote Blutkörperchen.

Der Nobelpreisträger Hans Fischer sah bereits 1930 im reichlichen Verzehr von *rohen grünen Gemüsen,* in denen allen ja Chlorophyll gespeichert ist, eine große Chance für die Behandlung von Herzkrankheiten, Arteriosklerose, Sinusitis, Osteomyelitis und sogar von Depressionen. Ganz sicher weiß man heute, daß Chlorophyll auch antioxidativ wirkt, das heißt, es verhindert, daß Stoffe in Zellen oder Zellwänden »ranzig« werden. Diese Oxidation kann sonst zu vorzeitiger Zellalterung führen oder sogar zur Entartung, sprich zum Krebs.

In vielen Naturkostläden und Fruchtsaft-Bars Amerikas und sogar auf dem New Yorker Flughafen wird schon routinemäßig der Grassaft aus jungen frischen Weizen-Schößlingen an Ort und Stelle frisch gepreßt, dazu gibt es jede Menge *»Life-Food«,* sprich Lebensnahrung, meist mit Sprossen und Keimen hergestellt. Weizengrassaft wird neuerdings auch bei uns – in manchen Reformhäusern – *als Konzentrat* verkauft. Von diesem Pulver sollen zur Kur pro Tag zwei bis drei Eßlöffel in Getränken genommen werden. Man kann den Saft aber auch selbst – aus dem in der Box hergestellten Zwölf-Tage-Weizengrün – auspressen oder die Hälmchen, feingeschnitten wie Schnittlauch, ins Essen tun.

Nüsse und Samen – kleine Kraftpakete

Energiespender für Körper und Geist

Botanisch ist eine echte Nuß eigentlich Obst – sie wird als eine »nichtaufspringende, einsamige Frucht« definiert, die in reifem Zustand eine harte Schale hat. Die Mandel, die Pistazie, die Cashewkerne sind Steinfrüchte, den Pfirsichen nah verwandt, die Erdnuß ist eine Hülsenfrucht, wie Bohnen und Erbsen.

Geschichte: Nüsse haben verschiedenen Ursprung, vielerlei Herkunftsländer, aber die meisten kamen doch vom Osten über Indien, das Kaspische Meer etc. mit den Griechen und Römern nach Europa. Schon im alten Rom glaubte man nach der Signaturenlehre (Gleiches hilft Gleichem), daß Nüsse Krankheiten im Kopf heilen und eine Gehirnnahrung sein könnten. Tatsächlich ähnelt die Schale mancher Nüsse ja dem Schädel, und die Nußhälften (zum Beispiel bei Walnüssen) sehen fast aus wie das Gehirn mit seinen Windungen. In vielen Ländern war es früher auch Brauch, die Mahlzeiten mit Nüssen zu beenden, als Symbol anhaltender Fruchtbarkeit.

Öl wurde bereits im alten Griechenland aus Walnüssen gewonnen, in Mesopotamien und Afrika aus Sesam, in Anatolien aus Mandeln. Und in ganz Amerika kannten die Ureinwohner die Kunst, Öl aus Erdnüssen, Sonnenblumen und Mais zu pressen.

Als *Milchersatz* gebrauchten viele Völker schon in Urzeiten Nüsse, voran natürlich die Kokosnuß. Aber auch die Indianer stellten zum Beispiel aus Pekan- und Hickorynüssen eine milchige Flüssigkeit her, mit der sie Suppen kochten und Maiskuchen buken.

Mindestens bis zum Ende des 18. Jahrhunderts wurde auch in Europa eine Milch aus Walnüssen und Mandeln hergestellt, die man pulverisierte und mit Wasser aufgoß. Zum Teil kann man Mandelmilch heute noch in den Mittelmeerländern kaufen. Die Araber hatten auf ihren Eroberungszügen diese Köstlichkeit nach Spanien, Italien und Frankreich gebracht. Und in der arabisch-persischen Küche, die ebenso kulinarische wie komplizierte Rezepte kannte (und kennt), ging man mit Nüssen verschwenderisch um. Sie wurden meist gemahlen und zum Eindicken vieler Speisen verwendet, der scharfen wie der süßen. Kreuzritter und Kaufleute brachten dieses Know-how mit nach Europa.

Inhaltsstoffe: Nüsse haben es »in sich«, im wahrsten Sinn des Wortes! Als kleine Kraftpakete wachsen sie an Bäumen und Sträuchern und ersetzen bei vielen Völkern, vor allem in den Tropen, noch heute fast vollständig das Fleisch. Nüsse enthalten nur sehr wenig Wasser (vier bis sechs Prozent), haben einen extrem hohen Eiweißgehalt – zwischen 15 und 20 Prozent (zum Vergleich: Roastbeef hat 9,5 Prozent Eiweiß) – und liefern enorm viel Fett (im Schnitt zwischen 50 und 65 Prozent), noch dazu – ausgenommen die Kokosnuß – sehr viele der herzfreundlichen *ungesättigten Fettsäuren,* in erster Linie Linolsäure.

Ihr Mineralstoffgehalt liegt mit ca. 2,5 Prozent höher als bei den meisten anderen Früchten: unter anderem Phosphor und Schwefel (wichtig für den Stoffwechsel) und Kalium (sehr gut fürs Herz). Dazu jene bei Pflanzen, mit Ausnahme von Getreide, relativ raren B-Vitamine, die unsere Nerven und unser »Geist« dringend brauchen. In den letzten Jahren entdeckten die Forscher auch in verschiedenen Nüssen sekundäre Pflanzenstoffe, und zwar zum Teil – verglichen mit Gemüsen – in Rekordmengen!

Apotheke: Wegen ihres ausgewogenen Kohlenhydrat-, vor allem niedrigen Zuckergehalts – aber auch, weil sie wenig Salz speichern – sind die meisten Nüsse hervorragend für Diabetiker und Nierenkranke geeignet. Allerdings: Diese kleinen Energieprotze sind wahre Kalorienbomben. 100 g mancher Nuß liefern zwischen 600 und 700 Kalorien. 100 g, das entspricht gerade einem hohlen »Knabberhändchen« beim Fernsehen, und 650 Kalorien, das ist schon ein Drittel bis ein Viertel der Tageskalorien, die zum Beispiel Frauen in Sitzberufen brauchen. Mit anderen Worten: eigentlich eine *Mahlzeit*.

Ja, Nüsse gehören zu den wertvollsten Geschenken, die uns Mutter Natur gemacht hat, und es ist eigentlich unbegreiflich, warum »Experten« sie lange Zeit für schwer verdaulich erklärten – denn das stimmt einfach nicht. Pollenallergiker freilich sollten vorsichtig mit Nüssen sein!

Küchentips: Nüsse sind heute unentbehrlicher Bestandteil der

Natur- oder Vollwertküche. Da sie einen enormen Nährwert haben und zu süßen wie salzigen Speisen gleich gut schmecken, kann sich jeder fantasievolle Mensch in der Küche 100 Variationen ausdenken. Besonders hochwertig ist die Verbindung von Früchten – wie Bananen, Äpfeln, Aprikosen, Birnen, Orangen etc. – mit Nüssen. Sie kann auf Reisen, in der Büropause, für Sportler und Bergsteiger und alle Eiligen, die schnelle »Power« brauchen und Mineralien auffüllen müssen, ein »handlicher« Ersatz für eine warme Mahlzeit sein. Aber auch Leute, die Diät halten müssen (zum Beispiel wegen Nieren-, Herz-Kreislauf-, Leberleiden oder Rheuma), sind mit dieser Kombination bestens bedient.

Merke:
- Trockene Nüsse, in Milch gelegt, bekommen einen wunderbaren, frischen Geschmack. Aber immer erst waschen!
- Auf alten Nüssen nisten gern Schimmelpilze (Aflatoxine, Schimmelpilzgifte, gehören zu den gefährlichsten Krebsverursachern). Tückisch ist, daß man sie mit bloßem Auge kaum sieht. Deshalb bei abgepackter Ware aufs Verfallsdatum achten, bei Sonderangeboten am besten erst ein Päckchen kaufen und probieren. Haselnüsse mit braunem »Innenleben«, ranzige Paranüsse und glasige Walnüsse sind verdorben und für die Gesundheit sehr gefährlich! Nüsse, die beim Öffnen »stauben«, sofort wegwerfen!
- Am besten ist es, Nüsse mit der Schale zu kaufen, weil sie sich so länger halten und geschützt sind vor Schädlingsbefall und der Zerstörung der wertvollen Vitamine. Zum »Knacken« sind Walnüsse ideal, manche andere Nuß ist so hart und mühsam zu öffnen, daß man sie lieber tischfertig im Reformhaus oder Naturkostladen oder besser beim Bio-Bäcker kauft.
- Immer sollte, wenn möglich, probiert werden, ob sie nicht schon alt und ranzig sind – das gilt erst recht für Walnüsse in Schalen, denen man ja nicht ansieht, ob sie vielleicht vom letzten Jahr übriggeblieben sind.
- Nüsse, die in Geschäften gesalzen und geröstet angeboten werden, sind oft auch chemisch behandelt. Salzmandeln etc. kann man ganz leicht, bei milder Pfannenwärme, selbst machen. Außerdem sollten Sie wissen, daß die wertvollen Inhaltsstoffe der Nüsse durch *starkes Erhitzen* leiden.
- Bewahren Sie die Nüsse am besten in einem festverschlossenen

Schraubglas oder einer Blechdose kühl und dunkel auf. Wenn Sie einen größeren Vorrat günstig gekauft haben, können Sie Nüsse auch *einfrieren.* Und dazu noch ein Tip: Nüsse aus der Tiefkühltruhe lassen sich meist kinderleicht knacken!

Nüsse kann man »beleben«

In den »Hippocrates Centers« in den USA werden grundsätzlich alle Nußkerne eingeweicht, das heißt erst gut gewaschen und dann – je nachdem – für sechs bis zehn Stunden mit Wasser bedeckt, ehe man sie »pur« ißt oder die Speisen damit anreichert.

Die »Hippocrates«-Leute nennen das »beleben«. Sie haben im Labor immer wieder festgestellt, daß unter der Einwirkung des Wassers (Mazeration) jener faszinierende Prozeß bereits voll in Gang kommt, der am Anfang jedes Pflanzenlebens im Samenkorn vor sich geht: Die Zellwände im Inneren platzen, die Enzyme werden hyperaktiv, wandern in der ganzen Nuß umher, bereiten sie aufs Keimen vor.

Eiweiß wandelt sich in viele Aminosäuren, Vitamine (vor allem B und A, oft auch E) entwickeln sich massenhaft, Mineralien bereiten sich auf ihre Aufgabe vor, dem künftigen Nußbaum das Austreiben und Wachsen zu ermöglichen. Haben sie ihre Arbeit getan, dann übernehmen andere Wirkstoffe, die Verdauungsenzyme (bei der »gegessenen« Nuß), das weitere und bringen die wertvollen Substanzen – wahrscheinlich über das Lymphsystem – überallhin in unserem Körper, wo sie gerade gebraucht werden, in Knochen und Muskeln, vor allem aber auch in die Nervenbahnen und in das Gehirn.

Aber: Diese Power haben die Enzyme aus Nüssen offenbar nur, wenn sie nicht mit Temperaturen in Verbindung kamen, die höher als unsere Körpertemperatur sind. Deshalb: Nüsse – so die »Hippocrates«-Leute – möglichst roh bzw. eingeweicht essen.

»Nußmus« – das sind streichfähige Pasten, die meist aus Mandeln, Hasel- oder Erdnüssen, auch aus Cashewnüssen hergestellt werden. In bester Qualität sind sie vor allem für kleine Kinder und alte Menschen (mit Kauschwierigkeiten) ein ideales Nahrungsmittel. Übrigens kann man für viele Desserts, Mixgetränke, Dressings etc. Nüsse auch im Mixer zerkleinern.

Die Cashewnuß
(Anarcardium)

Steigert Energie und Vitalität

Geschichte: Vor einigen Jahren kannte man sie hierzulande noch kaum, die drolligen, nierenförmig gekrümmten Nüsse, dabei hatten Botaniker sie schon im 16. Jahrhundert als Rarität angepriesen unter dem bildhaften Namen »Elefantenlaus«. Portugiesen hatten sie zuerst aus Brasilien mit heimgebracht, heute nehmen sie vor allem Touristen mit nach Hause, und seit einiger Zeit sind sie als (ziemlich teurer) Knabberartikel in fast jedem Supermarkt und größerem Obstladen zu finden.

Die kleinen Cashewbäume mit ihren ledrig-dicken Blättern werden vor allem in Indien, Kenia, Moçambique und Südamerika in großem Stil angepflanzt und neuerdings im Rahmen eines Entwicklungsprojekts der Bundesrepublik auch in der Sahelzone. Da sie mit relativ wenig Wasser auskommen und sich dem Boden und dem Klima anpassen, gelten sie als ökonomisch *und* ökologisch; denn verwertet wird nicht nur die Nuß, sondern auch der fleischige sogenannte »Cashewapfel«. Der wiederum ist eigentlich keine Frucht, sondern ein verdeckter Fruchtstiel. Und außen *auf* dieser Scheinfrucht (nicht wie sonst im Inneren, als Samen) sitzt dann »huckepack« die Nuß, die eigentlich auch eine Steinfrucht ist.

Der »Apfel« schenkt den Menschen einen schmackhaften Saft, der zu Marmelade und einer Art Wein verarbeitet wird. Die Nuß selbst steckt in der nierenförmigen Huckepack-Frucht, die mit dem Apfel verbunden ist. Um die Nüsse zu gewinnen, ist ein recht komplizierter Prozeß nötig, weil die harte Schale der echten Frucht, die erst geröstet und dann geknackt werden muß, ein stark ätzendes Öl enthält. Es bildet Dämpfe, vor denen sich die Arbeiter in den Röstereien schützen müssen. Heute nehmen ihnen oft Maschinen diesen gefährlichen Job ab.

Das starke Cashewöl findet heute nicht nur als Heil- und Holzschutzmittel und als Ausgangsstoff für Bremsbeläge Verwendung, sondern wird auch vermehrt im militärischen Bereich eingesetzt!

Bleiben wir beim »friedlichen Einsatz« der Cashewnüsse: Sie sind besonders aromatisch im Geschmack und haben ein reputierliches Innenleben.

Inhaltsstoffe: Fast 19 Prozent Proteine, fast 50 Prozent Fett, dazu mehr Kohlenhydrate als andere Nüsse sowie reichlich Kalium, Magnesium, Kalzium, viel Eisen, Phosphor, Beta-Carotin, fast alle B-Vitamine. Aber auch die bioaktiven Phenolsäuren und Protease-Inhibitoren, von denen wir heute wissen, daß sie uns vor der Krebsentstehung bewahren können.

Apotheke: In der Homöopathie wird aus den Cashew-Früchten eine Arznei gegen Geschwüre im Magen- und Darmbereich zubereitet *(Anacardium)*. In sehr hoher Verdünnung wird das homöopathische Mittel gegen Hautausschläge, juckende Ekzeme und Gürtelrose (meist im Rahmen einer Nahrungsmittel-Allergie) gegeben, aber auch gegen Erschöpfung und Nervosität. Naturärzte, die diese Arznei verordnen, lassen ihre Patienten auch gleichzeitig Cashewnüsse essen.

Die Cashew*nüsse*, daran glaubt man zum Beispiel in Indien, wo sie sozusagen zum täglichen Brot gehören, steigern die gesamte Energie und Vitalität des Organismus. Ihre B-Vitamine sind bestes Nerven- und Gehirnfutter. Kranken mit Magengeschwüren und Gastritis wird geraten, immer wieder, ganz langsam, Cashewnüsse zu kauen.

Küchentips: So wie unsere Süßwarenindustrie heute die rohen Kerne, mit Kokosnuß und Kakao vermischt, zu Schleckereien verarbeitet, können Sie auch zu Hause mit den Nüssen Obstsalate, Kuchen, Rohkostpralinen anreichern – oder sie beispielsweise über Frisée- oder Feldsalat oder Brokkoligemüse streuen. Ganz kurz geröstet sind sie besonders lecker. Experimentieren Sie ruhig – gesund ist das immer!

Hühnchen mit Cashewnüssen

Für 4 Personen brauchen Sie 350 g ausgelöste Hühnerbrust ohne Haut, in Stücke geschnitten und in Sojasoße mit Sherry mindestens $1/2$ Stunde mariniert, sowie 100 g Cashewnüsse, die in wenigen Tropfen Öl einige Minuten lang in der Pfanne – bei geringer Hitze – geröstet, dabei immer wieder geschüttelt und auf einem Küchenkrepp »geparkt« werden, bis eine *Gemüsepfanne* fertig ist. Für diese können Sie vieles, was gerade im Haus ist, gewaschen und kleingeschnitten – Chinakohlstreifen, Lauch, Karottenscheibchen, Zuckerschoten oder ganze Erbsen usw. – unter ständigem Umrühren mit dem Holzlöffel schmoren (so, daß alles noch Biß hat) und beiseitestellen. Dann garen Sie die Hühnerstückchen, schmecken ab, geben das Gemüse wieder dazu, mischen alles gut und streuen unmittelbar vor dem Anrichten die Cashewnüsse drüber.
Das Gericht kann auch vegetarisch zubereitet werden, zum Beispiel mit 400 g frischen Pilzen statt Huhn. Sehr pikant ist es, wenn noch ein paar Ananaswürfel dazugegeben werden. Eilige Gastgeber sind hier sehr gut mit »chinesischen« Mixgemüsen aus der Tiefkühltruhe bedient.

Die Edelkastanie
(Castanea vesca)

Das Brot vom Baum

Geschichte: Als Baum des sonnigen Südens – vor der Zeitenwende war sie wohl in Kleinasien zu Hause – wurde die Kastanie schon von vielen Dichtern der Antike besungen, nicht nur, weil sie wunderschön ist, sondern weil ihre Früchte gar so gut schmecken. Virgil hat sie in Versen gepriesen; er aß sie am liebsten zusammen mit Quark und Äpfeln. Andere ließen schon damals, wie heute noch viele Italiener und Spanier, die Kastanien in einer großen durchlöcherten Eisenpfanne in der Glut des Herdes garrösten und aßen sie dann als Grundlage zum Wein.

Überhaupt waren Kastanien, ehe die Kartoffeln aus Südamerika nach Europa gelangten, rund ums Mittelmeer ein unentbehrliches Grundnahrungsmittel der kleinen wie der feinen Leute und kamen täglich auf den Tisch: als Suppe, zu Gemüse und Fleisch, als Mehl, ins Brot mitverbacken und zu Süßigkeiten verarbeitet. Seit Karl dem Großen ist die Kastanie auch in unseren Breiten bekannt; und als um das Jahr 800 das berühmte Kloster von St. Gallen gebaut wurde, waren Kastanienbäume schon von Anfang an im Bauplan vorgesehen.

Im Mittelalter wuchsen Maronen in der Schweiz in Massen und dienten den Menschen ebenso als Nahrung wie den Tieren als Kraft- und Mastfutter. Erst die Kartoffel, die weniger mühsam anzubauen, zu ernten und zu verarbeiten ist, drängte die Kastanie in den Hintergrund. Aber: Auch heute noch hat zum Beispiel der Schinken, den es rund um die Marmorberge von Carrara gibt, seinen einzigartigen Geschmack, weil die Schweine dort mit Maronen gefüttert werden, die an den Berghängen dicht an dicht wachsen. Kastanienbäume können übrigens steinalt und riesengroß werden!

Umweltbewußte Leute empören sich immer wieder, wenn sie erleben, wie im Herbst der »störrische« Kastanienbaum von habgierigen Leuten mit Stangen geprügelt wird – damit er seine Früchte hergibt. Aber der ganze Vandalismus ist sinnlos: Erst wenn die Hüllen, die kleinen grünen »Igel«, aufspringen und die Kastanien auf den Boden fallen, sind sie reif!

Zu uns kommen Edelkastanien ab Oktober vor allem aus Italien, Spanien, Portugal. Aber auch in Japan wachsen sie in Mengen.

Inhaltsstoffe: Die Zahlen variieren in den internationalen und den deutschen Tabellen derartig, daß es schon ein Roulette ist, die »richtigen« zu treffen. Die Rede ist hier von den *frischen Maronen*. Sie enthalten 4 bis 6 Prozent Eiweiß, 2,4 bis 4 Prozent Fett, 33 bis 42 Prozent Kohlenhydrate, und selbst über die Kalorien ist man sich nicht einig. Sie werden mit 170 bis 225 pro 100 g angegeben, und das ist recht viel, weil man ja in der Regel Kastanien in größerer Menge ißt als zum Beispiel Nüsse.

Edelkastanien, darüber sind sich aber alle einig, haben einen sehr hohen Nährwert, sind reich an Stärke (die freilich erst durch Rösten und Kochen aufgeschlossen werden muß), enthalten viel weniger Eiweiß und Fette als Nüsse, dafür aber zahlreiche lebenswichtige Mineralien und Spurenelemente: besonders viel Kalium, Natrium, Kalzium, Phosphor, Schwefel, Eisen, Magnesium, Kupfer und Mangan; dazu Carotin, viele B-Vitamine, Pantothensäure, im Rohzustand fast soviel Vitamin C wie Zitronen sowie Vitamin E.

Apotheke:
- Dank ihres Reichtums an B-Vitaminen und Phosphor wirkt die Kastanie nährend und ausgleichend auf das Nervensystem, wird sie für geistig und körperlich Erschöpfte empfohlen. Nervöse Typen unter den geistig Schaffenden sollten sich im Winter ruhig in der Mittagspause beim Laufen um den Block ein Tütchen »heiße Maroni« mit an den Schreibtisch nehmen.
- Auch als Betthupferl (vor dem Zähneputzen) sind ein paar Maroni gut, denn am Abend unterstützen sie durch die Aminosäure Tryptophan die Entspannung und das Einschlafen.
- Weil Edelkastanien basenüberschüssig sind, helfen sie auf ideale Weise, unsere (durch reichlich Fleisch) oft übersäuerte Ernährung auszugleichen, und tun der Verdauung ausgesprochen gut. Sie gleichen auch dyspeptische Zustände (übersäuerter Magen, Aufstoßen, Gären im Darm usw.) aus und sind günstig für Rheumatiker.
- Durch einen wahren Schatz an Wirkstoffen helfen Maronen bei vielen Zuständen, wo »Aufbau« notwendig ist – bei Blutarmut, in der Rekonvaleszenz, nach Krankheit oder Operation sowie bei starkem Streß.
- Die Kombination von Kalzium und Phosphor stärkt Knochen und Zähne, deshalb sind sie auch eine gute Speise für Kinder und alternde Menschen.
- Außerdem gibt es in der Edelkastanie Substanzen, die sehr günstig für die Blutgerinnung sind, weshalb Naturärzte sie Leuten in Stehberufen (schwellende Beine, Gefahr der Venenentzündung) besonders empfehlen. Auch Schwangere in den letzten Monaten vor der Entbindung sollten sie essen.

Küchentips: »Kleine Brote, welche die Natur geschaffen hat«, nannte der angesehene Professor Wilhelm Heupke die Maronen. Er empfahl auch, das Mehl – nach dem Schälen der Kastanien – selbst herzustellen. Heute kann man es in sehr guter Qualität kaufen. Es wird (pur oder gemischt mit Getreidemehl) zu Brot oder Kuchen verbacken oder in Suppen, Aufläufen etc. verwendet.

Im übrigen ist die Kastanie die einzige Nuß, die man als Gemüse ißt: als Fülle von Ente, Gans, Brathuhn (mit Äpfeln, Kräutern – gut ist Salbei – und Mandeln), zu Blaukraut, Rosenkohl, Spinat. Glasiert als Beilage zu Wild (auf kleinem Feuer in Butter und etwas Zucker schwenken, bis sie hellbraun glänzen) oder passiert (mit Schlagrahm) als köstliche Süßspeise. Siehe unser Rezept.

Für 4 Personen rechnet man 500 g (geschälte) Maronen, für *Püree* (in Bouillon kochen, durch ein Sieb streichen oder durch die Kartoffelpresse) können die Kastanien auch 1 : 1 mit Kartoffelbrei oder Selleriepüree gemischt werden (lecker!). Als *Hauptgericht* ohne viel Drum und Dran und für eine große *Torte* muß man schon 1 kg rechnen. Wenn Gäste kommen und man zur gemütlichen Weinrunde im Rohr geröstete Maronen anbietet, dann, je nach Hunger, ca. 150 g pro Person. Vorher mit scharfem Messer immer die *runde* Seite der Kastanie *quer* einschneiden! Herrlich ist, zu den mehligen, feinen gerösteten Maronen noch Birnen und Äpfel (einfach auf einer Alufolie im Rohr) zu braten, bis sie weich sind.

Übrigens: Man kann die geschälten großen Maronen auch im Einsatz des Dampftopfes weich kochen.

Maronen-Sahne-Speise

250 g geschälte, gehäutete Maronen mit Milch bedecken, 1 gespaltene Vanilleschote dazugeben und weichkochen, durch ein Sieb streichen. Das Püree wird mit $^1/_4$ Liter Milch, 75 bis 100 g Zucker und 3 Eigelben bei geringer Hitze zur Creme abgerührt, unter die man 6 g aufgelöstes Agar-Agar mischt. $^1/_4$ Liter Schlagrahm steifschlagen und darunterziehen, wenn die Creme nicht mehr heiß ist – aber bevor sie kalt wird! Soll die Speise gestürzt werden, nimmt man anstelle von Agar-Agar 6 bis 8 Blatt Gelatine. Schön anrichten, evtl. mit Mandarinenschnitzen, Sauerkirschen o. ä. (Im Italienurlaub können Sie mal Maronenpüree in der Dose mitnehmen; in der Schweiz gibt es das sogar in großen Tuben.)

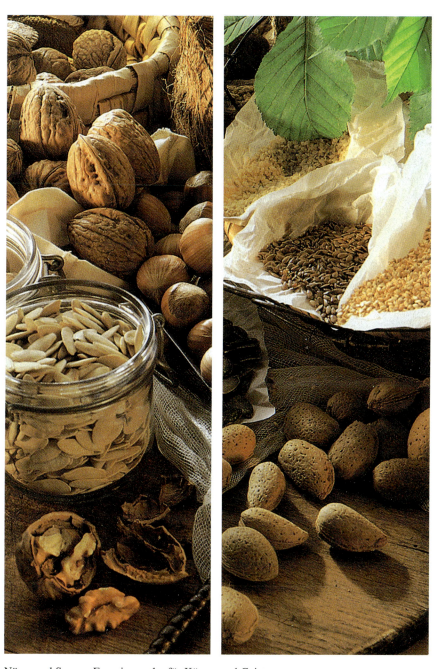

Nüsse und Samen: Energiespender für Körper und Geist

Die Erdnuß
(Arachis hypogaea)
Nicht alles ist da in Butter ...

Geschichte: Die Erdnuß gehört, wie eingangs erwähnt, zu den Hülsenfrüchten, ist also eigentlich ein Gemüse. Der Fruchtknoten neigt sich nach der Blüte zur Erde, »gräbt« sich etliche Zentimeter ein, und wenn die Früchte reif sind, werden sie ähnlich wie Kartoffeln gerodet. Erdnüsse stammen aus Südamerika, wurden schon von den Inkas fleißig angebaut, von den Spaniern und Portugiesen nach Europa gebracht und werden heute vor allem in China, Indien, Indonesien, an der Westküste Afrikas und in sehr großen Mengen in den USA gezüchtet (Weltproduktion weit über 20 Millionen Tonnen). Der frühere US-Präsident Jimmy Carter war Erdnuß-Farmer ...

Inhaltsstoffe: Rohe Erdnüsse schmecken fast wie rohe Bohnen; ähnlich wie Kaffee entfalten sie erst beim Rösten ihr besonderes Aroma. Durch ihren extrem hohen Eiweiß- und Fettgehalt sind Erdnüsse in vielen Ländern der dritten Welt tägliches Brot und wertvoller Kraftspender – nicht zuletzt auch durch die reichlich enthaltenen B-Vitamine unentbehrlich, die sich sonst vor allem in Fleisch befinden. Erdnüsse werden neuerdings in ihrem Gesundheitswert viel höher eingestuft als noch vor einigen Jahren.

Im Erdnußkern stecken 25 bis 35 Prozent Eiweiß, 42 bis 52 Prozent Fett, 8,6 Prozent Kohlenhydrate und über sieben Prozent Ballaststoffe. Das Fett spendet beachtliche Mengen der herzfreundlichen Linolsäure. Allerdings gehen bei der komplizierten Fabrikverarbeitung von Erdnußöl (etwa zu Fritieröl oder billiger Margarine) die wertvollen essentiellen Fettsäuren zum großen Teil verloren.

Prall gefüllt sind die Erdnüsse mit Nähr- und Wirkstoffen: Sie enthalten reichlich Vitamin E, dann mit Ausnahme von Vitamin B_{12} fast alle B-Vitamine und hier wieder in besonders erfreulicher Menge das »Nervenvitamin« B_1, dazu Kalium, Magnesium, Kalzium, Kupfer, Zink, Mangan und sehr viel Phosphor sowie die meisten essentiellen Aminosäuren (Eiweißbausteine), unter anderem reichlich Tryptophan, das zuständig ist für gesunden Schlaf. Also ist es überhaupt nicht verkehrt, abends vor dem Fernseher ein paar Erdnüsse zu knabbern.

Aber: 100 g Erdnüsse haben rund 600 Kalorien, und leider sind die gerösteten Erdnüsse auch meist viel zu stark gesalzen – weshalb Leute mit hohem Blutdruck unbedingt nach ungesalzenen Ausschau halten sollten. Oder: Selber rösten und nach Gusto (salzlos) würzen.

Apotheke: Eine 48jährige Amerikanerin fiel kürzlich in Clifton Springs in den USA beim jährlichen Gesundheitscheck in ihrer Firma durch den Raster: Sie hatte einen gefährlich hohen Cholesterinspiegel und dazu extrem hohe Triglyzerid-Werte. Da die Frau sonst »gesund« war, forschte der Betriebsarzt nach. Es stellte sich heraus: Die Dame hatte die Angewohnheit, am Arbeitsplatz im Lauf der Woche bis zu 1,2 kg Erdnüsse zu essen und sich zu Hause früh und abends noch reichlich Erdnußbutter aufs Brot zu schmieren. Fazit der Zeitschrift *Medical Tribune,* die über diesen Fall berichtete: »Wer zwischendurch regelmäßig ... Erdnüsse knabbert, der muß damit rechnen, daß der Blutfettspiegel mitunter in schwindelnde Höhe steigt.«

Daran war natürlich nicht *Cholesterin* schuld, sondern es waren die Phytosterine, jene schon bei den Sonnenblumenkernen erwähnten komplexen fettähnlichen Verbindungen, die chemisch mit dem Cholesterin verwandt sind. (Cholesterin wird aber nur von Tieren und Menschen gebildet.) Phytosterine wirken – nicht total exzessiv verzehrt wie in diesem Fall – in unserem Körper blutfettsenkend, binden Gallensäuren und schützen die Zellwände des Dickdarms vor Entartung zum Krebs. Weitere Biostoffe in der Erdnuß: Phenolsäuren und Protease-Inhibitoren. Auch sie wirken krebshemmend.

Doch gibt es für die Erdnuß auch beachtliche Pluspunkte:
- Sie beschleunigen die Blutgerinnung: Der Zoologe Dr. H. Bruce Boudreaux aus Louisiana entdeckte zufällig ihre *blutstillende Wirkung:* Er hatte sich böse verletzt, die Wunde blutete, die Blutung kam nicht zum Stillstand. Eines Morgens hatte die Blutung dann plötzlich aufgehört. Der Doktor dachte scharf nach: In den vorhergehenden Tagen hatte er reichlich Erdnüsse gegessen. Von da an aß der Forscher bei jeder neuen Blutung wieder Erdnüsse, mit Erfolg. Und das Ende einer langen Reihe von Versuchen, auch bei anderen Blutern, war die Herstellung eines blutstillenden Extrakts aus Erdnüssen, der Patienten bei Hämophilie A (Bluterkrankheit) helfen kann.
- Hautärzte verordnen ihren Patienten bisweilen den Verzehr von kaltgepreßtem Erdnußöl, weil es den Stoffwechsel anregt und deshalb »von innen reinigt«.

- Naturärzte raten nervösen, überarbeiteten Patienten – neben anderen Nüssen – zu Erdnüssen, weil sie mit den vielen B-Vitaminen das Nervensystem stärken.
- Auf jeden Fall enthalten Erdnüsse auch *Purine* – deshalb Vorsicht bei Veranlagung zu Gicht!

Küchentips: Im Fernen Osten kennt bei den »einfachen Leuten« jede Hausfrau viele Variationsmöglichkeiten, das karge Essen mit gehackten oder gemahlenen Erdnüssen anzureichern. Da gibt es köstliche Erdnußsoßen, scharf, süß, sauer und süß-sauer. Auch im Erdnußland USA werden feingehackte und pürierte Erdnüsse hundertfach variiert.

Da nicht wenige Menschen Unverträglichkeitsreaktionen gegenüber Erdnüssen haben, ist es aber recht gefährlich, daß auch hierzulande eine riesige Nahrungsmittelindustrie die billigen Kalorienbomben heimlich in immer mehr *Fertiggerichten* mitverwendet, ohne daß es der Verbraucher ahnt.

Und ein Kapitel für sich ist die berühmt-berüchtigte *Erdnußbutter:* Sie ist fast immer ein Gemisch, eine rechte »Fabrikware« – dem Mus der Kerne wird nämlich meist noch reichlich Erdnußöl und Sojamehl, evtl. auch Malz, Honig und sogar Käse beigegeben. Also: eine geballte Ladung von Dickmachern und eine ganze Menge Kunst ...

In der »feinen« leichten fernöstlichen Küche, sogar in der makrobiotischen, spielt die Erdnuß eine Statistenrolle. Stars sind Cashews und Mandeln. Vielleicht versuchen Sie mal eine frische, aparte Erdnuß-Frucht-Soße.

Erdnuß-Frucht-Soße

$1/2$ Tasse Erdnüsse ohne Häute, 4 mittelgroße reife, aromatische Äpfel, 1 knappe Tasse Wasser. Entkernen Sie die Äpfel, und würfeln Sie sie grob. Geben Sie die Erdnüsse mit $2/3$ des Wassers in den Mixer. Pürieren Sie sie fein, geben Sie dann die Äpfel dazu und, wenn nötig, noch das restliche Wasser. Runden Sie den Geschmack mit ein bißchen Honig oder echter Vanille oder Zimt ab.
Servieren Sie die Soße zu Fruchtsalat oder auch zu Milchreis.

Die Haselnuß
(Corylus avellana)

Starke Nahrung für die Nerven

Geschichte: Sie gehört zu den allerersten Früchten, die von den Menschen gegessen wurden: Pollenfunde weisen nach, daß schon in der Nacheiszeit, viele tausend Jahre vor Christi Geburt, die Haselnuß sich fast in ganz Mitteleuropa ausbreitete. Den alten Germanen war sie heilig – ihr Holz wurde zu kultischen Zwecken verwendet, war dem Gott Donar (Thor) geweiht. Wünschelruten zum Auffinden von Wasseradern wurden aus Haselzweigen geschnitten, und der Zauberstab klassischer »Magier« war ein Haselnußstecken.

In acht Hauptarten, groß und klein, länglich und rund, wächst die Haselnußsippe heute fast rund um die Erde, manchmal entwickeln sich die Nüsse auch an 20 Meter hohen Bäumen – zum Beispiel am Himalaja. Große Nußkulturen gibt es in der Türkei, in Spanien und in Oregon/USA. Die Amerikaner nennen die Haselnüsse »Filberts«.

Inhaltsstoffe: Die Haselnuß enthält über 14 Prozent Eiweiß, mehr als 60 Prozent Fett, manchmal sogar fast 70 Prozent, dabei einen hohen Prozentsatz der wertvollen ungesättigten Fettsäuren und fast zehn Prozent Kohlenhydrate nebst einem beachtlichen Prozentsatz an Ballaststoffen. Ihr Mineralstoffgehalt ist hoch: an vorderster Stelle Phosphor, Magnesium, Kalium, Eisen, aber auch Schwefel und Kalzium, dazu reichlich Vitamin E, Niacin und B_6 und Vitamin C sowie die Folsäure mit ihrem ausgesprochen »gesundem« Einfluß.

Apotheke: Gerbstoffe in der Haselnuß regen die Haut- und Darmfunktion an, stärken auch die Gefäße und normalisieren den Blutzuckerspiegel. In Verbindung mit den reichlich vorhandenen B-Vitaminen sind die Fettsäuren und Eiweißbausteine der Nüsse sehr günstig für die Muskulatur. – Nüsse werden ja allgemein als Nervennahrung angesehen, ihr relativ hoher Lezithingehalt als gut für den »Geist«. Dies gilt noch besonders für die Haselnuß. Sie darf in keinem sogenannten Studentenfutter fehlen. Aber, immer dran denken: Eine Handvoll (100 g) hat fast 650 Kalorien!

Andere Inhaltsstoffe der Haselnuß (die längst nicht alle erforscht sind) wirken auf die Knochenmarksfunktion und damit auf die Bildung der Blutzellen und des Blutfarbstoffs und wahrscheinlich auch der Immunzellen.

In den Mittelmeerländern gibt man Kindern und alten Menschen, die bettnässen, zwölf Nüsse vor dem Schlafengehen zum »langsamen Kauen«. Dieses oft erfolgreiche Mittel bestätigt wieder einmal die Volksmedizin: Die Haselnüsse gelten dort als »blutstillend, gefäßverengend und stärkend für die Harnblase«. (Ein Aufguß der Haselnußschalen soll ausgesprochen harntreibend sein.)

Wegen ihrer großen Keimkraft sagt die Volksmedizin den Nüssen sogar nach, sie trügen zur menschlichen Ei- und Samenbildung bei, seien also »Liebesfrüchte«.

In den Haselnußländern Italien und Spanien nimmt man auch heute noch das *Nußöl* gern zur Behandlung von Entzündungen des Darms, gegen Husten – und zum Einreiben gegen Haarausfall.

Küchentips: Dieser an Nährwerten überreiche Tausendsassa steckt heute unerkannt in unzähligen Zubereitungen: von Nougat, Schokolade und Pralinen über Bonbons, Kuchen und Kekse bis zu den Nußnougatcremes, die Kinder so gern aufs Brot essen. Das hat zwei Nachteile: Erstens sind die meisten dieser Fertigpasten mit ungeheuren Mengen an Zucker verarbeitet, gegen die man sich nicht wehren kann, und zweitens haben Allergiker, die auf Haselnußpollen reagieren (und das werden immer mehr) meist auch eine Allergie gegen die Nüsse selbst. Deshalb dieser Ratschlag: Nußmus entweder selbst machen (weil es dann viel billiger ist als das gekaufte) oder wenigstens ungesüßtes kaufen und für die Kinder zum Beispiel mit *wenig* Honig, Marmelade o. ä. mischen.

Schließlich ist es noch wichtig, zu wissen: *Gemahlene* Haselnüsse (etwa zum Backen) müssen sehr rasch verbraucht werden; sie werden leicht schimmlig, durch Luftsauerstoff verändern sich die Fette, und die Nüsse schmecken ranzig.

Und: Haselnüsse für *Obstsalat, Desserts* etc. sind besonders gesund, wenn sie einige Stunden vorher in Wasser »belebt« wurden. Dann auf dem Küchenkrepp trocknen und kleinschneiden. Haselnüsse für *Kuchen und Plätzchen* schmecken besonders, wenn sie vor dem Mahlen kurze Zeit im heißen Rohr auf einem Blech geröstet wurden.

Die Kokosnuß
(Cocos nucifera)

Gesund für Haut, Haar und Magen

Geschichte: Um das Jahr 2300 v. Chr., als die Hochkultur im Tal des Indus aufblühte, waren die Bewohner schon die reinsten Feinschmecker. Sie buken Brote aus mehrerlei Getreide, sie kochten ihre Speisen mit Sesamöl und würzten mit Senf. Vor allem aber aßen sie Kokosnüsse oft zusammen mit Bananen, Datteln und Granatäpfeln, auf vielerlei Weise zubereitet. Um die Zeitenwende holten Karawanen aus ganz Arabien und dem Vorderen Orient die Kokosnüsse aus Indien, und die Araber entwickelten in bewährter Manier auch gleich die raffiniertesten Kochrezepte.

Heute ist die Kokospalme in allen Tropenländern die »Königin der Pflanzen«, die den Menschen eigentlich alles schenkt, was sie am nötigsten zum Leben brauchen. (In Thailand, Bali und anderen Ländern bringen die Menschen den guten »Baumgeistern« der Kokospalme täglich Dankesopfer.)

Die Menschen bauen mit dem Holz der Palme ihre Hütten, decken mit den Palmblättern ihre Dächer, sie flechten vielerlei Körbe und Hauswandverkleidungen aus ihnen, die Nußschalen dienen ihnen als Gefäße, und sie arbeiten Musikinstrumente daraus. Vor allem aber bietet die Kokosnuß den Bewohnern der Tropenregionen eine exzellente Ersatzmilch. Das Fleisch ist eine sehr wertvolle Nahrung und das Öl unentbehrlich.

Inhaltsstoffe: Die frische Nuß enthält 40 Prozent Wasser, 40 Prozent Öl, vier bis sechs Prozent Eiweiß, fünf Prozent Kohlenhydrate und ca. neun Prozent Ballaststoffe. Dazu in der frischen Milch und auch im Fruchtfleisch Zucker, Eiweiß, Mineralien, besonders Magnesium, Eisen, Natrium und Selen, das eine Krebsschutzfunktion hat, ferner in kleinen Mengen die Vitamine E und B. Doch Achtung: Da das Öl reich an *hochgesättigten* Fettsäuren ist, ist die Kokosnuß und vor allem ihr Öl und jene Margarinen, die daraus hergestellt werden, ungeeignet für Menschen, die einen *hohen Cholesterinspiegel* haben!

Jede Kokospalme liefert bis zu 100 Nüsse im Jahr und jede Nuß etwa $1/2$ Pfund Kokosfleisch oder Kopra. Aus ihr wird das Öl herausgepreßt. Kokosnüsse liefern fast ein Zehntel der Fett- und Ölversorgung auf der Welt. Zahlreiche Margarinen und Fabrik-Fertiggerichte sind auf Kokosbasis hergestellt.

Während der Blüte der Palme wird in Fernost oft der Saft aufgefangen, der aus dem angeritzten Blütenschaft rinnt. Er wird fermentiert, zu »Arrak« verarbeitet oder aber zu einem Zucker, mit dem zum Beispiel die Thais traumhafte Süßigkeiten herstellen.

Apotheke: Wer immer im Urlaub in Tropenländern unterwegs war und den Saft aus einer frischaufgeschlagenen grünen Kokosnuß getrunken hat, der hat nicht nur ein unerreichbar gutes und stärkendes Erfrischungsgetränk genossen, sondern auch gleich etwas besonders Gutes für die Gesundheit getan. Die vielen Mineralien aus der Milch ersetzen Elektrolyte, die beim Schwitzen verlorengehen, sind deshalb für Magen, Darm und Nerven, aber auch fürs Herz höchst wichtig. Und wenn noch Bananen dazukommen, ist das eine volle Mahlzeit.

Die *Kokosmilch* wirkt kühlend, leicht harntreibend und ganz mild abführend. In Südostasien wird sie als Medizin gegen Sodbrennen und Gastritis genommen. Sogar vor Magengeschwüren hat sie Ratten im Tierversuch geschützt.

Dem reinen *Kokosöl* wird antibakterielle und pilzhemmende Wirkung nachgesagt, es soll vor allem Hautreizungen lindern. Allerdings wird sehr hautempfindlichen Menschen von *Sonnenschutzmitteln* abgeraten, die Kokosöl enthalten. Leider besteht bei uns noch keine Deklarierungspflicht!

Kleine Kinder in Thailand bekommen von ihren Müttern, wenn diese nicht stillen können, Kokosmilch; denn in der Zusammensetzung ihrer chemischen Elemente hat sie Ähnlichkeit mit der Muttermilch und bekommt den Kleinen gut.

Küchentips: In den Tropen kennt man Hunderte von Variationen, Kokos in der Küche zu verwenden:
- Die echte indische Currysoße (und nicht eine der westlichen »Parodien«) wird oft mit Kokosmilch oder Sauermilch verdünnt. Das gibt, mit Reis zusammen, eine gehaltvolle Mahlzeit.
- In der orientalischen Küche und bei der indonesischen Reistafel werden Fleischspießchen, Fische, Suppen und vor allem superbe Desserts mit Kokos*raspeln* zubereitet. Das gibt den Speisen einen einzigartigen Geschmack.

Kürbiskerne
(Semen cucurbitae)

Die Wunderwaffe für ältere Herren

Geschichte: Wie so viele gesunde Gemüse und Früchte rollten auch die meisten Kürbisse vom amerikanischen Kontinent, genauer dem heutigen Mexiko und Texas (wo sie schon vor über 8000 Jahren wuchsen), nach Europa herüber. Andere Sorten stammen aus Ägypten und Indien (siehe auch Seite 206 f.). Um die Kerne ist immer noch ein ziemliches »Geheimnis«, das heißt, man hat all ihre Wirkstoffe noch längst nicht erforscht – aber eines weiß man genau: Die knackigen kleinen Dinger sind eine biologische Wunderwaffe für Männer, vor allem für ältere!

Inhaltsstoffe: Kürbissamen enthalten außer fast 50 Prozent fettem Öl etwas ätherische Öle, Phytosterine, die eine hormonartige Wirkung haben, Cholesterin abbauen und antikanzerogen wirken. Dazu geringe Mengen von Alkaloiden, fast 30 Prozent Eiweiß, die Vitamine A, B und E, reichlich Zink, Phosphor, Eisen, Magnesium und einige noch nicht entschlüsselte Wirksubstanzen.

Apotheke: Nach dem sechzigsten Lebensjahr etwa beginnt sich bei der überwältigenden Mehrzahl der Männer – und das meist still und leise – die Prostata zu vergrößern. Die Ärzte nennen das »Prostata-Hypertrophie«.

Wenn die Prostata eine beachtliche Größe erreicht, kann sie derartig auf die Harnröhre drücken, daß der Urin nicht mehr richtig fließt. Im Ernstfall führt das schließlich bis zu einer totalen Harnsperre, die lebensgefährlich ist. Deshalb muß die stark vergrößerte Prostata oft operativ entfernt werden. In den Anfangsstadien dieses Altersleidens läßt sich aber sehr viel durch frühzeitige Behandlung machen: Der Arzt gibt Spritzen, oft verordnet er auch pflanzliche Heilmittel, ähnlich denen, die bei Nierensteinleiden gegeben werden. Aber der Erfolg der Behandlung ist nicht immer zufriedenstellend.

Seit einiger Zeit nun hat sogar die Schulmedizin ein uraltes Heilmittel gegen Prostata-Hypertrophie wiederentdeckt: die Kürbiskerne. Wie der große alte Mann der deutschen Pflanzenheilkunde Professor Dr. R. F. Weiß berichtete, hatten Ärzte und Pharmakologen beobachtet, daß in einigen Balkanländern die Männer Kürbiskerne als eine Art Kaugummi konsumierten (ähnlich wie die Russen ihre Sonnenblumenkerne) und daß bei diesen kürbiskernkauenden Männern weit seltener Prostata-Vergrößerungen auftraten. Man stellte fest, daß der Kürbiskern Stoffe enthält, die einer »Tonusschwäche« der Prostata, das heißt ihrer mangelhaften Elastizität, entgegenwirken, die sogenannte »Reizblase« positiv beeinflussen und damit die Harnentleerung wieder problemloser machen. Die Beschwerden beim »Pipimachen« verschwinden!

Prominente Urologen sind heute dazu übergegangen, ihren Prostata-Patienten Kürbiskerne zu verordnen. Man bekommt sie in Fertigpräparaten in der Apotheke. Aber es ist für *jeden* älteren Herrn das einfachste, regelmäßig *Kürbiskerne zu kauen,* die es zum Beispiel in Reformhäusern recht preiswert gibt. Täglich sollten es aber zwei bis drei Eßlöffel voll sein (zur Vorbeugung) und nach Prostata-Operationen mindestens vier Eßlöffel. Man kann sie ja so nebenbei wie Nüsse knabbern, sie schmecken sehr gut, aber auch hier sollte »Mann« auf die hohen Kalorienwerte achten! (Fragen Sie nach den *grünen Kernen aus der Steiermark.*)

Und es schadet überhaupt nichts, Kürbiskerne routinemäßig ins Essen, in Gebäcke, vor allem natürlich in Brote zu mischen, weil sie die Blase generell stärken sollen und deshalb (bei nichtorganischen Erkrankungen) zum Beispiel auch Kindern helfen, die zu lange ins Bett machen.

Dazu kommt noch eine weitere neue Erkenntnis: Kürbiskerne enthalten sehr viel *Zink,* und seit einiger Zeit weiß man, daß die Prostata wesentlich mehr Zink speichert als andere Organe. (Das Sperma ist reich an Zink.) Nun spielt offenbar bei der Prostata-Hypertrophie Zinkmangel eine Rolle. – Auch Professoren an der Universität Wien haben beobachtet, daß Patienten, die regelmäßig Kürbiskerne essen, keine Prostata-Schwellung bekommen.

Übrigens enthält das (leider schrecklich teure) grünbraune *Kürbiskernöl* viele wertvolle mehrfach ungesättigte Fettsäuren und Stoffe, die Würmer vertreiben. In der Volksmedizin wurde dieses Öl schon seit Jahrhunderten zur Behandlung bei Bandwurmbefall angewendet.

Küchentips: Ganz köstlich ist dieses Kürbiskernöl, im letzten Moment über etwas härtere Salate gegossen, es hat einen wunderbaren nußartigen Geschmack. Glückliche Menschen, die in der Steiermark Urlaub machen, sollten sich unbedingt bei einem Bauern dort solches Öl besorgen, von dem hierzulande der Liter meist weit über 50 Mark kostet.

Aber: Sowohl Kürbiskerne als auch das Öl grundsätzlich kühl und dunkel, das heißt am besten im Kühlschrank aufbewahren. Und wer die Kerne zum Beispiel über Salate oder Gemüse streut, der sollte sie vorher durch mehrstündiges Einweichen »beleben«, es bilden sich dann schon eine Menge Fermente und Vitamin E (siehe Abschnitt »Keime und Sprossen«). Ganz besonders gut schmecken Kürbiskerne auch, wenn sie kurz und vorsichtig – ja nicht zu heiß – in einem Pfännchen geröstet werden – als Knabberei, wenn Gäste kommen.

Kürbiskern-Gugelhupf

*4 Eier, 100 g Sonnenblumenöl, 250 g Zucker,
280 g Vollkornmehl, ca. 125 ccm Wasser,
100 g geriebene Kürbiskerne,
$^1/_2$ Päckchen Backpulver.*

Dotter, Zucker und Öl schaumig rühren, dabei tropfenweise das Wasser zugeben. Die übrigen Zutaten beifügen, den steifgeschlagenen Schnee vorsichtig unterheben. Die Masse in eine Gugelhupfform füllen und bei ansteigender Hitze ins Rohr stellen. 50 bis 60 Minuten bei ca. 180 °C backen.

Kürbis-Karotten-Torte

*2 Eier, 180 g Zucker, 180 g geriebene Kürbiskerne,
180 g geraspelte Karotten,
1 Eßlöffel Weizen- oder Dinkel-Vollkornmehl,
1 Messerspitze Backpulver,
der Saft einer Zitrone.*

Eier und Zucker schaumigrühren und mit den übrigen Zutaten vermengen.
In die Form füllen, bei ca. 180 °C etwa 1 Stunde backen.
Je nach Geschmack mit Zitronenglasur überziehen und mit Kürbiskernen schmücken.
Die sehr saftige Torte erst nach einem Tag anschneiden!

Der Leinsamen
(Semen lini)
Die milde Verdauungshilfe

Geschichte: Lein wird bereits seit Steinzeittagen als Nutzpflanze gezogen, unsere Vorfahren im Neolithikum wußten schon, Leinen für Stoffe zu verarbeiten. Spuren dieser Fertigkeit finden sich in Pfahlbauten um den Bodensee. Sehr früh bereits muß der Leinsamen auch als Heilmittel genutzt worden sein. Seine »Tugenden« waren zu offensichtlich, drängten sich geradezu auf.

Inhaltsstoffe: Die reifen Leinsamen enthalten fünf bis sechs Prozent Schleim, 30 bis 40 Prozent fettes Öl und 20 Prozent Eiweiß. Dazu kommen Wachs, Harze, Salze und Spuren des Blausäure-Glykosids Linamarin, durch das der Leinsamen neuerdings ein wenig in Verruf geraten ist. Aber Untersuchungen haben ergeben, daß diese Blausäure in Magen und Darm gar nicht frei wird und bei den empfohlenen geringen täglichen Mengen Leinsamen auch nichts anrichten könnte. Leinsamen enthält fast hundertmal so viele Lignane wie Getreide. Diese pflanzlichen Östrogene können – auf sehr komplizierte Weise – hormonabhängige Krebsarten wie Brustkrebs, Gebärmutterkrebs hemmen. Bevor diese Phytoöstrogene in den Stoffwechsel gelangen, werden sie durch Darmbakterien in ihrer Struktur derart verändert, daß Verbindungen entstehen, die nur für Menschen spezifisch sind (nach Prof. Leitzmann)!

Apotheke: Therapeutisch hat Leinsamen noch eine kleine Wunderwirkung, die ich selbst erlebt habe – mit einem sehr alten kranken Menschen, den ich pflegte und der – aus Protest gegen seine Bettlägrigkeit und damit Hilflosigkeit – praktisch total und chronisch »verstopft« war: Eine kluge Krankenschwester hatte mir geraten, dem Patienten jeden Morgen, eine Stunde *vor* dem Frühstück, eine Tasse lauwarme Buttermilch mit einem winzigen Löffel Honig und einem gehäuften Eßlöffel *frischgeschrotetem* Leinsamen zu geben. Gesagt, getan. Und nach drei Tagen der versuchten Abwehr und des Übergangs kam es zu völlig problemlosen Stuhlgängen! Leinsamen ist in vielen Fällen das Mittel der Wahl,
- wenn chronischer Mißbrauch von Abführtabletten stattgefunden hat,
- wenn im Zusammenhang mit diesen Medikamenten bereits Verkrampfungen und Reizungen des Darms entstanden sind (sogenannte »kolitische« Reizzustände)

- und wenn *die Darmflora gestört* ist, zum Beispiel durch die Einwirkung von Sulfonamiden oder Antibiotika. Die Fehlbesiedelung des Darms wird beseitigt, die Fäulnis- und Gärungsprozesse werden unterbrochen, der Stuhl »riecht« wieder gut – das ist das erste Zeichen der Besserung. Die Milchsäure der Buttermilch unterstützt diesen Heilungsprozeß.

Aber: Der Leinsamen muß, wie oben schon betont, immer *frisch* geschrotet und in ausreichender Menge genommen werden! Man läßt in der Apotheke stets nur einen kleinen Vorrat, für *höchstens* eine Woche, schroten und diesen fest einpacken. Lagern geschrotete Leinsamen länger, wird das Leinöl ranzig, es schmeckt dann nicht mehr so gut und kann den Magen reizen.

Am Anfang kann man notfalls sogar morgens *und* abends einen gehäuften Eßlöffel nehmen. Wenn der Erfolg sich eingestellt hat, reicht der tägliche große Löffel am Morgen. Und nie kombinieren mit weiteren Abführmitteln, auch nicht mit Tees oder noch so wohlschmeckenden Würfeln – sonst wird die fantastische Quelleigenschaft des Leinsamens gestört. Und keinesfalls wird der Leinsamen, wie es früher Mode war, ungeschrotet am Abend eingeweicht und als »Glibber« in der Frühe genommen, damit ist er nämlich schon gequollen – und das soll er doch erst im Magen-Darm-Bereich tun!

Wie der Heilpflanzen-Experte Professor Dr. R. F. Weiß feststellte, erfordert die Leinsamentherapie einige Geduld, aber der Erfolg »ohne Chemie« lohnt sich in jedem Fall. Und es kann auch nicht schaden, Leinsamen lang, sprich über einige Wochen oder gar Monate, zu nehmen.

Ganz nebenbei, so Professor Weiß, wirkt der ölige Anteil von *Semen lini* nicht nur als Gleitmittel und unterstützt die Wirkung des Schleimes, sondern das Leinöl enthält auch wertvolle ungesättigte Fettsäuren, die bei der Arteriosklerose-Verhütung bekanntlich eine wichtige Rolle spielen.

Ein Breiumschlag mit Leinsamen kann Schmerzen lindern, sogar Abszesse erweichen. Das *Leinöl* kann bei rauhen Händen helfen, bei Gürtelrose die quälenden Beschwerden mildern. Italienische Bäuerinnen wickeln auch Hühneraugen oder Warzen in Leinöl ein oder machen, wenn sie unter Krampfadern leiden, sich abends vor dem Zubettgehen einen Leinölumschlag.

Küchentips: Jeder kennt das gute »Leinsamenbrot«, das höchst empfehlenswert ist. Leinsamen kann in Vollkornkuchen, Müesli etc. mitverarbeitet werden, was die Sache nicht nur pikanter, sondern auch noch gesünder macht.

Das kaltgepreßte Leinöl – leider ein ziemlich teurer Spaß – ist als »lebendiges Öl« zugleich eine Schutznahrung. Bei Gallenkoliken verordnen manche Naturärzte täglich zwei bis drei Eßlöffel, und auch Krebskranke sollen ruhig ein Essen bekommen, das (maßvoll) mit Leinöl zubereitet ist. Allerdings darf es dann nicht stark erhitzt werden, sonst werden die guten wertvollen Fettsäuren und Vitamine zerstört.

Die Mandel
(Prunus amygdalus)
Eine Frauenfrucht, die auch Männern guttut

Im Februar, während es bei uns in Mitteleuropa meist noch klirrend kalt ist, beginnen über Nacht in Spanien und Portugal, in Süditalien, Sizilien und auf dem Balkan die Mandelbäume zu blühen. Zartrosa Schleier bedecken viele Berghänge und schmücken viele Hausgärten, zur Freude ihrer Besitzer. Sie wissen jetzt: Es wird Frühling!

Geschichte: Ursprünglich wahrscheinlich im subtropischen China und dem Nahen Orient zu Hause, wanderte der Mandelbaum mit der Zeit in die meisten warmen Länder unserer Erde, wird heute in vielen Variationen in Nordindien, dem Iran, in Afghanistan, Südafrika, vor allem aber in Kalifornien, Mexiko und Australien angebaut. Ob es »süße« oder bittere Mandeln sind, können oft nur wirkliche Kenner unterscheiden.

Die Araber pflanzten, um nicht auf sie verzichten zu müssen, Mandelbäume überall in Spanien an, wo das Klima und der Boden es erlaubten, und die Spanier wiederum lernten von ihren Eroberern, Nougat, Marzipan und andere Köstlichkeiten aus Mandeln herzustellen. Auch die Inderinnen, die rechte Naschkatzen sind, verwendeten seit Jahrhunderten Mandeln in zahllosen raffinierten Konfekten.

Inhaltsstoffe: Die getrocknete Mandel enthält 18 bis 20 Prozent Eiweiß, 54 bis 60 Prozent und mehr Fett, dabei einen hohen Anteil an mehrfach ungesättigten herzfreundlichen Fettsäuren, ca. 18 Prozent Kohlenhydrate und Ballaststoffe sowie relativ viele Carotine (Vitamin A bildend), eine gute Mischung von B-Vitaminen und dazu etwas Vitamin C. Ferner relativ viel Kalium, Kalzium, Magnesium, außerdem unter anderem Eisen, Phosphor, Schwefel, Enzyme mit Hormoncharakter und Schleim. Achtung: Mindestens 650, wenn nicht mehr Kalorien stecken in 100 g Mandeln! Also ein Energiespender par excellence und tatsächlich so wertvoll wie manches Steak. Die Mandel schenkt Lebenskraft, ist gut für die Augen und die (weiblichen) Sexualorgane!

Apotheke: Tatsächlich kann man die Mandel eine »Frauen-Frucht« nennen (was nicht heißen soll, daß wir sie den Männern nicht gönnen). Aber die Devise »Mandeln für Frauen« hat gute Gründe: Sie ist eine vorzügliche Kraftquelle für Schwangere, Wöchnerinnen und Stillende, man sagt ihr in Mittelmeerländern sogar nach, daß ihre pflanzlichen Hormone bei der Rückbildung der Gebärmutter nach der Geburt hilfreich seien. Auch gegen »weibliche« Rückenschmerzen und Ausfluß soll sie helfen.

Die Italienerinnen glauben so fest an die Heilkraft der Mandeln, daß auch heute noch in vielen Gegenden ihres Landes der hübsche Brauch geübt wird, den Hochzeitsgästen einige mit weißem Zuckerguß überzogene Mandeln, eingepackt in ein Stückchen »Brautschleier«, als Geschenk zu überreichen.

Achtung! Mandeln müssen immer sehr gründlich gekaut werden, sonst werden sie praktisch unverdaut wieder ausgeschieden. Man kann und sollte sie auch »beleben«, also sechs bis zwölf Stunden vor dem Knabbern in Wasser einweichen, um die Enzymtätigkeit zu verstärken. Sie schmecken dann noch viel besser. Und am besten schmecken sie, wenn sich schon kleine Keime zeigen. Wer »kurmäßig« Mandeln ißt, der darf, so der französische Naturarzt Jean Valnet, täglich sechs bis 15 Stück essen – muß aber dabei auf den enormen Kaloriengehalt achten. Zur Kur, das heißt dem täglichen Verzehr über längere Zeit, sind Mandeln aber bekömmlicher in Form einer Paste oder Emulsion – dazu werden sie gerieben und zum Beispiel in Joghurt gemischt oder auch mit etwas Wasser und ein bißchen Honig verrührt gegessen.

Das soll sehr gut sein für
- körperlich und geistig Erschöpfte,
- Nervenschwache,

- Sportler zwischen und nach Wettkämpfen,
- Menschen mit Entzündungen des Rachens, der Luftwege (chronischer Husten), des Magen-Darm-Trakts und der Harnwege,
- Leute, die von neuralgischen Schmerzen geplagt sind.

Mandeln sind auch für Diabetiker erlaubt.

Äußerlich angewendet, haben Mandelmilch, Mandelöl und Mandelkleie ihre Meriten. Leider sind all diese Dinge sehr teuer geworden. Darum ein Tip: Schauen Sie mal in Fernost-Läden, dort findet man Mandelöl oft sehr preiswert. Es kann bei Hautleiden, Ausschlägen, trockener, schuppiger Haut, Verbrennungen sowie bei Ohrenentzündung helfen.

Die *Mandelkleie,* die bei der Ölgewinnung zurückbleibt, ist beliebt in der Kosmetikindustrie, aber auch sie ist eigentlich viel zu teuer.

Küchentips: Mandeln, die so viel Eiweiß und Fett spenden, sind unglaublich wertvoll und vielseitig verwendbar in der Küche, vor allem zum Backen, zu superben Soßen, Dressings und Dips, zur Anreicherung von Fruchtsalaten usw.

Gemahlene Mandeln sollte man – wie Haselnüsse – nur dann fertig kaufen, wenn man's eilig hat, denn sie sind nicht nur um die Hälfte teurer als die ganzen, sie halten sich auch nicht lange frisch. Während sich in gemahlenen und womöglich noch falsch gelagerten Mandeln und Nüssen die schon öfter erwähnten Schimmelpilze einnisten können, die das krebsgefährliche Pilzgift Aflatoxin enthalten, sieht man den ganzen Mandeln auf einen Blick an, ob sie in Ordnung sind.

Gut haltbar, weil mit Öl bedeckt, sind fertige Mandelmuse – aber schier unglaublich kostspielig geworden. Lieber selbst machen!

Achtung! *Bittere* Mandeln, die sich äußerlich nicht von süßen unterscheiden (wie schon erwähnt), enthalten Blausäure. Ein Kind kann schon nach dem Verzehr von fünf bis zehn Bittermandeln sterben! Deshalb dürfen Bittermandeln auch nur in ganz kleinen Stückzahlen verkauft werden, und sie sollten zu Hause sorgfältig vor Kindern weggeschlossen werden. Noch besser: Sie gar nicht erst kaufen.

Wer übrigens die Mandeln mit der braunen Haut schwer verdaulich findet, der kann sie mit kochendem Wasser kurz überbrühen – dann geht die Haut leicht ab.

Mandelsoße mit Wein oder Milch

1 Eßlöffel Zucker, 1 kleiner Teelöffel Butter,
60 g geriebene Mandeln, 1 Eßlöffel Vollkornbrösel,
$^1/_4$ Liter Wein oder Milch,
etwas abgeriebene Zitronenschale, ungespritzt,
oder etwas Vanillezucker.

Den Zucker mit der Butter karamelisieren, auf kleiner Hitze unter ständigem Rühren die Mandeln dazugeben. Dann die Brösel, schließlich entweder den Wein oder die Milch sowie Zitronenschale oder Vanille dazufügen, kurze Zeit fleißig weiterrühren, die Soße durch ein Sieb streichen. Köstlich zu Aufläufen oder Puddings etc.
Unter die erkaltete Mandelmilch (ohne Brösel bereitet) ganz reife, zu Mus zerdrückte oder pürierte Pfirsiche, Aprikosen oder Erdbeeren mischen, nur ganz kurz heiß werden lassen.
Diese Soße schmeckt auch fantastisch zu Vanille-Eis!

Die Paranuß oder Brasilnuß
(Bertholletia excelsa)

So voller Nährwerte wie ein Hühnerei

Geschichte: Die Indianer Südamerikas schätzten sie bereits auf ihrer Speisekarte, und noch heute wächst sie meist wild im Amazonas-Gebiet. Die einzelnen dreikantigen Nüsse liegen nebeneinander, 25 bis 40 Stück, in einer riesengroßen kugeligen Kapselfrucht, die bis zu sechs Pfund schwer werden kann! Da die Bäume oft auf sehr radiumhaltigen Böden wachsen, haben die Nüsse eine relativ hohe natürliche Radioaktivität. Das Bundesgesundheitsamt hat auch einen recht hohen Bariumgehalt nachgewiesen. Kleine Kinder und Schwangere sollten diese Nüsse deshalb nicht essen.

Außerdem neigen Paranüsse dazu, im feuchten Inneren ihrer steinharten Schale zu schimmeln, und dann sind sie sehr gefährlich. Also diese Nüsse lieber nur geknackt und geschält kaufen und genau anschauen.

Inhaltsstoffe: Paranüsse sind enorm ölhaltig (fast 70 Prozent Fett), enthalten aber auch fast 20 Prozent der wertvollen ungesättigten Fettsäuren, das ist super. Ihr Eiweiß (14 Prozent) wird von Ernährungsphysiologen hoch gelobt – es gleiche dem des Hühnereies! Neben Kalium, Kalzium, Magnesium, Phosphor, Eisen und Natrium kommen reichlich die Vitamine A, B_1, B_6, Niacin, die für Herz und Blut so wichtige Folsäure, Vitamin C und Vitamin E vor.

Apotheke: Der Reichtum an B-Vitaminen macht die Paranuß für geistig Schaffende und Lernende (kleine Kinder ausgenommen) besonders wertvoll. Die E-Vitamine sind ein Zellschutz, stärken die Abwehrkraft und schützen auch vor Infektionen. Der speziell hohe Gehalt an Vitamin B_1, außer bei Pinienkernen sonst bei keinem pflanzlichen Nahrungsmittel zu finden, macht die Paranuß zu einer ausgezeichneten Nervennahrung. US-Wissenschaftler sehen heute in ihr – neben Zwiebeln und Knoblauch – die beste pflanzliche Quelle für das Schutzelement *Selen.*

Der hohe Magnesiumgehalt schützt das Herz, die Metalle Eisen und Kupfer unterstützen die Bildung von roten Blutkörperchen. Aufpassen: Der Kaloriengehalt (bis zu 715 pro 100 g) ist riesig! Deshalb – oder gerade deswegen – sind Paranüsse vor allem eine gute Vegetarierspeise. 50 g Paranüsse, in Obstsalat mit Früchten ergänzt, sind eine volle Mahlzeit. Autofahrer und andere Reisende, denen unterwegs im Magen leicht flau wird, die aber kein großes Essen zu sich nehmen möchten, können sich mit ein paar Paranüssen als Muntermacher stärken.

Die Pekannuß
(Carya pecan)

Sie rettete vielen Indianern das Leben

Geschichte: »Peccan« hieß bei den frühen Indianern »schwer zu knacken« – und doch machten sie sich gern die Mühe: Die Pekannüsse waren ein überlebensnotwendiges Nahrungsmittel für die Urbevölkerung in den Südstaaten Amerikas. Oft richteten die Menschen ihre Wohnplätze nach dem Vorkommen der riesigen, bis über 30 Meter hohen Pekanbäume ein, weil diese Nüsse gut haltbar waren, Mutter Erde sie ihnen als billiges Tauschobjekt buchstäblich in den Schoß warf und die Nüsse ihnen in strengen Wintern wirklich zu überleben halfen. Es ist überliefert, daß mancher alte Indianerstamm in Notzeiten bis zu zwei Monate ausschließlich von Pekannüssen lebte!

Pekans sind nahe Verwandte der Walnüsse und der Hickorynüsse.

Durch ihre längliche Form und glatte Schale sehen sie aber eher wie große Eicheln aus. Der Geschmack ist noch etwas milder als das Walnuß-Aroma.

Vom Flußlauf des Missouri – ihrer Urheimat – gelangte die Pekannuß in viele warme Länder. Heute sind die Pekans in den USA die Lieblingsnüsse, »Number one«, aber sie wachsen auch in Kanada, Mexiko, West- und Südafrika, Indien und Australien. In den USA gibt es riesige Nußplantagen mit mehr als 100 000 dieser stattlichen Bäume und alte Wildexemplare, die über 1000 Jahre alt sind.

Inhaltsstoffe: Eine Mini-Bombe mit Maxi-Kalorien: neben zwölf Prozent Eiweiß über 70 Prozent Fett und 15 Prozent Kohlenhydrate. Dazu extrem viel Kalium, reichlich Kalzium, Magnesium, Phosphor, die Vitamine A, B und C.

Apotheke: Die ungesättigten Fettsäuren, die B-Vitamine und Spurenelemente machen die Pekannüsse zu ausgesprochenen Kraft- und Energiespendern für Körper und Geist. Dem Vernehmen nach haben die Amerikaner, die diese so wohlschmeckenden und sättigenden Nüsse über alles schätzen, sie sogar (in Zubereitungen) zur Nervenstärkung im Weltall dabei. Ansonsten vergißt »Santa Claus« nie, sie auf den Weihnachtsteller zu legen.

Küchentips: Pekans sind heute noch in der Indianerküche sehr beliebt. Auch die Lebensmittelfabrikanten und die US-Hausfrauen verwenden sie fürs Backen, für Konfekt, Nußpasten, für Eiscremes und Bonbons. In den Flugzeugen der kontinentalen amerikanischen Luftfahrtgesellschaften gehören sie als Begleitung der obligaten Cocktails zum »täglichen Brot« für die Fluggäste. Bei uns bekommt man sie jetzt auch immer mehr in Reformhäusern und sogar in gutsortierten Supermärkten. Sie schmecken herrlich in Obstsalat oder gehackt, zum Beispiel auf einem knackig-frischen Feldsalat oder im sogenannten Waldorfsalat.

Die Pistazie
(Pistacia vera)

Schon Moses stärkte sich mit ihr

Geschichte: Eine noble, eine wertvolle, eine köstliche Nuß und eine uralte dazu: Schon in der Bibel ist von ihr die Rede, sie war wichtig für alle Völker des östlichen Mittelmeerraums. Ganz sicher stärkte sich

Moses mit ihr, und auch Jesus wird sie gern gegessen haben. Seit weit über 5000 Jahren werden Pistazien vor allem in Palästina, im Iran, im Irak, in Teilen Indiens und in der Türkei angebaut.

Sie sind eigentlich die Samen einer Steinfrucht, die an immergrünen Bäumen wächst. Ihre Ernte ist recht mühsam. Ihr Handelswert richtet sich nicht zuletzt nach der Intensität der einzigartigen hellgrünen Nußfarbe, die sie auch zum kulinarischen Augenschmaus macht. Leider sind sie neuerdings bei uns in Verruf geraten, weil das Bundesinstitut für gesundheitlichen Verbraucherschutz besonders in Pistazien aus dem Iran eine starke Belastung mit dem hochgefährlichen Schimmelpilzgift Aflatoxin feststellen mußte. Die EU-Kommission hatte darauf sogar mit einem – befristeten – Importverbot aus dem Iran reagiert.

Inhaltsstoffe: Pistazien enthalten weit über 50 Prozent Fett, darunter viele ungesättigte Fettsäuren, ca. 20 Prozent Eiweiß und ca. 20 Prozent komplexe Kohlenhydrate und Vitamin A. Mit dem höchsten Kaliumgehalt aller Nüsse, besonders viel Eisen, Phosphor und Magnesium sind sie eine lohnende Energiequelle ebenso wie eine ausgesprochen herzgesunde Speise.

Apotheke: Im Mittelmeerraum essen die Menschen ganz bewußt Pistazien als »Medizin«, wenn sie Hautprobleme haben. Sie reiben sich auch mit Pistazienöl ein. Im Orient werden Pistazien überall zur Stärkung gegessen, und dies mit Recht.

Küchentips: Vor allem aber finden sie heute kulinarische Verwendung: als grüne Farbtupfer, besonders aber des ganz speziellen Aromas wegen – vom Pistazieneis bis zur klassischen Mortadella-Wurst. In östlichen Mittelmeerländern werden Pistazien in der Fleisch-, Wild- und Reisküche verwendet. Die Industrie verarbeitet auch hierzulande Pistazien in rauhen Mengen – zu Süßigkeiten und Pralinen.

Als Nüsse kommen sie bei uns leider fast immer schon geröstet in den Handel und sind dabei gewaltig gesalzen. Man kann sie zwar so, weil die harte Schale bereits beim Rösten geplatzt ist, leicht zum Essen herrichten, aber besser ist: die *ungesalzenen* Kerne zu kaufen und lieber selbst nach Gusto zum Essen zu geben. Dann sehen, riechen und schmecken Sie auch besser, ob die kleinen Grünen wirklich frisch und schimmelfrei sind!

Das läßt Speisen immer gleich »festlicher« aussehen und bereichert sie. Gehackt in Süßspeisen aller Art und in Gebäcken, als ganze Kerne, kurz geröstet, zur Verzierung von Torten, über Fleisch und

Gemüsespeisen und Rohkost gestreut, auch unter den Reis gemischt, immer ist das etwas Besonderes.

Eine Köstlichkeit, vor allem bei Italienern beliebt, ist Pistazieneis. Allerdings werden Pistazien wegen ihres hohen Ölgehalts relativ rasch ranzig – also aufpassen, daß Sie keine alten erwischen. Denn: Jeder Pistazienbaum trägt nur alle zwei Jahre Früchte!

Sesam
(Sesamum indicum)

Klein, aber oho!

»Sesam öffne dich!« heißt es in einem der schönsten Märchen aus 1001 Nacht, *Ali Baba und die 40 Räuber*. Diese Zauberformel öffnet die Schatzhöhle – und von Botanikern wird das so gedeutet: Die Sesampflanze hat die Fähigkeit, ihre Kapsel vorzeitig aufspringen zu lassen und die Samen – ihren Reichtum – herauszuschleudern. Und reich ist Sesam wirklich, an wertvollen Nährstoffen!

Geschichte: Die Sesampflanze ist eine der ältesten kultivierten Ölpflanzen, ihre Urheimat ist wahrscheinlich das Zweistromland zwischen Euphrat und Tigris. Vor allem in Süd- und Südostasien und im Nahen Osten ist sie ein Grundnahrungsmittel, aber auch in der Türkei, in Griechenland, Sizilien und Ägypten gehörte sie schon vor Jahrtausenden zum »täglichen Brot«. Heute kommt Sesam überwiegend aus dem tropischen und subtropischen Afrika und aus Indien und Mexiko.

Noch vor einigen Jahren waren Sesamsamen bei uns fast unbekannt. Heute gibt es Sesamsemmeln und -brot in jedem Bäckerladen. Und nicht nur Bioläden und Reformhäuser verkaufen Sesam, sondern auch viele Supermärkte.

Inhaltsstoffe: Sesam hat einen Ölgehalt von fast 50 Prozent und vorwiegend ungesättigte Fettsäuren, einen Eiweißgehalt zwischen 20 und 40 Prozent, Kohlenhydrate und Ballaststoffe von fast 18 Prozent. Ungeschälte Sesamsamen enthalten zehnmal soviel Kalzium wie Kuhmilch, ferner um die Hälfte mehr Eisen als Rinderleber, dreimal mehr Phosphor als Eier, mehr Eiweiß als Hühnchen oder Beefsteak und mehr Niacin, Vitamin B_3, als Vollkornbrot. Der tägliche Kalziumbedarf von ca. 800 mg könnte spielend allein mit vier Eßlöffeln Sesam gedeckt werden.

Die kleinen Samen sind aber auch eine wertvolle Quelle für Magnesium, Kieselsäure, Selen und Lezithin.

Wenn wir also Sesam zusätzlich essen, zu den klassischen Kalziumspendern wie Milch und Käse zum Beispiel, dann können wir etwas sehr Gutes zur Stärkung der Knochen und gegen Osteoporose tun. Der Vitamin-E-Gehalt von Sesam verhindert Oxidation, sprich das »Ranzigwerden« in den Zellen. Wie der US-Ernährungsexperte Bernard Jensen feststellt, geben neun Pfund Sesamsamen ca. zwei Liter hochwertiges Öl und entsprechen zwei Eßlöffel Tahini (auch »Sesambutter« genannt) dem Eiweißwert eines Riesensteaks von fast 400 g!

Apotheke: Wegen des hohen Gehalts an ungesättigten Fettsäuren wird kaltgepreßtes Sesamöl heute in Indien und Südostasien zum Kochen für all jene Menschen empfohlen, die zu Arteriosklerose neigen, unter Bluthochdruck oder Diabetes leiden oder die bereits einmal einen Schlaganfall oder Herzinfarkt erlitten haben. Es gilt auch als Vorbeugungsmittel gegen Thrombose.

In der chinesischen Medizin wird Sesamöl auch bei Krankheiten des Magen-Darm-Trakts eingesetzt, als leichtes Abführmittel gebraucht und sogar Klistieren beigegeben. Selbst gegen Schnupfen, so glauben die Asiaten, hilft es.

Der Lezithingehalt kurbelt die inneren Drüsen an, wirkt sich günstig auf die Nerven- und Gehirntätigkeit aus. In der Ayurveda-Medizin Indiens gibt es ein Rezept für müde Männer und Frauen: 10 g Sesampulver, viermal täglich mit etwas Zucker genommen, soll nicht nur die Potenz fördern, sondern auch Frauen die Monatsbeschwerden erleichtern.

Weil Sesamsamen immer schon als »Starkmacher« galten, trugen – und tragen sicher oft heute noch – die griechischen und türkischen Soldaten meist ein Säckchen Sesam im Marschgepäck.

Küchentips: Der Sesamsamen und sein Öl haben einen eigenen Geschmack, aber es lohnt sich, schon aus gesundheitlichen Gründen, beide in der Küche zu verwenden.

Eine Sesam-*Paste* oder -»Butter« ist *Tahini* – man bekommt sie heute überall in Reform- oder Naturläden. Zum Brotaufstrich oder als Ergänzung von Suppen, Soßen etc. ist sie schon deshalb etwas Besonderes, weil in aller Regel vom Hersteller weder Salz noch Zucker beigemischt wird. (Zutatenliste beachten.) Tahini geht sehr rasch in den Blutstrom, wie US-Forscher festgestellt haben. Die Experten vom »Hippocrates Health Center« nehmen sie auch in Salatsoßen und mit

Honig als Basis für Süßspeisen. Zusammen mit Haferflocken und Obst im Müesli ist die Tahini-Paste »echt lernstark« für Schulkinder. (Pikanter, weil geröstet und mit reichlich Meersalz durchsetzt, ist die Sesam-Zubereitung »Gomasio«.)

Sesam*samen* sollte möglichst immer ungeschält und ungeröstet gekauft werden, weil er in roher Form den höchsten Ernährungswert hat. Aber die goldgelb gerösteten Samen, zum Beispiel über schnelle Pfannengerichte gestreut, schmecken natürlich besonders fein.

Antischnupfen-Milch

1 Tasse Sesamsamen mahlen, dann mit 2 Tassen Wasser zu einer schön cremigen »Milch« vermixen. Die Milch sollte man rasch trinken, damit wirklich alle guten Stoffe voll wirksam bleiben.

Hais – ein wertvolles Nomadengericht

Übrigens bestand schon im 13. Jahrhundert laut Überlieferungen das »Hais«, ein wertvolles Nomadengericht, aus folgenden Zutaten: 500 g trockene Brotkrume, zerstoßen (heute würde man Vollkornbrösel nehmen), mit 375 g entkernten bzw. gehackten Datteln, Mandeln und Pistazien (zu gleichen Teilen) mit einigen Löffeln Sesamöl (sozusagen zur Konservierung) verknetet und nach Geschmack gewürzt. Die fertige Masse wird zu kleinen Kugeln gerollt und evtl. noch mit Zucker bestreut. Der Versuch lohnt sich, dieses Rezept zu Hause nachzuvollziehen, zum Beispiel vor Weihnachten – mit etwas Kardamom oder Zimt und Nelken verfeinert.

Die Walnuß
(Juglans regia)
Die wunderbare Frucht vom göttlichen Baum

Geschichte: Der königliche, der göttliche Baum war seit frühesten Zeiten eine religiöse Kultpflanze, im alten Rom der Baum des Göttervaters Jupiter. Man sagte ihm nach, daß er die Weisheit der Überirdischen in sich trüge und an den Menschen weitergebe. Ursprünglich im Fernen Osten und an den Hängen des Himalaja daheim, war der Nußbaum nach Europa gewandert. Heute wächst er vor allem noch in unseren Nachbarländern Frankreich, Italien, Österreich – der große schöne Baum (wal = groß). Er kann bis zu 200 Jahre alt werden und in einem Herbst weit über einen Zentner Früchte tragen.

Die »weise Frau« aus Holland, Mellie Uyldert, erzählt, daß der römische Kaiser Markus Aurelius Probus (278–282) auf den Eroberungszügen an den Ausläufern der Alpen im jetzigen Österreich viele Rebstöcke anbauen ließ, da Trinkwasser in den dortigen Urwäldern kaum erreichbar war. Zwischen den – berauschten – Soldaten kam es aber oft zu Streit, Prügeleien und sogar Totschlag, so daß der Kaiser neben den Weingärten auch überall Nußbäume anpflanzen ließ. Jeder gestandene Mann wußte nämlich damals, daß Walnüsse die Menschen sogar dann nüchtern halten, wenn sie überreichlich Wein getrunken haben. Deshalb steht heute – sowohl beim »Heurigen« in Österreich als auch beim »Törggelen« in Südtirol – ein Teller mit Nüssen auf den Tischen. (Autofahrer freilich sollten sich auf dieses »Rezept« lieber nicht verlassen!)

Die Nuß, so wohlschmeckend, so herzhaft, ist natürlich ganz frisch geerntet am allerbesten (die Häutchen abziehen), und ihre leichtverdaulichen Zucker sind – in Maßen! – auch für Diabetiker erlaubt. Weil die Walnußhälften leicht schimmeln, werden sie jedoch für den Handel heute fast immer geschwefelt. Beim Einkauf bitte darauf achten – oder lieber gleich gute, ungeknackte Nüsse kaufen.

Inhaltsstoffe: Je nachdem, ob frisch oder getrocknet, haben Walnußkerne 42 bis 60 Prozent Fett, dabei weit überdurchschnittlich viel von den so herzgesunden Omega-3-Fettsäuren, 11 bis 16 Prozent Eiweiß, 15 bis 23 Prozent Kohlenhydrate. Dazu ist diese kalorienschwere Frucht reich an Zink (wichtig als Leberschutz, für Haare u. a.) und Kalium (für den Herzmuskel), außerdem enthält sie Magnesium, Phosphor, Schwefel, Eisen, Kalzium und die Vitamine A, B_1, B_2, B_3, C, E und Pantothensäure.

Apotheke: Die *Blätter* enthalten Bitter- und Gerbstoffe, wirken also zusammenziehend, reinigen den Verdauungstrakt bei Menschen, die stark »verschleimt« sind und die unter Lymphstauungen leiden, bei denen auch die Drüsen gern anschwellen.

Ein *Tee* aus Walnußblättern (drei Finger voll auf einen Liter Wasser, aufkochen, zehn Minuten ziehen lassen, abseihen) wird in der Volksmedizin bei Gallenleiden und Gelbsucht gepriesen.

Die Blätter sind auch ein wichtiges Hausmittel für chronische Ekzeme, Hautausschläge vieler Art. Der Experte Professor Dr. R. F.

Weiß empfiehlt sie vor allem für kindliche Dermatosen und rät, sie zusammen mit Stiefmütterchen *(Herba Violae tricoloris)* 1:1 zu mischen: Zwei Teelöffel der Mischung mit einer Tasse kochendem Wasser übergießen, ziehen lassen, abseihen.

In Südtirol bereiten die Bäuerinnen heute noch oft ihren gicht- oder rheumakranken Männern ein *Bad:* 250 g Nußblätter in drei Litern Wasser eine Viertelstunde lang auskochen und den Absud dem Badewasser zusetzen.

Die *grünen Nußschalen* – reich an Vitaminen, Chlorophyll und vor allem Gerbsäure – tauchen schon in der Heilkunde der Antike auf: Plinius riet, sie bei Karies zu kauen.

Eine Handvoll grüne Schalen auf einen Liter Wasser, wenige Minuten gekocht, kann als Nothelfer bei schweren Durchfällen rasch wirken, das weiß man rund ums Mittelmeer. Merken Sie sich's bitte, wenn Sie im Süden, wo die Nüsse wachsen, mal von der »flinken Kathrein« heimgesucht werden.

Das *Öl* der reifen Walnüsse ist besonders reich an ungesättigten Fettsäuren, die der Arteriosklerose vorbeugen, und schmeckt köstlich auf Salaten. Lange vor dem Olivenöl war es im Süden ein wichtiger Küchenhelfer und eine wertvolle Nahrung. Heute ist es eine teure Rarität.

Übrigens schätzten die Maler des Mittelalters dieses Öl besonders, weil die damit gemischten Farben sehr schnell trockneten.

Die Walnuß*kerne* schließlich sind ein hervorragendes Stärkungsmittel, besonders in der Zeit der Rekonvaleszenz nach Krankheiten. Vegetarier sind überzeugt davon, daß Walnüsse, fünf Stück am Tag regelmäßig entweder vor oder während der Mahlzeiten gegessen, das Cholesterin senken, das Herz kräftigen und daß sie eine Aufbau- und Kraftnahrung sind, für den Kreislauf ebenso wie für das ganze Nervensystem. Walnüsse sollen den Lymphfluß in Schwung halten, sind milde abführend wie auch harntreibend, außerdem soll der regelmäßige Genuß der Nüsse die Sehkraft verbessern, vor allem bei Nachtblindheit.

Seit Forscher entdeckten, daß Walnüsse alle Rekorde an *Ellagsäure* schlagen (drei- bis fünfmal soviel wie Beeren), gelten die kleinen Kraftpakete auch als potente »Entgifter«. Ellagsäure wirkt antikanzerogen, antimikrobiell und antioxidativ. Da sie aber vom Darm nur in geringen Mengen aufgenommen und schnell vom Organismus wieder ausgeschieden wird, ist es wohl klüger, öfter am Tag mal ein bis zwei Walnüsse zu essen als die »Tagesration« auf einmal!

Ein ganz altes, interessantes Rezept aus der Naturheilkunde: eine *Walnuß-Kur* zur Stärkung von Nerven und Konzentration. Am ersten Tag mit einer Nuß beginnen (nüchtern) und jeden Tag eine Nuß mehr essen, bis es pro Tag 25 sind. (Möglichst nicht abends essen und die übrige Kalorienaufnahme unbedingt stark reduzieren.) Von 25 wieder bis auf eine Nuß am Tag zurückgehen. Besser verträglich ist die Kur, wenn die Nüsse einige Stunden vor dem Genuß eingeweicht und die goldbraunen Häute abgezogen werden.

Küchentips: Die noch kleinen, weichen, *grünen* Nüsse *in der Schale* enthalten extrem viel Vitamin C. – In wenig Wasser kurze Zeit gekochelt, herausgenommen, das Kochwasser mit einer Prise Nelkenpulver und Zimt und etwas Honig gewürzt, dann die Früchte in einem Glas mit der Flüssigkeit übergossen – das gilt unter Kennern als wahrer »Magentrost«.

Ein Energiestoß: Ein Glas vom Saft der frischen Nüsse (mixen, mit Wasser mischen, durch ein Tuch geben), dazu eine Handvoll Nußhälften und ein Kaffeelöffel Honig, alles zusammen im Mixer pürieren. Gleich trinken!

In *Salaten* wie dem klassischen Waldorfsalat sind sie ein Muß (siehe auch Seite 180), in Desserts, in Eis, in speziellen Weichkäsesorten aus Frankreich exquisit, als Füllung von Rohkostpralinen unentbehrlich. Wer fleischlos kocht, für den sind Walnüsse eine ideale Quelle sowohl von Eiweiß als auch von wertvollen Fetten und natürlichen Zuckern.

Rohkost-Pralinen

Feigen öffnen, Datteln entkernen, eine Walnuß statt des Kerns hineinstecken. Ein köstliches Mitbringsel im Winter, auch ein besonderes Extra auf dem Weihnachtsteller.

Die Macadamia

Die »Königin der Nüsse« wurde in Australien entdeckt. 1848 wanderte der Kieler Doktor der Pharmazie Ferdinand Miller nach Australien aus. Seine unermüdlichen Forschungen und die Veröffentlichung von rund 40 Büchern machten ihn zu einem der bedeutendsten Botaniker seiner Zeit. 1896 starb er, hochangesehen und geadelt als

Sir Ferdinand Baron von Miller in Melbourne. Während seiner Forschungen entdeckte er eine hartschalige Nuß mit köstlichem Kern. Zu Ehren seines Freundes, des Philosophen John Mac Adam, taufte er sie »Macadamia«. Wie ein Komet tauchte sie in unseren Feinschmecker-Läden auf. Damit ihr Wohlgeschmack sich voll entfaltet, wird sie ohne Öl geröstet und ganz leicht gesalzen vakuumverpackt verkauft.

Die Macadamia, auch Queensland-Nuß, enthält von allen Nüssen das meiste Eiweiß, ist reich an den Vitaminen A, E und B und Mineralstoffen, auch Magnesium und Eisen. Ihr Fett besteht zu 80 Prozent aus den herz- und gefäßgesunden ungesättigten Fettsäuren. – Leider sind die Macadamias schrecklich teuer!

Die Pinienkerne

Sie enthalten über 45 Prozent Fett, am meisten Vitamin B_1, von allen Nüssen – noch vor der Paranuß. Sie sind sehr gut für den Stoffwechsel, können nach Operationen oder Krankheiten helfen, die Genesung zu beschleunigen, regen das gesamte Nervensystem und die Blutbildung an.

Bei uns sind sie im Reformhaus relativ teuer, man kann sie manchmal vom Urlaub am Mittelmeer mit heimnehmen. Ganz kurz geröstet schmecken sie besonders fein, über Obstsalate, Eintöpfe, auch mal über ein Gulasch oder einen großen Salat gestreut.

Unentbehrlicher Bestandteil sind Pinienkerne in der italienischen Pesto-Soße. Hier das Original-Rezept:

Pesto genovese

1 Bund Basilikum (60–100 g), 1–2 Knoblauchzehen,
2 Eßlöffel Pecorino und 2 Eßlöffel Parmesan,
beides gerieben,
2 Eßlöffel Olivenöl, Salz nach Geschmack,
2 Eßlöffel Pinienkerne.

Basilikum, Knoblauch und Pinienkerne im Mixer feinpürieren Öl, geriebenen Käse, Salz langsam dazugeben. Die Soße muß dickflüssig, sämig sein. Exquisit zu Nudeln, Gnocchi, Minestrone, aber auch zu gekochtem Rindfleisch (Tafelspitz, Flache Schulter etc.).

Weitere Kerne und Nüsse

Ganz »nußähnlich« schmecken die *Kerne* vom wunderschönen *Tamarinden-Baum*, der vor allem in Asien wächst. Diese Kerne werden aus riesengroßen harten Schoten geholt (sind also eigentlich Hülsenfrüchte). Sie enthalten bis zu 60 Prozent natürliche Pflanzenzucker, daneben viel Eiweiß und Phosphor. Die Chinesen lieben sie sehr und behaupten, daß in ihnen zahlreiche Schutz- und Heilsubstanzen stecken, unter anderem natürliche Salicylsäure, die gegen Fieber und Erkältungen wirkt. In den Tropen ißt man die Samen auch als Hausmittel gegen schweren Durchfall, einschließlich Ruhr, und Frauen dort geben sie ihren alkoholisierten Männern zum Nüchternwerden. Das *Tamarinden-Mus* (das Fruchtfleisch der unreifen Schoten) enthält viele Vitamine, zahlreiche Fruchtsäuren, auch Pektin. Es ist vor allem ein unentbehrlicher Bestandteil vieler bekannter Grillsoßen, von Chutneys bis zur Worcestersauce, und gehört zu einer Gewürzmischung, »Asam«, bei der indonesischen Reistafel. Wer ein Magengeschwür hat, soll aber Tamarinden-Mus meiden.

Auch in Amerika umfaßt die heimische Nußpalette eine ganze Reihe von Nüssen, die uns meist fremd sind: *Butternüsse, Herznüsse* und *schwarze Walnüsse* zum Beispiel, allesamt enge Verwandte unserer beliebten Walnuß. Die schwarze Walnuß wird in den USA gern zur Aromatisierung von Süßigkeiten, Pralinen, Keksen, Eiscreme verwendet. Leider sieht man sie bei uns noch kaum.

Wenn ihnen auf »exotischen« Urlauben noch fremde Nüsse begegnen, so stürzen Sie sich ruhig in das kleine Abenteuer und lassen Sie sich von Einheimischen (Reiseleitern, Marktfrauen) zeigen, wie man sie knackt und ißt.

Küchenkräuter und Gewürze

Die Würze unseres Lebens für jeden guten Tag!

Sie gehören zu den wertvollsten Gaben, die unsere gute, gebefreudige Mutter Erde für uns bereithält, und dies sogar in verschwenderischer Fülle. Sie gelten seit grauen Vorzeiten als Mittler zwischen Menschen und Göttern, sie machen Schwache wieder stark, Erschöpfte wieder frisch, Traurige wieder heiter, Verletzte wieder heil und in sehr vielen Fällen Kranke wieder gesund. Die Rede ist von unseren grünen Kräutern und bunten Gewürzen, diesen Gesundmachern voller Duft, Aroma und geheimnisvollen Wirkkräften.

Von den Schimpansen haben wir's gelernt

Die Schimpansen – nach neuen Forschungen tatsächlich unsere engsten Verwandten – wissen, wenn sie Beschwerden haben, genau, welches Kraut für sie gewachsen ist. So wurde zum Beispiel in Tansania beobachtet, daß sie sich bei Magen-Darm-Erkrankungen die jungen Blätter von den gleichen Bäumen holen, die auch Eingeborene aufsuchen, wenn sie Magen-Darm-Leiden oder Würmer haben. Diese Pflanzen enthalten, wie Analysen ergaben, ein starkes Antibiotikum. Außerdem pflücken die Schimpansen ihre Kräuter fast immer abends, wenn die Konzentration dieses Wirkstoffes am höchsten ist.

Die Geschichte der Pflanzenheilkunde, darauf weist diese Beobachtung bei unseren Tierbrüdern hin, ist nicht nur so alt wie die Menschheit, sondern schon viel älter. Die vermutlich ersten *geschriebenen* Rezepte für den Umgang mit Kräutern und Gewürzen finden sich auf Steintäfelchen der Assyrer. Wie auch die Chinesen – und viele alte Völker – gaben sie ihren Toten deren Lieblingskräuter mit ins Grab. Sie sollten drüben nichts vermissen, was ihnen hier wohlgetan und wohlgefallen hatte.

Schon vor 50 000 Jahren wurde Fleisch mit Kräutern präpariert

Archäologen sind davon überzeugt, daß unsere »primitiven« Vorfahren schon vor mindestens 50 000 Jahren – wenn sie das Glück hatten, ein Tier zu erjagen – die Fleischstücke kräftig würzten und in Kräuter einwickelten, ehe sie diese kochten oder auf Steinen brieten. Sie hatten wohl schon früh entdeckt, daß ihre Speisen durch diese Behandlung einen wunderbaren Geschmack bekamen und daß die so präparierten Fleischstücke (die sie sorgfältig rationierten, weil sie ja nie wußten, wann es so etwas Gutes wieder gab) sich längere Zeit frisch hielten.

Über viele Tausende von Jahren waren die heilenden bzw. heiligen Kräuter stets in die großen religiösen Rituale miteinbezogen. Schon in der Antike bereitete man eine Unzahl von Rezepturen aus ihnen, mit denen von Anfang an nicht nur der Körper, sondern auch Geist und Seele behandelt wurden. Die Priesterärzte und Schamanen in allen Teilen der Welt priesen Heilkräuter und Würzpflanzen als »Hände der Götter«, die der Kranke – oder sein Heiler – nur ergreifen mußte, um Leiden zu lindern.

Ein Sklave gegen ein paar Pfefferkörner

Später zog sich durch die Geschichte eine blutige Spur von Eroberungsfeldzügen, Kriegen, Massakern, Besatzungsterror und Unterdrückung ganzer Völker, nur mit dem einen Ziel, die kostbaren Gewürze fremder Länder zu erbeuten und mit ihnen fantastische Gewinne zu erzielen. Auch Amerika wäre ohne die fieberhafte Jagd nach den Gewürzreichtümern kaum so rasch entdeckt worden.

Seltene Gewürze wurden Zahlungs-, Tausch- und Erpressungsmittel: Eine Handvoll Kardamom war soviel wert wie der Jahresverdienst eines Bauern, unzählige Sklaven wechselten für ein kleines Maß voll Pfefferkörner den Besitzer. Zeitweise wurde der Pfeffer mit schierem Gold aufgewogen, Korn für Korn. Und die Gewürzhändler, die »Pfeffersäcke«, lachten sich ins Fäustchen. Als schließlich der Handel auch in Europas Häfen blühte, nähte man sogar den Scheuermännern im Londoner Hafen die Taschen zu, damit sie von den Frachtern, die sie entluden, kein einziges kostbares Pfefferkörnchen verschwinden lassen konnten.

Die sanfte Klostermedizin

Neben all diesem Getöse um die goldverheißenden Gewürze gab es von Anfang an auch einen stillen, freundlich-frommen Umgang mit Kräutern – als »sanfte Medizin«. In den Urwäldern Europas fanden und nutzten die Nomaden der Völkerwanderung schon Dill, Majoran, Petersilie, Thymian und andere Kräuter für ihre Gesundheit – als Gaben guter Geister. Sehr früh nahmen sich dann die Missionare und die Klöster systematisch der Kräuterheilkunde an. Es entstanden große, wunderbare Heilkräutergärten. Mönche und Nonnen halfen mit ihrem Wissen jedem Kranken, der an die Klosterpforte klopfte. Es ist auch ein offenes Geheimnis, daß viele der »weisen Frauen«, die früher das Wissen von den geheimnisvollen Kräften der Pflanzen hüteten, auf dem Scheiterhaufen sterben mußten, nur weil Männer nicht dulden wollten, daß diese Kunst des Heilens mit Kräutern »Weibersache« sein und bleiben sollte. Viele mittelalterliche Hexenprotokolle geben Auskunft darüber. Ganz gewiß ist das meiste, was heute als neueste Erkenntnis über die Kunst, mit Kräutern und Gewürzen zu kurieren (und zu kochen) publiziert wird, schon einmal dagewesen.

Jede Stunde stirbt mindestens eine Pflanzenart aus

Als dann im 19. Jahrhundert die Chemie ihren Siegeszug antrat, bediente auch sie sich der Heilpflanzen, indem sie aus ihnen hochwirksame Stoffe isolierte. Heute macht allein der Wert von Medizinalkräutern, die aus Regenwäldern gewonnen werden, jährlich rund 50 Milliarden Dollar aus.

Aber – seit Mitte der 80er Jahre stirbt auch jede Stunde mindestens eine Pflanzenart auf der Erde aus!

Die Experten unterscheiden zwischen
- der *Phytotherapie,* in der ganze pflanzliche Stoff*komplexe* verwendet werden, meist auf der Grundlage von uralten Erfahrungen (Erfahrungsmedizin) – dazu gehören auch unsere Heiltees und die Kräuter der »Küchenapotheke«, von denen gleich die Rede sein wird;
- und der *Phytopharmakologie,* in der genaue wissenschaftliche Untersuchungen gefragt sind, nach langjährigen klinischen Forschungen. Dabei wird meist mit *reinen Wirkstoffen* der Heilpflanzen gearbeitet, und da vollziehen sich hochkomplizierte Vorgänge in der

Retorte, spielen sich enzymatische Prozesse ab, verändern sich Substanzen. Als Folge haben solche Einzelstoffe oft völlig andere Wirkungen als jene Komplexe, welche die Natur schuf.

Bleiben wir also bei der *Phytotherapie.* Und erinnern wir uns an die Worte des Heilpflanzen-Experten Prof. Dr. Ludwig Maiwald (Universitätsklinik Würzburg), der sagte:»Die Heilpflanze kann nicht einfach Verpackungsmittel für ihre Inhaltsstoffe sein. Sie ist ein Lebewesen – wie der Mensch und das Tier.«

In unserer Küche ist also die »lebendige« Pflanze, die Pflanze als Ganzes gefragt. Was vor allem anderen dafür spricht, daß wir so oft wie möglich *frische* Kräuter zu uns nehmen, ist die Tatsache, daß alle Elemente in den Kräutern – Mineralien, Vitamine etc. – exakt den Stoffen im menschlichen Körper entsprechen. Man kann es im Labor minuziös beweisen, daß die Nährstoffe und die Biostoffe, die Enzyme und Hormone der Pflanzen in ihren chemischen Strukturen *identisch* sind mit den Stoffen, die in unserem Blut kreisen, die unsere Zellen auf- und abbauen, um unsere Organe, den ganzen Menschen, gesund zu erhalten.

Und weil die meisten pflanzlichen Stoffe, die wir essen, so völlig jenen gleichen, die *uns* am Leben halten, können sie in aller Regel von unseren Verdauungssäften, Enzymen, Hormonen etc. problemlos und blitzschnell aufgenommen werden und dorthin transportiert werden, wo sie gerade für unsere Gesundheit, für Wachstum, körperliche und geistige Energie, aber auch für Reparaturen etc. gebraucht werden.

Ein Stück Fleisch dagegen oder auch ein kompliziert aus hundert Ingredienzien zusammengemixtes Fertiggericht aus der Fabrik, die bedeuten für Verdauung und Stoffwechsel eine Heidenarbeit. Es dauert Stunden, bis diese Speisen in ihre einzelnen Elemente zerlegt werden, die dann ins Blut gehen können.

Unser herzhaftes Suppengrün, unsere würzigen Salat- und Quarkkräuter, unsere grünen Soßen, sie alle schenken uns aber neben den bekannten Nährstoffen auch noch viele wertvolle Wirk-, Heil- und Schutzstoffe. Wir berichteten schon, daß das *Chlorophyll,* das »grüne Blut der Pflanze«, sich von unserem eigenen roten Blutfarbstoff, dem Hämoglobin, nur durch ein einziges Atom unterscheidet. Dann spendieren die Kräuter uns Saponine, Gerbstoffe, Bitterstoffe, Glykoside und eine Vielzahl jener *Bioflavonoide,* über die wir schon ausführlich berichteten. Das sind hochpotente Substanzen wie Quercetin und

Rutin, die das Immunsystem stärken, Krebserreger abwehren, Thrombosen verhindern, Cholesterin senken können.

Obendrein schenken die grünen Kräuter uns einen einzigartigen Reichtum an *ätherischen Ölen,* einem komplexen Gemisch von chemischen Verbindungen, die hocharomatisch sind, sich aber leicht verflüchtigen. (Weshalb Kräuter immer *ganz frisch* gegessen werden müssen.) Mehrere tausend kennen die Experten schon. Besonders interessant sind die *Terpene* – eine große Zukunftshoffnung für die Krebsprophylaxe.

Ihre Hauptaufgabe in der Natur ist es, zum Beispiel als Lockstoffe für Insekten (zur Bestäubung) zu dienen, aber auch, Bakterien und Pilze zu bekämpfen, die der Pflanze schaden könnten. Viele dieser Pflanzen mit ihren »ätherischen Ölen« hat der Mensch sich im Lauf seiner langen Geschichte nutzbar gemacht.

Die Kraft der grünen Kräuter

Basilikum, Bohnenkraut, Borretsch, Brennessel, Brunnenkresse, Dill, Estragon, Gartenkresse, Kerbel, Majoran und Oregano, Melisse, Petersilie, Pimpinelle oder Bibernelle, Portulak, Rosmarin, Salbei, Schnittlauch, Thymian, Ysop

Es gibt also ätherische Öle und bioaktive Substanzen mit sehr unterschiedlicher Zusammensetzung, und ebenso unterschiedlich sind auch die Wirkungen der *grünen Kräuter aus der Küchenapotheke:*
- Sie regen Appetit, Bekömmlichkeit und Verdauung an;
- sie bringen die Säfte zum Fließen, die Darmperistaltik, die Galle, das Pankreas und die Drüsentätigkeit in Schwung;
- sie unterstützen die Atmung und den Kreislauf, wirken günstig gegen hohen Blutdruck und Arteriosklerose;
- sie lösen Schleim und Verkrampfungen;
- sie regen Niere und Blase an, schwemmen gestautes Wasser aus dem Körper;
- sie sind wertvoll für Einreibungen, zum Beispiel bei rheumatischen und neuralgischen Schmerzen;
- sie normalisieren leichte nervöse Störungen, beruhigen, entspannen oder regen an;
- sie pflegen den Körper.

Die Kraft der grünen Kräuter

Den jahrhundertelangen Erfahrungen durch Ausprobieren und dem Weiterreichen der Rezepte und Ratschläge von Generation zu Generation folgten streng wissenschaftliche Forschungen. Schon Robert Koch untersuchte die Wirkung von ätherischen Ölen auf den Milzbranderreger. Heute gestehen freilich auch weltbekannte Forscher, daß unsere Meßmethoden immer noch viel zu grob sind, um zu messen, wie wirksam viele Pflanzen als *Ganzes* sind.

Doch einiges kann jeder erproben: Wenn man sich zum Beispiel die Haut mit Thymianöl (Thymol) oder Salbeiöl einreibt, dann dringen die Stoffe fast sofort durch die Biomembranen. Das beste Zeichen dafür: Der typische Geruch dieser Öle macht sich im Atem ebenso bemerkbar wie im Harn. Was beweist, daß sie natürlich auch örtlich wirken können – etwa bei Erkältung auf die Bronchialsekretion!

Hoch wirksam sind manche Küchenkräuter auch als *natürliche Antibiotika:* Sie machen Bakterien, Pilze, ja sogar einige Viren unschädlich. Der Arzt Professor Gerhard Winter aus Bonn entdeckte schon vor Jahrzehnten im Selbstversuch, daß nur 50 g Kressesalat, mit Salz und Öl angemacht, unmittelbar nach der Mahlzeit im Körper einen Wirkstoff zum Kreisen bringen, der ähnlich wie Penicillin gefährliche Bakterien abtötet. Winter stellte fest, daß schon drei Stunden nach Verzehr des Salats im Urin getötete Bakterien auftauchten und daß der Wirkstoff noch 70 bis 150 Stunden später den Test-Mikroben gefährlich wurde.

Ähnlich verblüffende Ergebnisse erzielten russische Biologen mit frischem Knoblauch, den sie mit Typhus- und Cholerabakterien zusammenbrachten. Die Schädlinge starben nach kurzer Zeit ab, und die keimtötende Kraft hielt sogar fünf bis sieben Tage an.

Auch der Heilpflanzen-Experte Professor Maiwald behandelte Patienten, deren schwere Pilzerkrankungen mit Antibiotika lange nicht in den Griff zu bekommen waren – erfolgreich mit Kapuzinerkresse!

Wer reichlich frische Kräuter und Gewürze in der Küche verwendet, tut sich und seinen Lieben viel Gutes an. Denn Kräuter
- »bringen die Sonne in die Küche« – auch im tiefen Winter. Sie reichern die Speisen mit Chlorophyll, Vitaminen und Mineralien an.
- Sie machen das Essen feiner, runden den Geschmack ab, aromatisieren manches, was ein bißchen fade schmeckt (zum Beispiel Zucchini, Chinakohl etc.).
- Sie helfen Salz sparen, wo salzarm gefragt ist.
- Viele Kräuter stehen heute das ganze Jahr über zur Verfügung, weil

sie selbst im Winter auf dem Küchenfensterbrett prächtig gedeihen, voran das Basilikum und der Schnittlauch im Topf. Außerdem gibt es sie in guter Qualität tiefgekühlt.
- *Frische* Kräuter sollten möglichst immer vom Tage sein. Sie dürfen erst unmittelbar vor dem Anrichten hergerichtet und auf Salate, Suppen, über Gemüse gestreut, in den Quark etc. gemischt werden. Zerkleinert werden sie mit einem sehr scharfen Messer *ohne Zähne* oder mit dem Wiegemesser. Wenn sie sofort verbraucht werden, bewährt sich auch eine kleine flotte »Petersilienmühle«.
- Mit wenigen Ausnahmen sollten Kräuter *nie mitgekocht werden* – sonst geht nicht nur viel Vitamin C verloren, sondern es verfliegen die ätherischen Öle in Nullkommanichts! Das Erhitzen zerstört auch jene Enzyme, die die antibakteriellen Senföle binden.
- Frische Küchenkräuter, wenn sie doch kurze Zeit aufgehoben werden sollen, steckt man im Frischhaltebeutel in den Kühlschrank.
- Ganz wichtig ist auch, daß Kräuter nie wahllos *durcheinandergemischt* werden. Sie müssen harmonisieren. Da ist Fantasie und Gespür der Küchenapotheker(innen) gefragt!

Die Natur läßt wachsen, was wir für die Gesundheit brauchen

Alte bayerische Bäuerinnen achten sorgsam darauf, ob und welches Kraut über Nacht unerwartet neu in ihrem Garten auftaucht. Denn sie haben von ihrer Mutter oder Großmutter gelernt, solche »Zeichen« der Natur zu deuten. Sie glauben, nach vielen Erfahrungen, daran, daß gerade *dieses* Heilkraut *jetzt* gebraucht wird – für einen Menschen im Haus...

Tips für den Kräutergarten

- Alle drei bis vier Jahre die Kräuter verpflanzen.
- Petersilie immer an einen neuen Platz säen.
- Alle Kräuter bei zunehmendem Mond säen bzw. pflanzen.
- Salbei, Zitronenmelisse, Lavendel kann man als Stecklinge vermehren: im Frühjahr Triebspitzen in die Erde, an sonnengeschütztem Platz. Eine Folie als Verdunstungsschutz darüber.
- Basilikum und Bohnenkraut sind Mittelmeerpflanzen, sie brauchen viel Sonne. Und bitte ganz wenig gießen! – Basilikum ist eine

Leibspeise der Schnecken. Bei drohender Gefahr durch die Nimmersatte pflanzen Sie es besser in einen großen Topf, wo diese nicht drankommen.
- Die beste Erntezeit der zarten Blätter und Triebe liegt *vor* der Blüte – zum Beispiel bei Minze, Oregano, Pimpinelle, Estragon, Kerbel, Kresse und Basilikum.
- Pimpinelle im Sommer zurückschneiden, so bilden sich wieder viele junge Blätter.
- Borretsch alle vier bis sechs Wochen aussäen, dann haben Sie immer zarte, junge Blättchen und viele Blüten. Denn auch Blüten sind eßbar und gesund: zum Beispiel vom Borretsch, Thymian, Salbei, von Kresse, Kapuzinerkresse, Schnittlauch – und natürlich vom Gänseblümchen!

Der Vier-Räuber-Essig

Bei der großen Pest in Toulouse, im Jahr 1630, gab es vier Männer, die in die Häuser von Todgeweihten eindrangen und diese mit Seelenruhe ausraubten. Sie schienen keinerlei Angst vor der Geißel Gottes zu haben. Als man sie gefangennahm, stellte man sie vor die Wahl: entweder der Tod am Galgen oder das Rezept für jene geheimnisvolle Essenz, mit der sie sich vor ihren Raubzügen durch die Pesthäuser einrieben, um immun gegen Ansteckung zu sein. Im Stadtarchiv von Toulouse wurde diese Rezeptur später entdeckt: Es war ein Essig mit Auszügen von Goldrute, Salbei, Thymian, Lavendel, Rosmarin, Wermut und einigen anderen Kräutern. Heute weiß man, daß alle diese Pflanzen stark antibakteriell wirken.

Die vier Diebe retteten seinerzeit nicht nur ihr eigenes, sondern das Leben von Tausenden anderer Menschen ...

Das Basilikum
Wirkt magenstärkend und blähungswidrig

Manche Leute sind nach dem »Königskraut« mit seinem einzigartigen pfeffrig-süßen Geschmack regelrecht süchtig – sie wollen Basilikum überall als Würze haben. Aber – wie immer – hier gilt das rechte Maß. Wer freilich zu Bauchweh jeder Art neigt, für den ist es die allerbeste Küchenmedizin! Basilikum enthält reichlich ätherische Öle, unter anderem Kampfer und das Monoterpen Anethol, dazu Gerbsäure und Saponine. Sie alle vermählen sich zu einem wunderbaren Aroma, das sogar die Parfümindustrie und die Schnupftabakhersteller nutzen.

Seit eh und je wird Basilikum gerühmt als magenstärkend und blähungswidrig. Rund ums Mittelmeer bereiten die Frauen *Basilikumtee* gegen Magenverstimmung, Bauchkrämpfe, Verstopfung, Darmstörungen, »widrige Winde«, aber auch zur Beruhigung gegen Nervosität, Angstzustände, Depressionen, Migräne und mit alledem zusammenhängende Schlaflosigkeit. Übrigens soll das Kraut auch das Denkvermögen steigern.

In der Küche kennt alle Welt Basilikum (schon überstrapaziert) über Tomaten-, Mozzarella- und Zwiebelscheiben. »Klassisch« ist es ein Hauptbestandteil im berühmten Genueser »Pesto«, jenem Kräutermix aus feingehacktem Knoblauch, Schafskäse, Pinienkernen und Olivenöl, den man zu breiten Nudeln oder Spaghetti ißt (siehe Seite 474). Köstlich ist eine *provenzalische grüne Suppe* aus kleinen grünen Böhnchen und Kartoffelstückchen, in die viel feingehacktes Basilikum mit Knofel und Olivenöl kommt.

Basilikumtee

Eine hohle Handvoll frische (oder drei Finger voll getrocknete) Blätter in 1 Liter Wasser sekundenschnell aufkochen, abfiltern. Morgens, mittags und abends je eine Tasse trinken, evtl. mit etwas Zitronensaft und Honig.

Das Bohnenkraut
Wirkt antibakteriell bei Darmkatarrh und Durchfall

Das Bohnenkraut – bei uns etwas verkannt – hat wertvolle Eigenschaften: Gerbstoffe, Bitterstoffe und viele ätherische Öle, voran das Thymol – sie alle wirken antibakteriell bei Darmkatarrh und Durchfällen, aber auch allgemein gegen Fäulnisgärung im Darm. Hildegard von Bingen empfahl es, »weil es den kranken Menschen nicht beißt, sondern gesund macht«. In England ist Bohnenkraut bis heute ein Star zur Unterstützung von Schlankheitskuren. – Bei Erschöpfungs- und Schwächezuständen soll ein kräftiger Aufguß im Badewasser sehr guttun, ganz besonders Keuchhusten-Kindern.

Bei *unreiner* Haut wird empfohlen: Einen Eßlöffel Bohnenkraut mit ¼ Liter kochendem Wasser übergießen, fünf Minuten ziehen lassen, abseihen. Kompressen mit diesem Aufguß tränken und aufs Gesicht legen. In der Küche »entschärft« Bohnenkraut alle dicken Bohnen und Erbsen. Es paßt vorzüglich zu Hammel- und Schweinefleisch, zu Bratkartoffeln und Seefisch und gibt auch vielen hellen Sößchen ihr besonderes Aroma. – Ältere Leute, die schwerer verdauen, sollten es ruhig reichlich verwenden.

Der Borretsch

Tut Herz und Seele gut

Mit seinen leuchtenden himmelblauen Sternblüten sollte er schon deshalb in jedem Garten wachsen (und ruhig ein bißchen wuchern), weil er eine »Bienenweide« ist. – Das borstig-rauhe Blattgewächs gilt seit alters her als Heilpflanze, die Herz *und* Seele guttut. Ärzte im späten Mittelalter empfahlen »in der Melancholey zur Aufweckung der Lebensgeister« den Borretsch, in der Brühe gesotten. Er galt als Mut- und Fröhlichmacher.

Neben ätherischen Ölen, etlichen Mineralien, Saponinen, Schleim- und Gerbstoffen, Flavonen und reichlich Kalium und Kalzium enthält Borretsch vor allem *Kieselsäure,* die in den Borstenhaaren eingelagert ist. Der Kieselsäure wird nachgesagt, daß sie nicht nur den Stoffwechsel und die Hormonproduktion anregt, Haare und Nägel wachsen läßt, sondern über das zentrale Nervensystem und das Gehirn die Sinne schärft und auf die Stimmung ausgleichend wirkt – auch bei Depressionen, zumal im Klimakterium.

Borretsch gilt auch als entzündungshemmend, seine Wirkstoffe sollen sogar die Wundheilung fördern, wenn man die Blätter erst in heißes Wasser taucht und dann auflegt. Ein Aufguß, als Kompresse aufgelegt, ist für müde Augen erholsam. (In alten Pflanzenbüchern heißt Borretsch »Augenzier«.)

Für die Küche gilt: Je *kleiner* die Blättchen, desto besser schmecken sie! Für frischen Gurkensalat werden sie in ganz feine Streifen geschnitten. Wer einmal die verdutzten Gesichter seiner Gäste gesehen hat, wenn ein großer Salat auf den Tisch kam – reichlich bestreut mit *Borretschblüten,* der wird sich und ihnen dieses gesunde Vergnügen immer wieder bereiten.

Die Brennessel

Der ideale Blutreiniger

Jede *nonna* (Oma) in Italien, die etwas auf sich hält, bereitet ihren Lieben im späten Frühjahr eine »pasta verde«, sprich grüne Nudeln mit feingehackten Brennesselblättern. Sie pflückt sie natürlich mit Handschuhen, wäscht sie heiß, kocht sie kurz auf. Dann verlieren sie ihr Brennen und sind nur noch gebündelte Energie – wertvoll wie kaum ein anderes »Un«-Kraut.

Brennesseln sind besonders chlorophyllhaltig und so voller Vitamine, Mineralien und Enzyme, Bitter- und Gerbstoffe wie wenige andere Heilpflanzen. Sie sind auf ideale Weise das, was der Volksmund »Blutreiniger« nennt. Auch Bayerns König Ludwig I. und seine Familie tranken im Frühjahr täglich ein Gläschen frischen Brennesselsaft zur Kur. Die Blätter enthalten zweimal soviel Eisen und fünfmal soviel Kalzium und sogar sechsmal soviel Vitamin C wie Spinat.

Längst ist die Brennessel anerkannt als Heilpflanze für Rheumatiker, Arthritiker und Gichtkranke. Blutarmen hilft ihr Eisengehalt auf die Sprünge, bei Nasenbluten soll ein kleiner, in frischen Brennesselsaft getauchter Tampon rasch wirken. Brennesseltinktur (Apotheke) gilt als Kopfhautmedizin. Der Tee ist harntreibend, dient also zur Entwässerung, und ist auch heilsam für die Prostata – sogar das Bundesgesundheitsamt bestätigt die »diuretische Wirkung«.

Für Brennessel-*Spinat* werden die jungen Blattschößlinge überbrüht oder kurz gekocht und grob gehackt. Dann gibt man in Butter geschmälzte Zwiebeln und etwas frischen Knoblauch dazu und schmeckt mit Kelp oder Meersalz und etwas Rahm ab.

Die Brunnenkresse

Stärkt den Magen und verbessert die Verdauung

Wenn die Vorfrühlingssonne am Himmel steigt und die Schneeschmelze die Berghänge hinaufwandert, sollten Sie Ihre Gummistiefel anziehen und an *sauberen* Bächen nach der saftigen, tiefgrünen Brunnenkresse ausspähen. Sie ist ein Gottesgeschenk für jede Frühjahrskur! Wenn sie aber erst blüht, ab Mai, sollten Sie die Brunnenkresse sich selbst überlassen, weil sie dann die Nieren reizen kann.

Als Kreuzblütler hat sie mit ihrer Verwandtschaft (Rettich, Meerrettich usw.) die hochwirksamen Senföle gemeinsam, die den Darm auf Vordermann bringen und das Immunsystem stärken (siehe Seite 152). Neben Bitter- und Gerbstoffen und den Vitaminen Carotin, C und D enthält sie viele seltene Mineralien, die ihr den spezifisch scharf-bitteren Geschmack geben, wie Schwefel, Eisen und besonders viel Jod, weshalb die Volksmedizin im Voralpenland immer schon Brunnenkresse als Anti-Kropf-Medizin kennt. Die grünen Frühlingsblättchen – gehackt aufs Butterbrot, in den Quark oder zum Kartoffelsalat – stärken den Magen, verbessern Verdauung und Stoffwechsel, regen Galle, Leber, Nieren an, sind sehr harntreibend. Sie sollen erstaunlich günstig wirken bei Blutarmut und Arteriosklerose, werden von Kennern auch zur Kur gegen verschleimte Lungen, chronische Bronchitis, Rheuma, Grieß- und Steinleiden sowie Hautausschläge empfohlen.

Eine Handvoll frische Blätter als *Tee,* mit $^1/_4$ Liter Wasser überbrüht, kann – morgens nüchtern getrunken – den trägen Darm in Schwung bringen und zu einer klaren Haut verhelfen. Der frischgepreßte *Saft* wird auch direkt auf Pickel und Unreinheiten getupft. Sogar gegen Altersflecken ist er manchmal erfolgreich: mit Honig vermischen, eine Stunde einwirken lassen.

Der Dill
Desinfiziert innerlich und wirkt schlaffördernd

So fein das uralte Würz- und Heilkraut ist (das schon in ägyptischen Papyri erwähnt wurde, als Mittel gegen Kopfschmerzen), so wertvoll ist es: Mit drei verschiedenen Carotinoiden, sieben Prozent Mineralstoffen und dabei rund fünf Prozent Kalium, außerdem Phosphor, Kalzium und Schwefel hält Dill einen Spitzenrekord. Seine ätherischen Öle, unter anderem Carvon, Apiol und das Myristicin, das wir auch aus der Muskatnuß kennen, sind in der ganzen Pflanze, besonders aber im Samen enthalten.

Die Naturheilkunde verwendet seit eh und je Dillsamen, in halb Wasser, halb Wein gekocht, als beste Arznei gegen Leibschmerzen und Blähungen und zum Anregen des Harnflusses. Stillende Frauen trinken seit Urzeiten Dilltee zur Steigerung der Milchproduktion. Man sagt, daß Dill bei Magen-Darm-Infektionen »innerlich desinfiziert«, daß er gut ist für Leber und Galle, eine verkrampfte Darmmuskulatur entspannt, den nervösen Magen und die Atmung beruhigt. Nur für die Nieren soll er im Dauergebrauch nicht so günstig sein.

In Rußland wird Dill heute offiziell medizinisch als »*Herzkraut*« eingesetzt gegen Angina pectoris, Stenokardien (Herzbeklemmungen) und Bluthochdruck. Sein ätherisches Öl Anethol wirkt beruhigend. Wahrscheinlich gilt Dill deshalb schon lange als gutes Nervenmittel und Geheimtip bei harmloseren Schlafstörungen. Also – vor allem abends essen.

Merke: Dill nie mitkochen – immer im letzten Moment auf und in die Speisen tun, ob Quark, Rohkost, grünen und Gurkensalat, helle Soßen oder auch, ganz fein, in den Krabbensalat oder die Füllung von Avocados. – Übrigens vertreibt Dill, roh gekaut, Knoblauch-»Düfte« im Atem...

Der Estragon
Wirkt appetitanregend und magenstärkend

Der Name – von »drago« (= Drachen) – abgeleitet – sagt schon alles über die Herrschaftsansprüche des eigenartig-kräftigen Gewürzkrautes. Es duldet keine anderen Kräuter neben sich und wird am besten »solo« gebraucht. – Weil Estragon so herzhaft-würzig ist, kann er empfindlichen Menschen in manchen Speisen Salz und Pfeffer gleichzeitig ersetzen. Seine Inhaltsstoffe wirken appetitanregend und magenstärkend. Sie sollen aber auch Ängstlichen, Rekonvaleszenten und Depressiven neuen Lebensmut geben.

In der Küche paßt Estragon besonders gut zu Lamm. – Trocknen soll man ihn nie – dann schmeckt er wie Heu. Aber man kann für den Winter einen feinen Estragon-Essig zubereiten: Einfach einen größeren Zweig – je nach Geschmack für zwei bis vier Wochen – in eine Flasche mit gutem Weinessig stecken!

Estragontee

(1 gehäuften Eßlöffel frisches, gehacktes Kraut mit $1/2$ Liter kochendem Wasser übergießen, 10 Minuten zugedeckt ziehen lassen, abseihen) wirkt entstauend, entwässernd und gallenanregend, ist gut für Rheumatiker und Gichtkranke, aber auch gegen Menstruationsbeschwerden. Mädchen und Frauen während der Monatsregel sollen reichlich frischen Estragon essen.

Die Gartenkresse

Bringt den Kreislauf in Schwung

Die bescheidene Verwandte der kräftigen, hochwirksamen Brunnenkresse ist in allem »eine Nummer kleiner« – aber als natürliches Antibiotikum sehr wirksam (siehe auch Seite 486 f.).

Merke: Kresse als *Medizin* wirkt am besten frühmorgens, gleich nach dem Aufstehen: Einige Wochen lang täglich ein Glas Kresse, im Mixer mit Orangen- oder Apfelsaft vermischt und gleich getrunken, das bringt Kreislauf, Leberarbeit, Hautdurchblutung, Niere und Blase in Schwung, wirkt tonisierend, aktiviert die Spannkraft des ganzen Körpers. – Eine hohle Handvoll Kresse, dazu ein Löffelchen Meerrettich, gehackte Zwiebeln, Senf und eine Zehe Knoblauch, das alles in einer großen Tasse Bouillon, löst oft hartnäckigste Verschleimungen der Bronchien.

Der Kerbel

Gut gegen Frühjahrsmüdigkeit

Das lieblich duftende »Kräutl« ist in Altbayern ein Muß in der Gründonnerstagssuppe, um fürs kommende Jahr Gesundheit und Wohlstand heraufzubeschwören. Kerbel eignet sich sehr gut zur Maikur gegen Frühjahrsmüdigkeit. Aber dann sollte er mindestens ein bis zwei Wochen lang täglich gegessen werden. – Der römische Schriftsteller Plinius behauptete, daß Kerbel »dem durch Beischlaf erschöpften Körper wieder aufhilft und schlaffe Greise zur Begattung anstachelt«. Wissenschaftliche Beweise für *diese* Wirkkraft gibt es keine.

Kerbel enthält aber einen Stoff, der das Blut verdünnt, deshalb wird er Menschen empfohlen, die zu Krampfadern, Thrombosen etc. neigen. Im Kanton Bern soll fast jede Frau die wohltuende Wirkung von Kerbel kennen, wenn die Periode nicht richtig fließen will.

In der Küche sollte gehackter Kerbel höchstens sekundenlang in Suppen oder Soßen mitgekocht werden, um sein bittersüßes Aroma und seine wertvollen Inhaltsstoffe voll zu erhalten. – Naturkosmetikerinnen stellen ein reinigendes Gesichtswasser aus Kerbel her.

Majoran und Oregano
Gut für nervenstärkende Bäder

Zwei engverwandte Mittelmeerpflanzen voller Duft, Sonne und Würzkraft, von denen es immer schon heißt, daß sie gegen Liebeskummer helfen und die Manneskraft stärken. Vermutlich funktioniert das auch oft – ganz einfach, weil die sehr charakteristischen Öle der Kräuter die Nerven stärken. Auf dem Land wurde Majoran gern in die Brautkränze geflochten, um als »Kräutlein der Versöhnung« jeden Ehestreit a priori abzuwehren ...

Majoran und Oregano (Dost) werden schon seit Urgroßmamas Zeiten für nervenstärkende Bäder und gegen Schlafstörungen benutzt. Der *Tee* vom Kraut (15 g auf 1 Liter Wasser, überbrühen, zehn Minuten zugedeckt ziehen lassen, abseihen) wird sehr empfohlen, wenn ein Schnupfen im Anmarsch ist, aber auch für Kopfdämpfe. Bei geschwollenen, müden Füßen erfrischt ein Fußbad mit diesem Sud. Bei Bronchitis und Raucherhusten sowie Asthma kann der schleimlösende Tee, mit etwas Zitrone und Honig, das Abhusten erleichtern. Majoranöl und -salbe (Apotheke) werden gern zum Einreiben bei Gicht und Rheuma verwendet. Wenn Babys unter Bauchkoliken leiden, können diese Mittel Erlösung bringen.

Weil sie nachweislich die *Fettverdauung* erleichtern, kamen die Gewürze schon sehr früh in die Wurst und wurden Hammel-, Schweine-, Gänsebraten, aber auch Hülsenfrüchten beigegeben. In der rustikalen Kartoffelsuppe sollten Majoran oder Oregano ebenso wenig fehlen wie in der Spaghettisoße.

Die Melisse
Wirkt krampflösend und beruhigend

Hildegard von Bingen schrieb, daß man gern lacht, wenn man sie ißt, weil sie »das Herz freudig anregt und erfrischt«. Heute hat es diese schöne, unkomplizierte Pflanze sogar vom Bundesgesundheitsamt schriftlich, daß sie vielerlei Heilwirkung besitzt.

Sie enthält Bitter- und Gerbstoffe, aber vor allem das ätherische Melissenöl mit vielen wertvollen Einzelsubstanzen, die teils blumig, teils zitronenartig duften, außerdem Rosmarinsäure und Phenol-Carbonsäuren, die keimtötende Eigenschaften haben. Laut Professor Dr. Günter Willuhn, Uni Düsseldorf, finden sich allein im »Melissengeist« über 100 Terpenoide. Drei bevorzugte Anwendungsgebiete nennt Professor Dr. R. F. Weiß: »Das nervöse Herz, der nervöse Magen und die Einschlafstörungen – etwa durch Herzklopfen oder Herzunruhe.«

Die Melisse wirkt krampflösend und beruhigend auf die Nerven, sie wird seit langem bei allen Zuständen eingesetzt, die man unter »Neurasthenie« zusammenfaßt, wie Rastlosigkeit, Herzjagen, nervöse Kopfschmerzen. Sie schafft häufig Erleichterung bei Migräne und gehört zu den besten biologischen Einschlafhilfen, oft in Kombination mit Hopfen oder Baldrian. Manche Fachleute schwören darauf, daß sie auch das Gedächtnis stärkt.

In der Küche paßt die Melisse zu vielen Salatsoßen, zur grünen Diät-Mayonnaise, zu Eiern, in den Quark und in den Dinkel-Kräuter-Pfannkuchen.

Köstlich sind Melissenblätter in Sommerbowlen und Longdrinks mit Fruchtsäften. Auf solchen Partys kommt bestimmt kein Streit auf.

Melissentee

Eine kleine Handvoll frischer Blätter oder 2 Teelöffel getrocknete Droge (Apotheke) mit $1/4$ Liter Wasser (das *kurz vor* dem Kochen ist!), übergießen, *zugedeckt* 10 Minuten ziehen lassen, abseihen, evtl. etwas Honig dazu. Der Tee hilft auch bei Hautunreinheiten und oft sogar gegen Herpesbläschen (aufgetupft) – gegen die es übrigens auch eine Melissensalbe gibt.

Die Petersilie

Feuert den Stoffwechsel an

»Sie hilft dem Mann aufs Pferd«, sagt der Volksmund. Diese grüne Energie- und Vitalitätsquelle wurde schon in alten Zeiten von Männern bevorzugt, die ihrer Männlichkeit auf die Sprünge helfen wollten. Im alten Rom gab man sie den Gladiatoren vor dem Kampf – man behauptete, sie würde nicht nur ihren Mut, sondern auch das Volumen des Bizepsmuskels verdoppeln. In heidnischen Zeiten galt Petersilie als magische Pflanze, die den Tod abwehrte und mit der man Geister bannen konnte.

20 g (= ein Eßlöffel) gehackte Petersilie decken schon zwei Drittel des Tagesbedarfs an Vitamin C, außerdem ist sie ein Tresor an Carotinen, B-Vitaminen und Mineralien. So steht sie mit 1000 mg herzfreundlichem Kalium in 100 g unter allen Gemüsen einsam an der Spitze. Das Kraut schenkt uns noch Bioflavone, die als gefäßabdichtend, entzündungswidrig, antiallergisch und antikanzerogen gelten, sowie Stoffe mit natürlichen östrogenartigen Eigenschaften. Doch sie alle verschwinden meist beim Kochen.

In der Küchenmedizin gilt Petersilie als ideal zum »Säubern und Klären« von innen und außen, als Heilmittel gegen Blutarmut, Blasen- und Prostataschwäche und Nierenleiden, auch zur Reinigung der Leber. Ihre Wirkstoffe fördern die Durchblutung der Lungen-, Magen- und Darmgewebe und regen den Stoffwechsel an. Sie greifen überall dort ein, wo die Sekretion darniederliegt. Weil sie alle Ausscheidungsorgane, die Haut eingeschlossen, unterstützen, können die Öle der Petersilie hilfreich sein bei Harnstau, Rheuma, Gicht, Ekzemen, Periodenproblemen, Gelbsucht, Zellulitis. Da sie keimtötend wirken, nützen sie auch bei Haut- und Schleimhautinfektionen und schlecht heilenden Wunden.

Petersiliensamen, in Maßen angewendet, sind ein ausgezeichnetes Diuretikum. Der Tee aus Samen wird nicht gekocht, sondern nur überbrüht: ein Teelöffel auf drei Gläser Wasser, zugedeckt ziehen lassen, über den Tag verteilt trinken. Doch Vorsicht: Früher haben verzweifelte Frauen, die mit *hohen* Dosen der apiolhaltigen Samen eine Abtreibung versuchten, häufig schwere Nervenschäden und Lähmungen erlitten!

Herzwein der heiligen Hildegard

Hierzulande sehr beliebt. Dazu werden 10 bis 12 große Petersilienstengel in 1 Liter Rot- oder Weißwein und 2 Eßlöffeln Weinessig gut 10 Minuten gekocht. Dann gibt man zwischen 150 und 250 g Honig dazu und läßt noch mal 5 Minuten ziehen (nicht mehr kochen). Abseihen, in Flaschen füllen, bald verbrauchen. Alte Menschen sollten morgens und mittags ein Schnapsgläschen voll trinken.

Die Pimpinelle oder Bibernelle

Regt die Nierentätigkeit an

»Eßt Bibernell! Eßt Bibernell! Dann sterbet ihr nicht so schnell!« So mahnt ein alter Spruch. Die ganz besondere Wirkstoffkombination dieser Pflanze regt die Gallen-, Leber- und Nierentätigkeit an und den Harnstoffwechsel, aber auch allgemein die Verdauung. Sie wirkt auf alle Organflächen, die Schleim bilden, und treibt Blasen- und Nierengrieß aus.

Die Pimpinellenwurzel ist ganz besonders wohltuend bei allen Erkältungskrankheiten und Schleimhautentzündungen wie Asthma, Bronchitis, Angina. Dazu der gute Pfarrer Künzle: »Bibernell ist gewalttätig wie ein Riese und verjagt verhockte und eiternde Stoffe aus Kehlkopf, Lunge, Magen, Gedärmen, heilt Heiserkeit in einer Stunde (in Wein gesotten, gegurgelt und getrunken) und ist daher für Redner unschätzbar.« Unsere Politiker sollten sich das merken – Pimpinellenwurzeln gibt es in jeder gutsortierten Apotheke!

Zur »inneren Reinigung« setzt man zwei gehäufte Teelöffel der Wurzel-Droge mit einem halben Liter kaltem Wasser (oder Wein) an, bringt das ganz langsam zum Siedepunkt, läßt eine Minute köcheln, seiht ab, trinkt dreimal täglich eine Tasse, mit etwas Honig.

In der Küche entfaltet die herzhafte Pimpinelle ihr Aroma besonders gut in Weinessig, also läßt man sie einige Minuten *vor* dem Salatanmachen darin ziehen. Auch im Kräuterquark ist Pimpinelle fast unentbehrlich.

Der Portulak

Putzt die Arterien

Er wird auch »Bürzelkraut« oder »Postelein« genannt, ist bei uns urplötzlich als besondere Delikatesse in kulinarischen In-Lokalen aufgetaucht. In Zukunft dürfen die Sterne-Köche ihren Kunden aus den oberen Manager-Etagen auch dies noch anpreisen: Portulak ist nach neuesten wissenschaftlichen Untersuchungen eine hochgradige *Herzschutz-Medizin,* putzt die Arterien aus und wirkt der Verkalkung entgegen.

Neben reichlich Vitaminen und Mineralstoffen, die auch für den angenehm säuerlich-salzigen Geschmack verantwortlich sind, wurde kürzlich im Portulak in auffallend großen Mengen jene »Omega-3-Säure« entdeckt, die sich sonst vorwiegend im Fischöl findet. Und dieses gilt ja schon lange als hervorragender Lipid-(Fett-)Senker und soll obendrein die Zusammenklumpung der Thrombozyten, der Blutplättchen, verhindern.

Zwar enthält Portulak wesentlich weniger von dieser Fettsäure als Fischöle, aber die Pflanze hat den Vorteil, daß sie völlig frei ist von Cholesterin. 100 g Fischöl dagegen enthalten 500 bis 700 mg Cholesterin, und das ist schon weit mehr, als uns pro Tag insgesamt zugestanden werden.

In der Küche passen die kleinen fleischigen Blättchen köstlich zu Salaten, Rohkostplatten und aufs Quarkbrot, besonders gut auch kurz geschmort – wie Babyspinat.

Der Rosmarin
Wirkt appetitanregend und verdauungsfördernd

»Ros Maris« – »Tau des Meeres« –, so besangen die Menschen am Mittelmeer seit alten Zeiten die duftende Pflanze mit ihren ölschweren Nadelblättern. Seit den Pharaonen schon ist Rosmarin eine Kultpflanze, die den Lebenden Glück und den Toten Frieden schenken soll. Heute trägt man oft auf dem Land noch ein Zweiglein – nicht nur bei Begräbnissen, sondern auch zu Hochzeiten und Taufen – zur Beschwörung von Gesundheit, Liebesglück und Fruchtbarkeit.

Die berühmteste »Rosmarin-Braut« war Elisabeth, Königin von Ungarn: Der Legende nach hatte ihr ein Engel das Rezept für ein Verjüngungselixier aus Rosmarin zugeflüstert. Elisabeth verjüngte und verschönte sich in kurzer Zeit (so die Legende) derart, daß ihr Angehimmelter, der König von Polen, in heißer Liebe zu ihr entbrannte und sie heiratete. Die Königin war damals immerhin 72 Jahre alt und gebrechlich, und der König hätte ihr Sohn sein können ...

Hauptwirkstoff ist ein ätherisches Öl, das den »Rosmarin-Kampfer« enthält, ferner Bitter- und Gerbstoffe, Saponine und Flavonoide, die antioxidativ wirken – deshalb verbessert Rosmarin die Haltbarkeit von Nahrungsmitteln. Professor Dr. Weiß rät, ihn »besonders asthenischen jungen Menschen zu geben, die immer blaß aussehen und leicht körperlich versagen, ohne daß wir am Kreislauf organisch etwas finden«. Wie Pfarrer Kneipp, empfiehlt Professor Weiß den Rosmarin außerdem älteren Menschen mit Schwächezuständen des Kreislaufs, zum Beispiel nach anstrengenden Krankheiten, nach Grippe oder Lungenentzündung.

Rosmarin wirkt appetitanregend und verdauungsfördernd, entblähend und antiseptisch, regt den Gallenfluß an und hilft entwässern. Der Volksmund sagt: »Rosmarin bringt die Liebe zum Blüh'n.« Tatsächlich greift er ins hormonelle Geschehen ein, regt die Eierstöcke an und macht auch müde Männer munter. Rosmarinbäder können Männlein wie Weiblein kräftig aktivieren. Aber bitte nur *morgens* nehmen. Abends können sie den Schlaf rauben!

Für ein Gericht genügen ein paar Nadeln oder ein frisches Zweiglein – in Italien gibt es kein Brathühnchen ohne den Rosmarinzweig im Bauch!

Der Salbei
Hemmt die Schweißsekretion

Er ist eine unserer ältesten Heilpflanzen und – Retter in mancher Not. »Salvare« heißt ebenso »retten« wie »heilen«. Die Weisen der legendären Schule von Salerno schrieben ums Jahr 1000 n. Chr.: »Wie kann sterben ein Mensch, dem Salbei sprießet im Garten?« In vielen Untersuchungen erwiesen sich Stoffe aus dem Salbei als entzündungshemmend, bakterien- und pilztötend. Salbei fördert die (Fett-)Verdauung und den Stoffwechsel, wirkt im Magen-Darm-Bereich krampflösend und reinigend.

Eine seiner wichtigsten Eigenschaften: Er hemmt übermäßige Schweißsekretion, ist also geradezu erlösend bei nervösen Störungen, die mit Schwindel, Zittern, Atemlosigkeit und plötzlichen Hitzewallungen einhergehen, wie sie oft Frauen in den Wechseljahren erleben. Für Erschöpfte, Kopfarbeiter, Schüler, Studenten mit Prüfungsangst und alle Gestreßten kann folgendes *Elixier* hilfreich sein: 80 g Salbei-Droge in einem Liter gutem Rotwein eine Woche lang ziehen lassen, durch ein Sieb gießen. Vor den Mahlzeiten zwei- bis dreimal täglich einen Eßlöffel voll nehmen.

In der indischen wie in der indianischen Medizin glaubt man, daß Salbei eine besondere Kraft hat, den Geist von störenden Emotionen zu befreien und Ruhe und Klarheit zu fördern. Und natürlich: Kaum ein Mundwasser ohne Salbei, oft in der Mischung mit Thymian. Un-

zählige plötzlich von Zahnweh Geplagte haben sich schon ein Salbeiblatt zwischen Wange und Zahnfleisch gesteckt – oft mit Erfolg.
In der Küche sollten Sie mal probieren: frische Salbeiblättchen, in Teig fix und knusprig herausgebacken ...

Salbeitee

Für den *Salbeitee* werden 2 bis 3 Eßlöffel Droge mit 1 Liter Wasser übergossen, langsam aufgekocht, abgeseiht und mit Honig gesüßt. Man trinkt den Tee im Lauf des Tages, besonders aber vor dem Schlafengehen. Wer sehr stark schwitzt, sollte sich mit diesem Tee auch unter den Armen waschen.

Antibiotika-Suppe
(für 4 Personen)

Rechnen Sie pro Person rund 150 g Grünes (zum Beispiel große Büschel glatte Petersilie, Gemüsezwiebeln, 1 kleinen Lauch, einige Hände voll Kresse, Kerbel, Spinat- oder Löwenzahnblätter), dazu insgesamt mindestens 2 Knoblauchzehen, auch etliche Brokkoliröschen, ferner 1 Tasse (6 Stunden vorher eingeweichte) geschälte Sonnenblumenkerne. Geben Sie alles mit etwas Wasser in den Mixer, pürieren Sie, füllen Sie mit Wasser zu 4 Suppentellern auf. Schmecken Sie mit Tamari oder Kelp ab, geben Sie 1 Eßlöffel Senfkörner und 1 Prise Cayennepfeffer dazu. Erwärmen Sie die Suppe – nicht kochen! – auf Tischtemperatur.
Schneiden Sie eine Avocado in kleine Würfel, streuen Sie diese vor dem Servieren mit feingeringelten Frühlingszwiebeln oder Schnittlauch auf die Teller.

Der Schnittlauch
Hält die Stimmbänder geschmeidig

Er gehört zur wunderbaren und wundersamen Familie der Liliengewächse, wie Zwiebel, Knoblauch und Lauch (siehe Seite 180 ff.). Er enthält reichlich Senföle und Saponine, Mineralien und viel Vitamin C. Man sollte ihn nicht tiefgekühlt kaufen oder aufbewahren, weil seine Öle sich rasch verflüchtigen und weil es Schnittlauchtöpfe heute das ganze Jahr über fürs Küchenfensterbankerl gibt.

Kaiser Nero soll regelmäßig Schnittlauch mit Olivenöl gegessen haben, um eine wohlklingende, geschmeidige Stimme zu bekommen. Tatsächlich üben die Senföle eine sehr positive Wirkung auf die Schleimhäute der Atemwege und sicher auch auf die Stimmbänder aus.

Schnittlauch wirkt innerlich desinfizierend, harntreibend und fördert die Verdauung. Er sollte täglich in der Küche verwendet werden, ist in der Suppe mindestens so wichtig wie das Salz und auch in größeren Mengen allemal gesünder. Aber: Er sollte *niemals* gekocht werden.

Der Sauerrahm mit Schnittlauch zu gebackenen Folien-Kartoffeln ist eine Schlemmerei!

Der Thymian *(Welscher Quendel)*

Wirkt desinfizierend und antibakteriell

Er ist eine Gewürz- und Heilpflanze von hohem Wert. Die Tiere wissen über sie offenbar vieles: Ameisen bauen auf ihren Hügeln Thymian an, um sich vor Krankheitserregern zu schützen! Schon früh hatten auch die Menschen herausbekommen, daß diese Pflanze desinfizierend, antibakteriell wirkt und Schimmelbildung und Fäulnis verhindert. Deshalb räucherten die alten Griechen ihr Fleisch mit Thymian, würzten und konservierten ihren Käse und ihre Getreide mit dem balsamisch-süßlichen Kraut, das auch der Gesundheit so guttat – und diese Methoden haben sich bis heute erhalten.

Mit einem ganzen Komplex von wertvollen Substanzen, voran dem Thymol, sind der Gartenthymian und der Wilde Quendel (dieser noch intensiver) wertvoll zur Vorbeugung gegen Erkältungen, Halsentzündungen, Grippe etc. (Tee zum Gurgeln, Thymianbonbons etc.)

Bei allen entzündlichen Zuständen in Hals, Bronchien und Lunge wirkt Thymian wohltuend-lösend und krampfstillend – zumal bei Keuchhusten-Kindern –, weshalb Pfarrer Kneipp ihn »den Schutzgeist der Mütter« nannte. Bei fettem Essen hilft er verdauen, beruhigt die Magennerven von nervösen Menschen. Er entbläht (stärkt auch das Herz) und kräftigt das gesamte Darmsystem, ist deshalb besonders wichtig für alte Leute. Ein *Kräuterkissen,* mit Thymian gefüllt, entspannt und fördert den Schlaf, kann darüber hinaus bei Kopfweh und Migräne Linderung schaffen.

Weil Thymian die Drüsensekretion anregt, ist er in der Regel auch wohltuend für die Psyche.

Hildegard von Bingen empfahl dem, »der ein leeres Hirn hat«, einen *Quendelpfannkuchen* zu backen oder ganz einfache, trockene *Kekse:* Dazu knetet man drei Eßlöffel Dinkelmehl und einen Teelöffel Quendelpulver mit Wasser zum Teig, walzt aus und backt kleine Plätzchen.

Wer Thymian im Garten hat, sollte ihn kurz vor der Blüte ernten, und zwar mittags, wenn die Sonne am höchsten steht, dann ist er besonders aromatisch.

Wildkräuter nicht links liegen lassen!

Wer *Wildkräuter* sammeln möchte, tut dies heute natürlich nur dort, wo Wald- und Wiesenstücke und Wegränder frei von Autoabgasen, aber auch von Gülle, Jauche und Pestiziden sind. Und solche Plätze zu finden ist oft gar nicht einfach. Die Suche lohnt sich aber, weil Wildkräuter uns die guten Wirkstoffe meist noch konzentrierter schenken als die Gartenkräuter. Ideal ist es natürlich, zum Beispiel den Löwenzahn im Frühjahr täglich im eigenen (Bio-)Garten zu pflücken, als wahre Gourmet-Ergänzung für die Salatschüssel. Löwenzahn ist ein klassischer »Blutreiniger« (Volksmund), weil er mächtig entwässert und seine Bitterstoffe die inneren Säfte zum Fließen bringen.

Alle Wildkräuter, ideale Beigaben zu Suppen, Soßen, in Quark und Pfannkuchen, werden *vor der Blüte* gepflückt – Ausnahme: Gänseblümchen. Man schneidet *einige* Triebspitzen und plündert nie einen Fundplatz aus! Besonders leckere Wildpflanzen: junger (!) Giersch, Nesseln, Schafgarbe, Scharbockskraut, Schlüsselblume, Spitzwegerich, Vogelmiere, Wiesenknopf. (Es gibt schöne Spezialbücher im Heyne Verlag zum Thema.)

Thymiantee

Zwei gehäufte Teelöffel in einem halben Liter Wasser zum Kochen bringen, wegstellen, 5 Minuten zugedeckt ziehen lassen, abseihen, mit Honig dreimal täglich gut warm trinken.

Maikräutersuppe
(für 4 Personen)

Der berühmte Arzt und Philosoph Christoph Wilhelm Hufeland verordnete seinen Patienten und Freunden – wie dem Geheimrat von Goethe und dem Naturforscher Alexander von Humboldt – eine *Suppe zur Frühjahrskur.*

250 g junge Maikräuter (zum Beispiel Brunnenkresse, Gartenkresse, Sauerampfer, Brennessel, Portulak und Kerbel, ferner Schafgarbe, Gundelrebe, Kleiner Wiesenknopf, Tripmadam, Gänseblümchen), 1 sehr kleingehackte oder geriebene Gemüsezwiebel, 1 Knoblauchzehe, feinst gewürfelt, 50 g Butter, 30 g (Vollkorn-)Mehl, $^1/_2$ Liter Gemüsebrühe oder Hühnerbouillon, Salz oder Kelp, $^1/_4$ Liter Rahm. Zwiebel und Knoblauch in der Butter glasig dünsten, mit dem Mehl bestäuben, mit der Hälfte der Bouillon und der Sahne unter Rühren auffüllen, 5 Minuten köcheln lassen. Inzwischen die Kräuter mit der anderen Hälfte der Flüssigkeit im Mixer pürieren, dann langsam in die heiße Brühe geben und nur noch wenige Minuten köcheln. Mit gerösteten Brotwürfelchen sofort servieren.

Der Ysop

Wirkt infektionshemmend

Er ist bei uns als Küchenkraut leider viel zuwenig bekannt. In der Antike wurde er bereits zu religiösen Zeremonien verwendet; er galt als spirituelles Kraut und als Symbol der »inneren und äußeren Reinigung«. »Besprenge mich mit Ysop, daß ich rein werde«, steht in den Psalmen der Bibel.

Schon früh entdeckten die Perser, daß sich Infektionen großer Wunden bei Soldaten mit Ysopblättern verhindern ließen und daß deren Wirkstoffe den Heilungsprozeß beschleunigten. Moderne Forscher stellten fest, daß ein Pilz, der auf Ysopblättern wächst, Penicillin produziert. Im Bauerngarten gilt Ysop als Geheimtip zur Vertreibung von Schädlingen. Die Bäuerinnen geben *Ysoptee* bei Gicht, Rheuma, Krämpfen und zum Gurgeln bei Halsweh: ein bis zwei Eßlöffel pro Tasse, mit kochendem Wasser übergießen, fünf bis zehn Minuten ziehen lassen, möglichst warm trinken. *Kein Dauertee!*

Ysop regt den Appetit und den Gallenfluß an, er gilt als Magentonikum, ist Bestandteil von vielen Magenlikören. Er wirkt anregend auf die Drüsen des gesamten Verdauungstrakts. Zur Zeit wird untersucht, ob das Kraut zur Senkung des Cholesterinspiegels beiträgt.

In der Küche soll Ysop nie ganz roh verwendet, aber immer nur *kurz* mitgekocht oder mitgebraten werden. Die herzhaften, etwas bitteren Blätter geben fein gehackt vielen Braten, Fischen und etwas »schweren« Eintöpfen eine besondere Note.

Erfrischender Kräuterdrink

Pro Person ¼ Liter gut gekühlte Buttermilch, Kefir oder Joghurt, 2 bis 3 Eßlöffel gemischte grüne Kräuter, auch Löwenzahn, 1 Eßlöffel Zitronensaft, je 1 Prise Salz und Zucker, nach Geschmack etwas Cayenne. Alles zusammen kurz in den Mixer. Mit ein paar Blättchen Kerbel oder Zitronenmelisse servieren.

Gewürze – der gesunde Genuß

Zimt, Anis, Safran, Vanille, Cayennepfeffer, Curry, Essig, Ingwer, Kapern, Kardamom, Knoblauch, Lorbeer, Meerrettich, Muskatnuß, Nelken, Senf, Süßholz

Sie stecken voller Geheimnisse, und trotz ihrer steinzeitalten Geschichte steht ihre Erforschung noch ganz am Anfang. Es gibt vor allem *ein* wissenschaftliches Rundum-Standardwerk in deutscher Sprache zum Thema, das Prof. Dr. Hans Glatzel vom Max-Planck-Institut schrieb und auf das sich fast alle Experten berufen...

Gewürze sind viel mehr als Appetitanreger, Säftelocker, Gaumenschmeichler: Sie sind romantische Urlaubserinnerung an den »Duft der großen weiten Welt«, Verdauungshelfer, Beschützer vor Krankheitserregern, Fit- und Muntermacher und manchmal auch Verführer zu erotischem Tun.

Zum Glück hat sich in den Nachkriegsjahren ein erfreulicher Wandel vollzogen – weg von schrecklicher Gewürzgleichmacherei, von Currywurst, Paprikaschnitzel und Pfeffersteak hin zu einer Vielfalt wohlschmeckender, weise gewürzter Gerichte. Die große Reisewelle hatte gewiß auch ihre Verdienste daran, daß die Menschen gewürzbewußter, gewürzkritischer wurden.

So erleben zum Beispiel aus gutem Grund die Chinarestaurants ihren Boom: in der elegantesten Küche der Welt, der chinesischen, existiert der Pfeffer kaum, der früher mal neben Salz das 08/15-Gewürz auf den Tischen aller Deutschen war. Heute ist für den Single wie für die Meisterhausfrau das wohlsortierte Gewürzregal eine heilige Prestigesache. (Obwohl viele Gewürze aus diesem Regal niemals weniger werden.)

Immer mehr setzt sich aber das Bewußtsein durch, daß jene, die klug würzen, nicht nur ihren Speisezettel bereichern, sondern vor allem auch ihrer Gesundheit und sogar ihrer Psyche Gutes tun. Denn jede Gewürzart hat ihre ganz spezifische (Heil-)Wirkung auf die verschiedenen Organe – wie die Kräuter.

Professor Dr. Glatzel, dem ich in vielen Jahren des Gedankenaustausches voll großer Dankbarkeit verbunden war: »Heute wissen wir, daß mit bestimmten Gewürzen in bestimmten Mengen die Leistungsfähigkeit bestimmter Organe und Funktionen gezielt gesteigert und gesteuert werden kann. Die Forschung wird gewiß noch mehr solche Steuerungs- und Steigerungsmöglichkeiten entdecken. Die Menschen sollen erfahren, daß sie mit überlegter Gewürzwahl ihre Gesundheit und Leistungsfähigkeit in vielerlei Richtung fördern, ihre Krankheitsneigungen und Krankheiten bekämpfen können ...«

Apotheke: Betrachten wir nun die Gewürze vom Standpunkt der Küchenapotheke aus, dann sind mehrere Gruppen von Stoffen besonders wichtig, weil sie die verschiedensten Funktionen unseres Körpers anregen:
- die Senföl-Glykoside, Glukosinolate,
- die Bitterstoffe,
- die Gerbstoffe, Phenolsäuren,
- die scharf brennenden Stoffe,
- die Großfamilie der ätherischen Öle, vor allem Monoterpene,
- in frischen Gewürzen noch reichlich Vitamine, Mineralien und Spurenelemente,
- die Antioxidantien sowie
- die Phytoöstrogene.

Alle setzen sich wieder aus den verschiedensten pflanzenchemischen Verbindungen zusammen. Oft sind das Hunderte in einem einzigen kleinen Gewürzkorn oder Kräuterblättchen – ein Wunder! Uns interessiert hier aber vor allem, was diese Stoffe in den einzelnen Gewürzen für unsere Gesundheit bewirken:

Wer keinen Appetit hat, dem raten Experten wie der Gastroenterologe Professor Ludwig Demling, Erlangen, zu Zwiebeln und Knoblauch,»weil die beiden den Blutzucker senken (und das Blutfett). Und wenn Blutzucker gesenkt wird, entsteht ein Hungergefühl.« Wer also appetitlos ist, der sollte, so der Professor, als Entree öfter einen Salat mit geriebenen Zwiebeln oder eine Zwiebelsuppe essen.

Die Speicheltätigkeit regen viele gute Gewürze an: Chilli (Cayenne), Ingwer, Paprika, Pfeffer, Piment, Senf und Zucker. Richten Sie öfter einen leckeren Vorspeisenteller her mit süß-sauer eingelegtem Ingwer, mit rohen roten, grünen und gelben Paprikastreifen, mit Senffrüchten ...

Zur Stärkung des schwachen, nervösen Magens und damit die Säfte fließen, empfehlen sich unter anderem Artischocke (eine wunderbare Vorspeise), Enzian (ein Schnapsgläschen), die Küchenheilkräuter Majoran, Bohnenkraut, Thymian, Salbei, Ysop sowie die »Weihnachtsgewürze« Kardamom, Piment, Nelken, Zimt und Anis. Ihre Aromastoffe stimulieren, aktivieren und kräftigen die Magenschleimhaut – als Folge nimmt die Magensaftsekretion zu.

Wem Galle und Leber Beschwerden machen, wem »die Galle übergelaufen ist« oder wer gerade eine Hepatitis überstanden hat, für den sind zur Steigerung der Gallenproduktion Anis, Kurkuma, Artischocke, Oregano, Kümmel, Pfefferminze, Rettich und Radieschen, Wermut und Zwiebel die richtigen Gewürze. Enzian, Rettich und Senf regen zusätzlich die Gallenblasenmotorik an.

Für die große Schar der Darmgestörten empfiehlt der Münchner Internist Dr. Walther Zimmermann die Palette der Bitterstoffe (Amara). In seinen langen Jahren als Chefarzt des Krankenhauses für Naturheilweisen in München hat er an unzähligen Patienten erlebt, daß bei entzündlichen Darmleiden ebenso wie bei rheumatischen Erkrankungen die Bitterstoffe sehr positive Wirkungen entfalten und daß sie obendrein die Abwehr stärken, weil sie über den Darm das Immunsystem günstig beeinflussen.

Die *Bitterstoff-Stars* sind nach Dr. Zimmermann: Wermut (Absinth), Artischocke, Enzian, Tausendgüldenkraut, Chinarinde, Isländisches Moos, Löwenzahn, Erdrauch, Ingwer und die Teufelskralle.

Wer unter – oft ebenso schmerzhaften wie peinlichen – *Blähungen* leidet, für den hält die Küchenapotheke die sogenannten *Karminativa* bereit (carminare = reinigen). Allen voran Anis, Kümmel, Fenchel, die »guten drei«, die helfen, die Verdauung zu ordnen, Gasansammlungen im Bauch sanft zu beseitigen, indem sie die Darmwände entkrampfen und entspannen. Aber auch Kamillenblüten, Knoblauch, Koriander, Lavendel, Nelken, Pfeffer und Salbei können bei Blähungen Erleichterung schaffen.

Wer einen trägen Magen und Darm hat, weil er, etwa als Büromensch oder Berufskraftfahrer, recht »verhockt« ist, dem raten die Experten zu Gewürzen, welche die Durchblutung im Bauchraum fördern, als da sind: Meerrettich, Nelken (sie begünstigen auch die Ausheilung von Magengeschwüren und sind schmerzlindernd), Senf (hilft, Fett besser zu verdauen) und Galgant, ein Vetter des Ingwers, den die heilige Hildegard ein »Notfallmittel« nannte zum Beispiel bei Bauchkrämpfen.

Außerdem sollten Sie wissen, daß *alle Scharfstoffe* – Chilli, Pfeffer, Paprika, Kurkuma, Ingwer, Galgant, Piment, Muskat – die Bildung der wertvollen Verdauungsenzyme fördern und die Aktivitäten des Magens sowie die Darmperistaltik und die Durchblutung im ganzen Bauchraum anregen.

Beim *Kurkumatee* ist wissenschaftlich nachgewiesen, daß er vor Gallensteinen schützt: Einen halben bis einen gestrichenen Teelöffel Pulver mit einer Tasse kochendem Wasser übergießen, nach 5 bis 10 Minuten abseihen, einige Wochen lang 2 bis 3 Tassen täglich trinken, zum Beispiel wenn Verdacht auf Gallengrieß besteht.

Bei vielerlei kleinen Infektionen im Verdauungstrakt wirken vor allem die Kreuzblütler (Kruziferen). Das sind, neben allen Kohlarten und Rüben, der Rettich und das Radieschen, die Kressen, besonders aber die Küchengewürze Meerrettich und Senf. Sie alle enthalten jene Senföle, die in den letzten Jahren hohes wissenschaftliches Interesse geweckt haben, weil man entdeckt hat, daß sie *antibiotische Wirkung* haben, das Wachstum von Bakterien, Viren und Pilzen hemmen. Aber: Vor allem in *rohem* Zustand enthalten diese Gewürze Substanzen, die entgiften und inaktivieren. Beim Kochen *verflüchtigen* sie sich zum Teil: Nach neuen Untersuchungen sind sie auch verantwortlich für eine Verminderung verschiedener Krebsarten (siehe auch Seite 152 ff.).

Senföle sind überall wirksam, wo es große Schleimhäute gibt, also bei Blasen- und Nierenentzündung, bei Infektionen und Entzündungen in den Darm- und Atemwegen.

Bei Gärungszuständen im Darm können unter anderem Majoran, Petersilie, Bohnenkraut, Cayenne und Senf, aber auch guter Pfeffer (immer frisch bitte, aus der Pfeffermühle!) hilfreich sein.

Wasseransammlungen im Körper beseitigen: Liebstöckel, Majoran, Petersilie, Sellerie und Wacholderbeeren, weil sie die Nieren anregen. Und natürlich alle kaliumhaltigen Lebensmittel, wie zum Beispiel Kartoffeln und Aprikosen (siehe auch Seite 213 ff. und 263 ff.).

Zur Erleichterung der Atmung und zur Schleimlösung bei Erkältungen sollte reichlich Rettich gegessen und zum Würzen fleißig Anis, Fenchel, Pfefferminz, Thymian genommen werden – auch zu Tees!

Wer ein müdes Herz hat (ohne organische Fehler), den können Gewürze aktivieren: Chilli, Paprika, Senf, Ingwer, Kurkuma. Während aber Paprika tonisierend, stärkend auf Herz und Kreislauf wirkt, beruhigt und besänftigt der Senf eher. Das Capsaicin im Paprika – einerlei, ob das Gemüse frisch (rot, gelb oder grün) oder als Rosenpaprika gegessen wird, vitalisiert und aktiviert den gesamten Organismus, fördert die Ausschüttung von Hormonen aus der Nebennierenrinde (Cortisonwirkung).

Von *Chilli* ist obendrein zu berichten, daß er eine antithrombotische Wirkung hat, das heißt der Bildung von Blutgerinnseln entgegenwirkt. »In Ländern, wo sehr viel Paprika und Chilli gegessen wird«, so Dr. Zimmermann, »gibt es längst nicht so viele Herzinfarkte wie bei uns.« Mexiko ist da mit einem Bruchteil der Herzinfarktrate europäischer Länder ein Musterbeispiel: Dort kaut man Chillies wie Kaugummi.

Für alle alternden und alten Menschen sollte, so Professor Glatzel, »die Nahrung reizintensiver sein – wenn sie ihren gewohnten Genußwert beibehalten soll. Die Reizempfindlichkeit der Sinnesorgane läßt nach – es ist kein Zufall, daß die starken Gewürze sich bei älteren Herren besonderer Beliebtheit erfreuen.« Ganz allgemein wird Senioren geraten, herzhafter als früher zu *würzen,* was aber nicht heißt, daß sie noch stärker *salzen* sollen!

Denn Gewürze enthalten erstens wichtige Spurenelemente, zweitens regen die ätherischen Öle die Verdauungssäfte an, machen Appetit (der im Alter oft fehlt), helfen auch, den Stoffwechsel wieder anzuspornen. Und außerdem haben, wie berichtet, viele Gewürze eine keimtötende Wirkung und wirken vorbeugend gegen Krankheiten. Kressesaft, 20 g täglich, ist eine gute Grippe-Prophylaxe (und hilft »nebenbei«, nach einigen Untersuchungen, gegen Haarausfall).

> **Suppenwürze gegen Infektionen**
>
> Meerrettich, Knoblauch, Zwiebeln, Schnittlauch, Bärlauch vor der Blüte zusammen mit Karotten, Sellerie, Petersilie und Meersalz kleinhacken und buntgemischt in einem Einmachglas in den Kühlschrank stellen. Das ist eine supergesunde Suppenwürze fürs ganze Jahr.

»Gepfefferte« Liebe ...

Die sogenannten »Liebesgewürze« *(Aphrodisiaka)* sind natürlich ein besonders pikantes Thema. Ja – es gibt sie tatsächlich, und zwar schon seit Jahrtausenden. Ihre Wirkungsweise ist unterschiedlich. So *steigern die Durchblutung in Sexualorganen* zum Beispiel Beifuß, Kümmel, Liebstöckel, Rosmarin, Petersilie, Senf, Ingwer und Chillis. Auch Basilikum steht da in gutem Ruf.

Fast alle diese Kräuter und Gewürze sind übrigens *menstruationsfördernd* und erleichtern Frauen die Beschwerden der monatlichen Periode. Muskatnuß und Zimt sind dabei noch besonders zu erwähnen.

Zimt

Es kann sich sehr günstig auswirken, wenn Mädchen und Frauen in der Woche vor ihrer Regel reichlich Zimt genießen, etwa als Zimtzucker auf Joghurt oder Dickmilch, auf einem Bratapfel oder als gute Prise zu heißen Getränken.

Kenner meinen übrigens, daß Zimt*stangen,* zum Beispiel im Kompott, wertvoller sind als Zimt*pulver.* Auch Zimt*öl* enthält eine Substanz, die wie ein Antibiotikum wirkt. Sogar Zimt*tropfen* gibt es in der Apotheke – als Großmutters »Frauenmedizin«. Außerdem scheint Zimt für die richtige Assimilation (Aufnahme) der Nahrung Insulin freizusetzen. Da steht uns wohl noch manche Überraschung ins Haus!

»Ich habe mein Lager mit Myrrhe, Aloe und Zimt besprengt. Komm, laß uns buhlen bis an den Tag und laß uns der Liebe pflegen ...« lockt in den Sprüchen Salomons eine Ehebrecherin ihren »törichten Jüngling«. Im alten Ägypten benutzten Frauen wie Männer gern »Mundpillen« oder Pastillen aus Honig, vermischt mit Zimt und Nelken. Heute wissen wir, daß solche Duftstoffe, die auch zu Salbölen verarbeitet wurden, nicht nur einen »Wacheffekt« haben, sondern auch eine stark erotisierende Wirkung – über die Nervenbahnen regen sie die Sexualdrüsen an.

In Liebestränken, mit denen schöne Frauen, von der grausamen Semiramis bis zur tragikumwitterten Kleopatra, ihre Auserwählten in Liebestaumel versetzten, waren fast immer Anis, Muskat, Nelken und Pfeffer enthalten. Auch von Kardamom versprach man sich Wunderbares, wenn aus ihm Tee gebraut wurde. Dazu kaute das Paar unmittelbar vor der Vereinigung (siehe Scheik Nefzaui) noch »Pillen«, vermischt mit Ingwer und Zimt. Heute ißt man vielleicht einen *Lebkuchen* – der die gleiche anregende Wirkung haben soll.

Getränk gegen Luftröhren-Katarrh

1 Eßlöffel zerkleinerte Zimtstangen (gehäuft), 1 Teelöffel Gewürznelken (gestrichen), 1 Teelöffel schwarzer Tee (gestrichen), mit 300 ccm oder etwas mehr kochendem Wasser überbrühen. 5 Minuten ziehen lassen. Abgießen. Recht warm trinken. Evtl. ein zweites Mal überbrühen.

Anis

Einst das Gewürz der Haremsdamen, wurde es im 18. Jahrhundert auch in Europa bald unentbehrlich bei der Bereitung von verdauungsfördernden Likören. Der Ouzo in Griechenland, der Raki der Türken, der Pernod der Franzosen, alles, was milchig wird, sobald es sich mit Wasser vermischt, enthält Anis. Aber auch ein *Anistee* (ein Teelöffel voll Körner, zerstoßen oder in der Kaffeemühle kurz gemahlen, mit einem Viertelliter kochendem Wasser überbrüht, nach zehn Minuten abgeseiht) kann oft kleine Wunder wirken, sogar bei Migräne, Schwindel, Luftkrankheit (und – verdünnt – Babys Bäuchlein entspannen).

Safran

Er ist vorzüglich in Reisgerichten, ob süß oder salzig, in Soßen, zum Beispiel zu Champignons oder Huhn, in der spanischen Paella oder der französischen Fischsuppe, der Bouillabaisse. Er stammt »original« vom Himalaja und Hindukusch, wird aus den Blütennarben einer Krokusart auf mühselige Weise gewonnen, muß zusätzlich noch umständlich bearbeitet werden. Deshalb ist der echte Safran fast unerschwinglich und wird schon seit 500 Jahren auf viele raffinierte Weisen verfälscht. (Was Sie im Urlaub als solchen kaufen, hat mit dem echten Safran nichts zu tun.)
Hier ein Geheimtip – den mir Dr. Walther Zimmermann verriet:
- Jeder orientalische Mann, der gern in fortgeschrittenem Alter noch einmal Vater werden möchte, weiß, daß er öfter *Safran* essen muß. Safran enthält den Wirkstoff Crocetin-Ester, der die Qualität der Spermien verbessert. Aber: Nur jeweils als Prise, ein paar »Fädchen« Safran bitte, denn in Überdosen ist er giftig! »Und vor dem Vaterwunsch steht«, so Dr. Zimmermann, »bei älteren Männern der totale Verzicht aufs Rauchen und den Alkohol!«

Vanille

Nichts kann die *echte Vanille* ersetzen. Sie ist übrigens eine zarte Liane und gehört zur Familie der Orchideen. Man schlitzt die lackschwarze Schote auf und ribbelt den Inhalt mit Zucker aus oder kratzt ihn mit einer Messerspitze heraus. Für Vanillezucker steckt man diese aufgeschnittene Schote in ein Marmelade-Schraubglas mit Zucker ...
- Schon die Frauen der aztekischen Herrscher brauten einen Kakao zusammen mit *Vanille* (eine unvergleichlich harmonische Mischung). Das Getränk war dem Herrscherhaus vorbehalten. Auch Cortez berichtete, daß ihm Montezuma diesen Trunk anbot. Weil Vanille offenbar erotisiert, eine anregende Wirkung auf die Nierenfunktion und den Unterleib hat (zudem die Magennerven stärkt und die Verdauung fördert), ist sie in vielen exotischen Ländern sehr beliebt als »Vitalizer«. Gewiß wurde in Klöstern früher aus gutem Grund den Brüdern und Schwestern der Genuß von Vanille verboten.

Hier ein kleines Lehrstück, wie man Leute für dumm verkauft und ihnen obendrein Nahrung andreht, die eigentlich Abfall ist: Im Rahmen einer neuen Ernährungs-Studie wurde festgestellt, daß unsere 20- bis 25jährigen »vanillefixiert« sind. Will sagen, sie schätzen den Geschmack über alles. Als die Meinungsbefrager nachhakten, fanden sie heraus, daß diese 20- bis 25jährigen als Babys und Kleinkinder mit Fertignahrung aufgepäppelt wurden, der die Fabrikanten als latente Geschmacksverstärker Vanillezusätze beigemengt hatten.

Das Traurige an der Sache: Der Aromastoff Vanille wird heute fast ausschließlich synthetisch hergestellt – teils aus Sulfitablaugen der Papierindustrie, neuerdings auch mit Hilfe von Bakterien auf gentechnischem Weg. Vanillin gilt, so der Experte Udo Pollmer, heute auch als Mittel zur Verlängerung der Haltbarkeit. Und weil die p.p. Kundschaft, die vanille-verliebte, hartnäckig darauf besteht, daß Vanille-Produkte *gelb* aussehen müssen, werden sie halt in *gelber Farbe* verkauft – obwohl jeder weiß, daß echte Vanille aus *schwarzen* Pünktchen besteht.

Vanillin zählt heute übrigens zu den häufigsten Allergenen!

Was Sie noch über Gewürze wissen sollten:

Cayennepfeffer

Capsaicin heißt das Teufelszeug aus den Chillischoten und dem daraus hergestellten Cayennepfeffer, das so höllisch im Mund brennt und das die Speichelbildung bis zum Zehnfachen steigern kann. Es stimuliert den Appetit und fördert die Durchblutung im ganzen Bauchraum, tötet auch Krankheitserreger im Darm. Chilli feuert aber nicht nur die Verdauungsorgane an, sondern beeinflußt den ganzen Kreislauf und das Herzschlagvolumen positiv. Er erweitert örtlich die Gefäße und senkt die Thrombozytenzahl. Chilli ist, mit anderen Worten, *ein Nothelfer in Sachen Herz!*

In den USA geben sehr erfahrene Ärzte Ehefrauen den Rat, ihrem Mann, der plötzlich zu Hause einen Infarkt bekommt, sofort (noch ehe der Notarzt da ist) einen Löffel Cayennepulver pur mit Wasser einzugeben und ihm eine sehr heiße Kompresse auf die Brust zu legen. Diese Maßnahme soll schon manches Leben gerettet haben, da sie offenbar jene Blutverklumpungen hemmt, die zu Thrombosen und

Schlaganfällen führt. In Deutschland setzen Ärzte neuerdings eine Salbe mit Capsaicin bei der schwierigen Behandlung von schmerzgeplagten Herpes- und Diabetes-Patienten ein.

Curry

Er ist eine Mischung aus scharf-aromatischen Gewürzen, bis zu 20 an der Zahl. Leider hält unser europäisches Currypulver, in das fast immer zuviel Bockshornkleesamen verarbeitet sind, keinen Vergleich aus mit dem Curry, den die Hausfrauen in Indien und Ostasien selbst zubereiten. Es lohnt sich, nach »echtem« Curry zu fahnden, dessen wichtigster Bestandteil, *Kurkuma,* eine hervorragende Lebermedizin ist.

Curry hilft verdauen, er steigert die Speichelmenge und fördert den Gallenfluß, und er wirkt desinfizierend. In der Küche ist Currypulver ein sogenanntes »Löffelgewürz«, das heißt, man nimmt mindestens einen Teelöffel an ein Gericht, und zwar schon beim Anbraten und zum Mitbraten. Dann kommt der spezifische Geschmack gleich voll zur Entfaltung.

Essig

Er ist viel besser als sein Ruf. Obwohl seine Gegner höchstens Obstessig in sehr kleinen Mengen goutieren, ist die Behauptung, daß »Säure« per se krank macht, biochemisch nicht haltbar. Die Säure wird im Stoffwechsel weitgehend neutralisiert. Außerdem sind sowohl der »natürliche« Zitronensaft wie die sogenannte »unnatürliche« Essigsäure Stoffe, die im Stoffwechsel in großen Mengen ständig gebildet und wieder abgebaut werden. Sie sind *beide* keine »körperfremden« Stoffe (nach Professor Glatzel). Es ist also ganz und gar unmöglich (wie oft kolportiert wird), daß Säure im Körper »Knochen und Gewebe angreifen, ja sogar weich machen kann«. Unser Körper ist keine Labor-Retorte, in der so etwas manchmal funktioniert.

Zu unserem Schutz hat die Natur viele Reaktionen vorgeschaltet, so daß der Säuregrad des Blutes und der Gewebe weitgehend konstant gehalten wird. Nur bei schweren organischen Störungen kann da etwas schieflaufen sowie bei akuten Krankheiten und Vergiftungen.

Essigsäure ist sogar sehr wichtig im Zusammenhang mit dem Abbau von Fetten und Kohlenhydraten und der Umsetzung von Eiweißstoffen.

Nahrung, die »sauer« schmeckt, zum Beispiel Essig oder Zitrone im Salat, Sauerkraut, Sauermilch, Joghurt, Sauerkirschen und andere saure Früchte, besteht aus organischen Säuren wie Milchsäure und Obstsäure etc. – und die erzeugen im Organismus keine Säure, sondern eine basische Reaktion.

Dagegen bilden, was *jeder* wissen sollte, Fleisch, Fisch und andere tierische Eiweiße vor allem saure Endprodukte.

Essig hat auch eine stark desinfizierende und konservierende Wirkung. Deshalb kann er im Haushalt zu Reinigungszwecken vielfach starke Chemikalien und Putzmittel ersetzen!

Allerdings sind zum *Kochen* nur reiner Weinessig oder Obstessig zu empfehlen, mit denen man ja auch köstliche Kräuteressige zubereiten kann. Verdünnte *Essigessenz* dagegen ist vor allem eine preiswerte und praktische Putzhilfe – ob's um das Reinigen des Kühlschranks oder ums Entkalken von Kochtöpfen geht.

Eine Essigabwaschung nach Fieberschwitzen kann sehr erfrischen und dem Säuremantel der Haut guttun. *Kalte Wadenwickel* mit Essigwasser »ziehen« Fieber aus dem Körper, das weiß jede Mutter, die sich für Naturheilweisen interessiert. Auch *warme* Essigwaschungen haben sich zur Belebung, etwa nach Schlaganfällen, gut bewährt. Pfarrer Kneipps Enkel nehmen nach seinen Anweisungen Essig zur sogenannten »Frühanwendung«, einer Abwaschung, her, aber auch zu Auflagen und Wickeln. Es versteht sich, daß der Essig nicht zu stark sein darf.

Mit Essig, zumal dem teuer verkauften Mode-Essig »Balsamico«, wird heute schon viel Schindluder mit minderen Qualitäten getrieben. Achten Sie beim Einkauf von Essig immer auf »naturvergoren«, »natürliche Gärung«, »biologisch gewonnen« oder ähnliches.

Ingwer

Ihm hat die Natur eine geballte Ladung von Bitterstoffen und ätherischen Ölen und Harzen mitgegeben, und er wird leider hierzulande viel zuwenig *frisch,* als Wurzel, in der Medizinküche verwendet.

Dabei ist er eine ausgezeichnete Magendroge und sehr wirksam gegen alle Arten von Übelkeit – auch gegen Reisekrankheit. Für Kinder, die lange Autofahrten nicht vertragen, gibt es Spezialmittel, die Ingwer enthalten. Auch im *Gingeorol* des Ingwers befindet sich jene »Anticholesterin-Chemikalie«, die Blutverklumpungen hemmt, welche zu Thrombosen und Schlaganfällen führen.

Ingwer wirkt entgiftend, entzündungshemmend, stimuliert das zentrale Nervensystem. Chinas Ärzte geben Ingwer den alten Leute mit chronischer Bronchitis: $^1/_2$ Teelöffel feingeraspelten Ingwer mit Sirup mischen und mit heißem Wasser schlucken.

Ingwerkonfekt (= frischer Ingwer mit Zucker gekocht) ist leider meist zu süß. Für die *Küche* ist der frische Ingwer herrlich so: dünn geschält, dann fein geschabt, geraspelt oder in Blättchen geschnitten, in Kuchen und Kompotte, auch süß-sauer eingelegt (auf dem Gurkenhobel dünn geblättelt). Die allerfeinste Geschmacksvariante aber ist die »Vermählung« von Ingwer mit Knoblauch in Gerichten nach Asienart. Als aromatische Basis für chinesische Fondues, bei der die Fleischstückchen in Hühnerbouillon gegart werden, legt man die Knoblauchzehen ganz, den Ingwer in größeren Stücken in die Brühe und läßt alles, bevor es richtig losgeht, mindestens zehn Minuten köcheln.

Probieren Sie dies einmal: gegrillten Lachs, gefüllt mit süß-säuerlichen Apfelscheiben, die in Ingwer gedünstet wurden, und alles gewürzt mit Koriander und grünem Pfeffer!

Kapern

»Die Kleinen mit Pfiff« – kennt man hierzulande fast nur in Hühnerfrikassee und Königsberger Klopsen. Im Mittelmeerraum, wo die Kapernsträucher kultiviert werden, weiß man aber sehr genau, daß sie der Gesundheit nützen. Kapern gelten als vorzügliche Appetitanreger, sie enthalten außerdem Spuren von Stoffen, die entwässernd wirken und gleichzeitig die Gefäßwände stärken – offenbar vor allem jene der Magen-Darm-Schleimhäute. Das »Kapern-Tonikum«, ein Hit in Marokko und Zypern, wird übrigens aus der Wurzel und nicht aus den so fein schmeckenden Kapern gewonnen.

Kardamom

Er ist neu zu entdecken – in Asien gilt er schon seit 3000 Jahren als Heilmittel. Er kommt aus der Ingwerfamilie und wird in der Ayurveda-Medizin wegen seiner leicht antibiotischen Wirkung gegen Infektionen der Harnwege, Magen-Darm-Störungen, Fettleibigkeit und zur Anregung des ganzen Stoffwechsels eingesetzt.
Kardamom wirkt schleimlösend und regt das Herz stark an. Bei Bluthochdruck soll er deshalb gemieden werden. Auch Asthmatiker sollten auf Kardamom verzichten, weil Allergien bekannt sind.
Indische Ärzte haben aber sehr gute Erfolge gesehen bei »senilen« Erscheinungen, wie Konzentrations- und Koordinationsschwäche. Dazu lassen sie täglich einmal einige zerstoßene Kardamomkapseln mit einem Glas leicht gezuckerter, warmer Milch trinken.

Knoblauch

Knoblauch ist die beste Medizin! Menschen, die regelmäßig Knoblauch essen, bekommen seltener Herz-Kreislauf-Krankheiten und Infarkte, das ist bewiesen. Ihr Cholesterinspiegel und ihr Blutdruck machen meist keine Probleme. Sie erreichen oft ein hohes Alter bei guter Gesundheit und bekommen auch seltener Krebs. Das ätherische Knoblauchöl mit dem Wirkstoff *Alliin* ist ein Ausputzer in den Arterien, verhindert Verklumpungen im Blut und dringt in die feinsten Haargefäße ein. Deshalb »duftet« der fleißige Knoblauchesser auch so intensiv.
Optimale Wirkung hat Knoblauch nach Expertenmeinung als Herz- und Gefäßmedizin aber erst in einer Dosis von *4 g Frischknoblauch*. Das sind mindestens zwei Zehen am Tag. Und nur dann, wenn Knoblauchpillen dieser Menge entsprechen, haben sie einen Sinn. Sonst lieber so oft wie möglich, zumindest am Wochenende und im Urlaub, reichlich Knoblauch *ins Essen* tun!
Merke: Nach neuen Forschungen muß der zerkleinerte Knoblauch *etwa 30 Minuten lang in Ruhe gelassen werden, damit das wirksame Enzym Allinase sich voll entfalten kann!* Dann kann er in Kochtopf, Pfanne oder Salatschüssel wandern (siehe auch Seite 184 ff.).
Eine Fischersfrau vom Gardasee hat mir das *Rezept* verraten, mit

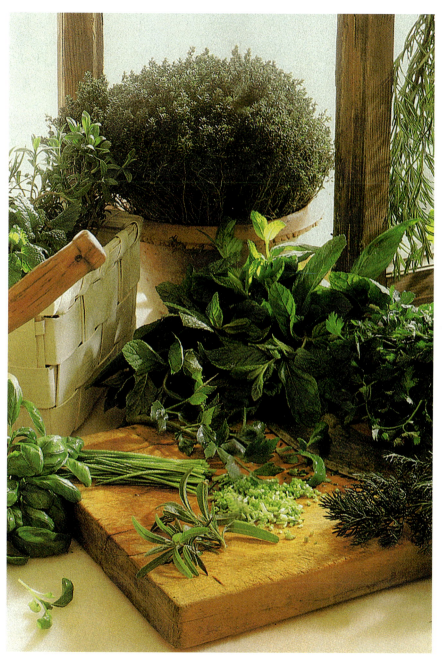
Die Würze unseres Lebens für jeden guten Tag: Küchenkräuter und Gewürze!

dem sie ihren Mann jung hält: 30 Knoblauchzehen gut auspressen, in ca. $^1/_2$ Pfund vorsichtig in warmem Wasser flüssig gemachtem Honig sehr gut verrühren. Jeden Abend einen Eßlöffel davon nehmen.

Lorbeer

Er spornt den Appetit und die Verdauung an und verschönt die Haut. Die Blätter – bei uns meist nur getrocknet zu haben – entfalten viele Bitterstoffe und ätherische Öle, voran das Monoterpen Cineol. Lorbeer ist nicht jedermanns Geschmack. Wer mit ihm umzugehen weiß, kann die Küche um sehr Gesundes bereichern: in Béchamelsoßen, Bouillons, Blaukraut und im Fischsud – der apart-bittere *Hauch* von Lorbeer ist wie eine Visitenkarte eines erfahrenen Kochs. Das aber ist noch nicht alles – Lorbeer macht die Speisen bekömmlicher und gibt »Gesundheit« hinein. Allerdings sollte man nie überdosieren! Das berühmte »Oleum lauri« aus dem Süden wird nur äußerlich gebraucht, es wird aus Blättern und Früchten gepreßt und
- wirkt, in schmerzende Muskelpartien, Gelenke und geschwollene Beine sanft einmassiert, durchblutungsfördernd;
- hilft gegen Rheuma, Zerrungen und Verstauchungen;
- läßt Pickel und Furunkel schneller reifen;
- hält stechende Insekten vom Körper fern;
- wird in der Tiermedizin in Eutersalben hochgeschätzt.

Meerrettich

Er ist beileibe nicht nur ein kraftvolles Küchengewürz, zum Beispiel zu frischem Ochsenfleisch oder – mit Sahne vermischt – zu Lachs und Räucherforelle, er ist wirklich die schiere Medizin: Sein Vitamin-C-Gehalt ist (in allen Monaten mit R) doppelt so hoch wie der von Zitrusfrüchten, er enthält auch B-Vitamine sowie reichlich Kalium und Kalzium. Sein wichtigster Wirkstoff ist das Glykosid *Sinigrin*, das durch Enzyme Senföle bildet. Diese scharfen Senföle durchbluten, desinfizieren in hohem Maße. Wir sagten es schon – sie sind wirksam als natürliche Antibiotika und obendrein krebshemmend.

»Meerrettich lüftet den Geist«, sagt der Volksmund – und beim Zubereiten in der Küche fließen die Tränen. Wer aber tüchtig Meerrettich einatmet, der bringt den hartnäckigsten Schnupfen oder Husten los. Bayerische und vor allem oberfränkische Mütter aus der »Kren«-Gegend legten ihren erkälteten Kindern gern Halsketten mit Meerrettichstücken um und steckten sie dann zum »Inhalieren« ins Bett. Meerrettich ist auch harntreibend und stärkt die Abwehr, wie alle senfölhaltigen Pflanzen.

Ein Eßlöffel der frisch sehr feingeriebenen oder noch besser der Saft der heilenden Wurzel fördert den gesamten Stoffwechsel, schwemmt Harnsäure aus, reinigt und entwässert den Körper. Dieser Hausputz für alle Innereien – Leber, Galle, Bauchspeicheldrüse und Niere – ist sehr zu empfehlen bei Rheuma und Gicht (als Kur täglich zwei- bis dreimal).

In der Küche reibt man Meerrettich am besten direkt in Milch oder Zitronensaft, damit er sich nicht braun färbt. Köstlich schmeckt er so mit einem ebenfalls geriebenen Apfel, einer Prise Zucker und einer Prise Salz.

Muskatnuß

Im Mittelalter war sie eines der kostbarsten Gewürze überhaupt, um die schwerste Fehden zwischen Portugiesen und Holländern ausgetragen wurden. Heute wird sie als *reines Gewürz im* ganzen Osten und auch in den arabischen Ländern kaum in der Küche verwendet, ist lediglich Bestandteil des Originalcurry. Dafür wird die kleine »Nuß«, die in Wirklichkeit der Kern einer pflaumenähnlichen Frucht von einem Riesenbaum ist, recht häufig für medizinische Zwecke gebraucht. Sie enthält bis zu 15 Prozent ätherisches Öl, das *Myristicin.* Seine antiseptische Wirkung war schon sehr früh bekannt, außerdem galt die Muskatnuß immer schon als Appetizer und Vertreiber von Blähungen. In Indonesien nimmt man bei akuten Bauchinfektionen und Durchfall eine Messerspitze Muskatpulver mit Wasser.

Seit ältester Zeit stand Muskat im Ruf, nicht nur die Körperkräfte, sondern vor allem den Geschlechtstrieb zu stärken und zu steigern. Doch hier ist große Vorsicht vor Experimenten geboten: Das Myristicin hat zwar psychoaktive Eigenschaften, aber es kann schon in der Dosis von einer einzigen Nuß, das heißt von mehr als 5 bis 10 g, zu schweren Krämpfen, Schwindel, Halluzinationen, ja zum Koma führen. Unbegreiflich also, daß Anhänger der sogenannten Hildegard-

Medizin Muskat in relativ großen Mengen als besonderes Anregungsmittel, sogar für Kinder, empfehlen.
In der Küche für Rosenkohl, Blumenkohl, helle Soßen etc.: nur einmal eben mit der Nuß über die Reibe fahren.

Nelken

Sie waren in der Volkskunde wegen ihrer nagelähnlichen Form Symbol der Kreuzigung Christi. Man schrieb ihnen vielerlei magische Heilkraft zu. *Nelkenöl* mit seinem *Euganol* ist antiseptisch wirksam und wird heute noch fast in jeder Zahnarztpraxis gebraucht. Zur Betäubung von akuten Schmerzen ist es gut, ein Fläschchen im Haus zu haben. Man kann bei plötzlichem Zahnweh auch einfach eine Nelke an die Stelle im Mund legen, wo der große Schmerz sitzt.
Für die Küche empfiehlt sich Nelkenpulver in feiner Dosierung zu Nachspeisen, zu Fleisch, in die Spaghettisoße.

Senf

Er gehört zu den Kreuzblütlern, die mit ihren schwefelhaltigen Ölen eine halbe Hausapotheke ersetzen. Senf enthält das Glykosid Sinigrin und das Alkaloid Sinaprin, ferner andere heilsame ätherische Öle, Schleim und sogar Linolsäure. Vor allem aber werden durch ihn viele Enzyme aktiviert. Er hat hervorragende antibakterielle und verdauungsfördernde Eigenschaften, vermehrt den Speichel und die Magensäfte, regt die Gallenblasenmotorik an und stärkt durch eine Verbesserung der Durchblutung den sogenannten schlaffen Darm und die überanstrengte Leber mit ihrer Galle. Dadurch wirkt er ausgezeichnet überall, *wo sich etwas staut*, bei Gallenkoliken, Blähungen, starker Verstopfung.
Er ist aber auch hilfreich bei Schnupfen, Kreislaufschwäche und Bronchitis. Senföle haben einen günstigen Einfluß auf die feinen Kapillargefäße und damit auf die Versorgung des gesamten Organismus mit Nährstoffen und Sauerstoff – aber auch auf die Entsorgung. Altbekannt sind *Senfumschläge* zur Förderung der Durchblutung und damit zur »Ableitung« zum Beispiel bei Fieber, Rheuma, Nervenentzündung etc. Weil sie die Haut stark reizen, sollten sie nicht län-

ger als höchstens fünf Minuten aufliegen, dann warm abgewaschen werden.

Kinder lieben Senf aufs Butterbrot und kurbeln damit instinktiv ihren Stoffwechsel an. Erfahrene Naturärzte raten ihren schlappen Patienten zur *Senfsamen-Kur:* Dreimal am Tag je eine Stunde vor dem Essen einen Teelöffel Körner mit einigen Schlucken kaltem Wasser nehmen, diese Menge langsam auf dreimal drei Löffel steigern, dabei eine Woche bleiben, dann wieder langsam reduzieren auf dreimal einen Löffel. In milden Fällen genügt es auch, täglich einen kleinen Löffel – nicht scharfen – Senf oder einen Löffel Senfkörner in Suppen, Soßen oder Gemüsen zu sich zu nehmen. Ganz besonders gut schmecken die kleinen *schwarzen* Senfkörner (aus Asien-Läden) in Kartoffelsuppen, Gemüsegerichten und Sauerkraut.

Vorsicht mit zuviel Senf als »Hausmedizin« ist geboten bei Gastritis, Magengeschwüren und zuviel Magensäure ...

Süßholz

Es kann in vielen Fällen, bei Kräutertees etc., den Zucker ersetzen. Man braucht pro Tasse nur zwei bis drei kleine Krümel. Süßholz enthält Substanzen, die dem Nebennierenhormon ähneln. Es ist Bestandteil vieler »Erkältungstees« und baut Schleimbildung ab, ist also sehr gut bei chronischer Bronchitis und Husten und hilft bei Magengeschwüren gegen überschüssige Magensäure. In der China-Medizin wird Süßholz auch Gallen- und Leberkranken gegeben und verstopften kleinen Kindern zum milden Abführen eingeflößt. Spottbillig bekommen Sie Süßholz in kleinen Stückchen, zum Beispiel für Tee, meist in den Asienläden.

Und so geht man mit Gewürzen um

Gewürze verlieren oft schon nach einem halben Jahr ihr wahres »Bouquet«, ihr Aroma. Sie schimmeln auch leicht (werden deshalb vielfach bestrahlt). Am besten kaufen Sie Gewürze immer in ganz kleinen Mengen und bewahren sie festverschlossen, in Dosen oder Gläsern auf, fern von Hitze und Licht, damit sie nicht austrocknen und fade werden. Wer die maximale Wirkung mit seinem Schatz an Gewürzen erzielen möchte, der sollte sie, nach Prüfung, immer wieder mal gegen neue austauschen.

Das stolz als Küchen-Prachtstück zur Dekoration aufgestellte Gewürzregal – wäre vom Physiologischen aus betrachtet – besser *im Schrank* aufgehoben. Am intensivsten sind Gewürze wie Pfeffer natürlich immer, wenn sie *frisch gemahlen* werden. Auch Fenchel-, Anis-, Kümmelkörner kann man frischgemahlen vielfach besser und wirksamer in der Küche verwenden.

Tip: Damit Sie sich das Herausfischen einzelner Gewürze ersparen, können Sie zum Beispiel Pfefferkörner, Lorbeerblätter, Nelken auch in ein *Tee-Ei* füllen und so mitkochen ...

»Tschai« – ein Yogi-Tee

Ein Magenelixier ohne Alkohol für müde Büromomente, kühle Abende und die Freundesrunde. Besonders günstig, wenn Blähungen das Zwerchfell drücken und Herzbeschwerden auslösen – medizinisch »Roemheld-Syndrom« genannt. Pro Person auf 1/4 Liter Wasser 1 Eßlöffel Kardamomkapseln, 1 sehr kleine Zimtstange, 1 bis 2 Nelken, 2 dünne Scheibchen frischer Ingwer, etwas ungespritzte Zitronenschale.
Das Wasser mit den Kardamomfrüchten 5 Minuten richtig kochen lassen, dann die übrigen Gewürze dazugeben, noch mal kurz aufkochen und *zugedeckt* mindestens 1 Stunde oder länger stehenlassen, abseihen. Warm oder kalt ohne Zucker trinken, soviel man mag. (Auch hier können nach Geschmack ein paar Süßholzkrümel mitgekocht werden.) Und natürlich: Wer's gar nicht lassen kann, der kann den fertigen, abgeseihten Tschai – zusammen mit Rotwein – zu einem fabelhaften Glühwein umfunktionieren. Wenn sehr viele mittrinken, können theoretisch die wertvollen Gewürze an einem Abend zweimal hintereinander verwendet werden.

Gesundmacher in aller Munde

Was immer in Ihrer Küche stehen sollte

In diesem Buch wurde oft auf Zutaten für die Medizin-Küche hingewiesen, die hierzulande noch nicht allgemein verbreitet sind. Weil es sich um ausgesprochene Gesundmacher handelt, hier noch einmal die wichtigsten Steckbriefe. Es gibt sie übrigens *alle* auf dem deutschen Markt – lassen Sie sich keinesfalls mit irgendwelchen Ausreden abspeisen! Und bedenken Sie immer: »Too much of a good thing is not a good thing« – zuviel des Guten ist nicht mehr gut!

Agar-Agar

Das ist ein (eigentlich altbekanntes) wertvolles Gelier- und Dickungsmittel. Es wird aus verschiedenen Rotalgen gewonnen und ist die beste Alternative zur Gelatine, die aus Tierknochen in einem umfangreichen Fabrikationsprozeß hergestellt wird und im Zeitalter von BSE nicht mehr unproblematisch ist. Agar-Agar hat Gesundheitswert, enthält neben ca. 3,5 Prozent Mineralstoffen reichlich Pektin. Sie können damit sogar schnelle Marmelade kochen. Ideal ist Agar-Agar für Süßspeisen: $^1/_2$ Liter Flüssigkeit ergibt mit einem gehäuften Teelöffel Agar-Agar (8 g) nach dem Erkalten ein steifes Gelee. Für verdauungsfördernde Getränke rührt man in eine Tasse Fruchtsaft, Buttermilch, Kefir, gewürzt mit echter Vanille, Honig, Zimt o. ä. einen knappen halben Teelöffel voll (3 g) Agar-Agar. Braucht nicht einmal erhitzt zu werden. *Wenn* es erhitzt wird, nur aufkochen, nicht kochen lassen! Zum Eindicken von Gemüsebrühen und Soßen rechnet man ca. 10 g auf 1 Liter Flüssigkeit. Kenner empfehlen Agar-Agar-*Flocken,* weil sie (im Gegensatz zu den meisten Pulvern) nicht behandelt seien.

Algen

Das Seegemüse, das natürlich nur in klarem Wasser gewonnen wird, schmeckt viel besser, als es aussieht, und ist viel wertvoller, als man beim ersten Probieren glauben mag. Algen enthalten fast alle Vitamine – A, B (auch Vitamin B_{12}), C, D, E und K – sowie sage und schreibe 41 Mineralstoffe und Spurenelemente. Als *Jod*quelle übertreffen sie jedes andere Nahrungsmittel. Sie treiben den Stoffwechsel an, entgiften und wirken dem Kropf entgegen.

Hierzulande kauft man in Asien- und Bioläden etc. die Braunalgen Wakame, Kombi, Hiziki und Arame sowie die Rotalge Dulse. Nori-Blätter sind eine spezielle Zubereitung aus Seetang, aus denen nach Röstung die beliebten Sushi-Rollen entstehen. Für den »Einstieg« empfehlen Kenner wegen ihres milden Geschmacks und der kurzen Garzeit Arame-Algen. Sie sind meist getrocknet, denn frische sind nur selten zu bekommen. Alle diese getrockneten Algen werden vor dem Kochen gründlich gewaschen und mindestens 15 Minuten eingeweicht. Dieses – saubere – Einweichwasser wird beim Kochen mitbenutzt.

»Ocean Blue-green« und »Spirulina«, eine Meerwasser- und eine Süßwasseralge, sind wegen ihrer essentiellen Aminosäuren und der vielen wertvollen B-Vitamine und Mineralstoffe heute – als Pulver oder in Tablettenform – ein Hit in US-Gesundheitsläden, aber auch bei uns schon in manchen Reformhäusern (Spirulina ist jodfrei!). Ob die kleinen blaugrünen Mikroalgen halten, was die Hersteller versprechen, nämlich eine Art Allroundmedizin zu sein im Kampf gegen Streßfolgen, Wunden, Virusinfektionen, Herzinfarkt und Krebs, wird zur Zeit unter anderem in China, Thailand, Mexiko untersucht. Und im Auftrag des Nationalen Krebsinstitutes der USA (NCI) läuft eine 1,2-Millionen-Dollar-Studie über Algen als mögliche Waffe gegen Krebs und Aids.
Merke: Alle Algengerichte dürfen nur vorsichtig gewürzt werden, weil die meisten Algen ja einen recht kräftigen Salzgeschmack aus dem Meer mitbringen.

Das Chufas-Nüßli

Diese feinverflockte Erdmandel, die in Spanien und Portugal angebaut wird, ist bei uns immer noch ein Geheimtip. (Drängen Sie Ihr Reformhaus, Ihren Apotheker, sich die Chufas zu besorgen.) Mit diesen wohlschmeckenden Flocken hat Dr. Walther Zimmermann, der langjährige Chefarzt des Krankenhauses für Naturheilweisen in München, viele schwer darmkranke Patienten erfolgreich behandelt. Das Chufas-Nüßli ist – im Gegensatz zu reinen Ballaststoffpräparaten – reich an Kalium, Kalzium, Magnesium, Eisen und den seltenen Vitaminen Biotin und Rutin. Es enthält auch zu 15 Prozent die herzschützende Linolsäure, senkt Cholesterin. Als Tagesdosis gelten zwei Eßlöffel, in Joghurt, Müesli, Suppen.

Flohsamenhüllen

Sie werden in den USA überall als Darmreiniger hochgepriesen (»Psyllium husk, Colon cleanser«) und sind bei uns relativ neu im Handel – sie werden aus Indien importiert. Aber die *Hüllen* müssen es sein, nicht die ganzen Samen! Sie stammen von einem Wegerichgewächs und tragen in ihrer Schale Schleimstoffe, die in Flüssigkeit auf das Zehn- bis Zwanzigfache aufquellen. Das macht sie zu einer sehr milden, aber äußerst wirksamen Verdauungshilfe. Dazu muß aber tüchtig getrunken werden. Das Stuhlvolumen vergrößert sich stark und verbessert die Darmbewegungen.

Unterwegs nehmen die Quellstoffe viele Darmabfälle, auch Gifte, mit. Wer Flohsamenhüllen *maximal* drei- bis viermal in der Woche nimmt, wird mit der Verdauung keine Probleme mehr haben.

Flohsamenpudding

Die US-Rezeptur: 1 bis 2 gehäufte Eßlöffel (je 7 g) Flohsamenhüllen in ca. 300 ccm Saft, Wasser oder Milch geben, sehr gründlich einrühren, mindestens 10 Minuten quellen lassen. Ideal sind Flohsamenhüllen als »*Puddingpulver*« in einer Mischung aus roh pürierten saftigen Früchten (zum Beispiel Beeren, Aprikosen etc.), die aromatisch gewürzt werden. Gründlich umrühren. 15 bis 30 Minuten *kalt* quellen lassen. Fertig und super-vitaminreich. Evtl. Vanillesoße oder etwas Schlagrahm dazu. Hübsch mit Früchten garniert, können Sie das dem anspruchsvollsten Gast anbieten.

Kelp, Kelpamare

Es wird aus der Asche von Seetang hergestellt und gilt als die reichste Quelle von organischem Jod. Es verhindert Kropfbildung und gleicht Mineralmangel aus. Kelp wird als »Entwicklungshelfer« für das Gehirn angesehen, *soll* zudem nützlich sein bei geschwächter Manneskraft und Anämie. Ein Eßlöffel Kelp enthält ein Viertel des täglichen Magnesiumbedarfs und ein Fünftel des Kaliumbedarfs, ist äußerst reich an Vitaminen und Mineralien. In der Küche sollte es öfter als *Kochsalz-Ersatz* verwendet werden (aber vorsichtig dosiert), es paßt zu Gemüse, Salaten, Suppen aller Art. Verkauft wird es meist flüssig, es sieht aus wie Sojasoße.

Fermentierte Lebensmittel

Vermutlich waren sie »Zufallserfindungen« unserer Ahnen: Milch und Teige, die sauer geworden waren, saures Kraut und Sojapasten. (Wir berichteten schon kurz darüber.) Dann stellte sich heraus, daß diese Speisen besonders bekömmlich waren, sich ziemlich lange frisch hielten und fabelhaft schmeckten. Heute gibt es einige Milliarden Menschen auf der Erde, die immer noch ohne Kühlschrank und Kühlkette (vom Erzeuger zum Verbraucher) leben müssen und gar nicht schlecht leben: dank ihrer *fermentierten Lebensmittel.*

Mikroorganismen, voran *Milchsäure-Bakterien,* sind hier die stillen Helfer. Sie hemmen konkurrierende Fäulnisbakterien vor bösem Tun. Und die Ernährungsforscher stellen jubelnd fest: Diese ganz und gar »natürlich« veränderten Speisen sind supergesund! Bei *täglichem* Verzehr stärken sie unsere Darmflora und damit unser ganzes Immunsystem. Sie sind ein Schutzschild gegen Infektionen durch Viren und Bakterien, wie zum Beispiel Salmonellen, sie machen alle Schleimhäute abwehrstark und auch die Haut selbst.

Obendrein entwickelt sich im Fermentierungsprozeß eine ganze Schar von Wirk- und Heilstoffen, die wir noch gar nicht kennen: Sie können Cholesterin senken, im Anfangsstadium die Krebsentwicklung hemmen, sie lassen Wunden schneller heilen und halten die Gefäße sauber und den Alterungsprozeß auf.

Neben sauren Milchprodukten – Joghurt, Dickmilch, Kefir etc. –, Sauerkraut und milchsauren Gemüsen sowie den asiatischen fermentierten Sojasoßen sind da noch einige wertvolle Produkte, auf die wir besonders eingehen möchten, voran Bierhefe und Miso.

Vorher aber noch ein Wort zu den »*Mode*«-*Joghurts*, die als »*probiotisch*« sehr teuer verkauft werden, weil sie (laut Werbung) »unseren Körper schützen wie das Stachelkleid den Igel.« »Probiotisch« heißt auf griechisch »für das Leben«. Und jene *lebenden Mikroorganismen*, die unsere Darmflora stärken und die Abwehr (siehe oben), können wir uns auch mit all jenen milchsauren Produkten einverleiben, von denen ich eben berichtete. Vorausgesetzt, daß diese *nicht erhitzt* wurden. Achten Sie also auf die Aufschrift »wärmebehandelt« oder ähnlich. Da lassen Sie die Finger davon. Denn bei allen genannten *Standard*sorten (Joghurt, Kefir, Dickmilch, Buttermilch, Sauerrahm) der gesäuerten Milcherzeugnisse ist eine Wärmebehandlung nach der Säuerung *nicht gestattet*.

Und wenn Sie wirklich mal schrecklich Bauchweh, Durchfall etc. haben oder Antibiotika nehmen mußten, die Ihre Darmflora kaputtgemacht haben, ein Geheimtip: »Omniflora«, das sind Kapseln, die jene so hochgepriesenen »heilenden« Milchsäurebakterien konzentriert enthalten. Sehr wirksam und völlig unschädlich ...

Grüner Tee

Er »lindert Beschwerden bei Asthma«, heißt es in der Zeitschrift »natur«. »Grüner Tee gegen Krebs: Aber nur frisch aufgebrüht«, meldet die Zeitschrift »Einblick«, herausgegeben vom Deutschen Krebsforschungszentrum DKFZ. »Damit die Arterien nicht ranzig werden ... Tee besser als Vitamin-Pillen«, loben die »Medical Tribune« und »Lancet«.

Also ist was dran, was die Chinesen seit Jahrtausenden glauben, daß nämlich Leute, die jeden Tag grünen Tee trinken, ihren Körper schützen. Sprich, mit soviel antioxidativen Substanzen versorgen, daß aggressive Sauerstoff-Radikale ihm nichts anhaben können. Und das bedeutet: Schutz vor Kanzerogenen, vor Strahlengefahren, vor Arteriosklerose, vor Magen-Darm-Problemen, vor Leberschäden, vor Rheuma, vor Karies, vor Nieren- und Gallensteinen, Diabetes, hohem Cholesterin usw.

Es kann ja nicht schaden, das auszuprobieren. Wichtig ist, reinen *grünen,* nicht behandelten Tee zu trinken. Zum Beispiel Assam oder Darjeeling »Green Tea« aus Indien, »Gunpowder« aus China, »Sencha« oder »Gyokuro« oder »Mattcha« oder »Bancha« aus Japan usw.

Diese Tees enthalten Bioflavone, viel Vitamin C, Tannin, Spurenelemente wie Zink und Kupfer und vor allem natürlich Koffein, das munter macht.

Grüner Tee, 1 gestrichener Teelöffel pro Tasse, wird mit abgekochtem, aber *nicht mehr kochendem* Wasser übergossen. Kurzes Ziehen (= zwei bis drei Minuten) wirkt stark anregend, bei vier bis sechs Minuten erreichen Sie ein kräftigeres Aroma und eine schwächere, aber länger andauernde Wirkung. – Japanische Ärzte sagen, daß grüner Tee ein Enzym enthält, das hohen Blutdruck senkt, dem Herzinfarkt und dem Hirnschlag vorbeugt.

Kombucha-Tee

Er wird mit Hilfe eines Teepilzes hergestellt, der auf grünem oder schwarzem Tee gedeiht. Er bildet eine Schicht aus verschiedenen Hefen und Bakterien, dabei wird der Tee sozusagen »fermentiert«, sprich vergoren. Das wohlschmeckende Getränk hat das Interesse der Gesellschaft zur Biologischen Krebsabwehr geweckt: Bei Patienten, die Chemotherapie bekommen, kann Kombucha möglicherweise hilfreich zur Regeneration sein.

Miso

Es wird aus Sojabohnen (und Reis oder Gerste) durch Fermentierung gewonnen und ist wie Joghurt »lebendige« Nahrung, die besonders den Stoffwechsel fördert. Fragen Sie ausdrücklich nach *natürlich* fermentiertem Miso! Neben den meisten Aminosäuren enthält es vor allem das seltene Vitamin B_{12}, das lebenswichtig ist für die Bildung von roten Blutkörperchen.

Die Japaner glauben, daß Miso-Suppe bei Rauchern die schädlichen Einflüsse des Tabaks neutralisiert. Japanische Verkehrspolizisten, so las ich, essen möglichst täglich Miso-Suppe, »um die gefährlichen Wirkungen der Auto-Abgase zu mildern«.

Nachdem am 9. August 1945 die Amerikaner auf Nagasaki die Atombombe geworfen hatten, konnte der leitende Arzt eines großen Krankenhauses, Dr. Tatsuichiro Akizuki, nicht nur sich und seine Mitarbeiter, sondern auch viele Bombenopfer vor dem Strahlentod retten, obwohl die Klinik nur eineinhalb Kilometer vom Zentrum der Kernexplosion lag. 32 (!) Jahre nach Nagasaki schrieb Dr. Akizuki in einer medizinischen Dokumentation, das Krankenhaus habe über große Vorräte an braunem Reis, Miso und Algen verfügt und fast ausschließlich damit die Kranken verpflegt und gerettet. Zucker verbot Dr. Akizuki damals übrigens strikt, zum Würzen erlaubte er nur Salz und Tamari-Soja-Soße. Weil man zu jener Zeit ja keinerlei Ahnung hatte von radioaktiven Strahlen, wie sie bei der Atombombe freigesetzt wurden, ist es mehr als erstaunlich, wie der Doktor sowie zahlreiche Ärzte, Schwestern und stationäre Patienten, dank einer instinktiv gewählten Jod-Mineralstoff-Therapie, auf der todbringenden Asche von Nagasaki überlebten.

Ein Täßchen *Miso-Brühe* vor dem Schlafengehen hat schon vielen Erschöpften und Gestreßten zu Ausgeglichenheit verholfen. Man rechnet einen Teelöffel Paste pro Tasse. – Den Japanern dient Miso zu 85 Prozent als Suppengrundlage, aber auch zum Würzen von Fleisch, Fisch und Gemüsegerichten.

Merke: Je dunkler die Farbe, desto stärker Aroma und Geschmack!

Molkosan

Das ist ein vergorenes Molkenkonzentrat, das der große »kleine Doktor« Alfred Vogel entwickelte. Es enthält zu einem hohen Prozentsatz rechtsdrehende Milchsäure und ist bestens geeignet, zum Beispiel nach notwendiger Antibiotika-Therapie, die Darmflora wiederaufzubauen. Ein Teelöffel, mit Wasser verdünnt und mit etwas Honig gesüßt, ergibt ein erfrischendes Getränk. Ideal ist, Molkosan eine Zeitlang einfach anstelle von Essig oder Zitrone zu Salatsoßen zu nehmen – gerade auch bei der Frühjahrskur.

Bierhefe

In *nicht gärfähiger* Form gekauft ist sie einer der üppigsten Spender von B-Vitaminen, darunter die zwei Hauptbestandteile des Lezithins, die »Fettkiller« Cholin und Inosit. Sie enthält 16 Aminosäuren, 14 Mineralien, dabei die seltenen Schutzstoffe Chrom und Selen, dazu 17 Vitamine. Sie wirkt entgiftend, stärkt die Abwehr und baut auch nach schweren Durchfällen die Darmflora wieder auf. Je weniger Fleisch gegessen wird, desto wichtiger als Vitamin-B-Quelle ist die Bierhefe.

Bei Gesunden genügt zur Stärkung die normale Tagesdosis von einem (gestrichenen) Eßlöffel – am besten »faex medicinalis«, das ist die reinste Form. Sie sollte in $^1/_4$ Liter (kalziumhaltiger) Milch oder in Milchmix genommen werden, weil Bierhefe einen relativ hohen Phosphorgehalt im Verhältnis zum Kalzium hat.

Für Kinder und alle, die den Hefegeschmack nicht mögen, gibt es jetzt eine flüssige »Panaktiv-Bierhefe«, der Extrakte aus Zitrusfrüchten, gemischt mit Karotte und Apfel, zugesetzt sind. Für Schulkinder drei Eßlöffel täglich, mit Mineralwasser vermischt, das ist eine Super-Limo, im Gegensatz zu den synthetischen Limos, zu Cola und vor allem zum immer häufigeren Tabletten-Einsatz bei Schulschwierigkeiten. Eine ganz natürliche Hilfe für besseres Denken, Lernen, Merken.

Merke: Für Gichtkranke ist Bierhefe verboten, und wer eine akute Pilzinfektion hat, soll sie auch nicht nehmen!

Lieber *keine Bäckerhefe essen* – sie wird hergestellt aus Melasse, die bei der Branntweinherstellung abfällt, und ist eine Monokultur, entstanden in alkoholischer Gärung. »Im Bauch kann sie ein wüstes Durcheinander anrichten. Außerdem fehlt ihr der Vitamin-B-Komplex. Nach dem Backvorgang können die Mikroorganismen keinen Unfug mehr anrichten« (Bäckermeister König).

Weizenkeime

Ein Eßlöffel voll täglich aufs Essen gestreut – nicht mitgekocht! – tun jedem gestreßten Großstadtmenschen gut. (Siehe auch zu Beginn des Abschnitts Getreide, Seite 298 f.) Sie sind die reine Nahrungsarznei, wegen ihrer ungesättigten Fettsäuren und eines rekordverdächtigen Reichtums an vielen B-Vitaminen, ferner an Vitamin D und E, an Eisen, Kupfer, Magnesium, Kalium, Mangan und viel Phosphor – deshalb auch dazu bitte Milchgetränke oder Milchspeisen.

Naturärzte empfehlen gern Weizenkeime zur Kur für Geschwächte, Gestreßte, Nervöse, in Schwangerschaften, zur Rekonvaleszenz nach Operationen und schweren Krankheiten. Besonders ratsam auch zur Frühjahrskur nach langen, dunklen Wintertagen.

Aber *nicht immer* Weizenkeime. Pause machen, dafür täglich alle möglichen guten Dinge aus *vollem Korn* essen – da stecken sie ja auch drin.

Weizenkeimöl

Das ist der beste Lieferant überhaupt für Vitamin E, deshalb ideal zur Vorbeugung gegen alle »Oxidationsprozesse«, die im Körper zu Vergiftungen, Infektionen, zu Fettablagerungen in Gefäßen und zu frühzeitigen Alterungsprozessen führen können. Zwei *kleine* Teelöffel kaltgepreßtes Weizenkeimöl (ca. 10 g) decken bereits den gesamten Tagesbedarf eines gesunden Menschen an Vitamin E. Aber bitte nie kochen! Dose oder Flasche geschlossen, kühl und dunkel aufbewahren.

Für eine *Vitamin-E-Aufbaukur* empfehlen manche Naturärzte, mit einem großen Tropfen (Pipette) anzufangen, dann täglich zu steigern, bis auf zehn Tropfen am Tag, dann fünf Tage Pause, dann noch mal von vorn anzufangen. Das soll die Aktivität von Nerven und Muskeln stärken und die Haut straffen ...

Augen auf beim Lebensmittelkauf!
*Tips und Tricks für qualitäts-
und preisbewußte Leser*

Einzelhändler, Lebensmittelketten und Supermärkte, das sind keine Wohlfahrtsinstitute und keine Öko-Idealisten (obwohl es bei einigen sogar heute ökologische Ansätze gibt), sie haben vielmehr vor allem ein Ziel: Umsätze und nochmals Umsätze zu machen, und die von Jahr zu Jahr zu steigern! Dabei ist ihnen (fast) jeder Trick der geheimen Verführer recht.

Abgesehen davon: Einkaufen heute ist angesichts der Riesenauswahl in den Läden und Supermärkten – vor allem aber auch in Anbetracht der vielfach schmäler gewordenen Budgets – gar nicht einfach. Sie sollten, liebe Leser, einige der Verkäufer-Tricks kennen. Selbstbewußt als Kunde König, kritisch als aufgeklärter Verbraucher und klug als gesundheits- und umweltbewußter Mensch, so sollten Sie dann mit offenen Augen zum Lebensmittelkauf starten.

Merke: Immer mehr werden auch hierzulande sehr energieaufwendige, raffiniert bearbeitete, vom gesundheitlichen Standpunkt aus entwertete Nahrungsmittel verkauft. Mit Sirenenklängen werden sie in der Werbung angepriesen, in aufwendigen (Klein-)Verpackungen werden sie angeboten, die dann schrecklich viel Abfall machen und wieder gesammelt, gelagert und mit hohen Energieaufwand vernichtet werden müssen. Dazu kommt noch, daß Untersuchungen ergaben: Bis zu 30 Prozent *weniger als angegeben* enthalten manche Mogelpackungen, wie Chipstüten, Gemüsekonservendosen, Teepäckchen etc. *Daheim kontrollieren,* gegebenenfalls reklamieren!

Kaufen Sie zumindest Ihre Grundnahrungsmittel, wie Nudeln, Reis, Haferflocken, Hülsenfrüchte, Zucker etc. in größeren Einfach-Verpackungen, zum Beispiel kiloweise. Auch eine Literflasche bestes Olivenöl ist wesentlich billiger als drei Drittelliterflaschen. Und es fällt viel weniger Müll an!

Vor dem Einkauf

Prüfen Sie zu Hause die Vorräte. Lesen Sie auch Inserate. Notieren Sie: Was muß nachgekauft werden? Was gibt's zur Zeit, als Saison- und Sonderangebot, besonders günstig? *Was brauchen Sie wirklich?* Denn »Einkaufen nur so zum Spaß« und weil die Waren so verlockend angeboten werden, das reißt Löcher in die Haushaltskasse. Wer ohne Einkaufszettel losgeht, der nimmt leicht Überflüssiges mit heim. Übrigens: Auch ein knurrender Magen kann zu Spontankäufen verführen...

- Machen Sie einen *Speiseplan* für die nächsten Tage, klammern Sie dabei nur die frischen Sachen, Gemüse, Salate, Früchte (Fleisch, Fisch) etc. aus, für die Sie sich später an Ort und Stelle entscheiden.

Merke: Laut Stiftung Warentest werden in einem durchschnittlichen Haushalt 30 bis 40 Prozent aller Lebensmittel weggeworfen, weil sie nicht mehr genießbar sind!
- Gehen Sie grundsätzlich mit Körben, Taschen, Klappkästen zum Einkauf, um *Plastiktüten zu sparen.* 4,5 Milliarden Plastiktüten werden jährlich hierzulande weggeworfen, für deren Herstellung 140 Millionen Liter wertvolles Öl verbraucht werden! Nehmen Sie für Milch, Joghurt, Säfte, Wasser möglichst die alten *Mehrwegfla-*

schen wieder mit. Denn: 1 Mehrwegflasche ersetzt bis zu 84 Getränkedosen. Die sollten im Normalhaushalt tabu sein!

An Ort und Stelle, im Laden

- In Einzelhandelsläden, Supermärkten und Großmärkten gibt es heute viele *Verbraucherfallen,* die Psychologen raffiniert erdacht haben. Diese wissen zum Beispiel: Kunden haben meist einen Rechtsdrall, darum stehen preisgünstige Waren mehr links. Gucken Sie also antizyklisch!
- Die teuren, oft sogar luxuriösen und die meist unnötigen, aber verlockend verpackten Waren stehen fast immer in *Augenhöhe,* während Sie sich nach den besonders preiswerten, günstigen Artikeln, auch den lohnenden Großpackungen, vorm Regal bücken oder tüchtig strecken müssen. Schauen Sie also aufmerksam nach unten und nach oben.
- Alle Supermärkte sind so eingerichtet, daß Sie fast durch den ganzen Laden – an vielen unnötigen Produkten vorbei – wandern müssen, um zu den Grundnahrungsmitteln wie Brot, Fleisch, Milch, Zucker, Nährmitteln zu gelangen.

Merke: Nicht alles, was bunt durcheinander in *Wühlkörben* oder auf Sondertischen liegt, ist auch besonders billig. Vielmehr möchte der Chef des Hauses meist diese Dinge rasch loswerden.
- Romantische Sphärenklänge, Farbspielereien, Spiegel etc. sollen Sie, die Kunden, in *Einkaufslaune* bringen. Ebenso locken schön dekorierte Türme von Obst und Gemüse dazu, mehr einzukaufen, als gebraucht wird.
- Lesen Sie bei allen Waren genau die *Etiketten!* Es ist heute gesetzlich vorgeschrieben, was auf der Verpackung stehen muß. Besorgen Sie sich von Ihrer Verbraucherzentrale eine komplette *Zutatenliste,* die auch Auskunft gibt, welche *Zusatzstoffe* in den Waren enthalten sind, was die E-Nummern bedeuten und welche Chemikalien zum Beispiel oft Allergien verursachen. (Siehe auch ab Seite 584.)

Merke: Grundsätzlich steht jener Stoff, von dem die *größte* Menge im Lebensmittel enthalten ist, *an erster Stelle.* Alle weiteren Zutaten folgen in absteigender Reihenfolge ihres Gewichtsanteils. Steht zum Beispiel *Zucker* an erster Stelle, dann steckt auch am meisten Zucker

drin. Folgt danach auch noch Glukosesirup, dann vervielfacht sich die Zuckermenge schon. Genauso ist es mit den *Fetten*. Meiden Sie möglichst Waren, wenn bei den Zutaten »zum Teil gehärtete Fette« steht. Die sind ungesund (siehe Seite 60). Und je länger die Reihe der aufgezählten Zutaten ist, desto un-natürlicher (und uninteressanter) ist das Produkt!
- Achten Sie auf das *Verfallsdatum*. Es ist wichtig, zu wissen, daß der Aufdruck »mindestens haltbar« nicht die »letzte Frist« bedeutet, sondern: Diese Waren können Sie noch eine Weile über die Zeit verzehren; Sie sollten sie aber im Auge behalten. Heißt es freilich »Verbrauchen bis spätestens ...« oder »Sofort verbrauchen«, dann ist keine längere Lagerung zu Hause mehr erlaubt.

Sie wissen natürlich längst, daß besonders schnell verderbliche Lebensmittel wie Fleisch und Wurst in das *unterste* Fach des Kühlschranks (über dem Gemüsefach) gehören, weil es dort am kältesten ist.
- Kaufen Sie nicht grundsätzlich, was am *billigsten* ist. Schauen Sie auch nach *Qualität* – und wenn dann auch der Preis günstig ist, greifen Sie zu.
- Meiden Sie möglichst Fertiggerichte und -getränke. »Light«- oder »Lite«-Getränke zum Beispiel sind viel zu teuer, gemessen am Wert. Wesentlich billiger ist: reinen Fruchtsaft zu Hause mit Mineralwasser zu verdünnen.

Merke: Jeder »Nektar« und jedes »Fruchtsaftgetränk« im Ladenregal ist bereits verdünnt!
- Mixen Sie Ihren Fruchtjoghurt und Früchtequark zu Hause selbst. Auch fertige Milchmixgetränke sind viel zu teuer und meist pappigsüß. Im durchschnittlichen Früchtejoghurt-Becher stecken höchstens 7 bis 10 g Obst, das ist gerade mal eine Erdbeere, aber dazu fast immer viel zuviel Zucker, vor allem sind da drin aber auch viele Farb- und Aromastoffe.

Merke: Mit *Süßstoff* gesüßter »Light«-Joghurt zum Frühstück, das ergaben Untersuchungen, macht unheimlich schnell wieder hungrig. Lieber Großpackungen Joghurt pur kaufen und, wenn's sein muß, zu Hause mit *etwas* Honig, Ahornsirup oder Sanddorn süßen.
- Lehnen Sie Wurstwaren ab, für die kein *Fettgehalt* angegeben ist. Fragen Sie ausdrücklich immer wieder an der Theke danach. Qua-

litätswurst mit nur 20, höchstens 30 Prozent Fettgehalt schmeckt prima.
- Nehmen Sie nur *rosa* Kalbfleisch, kein weißes. Dieses stammt von blutarmen, kranken Tieren. *Kaufen Sie Rindfleisch nur, wenn es nachweislich aus einheimischer Zucht stammt.*
- *Frische Fische* riechen kaum, haben rosa Kiemen, ihre Augen scheinen prall und durchsichtig.
- Fallen Sie beim *Käsekauf* nicht auf die neuerdings oft gebräuchliche Angabe »... Prozent Fett absolut« herein. Die müßte deutlich unter 15 Prozent liegen. Achten Sie andererseits auf die Angabe »Fett i. Tr.« (Trockenmasse), sie sollte *nicht über 30 Prozent* liegen.
- Achten Sie beim Einkaufen besonders auf *Zusätze* von Pökelnitrat, Phosphaten oder Schwefeldioxid – hier ist Vorsicht geboten. (Auch vor Nitrat im Käse!)
- Seien Sie kritisch mit *Fabrikbroten* und *-backwaren,* und mögen die noch so blumige Namen tragen. Echte Vollkornerzeugnisse und *»Bio«-Backwaren* müssen heute zu 95 Prozent aus Rohstoffen hergestellt sein, die vom Bioanbau stammen (siehe Seite 308 f.).
- Versuchen Sie, so viele *Öko-Produkte* wie möglich zu kaufen. Achten Sie aber auch hier darauf, ob man versucht, Sie irrezuführen: Erzeugnisse, die von Mitgliedern der »Arbeitsgemeinschaft Ökologischer Landbau« kommen, sind hierzulande an den verschiedenen Siegeln der einzelnen Verbände zu erkennen. Die Verbände heißen: Demeter, Bioland, Biokreis Ostbayern, Naturland, ANOG (Arbeitsgemeinschaft für naturnahen Obst-, Gemüse und Feldfruchtanbau), BÖW (Bundesverband Ökologischer Weinbau), GÄA, Ökosiegel.
- Hände weg auch von *»angereicherten«* Lebensmitteln! Die Verbraucherzentralen beklagen diesen Unfug: Von 40 untersuchten Milchprodukten waren 37 (!) mit Vitaminen, Mineral- oder/und Ballaststoffen »angereichert«. Mehr als der Hälfte wurde ausgerechnet Vitamin E zugesetzt, mit dem wir ohnehin *überversorgt* sind. Außerdem kriegen wir das nötige Vitamin E in jedem Löffel gutem Öl und jeder Scheibe Vollkornbrot.
Der Trick der Industrie besteht darin, Dingen – wie zum Beispiel stark gezuckerten Fruchtjoghurts – durch Beigaben von »Ballaststoffen«, sprich einigen wenigen Getreidekörnern oder -keimen, ein »gesundes« Image zu verpassen.
- Fallen Sie keinesfalls auf solche Schlagworte rein wie »Power«-

Augen auf beim Lebensmittelkauf!

oder »Health-Food«, »Energie-Aktivierung«, »Wellness« usw. Bereiten Sie sich zu Hause Ihr Essen frisch, nehmen Sie Früchte, Haferflocken, Joghurts, Kräuter etc., die Sie *sehen*. Nichts Vermanschtes, Vermischtes, Verstecktes. Im Selbstgemachten haben Sie alle »Power und Energy«, die Sie brauchen!

- Ein absoluter Heuler der »Neuen Nahrung« sind die *»Supplementierungen«*, die jetzt von Amerika zu uns herüberschwappen. Wir haben mal für Sie ins Internet geguckt, was an »Nutrients«, sprich Nährstoffen für ein – mit Respekt gesagt – Sau-Geld schon auf dem Markt ist. Um nur einige zu nennen: Bioflavonoide, Hesperidin, Rutin, Quercetin, Phosphatidyl-Cholin, B-Sisterol, L-Karnitin, Octocosanol – lauter isolierte Stoffe aus unserer Nahrung, sogar RNA & DNA, unsere Erbsubstanz, wird angeboten (sie steckt in allem, was da wächst!). Nun schlagen Sie bitte mal im Gemüse-Obst-Kapitel nach, da finden Sie die Bioflavonoide, Hesperidin, Rutin, Quercetin etc. als Wirkstoffe massenhaft zitiert. Octocosanol ist Bestandteil des Weizenkeimöls. Ähnlich ist es mit allen anderen dieser sündteuren »Supplements«: Sie *essen* sie täglich in Ihrer Vollwert-Kost. Da brauchen Sie keine Pillen. Der Gipfel aber ist neuerdings – *Olivenöl in Kapseln*. Das sollte zum großen Lacherfolg werden!
- Leider wird heute auch mit der Angabe von *Herkunftsländern* viel Schwindel getrieben. Eine in Spanien verpackte holländische Tomate bleibt immer noch eine holländische Tomate (falls Sie die nicht mögen), und wenn dreimal auf der Kiste »Spanien« steht. Hinterlistig sind auch Aufdrucke wie *»Verpackung* nicht chemisch behandelt!« Über den Inhalt der Ware sagt das nichts aus. Schauen Sie immer genau hin!
- Falls es Ihnen gelingt, Stammkunde bei einem Bio-Metzger, Bio-Bäcker oder Bio-Bauern zu werden, um so besser. Doch eines ist auch hier immer zu bedenken: Selbst Bio-Gärtner und -Bauern können Schadstoffe aus der allgemeinen Umweltverschmutzung nicht ganz fernhalten. Und schließlich: Es *muß* nicht immer »Bio«-Ware sein, die ja meist wesentlich teurer ist. Mindestens so wichtig ist, daß Sie Früchte, Gemüse, Salate einkaufen, die *ganz frisch sind,* helle Schnittstellen haben, grüne Blätter, nichts, was welk ist. Und daß Sie ansonsten *vollwertig* kaufen, sprich, möglichst keine Fertigwaren, auch Müllmampf genannt.

- Soviel noch zum Einkauf von *Obst und Gemüse:* Eine steinharte Ananas, eine grüne Mandarine oder eine fast weiße Erdbeere werden niemals später, zu Hause, buntleuchtende, saftig-süße Früchte. Sie liegen wochenlang herum, enthalten keine Vitamine, Schutz- und Wirkstoffe, und irgendwann müssen sie dann weggeworfen werden. Es gibt *nachreifende Früchte* und Gemüse und solche, wo alle Versuche vergeblich sind.

Diese Früchte und Gemüse *reifen nach der Ernte noch nach:* Äpfel, Aprikosen, Avocados, Bananen, Birnen, Feigen, Guaven, Heidelbeeren, Kiwis, Mangos, Nektarinen, Pfirsiche, Papayas, Passionsfrüchte, Pflaumen und Zwetschgen, Tomaten, Wasser- und Zuckermelonen.
Von folgenden *nichtnachreifenden* Früchten und Gemüsen sollten Sie, falls diese unreif angeboten werden, die Finger lassen: Ananas, Auberginen, Brombeeren, Clementinen, Erdbeeren, Gemüsepaprika, Granatäpfel, Grapefruits, Gurken, Himbeeren, Kirschen, Limetten, Limonen, Litschis, Mandarinen, Orangen, Trauben und Zitronen.

Halten Sie sich bitte auch zurück mit Überseeware, die mit dem Flugzeug kommt und deren Transport *enorm viel Energie* verbraucht!

Zusammengefaßt:
- Essen Sie nichts, wofür großartig Reklame gemacht wird – die zahlen Sie mit.
- Kaufen Sie nichts, was aufwendig verpackt ist. Und wenn Sie Verpacktes kaufen müssen, lesen Sie genau, was draufsteht (was drin ist), und in welcher Reihenfolge die Inhaltsstoffe – wie Fett, Zucker etc. – stehen.
- Kaufen und essen Sie möglichst wenig, was »Mode« ist – ein Sechskorn-Brot ist mitnichten sechsmal gesünder.
- Essen Sie soviel wie möglich, was im eigenen Land gewachsen ist, wovon Sie die genaue Herkunft erfahren können.
- Essen Sie möglichst, was uns die Jahreszeiten schenken.
- Essen Sie nur, was wirklich reif ist.
- Und merken Sie sich: Industrie-Kost wird oft genug aus Weltmarkt-Abfällen gemacht!

An der Kasse

Der Besorgungszettel ist abgehakt, der Einkaufswagen voll. Jetzt geht es an die Kasse. Dort steht, liegt, hängt zuhauf die sogenannte *»Quengelware«:* Süßes massenweise, nach dem die Kinder so lange quengeln, bis die entnervten Mütter oder Väter weich werden. Von manchen Kaugummis und Schokoriegeln usw. werden 90 Prozent unmittelbar vor der Kasse verkauft!

Schließen Sie einen Pakt mit Ihrem lieben potentiellen Quengler: »Du kriegst heute im Supermarkt *ein* Stück, ob Banane oder Würstchen, Fruchtschnitte oder Brezel, Kekspäckchen oder Studentenfutter. Überleg dir's gut, das gehört dir. Mehr gibt's nicht im Laden.« Ich kann Ihnen versichern: Das ist reine Gewohnheitssache. Bald wird nicht mehr gequengelt.

Die Küche als Apotheke

Die rechte Nahrung für jeden Tagesanfang

Vom Frühstück hängt viel Leistung ab

Die 13jährige Susi ist eine »süße Maus«, das heißt, sie knabbert und schleckt für ihr Leben gern Süßigkeiten aller Art. Leider ist Susi frühmorgens vor der Schule kaum zu etwas anderem zu bewegen als zu einem klebrigen Marmelade- oder Honigbrot und etwas Kakao, in dem fast der Zuckerlöffel steht. Dann rast sie mit dem Radl los.

Sie hatte zwar fleißig gelernt, aber die englischen Vokabeln sitzen nicht, und in Mathe macht sie Flüchtigkeitsfehler. Die vielen Vierer in ihrem Zeugnis entsprechen nicht Susis Fähigkeiten und Intelligenz. Sie kann sich einfach nicht konzentrieren. Susi ist – wie Millionen Schulkinder und Erwachsene – das Opfer einer weitverbreiteten Unsitte: Sie hat *falsch gefrühstückt!*

Professor Dr. Gunther Hildebrandt vom Institut für Arbeitsphysiologie an der Universität Marburg untersucht seit Jahren die »innere Uhr«, unter anderem auch die Einflüsse der Tages- und Nachtzeit auf den Stoffwechsel und die Verdauung und damit letztlich auf die geistige Leistung. Danach ist der Stoffwechsel am *aktivsten* zwischen sechs und neun Uhr morgens. Das heißt, um diese Zeit *müssen* wir hochwertig essen. Nämlich: *Eiweiß* – aber in einem ausgewogenen Verhältnis zu Kohlenhydraten und Fett. Wenn eiweißreich gefrühstückt wird, dann steigt der Blutzuckerspiegel nur langsam an und hält sich für vier bis sechs Stunden in der richtigen Höhe. Die Menschen werden nicht so schnell müde.

Im Münchner Krankenhaus für Naturheilweisen bekam schon vor Jahren eine Gruppe von Ärzten und Schwestern bei einem Vier-Wochen-Versuch ein kompaktes Eiweiß-Frühstück, mit einer Auswahl an Quark, Käse, Eiern, Corned beef, Hühnerbeinen, kaltem Braten, Joghurt usw. Und dieses hochwertige Eiweiß, so der langjährige

Chefarzt Dr. Walther Zimmermann, führte zu einer Leistungsspitze nach vier Stunden. Die Mitarbeiter waren bis dahin ständig gleichbleibend in Form. Erst nach zwölf Uhr mittags bauten sie langsam ab – dann war eine kleine Zwischenmahlzeit nötig.

Aber jene, die »normal« gefrühstückt hatten, mit den schneeweißen Semmeln und all den süßen Sünden, die hatten bereits zwischen elf und zwölf Uhr eine insulinverursachte Krise, die Dr. Zimmermann *die Marmeladen-Flaute«* nennt. Übrigens: In den vier Wochen verloren die »Eiweiß-Frühstücker« auch noch bis zu fünf Pfund an Gewicht und rund 30 mg-Prozent Cholesterin ...

In den USA gibt es Frühstücksuntersuchungen an Tausenden von Schulkindern, unter anderem von der Harvard-Universität. Sie ergaben immer das gleiche:

- Kinder, die frühmorgens *ohne Frühstück* zur Schule eilten, sprangen mühsamer und langsamer in der Schule an, machten auch mehr Fehler, zum Beispiel beim Rechnen oder beim Fremdsprachendiktat.
- Kinder, die in der *Schulpause* frische Milch (ungesüßt) oder reine Obstsäfte tranken, brachten bessere Leistungen als jene, die nur Cola, Limo, Kekse, Schokoriegel oder ähnlichen Zuckerkram naschten.
- Auch Büroangestellte, ganz ohne oder nur mit Marmelade-Frühstück, machten morgens zwischen zehn und elf Uhr schon beträchtlich mehr Fehler als Eiweiß-Frühstücker.
- Übrigens: Auch *Eisenmangel* kann die Denk-, Lern- und Erinnerungsfähigkeit beeinträchtigen. Wird der behoben – bitte nicht durch selbständig verordnete Eisenpillen! –, so kann sich das sehr positiv auf geistige Leistungen auswirken. Besonders geht das berufstätige Frauen an, die allmonatlich erhebliche Mengen an Eisen durch ihre Periode verlieren.
Eisen wird vom Körper am besten aufgenommen aus Hühnerbein (!), Schinken, Blutwurst, Ei, Milch, Fisch, Leber, aber auch gut aus Vollkornbrot, Pilzen, Hülsenfrüchten, grünen Blattgemüsen – und Pflaumensaft.
- Piloten *ohne* Frühstück waren erheblich in ihrer Konzentrations- und Sehleistung beeinträchtigt.
- *Straßenunfälle* häufen sich gegen elf Uhr morgens – Tests ergaben, daß die Betroffenen oft gar nicht oder mangelhaft gefrühstückt hatten!

»Smartes Frühstück, smarter Tag«, sagen deshalb englische und US-Ärzte. Smart zu sein heißt laut Langenscheidt-Wörterbuch »munter, flink, geschickt, gerissen, schmuck, elegant, fein, fesch, forsch, patent«. Mehr kann man wohl von einem Frühstück und seiner Wirkung nicht verlangen. Die US-Experten fordern: 15 g Eiweiß jeglicher Art, zum Beispiel 100 g Quark + 1 Ei, für Ausdauer und geistige Wachsamkeit, dazu Kohlenhydrate mit Nährstoffdichte, also kein Zuckerjoghurt, keine Flakes mit Zucker, sondern Brot, Semmeln, Knäcke, Toast, Zwieback und Flocken aus vollem Korn und auch ca. 10 g (eine halbe Hotelpackung) gutes Fett, um die fettlöslichen Vitamine herauszulocken, und schließlich ein frischer Fruchtsaft fürs Vitamin C, um die Aufnahme von Eisen, Kalzium usw. zu erleichtern.

Mit Wehmut denke ich an die Coffee-Shops in Manhattan, wo freundliche Kellner (oft Italiener oder Spanier) unvorstellbare Frühstücks-Freuden servierten, die man sich bewußt gesund nach dem Baukasten-System zusammenstellen konnte: Obstsalate, Hafer-Porridge, Rühreier mit vielen Kräutern (wenn's sein sollte auch nur aus Eiweiß, also cholesterinfrei), hausgebackene Bagels, jene guten Vollkorn-Kringel jüdischer Bäcker, unseren Brezeln ähnlich. Natürlich Hüttenkäse, Joghurt, frische Tomaten, Gurken, Zwiebeln, Pfirsiche, Säfte, was immer gewünscht wurde. Das rund um die Uhr, 24 Stunden, Gebäck immer wieder frisch und Kaffee unberechnet nachgeschenkt – und alles für ein Spottgeld, verglichen mit unseren »Luxus-Frühstücken«. Eine ideale Grundlage für einen schönen Sightseeing-Tag durch New York und seine wunderbaren Museen!

Clevere Manager in den USA treffen sich nicht mehr zum mittäglichen Arbeits-Lunch, sondern immer öfter zum *»Power-Breakfast«*; denn man weiß heute: Für wichtige Besprechungen, Konferenzen, in denen *Denken* gefordert ist, ist das Kurzzeitgedächtnis am späten Vormittag und frühen Mittag in Hochform!

Fazit: Frühstück gut – alles gut! Wobei man wissen muß, daß Vollkornbrot und Vollkorn-Müeslis, zumal mit Milch zubereitet, auch gleichzeitig eiweißhaltige Energiespender sind. Aber sie sollten möglichst ungezuckert sein, und dazu dann evtl. eine reife, süße Banane.

Auch für die *Schulpause* gilt: täglich eine frische Frucht, ein gutes Vollkornbrot, kräftig belegt. In einem Beutelchen abwechselnd ein paar (ungeschwefelte) Trockenfrüchte, vor allem Datteln, öfter mal Studentenfutter oder einige über Nacht eingeweichte Mandeln. Die sind gut für den »Grips«.

Guten Schlaf können Sie essen

Mit vielen Kohlenhydraten und wenig Eiweiß

Schlafen Sie auch so schlecht wie 20 Millionen andere Bundesbürger? Waren Sie schon beim Arzt, um mögliche »versteckte« Krankheiten als Ursache auszuschließen? Fehlt Ihnen sonst nichts als ruhiger, entspannter Schlaf? Dann will ich hier versuchen, Sie mit Genießernahrung, die Mutter Natur Ihnen in reichem Maße beschert, ins Traumland zu schicken.

Darf ich Sie daran erinnern, daß grüne Salate Opiate enthalten (siehe Kapitel Gemüse), aber hätten Sie auch gedacht, daß Spaghetti, Rahm-Müesli, Bananen und Avocados Schlafmedizin sind?

Ehe Sie nun mit ruhigem Gewissen für den guten Schlaf essen, sollten Sie diese Checkliste durchgehen:

- Haben Sie oft vor dem Einschlafen *kalte Füße?* Dann klettern Sie in Ihre Wanne (das Wasser soll nur die Füße bedecken), und steigern Sie innerhalb von einer Viertelstunde die Temperatur von 36 auf 42 °C. Gleich ins Bett!
- Hat ihr *Schlafzimmer* die richtige Temperatur? Es soll nicht zu kalt sein und erst recht nicht zu warm. Ideal sind 19 bis 21 °C.
- Pflegen Sie abends zu *joggen,* um »müde« zu werden? Ein flotter Spaziergang um den Block tut's auch. Beim Joggen bilden sich nämlich Endorphine – das sind Hormone, die sehr *anregend* auf das Gehirn und das zentrale Nervensystem wirken, aber damit für Stunden einen *Weckeffekt* haben.
- Greifen Sie schon automatisch zur *Schlaftablette?* Der Konsum dieser chemischen »Schlaferzwinger« nimmt ständig zu! Setzen Sie die Tabletten mal ab, und probieren Sie den »Schlummertee für Gestreßte« (siehe Seite 539).
- Trinken Sie abends regelmäßig Alkohol? Das sollten Sie sich eine Weile mal verkneifen – ausgenommen ein kleines Glas wohltemperierter Rotwein oder ein stark hopfenhaltiges Einschlaf-Bierchen (bevorzugt Pils).
- Zur Nahrung, die wachhält, beziehungsweise Tyramin produziert und damit als Gehirnstimulans wirken und den Blutdruck erhöhen kann, zählt die neue Forschung auch Schinkenspeck und andere stark geräucherte Produkte (Räucherfische), Sauerkraut, bestimmte Käse, Schokolade, Auberginen und Spinat. Zusammen-

gefaßt: abends nichts, was stark gesalzen, stark geräuchert, stark gewürzt oder besonders fett ist!
- Abends auch nie Ginseng – das ist ein ausgesprochener Wachmacher.

Und nun zur Schlaf-Nahrung: Man weiß heute definitiv, daß Mahlzeiten, die reich an *Kohlenhydraten* sind, eine beruhigende Wirkung haben, während dagegen ein eiweißreiches Frühstück geistig fit und munter macht (siehe vorigen Abschnitt). Das funktioniert über ein wunderbares System: Unser wichtigster Schlafstoff im Hirnstamm ist der Neurotransmitter (Botenstoff) Serotonin. Bei Mangel an Serotonin ist der Schlaf gestört. Gebildet aber wird Serotonin aus der Aminosäure (Eiweißbaustein) *Tryptophan,* die auch in vielen kohlenhydrathaltigen Nahrungsmitteln reichlich vorkommt.

Als *Medikament,* also synthetisch hergestellt, wurde Tryptophan vom Markt genommen, weil sich Nebenwirkungen zeigten. Aber als *natürlichen Nährstoff* können wir es in jeder Menge völlig sorglos und genußvoll zu uns nehmen. Dem kohlenhydratreichen Essen soll jedoch immer *etwas Fett* beigegeben werden, weil das Fett dem Gehirn hilft, das Tryptophan noch besser einzusetzen!

Wichtig ist auch, daß die kohlenhydratreiche Abendmahlzeit *zwei bis vier Stunden* vor dem Schlafengehen eingenommen wird. Dann kann die Verdauungsarbeit vom Körper noch vor dem Schlafengehen erledigt werden, und es bleiben keine großen Reste mehr über Nacht schwer im Magen liegen. Denn auch der *leere* Magen wirkt sich positiv auf tieferen Schlaf aus.

Folgende »natürliche« Schlafmittel empfehle ich Ihnen noch:
- *Grüne Blattsalate,* wir erwähnten es schon einmal, enthalten opiatähnliche Stoffe und wirken beruhigend auf das sogenannte vegetative Nervensystem, helfen gegen Erregungszustände. Feldsalat als Baldriangewächs ist von Haus aus ein Beruhiger. Dazu immer etwas kaltgepreßtes Olivenöl, denn das lockt die Schlafstoffe erst richtig heraus!
- Alle B-Vitamine, vor allem B_6, Pantothensäure, B_{12} und Folsäure, wirken beruhigend, dazu gehören Kalium und Kalzium. Das alles schenkt Ihnen ein Abendessen zum Beispiel aus Kartoffeln, mit der Schale gebacken, und dazu etwas Quark, eine Tomatensuppe mit Rahm, Kräutern, Vollkorn-Butterbrot oder auch ein gutes Voll-

korn-Müesli, auch aus Weizenflocken, mit ein paar Sonnenblumenkernen, die »belebt« sind ...
- Auch die *Avocado* ist, wie schon einmal kurz berichtet, Medizin gegen Nervosität und Schlaflosigkeit und deshalb eine »Abendfrucht«.
- Ganz leicht als Abendessen und sehr reich an *Tryptophan* sind: Vollkorn-Butternudeln, Spaghetti mit Tomaten, Butter und Reibkäse, Vollreis-Risotto mit Zwiebeln, ein paar Pilzen, Erbsen, Artischockenherzen usw. Und dazu immer eine *große Schüssel grüner Salat!*
- Gegen Nervosität, als Antistreß-Medizin, wurden auch geprüft und für gut befunden: rote Rüben, Stangensellerie, Erbsen, Tomaten und Datteln. Einen hohen Tryptophangehalt haben ferner Hüttenkäse, Milch, Buttermilch, Hühnerbeinchen (!), magerer Rinderschinken, Nüsse, Getreide.
- *Bananen* sind ein ideales Potpourri aus Nährstoffen, die beruhigend wirken. Auch *Birnen* beruhigen die Nerven.
- Und dann lassen Sie abends öfter mal *Milch und Honig* durch Ihre Kehle fließen! Denn beides hat eine beruhigende Komponente. Aber nur lauwarm trinken – erhitzte Milch zerstört die Heilstoffe im Honig.
- Von US-Ärzten schon millionenfach verordnet als sicheres, natürliches Sedativum, sprich Beruhigungsmittel: das Glas warme Milch, in der drei *Kalziumtabletten* (Apotheke) aufgelöst sind.

Schlummertee für Gestreßte

5 g Hopfen, 20 g Melisse, 20 g Krause Minze,
20 g Angelikawurzel, 10 g Lavendel,
10 g Brombeerblätter, 15 g Baldrianwurzel (insgesamt 100 g).

Von dieser Mischung 3 Finger voll in einer großen Tasse mit $1/4$ Liter kochendem Wasser überbrühen, zugedeckt 10 Minuten ziehen lassen, warm trinken.

Auch Ihr Gehirn muß gut gefüttert werden!

Das Gehirn, unser »Geistorgan«, ist wie unser gesamter Organismus abhängig von der Nahrung, die wir ihm geben. Und viel mehr als das: Es verschlingt den Löwenanteil! Unser Körper wiegt 50mal soviel wie unser Gehirn, aber es braucht mehr als ein Fünftel von aller Nahrungsenergie: Proteine, Fett, Glukose, Vitamine und Mineralien.

Die werden im Stoffwechsel zum Teil zu den »Neurotransmittern« umgewandelt, das sind chemische Überträgerstoffe, ohne die im Gehirn und im zentralen Nervensystem nichts geht. Sie geben Signale von Zelle zu Zelle, »dirigieren« zum Beispiel im Gehirn auch Gedächtnis, Sprache, Aufnahmefähigkeit, logisches Denken.

Das Gehirn regelt überall im Körper Unmengen an Arbeit, auch im Darm, in der Leber, im Immunsystem. Dazu braucht es 15 Prozent des Blutes, das durch unseren Körper gepumpt wird, und ein Viertel des gesamten eingeatmeten Sauerstoffs. Das heißt als oberstes Gebot: Für ein leistungsfähiges Gehirn brauchen wir *sauerstoffreiche* Luft.

Kein anderes Organ ist sensibler gegenüber groben Ernährungsfehlern als das Gehirn. Geistige und seelische Störungen stehen in engem Zusammenhang damit, das weiß man heute genau. Doch »Hochleistungssportler« in Sachen Konzentration und Gedächtnis, von der Übersetzerin und dem Verfahrenstechniker bis zum Manager in der Chefetage, werden von unseren Ernährungsberatern schmählich vernachlässigt.

Für den berühmten Professor Richard Wurtman von der Universität in Massachusetts (er forscht im Auftrag der NASA) ist der Satz »Du denkst, was du ißt« schon lange keine Spekulation mehr. Er nennt wichtige Beispiele:
- *Acetylcholin* ist ein Neurotransmitter, der auch zuständig ist für Gedächtnis und Lernfähigkeit. Niedrige Acetylcholinspiegel können ebenso die Ursache für Vergeßlichkeit sein wie für Konzentrationsschwäche und Schlaflosigkeit. Das Gehirn stellt Acetylcholin aus *Cholin* her, einem Vitamin der B-Familie, das wir reichlich aufnehmen können aus Fischen, Eigelb, Leber, Frischmilch, Vollgetreide, Bierhefe, Weizenkeimen, Soja, unraffinierten Pflanzenölen.

Wurtman stellt fest, daß dieser Neurotransmitter (übrigens ein Baustein des Lezithins) überwiegend in einem Teil des Gehirns vorkommt, der Hippocampus heißt und in dem »die neuen Erinnerungen gemacht werden«. Vermehrte Cholinzufuhr mit dem Essen, so vermutet der Forscher, *könnte* sogar dort helfen, wo das Kurzzeitgedächtnis mehr und mehr versagt – also im höheren Alter, wenn die »Senilität« droht.

- *Serotonin* ist ein anderer wichtiger Neurotransmitter und unter anderem zuständig für Stimmungen (Depressionen, Ängste) und auch für die Lernfähigkeit. Bei Föhn entsteht zum Beispiel ein erhöhter Serotoninbedarf, da wirkt es als »Streß-Hormon«. Das Gehirn benutzt die Aminosäure Tryptophan, um Serotonin herzustellen. Tryptophan kommt besonders reichlich in gesundem Essen vor, also in Milch, Joghurt, Vollkorn, Fisch, Huhn, Truthahn, Nüssen, Bananen sowie Spinat.
Schon vor 30 Jahren empfahl mir der israelische Föhnforscher Felix G. Sulman, bei starkem Föhn einen *Hering* zu essen – denn dieser enthält reichlich jene Eiweißbausteine, die schnell wieder Serotonin bilden. Ähnlich anregende Aminosäuren stecken im *Ochsenmaulsalat* (heute nur vom heimischen Rind!), während ausdrücklich gewarnt sei vor einem *Steak* beim mittäglichen Arbeitsessen – es macht müde!

Auch Vitaminmangel wirkt sich negativ auf die Lernfähigkeit aus: Eine wichtige Rolle spielen da fast alle *B-Vitamine,* besonders die Pantothensäure und Folsäure sowie Vitamin C.

Achtung: Erste Anzeichen für eine *Anämie* – als Symptom von Folsäure- und Eisenmangel – sind oft Vergeßlichkeit, Irritiertsein, geistige Trägheit. Nach Abklärung durch den Arzt (um ernsthafte Leiden auszuschließen) könnte *Inositol* helfen. Dieser nahe Verwandte von Cholin und Biotin arbeitet eng zusammen mit Vitamin B_6, Folsäure und Pantothensäure und kommt im Lezithin vor. Inositol verhindert die Verhärtung von Arterien, auch im Gehirn, schützt Leber, Nieren, Herz. Diese ausgesprochene *Gehirnnahrung* finden wir noch »gratis« in Bierhefe, Nüssen, dicken Bohnen, vor allem aber in Zitrusfrüchten. Sehr hoher Kaffee-Konsum kann die Inositol-Speicher im Körper leeren. Da jedoch die Erhaltungs-Dosis bei nur 500 mg liegt, müssen Sie wissen: eine Scheibe Vollkornbrot hat schon 288 mg, eine Orange 307 mg, eine halbe Tasse frischgepreßter Grapefruitsaft 456 mg!

Unentbehrlich für eine perfekte Gehirnarbeit ist nach neuesten Erkenntnissen auch das Spurenelement *Bor,* enthalten in Äpfeln, Birnen, Trauben, Nüssen, Rosinen, Datteln, Tomaten und Paprika. Weitere wichtige Stoffe für den Geist sind Natrium, Kalium, Magnesium, Zink und Jod. Auch die *Kieselsäure* (in Hirse, Hafer, Gerste und den »Indianergetreiden« Amaranth und Quinoa) soll die Sinne und den Intellekt schärfen.

Das Gehirn benötigt auch *Phosphor* (gute Quellen sind Vollkornflocken, Weizenkleie, gekochte Erbsen, Leber, Milch, Käse, alle Nüsse) und Jod (!) – das gibt es im Fisch, in allen Meeresfrüchten, in Algen und Kelp und natürlich auch im Jodsalz beziehungsweise Meersalz.

All diese Nährstoffe sorgen in wunderbarem Zusammenspiel dafür, daß wir geistig fit bleiben. Sie finden sich kaum im sogenannten Müllmampf, in einer sehr fettreichen, ballaststoffarmen Kost mit vielen raffinierten Kohlenhydraten – dafür samt und sonders in *Vollwertkost.* So läßt sich in Zeiten geistiger Erschöpfung, zum Beispiel bei Grippe, nach Operationen, bei Extra-Streß usw., durchaus mit Gehirnfutter etwas wieder gutmachen:

- Täglich einen Teelöffel Weizenkeimöl oder Maiskeimöl ins Essen (Linolsäure);
- täglich Vollkorn-Produkte, Nüsse oder Sprossen, öfter mageren Schinken (B-Vitamine);
- täglich – sowieso – Joghurt, Milch (Eiweißbausteine);
- täglich Äpfel, Mandeln, oft Soja, Avocados, Bananen, Kirschen, rote Rüben, Spinat (Magnesium);
- regelmäßig Weizenkeime, Bierhefe, Haferflocken, Brokkoli, Erdnüsse (Pantothensäure);
- täglich ein bis zwei Eßlöffel Lezithin pur mit Milch (zur Erinnerung: Auch Buchweizen ist reich an Lezithin);
- öfter Hirse, Hafer, Gerste, Amaranth und Quinoa (Kieselsäure);
- immer *jodiertes* Salz nehmen, regelmäßig Fisch essen (Jod).

Eisenmangel kann ebenfalls die Denk-, Lern- und Erinnerungsfähigkeit beeinträchtigen. Wird der behoben – bitte nicht durch selbstverordnete Eisentabletten! –, so kann sich das sehr positiv auf geistige Leistungen auswirken. Besonders geht das Frauen an, die allmonatlich erhebliche Mengen an Eisen durch ihre Periode verlieren. Eisen wird vom Körper am besten aufgenommen durch Hühnerbein, Blutwurst, Ei, Milch, Fisch, Leber (möglichst vom Bio-Metzger), aber auch gut aus Vollkornbrot, Pilzen, Hülsenfrüchten, grünen Blattgemüsen – und

Pflaumensaft. Vitamin C, zum Beispiel als Orangensaft, verbessert die Eisenaufnahme.

Grüner Tee, in Asien seit 4700 Jahren bekannt, gilt seit eh und je als Lebenselixier. Es heißt, er »wecke den Geist«. Mit seinem Gehalt an Pantothensäure kann keine andere Pflanze mithalten. In Moskauer Kliniken wurde er sogar bei Gehirnblutungen angewendet, denn die enthaltenen Vitamine B_2, K und die Flavone (Vitamin P) stärken die feinen Haargefäße. (Mehr über grünen Tee auf Seite 522 f.)

Forscher haben ermittelt, daß das Koffein des Kaffees bereits im Magen resorbiert wird, während das vom Tee erst allmählich durch den Darm sanft aufgespalten wird, weil es an die Tee-Gerbstoffe gebunden ist. Koffein »stürzt« ins Blut, Tee »sickert« hinein. Eine stimulierende Wirkung des Tees auf das zentrale Nervensystem beschleunigt angeblich viele Bewußtseinsvorgänge, wie Rechnen, Lesen, Übersetzen, Reimen, Aufmerksamkeit, Zeitschaltung.

Übrigens: Alle Tage ein paar Senfkörner, bevorzugt schwarze, gekaut oder einfach so geschluckt, soll auch zum besseren Gedächtnis verhelfen – daran haben die alten Griechen und Araber schon fest geglaubt.

Pep-up, der Supertrank

Die Butler der großen Bosse und die Frauen der Superschlauen mixen ihn von New York bis Dallas: Pep-up, den »Supertrank«, den die Nährstoff-Forscherin Adelle Davis erfand.

Kaufen Sie für eine *Vier-Wochen-Kur* (ca. 100 Mark) beim Apotheker – abgewogen – ein: je 150 bis 200 g Bierhefe (»faex medicinalis«, nicht gärfähig), Lezithin-Granulat oder -Pulver, Calcium-phosphoricum-Pulver und Magnesium carbonicum.

Geben Sie jeden Tag einmal in den Mixer: $1/2$ Tasse Milch, 1 Eigelb (nur bei normalem Cholesterinspiegel), 1 gestrichenen Eßlöffel Lezithin, 1 gestrichenen Eßlöffel Bierhefe, je $1/2$ Teelöffel vom Calcium- und Magesiumpulver, $1/2$ Eßlöffel Weizenkeimöl, 1 Eßlöffel Weizenkeime, $1/2$ kleinen Joghurt, den Saft von $1/2$ Zitrone, dazu 1 Tasse frische Früchte (Banane, Ananas, Aprikosen oder auch Beeren) und 1 Löffelchen Honig.

Alles zusammen mixen Sie gut und trinken es langsam. Ersetzt durchaus mal eine Mahlzeit. Der Krafttrank läßt sich auch salzig als Süppchen bereiten, mit vielen Kräutern oder Reibkäse.

Gesundheit beginnt schon vor der Geburt

Vieles hängt von den Eßgewohnheiten der Eltern ab

Roger Williams, jener weltbekannte Biochemiker, der mehrere B-Vitamine entdeckte, betonte immer wieder, daß Eltern die »Qualität eines Kindes« (so nannte er es) bereits im Moment der Empfängnis festlegen. Schon in der befruchteten Eizelle fänden sich die »Fingerabdrücke« von Vaters und Mutters guten und schlechten Eßgewohnheiten, und sie bestimmten mit über die gute oder schlechte Schwangerschaft sowie über die gute oder schlechte geistige und körperliche Entwicklung des Babys.

Mangelhafte Ernährung in der Schwangerschaft, zumal kombiniert mit Rauchen und Alkohol, ist Hauptursache für Früh- und Mißgeburten und vor allem für geistige Behinderung von Neugeborenen, das ist vielfach wissenschaftlich bewiesen. Das Werden eines wohlgelungenen Menschenkindes – das muß man sich einmal genau vorstellen – schließt in neun Monaten unter anderem folgendes ein: den Aufbau des äußerst komplizierten Gehirns mit all seinen Verbindungen zum Zentralnervensystem, den Komplex der Sinne, das Netzwerk von Herz und Blutgefäßen, den Verdauungstrakt, die Geschlechtsorgane, den Atemapparat, die Bildung des roten und weißen Blutes, die Leber, die Nieren, die inneren Drüsen, die Knochen und Muskeln.

Und ob dem Organismus diese gewaltige Aufgabe, ein perfekt entwickeltes Baby zu bilden, gelingt oder nicht, hängt weitgehend von der Ernährungsverantwortung der Eltern ab.

Dazu die Ratschläge der Experten:
- *Beim Wunschkind* schon einige Monate vor der geplanten Empfängnis die Pille absetzen, weil diese immer die optimale Versorgung des Körpers mit Nährstoffen stört. Von da an sollten Mutter und Vater in spe vorbildlich, sprich natürlich, essen, das hat nämlich auch Auswirkungen auf die Qualität des Spermas. Und möglichst ganz aufhören mit Alkohol und Nikotin.
- Gegen *Übelkeit,* wie sie so oft Schwangere plagt, wird der regelmäßige Verzehr von Ingwer empfohlen, immer wieder in kleinen Mengen, als Pulver oder frisch, feingewürfelt, in Obstsalaten oder

auch in chinesischen Gemüsepfannen usw. Weiter gelten folgende Nahrungsmittel als wirksam gegen Übelkeit: Gerste, Mais, Champignons, Erdnüsse (in Maßen), junge grüne Erbsen, Kartoffeln, Reis, Mungsprossen, Tomaten, Weizenkeime.

- Gegen *Appetitlosigkeit,* wie sie oft auch bei Schwangerschaften vorkommt, könnten helfen: Aprikosen, Brokkoli, Brunnenkresse, Endivien- und Kopfsalat, Karotten, Löwenzahn, Melone, Orangen, Papayas, Petersilie, Pfirsiche, Pflaumen, Spargel und Spinat. Fast die gleiche Liste gilt für Frauen, bei denen es mit dem *Stillen* nicht richtig klappen will.
- Ganz unentbehrlich für die werdende Mutter ist die reichliche Versorgung mit Vitamin A und Beta-Carotinen (Karotten, Tomaten, Paprika, viele gelb-orangerote Früchte, alle dunkelgrünen Blattgemüse und Salate), mit B-Vitaminen (Vollkorn, mageres Fleisch, vor allem aber Bierhefe – täglich jetzt zwei Löffel ins Essen). Der Bedarf an *Folsäure* steigt in der Schwangerschaft um 100 Prozent. Folsäure kommt in Innereien, magerem Fleisch, Vollkorn, den grünen Blattgemüsen, Brokkoli (!), Hülsenfrüchten, Nüssen, Orangen, Grapefruits und Bananen vor.
- Gut zu wissen: Die wertvollen Bakterien in (ungezuckertem) Joghurt und Dickmilch produzieren im Körper auch Vitamin B. Nehmen Sie außerdem täglich noch mehr als sonst Vitamin C – ein bis zwei Orangen, Äpfel, frische Beeren, Salate, Kiwis etc. Ferner Vitamin E (täglich ein bis zwei Eßlöffel Weizenkeime ins Essen und ein Teelöffel Weizenkeimöl – nicht kochen! – an Salate, Gemüse etc.). Schließlich muß die Versorgung mit dem Blutgerinnungsvitamin K zur Vorbereitung auf die Geburt optimal sein: zu finden in frischer Leber, in Spinat, Mangold, Blumenkohl, Kraut.
- Für die Zeit unmittelbar vor der Geburt haben US-Ärzte noch einen sehr guten Tip: Sobald die Wehen einsetzen, *vor der Fahrt in die Klinik,* 2000 mg Kalzium (vorbereiten) in einem Glas Vollmilch trinken. Das kann den Geburtsschmerz tatsächlich erleichtern.

Aus gesunden Kindern werden gesunde Erwachsene

Zu vielem, woran ein Mensch im späteren Leben leidet – Eßstörungen, Verdauungsbeschwerden, Übergewicht, hoher Cholesterinwert, Gefährdung durch Herzinfarkt – wird in der frühen Kindheit der Grundstein gelegt.

Kinder brauchen eine Ernährung, die ihnen bei Aufbau, Entwicklung, Wachstum hilft. Kindernahrung soll alle Stoffe enthalten, die notwendig sind, um das Blut, das Gewebe, Muskeln, Knochen, Knorpel, Zähne auszubilden, mit den recht häufigen Kinderkrankheiten fertigzuwerden, dabei das Immunsystem aufzubauen. Sie brauchen viele Wachstumsstoffe, und sie haben einen sehr schnellen Stoffwechsel.

Auch das ist wissenswert, was US-Forscher herausfanden: Das Gehirn eines Kindes ist fast so groß wie das eines Erwachsenen, aber die Leber ist kleiner und hat einen kleineren Speicher für Glykogen, aus dem Glukose für Energie wird. Also sollten Kinder tagsüber *mindestens alle vier Stunden etwas Vernünftiges essen*. Und noch etwas: Wasser ist das wichtigste Nahrungsmittel für Kinder – nicht Limo oder Cola!

Für ihren schnellen Wachstums-Spurt brauchen Kinder regelmäßig neben den Nährstoffen auch Vitamine und Mineralien und Biostoffe. Das heißt:

- Kinder brauchen täglich Milch und deren Produkte, damit Knochen und Zähne kräftig werden. Aber schon ein Viertelliter Milch, 150 g Joghurt und zwei Scheiben Hartkäse enthalten die 800 mg Kalzium, die Kinder am Tag benötigen. Was sie *nicht* brauchen, sind Getränke und Joghurt »mit Kalzium angereichert« oder eine »Milch«-Schnitte oder Schokolade »mit der Extraportion Milch«, das ist ein Werbeschmarrn und sollte die Ausnahme bleiben, zumal solche Dinge meist viel zuviel Zucker und Fett enthalten.
- Kinder brauchen neben der täglichen Milch Vitamine in Form von frischem Obst. Bei frühstücksfaulen Kindern bietet sich hier also ein Milchmix-Drink an, in dem Früchte und evtl. auch die »lernstarken« Weizenkeime versteckt sind.
- Die nötigen B-Vitamine für Gehirn und Nerven bekommen sie durch Vollkornbrot und Vollgetreideflocken und auch durch Bier-

hefe. Und wenn sie Käse aufs Brot essen, dann *keinen Schmelzkäse*, sondern Quark, Frisch- oder Hartkäse. Denn Schmelzkäse enthält Phosphate, die das Kalzium (nötig für Knochenaufbau) binden. Phosphate stecken auch in Cola, in manchen Fertiggerichten, in fertigem Kartoffelbrei etc.

- Möglichst zweimal am Tag sollen sie Gemüse und Salate kriegen, ab fünf Jahren täglich grünen Salat.
- Einmal täglich mageres Eiweiß, in Form von Fisch, Fleisch, kaltem Hühnerbein, magerem Schinken (in kleinen Mengen) und auch Quarkspeisen und -aufläufen.
- Wichtig sind ein bis drei Teelöffel kaltgepreßtes Olivenöl in Salaten und Gemüsen. Auch Butter ist gesund für Kinder, ebenso alle Nüsse (Studentenfutter).
- Nur wenig jodhaltiges Salz oder Kelp verwenden, keine *scharfen* Gewürze. Und möglichst nie alte Essensreste!
- Kinder brauchen *nicht:* täglich viel Süßes, Fettes und Fett-Süßes, also keineswegs täglich Pommes mit Ketchup, Nuß-Nougatcreme, diese oder jene Riegel oder Milchschnitten usw., die in der Fernsehwerbung so lockend als gesund angepriesen werden (weil sie ein Super-Geschäft für die Hersteller sind). Sie sollten eher die Ausnahme sein. Schon fünf bis zehn Prozent aller Kinder hierzulande – so das Deutsche Grüne Kreuz – haben heute einen erhöhten Cholesterinspiegel von über 200!
- Manche Kinder trinken zwei Flaschen Limo am Tag so nebenbei. Das sind, so Professor Dr. Detlef Kunze von der Uni-Kinderklinik München, 2 x 45 Stück Würfelzucker, und damit hat sich zum Beispiel ein Sechsjähriger schon 1300 von seinem 1600-Kalorienbedarf einverleibt! Bei manchen dieser Kinder kommt es zum regelrechten »Sugar Blow«, zum »Zucker-Rausch« mit anschließender totaler Flaute. Fruchtzucker dagegen, aus Äpfeln, Bananen, Birnen, Trauben etc., der gibt ihnen Energie, und daneben gibt's auch noch gute Biostoffe.
- Kinder brauchen eigentlich auch keine »*Snacks*« – aber sie möchten sie natürlich haben. Snacks sollten jedoch *ein Viertel* der Nahrung nicht überschreiten. Da ist die mütterliche Fantasie gefragt: Auch Gemüsesticks mit leckeren Dips und hausgebackene Vollkorn-Käse-Kekse können gelegentlich prima Snacks sein oder Kracker mit Erdnußbutter und ein paar Radieschen dazu, oder der köstliche »Süße Schlamm«, den Sie in diesem Buch bei den Haferflocken,

Seite 331, finden. Am besten solche Dinge als »Verlockung« auslegen, auch die Mandarinen oder Trauben, das Schüsselchen voll Nußkerne, Mandeln, Trockenobst. Vielleicht vergessen die Kinder dann allmählich das viele Zuckerzeug ...

Merke: Es stimmt, daß dicke Kinder mit 20 Prozent oder mehr Übergewicht viel anfälliger sind für Bluthochdruck, Wirbelsäulen- und Gelenkschäden, ja sogar für Herz- und Lungenkrankheiten. Was dann zu tun ist, muß mit dem Kinderarzt besprochen werden. Und bitte keine eigenmächtigen Abspeck-Experimente mit Kindern!

Mütter sollten auch wissen, daß es eine »Pummel-Uhr« gibt, nach der die Kinder wachsen: Zwei- bis Dreijährige haben oft einen kleinen Schmerbauch. Mit fünf oder sechs werden sie dann wieder schlank, weil sie hochschießen. Dann bauschen sie sich, zwischen dem neunten und elften Geburtstag, wieder auf, sie hamstern förmlich Körpermasse für den nächsten Wachstumsschub.

Dabei hängt das gute Ausbalancieren auch sehr stark davon ab, ob sie Sport treiben und gern draußen toben – oder ob geduldet wird, daß sie viele Stunden am Tag regungslos vor dem Fernseher hocken und dabei jede Menge Essensmüll in sich reinstopfen, sich zu den sogenannten »Couch-Potatoes«, den »Sofa-Kartoffeln«, entwickeln.

Viele Untersuchungen haben gezeigt, daß Kinder, denen man *freie Nahrungswahl* läßt, sich selbst regulieren. Sie essen meist nur, wenn sie hungrig sind, und hören auf, wenn sie satt sind.

Erst die Tricks und Versuchungen durch die Erwachsenen, die Gebote und Verbote, die Bestechung mit Süßigkeiten, die Verführung zu angeberischem Luxusessen und zu Fertigkost aus Bequemlichkeit – das alles bringt Verwirrung und Störungen in die ursprünglich gesunde Appetitregulierung der Kinder.

Mit Vollwertkost dem Alter ein Schnippchen schlagen

Die Deutschen werden immer älter: Vor 100 Jahren stellten die über Sechzigjährigen fünf Prozent der Bevölkerung, im Jahr 2000 ist es jeder vierte, bis 2030 voraussichtlich jeder dritte! Aber nicht nur die Zahl der Älteren und Alten steigt: Die mittlere Lebenserwartung in

Deutschland hat sich seit 1900 bei Männern von 47 auf 75 Jahre und bei Frauen von 53 auf 81 erhöht. Ob aber die *Lebensqualität* bis ins hohe Alter gut bleibt, das hängt mit von der Ernährung ab. Denn die hat starken Einfluß darauf, ob die Reparatursysteme des Körpers und die körpereigenen Abwehrkräfte noch funktionieren. Die Älteren brauchen reichlich Enzyme und Antioxidantien, zum Schutz vor jenen (in diesem Buch schon beschriebenen) freien Radikalen, will sagen, zur Vorbeugung vor Herz- und Kreislauferkrankungen, vor Krebs, vor grünem Star usw. Mit Vollwertkost kann man da dem Alter durchaus ein Schnippchen schlagen.

Wenn ein Mensch älter wird, kommt vieles ins Stocken, muß deshalb gezielt in Fluß gehalten werden: Die Verdauungssäfte werden weniger. Der Speichel liefert weniger Enzyme. Der Magen produziert weniger Säure. Ebenso gibt die Bauchspeicheldrüse weniger Fermente ab. Der Darm erschlafft. Hunger- und Durstgefühl lassen nach, aber auch der Geruchs- und Geschmackssinn. Das Herz transportiert weniger Sauerstoff in die Zellen, die Muskeln bilden sich zurück. Die Durchblutung der inneren Organe und damit auch ihre Funktion wird schwächer. Es gibt mehr Stoffwechsel-»Schlacken«, und sie werden nicht mehr alle, wie es sich gehört, aus dem Körper herausgeschafft.

Ständig bräuchten wir deshalb in fortgeschrittenem Alter allerbeste Treibstoffe und vitale Zellnahrung. Diese Treibstoffe stecken zu einem beachtlichen Teil in den *komplexen Kohlenhydraten* aus Pflanzen, die im Sonnenlicht gewachsen sind, die wertvolle Mineralien aus dem Boden geholt und sie zu jenen kraftvollen Substanzen umgewandelt haben, die unseren Motor »wie geschmiert« weiterlaufen lassen: Vollkorngetreide, Früchte, Gemüse, Nüsse und deren gesunde Öle.

Zahlreiche Mineralien und Vitamine gehören aber leider zu den Nährstoffen, von denen alte Leute, bei einseitiger und karger Kost, nicht genug bekommen. Als Folge können akute und chronische Krankheiten entstehen.

Unter den *wasserlöslichen* Vitaminen sind bei den Senioren oft knapp: Vitamin C sowie die Vitamine B_1, B_2, B_6, B_{12} und Folsäure – gerade sie aber halten das herzgefährliche Homocystein im Blut niedrig. Und sie bringen den Stoffwechsel auf Trab, halten die Leber sauber und helfen bei der Blutbildung. Diese guten Geister kommen in allen grünen Blattgemüsen vor, in Mangold, Spinat, Salaten, in sämtlichen Kohlsorten, natürlich zum Teil auch in Zitrusfrüchten, im vollen Korn der Getreide, in Weizenkeimen und vor allem in Bierhefe.

Auch *fettlösliche Vitamine* bekommen Senioren oft zuwenig, zum Beispiel Vitamin A und Beta-Carotine; die stecken in den gelben, orangefarbenen, roten Gemüsen und Früchten, wie Karotten, Paprika, Tomaten, Melonen, Mangos, vor allem aber auch in Leber und allen Milchprodukten. Dann Vitamin D (hauptsächlich in Fischen und Milch); es wird in der Haut unter Einwirkung von Sonnenlicht gebildet, arbeitet eng zusammen mit Kalzium und ist für die Stabilität des Skeletts unentbehrlich. Außerdem liefern Fische die guten Omega-3-Fettsäuren, die Blutfette und Blutdruck senken, die Gefäße sauber halten und Blutgerinnsel verhindern.

Die *Mineralien und Spurenelemente* schließlich sorgen für das reibungslose Ablaufen der elektrischen und chemischen Reaktionen in den Körperzellen. Elementar wichtig sind da, zumal im Alter: Kalium, Eisen, Kupfer, Zink, Jod, Kalzium und vor allem das Magnesium, das die anderen Mineralien im Körper erst richtig aktiviert. Leider sind alte Menschen auch mit ihnen oft unterversorgt. Dabei finden sich diese lebenswichtigen Stoffe ja in den supergesunden dunkelgrünen Blattgemüsen, in allen Kohlsorten, in Vollkorn sowie in Pilzen, Bierhefe und Algenextrakten. Zu den ausgesprochenen *Jungbrunnen-Gemüsen* gehören noch rote Rüben, Sellerie, Schwarzwurzeln und Fenchel – der mit seinen ätherischen Ölen auch die Atemwege reinigt.

Mit zunehmendem Alter braucht der Mensch übrigens *weniger* Kalorien: zwischen dem fünften und dem siebenten Lebensjahrzehnt insgesamt ein Drittel weniger als vorher! Das bedeutet im Klartext: Ältere Menschen über 65 sollten nur noch 1700 bis 1900 Kalorien essen. Deshalb müssen sie ihren Speiseplan sorgfältig zusammenstellen, um auf die lebensnotwendige Nährstoffdichte zu kommen. Da bleibt für die sogenannten »leeren« Kalorien aus Weißmehl, Zucker, Süßigkeiten, Fett, Alkohol etc. eigentlich kaum noch Platz. Und außerdem haben diese Satt- und Dickmacher (die aber oft gerade die kleinen »Tröster« sind) im Gegensatz zur Vollwertkost so gut wie keine Ballaststoffe.

Auch dies ist wichtig:
- Senioren sollten nicht auf Rohkost verzichten! Wenn sie aus Kaugründen davor bange sind: Man kann all diese guten jungen Gemüse auch mit einer sehr feinen Reibe raspeln. (Der »schlaffe« Darm braucht sie dringend.)
- Sie sollten soviel wie möglich – statt Salz – die vitaminreichen, frischen Küchenkräuter und Kelp verwenden. Weil ihre Geschmacks-

und Geruchssinne nachlassen, sollen sie ruhig stärker würzen (aber nicht stärker salzen!). Gewürze machen auch Appetit und helfen verdauen.
- Selbstgemachte Müeslis sollten, am besten täglich, auf ihrem Tisch stehen.
- Milchsäure – in Dickmilch, Joghurt, Sauerkraut etc. – ist besonders wertvoll für ältere Menschen; denn sie läßt die verdauungsfördernde Darmbakterienflora förmlich aufblühen!
- Senioren essen oft *zuwenig Eiweiß, das* »Koffein des Alters«. Bis zu einem Gramm je Kilo Körpergewicht ist erwünscht – aber bitte aus den mageren Sorten, also aus Quark, Fisch, fettarmen Fleischsorten, Hülsenfrüchten. Denn sie essen ohnehin meist viel *zuviel Fett.* Erlaubt sind auch hiervon etwa ein Gramm je Kilo Gewicht. Machen Sie einfach wieder die Probe mit Hotelpackungen von Butter – denken Sie aber daran, daß die versteckten Fette im übrigen Essen rund 50 Prozent ausmachen.

Zur Pflichtnahrung von älteren Menschen sollte noch folgendes gehören:
- Täglich ein bis zwei Eßlöffel Weizenkeime (wegen der B-Vitamine, des Zinks und des Mangans), aber mit Milch.
- Täglich ein Teelöffel Weizenkeimöl ins Essen – nicht kochen! –, das deckt voll den Bedarf an Vitamin E.
- Täglich ein gestrichener Eßlöffel Bierhefe (B-Vitamine).
- Täglich unbedingt 1 $^1/_2$ Liter trinken. Alte Menschen haben oft keinen Durstgefühl!

Professor Dr. Dieter Platt, Erlangen, einer unserer führenden Altersforscher, gab einer Gruppe von 70- bis 80jährigen wochenlang jeden Tag $^1/_2$ *Liter Frischmilch* zur Vollwertkost. Den Cholesterinspiegel störte das überhaupt nicht. Aber, so Professor Platt: »Die Milchtrinker fühlten sich von Tag zu Tag wohler und wurden richtige Milch-Fans. Kein einziger der Senioren wollte nach dem Test mehr auf seine Milch verzichten!«

Zusammengefaßt – das sollten Sie *täglich* verzehren:
- 3 Tassen Milch oder entsprechend Joghurt, Quark, Käse etc.;
- 1 warme Mahlzeit;
- 3 kleine Früchte oder 1 großes Stück Obst (rund 150 g);

- 1 Portion Gemüse oder Salat;
- 2 bis 3 dünne Scheiben Vollkornbrot (wegen Kauproblemen aus feinvermahlenem Mehl);
- ca. 3 mittlere Kartoffeln oder eine entsprechende Portion (je 50 g ungekocht), Reis oder Nudeln o. ä.;
- 1 $^1/_2$ bis 2 Liter Flüssigkeit, Mineralwasser, Tees, verdünnte Säfte, Suppe;
- 2mal pro Woche Fisch oder Fleisch in kleinen Portionen, etwas mageren Schinken, höchstens 3 Eier;
- *täglich* nur ca. 30 g Streich- oder Kochfett, zum Beispiel 1 Eßlöffel Butter und 1 Eßlöffel Olivenöl. Der Rest ist in Käse, Wurst, Kuchen etc. versteckt.

Ein Senioren-Tee

*10 g Fenchel, 20 g Melisse, 10 g Basilikum,
20 g Hagebutten, 20 g Hibiskus,
20 g Benedikten-Distel (insgesamt 100 g).*

Von dieser Mischung 3 Finger voll mit $^1/_4$ Liter kochendem Wasser übergießen, zudecken, 5 Minuten ziehen lassen, als Abendtee trinken. Das gleicht aus und stimuliert die inneren Säfte und Kräfte.

Gesunde Kost kann vor Krankheit schützen – So beugen Sie vor – Tag für Tag

Auch Osteoporose fängt in der Kindheit an!

Zum Beispiel: Osteoporose

Anne S., 68, wollte »nur über die Straße gehen«, stolperte, fiel der Länge nach hin, und ein rasender Schmerz durchfuhr ihren Körper. Sie konnte nicht mehr aufstehen: Oberschenkelhalsbruch! Der Rettungswagen brachte sie in die Klinik. Die Operation war – fast – Routine. Der Oberschenkelhalsbruch zählt mittlerweile zum täglichen Brot der Orthopäden. Anna S. ist eine von 85 000 Fällen allein in Deutschland im Jahr. Ihr Unfall war die Folge einer *Osteoporose*, die langsam, aber sicher ihre Knochen »verdünnt« hatte. Jede zweite Frau bricht sich in ihrem Leben einen Wirbelkörper aufgrund einer schweren Osteoporose!

Die Weltgesundheitsorganisation WHO hat errechnet, daß auf der ganzen Welt heute 200 Millionen Frauen und mindestens 20 Millionen Männer schon an Osteoporose leiden. In Deutschland sind es schätzungsweise sechs bis sieben Millionen. Die WHO schätzt, daß sich die Zahl der Schenkelhalsfrakturen weltweit bis zum Jahr 2025 verdoppeln und bis 2050 vervierfachen wird. Die Folgen dieser Massen-Erkrankung (Operationen, Nachbehandlung, Rehabilitation, aber auch vorbeugende Physiotherapie etc.) kosten allein in unserem Land viele Milliarden.

Eines ist klar: Osteoporose ist nicht nur eine »Altweiberkrankheit«. Der Knochenschwund fordert immer mehr jüngere Opfer, auch unter Männern. Grundsätzlich aber werden die Weichen schon in der Kindheit gestellt: Kinder, die leicht rachitisch sind, weil sie nicht genug Milchprodukte und kalziumreiche Kost bekommen, die zuviel Cola trinken (siehe Kinderernährung, Seite 546 ff.) und zuwenig vitaminreich essen und die sich auch noch zuwenig draußen an der Sonne bewegen, die sind vorprogrammiert für eine Knochenverdünnung.

Extrem gefährdet aber sind nach neuen Untersuchungen die »*Twiggy-Typen*«, superschlanke Mädchen und Frauen: Die Hälfte aller weiblichen Teenager – obwohl noch voll im Wachstum – ißt wesentlich weniger als 2000 Kalorien. So entsteht ein böses Minus an Vitaminen und Mineralien, die das Skelett kräftigen. Experten prophezeien, daß viele der schönen, aber dünnen jungen Mädchen von heute später »zur Strafe für ihre Hungerei die krummen Alten würden«.

Für den Verlust an Knochenmasse nennen die Experten noch folgende Risikofaktoren:

- Das Geschlecht: Zu 85 Prozent sind Frauen betroffen.
- Familiäre Vorbelastung: Da gibt es nach neuen Erkenntnissen einen Zusammenhang zwischen Müttern und Töchtern.
- Erkrankungen: Infektionen, chronische entzündliche Darmleiden, Schilddrüsen-Störungen, Niereninsuffizienz können Osteoporose zur Folge haben.
- Das Alter: Nach den Wechseljahren und der Abnahme von Sexualhormonen verlieren wir alle, Frauen wie Männer, Knochenmasse. In Extremfällen kann das bis zu 10 Prozent im Jahr bedeuten. Merke: Nur bis zum Alter von *30 Jahren* wird Kalzium in Knochen und Zähnen eingebaut – von da an wird *nur noch abgebaut!*
- Bewegungsmangel: Osteoporose fängt oft mit starken Muskelschmerzen an, wenn die schon vorgeschädigte Wirbelsäule, die tragende Stütze unseres ganzen Körpers, belastet wird. Dann heißt es: Erst recht regelmäßig und dynamisch bewegen, will sagen, fleißiges Spazierengehen an frischer Luft, Schwimmen, Radfahren. Auch Bewegungsübungen auf der Basis des Wirbelsäulentrainings, wie beim chinesischen Chi Gong, tun hier viel Gutes.
  Und soviel wie möglich hinaus ins Freie – alte Menschen sollten auch im Winter immer am Fenster im Licht sitzen! Denn Vitamin D, das die Aufnahme des Kalziums in den Knochenstoffwechsel unterstützt, braucht UV-Licht und Sonne.
- Fehlverhalten: Es ist nachgewiesen, daß hoher Alkohol- und Kaffee-Konsum und starkes Rauchen die fatale Entwicklung zu »mürben Knochen« (Volksmund) noch beschleunigen. Alkohol behindert sogar *direkt* die Kalziumaufnahme!

Als »*Knochenkiller*« besonders ernst zu nehmen ist *Phosphor* – er muß, wie schon berichtet, mit Kalzium in einer ganz ausgewogenen Balance gehalten werden. Und Phosphate sind vielfach in der Nahrung versteckt, die wir ahnungslos konsumieren: in Wurst, Cola (Ärzte sprechen sogar von »Cola-Osteoporose«), in Schmelzkäse und in Fertigkost wie Suppen, Puddings, Kartoffelpüree (siehe auch Seite 121 f.). Deshalb: Wenn schon Fertigprodukte, dann bitte immer auf die Zutatenliste (siehe Seite 584 ff.) achten!

Weil wir selbst bei bewußter kalziumreicher Ernährung aber nur etwa 30 bis 40 Prozent des Nahrungskalziums im Körper aufnehmen, müssen wir uns täglich mindestens 800 bis 1000 mg einverleiben, tatsächlich sind es aber oft nur 500 bis 700 mg. Im fortgeschrittenen Alter sollten es aber nach neuen Erkenntnissen täglich 1500 mg sein.

Dazu müssen Sie wissen, daß wir praktisch alle wichtigen Vitamine – A, B, C, D, E – brauchen, um die Kalziumbalance zu halten, und dazu genug Eiweiß und solche wichtigen Mineralien und Spurenelemente wie Magnesium, Kupfer, Bor, Mangan. Sie alle sorgen im Zusammenspiel für eine gute Kalziumresorption und -verwertung für die Knochen und die Wirbelsäule.

So gelten folgende Ernährungsvorschläge:

Außer Kaviar (!) ist *Milch* unsere allerbeste Kalziumquelle. Milch also möglichst täglich zwei bis drei Tassen, oder Sauermilch, Joghurt etc. Denn Milch und Milchprodukte (ausgenommen Quark, wegen seines Phosphatanteils) haben die größte »Bioverfügbarkeit«, sprich Verwertbarkeit im Organismus. Hartkäse, täglich zwei Scheiben, öfter Sardinen oder Sprotten (die Gräten mitessen!) sind ideal, auch Tofu und andere Sojaprodukte. Dazu viele grüne Gemüse und Salate, wie Brokkoli, Porree, Kohl, Kohlrabi (zumal die grünen Außenblätter vom Kohl und die Kohlrabiblättchen), Sprossen (Alfalfa ist besonders wertvoll) – siehe auch unsere Tabelle. Grünkohl wird nicht mehr empfohlen, wegen seines hohen Oxalsäuregehaltes. Bei Osteoporose sollte man deshalb auch mit Mangold, Spinat, Rhabarber zurückhaltend sein. Ganz wichtig: Kalzium *geht ins Kochwasser* – also Gemüse immer nur dünsten und das Wasser mit verwenden!

Günstig ist es auch, täglich zwei Löffel Magermilchpulver ins Essen zu schmuggeln, im Winter einen Löffel Lebertran täglich zu nehmen.

US-Experten empfehlen als Super-Kalziumspender Löwenzahn, das frische Grün von Karotten und Rübchen, sowie zusätzlich alles, was reichlich *Bor* und *Magnesium* enthält, die auch mithelfen, die Knochen kräftig zu erhalten. Bor- und Kalziumquellen zugleich sind Mandeln, Hasel- und Paranüsse, Feigen und Pflaumen, Äpfel, Rosinen, Amaranth, aber auch Sojabohnen. Die Ananas soll mit ihrem Man-

Auf einen Blick
Besonders wertvolle Kalziumquellen

Nahrungsmittel in 100 g	Kalziumgehalt in mg
Sesam-Samen	1500
Mohn-Samen	1460
Parmesan-Käse	1280
Hartkäse, z. B. Emmentaler	900–1200
Edamer	800
Gouda	750
Sardinen	385
Sprotten	380
Sojabohnen	257
Mandeln	234
Haselnüsse	226
Bohnen, getrocknet	197
Petersilienwurzel	190
Lachs	186
Brunnenkresse	180
Schnittlauch	167
Eigelb	140
Lauch/Porree	120
Milch, Dickmilch, Joghurt	120
Brokkoli, Kohl, ca.	113
Kichererbsen	110
Buttermilch, Molke	100
Sonnenblumenkerne	100
Weizenvollkornbrot	95
Korinthen, getrocknet	95
Garnelen	92
Bleichsellerie	80
Haferflocken	79
Erdnüsse, geröstet	75
Linsen	74
Weizenkeime	69
Grüner Salat	30
Vollreis	23

Merke: Alle grünen Kräuter sind fantastische Kalziumspender, allen voran Kerbel, Basilikum, Thymian, Majoran, Dill, Petersilie. Immer schön aufs Essen oder ins Essen tun! Und geriebenen Käse über Nudeln, Reis, Gemüsesuppen, Milchmix trinken, und kalziumreiches Mineralwasser – mit mindestens 150 mg pro Liter!

gangehalt die Knochen stärken. Vollgetreide und Kartoffeln werden auch empfohlen, aber sie sollen *nicht gleichzeitig* mit Milch verzehrt werden, weil sie Kalzium binden können. Lieber getrennt!
Einen originellen Rat gibt der Internist Dr. Walther Zimmermann, München, seinen Patienten: »Für Mann, Frau, Kind täglich je eine Messerspitze feinzerdrückte Eierschalen ins Essen mischen. Das ist die ideale biologische Vorbeugung. Wer dann noch für reichlich Vitamin C sorgt, der braucht keine Pillen.«

Gesunde Kost, die Krebsgefahren mindern kann

Keine Diät, aber Schutznahrung

Jeder vierte Mensch im Bundesgebiet stirbt an Krebs, rund 400 000 Deutsche erkranken jährlich neu an bösartigen Tumoren – aber gerade bei den häufigsten Krebsarten stagnieren die Heilungsraten beunruhigend. »Beunruhigend« nennt es auch das Bundesgesundheitsamt, andere nennen es eine Tragödie: daß zum Beispiel der Brustkrebs in den letzten Jahren um 30 Prozent zugenommen hat. Und auch bei einigen anderen Krebsarten steigen die Zahlen alarmierend an. Wer kann da noch ruhig schlafen – oder gar ruhig essen?

»The Causes of Cancer« (Die Ursachen von Krebs) heißt eine Dokumentation, die von den beiden Oxford-Professoren Richard Doll und Richard Peto im Auftrag des US-Kongresses weltweit zusammengetragen wurde und auf der die heutige Krebspolitik der USA basiert. Sir Richard Doll, den die Queen für seine Verdienste adelte, vertritt darin die Meinung, daß bei *rund 70 Prozent* aller Krebsfälle die *falsche Ernährung* zumindest als *eine* Ursache beteiligt sei und daß man mit einer gesunden Nahrung die Rate bösartiger Tumoren um gut ein Drittel senken könne.

So sieht die Krebsforschung heute im viel zu hohen Fettverzehr sowie dem daraus resultierenden hohen Übergewicht enge Zusammenhänge mit Brust- und Darmkrebs, in einseitiger und Überernährung auch Ursachen für Prostata- und weiblichen Unterleibskrebs.

Zwar ist allem voran *das Rauchen* immer noch Hauptübel und Ursache für jeden dritten Krebstod, aber danach sind unbestritten nicht etwa die meist angeschuldigten Umweltgifte angeklagt – obwohl sie natürlich sehr ernst zu nehmen sind –, sondern die *Selbstvergiftungen* durch falsche Eßgewohnheiten.

Nach allen Erfahrungen dauert es zwischen zehn und 20 Jahren, bis ein bösartiger Tumor sich ausgebildet hat. Experten sehen dabei *in der Nahrung* mehrere Promotoren und Antipromotoren, das heißt Förderer und Hemmer des Krebses. *Promotoren* können vor allem überreichliches Nahrungsfett, einschließlich fettem Fleisch sein, aber nach neuen Erkenntnissen auch *viel Fett in Verbindung mit viel Zucker,* zum Beispiel bei Naschwerk.

Krebsgefährlich können, wie schon mehrfach erwähnt, zudem *Nitrate* werden, wenn sie im Körper in Nitrosamine umgewandelt werden, wie auch *Aflatoxin,* ein Schimmelpilzgift, und *Benzpyren,* ein Kohlenwasserstoff, der beispielsweise beim Grillen entstehen kann. Außerdem Alkohol »in jeder Menge, die über ein bis zwei Drinks am Tag hinausgeht«.

Zu den *Antipromotoren,* die eine Krebsentwicklung möglicherweise *hemmen* können, zählen:
- Reichlich Ballaststoffe aus vollem Korn, Obst, Gemüse, Salaten, Hülsenfrüchten usw. Die meisten Menschen essen viel zuwenig davon!
- Vitamin A und die Familie der Carotine, ferner die Vitamine C und E und alles, worin sie zu finden sind.
- Das Spurenelement Selen (unter anderem in Fisch, Fleisch, Vollgetreide, Knoblauch, Pilzen; siehe auch Seite 128 f.).
- Nach neuen Erkenntnissen gilt Kalzium als Schutzfaktor gegen Krebs, weil dieser Mineralstoff Gallensäuren und freie Fettsäuren verseift und damit biologisch inaktiviert.

Fest steht, *es gibt keine Antikrebs-Diät,* auch wenn dies immer wieder behauptet wird! Aber es gibt *Schutznahrung gegen Krebs.* Die ist jedoch nur wirksam, solange jemand noch gesund ist. Ist der Krebs schon ausgebrochen, dann hilft nach dem heutigen Wissensstand keine spezielle Diät gegen das Tumorwachstum.

Denken wir also nach: Wir Deutschen halten den absoluten Weltrekord im Fleischverbrauch. Wir essen doppelt soviel Fett und Zucker, wie wir sollten. Mit unserem Vollkorn-, Gemüse- und Obstverzehr hinken wir dagegen weit hinter ärmeren Ländern nach.

Die Konsequenzen, die wie daraus ziehen müssen, seien hier noch einmal zusammengefaßt:

- Immer nur *kleine* Fleischgerichte, dazu *große* Gemüse- und Salatportionen. »Einmal pro Woche Fleisch genügt vollkommen«, sagt Professor Claus Leitzmann, Gießen. Schneiden Sie alles sichtbare Fett vom Fleisch ab. Werfen Sie die meiste Haut von Geflügel weg. Im Unterhautfettgewebe sitzen nämlich konzentriert die *Umweltgifte*. Sparen Sie mit Mayonnaise.
- Genügend Eiweiß bekommen Sie mit magerem Fisch, Getreide, Nüssen, Hülsenfrüchten, Soja, vor allem aber mit den obendrein äußerst kalziumhaltigen Milchprodukten. Und die sollten öfter, ob als Quark, Dickmilch, Joghurt, als *Magerstufe* gekauft werden.
- Kontrollieren Sie immer wieder Ihren Fettverzehr: 70 bis 80 g am Tag sollten es nur sein, eingeschlossen die »versteckten« Fette.
- Bremsen Sie sich mit *fetten Süßigkeiten* wie Torten, Kuchen, Schokolade, Pralinen. Naschen Sie Trockenfrüchte oder Studentenfutter.
- Schränken Sie Gepökeltes und Geräuchertes auf ein Minimum ein. Und auf keinen Fall sollten Sie zum Beispiel Ripperl, Wammerl, rote Würste braten oder grillen!
- Essen Sie *täglich* Vollkornbrot, essen Sie viele Haferflocken, braunen Reis und Müeslis – ohne Zucker.
- Sparen Sie in der Küche Fett durch beschichtete Pfannen, den Dampftopf, durch Dünsten nach chinesischer Art oder das Backen in Folie. Verwenden Sie keine gehärteten Fette.
- Essen Sie so oft wie möglich *Rohkost* (Salate, Sprossen, auch Obstsalate)! Machen Sie diese Salate *mit frischem Zitronensaft* an. Denn Vitamin C hemmt die Bildung von krebsgefährlichen Nitrosaminen aus Nitrat. Meiden Sie möglichst Treibhaussalate und -gemüse. Sonnengereifte Freilandpflanzen haben meist weniger Nitrat.
- Essen Sie täglich drei- bis fünfmal *eine kleine Portion Obst,* auch am Arbeitsplatz, zum Beispiel einen Apfel *oder* eine Orange *oder* zwei Mandarinen *oder* eine halbe Banane *oder* eine Handvoll Erdbeeren usw.
- Hier sei es noch mal wiederholt: Alle dunkelgrünen, orangefarbenen und gelben Gemüse und Früchte enthalten reichlich Beta-Carotin sowie Vitamin C, von Petersilie und Spinat über Karotten, Tomaten, Paprika bis zu Aprikosen und Mangos. Beta-Carotine, so sagen die Experten, *könnten* vor Krebsarten schützen, die in den Schleimhäuten der Verdauungsorgane – von der Mundhöhle bis zum Darmausgang – und in der Lunge sitzen.
- Im übrigen haben wir in diesem Buch bei vielen Steckbriefen der

Nahrungsmittel darauf hingewiesen, daß sie eine »*antikanzerogene*« Wirkung haben, also vor Krebs schützen können.
- US-Forscher haben auch herausgefunden, daß der *Reifegrad* bestimmter Nahrungsmittel einen großen Einfluß auf die Verdauungsfähigkeit hat. Reife Bananen zum Beispiel liefern Fruchtzucker, Traubenzucker und Ballaststoffe und fördern die Verdauung, während die unreifen einen höheren Stärkegrad haben, der im Darm als Nährstoff aufgenommen wird.
- Bei einer Kontrollstudie in Kanada zeigte sich, daß reichlicher Genuß von ballaststoffhaltiger Kost die Magenkrebsrate senkt, während überreichlicher Konsum von Nitrat bzw. Nitrit in der Nahrung, aber auch von Schokolade und raffinierten Kohlenhydraten das Krebsrisiko steigert. Außerdem haben Zitrusfrüchte einen besseren Schutzeffekt als synthetisches Vitamin C (vermutlich wegen der Bioflavone in der weißen Innenhaut). Im polnischen Krakau, wo es die höchste Zahl von Magenkrebskranken auf der ganzen Welt gibt, essen die Leute sehr wenig Obst und Gemüse.
- Grüner, unfermentierter *Tee* hemmt, so fanden japanische Forscher heraus, das Wachstum von Tumoren. Trinken Sie ihn immer *nach* dem Essen! (Siehe auch Seite 522 f.)
- *Alkohol* – dieser Verdacht verdichtet sich immer mehr – ist wahrscheinlich von *allen* Ernährungsstoffen der größte Risikofaktor im Zusammenhang mit Krebs. Am stärksten kumuliert die Gefahr, wenn gleichzeitig geraucht wird! 6 Studien mit 300.000 Frauen ergaben: Mit jedem Gramm Alkohol steigt das Brustkrebsrisiko. Bei 2 Schoppen Wein am Tag liegt es um 41 Prozent höher als bei Abstinenzlerinnen.
- Nach neuesten Veröffentlichungen der Harvard-Universität zur Krebsvorbeugung ist auch dies eine ideale Medizin, vor allem gegen Dickdarm-Krebs: täglich 30 Minuten »Walking«, sprich flottes Gehen. Vorzüglich als Verdauungs-Spaziergang!

Schließlich muß auch noch einmal festgestellt werden: Vielfach angepriesene *Kuren gegen Krebs,* ob mit Pillen, Pulvern, Pilzen, Kräutern oder Tränklein aller Art, machen nur einen garantiert gesund – den Hersteller!

Alles, was das Herz begehrt

Zum Beispiel: Arteriosklerose

Herz- und Kreislauferkrankungen sind die häufigste Todesursache in Deutschland. Es bestehen große Widersprüche, auch in der Expertenwelt, über die Gründe für die vielen Herztode. Ganz sicher ist eines: Herzinfarkt und Krebs sind faule Früchte vom selben Baum – dem Fehlverhalten auf vielen Ebenen. Dazu gehören aber beileibe nicht nur die kleinen Alltagssünden der Menschen beim Essen! Versuchen wir hier, verschiedene weitverbreitete Irrtümer zu berichtigen und auf einige wertvolle »Herzhelfer« hinzuweisen.

Irrtum Nr. 1: »Cholesterin ist der Todfeind unseres Herzens!«
Falsch. Cholesterin ist eine Substanz, die absolut unentbehrlich ist für eine gute Gesundheit (siehe Seite 62 ff.). Mit der Nahrung nehmen wir höchstens 450 bis 500 mg Cholesterin auf. Etwa die zehnfache Menge stellt sich der Körper selbst her. Sollten wir gar kein Cholesterin essen, dann steigt die körpereigene Fabrikation entsprechend an.

Irrtum Nr. 2: »Arteriosklerose kommt nur vom Fett im Essen.«
Falsch. Viele Studien weisen darauf hin, daß – neben einer Erbanlage – hohes Übergewicht, Bewegungsmangel, Bluthochdruck, das Rauchen, Alkohol und »arme« Nahrung mitverantwortlich sind für die Entstehung von Arteriosklerose. Manche Experten glauben aber heute, daß *negativer Streß,* Dauerstreß, allein schon Arteriosklerose verursachen kann, ungeachtet des Blutfettspiegels. Das könnte auch durch die Tatsache bestätigt werden, daß ein recht hoher Prozentsatz von Herzinfarktpatienten zum Zeitpunkt der Erkrankung einen ganz normalen Cholesterinspiegel hatte. *Streß* »verbraucht« nämlich nach neuen Erkenntnissen große Mengen an wertvollen Nähr- und Wirkstoffen, die dem Körper dann nicht mehr für den (Fett-)Stoffwechsel zur Verfügung stehen.

Auch hoher Konsum an *Zucker* und raffinierten Kohlenhydraten sowie Alkohol wird heute als wichtiger Faktor für die Entstehung von Arteriosklerose angesehen.

Linolsäure (siehe Seite 68) ist wichtig gegen Fettablagerungen im Körper. Sie bekommen sie am besten mit guten kaltgepreßten ungesättigten Ölen. Ein Löffel am Tag reicht aber aus. Um die Oxidation (das Ranzigwerden) im Körper zu verhindern, ist dazu Vitamin E (zum Beispiel aus vollem Korn) sehr wichtig in der Nahrung. Schutzwirkung hat auch das *Lezithin* (täglich möglichst einen Eßlöffel und dazu $1/4$ Liter Milch).

Irrtum Nr. 3: »Kleie ist der beste Cholesterin-Killer.«
Falsch. »Diät«-Kleie, ob von Weizen, Hafer, Reis oder Mais, ist ein Riesengeschäft für den Hersteller. Kleie – sonst vor allem Viehfutter – brauchen Sie überhaupt nicht. Wenn Sie Vollkornprodukte aller Art essen, bekommen Sie gleich noch alle wertvollen Vitamine und Mineralien dazu. Auch die pektinhaltigen Gemüse und Früchte haben, ich darf daran erinnern, Herzschutzfunktion. Dazu gehören Äpfel, Karotten, Bananen, Mispeln, Zitrusfrüchte. Etwas von ihnen soll täglich auf dem Tisch stehen (siehe Seite 234 f.).

Irrtum Nr. 4: »Salz macht hohen Blutdruck.«
Falsch. Noch kein gesunder Mensch, der sonst keine Risikofaktoren hatte, ist am Salz in der Suppe krank geworden. Fest steht dieses: Wer schon einen krankhaft hohen Blutdruck hat, der soll mit Kochsalz (Natriumchlorid) sparsam umgehen. Ein Teelöffel am Tag (5 g) genügt. Aber höchstens 30 bis 50 Prozent aller Menschen sind überhaupt salzsensitiv. Die übrigen reagieren gar nicht darauf.

Mindestens so entscheidend für einen hohen Blutdruck ist nach der großen Studie »Intersalt« (an 10 000 Menschen in aller Welt) das zu hohe Körpergewicht und vor allem ein hoher Alkoholkonsum. – Im übrigen essen wir alle das meiste Salz mit den von der Industrie oft geradezu gewissenlos ge- bzw. *versalzenen* Grundnahrungsmitteln, vom Brot über den Käse bis zur Wurst!

Natürliche Mineralsalze dagegen, wie Magnesium, Kalium, Kalzium, die in Gemüsen, Früchten, Milch und auch in kochsalzarmen Mineralwässern vorkommen, haben zum Teil sogar *blutdrucksenkende* Eigenschaften! Besonders gute Blutdrucksenker sind Gurken, Kürbis, Melone, Gerste, Brokkoli und andere Kohlsorten, alle Zitrusfrüchte, Ananas, Erdbeeren und Himbeeren.

Immer mehr rückt auch die erstaunliche Wirkung des Allicins, der Leitsubstanz des Knoblauchs, in den Mittelpunkt des Interesses. Allicin hält nachweislich die Blutgefäße von Menschen weicher und geschmeidiger, die regelmäßig Knoblauch essen. Einige Arterioskleroseforscher glauben, die Adern von Knoblauchessern seien biologisch um bis zu 15 Jahre jünger ...

Wichtige Nähr- und Schutzstoffe *gegen Arteriosklerose* sind: Vitamin A und Beta-Carotine, der Vitamin-B-Komplex, Niacin vor allem, Cholin, Folsäure, Vitamin C, Vitamin E, die Bioflavone, Pektin sowie Kalzium, Kalium, Kobalt, Magnesium, Eisen, Kupfer, Jod, Selen und Zink. Sie bekommen sie alle in einer vollwertigen Kost, die *für Krebsschutz ebenso wie für Herzschutz gilt.*

Und auch für die Küchenzubereitungen gelten dieselben Regeln: Lieber dämpfen statt braten, wenig Fett in der Pfanne, möglichst nichts Fritiertes, viel, viel Rohkost und natürlich: alle Salate und Rohkostplatten und Früchte frisch, frischer, am frischesten!

Übrigens: Auch das Resveratrol, eine Substanz *im Rotwein* – zumal im deutschen und französischen – steht in dem Ruf, das Zusammenkleben der Blutplättchen zu hemmen und so die Herzgefäße zu schützen und Thrombose vorzubeugen. Tatsächlich haben *mäßige* Weintrinker die höchste Lebenserwartung und die niedrigste Infarkt-Rate.

Die Säure-Basen-Balance

Das Labor im Leib gleicht vieles aus!

Da mit der »Säure-Basen-Balance« heute viel Scharlatanerie betrieben wird, seien hier die Zusammenhänge nochmals erklärt: Der menschliche Körper ist über seine Haut, seine inneren Organe und das gesamte Stoffwechselsystem ständig chemischen Einflüssen von »sauer« und »basisch« ausgesetzt. Das biochemische Geschehen in uns, das Labor im Leib, hat nun vielfache Möglichkeiten – über die Atmung, den Muskelstoffwechsel (Milchsäure), die Magensäuerung, die Nierenfunktion und den Mineral-Pool des Körpers –, einen Ausgleich herzustellen, das *»Säure-Basen-Gleichgewicht«.* Dazu verhelfen ihm auch Bakterien im Darm und nicht zuletzt das instinktive Bestreben des Körpers, etwas auszugleichen, wenn es uns zum Beispiel nach einer sauren Gurke oder einem milden, basischen Milchtrank gelüstet.

Gesunde Menschen haben in der Regel keine Probleme mit alledem, weil ihr Körper die Fähigkeit hat, sich an eine »falsche« Ernährung, an Streßsituationen oder einseitige Belastungen aus dem Alltag anzupassen, sie zu neutralisieren. *Alternde* Menschen aber, mit Kauschwächen und vor allem mit zunehmenden Drüsenschwächen ihrer Eingeweide, die jetzt weniger Säfte produzieren, sowie *jüngere* Leute, die mit schwerer Fehlernährung, zum Beispiel sehr einseitiger Fleisch-Fett-Zucker-Kost und viel Alkohol, ihrem Körper gegenüber rücksichtslos sind, können Entgleisungen des harmonischen Säure-Basen-Gleichgewichts erleben. Die Folge kann eine Vielzahl von Krankheiten sein, wie Infektneigung, Rheumatismus, Gicht, Ekzeme etc., die meist in Verbindung mit einem krankhaft übersäuerten Organismus entstehen.

Hier kann nur eines helfen: Eine sehr bewußte Ernährung, die einen harmonisierenden Ausgleich schafft – durch das richtige Essen zur richtigen Zeit und in der richtigen Kombination.

In jedem Fall können zum Beispiel Kartoffeln, Gemüse und Früchte – die weitgehend basisch sind – zum »säuernden« Fleisch einen guten Ausgleich schaffen.

Stark basenüberschüssig sind (in dieser Reihenfolge): getrocknete Feigen, gekochter Spinat (höchster Wert überhaupt), Kopfsalat, rohe Tomaten, grüne Bohnen, Karotten, Kartoffeln, Stachelbeeren, Weißkraut, Kuhmilch, Pfirsiche, Blaukraut, Pflaumen, Johannisbeeren, Wirsing, Feldsalat, Grünkohl, Kohlrüben, Erdbeeren, Spargel, Äpfel, Mandeln, Rosinen.

Einen hohen Säureüberschuß haben zum Beispiel: gegrilltes Steak (höchster Wert!), Brathuhn, Kochschinken, Spiegeleier, gebratener Fisch, Cheddar-Käse, Fleischextrakt.

Gicht – die Schlaraffenland-Krankheit

Fast immer beginnt es in der Nacht – mit rasenden Schmerzen, zum Beispiel in einem großen Zeh. Der schwillt unförmig an, die Haut wird heiß und rot, »wie gekocht«, das Gelenk, es tobt, jeder Schritt wird zur Qual – das ist ein *Gichtanfall!* Es kann aber auch die Hand sein, das Knie, sogar das Ohr, wo sich die seit langem (anfangs meist unmerklich) *erhöhte Harnsäure* peinigend manifestiert.

Die Gicht, als »Zipperlein« oder »Podagra« karikiert und bespottet, galt in alten Zeiten beim gemeinen Volke als Symbol des Reichtums und als Folge von Völlerei und Prasserei. Heute ist Gicht leider auf dem Weg zur Volkskrankheit, als Folge von Überernährung, Fehlernährung und entsprechendem Übergewicht, vor allem aber auch von Alkoholmißbrauch. Körperlicher und/oder emotionaler Streß tun ein übriges dazu. Mindestens fünf von 100 Männern (Frauen wesentlich seltener) erkranken an Gicht – oft schon im Alter zwischen 20 und 30 Jahren. In Notzeiten gab es so gut wie keine Gicht.

Gicht wird ausgelöst durch Ablagerungen von Harnsäurekristallen, die im Stoffwechsel beim Abbau von Purinen (Eiweißstoffen) entstehen. Wird die Harnsäure nicht ausreichend ausgeschieden, so kann sie sich in Gelenken, Knochen, auch in den Nieren festsetzen und zu schweren gesundheitlichen Schäden führen. Die *Veranlagung* zu Gicht ist oft *geerbt*. Wer das weiß, kann sich danach richten. Das heißt: frühzeitig *Harnsäure bestimmen* lassen, um zu sehen, ob ein Risiko besteht. *Der Rest ist Vernunft.*

Die Empfehlungen für bereits Gichtkranke haben sich in den letzten Jahrzehnten immer wieder geändert. Geblieben aber ist:
- Die Forderung, *Alkohol* nur in sehr geringen Mengen! Ein Gläschen Wein pro Tag heißt das. Noch besser freilich ist gar kein Alkohol! Und möglichst überhaupt kein Bier.
- Täglich aber 2 bis 3 Liter trinken – Wasser, verdünnte Säfte, auch Tees. Leichter Kaffee in Maßen ist ebenfalls erlaubt.
- *Keine* strengen Fastenkuren, kein sogenanntes Heilfasten!
- Keine fleisch- und fettreichen Außenseiterdiäten!
- Verzicht möglichst auf alle Innereien, auf Räucherfische, Hummer, Krabben, Muscheln.
- Dafür fettarme Milchprodukte als Eiweißquelle. Mehr Weißbrot als Schwarzbrot/Vollkornbrot. Vorsicht, Zurückhaltung auch mit Müeslis, auch Hülsenfrüchte möglichst meiden.
- Viel Obst, mehrmals am Tag etwas. Viel Gemüse, Salate usw.
- Purinarme Kost auf Dauer, möglichst unter 300 mg pro Tag bleiben. Siehe unser Kasten.

Merke: Auch nur mäßig purinreiche Gemüse, wie zum Beispiel Spargel, Pilze, Spinat, dicke Bohnen, können – einmal in großen Mengen gegessen – einen Gichtanfall auslösen!

Auf einen Blick
Risikonahrung bei Gicht und Heilnahrung bei Gicht

1. *Niedriger* Harnsäure-Gehalt

   0–10 mg in 100 g Nahrung:
   Vollmilch, Butter, Margarine, Quark, Hühnerei.
   Honig, Marmelade, Zucker, Bonbons, Eiscreme, Speck.
   Salatgurke, Kopfsalat, Karotte, Paprika, Radieschen, Rettich, Tomate, Rhabarber.

   11–50 mg in 100 g Nahrung:
   Emmentaler, Harzer und Mainzer Käse, Schmelzkäse, Camembert, Gouda, Schafskäse.
   Auberginen, grüne Bohnen, alle Kohlsorten, Chicorée, Endivien, Feldsalat, Fenchel, Kartoffel, Lauch und Zwiebeln, Sellerie, Sojasprossen, Spargel, Zucchini.
   Die einzigen »Ausrutscher nach oben« (mehr Harnsäure) sind Champignons und Spinat.
   Alle gängigen Obstsorten, von Ananas bis Zitronen. Kein »Ausrutscher nach oben«.
   Unter den Getreiden und Getreideprodukten liegen nur Weizenmehl (Type 405), Weizenbrot und -semmeln und Mischbrot *unter* der 50-mg-Marke, außerdem gekochter Naturreis.
   Alle Teigwaren und Vollkornerzeugnisse, auch Weizengrieß (80 mg), Cornflakes (80 mg), Hirse (85 mg) liegen etwas höher.
   Unter den Wurstwaren finden wir Corned beef, Frankfurter, Wiener, Mettwurst und Weißwurst noch unter der 100-mg-Grenze.

2. *Von 100–200 mg in 100 g Nahrung:*

   Zu den Lebensmitteln mit mittlerem Harnsäuregehalt zählen die meisten Fleisch- und Wurstwaren, Schinken, Geflügel (zwischen 120 und 180 mg).
   Der absolute »Ausrutscher nach oben« ist hier die *gegrillte Haut vom Brathuhn* (300 mg).
   Auch die gängigen Hülsenfrüchte – Erbsen, Bohnen, Kichererbsen, Linsen und Sojabohnen – haben einen Harnsäuregehalt zwischen 80 und 220 mg. »Ausrutscher nach unten« – die getrockneten Weißen Bohnen mit 80 mg.

3. *Achtung!* – *Risikonahrungsmittel für Gichtkranke:*

   Sehr vorsichtig müssen Menschen mit hoher Harnsäure und Neigung zu Gichtanfällen bei sämtlichen *Innereien* sein! Nur 100 g Rinderleber haben 360 mg *Harnsäure*, Schweineleber 300, als gefährlich gilt auch Fleischbrühe!
   Zurückhaltung geboten ist auch bei Fischen mit Haut (Hering hat 320 mg je 100 g), Bückling, Makrele, Lachs, Krabben, Hummer bringen zwischen 150 und 200 mg je 100 g mit, Anchovis und Sardellen liegen bei 260, Ölsardinen mit Haut bei 350 mg und die Kieler Sprotten leider bei 500 mg (!). Sie halten – zusammen mit Bäckerhefe (450 mg) – den absoluten Rekord.

Es versteht sich, daß Gichtkranke auch mit Hefe-Weißbier und Bock-Bier und Bierhefe vorsichtig sein müssen.

4. *Als Schutz- und Heilnahrung bei Gicht*

gelten fast alle Früchte und Gemüse sowie die Obst- und Gemüsesäfte. Erdbeeren, schwarze Johannisbeeren und Kirschen als *Kur,* mindestens eine Woche lang täglich 250 g *nicht nach,* sondern *vor* oder *zwischen* den Mahlzeiten, helfen Harnsäure auszuschwemmen. Johannisbeeren gelten seit Uromas Zeiten schon als »Gichtbeeren«. Auch Selleriesaft, ab und zu ein Gläschen, oder zum Beispiel eine Sellerie-Apfel-Rohkost vor dem Essen haben ähnliche »Arzneiwirkung«.

Pantothensäure-Lutschtabletten und Kohletabletten sowie Vitamin E (zum Beispiel in Weizenkeimöl, ein Löffel täglich) gelten unter Naturheilern als Geheimtips für Gichtkranke.

Pilze naschen gern – hungern Sie sie aus!

»Die Verpilzung der Menschheit nimmt von Tag zu Tag zu«, so Deutschlands Experte Nummer eins für Mykosen (das heißt Pilzerkrankungen), Professor Dr. Hans Rieth, Hamburg. Überall tragen wir sie mit uns herum, auf der Haut, in der Mundhöhle, im Darm, oft genug, ohne es zu wissen.

Gefährlich wird es, wenn wir in eine geschwächte Abwehrlage kommen – dann kriegen die Pilze Oberwasser. Allein im Bundesgebiet sterben jährlich rund 7000 Menschen an Pilzinfektionen. Deshalb heißt es bei den geringsten Alarmzeichen: zum Hautarzt gehen, der »Pilz-Experte« ist!

Ganz wichtig im Hinblick auf die richtige Ernährung: *Pilze brauchen Zucker,* um zu leben und sich zu vermehren! Doch nicht nur unseren »weißen Haushaltszucker«, auch Traubenzucker und Fruchtzucker, wie er in allen süßen Früchten, Säften, Limonaden, roter Grütze etc. steckt, haben Pilze für ihr Leben gern.

Da hilft, wenn man schon Pilze hat, nur eines: Sämtliche leichtverwertbaren Kohlenhydrate, alles Naschwerk muß drastisch eingeschränkt werden. Erlaubt sind dagegen die meisten Gemüse, Sprossen, Nüsse und alle Küchenkräuter. Und riesige Salate – weil die mit ihren Faserstoffen bei der Verdauung sogar Pilznester aus dem Darm »ausräumen«. Auch Getreidekörner, Haferflocken, Vollkornbrot sind dafür günstig. Eier, Fisch und Fleisch (nicht paniert) sind erlaubt sowie Käse – und übrigens (Speise-)Pilze ...

US-Ärzte verordnen Kombinationspräparate von Vitamin A, B, C, D sowie den Vitamin-B-Komplex mit 100 mg am Tag und eine Zeitlang Vitamin C in hohen Dosen von 2000 bis 5000 mg. Dazu täglich Rohkost und mehrmals täglich Joghurt oder Milchsäurebakterien »Lactobacillus acidophilus« (vor allem bei Pilzbefall im Mund oder/und in der Vagina). Außerdem werden die Patienten angehalten, nur wenig und ganz mageren Fisch und mageres Fleisch zu essen, Kaffee und Zucker sind streng verboten, dafür sollen täglich Zwiebeln und besonders Knoblauch, drei bis vier Zehen am Tag, gegessen werden, ferner werden Kürbiskerne, Sesam und als Gewürze Oregano, Cayenne und Curcuma empfohlen. Für die örtliche Pinselung Teebaumöl und Myrrhe, außerdem Kräuterbäder mit Myrrhe oder verdünntem Apfel-Cidre ...

Arzneimittel zerstören wertvolle Nahrungsmittel

Jeder Bundesbürger verbraucht im Jahr rund 1100 Einzeldosen an Medikamenten. Daß aber zwischen *Arzneimitteln und Ernährung* oft fatale Wechselwirkungen bestehen – davon haben die »armen Schlucker« meist keine blasse Ahnung. Je älter die Menschen werden, desto mehr Medikamente nehmen sie – wegen vielerlei Beschwerden. Desto größer sind auch die Gefahren. Die Probleme werden hierzulande unter den Teppich gekehrt.

In Deutschland hat sich des Themas vor allem der Gießener Ernährungsexperte Professor Dr. Erich Menden mit seinem Team kritisch angenommen. Zusammengefaßt das Wichtigste aus seinen und anderen Untersuchungen:

Antibiotika

Sie können lebensrettend sein. Aber sie stören empfindlich sowohl den Vitaminhaushalt als auch die Verwertung von Mineralien aus der Nahrung. Wer sie also nehmen *muß*, der sollte *nach* der Behandlung gezielt seine Darmflora wiederaufbauen (den Arzt danach fragen) und reichlich komplexe Kohlenhydrate essen, aus vollem Korn, Gemüsen, Früchten, dazu reichlich Milchsäureprodukte, vom Sauerkraut bis zum Joghurt. Und er sollte eine Zeitlang möglichst wenig Fleisch essen und Zucker meiden.

Antibiotika der *Tetrazyklin*-Gruppe gehen mit dem *Kalzium* in der *Milch* Verbindungen ein, und dadurch wird ihre bakterienhemmende Wirkung stark herabgesetzt oder ganz aufgehoben. Also – immer nur mit Wasser nehmen! Zahlreiche *Penicillin*-Arten sind auch *säure*empfindlich, deshalb soll man nichts gleichzeitig essen, was die Magensäuresekretion besonders anregt, wie Meerrettich, Senf, Weißwein oder Bouillon.

Eisenpräparate

Sie sollten nie mit Kaffee, Tee oder Rotwein geschluckt werden. Denn deren Gerbsäure geht mit dem Eisen im Magen ebenfalls eine schwerlösliche Verbindung ein – der Körper scheidet das meiste ungenutzt wieder aus.

Umgekehrt verbessert sich die Aufnahme von wertvollem Nahrungseisen (zum Beispiel aus Leber, Schinken, Blutwurst, Fisch, Eigelb und Milch, aber auch aus Vollkorn, Spinat, grünen Salaten) wesentlich durch Vitamin C. Deshalb öfter vor dem Essen ein Gläschen *frischen* Orangen- oder Zitronensaft trinken!

Appetitzügler

Sie können auf Dauer zu Nerven- und Gehirnschäden führen. Sie lassen den Vitamin-C-Spiegel steil abfallen, was die Abwehrkräfte schwächt und sich negativ auf den Fettstoffwechsel auswirkt. Wer glaubt, Appetitzügler für kurze Zeit nehmen zu müssen, der sollte dazu reichlich Vitamin-C-Haltiges essen und trinken.

Abführmittel

Sie sind immer gefährlich! Manche Experten fordern, sie ganz zu verbieten. Denn sie entziehen dem Körper lebenswichtige Mineralien, außerdem kommt es zu einer Erschlaffung des Darms. Die Elektrolytverluste können bis zu schweren Herzschädigungen führen. Gegen Verstopfung hilft vor allem faserreiche Kost.

Hände weg auf Dauer auch vom »harmlosen« *Paraffinöl* – es wird als unverdaulich ausgeschieden, hat aber unterwegs die fettlöslichen Vitamine A, D, E und K in großen Mengen mitgenommen. So gehen sie dem Körper verloren.

Antazida

Das sind Mittel, die Magensäure binden. Sie sind große Mode geworden – gegen Kater, Sodbrennen, Völlegefühl. Sie enthalten oft Aluminium (das immer noch im Verdacht steht, für die Alzheimersche Krankheit mitverantwortlich zu sein). Ein Geheimtip für Partygänger: Statt Tabletten oder Pulver »am Morgen danach« lieber während der Fete reichlich Mineralwasser zum Alkohol trinken – das beugt dem Kater vor.

Bei häufiger Übersäuerung des Magens hilft aber vor allem der Verzicht auf alles Raffinierte wie Weißmehl, Kuchen, Zucker, Schokolade, Eiscreme etc. Damit »der Magen was zu beißen kriegt«, soll man ihn mit reichlich Natürlichem füttern, voran Kartoffeln, Karotten, dazu hochwertiges Eiweiß, zum Beispiel in Form von magerem Fisch, Quark, Vollkornbroten aus feingemahlenem Mehl. *Milch* dagegen kann die Magensäureproduktion nicht verhindern ...

Cortison

Menschen, die Cortison nehmen, brauchen eine besonders Vitamin-C-reiche Kost, weil das die Arbeit der Nebenniere unterstützt. Sie sollten auch reichlich *mageres Eiweiß* essen: Fisch, Fleisch, Eischnee, Milchprodukte, weil Cortison den Eiweißbestand reduziert. Und sie müssen sowohl ihren Salz- als auch ihren Zuckerverbrauch stark einschränken!

Diuretika

Mittel, die entwässern, schwemmen lebenswichtige Mineralien aus und auch Vitamin C. Bei einer notwendigen Therapie mit Diuretika muß unbedingt verlorengegangenes *Kalium* ersetzt werden: mit Kartoffeln, Aprikosen, Bananen, Melonen, Pflaumen, Bohnen, Erbsen, Karotten, Spargel, auch mit Bier und Bierhefe.

Lipid-Senker

Diese Medikamente, die erhöhte Blutfettwerte abbauen, bringen Interessengruppen enormes Geld. Denn der von der Medizin-Obrigkeit drastisch herabgesetzte »tolerierbare« Cholesterinspiegel von 200 hat Millionen Menschen auf der Welt plötzlich »krank und behandlungsbedürftig« gemacht. Bei *krankhaft* erhöhten Blutfettwerten (sehr oft erblich bedingt) sind die Lipid-Senker ein Segen. Aber sie haben viele Nebenwirkungen. Und weil sie auch die Aufnahme der *Nahrungsfette* und vor allem der *fettlöslichen Vitamine* behindern, sollte bei nur geringerhöhtem Cholesterinspiegel erst einmal alles über die Ernährung versucht werden.

Das heißt: Rohkost- und Obsttage, Verzicht auf Kaffee, auf fettes Fleisch und viel Eigelb, dafür eine knackige, gesunde Mischkost, die höchstens 70 bis 80 g Fett am Tag enthält. Dazu den täglichen Löffel Lezithin und die wertvollen Chufas-Nüßli (siehe Seite 519 f.). Und vor allem: viel Bewegung!

Auch die »Pille« sowie Psychopharmaka, Rheuma- und Gichtmittel greifen scharf in den Stoffwechsel ein. Betroffene sollten darüber unbedingt mit ihrem Arzt sprechen.

Manche Medikamente mindern die Manneskraft

Jeder zehnte »sexuell aktive Mann« leidet, so ergaben Untersuchungen (lt. »Ärztliche Praxis«), an Erektions- und Potenzstörungen. Auch viele Medikamente stehen im Verdacht, die Manneskraft zu mindern. Dazu gehören neben Arzneien gegen Bluthochdruck Mittel gegen Gicht und Magenschleimhautreizung, Psychopharmaka und verschiedene Herzmittel. Auch die *Anabolika,* die bei Bodybuildern die Muskeln groß werden lassen, sind angeklagt, das männliche Attribut kleinzuhalten.

Der Rat heißt: Möglichst früh zum Arzt! Außerdem: Anabolika müssen wirklich nicht sein. Gichtmittel können oft durch vernünftige Diät (siehe Seite 566 f.) vermieden werden (und durch Maßhalten mit dem Alkohol!). Psychopharmaka werden ohnedies viel zu viele geschluckt. Und einem nur leicht erhöhten Blutdruck ist oft mit salzarmen Speisen und dem Abbau von Streß beizukommen ...

Antikoagulantien

Das sind sogenannte »Blutverdünner«, Substanzen, die verschrieben werden, um eine Blutgerinnung zu hemmen, zum Beispiel nach Herzinfarkt oder Thrombose. Wer diese Gerinnungshemmer verordnet bekommt, sollte sehr darauf achten, daß möglichst wenig Nahrungsmittel auf den Tisch kommen, die *Vitamin K* (das Blutgerinnungsvitamin) enthalten.

Das sind vor allem die grünen Blattgemüse wie Kopf- und Feldsalat, Spinat und Mangold sowie Blumenkohl, Rosenkohl, Brokkoli und Fenchel, aber auch Eigelb, Innereien (Leber!), Distelöl, Sojabohnen, fetthaltige Milch(produkte). Sehr wenig enthalten Vitamin K und sind deshalb empfehlenswert: Getreide, ausgenommen Hafer, alle Wurzelgemüse und fast alle Früchte. – Auch wer Vitamin-Komplexe als Pillen einnimmt, muß sie auf ihren Vitamin-K-Gehalt checken.

Merke: Wer bei Halsweh, Angina etc. regelmäßig *gurgeln* und *den Mund spülen* muß (meist enthalten diese starken Präparate Hexetidin o. ä.), der sollte das nur so lange tun, wie es unbedingt nötig ist. Sonst kann es ihm passieren, daß er für vier bis acht Wochen vollständig *seinen Geschmackssinn verliert!* (In leichten Fällen lieber mit einer Mischung von Salbei und Thymian gurgeln oder spülen. Apotheker fragen.)

Nahrungsmittel-Allergien machen auch vor »Natur« nicht halt

Nur wenige Krankheiten haben in unserer Zeit derartig explosionsartig zugenommen wie die Allergien. In 20 Jahren haben sie sich in Deutschland vervierfacht. Experten sprechen schon von einer »Seuche«. Jeder Dritte von uns ist von allergischen Reaktionen geplagt, und zwei Drittel der Allergiker sind Frauen. Immer mehr Allergien werden durch Nahrungsmittel verursacht.

Eines sei vor allem betont: Wer plötzlich allergisch reagiert, womöglich mit einem Schock, der gehört *sofort* in die Behandlung durch einen Arzt. Leider gibt es aber hierzulande noch viel zu wenige Allergologen und Kliniken mit Allergie-Abteilungen. Natürlich erschienen auch über Nahrungsmittel-Allergien schon einige gute Aufklärungsbücher. Fragen Sie Ihren Doktor danach.

Die wesentlichen Dinge seien hier zusammengefaßt:
- Der Mensch kann auf alles allergisch reagieren – sogar auf Wasser.
- Was immer wir essen und trinken, ganz gleich, wie natürlich oder unnatürlich es ist, tritt unserem Organismus – wir erklärten es schon am Anfang dieses Buches einmal – primär als *Fremdstoff* entgegen. Die »Umwelt« oder die »Chemie« als Hauptschuldige zu belasten, ist deshalb sehr problematisch, zumal »Umwelt« und »Chemie« sehr schwammige, ungenaue Begriffe sind. Viele Menschen reagieren leider gerade auf hundertprozentig natürliche oder vollwertige Kost allergisch, vor allem freilich dann, wenn sie sich *einseitig* ernähren, mit Sachen, von denen sie glauben, daß sie allein seligmachend seien. In den Sprechstunden der Allergologen geben sich jene Fanatiker die Klinke in die Hand, die zum Beispiel fast ausschließlich von »Körndl«-Kost oder von Sojaprodukten leben, oder von Südfrüchten, die ja eigentlich für uns »Nordlichter« völlig fremde Gene enthalten. Die Kiwi-Allergie hat rasant zugenommen, übrigens auch die Allergie gegen Curry, Gingko und Aloe und Teebaumöl – um bei den Exoten zu bleiben. Zu den häufigsten Allergien überhaupt zählen aber heute jene gegen Kuhmilch, Eier, Getreide, Nüsse, voran Erdnüsse, Stein- und Kernobst, einige Kräuter, Gewürze und Gemüse!
- Die Allergologen trennen die ausgesprochenen Nahrungsmittel-Allergien von sogenannten pseudoallergischen Reaktionen, Unverträglichkeiten, für die sie vor allem »Hilfsstoffe« der Lebensmittelindustrie wie Konservierungsmittel, Farbstoffe und ähnliches verantwortlich machen.
- Nahrungsmittel-Allergien können an allen sogenannten »Grenzflächen-Systemen« unseres Körpers entstehen, an der Haut und den Schleimhäuten und der Augenbindehaut, im ganzen Magen-Darm-Trakt mit allen seinen Drüsen. Die eine bekommt Ausschlag, wenn sie Kartoffeln schält oder Kräuter hackt, der andere Bauchweh und Durchfall, wenn er einen Fruchtjoghurt ißt oder einen Fertigpudding, der dritte, wenn er einen Saft oder (zum Beispiel geschwefelten) Wein trinkt.
Die häufigste Nahrungsmittel-Allergie (man schätzt 40 Prozent) ist die gegen *Sellerie* (siehe auch Seite 179 f.). Und weil der in hunderterlei anderen Dingen versteckt ist (Suppenwürzen, Gemüsesalaten, Fertiggerichten, Kräutersalz etc.), können die alle auch allergische Reaktionen auslösen. Detektivischer Spürsinn ist *immer* gefragt, wenn eine Allergie plötzlich ausbricht!

- Massenhaft bekommen die Menschen heute auch Erdnuß-Allergien. Erdnüsse sind aber – ebenso wie Soja – ohne jede Deklarationspflicht in Tausenden von Industrieprodukten versteckt, die es im Supermarkt gibt, vom Keks und der Schokolade bis zu diesem oder jenem Drink oder Brotaufstrich.
- Weil es zahlreiche »*Kreuzreaktionen*« gibt, etwa zwischen Nahrungsmitteln und Pollen, wird die Sache noch schwieriger. Da hilft nur noch, *ganz genau* zu überlegen, *was* man gegessen oder getrunken hat. So verträgt zum Beispiel mehr als die Hälfte der Sellerie-Allergiker auch keine Karotten und nicht das Gewürz Beifuß. Sellerie-Allergiker reagieren oft ebenfalls auf Curry, Paprika, Fenchel, Anis, Kümmel, Muskat, Knoblauch, Ingwer und *Kamille* allergisch. Doch Kamille wird sehr oft auch Getränken, Medikamenten, kosmetischen Präparaten beigemengt. Kuchen, Brote, Kekse, alkoholische Getränke können wiederum *Anis* enthalten. Sogar Vogelliebhaber können betroffen sein, weil Anis gelegentlich dem Sand für die Käfige beigegeben ist! Wer gegen Birken-, Hasel- oder Erlenpollen allergisch ist, der sollte achtgeben, wie er auf Äpfel, Birnen und Steinobst reagiert.
- Oft hilft es, Steinobst und Äpfel kurz aufzukochen, weil Erhitzen die Allergene weitgehend zerstört. Aufpassen müssen Pollenallergiker auch bei allen Nüssen, Mandeln, bei Kiwi, Curry, Anis und Fenchel.

Immer mehr Chemie in Nahrungsmitteln

Es ist klar, daß immer mehr Menschen auch gegen *chemische Zusatzstoffe* in Nahrungsmitteln (wie Konservierungs- oder Farbstoffe usw.) allergisch reagieren. Und wahrscheinlich ist die *Summe von chemischen Stoffen* in der Nahrung – zu denen ja noch Düngemittel- und Pestizidrückstände in den Pflanzen und viele Umweltschadstoffe aus der Atemluft kommen – *eine* der Ursachen, daß es mehr und mehr Allergien gibt.

Außerdem sind all jene Mengen an chemischen Stoffen, die unsere Behörden genehmigen, als *Grenzwerte für Gesunde* gedacht. Und viele summieren sich, kumulieren. Weshalb Sie sich unbedingt eine detaillierte Lebensmittel-Zutatenliste besorgen sollten!

Kommt nun noch ein Erschöpfungszustand, eine körperliche Schwäche, eine schlechte Immunabwehr dazu, dann ist die Allergie manchmal schon programmiert. Ganz schädlich sind hier (neben einer gewissen Erbanlage) auch *Dauerstreß,* ungenügender Schlaf, Kummer, seelische Belastungen, Infektionen und natürlich eine insgesamt »arme« und einseitige Ernährung, die wenig abwechslungsreich und arm an all jenen Schutz- und Wirkstoffen ist, von denen in diesem Buch immer die Rede war und ist.

Ein ganz gesunder Körper ist in der Regel widerstandsfähiger gegen Allergien. Nach vielen Untersuchungen wird seine Widerstandskraft in diesem Zusammenhang gestärkt durch die Vitamine A (Carotin), B-Komplex, D, E und durch ungesättigte Fettsäuren, Kalzium, Magnesium, Mangan und Kalium.

US-Experten empfehlen Vitamin B_{12}, eine kurze Zeit lang 500 bis 1000 Mikrogramm am Tag, Tee aus Teufelskralle sowie alle Früchte und Gemüse, die Bioflavone enthalten (siehe auch in diesem Buch), voran Quercetin, das unter anderem in Zwiebeln, Grünkohl, Brokkoli, Bohnen, Äpfeln, Kirschen und der weißen Innenhaut der Zitrusfrüchte steckt.

Aids, Alzheimer und multiple Sklerose – auch hier kann Ernährung Leiden lindern

Immer häufiger werden Ärzte hierzulande in der Sprechstunde von ihren Patienten nach »der richtigen Ernährung« oder gar nach Nahrung befragt, die ihr Leiden *heilen* könnte. In einigen Fällen ernten sie fast immer bedauerndes Achselzucken, die Patienten: Das sind vor allem jene Männer und Frauen, die das Schicksal mit Aids, Alzheimer oder multipler Sklerose geschlagen hat.

Weil es aber immerhin einige Hunderttausend Menschen in Deutschland sind, die von einer dieser drei Krankheiten betroffen sind, haben wir uns bei Experten in den USA für sie kundig gemacht. Ihre Ratschläge veröffentlichen wir mit allem Vorbehalt, aber doch in der Hoffnung, daß die vorgeschlagene Ernährung Gutes tun und zumindest Leiden lindern kann.

Aids – das wissen wir alle mittlerweile – bedeutet eines Tages den vollständigen Zusammenbruch des Immunsystems und den Tod. Es gibt trotz unglaublicher weltweiter Anstrengungen auch weit über

25 Jahre, nachdem die Krankheit öffentlich bekannt wurde, noch immer keine Impfung. Aber es gibt schon viele und auch erstaunlich erfolgreiche Therapien, solange der Patient zwar »HIV«-infiziert ist, aber das sogenannte »Vollbild« noch nicht ausgebrochen ist. Dieses erste Stadium nach der Infektion, der im Lauf der Jahre viele schwere Symptome folgen können, wie eine bestimmte Form der Lungenentzündung und ein seltener Krebs, das Kaposi-Sarkom, muß mit allen erreichbaren Mitteln aufrechterhalten bleiben. Und es ist heute schon möglich, daß manche HIV-infizierte Patienten über zehn Jahre und länger fast wie gesunde Menschen leben. Man nennt sie »Non progressors«. Oft hängt dieses Phänomen mit dem cortisonähnlichen Körperhormon DHEA zusammen.

Bei vielen HIV-Infizierten hat Dr. Charles Halsted von der Davis Medical School in Kalifornien festgestellt, daß das Virus besonders stark die Zellen des *Verdauungstraktes* attackiert, deren Aufgabe es ist, Nährstoffe, Vitamine, Mineralien etc. aus der Nahrung aufzunehmen. Also ist erstens ein schlechtes, sprich vitamin- und nährstoffarmes Essen gefährlich, und zweitens sollten die Betroffenen reichliche Vitamingaben zusätzlich bekommen. Weil der Stoffwechsel in der Regel beschleunigt ist, sollte die Diät auch mehr sehr gute Proteine enthalten (um die Heilung von Wunden zu beschleunigen) und komplexe Kohlenhydrate (für die bessere Verwertung der Proteine) sowie gesunde Fette.

So wird den HIV-infizierten Personen geraten,
- mindestens einmal am Tag Vollkorn(-Produkte) zu essen, auch wegen der hier besonders bedeutungsvollen Ballaststoffe zur Darmpflege,
- als Vitaminspender viele frische Gemüse und Salate, auch Rohkost und Obst. Weil die Nahrung möglichst basisch gehalten werden soll, aber lieber *mehr* Gemüse und Getreide als Obst, zumal HIV-Patienten oft unter Schleimhautentzündungen leiden und die Fruchtsäure ihnen dann nicht guttut.
- Als Eiweiß-Spender Milch und Milchprodukte.
- Hilfreich sind auch, so vermuten die Ärzte von der Davis Medical School, reichlich Zwiebeln, Knoblauch, Ingwer. Dazu »natürliche« Suppen, zum Beispiel auf Gemüse-Basis, Tees und andere *warme* Getränke, ausgenommen Kaffee. Denn »kalte Getränke erfordern Energie, die das Immunsystem für anderes wichtiger braucht«.
- Als *beste Fette* werden Oliven- und Sesamöl empfohlen.

- *Ganz meiden* sollten HIV-Infizierte wegen der bakteriellen Gefahr *rohe* Nahrungsmittel wie Austern, Muscheln, rohe Eier, rohen Fisch (Sushi). Sie sollten auch ganz selten Fleisch essen. Die Vegetarier unter den HIV-Patienten leben in der Regel besser ...
- Rei-shi oder Shitake-Pilze werden ausdrücklich empfohlen, weil sie möglicherweise die Produktion von T-Helferzellen fördern.
- Mit Zucker und allen Süßigkeiten sollten die HIV-Infizierten äußerst knauserig sein.
- Koffein, so heißt es, kann die Zellen bei ihren Bemühungen um Regeneration stören. Alkohol hindert das Knochenmark an der Bildung von Blutzellen und zerstört die – hier lebenswichtigen – B-Vitamine und Beta-Carotin.
- Vitamin C – bis zu 6 g am Tag werden empfohlen – Vitamin E, Beta-Carotine und Selen bis 400 Mikrogramm helfen als Antioxidantien, den ständigen Beschuß durch freie Radikale abzuwehren. Außerdem soll die Nahrung reich an Zink, Kupfer und Eisen sein (siehe in diesem Buch unter den jeweiligen Stichworten).
- Zusätzlich sind Milchsäurebakterien immer gut (in Sauermilchprodukten und Sauerkraut etc.), weil sie die Darmflora pflegen.

Und damit der Kranke lernt, zu relaxen und seine Energien auf den Heilungsprozeß zu konzentrieren, sollte er bei Fachleuten die »Simonton«-Methode zur Selbstheilung lernen beziehungsweise sich mit Meditation oder Yoga oder Chi Gong vertraut machen.

Die Alzheimer Krankheit wird hierzulande von der Gesellschaft immer noch unter den Teppich gekehrt, obwohl sie mindestens schon 350.000 Opfer gefunden hat und obwohl sich natürlich Experten intensiv darum kümmern. Das langsam, aber sicher fortschreitende Leiden bringt über den (die) Betroffene(n) ebensoviel Herzeleid und Schmerz wie über seine Angehörigen. Denn Alzheimer endet mit einer totalen Zerstörung der Persönlichkeit – die wiederum von einer buchstäblichen Auflösung, einer Atrophie bestimmter Gehirnbereiche herrührt. Und weil dies genau jene Bereiche sind, die das Denken, Sprechen, Erinnern kontrollieren, werden die Kranken mit der Zeit zum vollkommenen Pflegefall.

Aluminium – auch aus *Kochgeschirr* – steht mit im Verdacht, an dieser Gehirnzerstörung beteiligt zu sein, auch Viren werden neuerdings verdächtigt. Eine Heilung gibt es noch nicht. Man rechnet damit, daß etwa drei Prozent der Menschen jenseits von 65 bis 85 Jahren Alzheimer entwickeln und im Alter von über 85 Jahren fast schon jeder zweite.

Die Behandlung ist noch immer karg, dabei kann die Krankheit (bis zum Tod) 20 Jahre und länger dauern. Es gilt also, die Lebensqualität der Betroffenen einigermaßen gut zu erhalten – und leider gibt es noch keinerlei spezielle »Diät«-Richtlinien.

Zumindest sollte verhindert werden, daß freie Radikale ihr böses Werk tun – also sind alle *antioxidativen* Lebensmittel sehr wichtig. Das sind, wie Sie in diesem Buch schon öfter gelesen haben, alle Früchte und Gemüse, die rot-gelb-grün leuchten, Orangen, Mangos, Zitronen, Grapefruits, Aprikosen Tomaten, Paprika. Dazu empfiehlt der »Nutrition Almanac« Nüsse, Samen, Sprossen, Kartoffeln, Weizenkeime, Hülsenfrüchte. Zusätzlich werden die Vitamine C, E, B_{12} und Beta-Carotine, ferner Zink und Selen, Kalium, Germanium als hilfreich angesehen, Lezithin (wegen Cholin) und Algen. Mit reinem Zucker, Salz, Bohnenkaffee und schwarzem Tee soll sparsam umgegangen werden.

Multiple Sklerose Die Patienten – mehr Frauen als Männer – haben in unserem Land zum Glück Fachärzte und Selbsthilfegruppen, an die sie sich wenden können, mit denen sie Therapien beraten und Erfahrungen austauschen können. Dieses immer noch rätselhafte Leiden, das in verschiedenen Formen und Krankheitsverläufen auftritt und vermutlich auf Autoimmun-Reaktionen des Körpers beruht, sucht auch immer mehr junge Menschen zwischen 20 und 40 Jahren heim. Die Ursache, beziehungsweise der Auslöser der Erkrankung wird heute unter anderem auch in emotionalem Streß, Infektionen und *Fehlernährung* gesucht.

Die Symptome sind von Mensch zu Mensch verschieden. Aber offenbar kann, nach vielen Beobachtungen, *natürliche Ernährung* zumindest dazu beitragen, daß der Krankheitsverlauf sich verlangsamt. Dazu gehört nach Meinung der Experten unter anderem:

- Wenig tierische Fette mit *gesättigten* Fettsäuren (sie sollten 15 g am Tag nicht überschreiten), das heißt also kein fettes Fleisch, Schmalz, keine fette Wurst. Milchprodukte nur in *fettarmer* beziehungsweise *entrahmter* Form, mageren Käse, mageren gekochten Schinken, Geflügel ohne Haut etc.
- Dafür sollen es täglich zwei Eßlöffel von ungesättigten Ölen sein, die viel Linolsäure enthalten, wie Olivenöl, Sonnenblumenöl, Ca-

nola-Öl (aus Raps- oder Rübsen-Samen) und alles, was Omega-3- und Omega-6-Säuren enthält, Nußöl, Sesamöl, Weizenkeime, frische Seefische ohne Haut, ungeräuchert.
- Alles, was uns reichlich *Ballaststoffe*, Vitamin B und Vitamin E spendiert, also Vollkornbrot, -semmeln, Flocken aus vollem Korn usw.
- Vitamin-C-Spender wie Rohkost, reichlich Gemüse, Obst, Trockenfrüchte (ohne Schwefel), dazu Nüsse, Mandeln, Sprossen, Keime.
- *Gemieden* werden sollen alle Zuckersachen, Schokolade, vor allem aber Fertigkost, deren Inhalt oft undefinierbar ist, Kuchen, Schleckzeug, Kekse, Schmelzkäse, Pasteten, Fix-und-Fertig-Gerichte, aromatisiert, gefärbt, geschönt, aus minderwertigen Grundstoffen.
- Gewürzt werden soll weniger mit Salz, dafür mit Kelp, Tamari, Shoyu, Kräutern. Meerrettich wird besonders empfohlen, übrigens auch zur Kompresse auf »steife Muskeln«.
- Milchsäurehaltige, fermentierte Nahrungsmittel, wie Sauerkraut, Joghurt, Kefir, Miso, stärken die Abwehr.
- Weil MS-Patienten einen starken Verlust an *Lezithin* im Gehirn und der Myelin-Scheide der Nerven erleiden (was Autopsien ergaben), sollten sie auch hier für guten Nachschub sorgen.
- Trinken sollen sie auch viel, mindestens zwei Liter am Tag, Wasser, Kräuter- und Früchtetees, verdünnte Fruchtsäfte, keine Colas, keine synthetischen Limonaden.

Es versteht sich, daß wir hier nur *Vorschläge* erfahrener Experten wiedergeben, um betroffenen Lesern zu einer möglichst gesunden Ernährung zu verhelfen. Auf keinen Fall wollen wir damit den Arzt ersetzen!

Auf einen Blick – kleines Glossar

Wörter der Ernährungsmedizin

Antikanzerogen	Schutz gegen Krebs, krebshemmend
Antimikrobiell	Schutz gegen Mikroorganismen, Krankheitserreger wie Bakterien und Viren (auch »bakterizid«)
Antimykotisch	Schutz gegen krankheitserregende Pilze (auch »fungizid«)
Antioxidativ	Schutz vor freien Sauerstoff-Radikalen, Verhinderung des »Ranzigwerdens« zum Beispiel der Zellmembranen durch Antioxidantien
Antithrombotisch	Schutz vor Thrombose, Blutgerinnseln
Immunmodulierend	Die Abwehr regelnd, steuernd
Immunstimulierend	Die Aktivität der Abwehr, des Immunsystems, anregend
Essentiell	Lebensnotwendig. Essentielle Nährstoffe können vom Körper selbst nicht hergestellt werden und müssen ständig mit der Nahrung zugeführt werden. Das sind zum Beispiel alle Vitamine, viele Mineralstoffe und Spurenelemente, acht Aminosäuren (bei Kindern neun) und die mehrfach ungesättigten Fettsäuren, wie die Linolsäure
Phytochemicals	Sekundäre Pflanzenstoffe, SPS, auch »bioaktive Substanzen« genannt (Leitzmann), das sind Nahrungsinhaltsstoffe, die keinen Nährstoffcharakter haben. Das heißt, sie liefern keine Energie, keine Eiweißbausteine und haben auch keine Vitaminfunktion. Statt dessen wirken sie teilweise wie Arzneimittel. Sekundäre Pflanzenstoffe sind Carotinoide, Polyphenole, Glucosinolate, Phytosterine, Saponine, Protease-Inhibitoren, Monoterpene, Phytoöstrogene, Sulfide

(Schlag-)Wörter aus der Ernährungsindustrie und -wirtschaft

Added Value – Zusätzlicher Wert, »angereicherte Nahrungsmittel«.

Aroma – Rund 6000 Aromastoffe finden sich heute in unserer täglichen Nahrung, wenn wir uns denn im Supermarkt nach Herzenslust mit Fertigkost bedienen.

- »*Natürliche Aromen*« müssen aus natürlichen Ausgangsstoffen gewonnen werden – wie etwa in Vanille oder Zimt. Es ist aber nicht gesagt, »daß das drin ist, wonach es riecht oder schmeckt«, wenn zum Beispiel Aroma von Himbeerjoghurt aus Zedernholzöl stammt.
- »*Naturidentische Aromastoffe*« sind chemisch mit Naturaromen identisch, werden aber synthetisch in der Retorte hergestellt.
- »*Aroma*« – künstliche Aromastoffe, reine Laborprodukte, haben mit Natur absolut gar nichts zu tun.

Food – (Nahrung) – unter diesem Dach sind oft wunderliche Dinge vereint. Zum Beispiel

- *Convenience Food* – abgeleitet von »convenient« = bequem, freundlich, verfügbar. Bezieht sich vor allem auf Produkte, die man auch nach Ladenschluß, zum Beispiel in Bahnhöfen, Tankstellen, an Kiosken kaufen kann und die eßfertig sind, quasi »vom Regal in den Mund«.
- *Design Food,* das ist von Designern gestaltete, entworfene neue Nahrung, im Computer im Baukasten-System zusammengesetzt und im Labor zurechtgekocht. Neue *Nahrungs*mittel – aber keine *Lebens*mittel.
- *Fast Food* – schnelles Essen, im Gegensatz dazu
- *Ready Food* – Fertiggerichte. Neuerdings auch *Chill Food oder Cook & Chill Food* – Vorgefertigte Lebensmittel aus dem Kühlregal. Sie sollten immer kritisch auf Sauberkeit, Verpackungsform und Zutaten überprüft werden.
- *Novel Food* – das sind neuartige Nahrungserzeugnisse, die den Anspruch erheben, besondere Wirkung zu haben. Zum Beispiel
  – auf die Gesundheit – »*Health Food*«,
  – auf die Leistungsfähigkeit – »*Performance*«,
  – auf das Wohlbefinden – »*Wellness*«,

– oder die Energie spenden sollen oder gar Energie verstärken, wie *Energy-Drinks* – Müeslis – Süßigkeiten, die mit irgend etwas angereichert wurden.
- *Functional Food* erhebt den Anspruch auf eine gesundheitsfördernde Wirkung. Ist mitunter sehr billig hergestellt und mit dem klingenden Namen »geadelt«.
- *Energy Drinks* – meist viel zu teure Getränke, die zum Teil mit aufputschenden Substanzen wie Taurin, Koffein, Guarana angereichert sind und auch als »Wellness«-, »Sportdrinks« und ähnliches verkauft werden. Sie sind keine Durstlöscher, sondern Muntermacher, die in der Werbung mit »magischen« Männern, fliegenden Pferden, roten Bullen etc. daherkommen. Einige enthalten auch Koffein in Verbindung mit Alkohol. Für Kinder eigentlich völlig ungeeignet.

Zu *Novel Food* gibt es seit 1997 eine große EU-Verordnung. Danach fallen unter »Novel Food« unter anderem auch Lebensmittel und Lebensmittelzutaten, die aus genetisch veränderten Organismen hergestellt wurden, die eine neue Molekülstruktur haben, bei deren Herstellung ein »nicht übliches Verfahren« angewandt worden ist, und vieles andere mehr ...

Imitat – Nachahmung. Zum Beispiel Fleischimitat aus Soja. Es gibt schon zahllose Imitate von Naturprodukten wie Milch, Butter, Kaffee usw. Unter Zuhilfenahme von chemischen Zusatzstoffen und vielen technologischen Tricks entstehen so ständig neue »Nahrungsmittel«. Eines der schlimmsten ist wohl zur Zeit Surimi, ein Krebsfleischimitat, das aus Fisch- und Krebsabfällen mit Stabilisatoren, Gewürzen, Aroma etc. so raffiniert zusammengebastelt und auch geformt wird, daß es genau wie »Krebs« aussieht.

Kalorienreduzierte Nahrungsmittel müssen laut Nährwert-Kennzeichnung mindestens um 40 Prozent weniger Kalorien haben als das herkömmliche Produkt.

Kalorienarm ist die gesetzlich vorgeschriebene Bezeichnung für Lebensmittel, deren Brennwert – flüssig – nicht mehr als 20 Kalorien je 100 Milliliter und – fest – nicht mehr als 50 Kalorien je 100 g haben darf.

Light – gesetzlich nicht definiertes Wort, vielfach mißbraucht, weil gutgläubige Käufer meinen, das habe etwas mit Gesundheit zu tun. Light-Nahrungsmittel sind meist kalorienreduziert, das heißt sie enthalten weniger Fett, Zucker, Alkohol usw. als die traditionell gewohnten Speisen, Backwaren, Getränke. Sie sind aber oft mit synthetischen Zusätzen wie Zuckeraustauschstoffen, Süßstoffen, Fettersatzstoffen o. ä. hergestellt, um »mundgefällig« zu sein. *Keine Vollwertkost!*

Modifizierte Stärke – chemisch veränderte Stärke, die meist als Fettersatzstoff gebraucht wird und vielen Dressings, Dips, Desserts, Brotaufstrichen, Backwaren und anderen Schleckereien beigemengt ist.

Nutraceuticals – aus Nutrient = Nährstoff und Pharmaceuticals = Arzneimittel zusammengesetztes Wort. Sprich Nahrung, die angeblich arzneilichen Wert hat. Dazu zählen ihre Verfechter auch Energy-, Wellness- und Sportdrinks, ACE-Säfte etc. Gesetzlich in der Grauzone, weil sie weder vom Lebensmittel- noch vom Arzneimittelrecht erfaßt sind.

Nahrungsergänzungsmittel mit Heilanspruch sind ein Hundertmilliardengeschäft, oft viel zu teuer und meist überflüssig.

Probiotisch – frei nach dem Griechischen »für das Leben«. Neue Milcherzeugnisse, Joghurts mit bestimmten lebenden Kulturen von Milchsäurebakterien, die angeblich noch gesünder sind als die bisher üblichen Joghurts, weil die Bakterien zum Teil bis in den Darm gelangen sollen.

Prebiotisch oder präbiotisch – Milcherzeugnisse, die besondere ballaststoffartige Substanzen enthalten, die diesen Milchsäurebakterien im Darm als Nahrung dienen sollen. Auf der Verpackung zum Beispiel als Oligofructose oder Inulin oder einfach als Ballaststoffe gekennzeichnet. Kritische Ernährungsmediziner meinen, ein normaler (unerhitzt hergestellter) Joghurt mit Vollkornbrot oder Müesli täte es auch, und sehen es noch nicht als erwiesen an, daß diese Produkte wirklich gesünder sind als normaler Joghurt. Zumal die Anzahl prebiotischer Keime gegen Ende der Mindesthaltbarkeitsfrist offenbar stark abnimmt. In jedem Fall sind sie zwei- bis dreimal so teuer und müssen, um eine Anzahl aktiver Keime zu erhalten, praktisch täglich verzehrt werden.

Supplement – Ergänzung. Supplementieren heißt, der natürlichen Nahrung bei der Verarbeitung etwas hinzuzufügen. In der Industrie heißt es dann meist »anreichern«. Für die Gesundheit oft unnötig, wenn nicht fragwürdig.

Kennzeichnung von Lebensmitteln

Die Bedeutung der wichtigsten E-Nummern im Zutatenverzeichnis

Farbstoffe

E 100	Kurkumin
E 101	Lactoflavin (Riboflavin)
E 102	Tartrazin
E 104	Chinolingelb
E 110	Gelborange S
E 120	Echtes Karmin, Karminsäure, Cochenille
E 122	Azorubin
E 123	Amaranth
E 124	Cochenillerot A
E 127	Erythrosin
E 131	Patentblau V
E 132	Indigotin I (Indigo-Karmin)
E 140	Chlorophylle a + b
E 141	Kupfer-Chlorophylle
E 142	Brillantsäuregrün
E 150	Zuckerkulör
E 151	Brillantschwarz BN
E 153	Carbo medicinalis vegetabilis
E 160 a–f	Carotine und Carotinoide
E 161 a–g	Xanthophylle
E 162	Beetenrot, Betanin
E 163	Anthocyane
E 170	Calciumcarbonat
E 171	Titandioxid
E 172	Eisenoxide und -hydroxide
E 173	Aluminium
E 174	Silber
E 175	Gold
E 180	Rubinpigment BK (Litholrubin)

Konservierungsstoffe

E 200–E 203	Sorbinsäure und Sorbate
E 210–E 213	Benzoesäure und Benzoate
E 214–E 219	p-Hydroxibenzoesäureester (PHB-Ester)
E 220–E 228	Schwefeldioxid und Sulfite
E 230	Biphenyl (Diphenyl)
E 231–E 232	Orthophenylphenol und Natrium-Salz
E 233	Thiabendazol
E 236–E 238	Ameisensäure und Formiate
E 280-E 283	Propionsäure und Propionate

Antioxidationsmittel

E 300–E 304	L-Ascorbinsäure und Ascorbate
E 306–E 309	Tocopherole
E 310–E 312	Gallate
E 320	Butylhydroxianisol (BHA)
E 321	Butylhydroxitoluol (BHT)

Verdickungsmittel, Geliermittel

E 400–E 405	Alginsäure und Alginate
E 406	Agar-Agar
E 407	Carrageen
E 410	Johannisbrotkernmehl
E 412	Guarkernmehl
E 413	Traganth
E 414	Gummi arabicum
E 415	Xanthan
E 440	Pektine
E 461	Methylcellulose
E 466	Carboximethylcellulose

Emulgatoren, Stabilisatoren

E 322	Lecithine
E 470	Salze der Speisefettsäuren

E 471	Mono- und Diglyceride von Speisefettsäuren
E 472 a–f	Mono- und Diglyceride von Speisefettsäuren, verestert mit Fruchtsäuren
E 475	Polyglycerinester von Speisefettsäuren

Säuerungsmittel, Säureregulatoren

E 260–E 263	Essigsäure und Acetate
E 270	Milchsäure
E 290	Kohlendioxid
E 296	L-Äpfelsäure, DL-Äpfelsäure
E 297	Fumarsäure
E 325–E 327	Lactate (Salze der Milchsäure)
E 330–E 333	Citronensäure und Citrate
E 334–E 337	L(+)-Weinsäure und Tartrate
E 338–E 343	Orthophosphorsäure und Phosphate
E 450 a–c	Di-, Tri- und Polyphosphate

Sonstige

E 250–E 252	Nitrate (Salpeter)
E 420	Sorbit
E 421	Mannit
E 422	Glycerin
E 460	mikrokristalline oder gemahlene Cellulose

Quelle: »Bundeszentrale für gesundheitliche Aufklärung« im Auftrag des Bundesministers für Jugend, Familie, Frauen und Gesundheit.

Nach Angaben von Experten treiben sich in unserer Nahrung noch ein gutes Dutzend weiterer Zusatzstoffe illegal, sozusagen als »blinde Passagiere«, herum – und natürlich undeklariert. Diese Zahl nimmt auf dem Europäischen Markt zu.

Was Sie noch wissen sollten

Das ist genug:

- 5 g Salz pro Tag
- 40 g Streich- oder Kochfett pro Tag, das sind 2 Eßlöffel Butter oder Margarine und 1 Eßlöffel hochwertiges Pflanzenöl. Dazu sollten es täglich höchstens 30 bis 40 g »versteckte Fette« sein
- höchstens 3 Eier pro Woche
- höchstens 2- bis 3mal pro Woche Fleisch (je ca. 150 g)

Das sollte es sein:

- Jede Woche Seefisch, 1- bis 2mal
- täglich 1 $^{1}/_{2}$ bis 2 Liter trinken – Mineralwasser, Früchte-, Kräutertees etc.
- täglich 5 bis 7 Scheiben Vollkornbrot, -semmeln etc.
- täglich 2 bis 3 Tassen Milch

PORTIONEN PRO PERSON (vor dem Kochen messen oder wiegen):

Gemüse	= ca. 200 g
Kartoffeln	= ca. 150 bis 200 g
Vollreis	= ca. 50 bis 60 g
Vollkornnudeln	= ca. 100 g
Fisch ohne Gräten	= ca. 150 g
Fisch mit Gräten	= ca. 250 g
Suppe	= 1 Viertelliter

Merke: *Beim Kochen* entstehen hohe Vitaminverluste: Vitamin C bis zu 45 Prozent, Folsäure bis zu 50 Prozent. Deshalb
- lieber Dünsten oder Dämpfen als Kochen, wenig Wasser nehmen, ausgenommen natürlich Lebensmittel, die quellen, wie Reis, Nudeln etc.
- Kurze Garzeiten, geschlossener Topfdeckel, Töpfe mit wärmeleitendem Boden.
- Bei hoher Temperatur schnell ankochen, auf möglichst niedriger Temperatur fortgaren. Immer nur so kurz garen, daß alles noch einen »Biß« hat.

ALKOHOL – wieviel ist da drin?

1,0 l	Bier	ca. 5 Vol.-% Alkohol = 40 g
0,7 l	Wein	ca. 11 Vol.-% Alkohol = 60 g
0,7 l	Sekt	ca. 12 Vol.-% Alkohol = 65 g
0,7 l	Südwein	ca. 20 Vol.-% Alkohol = 110 g
0,7 l	Likör	ca. 30 Vol.-% Alkohol = 170 g
1 kl. (0,02 l)	Schnaps	ca. 35 Vol.-% Alkohol = 5 g
1 gr. (0,04 l)	Schnaps	ca. 35 Vol.-% Alkohol = 10 g
0,7 l	Schnaps	ca. 40 Vol.-% Alkohol = 220 g

Wie groß ist das Risiko?

	Frauen	*Männer*
geringes Risiko	20 g Alkohol	30 g täglich
mittleres Risiko	21–50 g	31–71 g täglich
großes Risiko	über 50 g	über 71 g täglich
Schwangere	maximal 20 g	

(Nach »Medical Tribune«)

Schlußbemerkungen – die Küche als Kraftplatz

Die Tafelrunde als Ort der Begegnung

In einer Zeit, die immer kälter und unpersönlicher wird, in der viele Menschen Ängste haben, weil sie sich isoliert und bedroht, ja fast erdrückt fühlen von technischer und bürokratischer Bevormundung und Gleichmacherei, kann die häusliche Küche zum Kraftplatz werden und die Tischrunde zum Ort der Reifeprüfung für Freundschafts- und Liebesfähigkeit: zu einem Treffpunkt, der Symbol ist für die ganz persönliche Freiheit – für die Pflege von Beziehungen und für unbeschwertes Genießen mit anderen.

Das gemeinsame Zubereiten einer Mahlzeit, mit Körben voller Kostbarkeiten aus den Gärten von Mutter Natur, die Düfte, die aus den Töpfen und Schüsseln aufsteigen, die Freude über Augen- und Gaumenschmaus – was für ein Lichtblick im grauen Alltag!

Gastgeber, die mit Liebe kochen, die ihre Gäste großzügig bewirten, in dieser »nährenden Beziehung« (so der prominente Seelenarzt Dr. Nossrat Peseschkian, Vater der »Positiven Psychotherapie«) drückt sich nicht nur Zuneigung aus, sondern es findet auch ein wunderbarer Austausch von Geben und Nehmen statt.

Da werden Kontakte geknüpft, während die Schüsseln herumgereicht werden, jeder spricht mit jedem, und alle umfängt das wohlige Gefühl gemeinsamen Genusses. Gedanken und Gefühle wandern ebenso hin und her wie originelle Kochrezepte. Jeder ist entspannt, heiter, erwartungsvoll und nach dem Essen angeregt und zufrieden – in Kopf und Bauch. Die Zeit scheint stehenzubleiben. Forscher haben ermittelt, daß die positiven Einflüsse beim Essen, wie Sättigung, Freude und menschliche Wärme über das Gehirn einen ebenso wichtigen Einfluß auf Verdauung und Stoffwechsel, auf Drüsen und Immunsystem haben, wie die Inhaltsstoffe einer gesunden Nahrung.

In einer solchen Situation wäre es ausgezeichnet, so Peseschkian, über Ziele zu reden, Pläne zu schmieden, die Welt gemeinsam zu verbessern. Auch Lachen ist sehr gesund beim Essen – vorausgesetzt natürlich, daß man sich nicht vor lauter Lachen verschluckt.

Schließlich: Vor jedem Essen sollten die Menschen, die um einen Tisch sitzen, sich ein Weilchen sammeln. Das tun sie bei den meisten

Naturvölkern ebenso wie in hohen Kultur- und Glaubensgemeinschaften, sei es beim Tischgebet oder in einer gemeinsamen Meditation, oder auch nur, indem sie sich einfach im Kreis die Hände reichen und »gesegnete Mahlzeit« wünschen. Dieses Gebet oder Sich-die-Hände-Reichen macht froh, weil es die Fantasie und Intuition anregt und Verbundenheit mit anderen symbolisiert. Dabei ist es überhaupt nicht wichtig, ob ein Menü mit fünf Gängen folgt oder eine Kartoffelsuppe.

In diesem Sinne ist auch die *gemeinsame Familienmahlzeit* von größter Wichtigkeit – wenigstens einmal am Tag, und wenn das nicht geht, wenigstens am Wochenende. Eltern sollten unbedingt versuchen, sie zu retten – auch zum Wohl der Kinder.

Gutes gemeinsames Essen in der Runde hat auch viel Magisches: Indianer glauben zum Beispiel daran, daß es eine *Transmigration* gibt, eine Wanderung der Energien zwischen Pflanzen und Menschen. Aber die findet natürlich nur bei lebendiger Pflanzennahrung statt und gewiß nicht bei Fast food und Techno food aus Pappkarton und Plastiktüte.

Lassen wir also, liebe Leser, unsere Küche nicht zum Labor herunterkommen, steril und voller (oft überflüssiger) Maschinen, mit denen wir Essen fabrizieren, womöglich nach dem Motto »in zehn Minuten muß alles fertig sein, und dann nix wie raus hier«. Machen wir aus unserer Küche wieder einen *Kraftplatz*, an dem wir immer neue Energien tanken können. Und teilen wir mit jenen, die wir lieben, dankbar, was die Natur uns schenkt!

Tischgebet mit Kindern

Ich hörte es von behinderten Buben und Mädchen, die in einer Dorfgemeinschaft leben und alles, was sie essen, selbst gesät, gepflanzt und geerntet haben. Es wurde geschrieben von dem Menschenfreund Rudolf Steiner.

Das Brot vom Korn,
das Korn vom Licht,
das Licht aus Gottes Angesicht.
Die Frucht der Erde
aus Gottes Schein,
laß Licht auch werden
im Herze mein.

Ein großer Dank an Informanten, Berater und Geburtshelfer

Für Rat und Tat, für wertvolle Anregung und freundschaftliche Hilfe kann ich gar nicht allen danken, die mich bei den langen Vorbereitungen zu diesem Buch unterstützt haben.

Mein ganz besonderer Dank aber gebührt:

Dr. Walther Zimmermann, dem langjährigen Chefarzt des Krankenhauses für Naturheilwesen in München, der für mich seit rund 35 Jahren Lehrer und Helfer ist.

Meiner Freundin Carla Kufner, die nicht nur das Know-how der Hippokrates-Institute aus den USA nach Deutschland brachte, sondern auch den Weizengrassaft. Dem Apotheker Dr. Ralph-Eric Koch, Adler-Apotheke, München, der mir in pharmakologischen Fragen sehr viele gute Ratschläge gab und der die Heiltee-Rezepte zusammenstellte.

Dem Bio-Bäckermeister Kurt König, Miesbach, der mir in langjähriger Freundschaft mit seinem unglaublichen Fachwissen, seiner unbestechlichen Kritik und seiner großen Begeisterungsfähigkeit die gute Sache »Naturkost« nahebrachte wie kein anderer. Und George Stratigis, dem Chef de cuisine des Grecotels Agapi Beach, Heraklion, der mich in Geheimnisse der Kreta-Gesundheitsküche einweihte.

Für reiche Informationen und Materialsammlungen danke ich außerdem:

Em. Prof. Dr. Claus Leitzmann, Institut für Ernährungswissenschaft der Universität Gießen; Dr. Felix Kieffer, Wander-Pharma, dem langjährigen Vizepräsidenten der Schweizerischen Gesellschaft für Ernährung; Prof. Dr. Berthold Thomas, Inst. f. Getreidetechnologie, TU Berlin; Prof. Dr. Karl Wagner, Gesellschaft f. Biotechnologische Forschung (GBF), Braunschweig; Udo Pollmer, Lebensmittelchemiker, Germersheim; der Deutschen Gesellschaft für Ernährung, Frankfurt/M.; dem Deutschen Institut für Ernährungsforschung, Potsdam-Rehbrücke; der Bundesforschungsanstalt für Ernährung, Karlsruhe; der Bundeszentrale für gesundheitliche Aufklärung, Köln; dem Deutschen Brotmuseum, Ulm; dem Internationalen und dem Deutschen Grünen Kreuz, Genf und Marburg; der Abteilung Presse und Öffentlichkeitsarbeit und dem KID-Informationsdienst des Deutschen Krebsforschungszentrums DKFZ, Heidelberg; der Deutschen Krebsgesellschaft e.v., Frankfurt/M.; der Gesellschaft für Biologische Krebsabwehr e.v., Heidelberg; dem Institut für Ernährungswissenschaften der Universität Wien; dem AID-Auswertungs- und Informationsdienst für Ernährung, Landwirtschaft und Forsten e.v., Bonn-Bad Godesberg; der Arbeitsgemeinschaft der Verbraucherverbände e.V., Bonn; der Verbraucherzentrale Bayern e.v.; der CEMA Centrale Marketinggesellschaft der deutschen Agrarwirtschaft, Bonn; dem evi-Arbeitskreis Ernährung und Vitamin-Information e.v., Frankfurt/Main; der Stiftung Warentest, Berlin; sowie der American Dietetic Association ADA, Illinois; der US Food and Drug Administration FDA und dem US Department of Agriculture, Agriculture Research Service, Washington D.C.; dem US Department of Health and Human Services, Washington; der Universität von Harvard; dem Human Nutrition Research Center on Aging, Tufts, Boston; dem Food and Nutrition Information Center USDA, Baltimore und der GfK-Marktforschung GmbH, Nürnberg.

Und meiner lieben Tochter Steffi, die mir mit soviel Sachverstand bei den Rezepten geholfen hat!

Literaturhinweise und weiterführende Bücher

Amoroso, Angelo u. a., Cucinare con le Erbe, 3 Bände, Mailand 1979
Biological Trace Element Research, Special Issue on Selenium, Vol. 20, Humana Press 1989
Böhmig, Ulf, Heilmittel Ernährung, Wien 1985
Burgerstein, Lothar, Heilwirkung von Nährstoffen, Heidelberg, Ausg. 1994
Chang, Stephen, Das Tao der Ernährung, Genf 1994
Davis, Adelle, Wir wollen gesunde Kinder, Bonn 1984
Davis, Adelle, Jeder kann gesund sein, Bonn 1989
Doll/Peto, The Causes of Cancer, New York 1992
Erbersdorfler, H./Wolfram, G., Echte und vermeintliche Risiken der Ernährung, Stuttgart 1993
Fessel/Sulzberger, Vollwert-Fibel, Augsburg 1992
Fischer, Susanne, Medizin der Erde, München 1993
Funke, Hans, Die Welt der Heilpflanzen, Band Wirkstoffe, München 1980
Glatzel, Hans, Die Gewürze, Herford 1968
Gergely, Stefan M., Diät – aber wie?, München 1984
Heepe, Fritz, Diätetische Indikationen, Heidelberg 1994
Herrmann, Karl, Exotische Lebensmittel, Heidelberg 1983
Hofer/Walker, Nutrients to Age without Senility, New Canaan (Connecticut) 1980
Janzen Longacre, Doris, Weniger ist mehr, Neuhausen/Stuttgart 1992
Jinfeng, Cai, Eating Your Way to Health, Beijing 1993
Kadans, Joseph, Encyclopedia of Fruits, Vegetables, Nuts and Seeds, New York 1973
Kasper, Heinrich, Ernährungsmedizin und Diätetik, München 1991
v. Koerber, Männle, Leitzmann, Vollwert-Ernährung, Heidelberg 1994
Kulvinskas, Viktoras, Leben und überleben, München 1984
Kulvinskas, Viktoras, Sprout for the Love of Everybody und Love your body, 21st Century Publ., Fairfield (Iowa) 1983
Leitzmann/Groeneveld, Gesundheit kann man essen, München 1997
Leitzmann/Million, Vollwertküche für Genießer, Niedernhausen 1994
May, Wolfgang, Die Heilkräfte in unserer Nahrung, Regensburg 1989
Mehnert/Lörcher, Wie ernähre ich mich richtig?, München 1989
Messing/Metz, Der Segen aus dem Mikrokosmos, Bad Schönborn 1992
Miller, Anthony (Hrsg.), Diet and the Aetiology of Cancer, Heidelberg 1989
Münzing-Ruef, Ingeborg, So heilt die Natur, München 1982, 1992
Münzing-Ruef, Ingeborg, So stärken Sie Ihr Immunsystem, München 1994
Nöcker, Rose-Marie, Das große Buch der Sprossen und Keime, München 1991
Nutrition & Cancer Prevention, US-Department of Health and Human Services 1995
Oberbeil/Lentz, Obst und Gemüse als Medizin, München 1996
Pahlow, Mannfried, Das große Buch der Heilpflanzen, München 1993
Pauling, Linus, How to Live Longer and Feel Better, New York 1995
Pelt, Jean-Marie, Pflanzen-Medizin, Düsseldorf 1983
Peterson, Marilyn und Keith, Eat to Compete, Year Book Medical Publ. Inc. 1988
Platt, Dieter (Hrsg.), Stoffwechsel im Alter, Stuttgart 1985
Pollmer/Hoike/Grimm, Vorsicht Geschmack, was ist drin in Lebensmitteln, Stuttgart-Leipzig 1998

Pollmer, Udo, Prost Mahlzeit, Köln 1994
Das Reformhaus-Fachlexikon, Reformhaus-Fachakademie, Oberursel, 2 Bände, 1994 bis 1997
Reid, R./Daniel, P., Chinese Herbal Medicine, Hongkong 1993
Rückert, Ulrich, Vitamine und Mineralstoffe, München 1990
Schneider, Ernst, Nutze die Heilkraft unserer Nahrung, Hamburg 1990
Tannahill, Reay, Kulturgeschichte des Essens, Wien 1973
The American Heart Association Cookbook, New York 1995
Thomas, Berthold, Vollkorn bietet mehr, Bad Homburg 1986
Udupa/Tripathi, Natürliche Heilkräfte, Eltville 1980
Vogel, Alfred, Der kleine Doktor, München 1993/1996
Watzl/Leitzmann, Bioaktive Substanzen in Lebensmitteln, Stuttgart 1995
Wang, Qin, Gesund durch chinesische Medizin, Heidelberg 1995
Weber, Marlis, Lexikon der gesunden Ernährung, Weil der Stadt 1991
Weiss, Rudolf Fritz, Lehrbuch der Phytotherapie, Stuttgart 1991
Wieloch, Elisabeth, Gesund durch Gemüse, Leipzig 1980
Wieloch, Elisabeth, Gesund durch Obst, Leipzig 1984
Wigmore, Ann, Lebendige Nahrung ist die beste Medizin, München 1990
Williams, Roger J., The Wonderful World Within You, Wichita 1987
Zimmermann, Walther, Gewicht leicht gemacht, Regensburg 1990
Zimmermann, Walther, Praktische Phytotherapie, Stuttgart 1994
Zittlau/Kriegisch, Das große Buch der gesunden Ernährung, München 1997
Zumkley, Heinz (Hrsg.), Spurenelemente, Stuttgart 1990

Nachschlagewerke:
Der kleine Souci, Fachmann, Kraut, Lebensmitteltabellen für die Praxis, Stuttgart 1991
Die große GU-Nährwert- und Kalorientabelle, Neuausgabe, München 1998/1999
Die Nationale Verzehrstudie, Bundesministerium für Forschung und Technologie, Bonn 1991
Ernährungsbericht 1996, Deutsche Gesellschaft für Ernährung, Frankfurt am Main
Kirschmann/Kirschmann, Nutrition Almanac, Fourth Edition, New York 1996
Schlaraffenland aus dem Labor? Verbraucherzentrale Düsseldorf 1993
Gesundheitskost, gesunde Kost? Verbraucherzentrale Düsseldorf 1996
Vitamin-Compendium, Hoffmann-La Roche AG, Grenzach-Wyhlen 1980
Wirths, Willi, Lebensmittel in ernährungsphysiologischer Bedeutung, Paderborn 1985
Wissenschaftliche Tabellen, Geigy, Band 1, Ciba Geigy AG, Basel, Ausg. 1985

Bildnachweis

Bild 1: StockFood, München/Eising; Bild 2: Stock Food/Martina Urban; Bild 3: StockFood/Bodo A. Schieren; Bild 4: StockFood/Rosenfeld Images LTD; Bild 5: StockFood/Walter Pfisterer; Bild 6: StockFood/Eising; Bild 7: StockFood/Eising; Bild 8: StockFood/Eising

Register

Abführmittel 31, 33, 98, 124, 203 f., 469, 569 f.
Abszesse 230, 387
Abwehrschwäche 268
Acetylcholin 540
Actinidin 282
Added Value 581
Adenosin 142, 183, 233
Aflatoxin 143, 237, 442, 463, 467, 558
Agar-Agar 518
Aids 179, 519, 575 ff.
– Ernährung bei 576 f.
– -Virus 284, 576
Akne 227
Alanin 56
Alar 241
Aleuronschicht 300 f., 348, 354
Alfalfa 414, 419 f.
– Einweichzeit 419
– Ernte 419
– Küchentips 420
Algen 105, 519
Alkaloide 456
Alkohol 13, 29, 124, 127, 562, 570, 577
– Arteriosklerose 561
– Brennwert 42
– Dünndarmschleimhaut 31
– Entwöhnung 89, 93, 108, 217
– Enzyme 37
– Ernüchterungsmittel 475
– Gastritis 29
– -gehalt von Getränken 588
– Gicht 565
– Kalziumaufnahme 554
– -Kater 283
– Krebs 257, 558, 588
– Leber 32
– Magengeschwür 29
– Schlafstörungen 537
– Vitaminmangel 76 f., 86, 88 f., 91, 97, 104 f.
– Vitaminstoffwechsel 39
Allantoin 201
Allergien 179 f., 190, 236, 249, 282, 285, 303 f., 321, 336, 401, 403 f., 572–575
Allicin 142, 145, 562 f.
Alliin 512
Allinase 512
Alpha-Amylase 303 f.
Alpha-Carotin 139, 142, 222
– Vorkommen 175
Alter, Ernährung im 548–552
Altersdepression 120
Altersflecken 487
Alterungsprozeß 40, 84

Aluminium 116, 570, 577 f.
– und Alzheimer Krankheit 570, 577
Amaranth 370–374
– Heilwirkung 372
– Inhaltsstoffe 372
– Küchentips 373 f.
Aminosäuren 50–57, 378 f., 416, 419, 429
–, essentielle 40, 51–56, 316, 325, 341, 350, 353, 359, 393, 402, 416, 419 f., 422, 433, 449, 519
– – Bedarf 57
–, halbessentielle 53 f.
–, nichtessentielle 56 f.
Ammoniak 56
Amylase 28
Anabolika 571
Anabolismus 34
Anämie 131, 222, 260, 254, 395, 447, 486 f., 492, 521
– Frühsymptome 541
Ananas 271, 276 ff.
– Heilwirkung 277
– Inhaltsstoffe 277
– Küchentips 277 f.
Anethol 142, 173, 484, 488
Angina 493
Angina pectoris 488
Angstzustände 484
Anis 172, 506
Antazida 570
Anthozyane 142, 146, 157, 212, 249, 256
Anthrachinone 270
Antibabypille 76, 92, 85, 91, 97, 100, 571
Antibiotika 31 ff., 39, 127, 180, 290, 460, 522, 524
– erhöhter Vitaminbedarf 86, 93, 98, 101, 104, 108
– Ernährung 568 f.
–, »natürliche« 145, 169, 181, 183, 185, 425, 430, 432, 481, 503, 513
Antikoagulantien 572
Antioxidantien 18, 78, 113, 237, 300, 342, 364, 319, 421, 426 f., 439, 472, 494, 501, 522, 549, 577 f., 580
– s. a. Beta-Carotine, Vitamin C, Vitamin E
Antioxidationsmittel 585
Anti-Ulkus-Faktor Vitamin U 74, 157
Antivitamine 76
Apfel 235 f., 240–244
– Brennwert 241
– Heilwirkung 242 f.

– Inhaltsstoffe 242
– Küchentips 243 f.
– Vitamin-C-Gehalt 243
Apfelessig 243
Aphrodisiaka 505 f.
Apiin 179
Apiol 487
Apo-Enzym 36 f.
Appetitanregung 488, 495, 502, 511, 513 f.
Appetitlosigkeit 545
Appetitzügler 31, 569
Aprikose 261, 263 f.
– Heilwirkung 264
– Inhaltsstoffe 264
– Küchentips 264 f.
Arame-Braunalge 519
Arbutin 251
Arginin 53
– Vorkommen 53
Aromastoffe 16, 581
Arsen 116, 133
Arteriosklerose 36, 78, 94, 97, 101, 103 f., 126, 130, 137, 146, 149, 561 ff.
– Cholesterin 62
– Kohlenhydratmangel 46
– Vitaminmangel 82 f., 101
– Vorbeugung 115, 160, 165, 171, 175, 181, 183, 188, 236, 252, 256 f., 279, 297, 323, 364, 387, 393, 396, 404, 421, 439, 460, 469, 472, 487, 522, 563
Arthritis 78, 93, 95, 108, 123, 139, 159, 179, 183, 217, 219, 237, 245, 259, 270, 335, 366, 420, 486
Arthrose 313
Artischocke 191 ff.
– Heilwirkung 192 f.
– Inhaltsstoffe 192
– Küchentips 193
Arzneimittel und Ernährung 568–772
Ascorbinsäure s. Vitamin C
Asparagin 189 f., 195, 201, 223, 225
Asparaginsäure 56
– Vorkommen 56
Aspirin 108
Asthma 153, 159, 176, 183, 212, 321, 336, 490, 493, 512, 522
Atemlosigkeit 495
Atemwegserkrankungen 169
Atropin 214
Aubergine 210–213
– Heilwirkung 212
– Inhaltsstoffe 211 f.
– Küchentips 213

Augen
–, entzündete 250
–, müde 485
Auszugsmehl 295, 297
Avocado 235, 271, 283 f., 539
Azetat 48
Azetylcholin 168

Backhilfsmittel 303-305
Ballaststoffe 33, 117, 293, 297, 365, 558, 560, 579
– Gesundheitsnutzen 148 f., 297
– in Hülsenfrüchten 380, 462
–, lösliche 148, 257, 326 f.
–, unlösliche 147
– Vorkommen 148 f., 152, 154, 173, 175, 177, 189, 195, 220, 232, 235, 244, 269, 271, 286, 312, 341, 372, 374, 389, 401, 417, 449, 452, 454, 468
Banane 271, 278 f., 539
– Brennwert 278
– Heilwirkung 279
– Inhaltsstoffe 278 f.
– Küchentips 279
Bandscheibenschäden 283
Bandwurmbefall 457
Barium 464
Bärlauch 188
Barley-Water 321 f.
Basenbildner 116, 123 f., 195, 203 f., 564
Basilikum 483 f.
Bauchkrämpfe, -koliken 273, 484, 490, 503
Bauchspeicheldrüse 29 f., 38, 196, 200, 266, 280, 326, 402, 514
Bauchspeicheldrüsenkrebs 264, 280
Beerenobst 247-258
Benzoesäure 250
Benzpyrene 558
Berberitze 259
Berglinsen 395 f., 428
Beriberi 349
»Besenreiser« 313
Bestrahlung von Lebensmitteln 19 f.
Bestrahlungsschäden 403
Beta-Carotine 78-81, 139 f., 142, 545, 558 f., 577 f.
– Tagesbedarf 79
– Vorkommen 80, 159, 163 ff., 172, 175, 203 f., 206 f., 209, 218, 222, 228, 262 ff., 272, 282, 388, 391, 415, 444
Beta-Glukane 327
Betain 223, 225
Betanidin 225
Bettnässen 453
Bibernelle 493
Bier 289

Bierhefe 521, 524 f., 545
Bindegewebsschwäche 335
Bio-Aktivstoffe s. sekundäre Pflanzenstoffe
Bio-Backwaren 308 f., 530
Biochemie 133
Bioflavone, -flavonoide 73, 139, 142 ff., 145 ff., 560, 563, 575
– Vorkommen 153, 176, 216, 236, 262, 272 f., 283, 313, 405, 479, 492, 523, 531
– Wirkungsweise 142 f.
Biotin 98 f., 129, 541
– Gesundheitsnutzen 99
– Küchentips 99
– Mangelsymptome 98 f.
– Tagesbedarf 98 f.
– Vorkommen 99, 520
– Wirkungsweise 98
Birne 240, 244 f., 539
– Brennwert 244
– Heilwirkung 244 f.
– Inhaltsstoffe 244
– Küchentips 245
Bittermandeln 463
Bitterstoffe 161, 169, 179, 191 ff., 195, 197 f., 200 f., 204 f., 208 f., 212, 214, 222, 271, 283, 420, 425, 431 f., 471, 484, 486 f., 490, 494, 501 f., 510, 513
Blähungen 273, 384, 386, 417, 484, 487, 495, 497, 502 f., 514 f.
– s. a. Karminativa
Blasenentzündung 250 f., 336, 504
Blasenkatarrh 342
Blasenleiden 159, 181, 192, 227, 242, 246, 342
Blasenschwäche 250, 256
Blasensteine 178, 321, 342
Blattsalate 191, 193 ff.
– als Einschlafhilfe 537 ff.
– Brennwert 195
– Heilwirkung 195
– Inhaltsstoffe 194 f., 537
Blaukraut s. Rotkohl
Blausäure 459, 463
Blei 128, 133
Bleichzichorie s. Chicorée
Blumenkohl 154, 159 f.
– Heilwirkung 159 f.
– Inhaltsstoffe 159
– Küchentips 160
Blutarmut s. Anämie
Blutgerinnung 120
Bluthochdruck 12, 82, 93, 103, 123, 130, 172, 179, 183, 188, 206, 352, 469, 488, 562
– Salzkonsum 562
– Senkung 120, 161, 168, 182, 195 f., 203, 205, 219 f., 244 f., 254, 256, 273, 386, 438, 523, 562

Blutkörperchen
–, rote 51, 84, 88 f., 94, 96, 99 f., 104 f., 107, 138, 199, 222, 293, 359 f., 395, 439, 465, 523
–, weiße 100, 222
Blutplättchenverklumpungen 181, 183, 185, 233, 236, 494, 508, 511 f., 563
– s. a. Thrombose
Blutstillung 450
Blutzuckerspiegelregulierung 48, 187, 293, 296, 320, 326, 389, 401, 452, 502
– s. a. Diabetes
Bockshornklee 385 ff.
– Heilwirkung 386 f.
– Inhaltsstoffe 385 f.
– Küchentips 387
Bockshornkleesprossen 420 f.
– Einweichzeit 420
– Ernte 420
– Küchentips 421
Bohnenkraut 484 f.
Bor 541, 555
Borretsch 483, 485
Boulgour s. Bulgur
Braga 289
Brasilnuß s. Paranuß
Braunalgen 519
Brechdurchfall 122
Brechreiz 192
Breivölker 291
Brennessel 486
Brokkoli 153 f., 160 ff.
– Heilwirkung 161
– Inhaltsstoffe 161
– Küchentips 161
Brombeere 247, 253 f.
– Heilwirkung 254
– Inhaltsstoffe 253 f.
– Küchentips 254
Bromelin 277
Bronchitis 173, 185, 212, 220, 223, 243, 264, 490, 493, 515
–, chronische 487, 511, 516
Brot 288-311
– Aufbewahrung 311
– Einkaufstips 309 f.
– Säuerung 289
– Selbstbacken 305
– Verzehr 300
– Würzen 291
Brot-Diät 316
Brotgewürze 291
Brottrunk s. Rejuvelac-Brottrunk
Brotvölker 291
Brunnenkresse 486 f.
Brustkrebs 128, 135, 161, 166, 171, 178, 272, 282, 297, 360, 403, 430, 459, 557

Register

Buchweizen 306, 312–314
- Heilwirkung 313
- Inhaltsstoffe 312 f.
- Küchentips 313 f.
Buchweizensprossen 421 f.
- Einweichzeit 421
- Ernte 421
- Küchentips 421 f.
Bulgur 369
Butter 65, 67, 81
Butternüsse 475

Cadmium 128, 133, 252, 284, 351
Calciferol s. Vitamin D
Capsaicin 216, 504, 508 f.
Carotine, 59, 79 ff., 139
- Vorkommen 155, 161, 167, 173, 175, 192, 195, 199 f., 209, 212, 217, 219, 228, 244, 249 f., 260, 265, 268, 271 f., 275, 281, 283, 298, 426, 447, 462, 487, 492
Carotinoide 139 f., 142 f., 146 f., 401, 419, 423, 425, 487, 580
Carvon 142, 177 f., 487
Cashewnuß 444 f.
- Heilwirkung 445
- Inhaltsstoffe 444 f.
- Küchentips 445
Cayennepfeffer 508 f.
Chemotherapie 153, 234
- und Kombucha-Tee 523
Chicorée 194, 196 f.
- Küchentips 197
Chilli 504, 508
China-Küche 24
»China-Restaurant-Syndrom« 57, 97
Chinakohl 162 f.
- Brennwert 162
- Heilwirkung 162
- Inhaltsstoffe 162
- Küchentips 162 f.
Chlor 116
- Gewichtanteil 113
- Vorkommen 230
Chlorid 122
Chlorogen 144
Chlorogensäure 142, 219
Chlorophyll 138 f., 158, 161, 163, 190, 195 ff., 208 f., 222, 226, 228, 414, 416, 418 f., 438 f., 472, 479, 481, 486
Cholera 183
Cholesterin 25, 29, 62 ff., 225, 283, 450, 494, 535, 561
- HDL 63, 68
- LDL 36, 63, 69, 404
Cholesterinspiegel 58, 62 f., 92, 102

–, erhöhter 63, 89, 93, 99, 126, 130, 172, 454, 571
– – Ernährung 571
– – Senkung 55, 62, 67, 69, 84, 148 f., 167, 170, 172, 176, 183, 185, 191 f., 196, 200, 212, 220, 227, 230, 233, 236 f., 251, 254, 257, 273, 279, 284, 297, 302, 321, 327, 360, 366, 380, 389, 391, 393, 401, 403 f., 423, 439, 456, 472, 520 ff.
– – Teekur 64
– – übermäßiger Fruktoseverzehr 48
Cholin 102 f., 540 f., 563, 578
- Gesundheitsnutzen 103
- Vorkommen 102, 200, 225, 385, 524
- Wirkungsweise 102 f.
Chorella-Alge 105
Chrom 115, 130 f.
- Gesundheitsnutzen 130
- Gewichtanteil 114
- Mangelsymptome 130
- Vorkommen 131, 293, 524
Chufas-Nüßli 519 f.
Cineol 513
Citrin 236
Clementine 275 f.
Cobalamin s. Vitamin B$_{12}$
Coenzym Q 74
Convenience Food 24, 581
Corn-flakes 345
Cortison 108, 570
Cranberry 251
Crisp s. Eis(berg)salat
Crocetin-Ester 507
Cumarine 178
Curcumin 142
Curry 509
Cynarin 192
Cystein 54, 304

Darmbeschwerden 177, 252, 321, 327, 352, 502
Darmflora 32 f., 86 ff., 95, 98, 100, 104, 148, 182, 196, 289 f., 432, 460, 521 f., 524 f., 577
- Wiederherstellung 522, 568 f.
Darmgeschwüre 381, 386
Darminfektionen 183
Darmkatarrh 484
Darmkrebs s. Dickdarmkrebs
Darmparasiten 283
Darmschleimhautentzündung 168, 253, 282 f., 453
Darmschutz 246, 248
Darmträgheit 503
Dattel 271, 280

Depressionen 168, 237, 327, 439, 484 f., 488
Dermatosen, kindliche 472
Design Food 581
DHEA 576
Diabetes 13, 36, 38, 91, 129 f., 135, 159, 168, 175, 187, 189, 195, 201, 203, 212, 227, 248, 252, 256, 293, 298, 326, 342, 352, 380, 405, 423, 441, 463, 469, 471, 509, 522
- Haferkur 326
- und Vollkornverzehr 293
- Vitamin-C-Bedarf 274
- Vitaminmangel 76, 108
Dickdarm 32 f.
Dickdarmkrebs 120, 128, 135, 143, 214, 234, 247, 264, 297, 302, 360, 366, 403, 450, 557, 560
Dickmilch 521, 545
Dill 172, 487 f.
Dinkel 314–317
- Heilwirkung 316
- Inhaltsstoffe 316
- Küchentips 316 f.
- Sprießkörner 423
Disaccharide 47
Diuretika 117 f., 486, 492
- Ernährung bei Einnahme 570
- s. a. Entwässerung, Ödeme
Divertikel 269, 389
Doldengewächse 172–180
Dulse-Rotalge 519
Dünndarm 29 ff.
Durchblutungsstörungen 220
Durchfall 31, 236, 242, 248 ff., 252, 254, 273, 313, 321, 327, 352, 396, 472, 475, 484, 514, 522, 525
Dyspepsie 447

Eberesche 259
Edelkastanie 446 ff.
- Brennwert 447
- Heilwirkung 447
- Inhaltsstoffe 446 f.
- Küchentips 448
Eier 52, 58
Einfachzucker s. Zucker
Einschlafhilfe 194 f., 201, 204, 252, 279, 284, 447, 497
- s. a. Schlaflosigkeit, -störungen
Eis(berg)salat 199
- Brennwert 198
Eisen 37, 116, 124 f., 139, 563, 577
- Gesundheitsnutzen 124 f.
- Gewichtanteil 114
- Küchentips 125
- Mangelsymptome 125, 535, 542 f.
- Verluste beim Ausmahlen 350

- Vorkommen 125, 155, 157 ff.,
  161–165, 167, 169, 171, 173,
  175, 182, 187, 189, 195 ff.,
  199–202, 206, 208, 212, 214,
  217, 219, 221, 225 f., 230, 232,
  242, 244, 246, 250, 253–256,
  258, 262, 264 ff., 268, 270, 272,
  275, 277, 280, 282 f., 293, 295 f.,
  312, 318, 320, 325, 334 f., 359 ff.,
  364, 371, 374, 379, 385, 388,
  391, 393, 395, 401, 404 f.,
  419–423, 425–429, 431 f., 444,
  447, 452, 454, 456, 465, 467 f.,
  471, 474, 486 f., 520, 525
Eisenpräparate 569
Eiweiß 29 f., 40, 50–58, 312, 316,
  416, 534 f.
- Aminosäuren 50–57, 325, 326,
  342, 350, 353, 359
- Bedarf 52 f.
-, biologisch hochwertiges 52
- Brennwert 42
- Eigenschaften 50 f.
- Ergänzung 58
- -Frühstück 534 ff.
-, tierisches 52
- Vorkommen 53, 165, 167, 169,
  181, 187, 189, 195
Ekzeme 222, 227, 367, 445
-, chronische 189, 471
Elektrolyte 115, 118, 255, 455,
  569
Ellagsäure 142, 144, 247, 253, 472
Embryo-Mais 345
Emulgatoren 585 f.
Endivie 194, 197 f.
- Küchentips 198
Endorphine 147
Energy Drinks 582
Entgiftung 32, 34
Entkalkung 119
Entwässerung 204, 206, 214, 219,
  236, 244, 264, 266, 342, 352,
  486, 495, 504, 511, 570
- s. a. Diuretika
E-Nummern 584 ff.
Enzyme 28 ff., 35–39
-, gentechnisch veränderte 21
- Koenzyme 36–39
- Sauerstoffversorgung im
  Körper 35
- Verdauungsenzyme 28 f., 38
Erbse 391 f.
- Heilwirkung 392
- Inhaltsstoffe 391
- Küchentips 392
Erbsensprossen 422
- Einweichzeit 422
- Ernte 422
- Küchentips 422
Erdbeere 247 ff.
- Brennwert 248

- Heilwirkung 248 f.
- Inhaltsstoffe 248
- Küchentips 249
Erdbirne s. Topinambur
Erdnuß 449 ff.
- -Allergie 574
- Blutstillung 450
- Brennwert 449
- Heilwirkung 450 f.
- Inhaltsstoffe 449 f.
- Küchentips 451
Erdnußbutter 450 f.
Ergänzungswert von Eiweiß-
  nahrung 58
Erkältung 172 f., 176, 183, 252,
  259 f., 273, 280, 493, 497, 504
»Ernährung 2000« 21–24
Ernährungstherapie 14
Erschöpfung 445, 484
Essig 509 f.
Essigsäure 360, 509 f.
Estragon 488

Fabrikfette 65 f.
Fagopyrin 313
Farbstoffe 584
Fast Food 581
Feige 271, 280 f.
- Brennwert 281
Feldsalat 194, 199 f., 538
Fenchel s. Knollenfenchel
Fenchon 142, 173
Fertiggerichte 68, 451
Fett(e) 29, 31, 42, 58–70, 312, 316,
  325, 559
- Brennwert 42, 61
- Eigenschaften 59 f.
- Einsparung von 68 f.
- Tagesbedarf 61
-, versteckte 60, 64, 70
Fett-Ersatzstoffe 66
Fettleber 403
Fettsäuren 29, 31, 42, 58–70
-, essentielle 40, 59, 62
- - Eigenschaften 62
- Fettsäuregehalt wichtiger
  Lebensmittel 65
-, gesättigte 61 f., 64 f.
-, naturbelassene 64 ff.
-, ungesättigte 62, 466–469, 472,
  474, 525, 575
- - einfach ungesättigte 61, 64 f.
- - mehrfach ungesättigte 61,
  64 f., 81, 83 f., 145, 298, 313,
  325, 334, 374, 404, 417,
  426 f., 433, 441, 449, 452,
  462, 464
- Vorkommen 64 f., 283
Fettsucht 179, 192, 212, 215
Fieber 178, 183, 205, 225, 243,
  248, 251 f., 266, 273, 277, 475
Fisch 25, 52, 55, 58, 67

Flavone 69, 161, 219, 236, 242,
  253, 260, 271, 275, 282, 396,
  401, 485
Flavonoide s. Bioflavonoide
Flavoristen 16
Fleisch 25, 52, 58
Fleischimitate 407 f., 582
Fleischkraut s. Zuckerhut
»fliegende Hitze« 205
- s. a. Hitzewallungen
Flohsamenhüllen 252, 520
Fluor 116
- Gewichtanteil 114
- Vorkommen 159, 208, 214,
  334 f., 342, 359
Föhn 541
Folsäure 99–102, 538, 541, 563
- Gesundheitsnutzen 101
- Küchentips 102
- Mangelsymptome 100 f.
- Schwangerschaft 545
- Speichermöglichkeiten 72
- Tagesbedarf 99, 102
- Vorkommen 102, 161, 167,
  175, 192, 195, 209, 214, 221 f.,
  225 f., 230, 232, 246, 264, 272,
  278, 283, 320, 325, 364, 379,
  401, 423, 452, 465
- Wirkungsweise 99 f.
Food-Designer 16
Food-Nahrung 581 f.
»Food-Pyramid« 43 ff.
freie Radikale 19, 54, 76–79, 83,
  107, 128, 143, 145, 212, 427
- s. a. Radikalefänger, Sauer-
  stoff-Radikale
Früchte 234–286
- Einkaufstips 284 f., 532
- Inhaltsstoffe 235–238
- Kombination mit stärke-
  haltiger Nahrung 238 ff.
- Nachreifung 532
- Vitaminverlust bei der
  Küchenverarbeitung 285
Fruchtsäfte 285
Fruchtsaftgetränke 529
Fruchtsäuren 237 f., 475
Fruchtzucker 47
Frühjahrsmüdigkeit 175, 489
Frühstück 534 ff.
Fruktose 47 f., 526
- Cholesterinspiegel 48
Functional Food 24, 582
Furunkel 230, 387, 513
Füße, kalte 537

Galle 29
Gallenblasenerkrankungen 170
Gallenblasenkrebs 220
Gallenkoliken 230, 515
Gallenleiden 252, 259, 471
Gallensäuren 558

Register

Gallenstärkung 200, 205, 220, 225, 421, 487, 493, 495, 502, 514 f.
Gallenstauungen 179, 195
Gallensteine 12, 192, 230, 335, 401, 403, 522
Gänseblümchen 498
Gänsefußgewächse 221–226
Gartenerbse 227 f.
– Heilwirkung 228
– Inhaltsstoffe 228
– Küchentips 228
Gartenkresse 489
Gastritis 29, 215, 279, 445, 455, 516
Gebärmutterhalskrebs 297, 403, 459
Gehirn 540–543
– Ernährung 541 ff.
Gelbsucht 189, 252, 471, 492
Geliermittel 585
Gemüse 117, 134–234
– Aufbewahrung 110 ff.
– Cholesteringehalt 149
– Einkaufstips 111, 532
– Ergänzungswert 58
– Heilwirkung 110, 136, 142–149, 152 ff.
– Inhaltsstoffe 152 ff.
– Nachreifung 532
Gemüsebohne 226 f.
– Heilwirkung 227
– Inhaltsstoffe 226
– Küchentips 227
Gemüsepaprika 210, 216 ff.
– Heilwirkung 217
– Inhaltsstoffe 216 f.
– Küchentips 217 f.
Genistein 142, 144 f., 402 f., 429
Gentechnologie 20 ff.
Gerbsäure, -stoffe 145, 193, 238, 242, 246–250, 253, 270 f., 281 f., 452, 471 f., 484–487, 490, 494, 501
Gerste 288 f., 297, 306, 318–322
– Heilwirkung 321 f.
– Inhaltsstoffe 320 f.
– -sprossen 423
Gesichtspackung 205
Getreide 292–294
– Ballaststoffe 297
– Biostoffe 296 f.
– Fettgehalt 292 f.
– Inhaltsstoffe 292
– Sprießkörner 422 ff.
– – Einweichzeit 423
– – Küchentips 424
Getreide-Allergie 336
Getreidekeimling 298 f., 301
– Aleuronschicht 300 f.
– Mehlkörper 300 f.

Getreidestärke 47
Gewürze 476–480, 500–517
– Einkaufstips 516 f.
– Heilwirkung 501–505
Gicht 13, 36, 53, 93, 168, 183, 187, 189, 192, 197, 204, 208, 215, 219, 227, 232, 235, 242, 245, 248, 250, 256, 259, 264, 266, 268, 270, 279, 381, 387, 389, 396, 403, 451, 472, 486, 490, 492, 499, 514, 525, 565 ff.
– Heilnahrung 566 f.
– Risikonahrung 566 f.
Giersch 498
Ginseng 538
Glucosinolate 142 f., 501, 580
Glukokinine 226 f.
Glukose 31, 47 f., 88, 345, 366, 417
Glukosetoleranz-Faktor (GTF) 130
Glutamin 56 f.
– Vorkommen 57, 225
Glutathion 153, 284
Glutathionperoxidase 128
Gluten 321, 336, 342, 352, 365, 374
Glycerin 61
Glykoside 270
Glyzin 57
Granatapfel 240
Grapefruit 275
grauer Star s. Katarakt
Graupen 320
»Grazing« 23
Grippe 225, 260, 280, 495, 497, 505
Grünkern 317 f.
Grünkohl 163 f.
– Heilwirkung 164
– Inhaltsstoffe 163
– Küchentips 164
Grüntee 69, 522 f., 543, 560
Gurke 203–206
– Brennwert 204
– Heilwirkung 204 f.
– Inhaltsstoffe 204
– Küchentips 205 f.
Gürtelrose 445, 460

Haarausfall 335, 453, 505
Hafer 288 f., 294, 297, 322–331
– -flocken 302, 325
– Heilwirkung 326 ff.
– Inhaltsstoffe 324 ff.
– -kleie 323
– Küchentips 328–331
– -kur 326
– -Müesli 328–331
– Sprossen 423
Hagebutte 260
Halsentzündungen 246, 252, 254, 274, 497

Halsschmerzen 183
Hämagglutinine 402
Hämoglobin 55, 91, 124 f, 127, 438, 479
Hämophilie A 450
Hämorrhoiden 206, 237, 269, 335, 386, 389
Harngrieß 171
Harnsäure 13, 32, 564 ff.
– Ausscheidung 168, 189, 195, 208, 235, 245, 256, 266, 514
Harnstau 492
Harnsteine 171
Harnstoff 32, 191, 259
Harnstoffsynthese 53
Harnverhaltung 342
Harnwegsinfektionen 248
Hartweizen 365 f., 369
Haselnuß 442, 452 f.
– Heilwirkung 452 f.
– Inhaltsstoffe 452
– Küchentips 453
Hautausschläge 246, 250, 445, 463, 471, 487
Hautentzündungen 326
Hautkrankheiten 164, 248
Hautkrebs 139, 272, 281
Hautunreinheiten 189, 205, 485, 487
HDL-Cholesterin 63, 212
– und Linolsäure 68
Heidelbeere 247, 249f.
– Heilwirkung 250
– Inhaltsstoffe 249 f.
Heiserkeit 254
Hepatitis 170, 195, 256, 273, 403, 502
Herpes 372, 509
Herzinfarkt 13, 36, 78, 103, 125, 469, 508
– Anthocyane 157
– Carotinoide 139 f.
– chinesische Küche 135
– Cholesterin 62
– Ernährung 24 f.
– Folsäuremangel 101
– Hydroxyl-Radikale 146
– Kohlenhydratmangel 46
– Magnesiummangel 124
– Vegetarier 135
– Vitaminmangel 80
– Vorbeugung 128, 160, 171, 185, 231, 236, 257, 272, 279, 380, 404, 504, 512, 519, 563
– »weiches« Wasser 129
Herzkrankheiten 439, 442
Herz-Kreislauf-Erkrankungen 13
Herznüsse 475
Herzschutz 561 ff.
Hesperidin 142, 236, 531
Hexenschuß 185

Register

Himbeere 247, 253 f.
- Heilwirkung 254
- Inhaltsstoffe 253 f.
- Küchentips 254
Hippocampus 541
Hirse 288 f., 291, 306, 332–338
- Heilwirkung 335 f.
- Inhaltsstoffe 333 f.
- Küchentips 336 ff.
Histidin 53 f.
- Vorkommen 54, 385
Hitzewallungen 495
Hiziki-Braunalge 519
Hodenkrebs 13
Holunder 260
Homocystein 101, 549
Honig 47, 539
Hordenin 321
Hormone 147 f.
Hühneraugen 185, 460
Hülsenfrüchte 377–408
- Ballaststsoffe 380
- Einkaufstips 381
- Eiweißergänzung 379
- »entblähende« Gewürze 384
- Gesundheitsnutzen 381
- Inhaltsstoffe 378 f.
- Küchentips 381 ff.
»Human-Futtermittel« 17
Husten 172, 183, 188, 254, 264, 386, 453, 514, 516
-, chronischer 463
Hydroxyl-Radikale 146

Imitate 582 f.
Immunsystem 30 f., 57
Impotenz, nervös bedingte 284
Indole 142, 145, 153, 155, 161
Ingwer 510 f., 544
Inkontinenz 250
Inosit 102 ff.
- Gesundheitsnutzen 103
- Vorkommen 103 f., 524
- Wirkungsweise 103
Inositol 541
Insektenstiche 183, 283
Insulin 130, 182, 296, 505, 535
Interferon 234
Intrinsic-Factor 104
Intybin 196 f.
Inulin 191 f., 196 f., 200 f., 203
Ischias 185
Isoflavonoide 142, 147
Isoleucin 54
- Vorkommen 54
Isothiozyanate 142, 144 f.

Jerusalem-Artischocken
s. Topinambur
Jod 116, 129 f., 542, 563
- Gesundheitsnutzen 129 f.
- Gewichtanteil 114

- Küchentips 130
- Mangelsymptome 130
- Vorkommen 130, 159, 164, 167, 171, 182, 189, 195, 208, 222, 244, 270, 277 f., 364, 487, 519, 521
Joghurt 25, 521 f., 542, 545, 551, 555
-, »probiotischer« 522
Johannisbeere 247, 251 f.
- Heilwirkung 251 f.
- Inhaltsstoffe 251
- Küchentips 252
Johanniskraut-Tee 180
Juckreiz 242

Kaempferol 142, 144, 146
Kaffee 543, 554
Kaki-Frucht 271, 281
Kalium 46, 116, 122, 538, 542, 550, 563, 575, 578
- Gesundheitsnutzen 122, 353
- Küchentips 122
- Mangelsymptome 122
- Verluste beim Ausmahlen 350
- Vorkommen 122, 155, 157, 159, 161–165, 167, 169, 173, 177, 182, 189, 192, 195, 201 f., 204, 206, 208 f., 212, 214 f., 217, 219 f., 222, 225 f., 228 ff., 232, 242, 244, 246, 248, 250, 253 f., 256, 258, 262, 264 f., 268, 270, 272, 275, 277–280, 283, 295, 312, 320, 342, 359, 364, 372, 374, 388, 391, 393, 395, 401, 416, 419, 421 ff., 425 f., 428 f., 431 f., 441, 444, 447, 449, 452, 463, 465 f., 471, 485, 487, 492, 513, 520 f., 525, 570
Kalzium 37, 53, 81, 113, 116, 119 ff., 538, 545, 550, 554 ff., 563, 569, 575
- Bedarf 520, 546, 555
- Fettverzehr 59
- Gesundheitsnutzen 120
- Gewichtanteil 113
- Lysin 54
- Mangelsymptome 120
- Schutzfaktor gegen Krebs 558
- Überangebot an Protein 51
- Verluste beim Ausmahlen 350
- Vitamin C 107
- Vorkommen 121, 155, 157, 159, 161–165, 167, 169, 171, 173, 175, 177, 179, 182, 187, 189, 192, 195 ff., 200 ff., 206, 208 f., 212, 217, 219, 221 ff., 226, 230, 242, 244, 246, 248, 251 f., 254 f., 258, 262, 265, 268, 270 ff., 275, 278, 280, 283, 312, 320, 325, 342, 359 ff., 364, 372, 374, 391, 393, 395, 401, 403 ff., 416, 419–423, 425, 427 ff., 431, 444, 447, 449, 452, 462, 465 f., 468, 471, 485 ff., 513, 520, 555 ff.

Kamut-Weizen 365
Kapern 511
Kapillaren 237
Kaposi-Sarkom 576
Kapuzinerkresse 481
Karambole 271, 281
Kardamom 512
Karies 249, 266, 335, 361, 472, 522
Karminativa 503
- s. a. Blähungen
Karnitin 57
Karotte 174 ff.
- Heilwirkung 175 f.
- Inhaltsstoffe 175
- Küchentips 176
Kartoffel 210 f., 213–216
- Brennwert 214
- Heilwirkung 214 f.
- Inhaltsstoffe 214
- Küchentips 215 f.
Käsekauf 530
Katabolismus 34
Katarakt 128
Katecholamine 148
Kaviar 555
Keime 409–438
- Cremes 434 ff.
- Drinks 435
- Einweichzeiten 413 f.
- Eiweißgehalt 417
- Heilwirkung 418 f.
- Inhaltsstoffe 415–418
- Mineralstoffgehalt 418
- Salatdressings 436 f.
- Technik des Keimens 413
Kelp 521
Kelpamare 521
Keratin 51
Kerbel 489
Kernobst 240–246
Keuchhusten 252, 484, 497
Kichererbse 392–395
- Heilwirkung 393
- Inhaltsstoffe 393
- Küchentips 393 ff.
Kichererbsensprossen 415, 424 f.
- Einweichzeit 424
- Ernte 424 f.
- Küchentips 425
Kieselsäure 206, 244, 255 f., 265, 312, 316, 320 ff., 334 ff., 342, 364, 469, 485
Kindererernährung 546 ff.
Kiwi 271, 281 f.
Klebereiweiß s. Gluten
Kleie 290, 297, 300, 366
Klimakterium 485
Knoblauch 145, 147, 180 f., 184 ff., 481, 502, 512 f., 562 f.
- Heilwirkung 185
- Inhaltsstoffe 185
- Küchentips 185 f.

Register

Knochenwachstum 359
Knollenfenchel 172ff.
- Brennwert 173
- Heilwirkung 173
- Inhaltsstoffe 173
- Küchentips 173 f.
Kobalt 104, 116, 131, 563
- Gesundheitsnutzen 131
- Gewichtanteil 114
- Mangelsymptome 131
- Vorkommen 131, 214, 219, 266, 312
Kochsalz 122
- und Bluthochdruck 562
Koenzyme 36–39
- Biotin 38, 98
- Koenzym A 38, 94
- Vitamin B_1 89
- Vitamin B_3 38, 92
- Vitamin B_6 38, 96
Koffein 523, 543, 577
Kohlendioxid 35
Kohlenhydrate 29 f., 40 ff., 46–50, 88, 312, 325, 417, 538
- Brennwert 42
- Disaccharide 47
- Eigenschaften 46
- Fruktose 47 f.
- Glukose 47 f., 88
- im Vollkorn 47
-, isolierte 46
-, komplexe 46 f., 50, 298, 467, 549
-, »leere« 41
- Monosaccharide 47
- Polysaccharide 47
-, »raffinierte« 48, 50
- Zucker 47–50
Kohlrabi 164 f.
- Heilwirkung 165
- Inhaltsstoffe 164
- Küchentips 165
Kokosnuß 454 f.
- Heilwirkung 455
- Inhaltsstoffe 454 f.
- Küchentips 455
Kolitis 176
Kollagene 51, 57
Kombi-Braunalge 519
Kombucha-Tee 523
Konservierungsstoffe 585
Kopfsalat 195 f.
Kopfschmerzen 497
Korbblütler 191–203
Koriander 172
Korinthen 258
Körperfett 48
Krampfadern 255, 313, 335, 460, 489
Krankheiten, ernährungsbedingte 12 f.
Kräutergarten 482 f.

Krebs 36, 78, 125, 274, 277, 360, 380, 557–560
- Alkohol 257
- Chrommangel 130
- Eisenüberschuß 125
- durch falsche Ernährung 24 f., 557 ff.
- Phytochemikalien 137
- Selenmangel 128
- Vegetarier 135
- Vitamin C 107
- Vitaminmangel 76, 80, 91, 101
- Vorbeugung 115 f., 128, 151 f., 160, 164, 166, 171 ff., 175, 178, 181, 183, 185, 200, 203, 206, 212, 219–222, 224 ff., 228 f., 231, 234, 236, 247 ff., 253, 257, 262, 264, 268, 272 f., 275, 280 f., 283 f., 290, 296 f., 302, 320 f., 325, 334, 342, 360, 364, 386, 389, 391, 396, 401, 403, 419, 421, 426 f., 429 f., 433, 439, 445, 450, 454, 456, 459, 472, 513, 519, 521 f., 557–560, 563
Kresse 411, 425 f.
- Einweichzeit 425
- Ernte 425 f.
»Kreta-Diät« 24 f.
Kreuzblütler 151–171
- Heilwirkung 152 ff.
- Inhaltsstoffe 152
- Küchentips 154
Kropf 12, 519, 521
Küchenkräuter 476–500
Kümmel 172
Kunstnahrung 17
Kupfer 37, 115, 125 f., 139, 563, 577
- Gesundheitsnutzen 125 f.
- Gewichtanteil 114
- Mangelsymptome 126
- Vorkommen 126, 157, 159, 195, 197, 212, 214, 219, 225, 244, 248 f., 254, 256, 268, 277, 295, 312, 320, 364, 388, 395, 427 f., 447, 449, 465, 523, 525
Kürbis 203, 206 f.
- Heilwirkung 206 f.
- Inhaltsstoffe 206
- Küchentips 207
Kürbisgewächse 203–210
Kürbiskerne 456 ff.
- Heilwirkung 456 f.
- Inhaltsstoffe 456
- Küchentips 457 f.
Kürbiskernsprossen 426 f.
- Einweichzeit 426
- Küchentips 427
Kurkuma 509

Lactobacillus acidophilus 568
Lactobacillus bifidus 368
Lactucerol 194, 197

Laetril (Vitamin B_{17}) 74
Lauch 187 f.
- Heilwirkung 187
- Inhaltsstoffe 187
- Küchentips 187 f.
LDL-Cholesterin 36, 63, 148, 321
- Reduzierung durch Flavone 69
Lebensmittel
-, angereicherte 530
-, fermentierte 521 f.
Lebensmittelkauf 526–533
Lebensmittelkennzeichnung 584 ff.
Lebensmittelpyramide 43 ff.
Leber 31 f., 51, 53 ff.
Leberleiden 170, 192, 195, 212, 243, 259, 423, 442
Leberstärkung 200, 205, 211, 220, 223, 225, 252 f., 264, 266, 268, 273, 316, 326, 385, 403, 421, 487, 489, 492 f., 502, 514 f.
Leberzirrhose 13, 32, 103, 127, 403
Leinöl 460 f.
Leinsamen 360, 459 ff.
- Heilwirkung 459 f.
- Inhaltsstoffe 459
- Küchentips 461
Leinsamenkeime 427
- Einweichzeit 427
- Ernte 427
- Küchentips 427
Lentinan 234
Leucin 54
- Vorkommen 54
Leukämie 224, 257
Lezithin 102 f., 228, 298, 313, 334, 396, 403, 420, 429, 433, 453, 469, 524, 540 ff., 562, 571, 578 f.
Lichtdermatosen 313
Liebestränke s. Aphrodisiaka
Light-Nahrungsmittel 15, 582 f.
Lignane 142 ff., 147, 296, 360, 364, 459
Liliengewächse 180–190
Limette 276
Limonen 142, 272
Linamarin 459
Linolensäure 404
Linolsäure 67 f., 83 f., 293, 325, 334, 350, 359, 403 f., 433, 441, 449, 515, 520, 542, 561 f., 579
Linse 395–398
- Heilwirkung 396
- Inhaltsstoffe 395 f.
- Küchentips 396 ff.
Linsensprossen 414 f., 428
- Einweichzeit 428
- Ernte 428
- Küchentips 428
Lipid-Senker 63, 571
- und Ernährung 571

Lipoxygenase 303
Lorbeer 513
Löwenzahn 200, 498
Luftröhren-Katarrh 506
Lungenentzündung 223, 495
Lungenkrebs 128, 143, 153, 163, 173, 264, 272
Lungenleiden 178, 256
Lutein 142, 146, 222
Luzerne s. Alfalfa
Lychee 271, 282
Lycopin 220, 264, 282
Lymphstauungen 179, 471
Lysin 54 f., 57
– Vorkommen 54 f., 312 f., 359, 364, 372, 374, 421

Macadamia 473 f.
Magenbeschwerden 177 f.
Magenentzündungen 168
Magengeschwür 29, 164, 220, 279, 284, 321, 372, 475, 503, 516
Magenkrebs 173, 183, 234, 272, 282, 560
Magenleiden 228, 243, 246, 321, 327, 423, 512
Magensaftmangel 277
Magensäure 29, 570
Magenschmerzen 214, 250, 259
Magenstärkung 502
Magenträgheit 503
Magenübersäuerung 165, 168, 176, 192, 243, 381, 570
Magnesium 37, 46, 115, 119, 123 f., 521, 542, 563, 575
– Gesundheitsnutzen 123 f.
– Mangelsymptome 124
– Verluste beim Ausmahlen 117, 350
– Vorkommen 124, 159, 162–165, 169, 171, 175, 177, 187, 192, 195, 200 f., 204, 206, 208, 212, 214 f., 217, 219, 222, 225 f., 228, 230, 232, 244, 246, 250, 253, 255, 258, 262, 265, 270, 272, 275, 277 ff., 295, 312, 316, 318, 320 f., 325, 342, 359, 364, 374, 388 f., 393, 395, 401, 404, 416, 419, 421 ff., 426 f., 429, 438, 444, 447, 449, 452, 456, 462, 465 ff., 469, 471, 474, 520, 525, 542, 555
Mais 338–345
– Bohnen zur Eiweißergänzung 340
– Heilwirkung 342
– Inhaltsstoffe 341 f.
– Küchentips 344 f.
Maisgrieß s. Polenta
Maiskeimöl 345, 542
Maizena 345
Majoran 490

Malzkaffee 320
Mandarine 275 f.
Mandel 461–464
– Brennwert 462
– Heilwirkung 462 f.
– Inhaltsstoffe 461 f.
– Küchentips 463 f.
Mandelkleie 463
Mandelmilch 440, 463
Mangan 115 f., 129, 575
– Gesundheitsnutzen 129
– Gewichtanteil 114
– Vorkommen 129, 167, 195, 244, 277 f., 325, 359, 388, 428, 447, 449, 525
Mango 271, 282
Mangold 221, 223 f.
– Heilwirkung 223
– Inhaltsstoffe 223
– Küchentips 223 f.
»Margarine-Butter-Krieg« 62 f.
»Marmeladen-Flaute« 535
Maronen s. Edelkastanien
Mazeration 443
»Mediterrane-Diät« 24 f.
Meerrettich 513 f.
Mehltypenzahl 295
Mehrwegflaschen 527 f.
Melatonin 56, 204
Melisse 490 f.
Melone 203, 207 f.
– Brennwert 207
– Heilwirkung 208
– Inhaltsstoffe 208
– Küchentips 208
Menstruationsstörungen 179, 237, 254 f., 264, 283 f.
Menthol 142
Methionin 55, 57, 101, 402
– Vorkommen 55
Migräne 183, 198, 484, 491, 497, 506
Mikrovilli 30
Milch 52 f., 58, 539, 542, 546, 550 f., 555, 569 f.
Milchallergie 403 f.
Milchsäure 168, 360, 460, 510, 524, 551, 569
Milchsäurebakterien 289 f., 368, 521 f., 568, 577
Milz 290
Mineralsalze 133
Mineralstoffe 112–133
– als Koenzyme 37 ff.
– Blockierung der Resorption 117
– Verluste beim Ausmahlen 117
Mineralwasser 118
Mirabelle 267
Miso 406, 521, 523 f.
Mitesser 274
Möhre s. Karotte

Molkosan 524
Molybdän 37
– Gewichtanteil 114
Mondamin 345
Monosaccharide 47
Monoterpene 142 f., 501, 580
Müesli 290
– Hafer-Müesli 328–331
multiple Sklerose 129, 179, 578 f.
Mundgeruch 386
Mungbohne 414 f., 417, 428 f.
– Einweichzeit 428
– Ernte 429
– Küchentips 429
– Mineralstoffgehalt 418
Muskatnuß 514 f.
Muskelkater 217
Müsli-Riegel 330
Mutations-Züchtung 20
Mykosen 567 f.
Myristicin 487, 514
Myrtillin 249 f.

Nachreifung 532
Nachtblindheit 176, 250, 472
Nachtschattengewächse 210–220
Nährstoffzusätze 18
Nahrungsmittelallergie 179 f., 190, 249, 282, 401, 403 f., 445, 572–575
– Kreuzreaktionen 574
– pseudoallergische Reaktionen 573
– Schutzstoffe 575
Nasenbluten 486
Natamycin 303
Natrium 116, 122 f., 542
– Gesundheitsnutzen 122 f.
– Gewichtanteil 113
– Küchentips 123
– Vorkommen 123, 156, 159, 162, 165, 169, 195, 197, 206, 222, 225, 232, 242, 250, 262, 268, 342, 421, 447, 454, 465
Natron 384
»Nektar«-Getränke 529
Nektarine 261, 263
Nelken 515
Nervenschmerzen 230
Nervosität 179, 445, 484
Neuralgien 463
Neurasthenie 491
Neurodermitis 403
Neurotransmitter 55, 103, 115, 538, 540 f.
Niacin s. Vitamin B$_3$
Nickel 208, 219
Nicotinsäureamid s. Vitamin B$_3$
Nieren 21
Nierenanregung 200, 223, 244, 256, 261, 266, 268, 487, 493, 514

Register 603

Nierendiät 201
Nierenentzündung 251, 282, 504
Nierenkoliken 342
Nierenleiden 159, 181, 192, 195, 206, 212, 215, 242, 342, 381, 441 f., 492
Nierensteine 178, 220, 227, 251, 270, 274, 321, 522
Nikotin 29
– Entwöhnung 93, 160, 211, 328
– Gastritis 29
– Magengeschwür 29
– Vitaminmangel 76 f., 91, 97, 104 f., 108
– s. a. Rauchen
Nitrat 150, 174, 187, 194, 196, 201, 215, 224, 417 f., 558, 560
Nitrosamine 107, 144, 150, 187, 194, 201, 219, 224, 296, 418
Nori-Blätter 519
Novel Food 16 f., 581 f.
– -Umfrage 22
– -Verordnung 17, 582
Nüsse 440–475
– »Beleben« 443, 462
– Heilwirkung 441
– Inhaltsstoffe 441
– Küchentips 441 ff.
Nußöl 453
Nutraceuticals 583

Obst 234–286
– Einkaufstips 284 f., 532
– Inhaltsstoffe 235 –238
– Kombination mit stärkehaltiger Nahrung 238 ff.
– Nachreifung 532
– Vitaminverlust bei der Küchenverarbeitung 285
Obstessig 509 f.
»Ocean Blue-green«-Alge 519
Ochsenmaulsalat 541
Ödeme 189, 203, 206, 244, 504
Ohrenentzündungen 463
Ohrensausen 335
Öko-Produkte 530
Okra 229
Öle, ätherische 480
Oligo-Elemente s. Spurenelemente
Oligosaccharide 402, 417
Olive 229 ff.
– Brennwert 230
– Heilwirkung 230
– Inhaltsstoffe 230
– Küchentips 231
Olivenöl 25, 65, 81, 85, 230 f.
– in Kapseln 531
Omega-3-Fettsäure 67, 471, 494, 550
Omniflora 522
Opiate 537

Orange 272 f.
Oregano 490
Organuhr 310, 329
Orotsäure (Vitamin B_{13}) 73
Osteoporose 82, 86, 105, 108, 120 f., 135, 161, 163, 167, 179, 277, 393, 553–557
Östrogene 76, 155, 296, 320, 326, 360, 364, 402 f., 459, 501
Oxalsäure 120, 220, 223, 268, 270, 281, 391
Ozon 37

Pak-Choi 166 f.
– Inhaltsstoffe 166 f.
– Küchentips 167
Pangamsäure (Vitamin B_{15}) 73 f.
Pankreas s. Bauchspeicheldrüse
Pantothensäure (Vitamin B_5) 94 ff., 538, 541 f.
– Fettverbrennung 67
– Gesundheitsnutzen 95
– Küchentips 95 f.
– Mangelsymptome 95
– Tagesbedarf 94 f.
– Vorkommen 95, 214 f., 225 ff., 264, 275, 278, 283, 320, 325, 329, 334, 350, 364, 401, 447, 471
– Wirkungsweise 94 f.
Papain 283
Papaya 271, 283
Paprika s. Gemüsepaprika
Paraffinöl 570
Paranuß 442, 464 f.
– Brennwert 465
– Heilwirkung 465
– Inhaltsstoffe 464 f.
Parboiled Reis 351
Parodontose 165
Pastinake 177 f.
– Heilwirkung 177 f.
– Inhaltsstoffe 177
– Küchentips 178
Patulin 263
P-Cumarin(-Säure) 144, 219
Pekannuß 465 f.
– Heilwirkung 466
– Inhaltsstoffe 466
– Küchentips 466
Pektin 175 ff., 235 f., 242, 246, 248, 250 f., 253 f., 260, 270 f., 401, 475, 518, 563
Pellagra 341
Penicillin 569
Pentosane 359
Peptide 148
Peristaltik 28
Perserklee 430
– Küchentips 430
Pestizide 351
Petersilie 172, 491 f.

Pfirsich 261 ff.
– Heilwirkung 262
– Inhaltsstoffe 262
– Küchentips 262 f.
Pflanzenstoffe, sekundäre
s. sekundäre Pflanzenstoffe
Pflaume 261, 267 ff.
– Heilwirkung 268 f.
– Inhaltsstoffe 268
– Küchentips 269
Phase-I-Enzyme 403
Phase-II-Enzyme 247, 275, 403, 421
Phenetyl-Isothiocyanat (PEITC) 153
Phenolsäuren 142 ff., 183, 212, 219, 235, 247, 296, 313, 320, 325, 342, 360, 364, 389, 391, 396, 401, 445, 450, 501
Phenylalanin 55
– Vorkommen 55
Phosphat 113, 166 f., 121
– s. a. Phosphor
Phosphor 81, 116, 120 ff.
– Blockierung der Resorption 117
– Gesundheitsnutzen 121
– Osteoporose 554 f.
– Verluste beim Ausmahlen 117, 350
– Vorkommen 121 f., 158 f., 162–165, 169, 173, 177, 182, 187, 192, 195 f., 200 f., 206, 208 f., 212, 214, 217, 219, 221 f., 226, 230, 232, 242, 244, 246, 248, 253, 265, 268, 270, 272, 275, 277 f., 283, 318, 320, 342, 359, 364, 368, 372, 379, 385, 388, 391, 393, 395, 404 f., 416, 419–423, 425–429, 431 f., 441, 444, 447, 449, 452, 456, 462, 465–468, 471, 475, 487, 525
Phosphorsäure 244
Phyllochinon s. Vitamin K
Phytinsäure 120, 296, 307, 313, 320, 325, 334, 361, 401
Phytochemicals s. sekundäre Pflanzenstoffe
Phytoöstrogene 142 f., 147, 501, 580
– Vorkommen 173, 296, 320, 326, 360, 364, 402 f., 459
Phytopharmakologie 478
Phytosterine 142 f., 146, 325, 401, 433, 450, 456, 580
Phytotherapie 478 f.
Pilze 231 ff.
– Brennwert 232
– Inhaltsstoffe 232
– Küchentips 232 f.
Pilzerkrankungen s. Mykosen
Pimpinelle 493

Pinienkerne 474
Pistazie 466 ff.
- Heilwirkung 467
- Inhaltsstoffe 467
- Küchentips 467 f.
Plastiktüten 527
PMS 97
Polenta 306, 342, 344
Polyphenole 142 f., 145 f., 226, 580
Polysaccharide s. Vielfachzucker
Pomelo 275
Pomeranze 272 f.
Popcorn 343, 345
Porphyrine 176
Porree s. Lauch
Portulak 493 f.
Potenzstörungen 571
»Power-Breakfast« 536
Preiselbeere 247, 250 f.
- Heilwirkung 250
- Inhaltsstoffe 250
- Küchentips 251
Procain 73
Prolin 57
- Vorkommen 57
Proprionsäure 18
Prostaglandin A 182
Prostata-Hypertrophie 456 f.
Prostatakrebs 128, 144, 173, 220, 297, 360, 403, 429, 557
Prostataleiden 207
Protease-Inhibitoren 142 f., 296, 325, 342, 360, 391, 396, 401, 445, 450, 580
Prothrombin 86
Provitamin A s. Carotine
Psoralen 179
Psoriasis 403
Psychopharmaka 571
Ptyalin 238
Purine 149, 232, 451, 565
P 450 (Enzym) 153
Pyridoxin s. Vitamin B$_6$

Quark 58, 307
Quecksilber 128, 133, 230
Quendelpfannkuchen 498
»Quengelware « 533
Quercetin 142, 144, 146, 182, 226, 236, 389, 531, 575
Quinoa 370, 374 ff.
Quitte 240, 246

Rachenentzündungen 463
Radicchio 194, 198 f.
Radieschen 171
Radieschensprossen 431
- Küchentips 431
Radikalefänger 113, 127, 146, 161, 296, 364
- s. a. Antioxidantien, freie Radikale, Sauerstoff-Radikale

radioaktive Strahlung 128, 260, 524
Radiotoxine 19
Raphanol 169, 233
Rapunzel s. Feldsalat
Rauchen 554, 557, 560 f.
- s. a. Nikotin
Raucherhusten 490
Rauschdrogen 32, 39
Ready-to-eat-Food 24, 581
Reineclaude 267
Reis 288, 291, 306, 346–356
- Brennwert 352
- Heilwirkung 352
- Inhaltsstoffe 350 f.
- Küchentips 352–356
- Naturreis 350
- Parboiled Reis 351
- Schnellkoch-Reis 352
- »Silberhäutchen« 348, 354
- Wilder Reis 356 f.
Reisekrankheit 511
Reizblase 457
Rejuvelac-Brottrunk 367 f.
Resveratrol 257, 563
Rettich 169 ff.
- Heilwirkung 170
- Inhaltsstoffe 169 f.
- Küchentips 170
Rettichsprossen 430 f.
- Einweichzeit 430
- Ernte 430 f.
Rhabarber 269 ff.
- Heilwirkung 270
- Inhaltsstoffe 270
- Küchentips 270 f.
Rheuma 12, 36, 93, 95, 100, 123, 128, 139, 168, 172, 178 f., 183, 187, 189, 192, 197, 204, 208, 212, 215, 219, 227, 237, 242, 245, 248, 250 f., 256, 259, 264, 268, 270, 389, 442, 447, 472, 486 f., 490, 492, 502, 513 ff., 522
Riboflavin s. Vitamin B$_2$
Roggen 288, 357–362
- Heilwirkung 360 ff.
- Inhaltsstoffe 359 f.
- Küchentips 362
- -sprossen 423
Roggenbrot 310
Roggenmehl 295
Rohkost 37, 559
Rosenkohl 165 f.
- Heilwirkung 165 f.
- Inhaltsstoffe 165
- Küchentips 166
Rosinen 247, 258
- Brennwert 258
Rosmarin 494 f.
Rosmarinsäure 490
rote Rübe 221, 224 ff.
- Heilwirkung 225

- Inhaltsstoffe 225
- Küchentips 225 f.
Rotkohl 154, 156 f.
- Heilwirkung 157
- Inhaltsstoffe 156 f.
- Küchentips 157
Rotwein 25, 69, 537, 563
Ruhr 183
Rutin 73, 142, 225, 236 f., 313, 421, 423, 520, 531

Safran 507
Salat, grüner s. Blattsalate
Salbei 495 f.
Salbeiöl 481
Salmonellen 521
Salz s. Kochsalz
Samariter-Balsam 230
Saponine 142 f., 147, 223, 228, 325, 360, 389, 391, 396, 401, 420, 484, f., 494, 496, 580
Satsumas 275 f.
Sauerkirsche 261, 266 f.
- Küchentips 266 f.
Sauerkraut 167 ff.
- Heilwirkung 167 f.
- Inhaltsstoffe 167
- Küchentips 168 f.
Sauerstoff 35, 37, 540
Sauerstoff-Radikale 54, 77, 125 f., 139, 141, 145 f., 225, 237, 272, 281, 296, 580
- s. a. freie Radikale, Radikalefänger
Säuerungsmittel 586
Säure-Basen-Haushalt 116, 149, 244, 256, 326, 401, 563 f.
Säurebildner 176, 564
Säureregulatoren 586
Schafgarbe 498
Scharbockskraut 498
Scharfstoffe 503
Schilddrüsen-Überfunktion 159
Schlaf 537 ff.
Schlaflosigkeit,-störungen 335, 484, 488, 490 f.
- s. a. Einschlafhilfe
Schlafmittel, natürliche 538 f.
- s. a. Einschlafhilfe
Schlaftabletten 537
Schlafzimmertemperatur 537
Schlaganfall 12 f., 127, 130, 140, 185, 469, 509 ff.
- Vitaminmangel 80
- Vorbeugung 215, 236, 250, 252, 257, 523
Schlehe 261
Schleimhautentzündungen 493
Schleimstoffe 193, 209, 255, 321, 327, 352, 359, 420, 459 f., 462, 485, 515, 520
Schluckauf 274

Register

Schlüsselblume 498
Schmelzkäse 547
Schnittlauch 497
Schnupfen 254, 469, 490, 514 f.
Schulpause 535 f.
Schüßlersche Mineralsalze 133
Schwangerschaft 544 f.
- Appetitlosigkeit 545
- Ernährung 544 f.
- Übelkeit 544 f.
Schwangerschaftsbeschwerden 252
schwarze Walnuß 475
Schwarzwurzel 191, 201 f.
- Heilwirkung 201
- Inhaltsstoffe 201
- Küchentips 202
Schwefel 222, 230
- Gewichtanteil 113
- Vorkommen 364, 389, 432, 441, 447, 452, 462, 471, 487
Schwefeldioxid 286
Schweißsekretion, übermäßige 386, 495
Schwindel 335, 495, 506
Schwitzen, übermäßiges 386, 495
Seetang 519, 521
Sekretin 222
sekundäre Pflanzenstoffe 136, 140–148, 360, 580
- Abwehrstärkung 147
- Antikrebswirkung 144 f.
- antimikrobielle Wirkung 145
- anitoxidative Wirkung 145 f.
- Cholesterinsenkung 146
- in Nüssen 441
- Küchentips 143
- Vorkommen 143
- Wirkungsweise 142 f.
Selen 78, 83, 113–116, 128 f., 558, 563, 578
- Ausmahlverluste 350
- Gesundheitsnutzen 128
- Gewichtanteil 114
- Mangelgebiete 116, 128
- Mangelsymptome 128
- Vorkommen 129, 164, 181 f., 185, 195, 209, 260, 278, 342, 364, 401, 454, 465, 469, 524
Sellerie 178 ff.
- -Allergie 179 f., 573
- Heilwirkung 179
- Inhaltsstoffe 179
- Küchentips 159 f.
Senf 515 f.
- -sprossen 432
Senfkörner 543
Senföle 145, 152
- Vorkommen 166 f., 182, 184, 187, 283, 425, 431, 482, 487, 496 f., 501, 503 f., 513 ff.
Senfölglukoside 169

Senfsamen-Kur 516
Senfsprossen 432
- Einweichzeit 432
- Ernte 432
- Küchentips 432
Senfumschläge 515
Sensoric-Experten 16
Serin 57
- Vorkommen 57
Serotonin 56, 76, 96, 104, 279, 538, 541
Sesam 468 ff.
- Heilwirkung 469
- Inhaltsstoffe 468 f.
- Küchentips 469 f.
Shitake-Pilz 233 f.
»Silberhäutchen« 348, 354
Silizium 115, 325
Sinigrin 513, 515
Sinusitis 183, 214, 439
Skorbut 107 f., 213, 410
Snacks 547
Sodbrennen 165, 168, 176, 192, 214, 455
Sojabohne 398–408
- Eiweißergänzung 402
- Heilwirkung 402 ff.
- Inhaltsstoffe 401 f.
- Küchentips 404 ff.
Soja-Fleisch 407 f.
Sojaöl 407
Solanaceen s. Nachtschattengewächse
Solanin 220
Sonnenblumenkerne 432 ff.
- Einweichzeit 433
- Ernte 433
- Küchentips 433 f.
Sonnenschutzmittel 455
Spargel 181, 188 ff.
- Brennwert 189
- Heilwirkung 189
- Inhaltsstoffe 189
- Küchentips 190
Spargelkohl s. Brokkoli
Speichel 27 f.
Speicheldrüsen 27 f.
Speicheltätigkeit, Anregung der 502
Speiseplan 527
Speiseröhrenkrebs 144
Spelz s. Dinkel
Spina bifida 100
Spinat 221 ff.
- Heilwirkung 222
- Inhaltsstoffe 222
- Küchentips 223
Spirulina-Alge 105, 519
Spitzwegerich 498
Sprießkorn 422 ff.
- Einweichzeit 423
- Küchentips 424

Sprossen s. Keime
Spurenelemente 112–133
Stabilisatoren 585 f.
Stachelbeere 247, 254 f.
- Heilwirkung 255
- Inhaltsstoffe 255
- Küchentips 255
Staphylokokken 176
Stärke, modifizierte 583
Steinobst 261–269
Stenokardien 488
Stockschnupfen 179
Stoffe, vitaminähnliche 73 f.
Stoffwechsel 34 ff.
Straßenunfälle 535
Streß 37, 88, 95–98, 103, 108 f., 176, 178, 201, 220, 227, 279, 284, 311, 366, 447
- als Eiweißräuber 57 f.
- als Mineralstoffräuber 119
- Dauerstreß 108, 561, 575
-, negativer 41, 77, 91, 561
- Vitamin-C-Bedarf 274
Stuhlpassage 33
Südfrüchte 271–284
Sulfide 142 f., 144, 147, 182, 580
Sulfonamide 98, 101, 108, 460
Sulforaphan 142, 145, 153, 161, 166, 171, 430
Supplementierungen 531, 583
Süßholz 516
Süßkirsche 261, 265 f.
- Heilwirkung 265 f.
- Inhaltsstoffe 265
- Küchentips 266
Süßstoff 529

Tahini 469
Tamarinden-Kerne 475
Tangerine 275 f.
Tannin 110, 389, 523
Tartrazin 18
Teltower Rüben 171
- Küchentips 171
Terpene 219, 235, 480
Tetanie 120
Tetrazyklin 569
Thiamin s. Vitamin B_1
Thiaminase 76
Thiocyanate 142, 152
Threonin 55, 57
- Vorkommen 55, 336, 359
Thrombin 86
Thrombose 130, 217, 233, 237, 268, 277, 396, 489, 504, 508, 511, 563, 572
Thymian 497 f.
Thymianöl 481
Thymol 481, 484, 497
Tocopherol s. Vitamin E
Tocotrienol 320 f., 360
Tofu 399 f., 403, 405 f.

606 Register

Tomate 144, 210, 218 ff.
- Heilwirkung 219 f.
- Inhaltsstoffe 219
- Küchentips 220
Topinambur 191, 202 f.
Transfettsäuren 66
Traubenzucker 47
Treibhaussalat 194
Trennkost 46
Triglyzeride 63, 192
Trigonellin 385
Trockenobst 286
Trypsin 402
Tryptophan 55 f., 76, 92 f., 96, 115, 538 f., 541
- Vorkommen 55, 279, 312 f., 406, 447, 449, 539
Tschernobyl 411
Tuberkulose 336, 372, 386
TVP-Fleischimitate 407 f.
Tyramin 537
Tyrosin 126

Übelkeit 192, 511, 544 f.
Überanstrengung 179
Übergewicht 12, 561
- s. a. Fettsucht
Ubichinon 74
»Ugly« 275
Umweltgifte 128, 133, 559

Valin 56
- Vorkommen 56, 359
Vanadium 115
Vanille 507 f.
Vegetarier 52, 55, 81, 134 f., 404, 416, 472
Venenerkrankungen 421, 447
Venenstauungen 179
Verbraucher-Absichten 23 f.
Verbraucherfallen 528
Verbrennungen 246, 463
Verbrühungen 246
Verdauungsapparat 26–39
Verdauungshilfe 427, 513
Verdickungsmittel 585
Verfallsdatum 529
Vergeßlichkeit 335
Vergiftungen 176
Verkrampfungen 120
Verschleimungen 179
Verstauchungen 230, 513
Verstopfung 12, 165, 168, 179, 204, 206, 222, 252, 255, 266, 277, 280, 297, 484, 515, 569
Vielfachzucker s. Zucker
Vier-Räuber-Essig 483
Villi 30
Vitamin A 79 ff., 116, 140, 545, 558, 575
- Bestrahlung von Lebensmitteln 19

- Fettverzehr 59 f., 74 f., 81
- Gesundheitsnutzen 80
- Küchentips 81
- Mangelsymptome 80
- Speichermöglichkeiten 72
- Tagesbedarf 79, 81
- Überdosierung 80
- Vorkommen 80, 152, 157 f., 165, 171, 175 f., 181, 189, 199, 201, 218 f., 225, 230, 260, 262, 283, 350, 385, 393, 395, 420, 422 f., 425, 443, 456, 465 ff., 471, 473, 519
- Wirkungsweise 79
Vitamin-B-Komplex 37, 48, 87–106, 115 f., 157 ff., 161 ff., 165, 167, 169, 171, 173, 175, 177, 181, 189, 192, 196 f., 202, 206, 426, 519, 563, 575
- s. a. einzelne B-Vitamine
Vitamin B₁ (Thiamin) 88 ff., 127, 129
- Gesundheitsnutzen 89 f.
- Küchentips 90
- Mangelsymptome 89, 349
- Speichermöglichkeiten 72
- Tagesbedarf 88, 90
- Vorkommen 90, 152, 187, 195, 201, 212, 228, 230, 256, 265, 268, 286, 295, 298, 300, 312, 325, 327, 334, 348, 350, 359 f., 379, 391, 395, 403, 405, 420 f., 431 f., 449, 465, 471, 473
- Wirkungsweise 88
Vitamin B₂ (Riboflavin) 90 ff.
- Gesundheitsnutzen 91
- Mangelsymptome 91
- Speichermöglichkeiten 72
- Tagesbedarf 90 ff.
- Vorkommen 91, 152, 163, 201, 212, 228, 230, 256, 265, 268, 300, 312, 334, 350, 359 f., 379, 391, 405, 431 f., 471, 543
- Wirkungsweise 90 f.
Vitamin B₃ (Niacin bzw. Nicotinsäureamid) 93 ff., 563
- Gesundheitsnutzen 93
- Küchentips 94
- Mangelsymptome 93
- Tagesbedarf 92, 94
- Vorkommen 93, 212, 226 f., 256, 264 f., 300, 312, 334, 341 f., 350, 359, 379, 405, 420 f., 431, 452, 468, 471
- Wirkungsweise 92
Vitamin B₅ s. Pantothensäure
Vitamin B₆ (Pyridoxin) 96 ff., 538, 541
- Gesundheitsnutzen 97
- Küchentips 98
- Mangelsymptome 75 f., 96 f.

- Tagesbedarf 96 f.
- Vorkommen 67, 97, 230, 256, 275, 279, 327, 395, 452, 465
- Wirkungsweise 96
Vitamin B₁₂ (Cobalamin) 104 ff., 116, 127, 131, 538, 575, 578
- Gesundheitsnutzen 105
- Küchentips 105 f.
- Mangelsymptome 104 f.
- Speicherfähigkeit 104
- Tagesbedarf 104 f.
- Vorkommen 105, 167, 214, 232, 266, 372, 416, 519, 523
- Wirkungsweise 104
Vitamin B₁₃ s. Orotsäure
Vitamin B₁₅ s. Pangamsäure
Vitamin B₁₇ s. Laetril
Vitamin C 106–110, 120, 125, 129, 150, 174, 541, 549, 558 ff., 563, 577 f.
- Appetitzüglereinnahme 569
- Gesundheitsnutzen 108 f.
- Küchentips 110
- Mangelsymptome 107 f.
- Speichermöglichkeiten 72
- Tagesbedarf 106, 109, 274
- Vorkommen 109, 152, 155, 157 ff., 161–165, 167, 169, 171, 173 f., 177, 181, 187, 189, 192, 195, 200 f., 203 f., 209, 212 f., 216 f., 219, 222, 225 f., 228 ff., 237, 242 ff., 246, 248–251, 254 f., 259 f., 262, 265, 268, 271–275, 281, 283, 342, 371 f., 374, 393, 418, 420, 422 f., 425, 431 f., 447, 452, 462, 465 f., 471, 473, 482, 486 f., 492, 496, 513, 519, 523
- Wirkungsweise 106 f.
Vitamin D 62, 81 ff., 120, 123, 575
- Fettverzehr 59
- Gesundheitsnutzen 82
- Küchentips 82
- Mangelsymptome 81 f.
- Speichermöglichkeiten 72
- Tagesbedarf 81 f.
- Überdosierung 82
- Vorkommen 82, 175, 232, 385, 419, 487, 519, 525
- Wirkungsweise 81
Vitamin E 83–86, 127 f.
- Aufbaukur 526
- Bestrahlung von Lebensmitteln 19
- Fettverzehr 59 f., 67
- Gesundheitsnutzen 84 f.
- Küchentips 85 f.
- Mangelsymptome 83 f.
- Speichermöglichkeiten 72
- Tagesbedarf 83, 85

Register

- Vorkommen 85, 175, 181, 192, 201 f., 206, 219, 222, 228, 272, 283, 295, 298, 300, 325, 342, 350, 360, 364, 368, 374, 393, 395, 416, 419, 423, 426 f., 429, 443, 447, 449, 453, 454, 456, 465, 469, 471, 473, 519, 525 f.
- Wirkungsweise 83
Vitamin F 74
Vitamin H s. Biotin
Vitamin H₃ s. Procain
Vitamin K (Phyllochinon) 86 f., 129
- Antikoagulantieneinnahme 572
- Darmflora 32, 86 f.
- Fettverzehr 59
- Gesundheitsnutzen 87
- Küchentips 87
- Mangelsymptome 86 f.
- Speichermöglichkeiten 72
- Tagesbedarf 86
- Vorkommen 87, 167, 175, 342, 350, 416, 419, 427, 519, 543, 545
- Wirkungsweise 86
Vitamin P s. Rutin
Vitamine 71–110, 115
- Alkohol 39
-, fettlösliche 74 f., 79–87, 550
- Koenzyme 37 ff.
- Küchentips 110 ff.
- Speichermöglichkeiten 72
- Überdosierungen 72
- vitaminähnliche Stoffe 73 f.
-, wasserlösliche 74 f., 87–110, 549
Vitamintherapie 39
Vogelbeere 259
Vogelmiere 498
Vollkorn 287–408
Vollkornbrot 290–302
- Aufbewahrung 311
- Ballaststoffe 297
- Biostoffe 296
- Einkaufstips 309 f.
- Inhaltsstoffe 292
- Kohlenhydrate 293
- und Zuckerstoffe 299
- s. a. Brot
Vollkornmehl 294 f.
- Typenzahl 295
Vollwertkost 542, 548–552

Wakame-Braunalge 519
Walnuß 440, 442, 470 ff.
- Heilwirkung 471 ff.
- Inhaltsstoffe 471
- Küchentips 473
-, schwarze 475
Warzen 185, 460
Wasser 40, 42
Wasseraufbereitungsanlagen 119
Wechseljahre 205
Wehen 545
Weinessig 510
Weintraube 247, 255–258
- Brennwert 257
- Heilwirkung 256 f.
- Inhaltsstoffe 256
- Küchentips 257 f.
Weiße Bohne 388 ff.
- Heilwirkung 389
- Inhaltsstoffe 388
- Küchentips 389
Weiße Rüben 171
- Küchentips 171
Weißkohl 155 f.
- Brennwert 155
- Heilwirkung 155 f.
- Inhaltsstoffe 155
- Küchentips 156
Weizen 287 ff., 297, 363–368
- Hartweizen 365 f., 369
- Heilwirkung 366 f.
- Inhaltsstoffe 364 ff.
- Kamut-Weizen 365
- Küchentips 367 f.
- Sprossen 416, 418, 423
Weizenbrot 310
Weizengrassaft 438 f.
Weizenkeime 85, 367, 416, 418, 423, 525 f.
- Inhaltsstoffe 298
Weizenkeimöl 67, 86, 542, 545
Weizenkorn 300 f.
Weizenmehl 310
Welscher Quendel s. Thymian
Wespenstiche 183
Wiesenknopf 498
Wilder Reis 356 f.
Wildfrüchte 258 ff.
Wildkräuter 498
Wirsing 157 f.
- Heilwirkung 158
- Inhaltsstoffe 158
- Küchentips 158
Wunden, schlechtheilende 421
Wundheilung 227, 485, 521
Wunschkind 544
Wurmbefall 183

Xanthophylle 138, 266

Ysop 499 f.

Zahnfleischbluten 274
Zahnfleischentzündung 165, 253
Zahnschmerzen 496, 515
Zahnverfall 361
Zeaxanthin 142, 222
Zehennägel, eingewachsene 387
Zellulitis 492
Zellulose 46
Zimt 505 f.
Zink 37, 46, 54, 79, 113 ff., 126 f., 542, 563, 577 f.
- Ausmahlverluste 350
- Gesundheitsnutzen 126 f.
- Mangelsymptome 127
- Vorkommen 127, 159, 195, 208 f., 214, 219, 228, 244, 262, 268, 277 f., 296, 316, 320, 325, 359, 388, 416, 422 f., 426, 449, 456 f., 471, 523
Zinn 127
Zitrone 273 f.
Zitrusfrüchte 271–276
- Inhaltsstoffe 272
- Küchentips 276
Zivilisationskrankheiten 290
Zöliakie 279, 342, 374
Zucchino 203, 209 f.
- Brennwert 209
- Heilwirkung 209
- Inhaltsstoffe 209
- Küchentips 209
Zucker 31, 47–50, 542, 567, 577 f.
- als Vitaminräuber 48, 89
-, einfache 47
- Heißhunger auf 48
- in Lebensmitteln 49
- täglicher Verzehr 47 f.
- Vielfachzucker 46 f., 293
- Zweifachzucker 47
Zucker-Austauschstoffe 49
Zuckerhut 199
Zuckerkulör 304
Zuckermais 345
Zuckerschote 228 f.
- Inhaltsstoffe 228
- Küchentips 228 f.
Zusatzstoffe 18, 574 f., 584 ff.
Zutatenliste 528 f., 584 ff.
Zweifachzucker s. Zucker
Zwetschge 267 ff.
Zwiebel 145, 147, 180–184, 502
- Heilwirkung 182 ff.
- Inhaltsstoffe 182
- Küchentips 184
Zwölffingerdarm 29 f.

Rezepte

Aglista 186
Alegria 373
Amaranth-Pfannkuchen, gefüllte 373
Antibiotika-Suppe 496
Antischnupfen-Milch 470
Apfel-Diätspeise 331

Barley-Water 322
Basilikumtee 484
Bircher-Müesli, Original 331
Blitz-Dessert aus Datteln zur Nervenberuhigung 280
Blitzschneller Kirsch-Schaum-Traum 266
Bloody Mary ohne Alkohol 132
Bockshornklee, Tee aus 387
Bohnen, Birnen und Speck à la Schleswig-Holstein 245
Brokkoli-Creme-Suppe, rohe 162
Brot (für Anfänger) 311
Brotsuppe 362
Buchweizen-Grundrezept 314
Bulgur-Grundrezept 369

Cholesterin, Tee-Kur b. zuviel 64

Dinkelsemmeln fürs Kinderfest 317
Drinks 436

Eingelegte Oliven 231
Endiviensalat mit Gorgonzola-Soße 202
Energie-Cocktail zum »Aperitif« 435
Erdnuß-Frucht-Soße 451
Erfrischender Kräuterdrink 500
Estragontee 488

Feines Wirsinggemüse 159
Fenchelsalat 174
Fettarme, schnelle Mayonnaise 69
Flohsamenpudding 520
Friséesalat mit Gorgonzola-Soße 202

Gefüllte Amaranth-Pfannkuchen 373
Gefüllte Paprikaschoten 218
Gefüllte Zucchini 210
Geröstete Kichererbsen 395
Getränk gegen Luftröhrenkatarrh 506
Granola 331
»Grüne Queen« 436
»Guagamali« 437
Gurkenjoghurt (Tzatziki) 205

Hafer-Linzertorte 330
Hais (Nomadengericht) 470
Herzwein der hl. Hildegard 492

Himmel und Erde 244
Hirse-Kraut 337
Hirse-Plinsen 338
Hirsotto 337
Hühnchen mit Cashewnüssen 445
Hummus 394

Inka-Schnitten für Schlaumeier 375

Kalifornischer Weißkrautsalat 156
Kalium nach Sport und Streß, schnelles 131
Karotten-Soufflé 177
Kartoffelgratin 216
Kaviar des kleinen Mannes 212
Kichererbsen, geröstete 395
Kirsch-Milch-Mix 267
Kirsch-Schaum-Traum, blitzschneller 266
Knoblauchdressing 186
Knoblauchsuppe 186
Kopfsalat mit Gorgonzola-Soße 202
Kräuterdrink, erfrischender 500
Kretischer Zwiebelsalat 184
Kürbis-Karotten-Torte 458
Kürbiskern-Gugelhupf 458
Kürbissuppe 207
Kurkumatee 503

Lemon curd (Zitrone-Brotaufstrich) 274
Liebesbällchen 434
Linsen mit Dörrzwetschgen à la Großmama 398
Linsensalat 397
Luftröhrenkatarrh, Getränk gegen 506

Maikräutersuppe 499
Maissuppe, rohe 343
Mandelsoße mit Wein oder Milch 464
Maronen-Sahne-Speise 448
Mayonnaise, fettarme, schnelle 69
Melissentee 491
Mittelmeer-Bohnen 390

Nervenberuhigung, Blitz-Dessert aus Datteln zur 280
Nieren-Blasen-Tee 343
Nudeln mit Spargeln und Ricotta 190

Oliven, eingelegte 231
Omelett aus Wildem Reis 357
Orangenspeise 273

Paprikaschoten, gefüllte 218
Party-Soße 435
Pep-up, der Supertrank 543

Pesto genovese 474
Polenta-Grundrezept 344
Popcorn fürs Kinderfest 343

Quinoa-Grundrezept 375
Quinoa-Zitronen-Pudding 376

Radicchiosalat mit Kapern 199
Reis für Füllungen 355
Reis-Früchte-Diät 355
Rejuvelac-Brottrunk 367
Rettichsalat 171
Risotto m. Baby-Artischocken 193
Rohe Brokkoli-Creme-Suppe 162
Rohe Maissuppe 343
Rohkost-Pralinen 473
Rosenkohl als Salat 166
Rote Soße (scharf) 436
Rote Soße (süß) 436

Salat aus Mangoldstielen 224
Salatdressings 437
Salbeitee 496
Salz des Lebens 132
Samenbutter 437
Schlummertee für Gestreßte 539
Schnelles Kalium nach Sport und Streß 131
Sellerietee 180
Senioren-Tee 552
Senkrecht-Starter 435
Sesam-Magie 368
Soße, rote (scharf) 436
Soße, rote (süß) 436
Spinat Veroner Art 223
Stachelbeer-Relish 255
Suppenwürze geg. Infektionen 505
Süßer Schlamm 331

Tee aus Bockshornklee 387
Tee z. Belebung d. Verdauung 34
Tee-Kur bei zuviel Cholesterin 64
Thymiantee 498
Tschai (Yogi-Tee) 517
Tzatziki (Gurkenjoghurt) 205

Unser Brot (für Anfänger) 311

Verdauung, Tee z. Belebung d. 34
Veroneser Bauernsalat 390
Vitalitätsbrühe für Erschöpfte 132

Weiße Bohnen nach Hausfrauenart 390
Weißkrautsalat, kalifornischer 156
Wirsinggemüse, feines 159

Zitrone-Brotaufstrich (Lemon curd) 274
Zucchini, gefüllte 210
Zucchini-Kuchen 210